国家科学技术学术著作出版基金资助出版

神经外科手术步骤点评

主　　编　周良辅

副主编　陈衔城　毛　颖

秘　　书　杨伯捷

科学技术文献出版社

SCIENTIFIC AND TECHNICAL DOCUMENTATION PRESS

·北京·

（京）新登字 130 号

内 容 简 介

　　本书在总结复旦大学上海医学院附属华山医院神经外科多年的医疗实践和吸收国内外先进理论、技术的基础上编写而成，全书突出反映了国内外神经外科的先进经验、手术方法和技巧，内容涉及神经外科手术的一般原则、操作技巧以及脑肿瘤、颅脑损伤、脑血管病变、脑脊液漏的修补、脑积水、先天性疾病、感染和寄生虫、脊髓和脊柱病变、颅神经疾病、癫痫、脑定向手术、放射神经外科、神经内镜、血管内介入、影像导航等，其显著特点是内容丰富，图文并茂，文字简练，对每种手术操作都有专家点评。本书可供各级临床神经外科医师、住院医师和相关学科医师参考使用。

　　科学技术文献出版社是国家科学技术部系统惟一一家中央级综合性科技出版机构，我们所有的努力都是为了使您增长知识和才干。

编 者

编　者（按姓氏笔画排列）

于　佶	教　授
王　晨	副教授
王知秋	副教授
王恩敏	教　授
王镛斐	主治医师
车晓明	副教授
毛　颖	教　授
毛仁玲	副教授
刘正言	副主任医师
江澄川	教　授
孙　安	副教授
杜固宏	副教授
杨百春	主治医师
杨伯捷	副教授
李士其	教　授
冷　冰	副教授
宋冬雷	教　授
张　义	教　授
张　荣	副教授
张明广	副教授
张法永	副主任医师

陈衔城　　　　　教　授
季耀东　　　　　教　授
周良辅　　　　　院　士
周范民　　　　　教　授
郑　康　　　　　副教授
赵　曜　　　　　副教授
胡　杰　　　　　副教授
钟　平　　　　　副教授
宫　晔　　　　　副教授
秦智勇　　　　　教　授
徐　伟　　　　　副教授
徐　斌　　　　　副教授
徐启武　　　　　教　授
高　亮　　　　　副教授
高　翔　　　　　副教授
黄峰平　　　　　教　授
曹晓运　　　　　主治医师
鲍伟民　　　　　教　授
潘　力　　　　　教　授

前　言

　　近年来,神经外科手术学发展迅猛,继显微神经外科之后,微侵袭神经外科逐渐普及,传统的手术操作方式和方法发生了革命性改变,手术术式不断改良和更新,高难手术层出不穷,神经外科手术领域不断拓宽,手术禁区不断被打破。随着神经外科手术的日新月异的发展,患者和社会对神经外科医生的期望和要求不断提高,在这种情况下神经外科医生迫切需要一本既有新技术,又能规范神经外科手术操作的可以借鉴的神经外科手术学参考书。复旦大学上海医学院附属华山医院神经外科考虑了这种需求,并应科学技术文献出版社的要求,组织科内同仁,编写了这本《神经外科手术步骤点评》。

　　复旦大学上海医学院附属华山医院神经外科是国家重点学科单位、"211"工程建设学科单位、卫生部重点项目建设学科单位、上海市神经外科临床中心和神经外科急救中心。自2000年组建上海华山神经外科(集团)医院和研究所以来,华山神经外科的医、教、研业务蒸蒸日上。例如,每年临床治疗总数(外科手术＋血管介入＋伽马刀)从3720例(2000年)上升到14 174例(2009年)。目前集团医院拥有病床600张,拥有现代化专业手术室25间和全方位开展神经外科诊疗的先进设备,其中包括术中磁共振导航($3.0TiMRI$、$0.15T$ PoleStar N_{20})、神经导航、$1.5\text{-}3.0T$ MRI 和 256 排的螺旋 CT、赛博刀(CyberKnife)和伽马刀、PET/CT 等。因此,这本神经外科手术点评是以大量临床病例为基础写成的，它不仅总结了华山神经外科的丰富经验，而且收集了国内外神经外科的最新技术，反映了神经外科的最新进展。

全书分为 23 章 156 节，共百余万字，图千余幅，内容包括神经外科手术总论、神经外科手术常用入路、小脑幕上肿瘤、小脑幕下肿瘤、小脑幕脑膜瘤、颅底肿瘤、颅脑损伤、脑脊液漏的修补、颅内动脉瘤、脑动静脉畸形、其他脑血管病变、脑积水、先天性疾病、感染和寄生虫病、脊柱疾病、脊髓疾病、颅神经疾病、癫痫、脑立体定向手术、神经放射外科、神经内镜手术、血管内介入治疗、影像辅助手术和其他等。

希望这本书能对从事一线工作的各级神经外科医生、研究生和有关学科人员有所帮助，也诚恳希望读者指出此书的不足和提出修改意见，以便再版时修订。

周良辅

2010 年 11 月 16 日

目　录

第 *1* 章

神经外科手术总论
General Principles of
Neurosurgical Operation

刘正言　周良辅

第一节　手术室(Operating Room)

为减少术后伤口感染,手术室必须具备空气净化设备。理想的空气净化设备应达到下列要求:

(1)稀释手术人员和患者带入手术室的细菌;

(2)维持清洁气流从手术台向四周扩散;

(3)防止邻近房间或过道不洁空气流入手术室;

(4)提供温度、湿度适中的工作环境。

在各种层流洁净设备中,垂直平行气流净化设备较适用于手术室(图 1-1-1)。要求手术台外围挡清洁区达 10 万级,相当于美国外科学会Ⅰ-Ⅱ手术室要求。

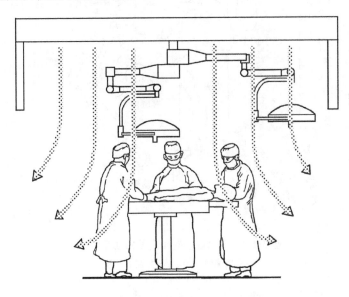

图 1-1-1　手术室空气净化(垂直型气流层)

手术室人员的位置和仪器的布局与安放应合理,应便于各自工作不受干扰和互相配合。一般麻醉师的位置应靠近患者头部和胸部,位于患者头部转向侧,洗手护士的位置正好与麻醉师相反。

术者和助手的位置因不同部位手术而略有不同。手术显微镜通常放在麻醉师同侧(图 1-1-2、图 1-1-3)。手术床头应远离手术室大门。

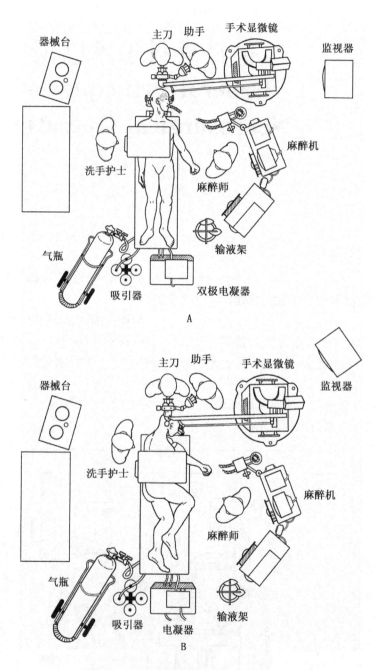

图 1-1-2　手术室设备和人员的位置(一)

A:右侧额颞开颅;B:右侧枕下开颅

(仿 Rhoton AL)

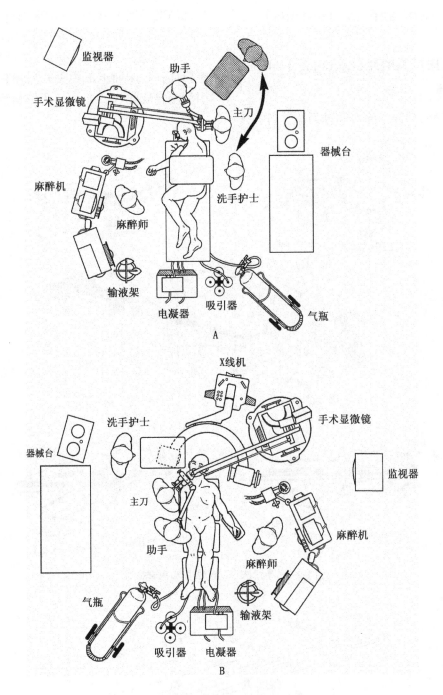

图 1-1-3　手术室设备和人员的位置(二)

A:左乳突后开颅;B:经鼻－蝶窦垂体瘤手术

(仿 Rhoton AL)

第二节　手术设备和器械
（Equipment and Instruments）

一、手术床及其附件（Operating Table and Accessories）

以显微外科、微侵袭外科和神经影像等技术

相结合为特征的现代神经外科,对手术床及其附件有以下特殊要求:(1)可平稳升降,床面距地面最低高度必须达40～50cm,床面可左右倾斜15°;(2)满足各种手术体位的需求,如仰卧、俯卧、侧卧、坐和半坐位等(图1-2-1);(3)附有头架、头托等附件;(4)床面上部中央开洞,利于术时经腰穿引流脑脊液(图1-2-2);(5)不影响手术时摄X片。

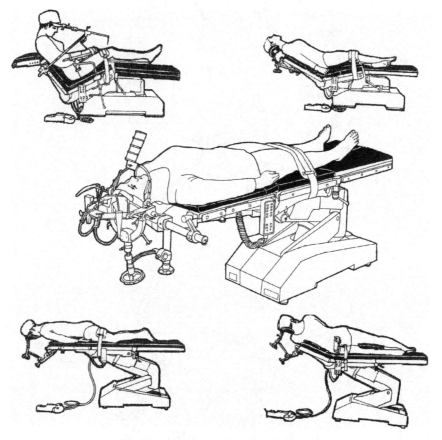

图 1-2-1　手术床、头架、头托和患者体位

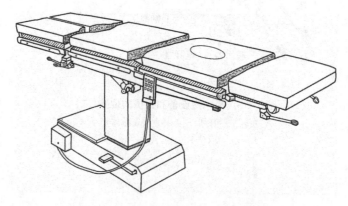

图 1-2-2　DSC-Ⅰ型国产全功能手术床

笔者研制的 DSC-Ⅰ型国产全功能手术床(图1-2-2),经多年各种体位手术证明性能良好,功能齐全,价廉物美。DSC-Ⅰ型全功能手术床的规格和主要参数:床长 200cm,宽 48cm,高 50cm,可升高达 95cm。台面前后倾 15°～25°,台面左右倾 15°,头板上下折 25°,腿板下或外折 90°,背板上下折 25°,腰角上下凸≥160°。

二、手术显微镜(Operating Microscope)

手术显微镜如图 1-2-3 所示。

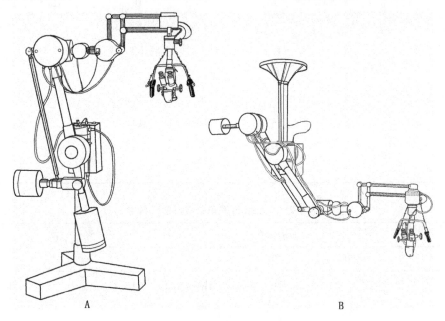

图 1-2-3 手术显微镜
A:平衡式地板支架;B:平衡式天花板支架

1. 显微镜的性能

适用于神经外科手术的显微镜必须具备下列性能:

(1)三维空间移动和旋转;

(2)镜筒和目镜可独立调整倾斜角度;

(3)与视野同轴照明,光亮度可调;

(4)成像清晰,无像差和色差;

(5)附有录像和摄像设备;

(6)上述各种操作简便、迅速,不影响手术操作,不增加手术时间,不引起术者疲劳。

2. 显微镜的组件

(1)物镜:老式显微镜常用焦距为 200、300 和 350mm 三种。现在使用的手术显微镜一般都具备自动变焦功能,变焦范围 200～500mm,不用更换物镜;

(2)放大倍数转鼓:有连续变倍式(ZOOM式)和分级变倍式两种;

(3)镜筒:有 160mm 和 125mm 两种长度;

(4)目镜:有 10×、12.5×、16×和 20×等几种;

(5)照明系统:采用同轴照明系统。

显微镜转鼓的放大倍数不等于真正的放大倍数,后者取决于物镜焦距、转鼓读数、镜筒长度和目镜放大倍数(表 1-2-1,表 1-2-2)。

表 1-2-1 160mm 镜筒的实际放大倍数

物镜焦距	变倍读数					目镜放大倍数	连续变倍
(mm)	6	10	16	25	40		0.5～2.5
200	3	5	8	13	20		4～20
300	2	3	5	8	13	10×	2.5～13
400	1.5	2.5	4	6	10		2～10

续表

物镜焦距 (mm)	变倍读数					目镜放大倍数	连续变倍 0.5~2.5
	6	10	16	25	40		
200	4	6	10	16	25		5~25
300	2.5	4	6	10	16	12.5×	3~16
400	2	3	5	8	13		2.5~13
200	5	8	13	20	32		6~32
300	3	5	8	13	20	16×	4~20
400	2.5	4	6	10	16		3~16
200	6	10	16	25	40		8~40
300	4	6	10	16	25	20×	5~25
400	3	5	8	13	20		4~20

表 1-2-2 125mm 镜筒的实际放大倍数

物镜焦距 (mm)	变倍读数					目镜放大倍数	连续变倍
	6	10	16	25	40		
200	2	4	6	10	16		3~16
300	1.5	2.5	4	6	10	10×	2~10
400	1	2	3	5	8		2~8
200	3	5	8	12	20		4~20
300	2	3	5	8	13	12.5×	3~13
400	1.5	2.5	4	6	10		2~10
200	4	6	10	16	25		5~25
300	2.5	4	6	10	16	16×	3~16
400	2	3	5	8	12		3~12
200	5	8	12	20	30		6~30
300	3	5	8	13	20	20×	4~20
400	2.5	4	6	10	15		3~15

3. 工作距离（即物镜至物体的距离）与物镜的关系

物镜焦距：工作距离＝200∶160（单位 mm）

300∶260

显微镜视野景深随物镜焦距增大而增加，随放大倍数扩大而缩小。以 200mm 物镜、12.5 目镜和 125mm 镜筒为例，从最小放大倍数到最大放大倍数，其相应景深从 15mm 到小于 1mm。

4. 手术显微镜使用注意事项

（1）根据手术种类选用物镜，表浅手术用焦距为 200～250mm 的物镜，深部手术用 300～350mm 的物镜。

（2）手术显微镜移入手术视野以前，必须用无菌塑料袋包裹，只露灯箱。

5. 手术显微镜保养注意事项

（1）经常保持手术显微镜各个部件干净，以防止螺丝松动，不用时应上布套，停放在安全和干燥的地方。

（2）镜片去除灰尘，可用小橡皮球吹去积灰，或用擦镜纸、软毛刷去尘。对血迹和指印，可用沾水棉花轻擦。

（3）术时镜片去血迹，可用清洁液（由25％酒精、10％乙醚和65％丙酮组成）擦抹。

三、手术放大镜和头灯（Operating Loupe and Headlight）

用于神经外科手术的放大镜有望远镜式和固定式两种。工作距离应为250～300mm，放大倍数1.8×～2.5×。放大镜不宜装有光源，因为后者将使放大镜重量增加，不利于术者佩带。笔者喜欢额带式冷光源（100～150W，可调），它可满足常规神经外科手术照明需要，加上手术放大镜，可做浅表显微外科手术（图1-2-4）。

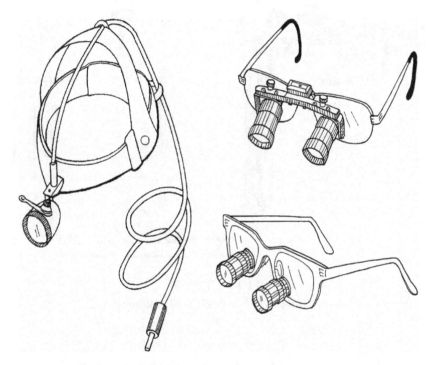

图1-2-4　手术头灯和放大镜

四、开颅器械（Instruments for Craniotomy）

颅钻：有电动、风动和手动3种。咬骨钳：有多种型号，以双关节咬骨钳最常用。根据需要选用钳嘴厚薄、张口角度不同的咬骨钳。骨铗：也有多种型号供选用，适用于咬除较厚的颅骨、椎板等；薄嘴骨铗如Kerrison钳（1mm唇厚）可用于咬除内听道孔、眶上裂、前床突骨质。另外有线锯、拉柄和线锯导板等（图1-2-5，图1-2-6）。

五、脑和脊髓手术器械（Instruments for Brain and Spinal Cord Surgery）

除了常规手术的器械（如刀、剪、牵开器等）外，显微外科手术常需要蛇式自动固定器、微型剪刀、微型剥离子、微型钻和骨锯等。吸引器有各种型号和长度，可根据需要选用不同规格的吸引器头端吸引管。双极电凝镊备有自动滴水装置，镊尖镶有银铜合金，能有效防止电凝过程黏痂现象发生。各种手术的特殊器械见有关章节（图1-2-7至图1-2-9）。

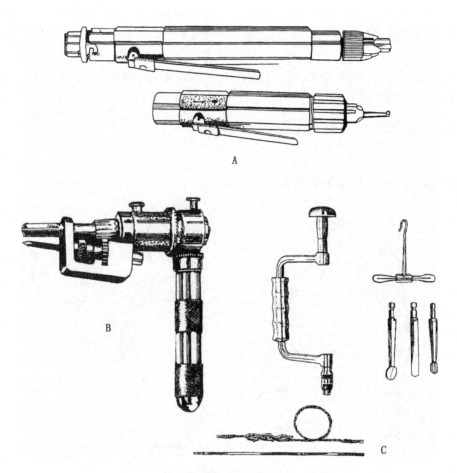

图 1-2-5 开颅器械
A:气钻和铣刀;B:电钻;C:手摇钻、线锯、线锯导板和拉柄

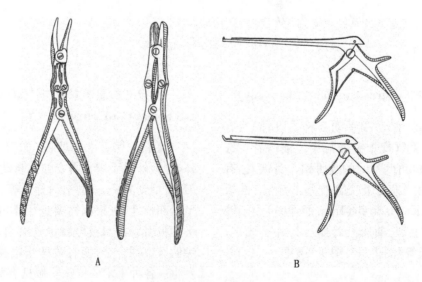

图 1-2-6 开颅器械
A:咬骨钳;B:骨铗(Kerrison钳)

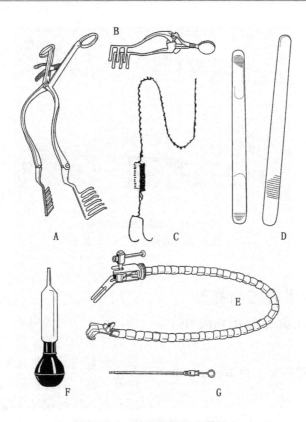

图 1-2-7 脑和脊髓手术器械

A:固定牵开器;B:乳突牵开器;C:鱼钩;D:脑压板;
E:蛇形固定器;F:冲洗器;G:脑针

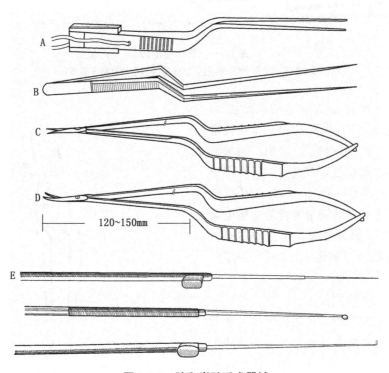

图 1-2-8 脑和脊髓手术器械

A:双极电极镊;B:枪状镊;C:微型剪刀(直);D:微型剪刀(弯);E:微型剥离子

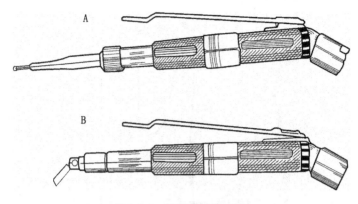

图 1-2-9　微型磨钻和骨锯

A:微型钻有梅花和金刚钻头;B:骨锯

第三节　常规手术器械的使用
（Usage of Routine Surgical Instruments）

一、双极电凝镊的使用（Usage of Bipolar Coagulator）

电凝是神经外科手术主要的止血方法,有单极和双极电凝两种方法。由于双极电凝镊(见图 1-3-1)的叶片绝缘,仅镊尖之间传导电流,电凝时电流从一镊尖传到另一镊尖,在两镊尖内的组织受到电流的热效应作用,而镊尖外周围组织少受或不受影响。因此双极电凝的止血效果较单极者可靠、安全,而且能在有液体(如脑脊液)环境中发挥作用。目前双极电凝已取代单极电凝,后者仅用于电切割。

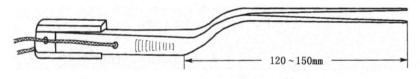

图 1-3-1　双极电凝镊

电源线直接焊接在镊柄层端,避免双极电凝镊电源接触不良或松脱

对神经外科医生而言,选用合适的双极电凝,正确地使用双极电凝,具有重要的意义。双极电凝有不同的长度,应根据手术部位选用。脑深部手术(如颅底),双极镊长度不应短于 10~12cm (图 1-3-1,图 1-3-2)。镊子应呈枪状,以避免持镊手阻挡视线。使用带有自动滴水装置的双极电凝镊,几乎不发生镊尖粘着或焦痂。每次使用前宜用砂纸轻轻磨光银铜合金的镊尖,可减少使用中发生粘连。

双极电凝具有以下功能:

(1)止血:①止血时双极的镊尖内侧面与血管壁接触或做轻微夹持和松开动作。②镊尖应超过血管的直径。③电凝应使血管壁皱缩、管腔完全闭塞,否则管腔仍可能再通引起出血。④对准备切断的血管,电凝长度为管腔直径的 3~4 倍,切断

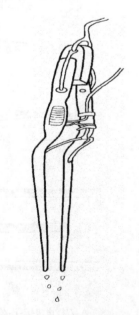

图 1-3-2　滴水双极电凝镊

血管后,应进一步电凝其残端,使管壁进一步皱缩,管腔闭塞牢靠(图1-3-3)。⑤对肿瘤供应血管应靠近肿瘤侧切断,对脑皮质回流到静脉窦的血管,应靠近脑皮质切断,以避免一旦发生再出血,较容易止血(图1-3-4)。⑥动脉小分支出血可用吸引器或小棉片轻压动脉,再用双极电凝止血。⑦较大动脉出血,可用⑥法或暂时阻断夹帮助下进行止血(图1-3-5)。

(2)分离组织。

(3)夹持、牵拉组织和棉片(图1-3-6)。

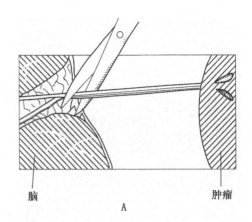

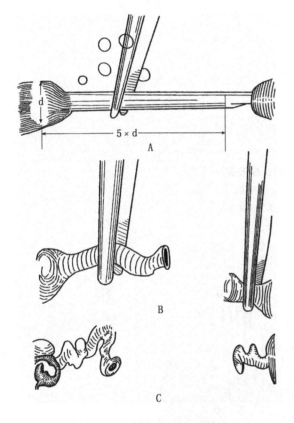

图 1-3-3　正确的双极电凝血管法
A:电凝长度为血管直径的3～4倍;B:切断血管后再补充
电凝;C:电凝务必使血管皱缩,管腔完全闭塞

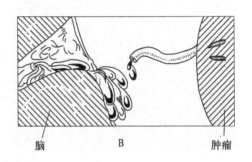

图 1-3-4　不正确的血管电凝法
A:太靠近脑组织侧切断血管;
B:血管出血并缩入脑组织间隙,使止血困难

织等(图1-3-7)。

(2)牵拉或支撑组织(图1-3-8)。

(3)游离组织(图1-3-9)。

(4)协同双极电凝镊止血(图1-3-10)。

近来出现了一种冲洗吸引器,即把吸引器吸引管与可控冲洗管结合起来,它不仅具有吸引器原有的功能,而且利用水的冲洗作用,把组织结构(如蛛网膜等)显露更清楚,利于术者辨认和解剖操作,同时生理盐水或生理溶液(复方甘露醇溶液)有湿润神经血管组织,利于双极电凝起作用,降低和吸收电凝产生的热量。

持吸引器吸引管有两种方法,一种是"持笔"法,宜用于精细手术操作,一种是"握枪"法,用于一般操作(图1-3-11)。

二、吸引器的使用(Usage of Suction Tube)

吸引器是神经外科手术必备的器械,几乎所有神经外科手术都离不开它,因此,正确使用吸引器是神经外科医生的一项基本功。

吸引器吸引管有不同形状、型号和规格,但是它们都具有下列功能:

(1)吸除液体(包括血液、脑脊液)以及肿瘤组

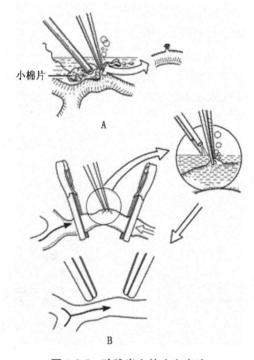

小棉片

A

B

图 1-3-5　动脉出血的止血方法
A：动脉小分支出血的止血方法；
B：较大口径动脉壁破裂出血的止血方法

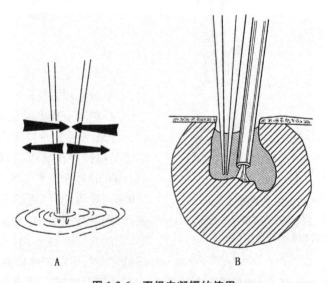

A　　　　　　　　　　　B

图 1-3-6　双极电凝镊的使用
A：双极电凝镊做夹紧和松开动作，进行游离组织；
B：双极电凝镊在瘤内起撑开和支持作用，利于吸引器吸除瘤组织

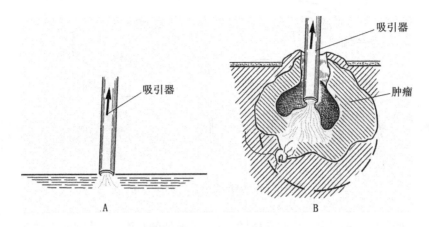

图 1-3-7 吸引器的使用
A:吸除液体(血液和脑脊液);B:吸除肿瘤组织

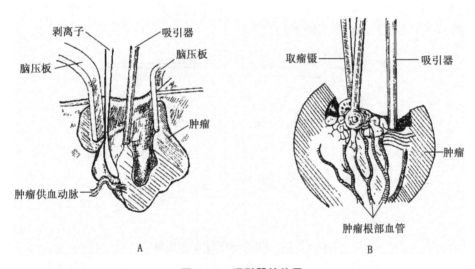

图 1-3-8 吸引器的使用
A:牵拉瘤壁,利于剥离子游离;B:取瘤镊夹取瘤组织时,吸引器顶住肿瘤起支撑作用,防止肿瘤根部剥离而引起出血

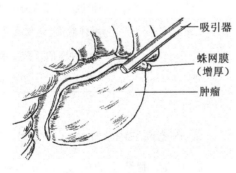

图 1-3-9 吸引器的使用
用吸引管游离肿瘤包膜

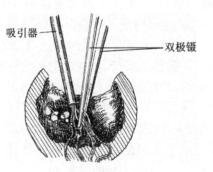

图 1-3-10 吸引器的使用
吸住肿瘤血管,利于双极电凝止血

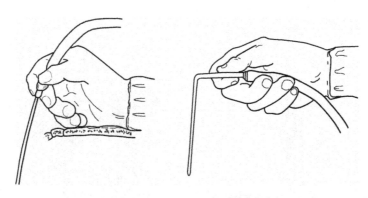

图 1-3-11　握持吸引器的两种方法

由于吸引器具有上述多种功能,因此,理想的吸引器必须符合下列要求:

(1)吸引器吸引管的头端应圆和光滑,避免损伤脆嫩的神经血管组织。

(2)吸引器的吸力必须容易调节(通过选用不同管径的吸引管、关闭或开放吸引器手柄的气孔、调节中央负压系统等)。笔者喜欢用滴泪状吸引管(图 1-3-12),开放吸引器手柄上的滴泪状气孔,几乎无吸引力,此时吸引管可作剥离子用。

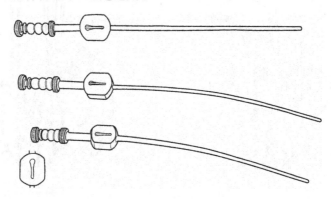

图 1-3-12　带滴泪状气孔的吸引管

(3)吸引器吸引管手柄与吸管之间成钝角(即呈枪状),使操作时术者的手不影响视野。

(4)吸引器吸引管有长短和粗细不同规格(图 1-3-13),满足不同手术需要。一般浅表手术(如开颅术)用长 8cm 吸引管(指手柄以下至管端的距离),深部手术(如鞍旁、脑底动脉环和桥小脑角)用 10cm 长,超深部手术(如经蝶窦、脑干和斜坡)则用 13cm 长。如浅表手术用长吸引器,术者手臂无法有依托,不仅易疲劳,而且手术操作不稳;短吸引管无法用于深部手术则更显而易见。表 1-3-1列出不同管径的吸引管的用途,可供参考。

(5)吸引管色泽应暗,不要抛光,以免在手术显微镜下闪光,影响术者眼睛。

(6)接吸引管的橡皮管或塑料管应柔软,使用时无阻力和剪力。

表 1-3-1　不同管径的吸引管

直径*	用途
3F	小神经和血管的显微吻合
5F	垂体腺瘤、动脉瘤手术
7F	大肿瘤的显微手术
10F-12F	开颅手术、大出血时

* 3F＝1mm 外径

三、磨钻的使用(Usage of Drills)

由于微机制造工业的发展,高速磨钻不仅用于一般开颅手术,取代手摇钻和线锯,而且用于颅底骨质的磨除,例如前、后床突的磨除,岩骨、内听道、枕骨踝等骨质切除都需要磨钻。因此可以说,开展显微神经外科和颅底外科,高速磨钻是不可

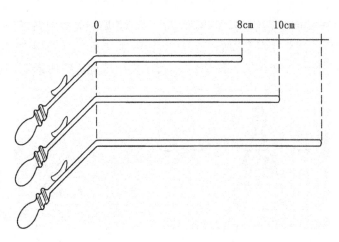

图 1-3-13 不同长度的吸引管

少的工具,熟悉和掌握磨钻的性能和应用技巧,是神经外科医生的基本功。

目前有电动和气动磨钻两种。一般讲,气动磨钻的功率较电动大,但耗气大,需有理想的供气条件,而且多数气动钻为单向(相反,多数电动钻为双向)。由于在手术时,特别在重要神经血管结构附近磨除骨质时,要选择钻头运动的方向,如磨右侧内听道,钻头旋转方向应顺时钟,磨左侧时应逆时针,以防磨钻打滑伤及重要结构。

磨钻的钻速一般在 6000～10 000rpm。转速超过25 000rpm 时,切割骨质虽很容易,但外科医生借助磨钻的触觉反馈很差,因此宜用小于25 000rpm的转速,特别在精细操作时。用金刚钻头时则小于 10 000rpm 为宜。

持磨钻方法有持笔法、持枪法和握刀法。多采用前法,特别在精细操作时,后两法用于表浅、非重要区骨质磨除。为增加稳定性,另一手可握在持磨钻手的下方(图 1-3-14)。

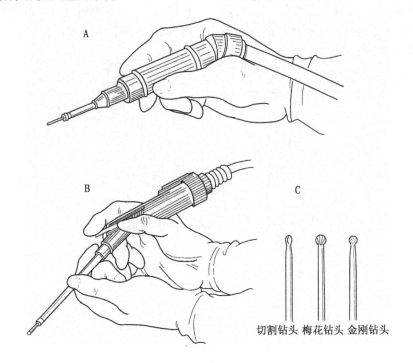

切割钻头 梅花钻头 金刚钻头

图 1-3-14 快速磨钻的使用和钻头

A:持笔法;B:双手握持法;C:切割钻头和梅花钻头刀刃锋利,多用于切割骨质和打孔,金刚钻头多用于磨除重要神经血管附件的骨质

应在实验室内熟悉和操练磨钻使用,掌握好使用技能后才能上手术台。使用注意事项如下:

(1)用钻头边缘切割骨质,而非用钻头顶端。

(2)磨除骨质时,轻轻来回移动钻头,而不是把钻头顶着颅骨。前者手法能获得准确控制磨钻的最大能力,又能避免钻穿和误伤组织(图1-3-15)。

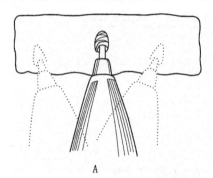
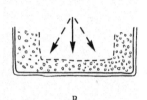

图1-3-15　磨钻的使用

A:钻头左右摆动磨除骨质;B:横断面示意骨质由浅至深逐步磨除

(3)选择合适转速。转速太慢,术者常需用力推动钻头,易发生钻头打滑。选用适中的转速(见前),用轻轻、间隙性压力于钻头,使其与骨质接触,而不是持续用力把钻头顶在骨质上。

(4)梅花钻头和切割钻头用于一般骨质磨除,金刚钻头则用于精细和重要神经血管结构附近磨除骨质。

(5)生理盐水冲洗不仅可消除磨钻产生的热量,减少其对周围组织的热损伤,而且可清洗术野和钻头,利于显露术野和钻头工作。

(6)不要盲目深打洞,应由浅至深,由表及里,达半透明内板后,改用小刮匙清除之。

(7)小心清除骨粉,以防其骨化对神经血管结构产生不良影响。

(8)用开颅器(铣刀)切割颅骨形成骨瓣时,应充分把颅骨孔附近的硬膜与内板剥离。推进铣刀时应使铣刀与颅骨垂直,遇阻力时做前后摇动式推进铣刀,如不能通过,多因颅骨太厚超过铣刀长度(图1-3-16,图1-3-17)。

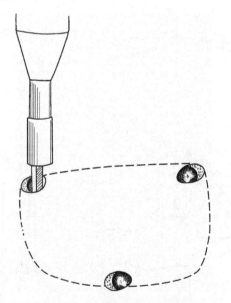

图1-3-16　开颅器(铣刀)的使用

锯颅骨时,做向前轻微摇动推进,不可左右摇动,以免铣刀折断

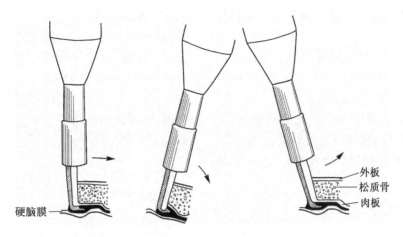

外板
松质骨
肉板
硬脑膜

图 1-3-17 开颅器的使用

开颅器向前推进遇阻力时,做前倾推进,阻力消失,示越过颅骨增厚处,再改为垂直或略后仰推进,
如前倾时仍不能锯开颅骨,提示颅骨厚度超过开颅器长度,应终止使用开颅器,改用他法。

四、超声吸引器和激光器的使用(Usage of Ultrasonic Aspirators and Surgical Lasers)

在切除脑和脊髓肿瘤时,除应用常规器械(如息肉钳)和吸引器外,超声吸引器和激光器也很有用处,特别后者与手术显微镜配合应用或采用接触式激光刀,可精确地用于脑干和髓内肿瘤切除。但是激光器切除肿瘤慢,超声吸引器却能迅速切除肿瘤,特别用于巨大肿瘤切除。无论用哪一种器械切除肿瘤,都不能替代显微外科操作,也即当肿瘤内挖空,体积缩小后,还必须用显微外科技术游离和切除肿瘤包膜。对于肿瘤附着颅底,激光特别是钇铝石榴石(YAG)激光电凝,可预防肿瘤复发。

1. 超声吸引器(Ultrasonic Aspirators)

超声吸引器是一种利用超声震荡把组织粉碎、乳化,经负压吸除的外科手术器械。目前常用的有美国 Cooper 公司生产的 NS 系列、日本的 Sonotec 系列、德国的 Sonicar 和瑞典的 Selector。

使用注意事项:

(1)根据手术需要,调节超声震荡强度(0~100%)、吸引负压(0~79.8kPa,CUSA NS-100型)和冲洗量(1~50ml/min)。一般切除质软肿瘤(如胶质瘤)用 40%~60% 震荡强度。质较硬肿瘤(如脑膜瘤)用 80%~100% 震荡强度。吸引负压和冲洗流量分别在 19.95~39.9kPa 和 30~40ml/min。在重要区域,要用低震荡强度和吸引负压。

(2)持握超声吸引器方法,宜用持笔法(图 1-3-18)。

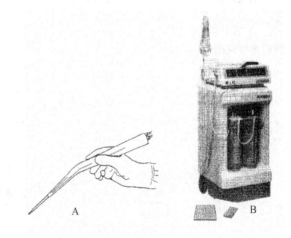

图 1-3-18 超声吸引器

A:握持超声吸引手柄法;B:超声吸引器

(3)切除肿瘤时要慎防打穿瘤壁,以免伤及与瘤壁粘连的神经和血管。

(4)超声吸引器多无止血功能,因此应配合应用双极电凝镊,妥善止血。

(5)质硬脑膜瘤、钙化团的切除,超声吸引器作用不好,改用激光。

(6)吸除肿瘤的间歇,应吸引生理盐水,以防超声吸引器吸引管堵塞。

2. 激光器(Surgical Lasers)

激光器是一种利用激光发生器产生激光,经传导系统作用于生物组织,达到切割、气化和凝固止血等目的的外科器械。常用的激光及其他特性见表1-3-2。

激光对组织的热效应，依其产生温度高低而异：<45℃，不引起组织损伤，50℃有轻度水肿，酶活性改变，100℃蛋白质发生凝固、变性，>100℃则组织炭化和气化。通过调节激光的功率、焦距和光点大小等，可达到焊接、切割、凝固、止血和气化。一般 CO_2 激光切割和气化效果好，止血和凝固作用差；Nd:YAG 和 Ar 则止血和凝固作用好，切割和气化差。一般用低功率（1～5W）不聚焦激光凝固肿瘤包膜上的血管，皱缩包膜，以利于显示出蛛网膜平面。瘤体过大时，先用大功率（10～80W）气化瘤内容。切除残留于重要神经血管上的肿瘤，应该用小功率、小光点（0.1～0.5mm）的脉冲激光（图1-3-19）。

表 1-3-2　神经外科常用激光及特性

特性	二氧化碳（CO_2）	钕钇铝石榴石（Nd:YAG）	氩（Ar）
波长（pm）	10.6	1.06	0.48～0.51
电磁波谱	远外红线	近红外线	可见光（蓝—绿）
功率（W）	0.1～100	1～100	0.01～20
有效功率	高（10%～15%）	中（1%）	低（0.1%）
水中消光波长（mm）	0.03	60	1000
水中传导性能	差	好	好
组织产生瘢痕	少	多	中等
组织吸收	多	少	中等
激光类型	连续、脉冲	连续、脉冲、Q转换器	连续、脉冲
传导装置	传导关节	光导纤维	光导纤维

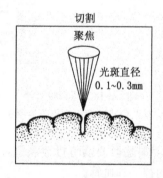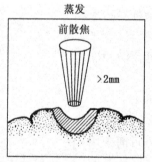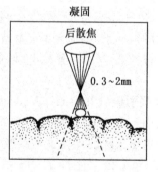

图 1-3-19　激光对脑组织的热效应

在手术时使用激光要注意安全，术者、助手和手术室人员都应戴防护眼镜（如激光安装在手术显微镜，则应在手术显微镜上装特殊滤光镜片）。手术室内禁用挥发性麻醉剂。

五、电磁刀（Electromagnetic Field System）

电磁刀系统是一种融合了电刀、单双极电凝、超声吸引以及激光等多种功能的全新手术器械。电磁刀系统利用刀头形成的高频、高能、低功率输出的电磁场，通过在组织周围形成的场效应，达到气化、切割和凝固的作用，因此不形成回路电流，无需电极板，对周围组织不形成热效应损伤，组织切口精度高，最适合于深部肿瘤切除，尤其是深部质地坚硬的肿瘤切除等精细手术。由于其对肿瘤周围组织损伤小,因而患者术后并发症少,康复快。与激光刀相比,不需要眼球保护镜和其他保护附件,操作时对患者和医生均无危害。与超声波刀相比,该系统对于质硬深部微小肿瘤的气化治疗效果尤为显著。手柄非常轻便且呈弯曲状,使视野不受影响,并有利于长时间手术。

常用的电磁刀有ERBE公司生产的ICC系统和MDM公司生产的EMF系统,每一种系统又有不同规格的系列产品(图1-3-20)。

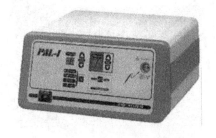

图1-3-20　EMF电磁刀系统

电磁刀基本上由3个部分构成:射频发生器、一根可重复使用的同轴电缆及各种可重复使用刀头电极。射频发生器是射频能量的来源,这种能量通过同轴电缆和刀头电极输送到病变组织。同轴电缆可重复使用,但使用之前需消毒。刀头电极也可重复使用,并有多种类型供不同手术选择。

1. 工作原理

电磁刀系统利用超高频发生器产生40MHz的高频能量(一般电刀的频率大约为300kHz～1MHz),通过同轴电缆传导到由特殊合金材料制造的刀头电极尖端,形成高频、高能、低功率输出的电磁场,通过在组织周围形成的场效应,在局部范围内使细胞内的极性分子快速振荡,导致细胞内水分子蒸发,破坏细胞或使细胞挥发,由此达到对组织气化、切割和凝固止血的作用(图1-3-21)。因为能量传输系统具有最优化的屏蔽设计,对周围其他电子设备干扰极小,系统产生的能量损耗也极少。

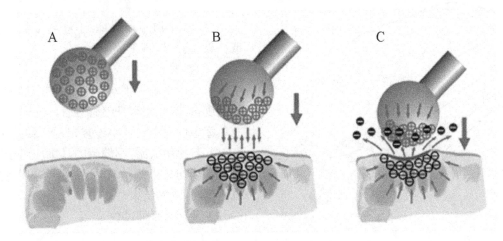

图1-3-21　电磁刀工作原理
A:电磁场能量聚集;B:能量向组织内传递;C:极性分子快速振荡,达到对组织气化、切割和凝固止血的作用

2. 主要特点

(1)无需负极板,使用时在人体中无电流通过,安全性能极佳,对手术室无特殊要求,刀头电极可自我消毒。

(2)使用同一个刀头即能完成切割、气化和凝固,操作方便简单。

(3)刀头电极在30～90℃的可调温度范围内工作,热损伤范围仅15μm,无压力切割,组织损伤小,适合难度高的精细手术。

(4)整个人体内不会形成共振,对周围组织无热效应损伤,能有效地保护周围重要组织。

(5)可用于表皮切割,界面规则,术后疼痛轻,止血功能强大,无炭化现象。

(6)刀头可供选择,应用范围广泛,适用于各种类型的手术,尤其是微创和显微外科等手术。

(7)具有过热、过流、过压及过载等保护功能,系统可靠性高。

(8)功能选择及数字输入按键,使系统输出精度高。

(9)含智能系统软件并可升级,提供多组标准操作模式提示,操作方便。

(10)由于可能影响心脏起搏器的正常工作,此系统禁止用于有心脏起搏器或其他电子植入体的患者。

第四节 神经外科常用手术体位
(Position for Neurosurgical Procedures)

神经外科手术的体位摆放是否正确,对整个手术能否顺利进行起着至关重要的作用。正确的体位是达到充分暴露术野、避免或减少组织损伤、缩短手术时间和减轻患者痛苦等目的关键之一。这里介绍常用的手术体位。

一、水平仰卧位(Supine Position)

水平仰卧位见图 1-4-1。

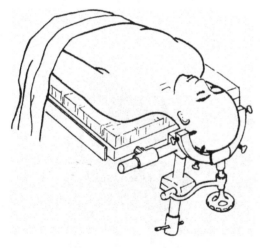

图 1-4-1 水平仰卧位

(1)常用物品和器具:软方枕 1 个,头圈 1 个或头架 1 套,绑脚 1 条。

(2)摆放方法:

①患者平卧于手术台上,双手自然放于身体两侧,中单固定。

②头和躯干必须保持在同一轴面上,床头抬高 5°～10°,使患者头部高于心脏,以利于静脉回流。如果头放置过低,可导致脑部淤血,从而增加手术野出血。

③双腿伸直,膝下垫一方枕,避免双腿伸直时间过长而引起神经麻痹。

④绑脚带固定膝关节上面。

二、侧仰卧位(Supine Oblique Position)(又称唤醒开颅位(Awake Craniotomy Position))

侧仰卧位见图 1-4-2。

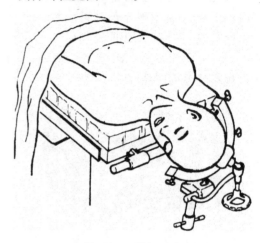

图 1-4-2 侧仰卧位

(1)常用物品和器具:小沙袋 1 只,头圈 1 个或头架 1 套,绑脚 1 条。

(2)摆放方法:

①患者平卧于手术台上:头侧向健侧,颈部不要过度扭曲,注意保证气管导管的通畅。

②患侧肩下垫一小沙袋,头抬高约 10°～15°。

③若使用头圈,则健侧的耳廓应置于圈内,防止耳廓压伤。患侧的耳内塞一棉球,以防消毒液流入耳内,手术结束时取出。

④余同水平仰卧位。

三、侧卧位(Lateral Position)

侧卧位见图 1-4-3。

(1)常用物品和器具:长圆枕 2 个,软方枕 2 个,头架 1 套,护肩带 1 根,护臂套(套于手臂预防烫伤)1 只,绑脚带 1 条,脑科用四角架(类似升降桌,在托盘 4 个角处装有 4 个脚,可插在手术床的横档上,并固定)。

(2)摆放方法:

①健侧腋下垫以软方枕,以免腋动脉及臂丛神经因长时间受压而受损。

②上腿伸直,下腿呈 60°～70°弯曲,两腿之间垫一软方枕;下肢用绑脚带固定。

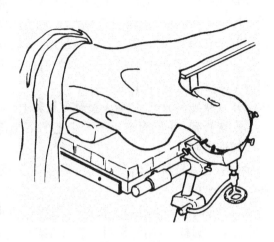

图 1-4-3 侧卧位

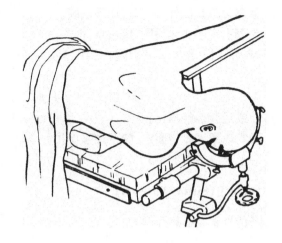

图 1-4-4 侧俯卧位

③将脑科用四角架插在手术床边的横档上,固定身体的大圆枕档和小圆枕可放在四角架内。

④上侧肩膀用护肩带牵拉并固定于床旁,但注意牵拉的力度要适当,防止过度牵拉引起颈部神经和组织损伤。

⑤臂部用带有插手袋的绑脚带固定,上侧的手插入插手袋中;如果使用头架固定头部,下侧的手用护臂套套好固定于床边,固定松紧要适宜,注意观察手指的颜色及温度。如使用头托(头圈)固定头部,下侧的手置于搁手板上,并固定。

⑥翻身前,先将导尿管和尿袋及深静脉穿刺管从身体的前面穿出,一方面可以保证引流通畅,另一方面便于术中观察。

⑦头抬高 5°～10°。

四、侧俯卧位(Three-Quarter Prone Position)

侧俯卧位见图 1-4-4。

(1)常用物品和器具:同侧卧位。

(2)摆放方法:基本同侧卧位,区别是:

①下腿伸直,上腿屈曲 60°～70°。

②翻身时背部尽量靠近床的边缘,但需注意患者背部与四脚架之间须衬垫,以防电刀烫伤或挤压伤。

③固定应牢靠,手术中根据手术野的暴露情况,常需调节手术床,向左右倾斜时应密切观察患者体位,防止患者体位变化而引起意外。

④上半身抬高 5°～10°,其余同侧卧位。

五、俯卧位(Prone Position)

俯卧位见图 1-4-5。

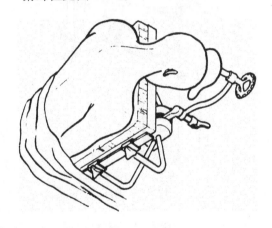

图 1-4-5 俯卧位

(1)常用物品和器具:长圆枕 3 个,软方枕 1 个,头架 1 套或头托 1 个,护脸胶布若干(可将胶布剪成约 8cm×10cm 大小 3 块)。

(2)摆放方法:

①两圆方枕分别斜垫于两侧锁骨至肋下,一圆枕横垫于耻骨联合至髂棘,呈三角形,特别注意勿使胸腹部受压,以保持胸腹部呼吸顺畅及下腔静脉回流正常,同时保持静脉穿刺管和导尿管通畅;男性患者注意勿使生殖器受压。

②使用头托的患者应注意面部皮肤的保护,事先贴好护脸胶布(即额头和两颊),特别勿使眼睛受压。为了便于观察眼睛受压的情况,双眼除

了涂金霉素眼膏以外,无需再用眼贴膜。

③双手置于身体两侧,用中单固定;如建立有静脉或动脉通道应妥善固定,并接延长管合理连接。

④小腿及足背下垫以软方枕,以防长时间足背过伸致足背神经损伤。

⑤双腿用绑脚带固定,膝下加强保护。

⑥上半身抬高5°~10°。

六、坐位(Sitting Position)

坐位见图1-4-6。

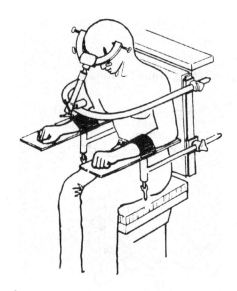

图1-4-6 坐位

该手术体位的优点是手术野暴露充分,医师站位舒适,显微镜使用便捷,术中血液不易反流;缺点是会发生空气栓塞,摆放要求高和难度大,须加强观察和监护,以防止意外发生。

(1)常用物品和器具:长圆枕3个,软方枕2个,头架1套,护臂套2只,绑脚带3根,方垫若干,防栓袜1双,龙门架1套。

(2)摆放方法:

①检查床的各项调节功能是否完好,防止术中调节时发生意外。静脉通路通常建立于患者的左上肢,并妥善固定,两臂套上护臂套保护皮肤,防止电刀灼伤。

②抬高双下肢,穿上合适的防栓袜,以促进下肢的血液回流,防止栓塞。膝下垫一长圆枕,防止下肢过伸。

③将龙门架的下半部分固定在手术床上。卸下手术床的头板,双手抱住患者的头部,调节床背慢慢抬起至90°;床背抬高速度应尽量放慢,防止体位性低血压。密切检测各项指标,如有血压下降或心率减慢等,应立即停止。

④儿童或坐高较低者,臀下垫软方枕若干。

⑤安置头架,并与固定于手术床上的下半部分龙门架连接好。

⑥为了避免坐位易诱发空气栓塞等缺点,可用仰坐或半坐位。

⑦双上肢的前臂下各垫一长圆枕,双手呈功能位自然放于长圆枕上,用绷带固定于龙门架上。胸前与头架之间放一软方枕,背部视需要加以衬垫,并用绑脚带将软方枕与患者固定于手术床背板上。膝上以绑脚带妥善固定,松紧适度;床尾向下降40°。

⑧体位安放完毕后,再次检查头架的各个关节是否拧紧,检查身体各部位是否已妥善固定;检查导尿管和深静脉穿刺管是否通畅,尿袋可挂于患者左侧床边,以便观察术中尿量。

⑨术中密切观察生命体征变化,同时加强巡视,观察四肢有无受压,静脉回流是否畅通等。对于高颈位肿瘤需放置龙门架体位的患者,因肿瘤位于生命中枢,手术中更应密切注意生命体征的改变。

⑩手术完毕后,患者仍需保持坐位姿势送回病房。

第五节 手术定位
(Localization for Surgery)

一、CT 和 MRI 的定位(Localization Using CT or MRI)

大脑半球肿瘤手术常需要根据CT或磁共振成像(magnetic resonance imaging, MRI)进行头皮表面定位,因此掌握正确的定位方法,避免偏差,是手术成功的保证。

定位方法:

(1)确定CT或MRI横断面扫描的基础。临床常用眶耳(OM)线、瑞氏基底(RB)线和眉听(EM)线(图1-5-1)。

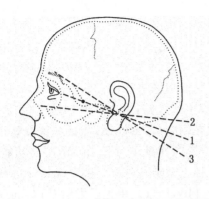

图 1-5-1 头部 CT 和 MRI 常用的横断面扫描基线
1:眶耳(OM)线:外眦至外耳道的连线;2:瑞氏基底
(RB)线:眶下缘至外耳道的连线;3:眉听(EM)线:
眉毛上缘中点至外耳道的连线

(2)找出眶耳(OM)平面的扫描片和显影最佳的、并于 OM 线平行的肿瘤层面扫描片(图 1-5-2)。把上述两片重叠(即矢状线和横径中点相互重叠),画出肿瘤层面的外耳道连线,求出肿瘤中央距矢状线和外耳道连线的距离。

(3)患者头皮表面的定位(图 1-5-3)。用龙胆紫画出患者的 OM 线(双侧),经双侧外耳道作OM 线的垂直线。根据肿瘤层面与 OM 层面的距离,定出患者头皮表面的肿瘤层面,再根据肿瘤层面扫描片测得瘤中央与矢状线和外耳道连线的距离,标出肿瘤在患者头皮的投影。

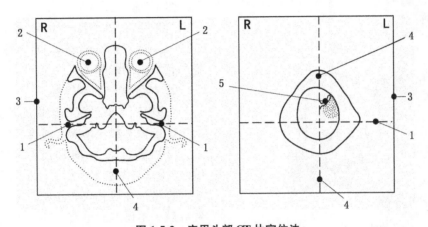

图 1-5-2 应用头部 CT 片定位法
左图为眶耳(OM)层面,右图为肿瘤层面扫描片
1:外耳道及其连线;2:眼球(应为最大径);3:横径中点;4:矢状线;5:肿瘤

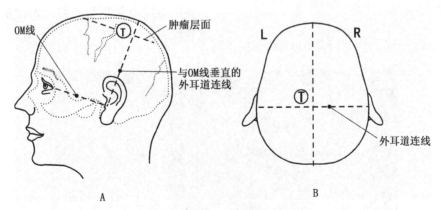

图 1-5-3 患者头皮表面的定位
A:画出双侧 OM 线及其经外耳道的垂直线;B:标出肿瘤的头皮投影

二、神经导航系统的应用（Application of Neuro-navigation）

神经导航系统（图 1-5-4）是把患者术前的影像资料与术中手术部位的实际位置通过高性能计算机紧密地联系起来，能准确地显示神经系统解剖结构及病灶的三维空间位置与毗邻关系。神经导航系统在现代神经外科手术中的应用越来越受到重视，其应用价值已远远超出单纯的定位功能。

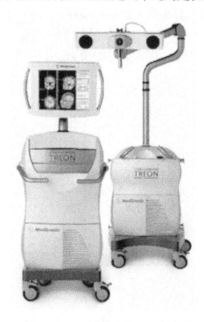

图 1-5-4　神经导航系统

1. 神经导航系统的组成

（1）工作站：一般采用 UNIX 操作系统。

（2）定位装置：包括三维数字转换器和定位工具（如定位探头）。

（3）坐标：皮肤坐标、固定坐标和解剖坐标。

使用最多的是皮肤坐标。

（4）软件功能：用于将图像资料通过光盘或电缆输入工作站，并重建三维图像；将患者术野解剖结构与影像图像进行注册；用于术前设计手术方案，观察手术入路；术中实时导航，同步连续显示探头尖在相应 CT 或 MRI 上的三维位置。

（5）影像资料：除 CT 和 MRI 外，功能性影像技术包括正电子发射体层摄影（positron emission tomography，PET）、单光子发射 CT（single photo emission CT，SPECT）、功能 MR（functional MR，fMR）以及脑磁图等资料也可与导航结合，从而更好地发挥导航技术对神经功能保护的作用（图 1-5-5，图 1-5-6）。

导航手术中，MRI－T2W 像与弥散张量成像（diffusion tensor imaging，DTI）融合，充分显示肿瘤与传导束的毗邻关系。

2. 神经导航的准确性

（1）影响导航系统准确性的常见因素。

①图像资料是影响导航准确性的重要因素。

②注册误差：注册是把患者的影像资料（如 CT、MRI）与手术床上患者术野准确地联接起来，主要有坐标注册和表面注册。注册误差是产生神经导航手术误差的重要一环。皮肤坐标的移动以及不能精确确定的解剖坐标是引起注册误差的两个主要因素。检查注册准确性的方法有注册检查、解剖标志检查、坐标检查及体表检查。

（2）术中准确性检查：

①建立持续准确参考点并储存于系统中，在头皮消毒铺巾并重新安装已消毒的参考头架后，复核此点。

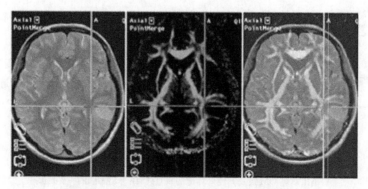

图 1-5-5　弥散张量成像（DTI）与导航技术结合

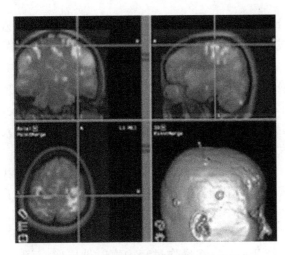

图 1-5-6 血氧水平依赖(BOLD)成像技术与导航技术结合

②在设计的骨窗周围通过颅骨钻小孔的方法建立再注册点,并储存于计算机中,术中随时复核来发现和纠正头部移动。

③纠正术中脑移位:随手术的进行,脑组织发生移位,影响术中定位的准确性。采集术中影像资料并与术前资料结合是纠正术中脑移位的主要方法,包括术中超声、术中 CT 和术中 MR。

④为了减少脑移位对准确性的影响,导航手术的患者尽量不用脱水剂和脑脊液外引流。

3. 临床应用

神经导航系统的应用是神经外科从显微外科发展到微侵袭神经外科的一个重要标志。目前,神经导航系统主要应用于:术前手术方案的设计和手术操作的操练;青年医生形象化教学和培训;术中用于指导手术操作,包括靶灶定位、重要结构(如神经、血管、半规管等)的寻找或回避,肿瘤切除程度的科学判断。

三、术中磁共振的应用(Application of iMRI)

1. 设备

第一代术中 MRI(intraoperative MRI,iMRI)以 GE 公司的 Signa SP 系统为代表,为开放式,不需移动患者;第二代产品是"封闭式"磁共振,成像时须将患者移入系统内。第三代 iMRI 是可移式,可根据需要移入或移出手术室,因此术中仍可使用传统手术器械及仪器,并节约手术室空间。

根据 iMRI 的磁场强度又可分为两类:低场

强、高场强和超高场强。前者如 GE 公司 Signa SP(0.5T)、西门子公司 Magnetom System(0.2T)、日立公司 AIRIS System(0.3T)、以色列 Odin System(0.12T,0.15T)等,高场强为 1.5T,如 Philips System, Calgary Crane 系统,西门子 Brain Suite 系统等。超高场强为 3.0T,如 IMRIS 等。图 1-5-7 所示为低磁场 PoleStar N20 和超高场强 IMRIS。高场强系统特别超高场强系统成像质量佳,且更易实施功能 MRI(fMRI)、弥散张量成像(diffusion tensor imaging,DTI)、弥散加权成像(diffusion weighted imaging,DWI)、磁共振血管成像(magnetic resonance angiography,MRA)、磁共振波谱分析(MR·spectroscopy,MRS)等,但设备价格昂贵,维护和对手术室要求高。低场

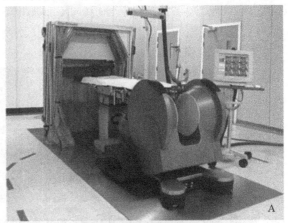

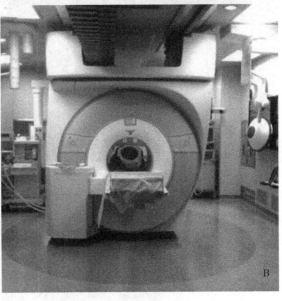

图 1-5-7 可移动式术中 MR

A. PoleStar N20(0.15T)　B. IMRIS 系统(3.0T)

强系统因其独特的灵敏性为目前世界上大多数医学中心所使用。

2. 应用 iMRI 的临床意义

(1)解决脑移位。术中 MRI(iMRI)利用术中扫描更新图像,图像质量与术前图像几乎无差异,能很好地解决脑移位问题,使导航精度得到很大提高。

(2)提高手术切除率及防止重要结构损伤。据资料和我们的经验,神经外科医生根据经验判断肿瘤已全切时,尚有 33%～67% 的病例有肿瘤残余,即使应用神经导航技术,也有近 1/3 病例发生肿瘤残留。实践表明,iMRI 提高了胶质瘤、垂体瘤、后颅窝和脊髓病变的切除率。

(3)有其他功能。功能性和代谢性资料如功能磁共振成像(fMRI)、弥散张量成像(DTI)、弥散加权成像(DWI)、磁共振波谱分析(MR-spectroscopy,MRS)、正电子发射体层摄影(PET)以及数字减影血管成像(digital subtraction angiography,DSA)、磁共振血管成像(MRA)、磁共振静脉成像(MRV)等与术中 MRI 图像融合,为外科医生提供解剖、功能和脑代谢多种信息,还可与术中唤醒、皮层电刺激、皮层脑电图、脑电磁图等功能性技术共同使用,互为补充。这不仅能提高手术精确度,避免损伤重要结构,而且可指导手术和术后治疗,大大提高疗效,减少并发症(图1-5-8,图1-5-9)。

(4)术中全脑监测。iMRI 使得外科医生可以观察到术中脑表面、皮质下及病变深部的改变,了解脑部的整体状况,指导采取进一步的外科措施。

(5)提高脑部病变活检的导航精确性。iMRI 系统几乎可以在操作过程中实时地成像,而不需要移动患者或磁共振系统,通过光学示踪仪器可将成像面与穿刺轨道面融合,实时地显示探针的位置及靶点可能产生的移位,从而可以及时调整,保证穿刺的精确性。

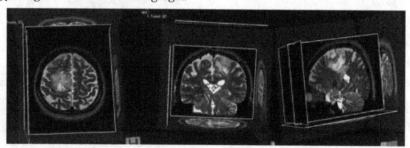

图 1-5-8　利用 IMRIS(3.0T)术中 MRI 与 DTI 融合

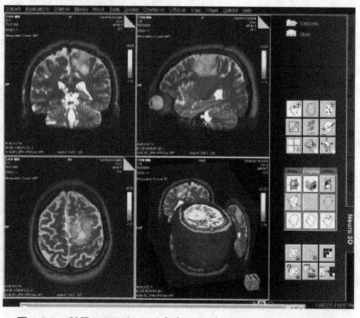

图 1-5-9　利用 IMRIS(3.0T)术中 MRI 与 BOLD 融合(后附彩图)

第六节　术前准备、手术操作的基本原则(Preoperative Preparation, General Principles for Neurosurgical Operations)

一、总体原则

要获得满意的手术疗效,除与术者的经验、智慧和外科技术、技巧有关外,在很大程度上取决于下列因素:

(1)术前准确的诊断:包括病变的部位(定位诊断)和性质(定性诊断)的确定,后者有时在术前难以明确,但应该做好几种病变可能的思想准备。因此,术前应详尽采集病史,进行体格检查、实验室检查和影像学检查(如 CT、MRI 等)。

(2)精心设计手术方案和计划:应做好几种方案的准备,这样术者才能面对困难,不慌不忙,胸有成竹。

(3)患者、家属和亲友的合作:应征得他们对手术的同意,并应该使家属对手术的利弊、可能的危险和并发症有足够的认识和思想准备。

(4)手术室人员的合作:这包括术前、术中外科医生与麻醉师、护士、技术人员等的互通信息,使他们对手术有足够的了解和准备,特别对手术关键步骤有一定的认识,取得他们积极、自动的配合,保证手术顺利、平稳地进行。

(5)手术室人员和仪器的布局:见本章第一节。

二、具体原则

以开颅术为例,阐述手术的基本原则和具体步骤。

(1)要结合神经影像学资料,根据病变部位、性质和患者年龄、性别以及神经外科医生的经验选择手术入路。

(2)患者体位:根据手术入路和患者全身情况选择体位(详见第五节),应注意使患者体位不影响头部静脉回流、呼吸道的通畅和麻醉师的观察,也应注意防止患者肢体和躯体受压或牵拉。一般应给患者插导尿管,除非手术时间短于 2 小时。

(3)开颅皮肤切口和骨瓣的位置:应靠近颅底或接近中线,以尽量减少脑组织的暴露和牵拉,同时要注意皮瓣的血供和美观。为了减低颅内压和利于术野显露,常需借助一系列降低颅内压的方法(见第七节)。在设计切口前,应根据需要画出重要标志在头部的位置(图 1-6-1)。

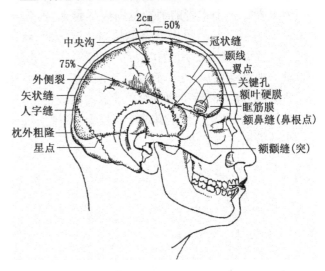

图 1-6-1　头皮的重要标记

(仿 Rhoton AL)

(4)脑组织的牵拉或切开:为了暴露病变,有时需要牵拉或切开脑组织,此时应注意采取各种方法减少神经组织的损伤。

(5)脑血管的保护:应尽量避免和减少脑动脉和静脉的损伤或牺牲。虽然脑静脉系统缺少瓣膜,侧支循环代偿能力较好,但一些区域的静脉如中央区桥静脉、Labbe 静脉、脑室静脉系统、大脑大静脉等损伤将引起严重神经障碍。脑动脉特别是脑组织的主要供血动脉和交通支,更要妥加保护。

(6)病变的处理:根据病变性质不同,处理方法有异。以肿瘤为例,应尽量以对肿瘤周围正常组织损伤最小的方法游离和切除肿瘤,如肿瘤大,可先作瘤内分块切除肿瘤,即可缩小瘤体,增大手术空间,又可减轻对周围正常组织的压迫。当适当缩小瘤体后,肿瘤包膜与神经血管结构的边界才易于游离,通过显微外科技术的操作和脑搏动,更有利于肿瘤的切除。

三、开颅的基本技术(以额颞开颅为例)

1. 体位和头皮切口

如图 1-6-2,患者仰卧于手术床上,术侧肩下垫小枕,头转向对侧,置于头架或头托上。上半身抬高约 15°。用龙胆紫在头皮上画出手术切口,并用碘酊固定。手术野的消毒范围应尽量大些,先涂以 3%碘酊,干后再用 75%酒精擦 3 遍,去除碘酊,以免刺激皮肤。用碘伏消毒(0.5%),则不用脱碘。消毒结束后,在术野及其周围头皮上敷贴无菌塑料薄膜,然后沿切口四周铺盖消毒敷料,为防敷料移动,可用丝线把其缝于头皮上,或用消毒透明粘带粘在皮肤上。

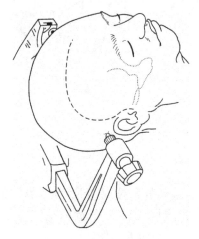

图 1-6-2 患者的体位和头皮切口

头皮切开和止血(图 1-6-3)。沿切口线两侧用手指按压皮肤,用力方向为向下和向外,使切口皮肤紧绷,术者持刀沿切口线切开皮肤和腱膜层,用头皮夹或血管钳夹住皮肤切口两侧的帽状膜腱层。手术时间长者最好不用头皮夹,以免头皮切

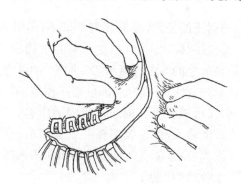

图 1-6-3 头皮止血

口缺血坏死,可每 5~6 把血管钳为一组用橡皮筋扎在一起,按此法完成全部皮肤切口。注意保护颞浅动脉主干,其分支影响皮肤切口形成时,可牺牲。由于血管钳的重力或头皮夹的夹力,头皮出血大多止住,如仍有动脉血性出血,可用双极电凝镊止血。但头皮内出血一般忌用电凝,以免术后影响伤口愈合。皮瓣翻起达颞线时,用刀沿颞线割断颞肌及其筋膜,形成皮肌瓣,用骨膜撬作钝性分离,使皮肌瓣向颅底翻开,其下垫纱布团,以防皮肌瓣内血管扭曲而闭塞。

2. 骨瓣形成

见图 1-6-4,图 1-6-5。

按骨瓣形状,切开骨膜。用骨膜撬略分离骨膜切开处,利于钻洞和锯开颅骨。

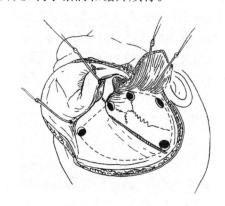

图 1-6-4 骨瓣形成

皮瓣翻开,在颞线处留下颞肌及其筋膜,便于术毕时对合缝合颞肌,防止颞肌萎缩

颅骨钻孔可用电动、气动颅骨钻或手摇钻。使用手摇钻时,左手紧握手摇钻尾端,并向下用力,右手握住摇柄以摇转之,钻头应与颅骨成直角钻入,钻至颅骨内板,钻头有被卡住的感觉,此时停止钻头向下钻,改为轻轻向四周摇动,以扩大骨孔(如用一般扁平尖钻头,钻至内板后应改为用钝圆梅花钻头,以扩大骨孔)。骨孔间距以 6~7cm 为宜。骨板厚度或弧度大处,孔间距可缩短些。颞骨鳞部骨板较薄,其下有硬脑膜中动脉,钻孔时要特别小心。

骨孔钻好后,用剥离子伸入骨孔内,刮出破碎的内板,以防插入线锯导条时,这些锐利的碎片刺破硬膜。骨孔板障出血可用骨蜡涂抹止之。将线锯导条从骨孔插入,沿硬膜外间隙,自邻近另一骨

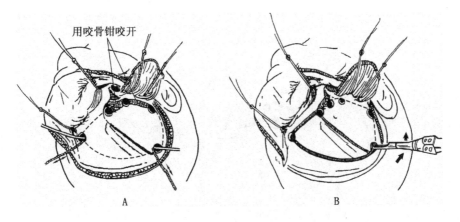

用咬骨钳咬开

A   B

图 1-6-5 骨瓣形成
A:用手摇钻钻洞,导板引导线锯后锯开颅骨;B:用电动或气动颅骨钻钻洞,开颅器锯开颅骨

孔穿出,然后把线锯引入。插导条的手法应轻柔,并顺颅骨内侧面弧度使导条头端缓缓引进,若遇阻力无法通过,不可盲目强行通过,可拔出改从另一孔试插,甚至改用颅骨剪或咬骨钳操作。线锯引入后,两端各联上线锯拉柄,由助手按住导条两端(起保护硬膜作用),术者双手握线锯柄,呈 45°角斜面锯开颅骨,骨瓣基部颅骨可锯断或用两把骨膜撬自两侧插入骨瓣,翻起骨瓣并使其在基部折断。骨瓣可游离或带软组织蒂,后者需用干纱布包裹或器械固定。有时翻起骨瓣时感到其下有粘连,此时可用手指或剥离子伸入并分离后才能翻开骨瓣。

使用电动或气动开颅器时,应注意先用颅骨钻或磨钻(电动或气动)钻孔,钻孔的部位同上。为保证开颅器脚板的顺利通过,在颅骨内板隆起处(如翼点)和跨越静脉窦的颅骨上,应钻附加孔,用剥离子把两骨孔间硬膜或静脉窦与内板分离,再用开颅器锯开颅骨。

3. 硬脑膜切开

见图 1-6-6。

(1)切开前的准备工作:

①骨窗边缘出血用骨蜡止血,硬脑膜出血可用双极电凝镊止血。

②悬吊:沿骨窗缘,用小圆针 3-0 号细线把硬脑膜外层缝吊于骨窗缘的腱膜或骨孔上,悬吊前可在硬膜与骨窗间垫塞明胶海绵条,这样可制止硬膜渗血和防止术后硬膜外血肿的产生。

③清洁术野:用生理盐水冲洗术野,并用棉片

或湿纱布覆盖术野。

④控制颅内压:颅内压高时硬膜张力高且无搏动,此时应采取各种方法(见本章之颅内压控制部分)使颅内压下降后才能切开硬膜,否则硬膜切开后脑组织将疝出,给手术增加很多困难。

(2)硬膜切开方法:先用硬膜刀切开硬膜外层3~5mm,然后用血管钳或有齿镊提起硬膜缘,用刀切开硬膜内层,再用剪刀扩大硬膜切口,硬膜切开方式因各种手术而异。剪开硬膜时剪刀头应略向上翘,以免误伤脑皮质。硬膜切口边缘出血可用双极电凝镊止血,但应尽量避免,以免因电凝后硬膜皱缩,增加缝合的困难。

4. 皮质切开和脑部操作

因手术而异,此属一般常规。通常用双极电凝镊电灼脑皮质血管,然后用剪刀剪开蛛网膜、软脑膜和皮质。白质分离可用脑压板和吸引器,遇有血管则电凝后切断。脑部操作应耐心、轻柔和仔细,止血要可靠,并注意保护神经和血管组织。

5. 硬脑膜关闭

(1)准备工作:应将血压升至正常水平,并使患者恢复自主呼吸,以检查止血是否可靠。清点带线棉片。

(2)关闭方法:用细丝线间断或连续缝合硬膜。硬膜有缺损或关闭时有张力者,可用自体骨膜、颞筋膜、阔筋膜或人工硬脑膜等修补。如颅内压很高,或为术后防止脑疝,也可不关闭硬膜,用明胶海绵覆盖之。

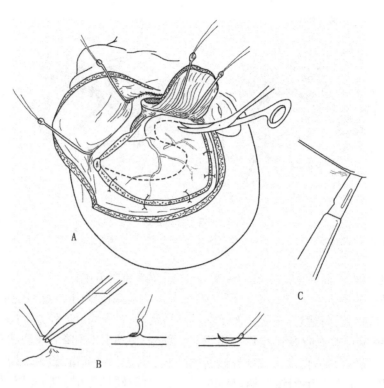

图 1-6-6 硬脑膜切开

A:示硬膜切口;B:切开硬膜前应先将其悬吊于骨窗缘;C:用尖刀切开硬脑膜

6. 切口缝合

复位肌蒂—骨瓣前,应仔细处理硬膜和肌蒂内侧面出血,骨瓣基部硬膜悬吊于骨窗缘的软组织上。骨瓣下酌情放置引流物。游离骨瓣者则需复位,并用粗丝线或钛连接片固定。分层缝合颞肌筋膜、帽状腱膜和头皮切口。皮瓣下酌情放置引流物(图1-6-7)。

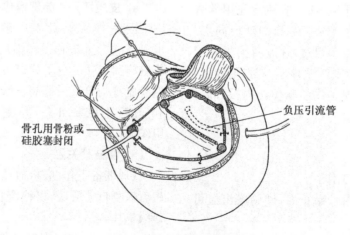

骨孔用骨粉或硅胶塞封闭

负压引流管

图 1-6-7 缝合硬脑膜

复位和固定颅骨,其下放置引流管,外接负压球,最后缝合颞肌、颞肌筋膜、帽状腱膜和皮肤

第七节　颅内压控制(Control of Intracranial Pressure)

为保证神经外科手术顺利进行,良好地控制颅内压力至关重要。正常情况下,颅腔内容为脑组织、脑脊液(CSF)和脑血流三大物质。一般脑组织为不可压缩。因此,临床上主要通过调控CSF和脑血流来影响颅内压。下面给出常用的方法。

一、调整体位

由于颅腔内的静脉系统没有瓣膜,因此颅脑静脉压在很大程度上取决于头部与心脏之间的高度差。当患者头部抬起,颅腔内静脉压随头与心脏的高度增加而降低,坐位时静脉压可呈负压(此时如发生静脉破裂,易发生气栓)。头抬高10°～15°,可满足大多数颅内手术需要。

二、控制呼吸

由于动脉二氧化碳分压(PCO_2)增加,不仅使脑血流增加,而且通过脑血容量增加而使颅内压升高。因此,手术时进行人工呼吸,能有效地控制颅内压。

术时人工控制呼吸注意事项:(1)气管插管应有气囊。(2)成人呼吸潮气量以8～15L/min为宜,可间断正压呼吸。(3)PCO_2不宜低于2.66kPa(20mmHg)。(4)人工控制呼吸可伴有轻度低血压,一般不必处理。(5)由于自主呼吸是一个重要的生命体征,在某些部位手术(如下丘脑、第三脑室、脑干和椎基动脉等),它是一个很重要的检测指标。因此,术时人工控制呼吸应该是可逆性,即在外科手术操作需要时,恢复患者的自主呼吸。(6)在关闭硬脑膜前,宜恢复患者的自主呼吸,便于检验止血是否可靠和判断脑张力。

三、脱水剂应用

目前常用20％甘露醇和呋塞米(速尿)。通常在硬脑膜打开前30min,快速静脉点滴20％甘露醇每公斤体重1～2g或呋塞米40～80mg静注或肌注。

四、脑脊液引流

1. 侧脑室穿刺

(1)额入法(穿刺侧脑室前角):在冠状缝前1cm,中线旁开2.5cm处钻洞和穿刺,穿刺方向与矢状面平行,对准两外耳道联线,深度不超过5cm。

(2)枕入法(穿刺侧脑室三角区):枕外粗隆上方4～7cm,中线旁开3cm处钻洞,穿刺方向与矢状面平行,对准眉嵴,穿刺深度不超过5～6cm。

(3)侧入法(穿刺侧脑室下角):在耳廓最高点上方1cm处钻洞,穿刺针与脑皮层垂直刺入。

(4)经眶穿刺法:适用于枕大孔疝紧急抢救时用。方法为在眶上缘中点、眼眶前缘的后方1cm处,用小圆凿经皮凿开眶顶,用脑针向上45°角,并稍指向内侧穿刺,进入侧脑室前角底部(图1-7-1)。

(5)经翼点入路的脑室穿刺(穿刺侧脑室前角):由于骨瓣和硬脑膜已经翻开,无法利用骨性标志进行定位。可采用下法:蝶骨嵴残端(标准翼点入路必须切除蝶骨嵴达眶上裂)内侧眶板上方2.5cm,侧裂静脉前方2.5cm,两线相交必须成90°角,相交点(Paine点)即为穿刺点。垂直皮层刺入5cm(图1-7-2)。

(6)眶上锁孔入路脑室穿刺(侧脑室前角穿刺):眶上锁孔入路时为增加显露,有时需要行脑室穿刺。可采用下法:选择眶上锁孔外侧平额底处为穿刺点,脑针指向中线45°,并向上20°进行穿刺,进针深度5～6.5cm(图1-7-3)。

2. 腰椎穿刺(腰穿)

适用于侧卧位或仰卧位,后者则需手术床上有洞,便于患者带有腰穿刺针卧于手术床上。一般应在硬脑膜剪开后,经腰穿放脑脊液(CSF),当手术主要部分完成后,拔除或中止腰穿引流CSF(图1-7-4)。目前,也可在腰穿后于蛛网膜下腔置入引流管,作CSF持续引流。

五、其他

解除胸、腹腔受压以及尿潴留(图1-7-4)。

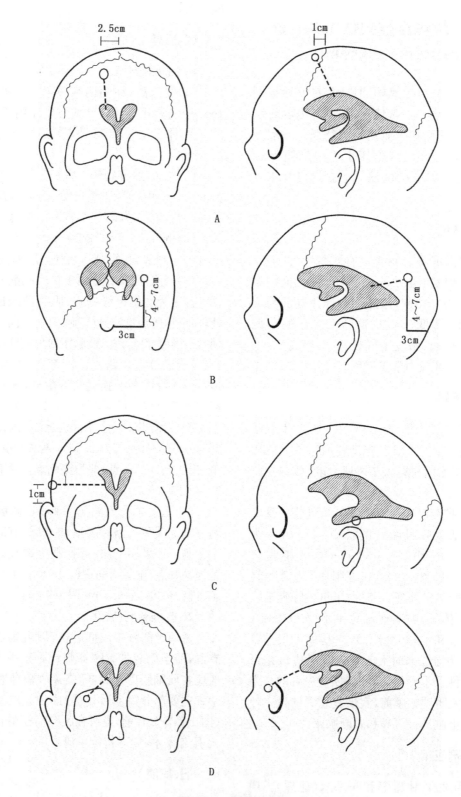

2.5cm

1cm

A

4～7cm
3cm

4～7cm
3cm

B

1cm

C

D

图 1-7-1　侧脑室穿刺
A:额入法;B:枕入法;C:侧入法;D:眶入法

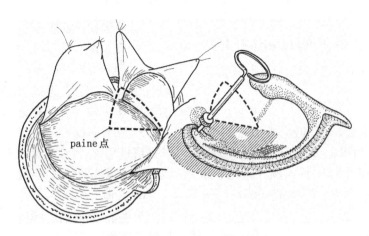

图 1-7-2　翼点入路侧脑室穿刺法
与 Paine 点垂直穿刺,约 5cm 达侧脑室前角

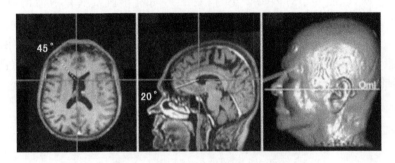

图 1-7-3　眶上锁孔入路侧脑室穿刺法

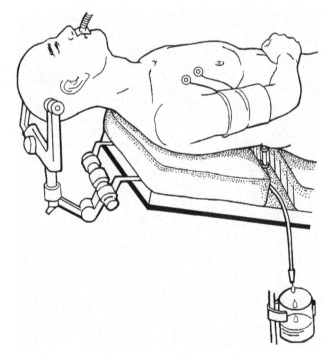

图 1-7-4　经腰穿脑脊液持续引流
患者仰卧于腰背开洞的手术床上。注意脑脊液引流应在硬脑膜切开后进行

第八节 术后处理原则(Principles for Postoperative Management)

1. 体位

术时取坐位手术者,术后仍应半坐位 1～2 天。其余体位患者术后以上半身抬高 15°～30°为宜,此体位对脑灌注压干扰小,同时颅内压比平卧位低,但不论采用什么体位,都应保持患者呼吸道通畅。

2. 生命体征观察

包括意识、瞳孔、血压、脉搏和呼吸等。术后 6 小时内,每小时观察 1 次,以后 6 小时内每 2 小时观察 1 次,再以后每 4 小时观察 1 次,历时 1～2 天。

3. 饮食

幕上手术清醒患者,术后第一天给流质,昏迷者或幕下手术者,术后禁食 1～2 天,以后酌情给鼻饲。

4. 液体和电解质

由于脑水肿,术后头 3 天每日静脉入量不超过 2000ml(尿崩者除外),第 3 天补液除用 10% 葡萄糖外,每日可用生理盐水或葡萄糖盐水 500ml。如尿量增多,可补充氯化钾,并注意电解质变化。

5. 脱水剂应用

可选用 20% 甘露醇、高渗葡萄糖溶液、10% 复方甘油溶液和利尿剂等。

6. 其他

抗生素、激素、止痛剂、止血剂和退热镇痛剂,可酌情应用。

7. 切口

如有出血或脑脊液流出,应立即给予相应处理。切口引流物一般在术后 24～48 小时拔除。幕上切口缝线于术后 7 天拆除,幕下或脊髓者在术后 10～14 天拆线。营养不良等使切口愈合不佳者,应相应推迟拆线。

第2章

神经外科手术常用入路
Approaches to Neurosurgical Operations

第一节　经额入路
(Subfrontal Approach)

一、适应证

(1)前颅窝和鞍上区肿瘤。

(2)鞍区肿瘤侵入第三脑室前部。

二、术前准备

除按一般开颅常规准备外,还需注意:(1)纠正垂体功能低下,可在术前 3～5 天口服或静脉给皮质类固醇激素。(2)纠正糖尿病、高血压、尿崩症和水、电解质紊乱。(3)根据神经影像学资料如MRI、CT 和 DSA 判断肿瘤大小、性质和视交叉前置与否,决定采用单侧还是双侧额下入路,经终板或经蝶骨平板入路。小肿瘤(瘤直径≤3cm)经右侧额下入路,大肿瘤则宜用双侧额下入路。如肿瘤偏向一侧,也可选择该侧额下入路开颅。如果肿瘤明显向鞍上生长,患者没有典型双颞侧偏盲或大脑前动脉水平段(A₁)没有上抬,常提示视交叉前置。

三、麻醉

气管内插管全身麻醉。

四、手术步骤

(一)体位与切口

患者仰卧,腰穿留针,备手术时引流脑脊液。床头抬高约 5°～10°,颈过伸,使眶板从垂直位向后倾斜约 45°,由于地心引力,额叶自动向后塌陷,增加鞍区暴露,并使外科医师能有舒适的手术姿势。头用头圈或头架固定,并使之高于心脏水平,以利静脉回流。根据肿瘤大小和美观需要可选用单侧额叶皮肤切口或冠状皮肤切口。切口自耳屏前 1cm 颧弓根处起,沿发际内 1～2cm 向上至中线,再延至对侧颧弓根,避免损伤颞前动脉和面神经额支(图 2-1-1)。

为控制颅内压,可经腰穿置管,术中剪开硬膜后开放引流。

(二)骨瓣

单侧或双侧额骨骨瓣形成可根据手术需要选择。一般右侧额骨骨瓣能满足大多数手术,应用较多。不论用单侧或双侧骨瓣开颅,额部中央的骨孔必须位于鼻根部,即位于鸡冠和筛板的上方,以保证骨边缘达前颅底,这样既减少对额叶牵拉,又增加术者的视角(图 2-1-2)。额窦常开放,可在钻开颅骨后,小心地把额窦黏膜向下推开和保护之,如黏膜溃破可切除之,用骨蜡封填额窦或用明胶海绵暂封填,待手术结束时可用骨膜和耳脑胶封闭额窦,以防脑脊液鼻漏。另一关键的骨孔应放在额骨颧突外下方,锯开此骨孔与鼻根部骨孔之间的颅骨板,有时受鸡冠和眶板隆起阻挡,可用小号 Kerrison 咬骨钳咬除少量骨质,便于线锯或开颅器通过。一般做 5cm×3cm 小型游离骨瓣。如

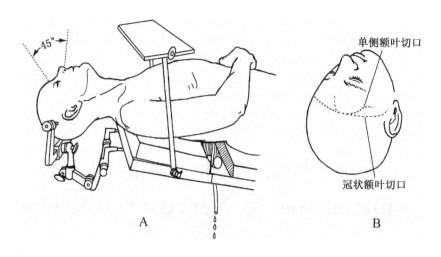

图 2-1-1　经额入路患者的体位(A)和头皮切口(B)

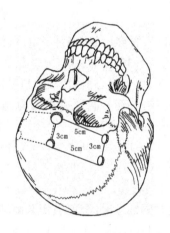

图 2-1-2　单侧或双侧额部骨瓣
骨孔的位置和骨窗面积

需做双侧骨瓣,一般一侧大(通常为右侧)一侧小,不必两侧一样大,因此左侧骨孔可钻在额骨颧突的内上方。

(三)硬脑膜切口

在开放腰穿脑脊液引流下,与眶上缘平行剪开硬脑膜,外侧弯向后方 1cm,内侧沿矢状窦略向前剪开 1cm,以利充分暴露中线部前颅底和向后牵开额底,增大手术野。切口前缘硬脑膜悬吊在骨窗周围软组织上,以免在手术过程中硬脑膜不断与颅底剥离,增加出血并妨碍手术视野(图 2-1-3)。

(四)鞍区暴露

在手术显微镜下,用脑压板轻轻提起额叶,暴露外侧裂,用尖头刀或镊子打开侧裂蛛网膜,吸出流出的脑脊液,使脑张力进一步下降。用脑压板

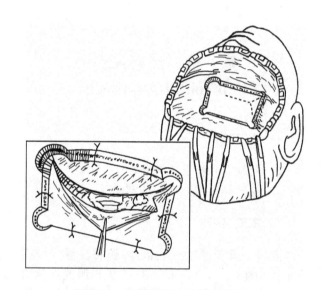

图 2-1-3　单侧额下入路硬脑膜切口

与外侧裂平行,缓慢柔和地向后向上抬起额叶,从表面逐渐向额叶底部和鞍区深入。依次暴露同侧嗅神经(为利于手术暴露,常需用双极电凝镊电凝后切断一侧嗅神经)、同侧视神经、颈内动脉、视交叉和对侧视神经等。到达鞍区后,在脑压板下放置一块脑棉片,以保护额叶眶面。翻起额叶时,不能急于求成,必须等待放出脑脊液后脑自动退缩,不可过于用力牵拉脑组织。脑压板牵拉额叶的方向应沿蝶骨嵴前方(即由外向内倾斜)逐渐向鞍区深入时,脑压板牵拉方向逐渐向上线移。达鞍区后,为看清楚对侧视神经,脑压板可向中线、靠近大脑镰处牵拉额叶,但要注意不可过分牵拉额叶,以免损伤对侧嗅神经。手术时要特别注意尽量减

轻脑组织的牵引程度,为了减轻因徒手牵引造成的脑组织损伤,必须使用固定牵引器。如果脑组织因牵引挫伤严重或伴有血肿,则应将挫伤脑组织或血肿清除(图 2-1-4)。

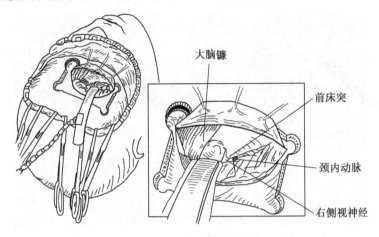

大脑镰

前床突

颈内动脉

右侧视神经

图 2-1-4　脑压板牵拉额叶

如采用双侧额下入路,即需在骨窗前方左右两个硬脑膜横切口之间结扎上矢状窦,电凝后剪断上矢状窦和大脑镰,直达鸡冠处。并电凝大脑镰切缘,使其皱缩,扩大暴露。用脑压板分别牵开左和右额叶,开放外侧裂,把嗅神经从额叶底部游离下来,妥加保护。牵拉额叶的眶内侧面,即从大脑纵裂进入鞍区,这是双侧入路不同于单侧入路之故,因此对鞍区的暴露也不同于单侧入路。

不论是单侧或双侧额下入路,为避免牵拉额叶的脑压板损伤下丘脑和脑底动脉环的重要血管,不可把脑压板的前端伸至视交叉以后的水平。为了切除鞍区肿瘤,脑压板伸至视交叉前面,暴露神经和交叉前缘已足够需要。

（五）肿瘤切除

1. 垂体腺瘤(pituitary adenoma)

于前床突处可见手术侧视神经、视神经外下方为同侧颈内动脉。视神经、颈内动脉表面由蛛网膜覆盖,剪开视神经、颈内动脉之间的蛛网膜进一步释放出脑脊液,向内侧探查,可见被肿瘤顶起膨隆的鞍膈,少数肿瘤可长穿鞍膈。两侧视神经被牵张压扁,视交叉向后移位。为避免误将动脉瘤当肿瘤手术,宜先用细头长针穿刺,同时也可鉴别实质性或囊性肿瘤。穿刺深度以稍稍穿透鞍膈硬膜为宜,避免穿刺过深误伤对侧颈内动脉。如肿瘤有囊性变或陈旧性出血,可抽出黄褐色液体或陈旧性血液。当确定肿瘤后,应将鞍膈表面的蛛网膜剥离,推向视交叉前缘,然后在远离视神经处,双极电凝镊电凝鞍膈,用尖刀十字形切开鞍膈(图 2-1-5)。常可见灰红色瘤组织从鞍膈切口涌出。用双极电凝镊电凝鞍膈切口缘,使其皱缩,扩大切口。用吸引器、刮匙、剥离子和超声吸引器(如 CUSA)分块切除肿瘤。用刮匙刮除囊内肿瘤时,动作要轻柔,勿伤及视神经和视交叉,刮除方向为自后部深部刮向前浅部。切除鞍上部分肿瘤后,选用适当大小的刮匙伸入鞍内刮除鞍内肿瘤,肿瘤刮除后可感觉到鞍底的骨质,向两侧搔刮更应轻柔小心,以免伤及颈内动脉和海绵窦。宜边刮边吸,鞍内肿瘤切除彻底后,用明胶海绵压迫鞍内四周。一般鞍内肿瘤切除彻底的情况下,鞍内止血较为容易。然后再分块切除鞍上肿瘤囊壁,对于质地坚硬的肿瘤,也可用小型息肉钳分块切除。当鞍膈已塌陷,可将其从视神经与视交叉上剥离,轻轻向前拉出,暴露视交叉后方的瘤组织。按前法再作瘤组织囊内切除,进一步分离和向前拉出鞍膈的后方部分,直至暴露脚间窝。分离鞍膈与视交叉时,不应损伤视交叉的供血动脉,以免术后视力和视野障碍得不到恢复。在分离左右侧肿瘤囊壁时应注意保护颈内动脉发出的数支穿动脉,沿肿瘤包膜分开蛛网膜时可将这些细小血管分开。在分离肿瘤囊壁后方时要注意避免损伤视交叉和大脑前动脉发出的分支,同时须仔细辨认垂体柄,以免误切。当瘤组织基本切除后,可用双

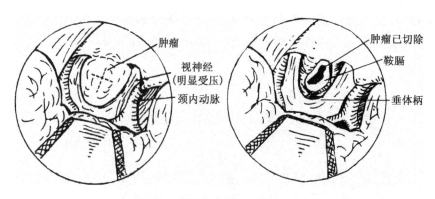

肿瘤
视神经
(明显受压)
颈内动脉

肿瘤已切除
鞍膈
垂体柄

图 2-1-5　经额入路切除垂体腺瘤

极电凝鞍内出血点。鞍结节后下方硬膜常是出血来源,可用双极电凝镊电凝。小渗血可用明胶海绵等压迫止血。最后把游离的鞍膈用双极电凝镊电凝使之收缩、绷紧于蝶鞍出口,可防止术后发生空蝶鞍综合征。止血必须非常彻底,用生理盐水冲洗瘤床,应确信无出血后,才能结束手术。

2. 颅咽管瘤(craniopharyngioma)

可限于鞍内,也可向鞍上生长,长入或压迫第三脑室,阻塞大脑导水管上口和室间孔,甚至突入侧脑室。暴露肿瘤后,穿刺放出囊液,后者多呈机油样,有胆固醇结晶。应注意避免囊液污染周围组织,以免引起术后无菌性脑膜炎。位于鞍上的颅咽管瘤常与第三脑室底黏着,但在瘤组织与脑组织之间,常有一层胶质增生组织,沿此胶质增生层游离肿瘤囊壁,可切除肿瘤而不伤及下视丘。脑底动脉环进入下丘脑的穿通支应注意识别和保护,不可损伤。儿童颅咽管瘤常较大,与脑组织和脑底动脉环粘连较少,全切除的机会较大。成人颅咽管瘤的钙化较多,质地较硬,与脑组织和血管粘连较紧密,全切除较为困难。对于质地坚硬、纤维化明显的肿瘤,作瘤内大部切除后,复发生长较慢。切除肿瘤方法可参考垂体瘤切除术。

(六)经终板切除肿瘤

当视交叉前置,肿瘤突入第三脑前下部,经视交叉前方切除肿瘤很困难时,可改用此法。手术牵拉大脑前动脉以暴露终板时,要注意此动脉和前交通动脉发出的第三室前壁的穿通支。肿瘤常使终板前凸、变薄。在其中央作一小切口,用镊子稍作钝性扩大,注意不要伤及前交通动脉和胼胝体嘴及视交叉、视束、穹隆柱和第三脑室侧壁。应

先分块切除肿瘤内容,再分块游离和切除瘤壁。当瘤体缩小时,受阻的室间孔将松解,并有脑脊液流出。若肿瘤来自鞍上,第三脑室底常变薄或消失,切除肿瘤后,能看到基底动脉及其邻近神经血管结构。

(七)经蝶骨平板切除肿瘤

用于视交叉前置,肿瘤位于视交叉后方。沿蝶骨平板电凝其硬膜,尖头刀切开,使硬膜瓣向前方翻开。用小骨凿或微型磨钻打开蝶骨平板,Kerrison 咬骨钳扩大骨窗,暴露蝶窦。蝶窦黏膜完整者,可用明胶海绵把黏膜向下推开,保护之;若黏膜已被损,可切除之。切除蝶鞍前两视神经之间的骨板。经此间隙可切除鞍内和视交叉后的肿瘤。

(八)关颅

缝合硬脑膜切口前,应妥善止血和清点棉片。若蝶窦开放,应向其内填塞自体脂肪,蝶窦开口用生物胶和骨膜修补加固,以防脑脊液鼻漏。

复位骨瓣。分层缝合头皮切口。硬膜外引流管接负压橡皮球。

五、术后处理

(1)同开颅术(见第一章)。

(2)激素:应根据患者垂体功能,相应补充激素,如类固醇激素、甲状腺素等。

(3)抗生素:除围手术期应用抗生素外,对经蝶窦手术或额窦曾开放者,术后应用抗生素。

(4)注意水、电解质变化,记录每小时尿量和24 小时出入液量,发现变化,给予相应处理。

(5)术后3～4 周可开始放射治疗。

六、专家点评

额下硬脑膜内入路是目前鞍上肿瘤较常用的一种手术入路。手术视野暴露充分是取得该手术成功的第一步,切忌在脑压力较高、手术视野过小时盲目进行肿瘤切除,应首先排除各种可能引起颅高压的因素(麻醉、脑积水、牵拉过度引起的脑挫伤或脑内血肿等)。显微操作技术的熟练掌握和对鞍区解剖的熟悉是该手术的关键,术中尤其要注意对下丘脑、大脑前动脉和前交通动脉的深部穿通支的保护,如肿瘤质地坚韧并与重要的神经、血管等粘连过紧,则不宜勉强全切。

(曹晓运　周范民)

第二节　额下硬脑膜外入路及其扩大入路(Subfrontal Epidural Approach and Its Extensive Approaches)

额下硬脑膜外入路又称经额底入路(transfrontal base approach),其扩大入路更近前颅底,手术暴露和手术视角不仅扩大,而且对脑牵拉更小(图 2-2-1)。主要暴露前颅底、筛窦、蝶窦、鼻咽上部、视神经管、视神经、视交叉、终板、颈内动脉、嗅神经和嗅束、垂体窝和垂体腺、斜坡等。

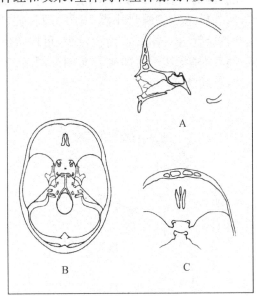

图 2-2-1　额下硬膜外入路(A、B)及其扩大(C)

一、适应证

前、中和后颅窝底中线硬膜外或硬膜内外病变,如肿瘤,也适用于脑脊液鼻漏。

二、禁忌证

(1)全身严重器质性病变,不能耐受手术者。
(2)局部皮肤或副鼻窦感染。

三、术前准备

由于入路开放鼻旁窦,有发生感染和脑脊液漏的可能,因此术前应做鼻咽部细菌培养和药敏试验,围手术期应常规应用抗生素。为利于脑组织塌陷,除应用甘露醇外,可做腰穿置管,术时放脑脊液。

四、麻醉

全麻插管。

五、手术步骤

(一)额下硬脑膜外入路

1. 体位

仰卧,上半身抬高 15°～20°,头略过伸,以利额叶从前颅底退让。头架固定(图 2-2-2)。

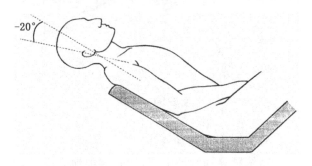

图 2-2-2　体位

2. 切口和骨瓣

额部发迹内冠状皮肤切口,两边达耳前颧弓上,皮瓣翻向前,达眶上缘上方 1～2cm 处。骨膜瓣形成同皮瓣,但注意有足够长度,以便修复颅底硬膜。骨膜两侧达颞筋膜,向前达眶峭(图 2-2-3)。

3. 额部骨瓣

单侧或双侧额骨瓣形成可根据手术需要选

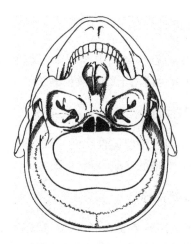

图 2-2-3　切口和骨窗
（仿 Day JD 等）

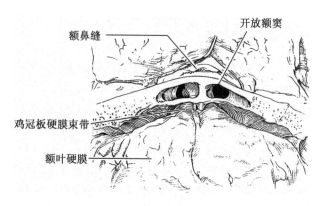

图 2-2-5　硬膜游离
（仿 Day JD 等）

择。额部中央骨孔必须位于鼻根部,即位于鸡冠和筛板的上方,以保证骨窗缘达前颅底,用剥离子充分把硬膜和上矢状窦与颅骨内板分离。用铣刀形成单(双)额游离骨瓣。切除开放额窦的黏膜,并填塞含庆大霉素的明胶海绵,骨蜡封闭(图 2-2-4)。

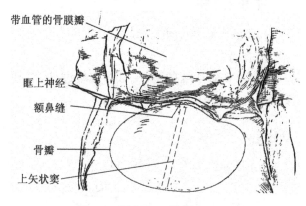

图 2-2-4　骨瓣

4. 硬脑膜游离和修补

　　持续腰穿脑脊液引流,切开侧裂池表面的硬膜约 0.5cm,放出脑脊液,使颅内压进一步降低、脑张力下降。在脑压板牵拉额表面硬膜,用吸引器管或剥离子把硬脑膜从前颅底剥离。在眶板与筛板之间有筛前、筛后动脉穿引,可用双极电凝后切断。鸡冠和嗅沟处硬膜与颅底粘连紧(图 2-2-5),需锐性和钝性交替分离。嗅神经的处理:(1)用尖头刀在筛板处切断(图 2-2-6);(2)用小骨凿沿嗅沟四周凿开筛板,筛板与筛骨垂直板的连接可用剪刀剪断,使筛板带有其下的黏膜,连同硬脑膜一起抬起。

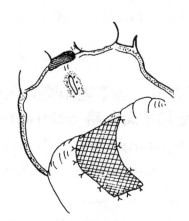

图 2-2-6　不保留嗅神经的
硬脑膜剥离法

这样可避免撕破硬膜,又可保留嗅觉(图 2-2-7)。

　　硬膜剥离的后界到鞍结节、前床突、两侧视神经管口,外界达双侧蝶骨小翼。颅底硬膜破口可用丝线直接缝合。如破口面积较大,可取自体筋膜或骨膜(需翻转缝合,即颅骨面朝向颅底)覆盖破口上,丝线缝合。

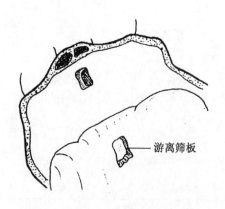

图 2-2-7　保留嗅神经的硬脑膜剥离法

5. 视神经的定位和显露

用微型剥离子沿蝶骨小翼缘向颅底中线寻找,见硬膜缘左右对称凹陷处,即为视神经开口。用微型金刚钻或薄唇 Kerrison 咬骨钳开放视神经管少许,以此为定位标志(图 2-2-8)。

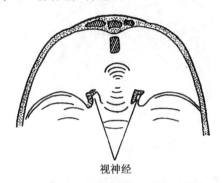

视神经

图 2-2-8　视神经的定位和显露

6. 颅底骨切除

根据病变部位和手术暴露所需,可切除筛板,达筛窦及其下的鼻腔。在双侧视神经之间可打开蝶骨平板进入后组筛窦和蝶窦。切除鞍结节和鞍底垂直部,可到达斜坡。蝶鞍区硬膜血管丰富,应妥善止血。鞍旁为海绵窦,表面有一层骨膜(但是常被肿瘤破坏而缺少)。可切开海绵窦内侧壁,暴露其内颈内动脉的前和后垂直段。海绵窦静脉出血可用明胶海绵填塞止之。切除斜坡骨质后,显露其下硬膜直达枕骨大孔前缘,进一步游离可达寰椎前弓(图 2-2-9)。

7. 颅底重建

由于前颅底骨或被肿瘤破坏或为手术显露需要而切除,形成一个空腔,沟通骨性颅腔与副鼻窦和鼻咽。因此术毕应填塞此空腔,阻断颅腔与外界交通。可用自体脂肪填塞,并把带蒂额部骨膜平铺和左右交叉重叠在颅骨缺损区,用缝线或生物胶固定。除非伴有广泛的眶板缺损,一般前颅底中央的骨缺损不必植骨,经长期随访未发生脑和脑膜膨出(图 2-2-10)。

8. 关颅

妥善止血,清点棉片,清洗术野。经侧裂表面的硬膜小切口灌注生理盐水,检验颅底硬膜修补是否可靠,同时中止腰穿脑脊液引流。缝合硬膜小切口。复位骨瓣。硬膜外放置引流物 24h。

(二)扩大额下硬膜外入路

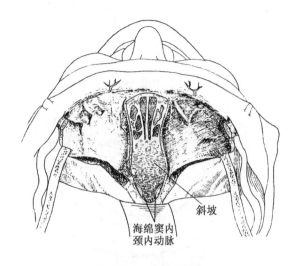

海绵窦内
颈内动脉

斜坡

图 2-2-9　颅底骨切除

切除蝶骨平板和筛板,暴露蝶窦,筛窦;
切除鞍结节和鞍底垂直板,可达斜坡
(仿 Sekhar LN 等)

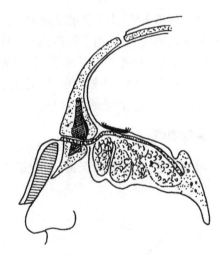

图 2-2-10　颅底重建

有两种扩大额下硬膜外入路。第一种是骨瓣前缘包括鼻额缝、眶嵴内侧部和眶上切迹(图 2-2-11)。第二种是骨瓣前部把眶嵴和眶板也包括在内(图 2-2-12)。手术的操作方法和步骤同额下硬脑膜外入路。这两种扩大入路更加大向颅底显露,更减少对额叶的牵拉,更扩大外科医生的视角,特别是第二种扩大入路,不仅加强中线结构,而且增加对中线侧方结构的显露。

(三)与其他入路的联合

(1)经鼻-蝶窦入路:用于肿瘤长入鼻腔或需颅底植骨者(详见"经蝶入路")。

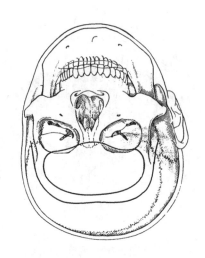

图 2-2-11　扩大额下硬膜外入路和骨窗
超过额鼻缝、眶嵴内侧部和眶上切迹
（仿 Day JD 等）

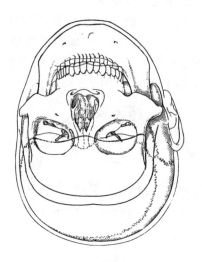

图 2-2-12　超扩大额下硬膜外入路的
骨窗超过双侧眶嵴
（仿 Day JD 等）

（2）改良翼点入路：用于肿瘤偏侧生长。

（3）额下硬膜内入路：用于肿瘤累及后床突区和鞍上区。如两入路在同一手术进行，应先进行硬膜外操作，在改换硬膜内操作前，应更换手术器械和手术辅料，以防止污染硬膜内腔。

六、关键要点

（1）带蒂骨膜的长度和保留：一般以矢状面

MRI 所见病变的后缘相对的头部穹隆为皮肤和骨膜的切口后界。骨膜两侧达颞筋膜，向前翻开，可与眶筋膜一起翻下。注意保护其底部的完整（图 2-2-13）。

（2）眶上神经和血管的游离：眶上孔位眶嵴内 1/3 与中 1/3 交界处，用剥离子游离其内的神经血管束后，用小骨凿打开眶上神经管，把神经血管束推入眶内（图 2-2-14）。

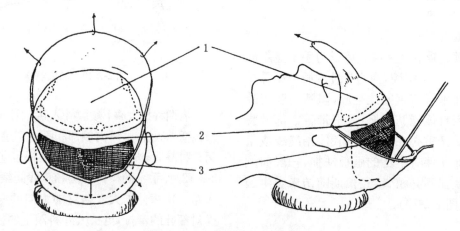

图 2-2-13　带蒂骨膜的长度和保留

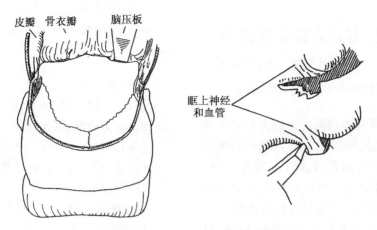

图 2-2-14　眶上神经和血管的游离
皮瓣向前翻，达眶上缘 1~2cm，骨膜瓣向前翻，达眶嵴和鼻根，用小骨凿打开眶上孔、游离眶上神经和血管

七、术后处理

同一般开颅术外，应防治颅内感染和脑脊液漏，后者常是短暂，经腰穿放液后能自愈。

八、专家点评

（1）应根据病变位置和暴露需要选用入路。如病变位前颅底前部或为修补外伤性脑脊液鼻漏，选用额下硬膜外入路即够，不必用其扩大入路。如病变位前颅底后部或累及蝶窦、斜坡，则可用额下硬膜外扩大入路。

（2）额部骨瓣可一次形成，也可分左右两片形成。对缺少经验者，先形成一侧额部骨瓣，再形成另侧骨瓣，再根据需要取下眶嵴，不失为安全、便捷的方法（图 2-2-15）。

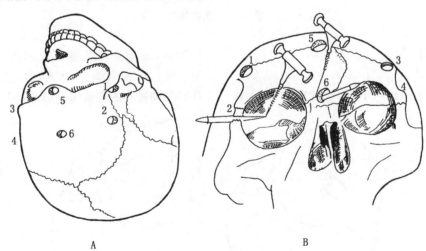

图 2-2-15　双侧前额游离骨瓣形成
A：颅骨钻洞的位置和次序；B：游离骨瓣形成（可左右两骨瓣或单一骨瓣）

（3）斜坡处硬脑膜破损，如缺口不大，且蛛网膜未破者，可取自体筋膜覆盖破口，用生物胶或"特可靠"加固；如破口大，且蛛网膜已破，见脑脊液流出，除按上法修补外，应中止副鼻窦、鼻咽部的手术操作，利用该处残留的肿瘤作为隔离颅腔与外界的屏障。

（张　荣　周良辅）

43

第三节 改良翼点入路及其扩大入路(Modified Pterional Approach and Its Extensive Approach)

由于翼点入路开颅术切除部分或大部分蝶骨大翼,使骨窗达眶上裂外侧缘,由后者到同侧视神经管的距离仅为2cm,因此骨窗较近颅底中央。与一般额颞开颅入路比较,翼点入路不需过多牵拉脑组织就能较好地暴露脑底神经血管结构。

由于经典翼点入路将皮瓣与颞肌分离,颞肌又完全从颞骨上剥离,术后易发生皮下积液、颞肌萎缩和皱额障碍。因此,这里介绍经作者改良的翼点入路及其扩大入路。

一、改良翼点入路(Modified Pterional Approach)

(一)适应证

额颞区、海绵窦、鞍旁、前中颅底、小脑幕裂孔区肿瘤、血管病变、脑挫裂伤、血肿等。

(二)禁忌证

(1)全身器质性病变、不能耐受手术者。

(2)局部皮肤感染。

(三)手术步骤

1. 体位

患者仰卧,头向对侧旋转30°~45°,使翼点区位于术野最高点。如病变在眼眶内,头应向前屈曲和抬高40°。用头架或头托固定头部(图2-3-1)。

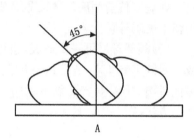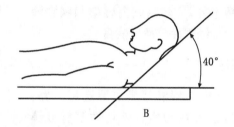

图 2-3-1 患者体位

2. 皮肤切口

可分4种:

(1)小型。始于颧弓上缘、对耳屏前,向上横过颞区,并向前弯达额部发际内,与眼眶中点相对。适用于颈内动脉(ICA)瘤、颈动脉海绵窦瘘(CCF)和较小的蝶骨嵴脑膜瘤(图2-3-2)。

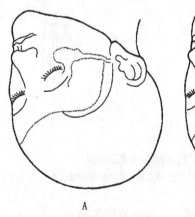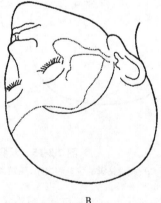

图 2-3-2 改良翼点入路皮肤切口(一)
A:小型;B:中型

(2)中型。始端同小型切口,但是横过颞区后向前弯达眼眶相对的发际内。适用于颈眼动脉瘤、大脑前-前交通动脉瘤、较大的蝶骨嵴脑膜瘤、向鞍旁生长的垂体瘤和颅咽管瘤等(图2-3-2)。

（3）大型。始端同上，但向上横过颞区，弯曲向上，经顶结节前或后方，再前弯达额部发际内。适用于小脑膜裂孔区动脉瘤（如基底动脉瘤、大脑后动脉瘤和小脑上动脉瘤）、肿瘤和中颅窝底肿瘤等（图 2-3-3）。

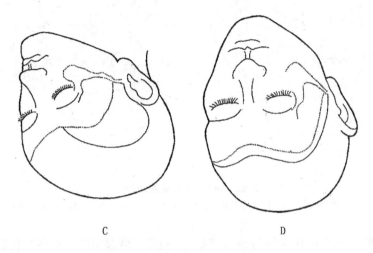

图 2-3-3　改良翼点入路皮肤切口（二）

C：大型；D：冠状

（4）冠状切口。始端同上，向上横过颞区，至对侧颞上线。适用于术侧额部发际较高者，手术适应证同（1）和（2），并适用于眶内手术（图 2-3-3）。

皮肤切口设计时，要注意颧弓上缘切口起点、额骨颧突和皮肤切口终点所构成的夹角大小。一般此夹角应≥120°，才能满意暴露额部颧突，使骨窗接近颅底。当此角度太小时，宜改用冠状皮肤切口（图 2-3-4）。

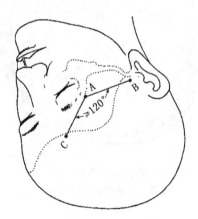

图 2-3-4　皮肤切口设计

A 点为额骨颧突，B 点为皮肤切口在颧弓上缘的起点，C 点为皮肤的前额的止总。在设计皮肤切口时，为使角 BAC≥120°，可移动 C 点，以保证满意暴露额骨颧突和使骨窗近颅底

切开颞部皮肤时，应注意保留其下的颞浅动脉主干，以备必要时作颅内外动脉吻合用。切口应靠近耳屏，以免损伤面神经颞支和颧支，引起术后术侧不能皱额（图 2-3-5）。

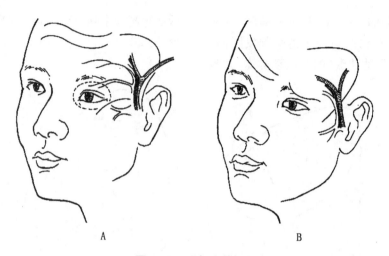

图 2-3-5 颞部皮肤切开

A:正确的皮肤切口;B:不正确的皮肤切口(注意皮肤切口与面神经分支的关系)

切开颞肌应沿肌纤维方向作钝性劈分,以减少肌肉损伤。近颞窝底由于肌纤维斜行,需用剪刀锐性横断肌肉。皮瓣翻至颞上线时,用刀沿颞上线下方约3~4mm切断颞肌筋膜和颞肌,使它们残留于颞上线,便于术毕颞肌重新缝合(图2-3-6),用骨膜撬把皮瓣连同肌肉、骨膜一起向前向上翻起。沿颧突向下切断颞肌筋膜的附丽线直达颧弓,可进一步把颞肌向外后侧牵开,充分暴露蝶骨大翼外侧部。如手术主要暴露中颅窝或小脑幕裂孔区,则应沿耳前颧弓上缘切断颞肌,使其向前外侧牵开。

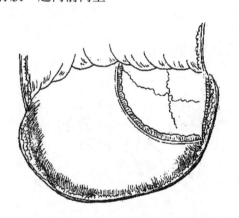

图 2-3-6 颞肌切开

颞肌及其筋膜残留于颞上线上

3. 骨瓣形成

以翼点为中心作游离骨瓣。第一骨孔在翼点后上方颞线附近,第二骨孔在额骨颧突后方,第三骨孔在额骨(有时钻开额窦),第四骨孔位于颞窝,其下为硬脑膜中动脉主干。用 Gigli 线锯锯开洞1-3,洞2-3,洞1-4之间的颅骨,用颅骨剪或咬骨钳切除洞2-4之间的颅骨。如用铣刀,则只需第一和二骨孔。翻起骨瓣时应注意颅骨内侧面与硬脑膜及其动脉粘连,宜先用剥离子作钝性分离。硬脑膜中动脉出血,可用双极电凝镊电凝止血。用剥离子把硬脑膜中动脉从蝶骨大翼的动脉管内游离出来。用磨钻或咬骨钳切除蝶骨嵴外1/2~1/3,达眶上裂。从眶上裂到同侧ICA仅约2cm。大型切口还需切除部分颞骨乳突部,以使骨窗最大限度地接近中颅窝底(图2-3-7)。

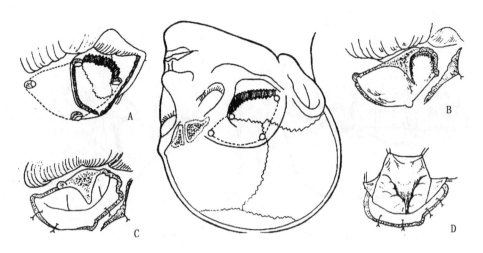

图 2-3-7　改良翼点入路
A:钻洞位置;B:骨窗范围;C:硬脑膜切口;D:硬膜翻开和悬吊

4. 关颅

缝合硬脑膜,复位骨瓣。前额和颧突处的骨孔用骨屑加骨蜡封闭,或用硅胶填塞,以利美观。分层缝合颞肌及其筋膜、帽状腱膜和皮肤。酌情放置皮下或硬脑膜外引流物 24h(图 2-3-8)。

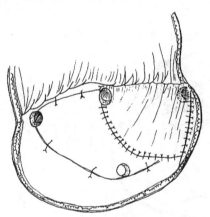

图 2-3-8　骨瓣复位
用 7 号丝线或尼龙线缝合,用硅胶填塞
或骨屑封填骨孔,颞肌和颞筋膜缝合

二、眶-翼点入路(Orbito-pterional Approach)

(一)适应证

可用于眶颅沟通型肿瘤及眶颅型颅骨纤维结构不良。

(二)手术步骤

1. 体位

同改良翼点入路(图 2-3-9)。

2. 皮肤切口

冠状皮肤切口(见改良翼点入路),由于额窦常开放,因此应保留额部带蒂骨膜的完整,以备术毕修补额窦。用骨凿沿眶上神经和血管外围凿开眶上孔,把神经和血管连同带蒂骨膜向下游离。

3. 额颞-眶骨瓣

在翼点后上方颞线上钻第 1 个骨孔,再额骨颧突后方钻第 2 骨孔,第 3 骨孔位颧弓上方的颞窝,第 4 骨孔为鼻根部,常打开额窦,因此宜放在最后钻。额窦处理见"前颅底肿瘤"。用线锯锯开洞 1-4、洞 1-3 间的颅骨,用颅骨钳和咬骨钳咬开洞 2-3 颅骨。用剥离子经洞 2 和洞 4 把硬脑膜从眶板上剥离,然后用线锯把眶嵴和部分眶板锯断。取下额颞-眶骨瓣。如用铣刀,只需第 3 和 4 骨孔,可形成骨瓣。用咬骨钳把残留眶板咬去,咬除范围应离中线不少于 1.5cm,以免打开筛窦。一旦误伤筛窦,术毕时应取带蒂骨膜修补覆盖。切除蝶骨嵴外 2/3。

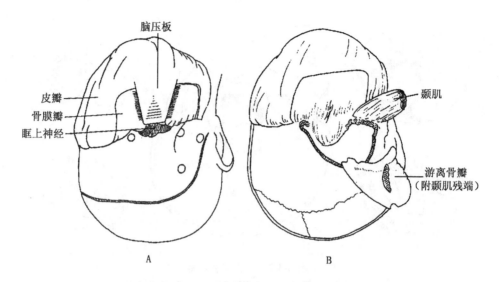

图 2-3-9 经眶-翼点入路

A:皮瓣和骨膜瓣向前翻开,游离眶上神经血管(注意骨孔位置);B:游离骨瓣

三、颧弓-翼点入路(Zygomati-pterional Approach)

颧弓-翼点入路见图 2-3-10。

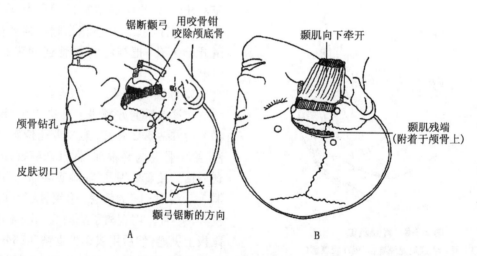

图 2-3-10 经颧弓-翼点入路

(一)适应证

适用于中颅底颅内外沟通型肿瘤,选择性海马切除术等。

(二)手术步骤

1. 体位

同改良翼点入路,但头向对侧旋转 60°,并略后仰。

2. 皮肤切口和颧弓锯断

基本同改良翼点入路,但皮肤切口向下达颧弓下缘。皮瓣在颞肌筋膜表面翻开,达颞窝脂肪垫时,切开颞肌筋膜浅层,使其与皮瓣一起翻开,可保留面神经颧额支。同时在此平面切开颧弓表面骨膜,用剥离子把外耳道前方至上颌骨的颧弓游离。用电锯或线锯锯断颧弓。锯时应从外上向内下倾斜,以便颧弓复位时易嵌紧。

3. 游离骨瓣形成

同改良翼点入路。由于颧弓以锯断和取下,颞肌可进一步向外下牵开,翻起骨瓣后,可尽量把中颅底的颅骨咬去,但注意保留外耳道附近的颞弓根部,以便颧弓复位时用尼龙线经骨孔固定。

四、眶-颧弓入路（Orbito-zygomatic Approach）

眶-颧弓入路见图 2-3-11。

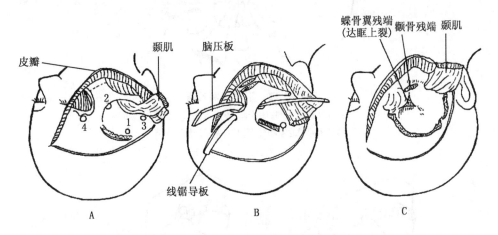

图 2-3-11　经眶-颧弓入路
A:皮瓣形成,颞肌在距其附着处 2mm 处切断;B:眶、颧弓骨切断;C:额颞骨窗形成

(一)适应证

适用于基底动脉顶端动脉瘤,大脑后动脉瘤,中后颅沟通型肿瘤如三叉神经鞘瘤、岩斜脑膜瘤等。

(二)手术步骤

1. 体位

同颧弓-翼点入路。

2. 皮肤切口

同眶-翼点入路,但颞部切口达颧弓下缘。

3. 骨瓣

颅骨钻洞位置同眶-翼点入路。用线锯锯断洞 1-3 和洞 1-4 间颅骨,洞 2-3 间颅骨用咬骨钳咬除。经洞 2 用电锯或骨凿打开眶外侧壁直达眶下裂,注意不要伤及眶筋膜。用电锯斜形锯断眶下外侧角的颧弓和下颌关节前的颧弓。用线锯导板经洞 4 插入,由洞 2 穿出,把硬脑膜从颅底推开并保护起来,用骨凿凿断眶上嵴和眶顶。此时抬起骨瓣在蝶骨嵴处折断,则可把游离骨瓣取下。切除蝶骨嵴达眶上裂,咬除颞部颅骨使骨窗达颅底。

术后骨瓣复位和固定方法同改良翼点入路,颧骨颧弓固定可用尼龙线或钛片。

五、专家点评

虽然改良翼点入路较一般额颞开颅入路更接近颅底,但是由于其骨窗前方有眼眶,外侧方有蝶骨嵴、颞肌和颧弓等限制,特别当床突上段颈内动脉较短或大脑中动脉始端距床突较近时,即使过分牵拉脑组织,也不能满意显露小脑幕裂孔区。眶-翼点入路、颧弓-翼点入路和眶-颧弓入路都是以翼点入路为基础的扩大入路,分别使骨窗更近前颅底或中颅底。眶-颧弓入路较改良翼点入路或颞下入路更近鞍旁区和脚间池,约缩短 2cm,由于没有颞肌、颧弓和眼眶等阻挡,术者视野向颅底可扩大 1～2cm。但是由于上述入路较改良翼点入路的手术创伤大,要增多 15～30min 开颅时间,而且由于改良翼点入路能满足大多数手术的需要,因此仅在下列手术采用上述入路:侵及眼眶和颅底的扁平状脑膜瘤、巨大蝶骨嵴内侧脑膜瘤、长入面侧深部(如翼下颌间隙、颞下间隙)的脑膜瘤、神经瘤,海绵窦内肿瘤或血管病变、小脑幕裂孔区巨大肿瘤或动脉瘤,特别是高位基底动脉瘤(位后床突上 10mm 或颈内动脉分叉点距前床突距离<10mm)(图 2-3-12,图 2-3-13)。

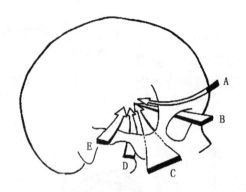

图 2-3-12　不同手术入路
A:改良翼点入路;B:经眶-翼点入路;C:经眶-
颧弓入路;D:经颧弓-翼点入路;E:颞下入路

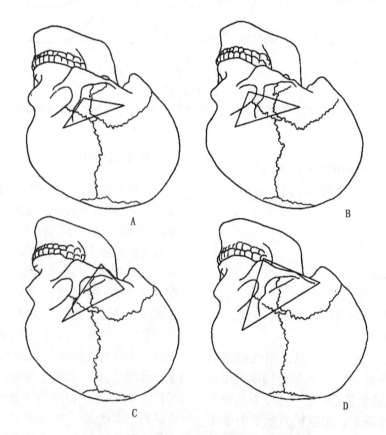

图 2-3-13　不同手术入路在翼点的视角
A:改良翼点入路;B:经眶-翼点入路;C:经颧弓-翼点入路;D:经眶-颧弓入路

（张　荣　周良辅）

第四节 眶上锁孔入路
(Supra-orbital Keyhole Approach)

眶上锁孔入路主要显露额叶底部、侧裂中部、颞叶内侧面、前床突、蝶骨嵴、眶顶、视神经孔、嗅束、双侧视神经、视交叉、同侧视束、ACoA、ACA、AchorA、PCoA、双侧 ICA 与 MCA、垂体柄与鞍隔、鞍背与后床突、桥前池与 BA、BA 分叉处的双侧 SCA 与 PCA 以及双侧动眼神经。

一、适应证

(1)肿瘤:鞍区肿瘤如垂体瘤、颅咽管瘤、脑膜瘤、生殖细胞肿瘤等。

(2)血管性病变:前交通动脉瘤、后交通动脉瘤、大脑中动脉瘤、颈内动脉动脉瘤、基底动脉分叉处动脉瘤等。

二、禁忌证

(1)伴有严重器质性病变不宜开颅者。

(2)局部皮肤感染。

三、术前准备

见第一章第六节。

四、麻醉

全麻插管。

五、手术步骤

1. 体位与切口

可采用仰卧位、头偏对侧30°。皮肤切口位于眉毛内,起自眉弓内中1/3,终于额骨颧突(图2-4-1)。依次切开皮肤与皮下,分离撑开后瓣形切开额肌与骨膜。将额肌与骨膜瓣翻向前颅底方向,暴露眉弓与眶上神经。

2. 骨窗形成

用骨膜撬剥离额骨颧突处的颞肌,暴露额骨颧突。在额骨的颧突处钻洞,用铣刀锯下额部眶上骨瓣,做眶上 3cm×2.5cm 长方形骨窗。然后用磨钻磨除眉弓内板骨质并磨平眶上壁骨质以扩大前颅底视角(图2-4-2)。

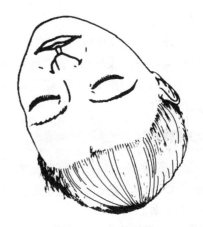

图 2-4-1 皮肤切口

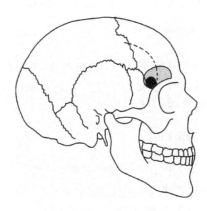

图 2-4-2 骨窗形成

3. 硬膜切口

瓣形剪开硬脑膜,硬膜瓣向前颅底方向翻开(图 2-4-3)。沿侧裂剪开侧裂蛛网膜,放出脑脊液。待颅内压降低后进一步开放视交叉池、颈内动脉池,以利抬起额叶,暴露病灶。

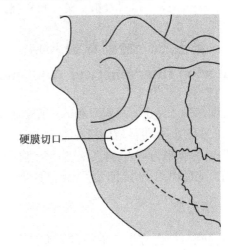

硬膜切口

图 2-4-3 硬膜切口

4. 关颅

在妥善处理病变和止血后,清洗手术野,清点棉片。严密缝合硬脑膜切口,复位游离骨瓣并固定。分层缝合肌层和皮下组织,皮肤切口可用羊肠线作皮内缝合。

六、关键要点

(1)做骨窗后,眉弓内板的磨除是眶上锁孔入路手术的必要条件。磨除程度应使骨窗前缘与前颅底在一个平面上。

(2)剪开硬膜后应先开放侧裂池,放出脑脊液后颅内压将会降低,利于以后的颅内操作。

七、术后处理

同幕上开颅术,要严密监测生命体征。鞍区手术者术后应记录 24h 出入液量及每小时尿量,以便及时发现尿崩。

八、专家点评

(1)眶上锁孔入路操作简单,开颅省时。由于创伤小,利于患者早期康复。

(2)由于骨窗较狭小,应选用相应的手术器械,如狭长的枪状滴水双极电凝镊、特制的动脉瘤夹钳等。

(3)对于某些肿瘤如颅咽管瘤,有时需要多角度操作,因此选择眶上锁孔入路时应慎重,避免因骨窗造成视野死角而肿瘤残留。

(张　荣　周良辅)

第五节　经前纵裂入路
(Anterior Interspherical Approach)

经前纵裂入路主要显露双侧 A_2、前交通动脉、双侧 A_1、双侧颈内动脉、双侧视神经、视交叉、终板、双侧嗅束、垂体柄与鞍膈、脚间池、基底动脉分叉处与双侧大脑后动脉、小脑上动脉、后交通动脉等。

一、适应证

(1)肿瘤:向上方生长的鞍区肿瘤如垂体瘤、颅咽管瘤、鞍膈脑膜瘤、生殖细胞肿瘤等。

(2)血管性病变:前交通动脉瘤、基底动脉分叉处动脉瘤等。

二、禁忌证

(1)伴有严重器质性病变不宜开颅者。
(2)局部皮肤感染。

三、术前准备

见第一章第六节。

四、麻醉

全麻插管。

五、手术步骤

1. 体位与切口

可采用仰卧位、头略曲 15°。做发迹内小冠状皮肤切口(图 2-5-1)。依次切开皮肤与皮下,皮瓣翻向前颅底方向。然后切开骨膜,游离骨膜后将骨膜瓣也向前翻开备用。

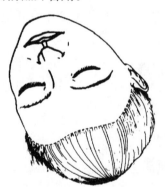

图 2-5-1　发迹内小冠状皮肤切口

2. 骨窗形成

用骨膜撬剥离额骨颧突处的颞肌,暴露额骨颧突。在额骨的颧突处钻洞,用铣刀锯下过中线的右额骨瓣,骨窗需过上矢状窦 1cm(图 2-5-2)。

3. 大脑前纵裂的暴露

瓣状剪开硬脑膜,翻向矢状窦。在硬膜瓣处做两针牵引线,使硬膜瓣尽量牵向对侧,充分显露大脑镰(图 2-5-3)。用自动牵开器固定脑压板,分别把额叶内侧面和大脑镰向两侧牵开。在手术显微镜下小心地锐性分离大脑纵裂,逐步深入。依次找到大脑镰游离缘、胼胝体膝部、双侧 A_2。进

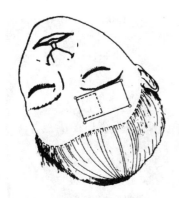

图 2-5-2　骨窗形成

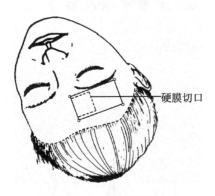

硬膜切口

图 2-5-3　硬脑膜切开

一步向前分离可暴露双侧嗅束、鞍结节与鞍膈。胼胝体膝部呈白色,容易识别。沿双侧 A_2 可进一步游离前交通动脉,暴露终板(图 2-5-4)。

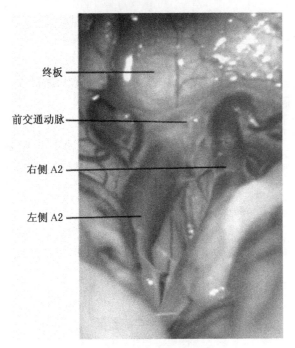

终板

前交通动脉

右侧 A2

左侧 A2

图 2-5-4　大脑前纵裂暴露

4. 关颅

在妥善处理病变和止血后,清洗手术野,清点棉片。严密缝合硬脑膜切口,如有额窦开放,则清除额窦内黏膜并用骨蜡封闭,将带蒂骨膜覆盖其上。复位游离骨瓣并固定。分层缝合皮下组织与皮肤。

六、关键要点

(1)大脑前纵裂的游离要充分,应用显微剪锐性分离大脑纵裂间蛛网膜,以减少大脑皮层的挫伤。

(2)术前应仔细研究 MRI 矢状位片,根据肿瘤的向上生长方向确定骨窗上缘,将骨窗上缘、肿瘤上极、鞍内下极三者位于一直线上。

七、术后处理

同幕上开颅术,要严密监测生命体征。鞍区手术者术后应记录 24h 出入液量及每小时尿量,以便及时发现尿崩。

八、专家点评

前纵裂入路可在直视下暴露鞍膈、鞍内、垂体柄、脚间池、终板、基底动脉分叉处与双侧大脑后动脉,因此非常适用于鞍膈脑膜瘤、向上方三脑室生长的巨大垂体瘤、颅咽管瘤、生殖细胞肿瘤等(图 2-5-5)。前纵裂入路手术时应注意保护双侧大脑前动脉 A_2 段,前交通动脉及前交通动脉的后穿支。开放终板进入三脑室后应保护三脑室,防止血液流入而阻塞脑脊液通路。

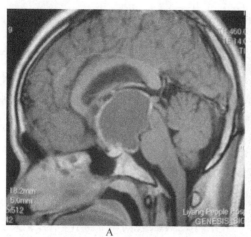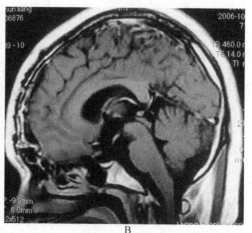

A   B

图 2-5-5   经前纵裂入路行颅咽管瘤切除

A:术前；B:术后

（张　荣　周良辅）

第六节   经侧脑室入路
（Transventricle Approach）

侧脑室的外科手术入路有前入路、后入路和下入路三种,分别介绍如下。

一、前入路（Anterior Approach）

经皮质入路。前入路包括经胼胝体前入路（详见本章第七节）和经皮质入路两种。前者适用于脑室大小正常或轻度扩大者。后者适用脑室扩大者。

（一）适应证

侧脑室前部、三脑室前上部病变,特别是病变主要位于入路侧脑室内。

（二）禁忌证

(1)严重全身器质病变,不能耐受手术者。

(2)局部皮肤感染。

（三）术前准备

同第一章第六节。

（四）麻醉

全麻气管插管。

（五）手术步骤

1. 体位与切口

侧卧位,头略向对侧旋转,头架固定（图 2-6-1）。一侧马蹄形或冠状皮肤切口。

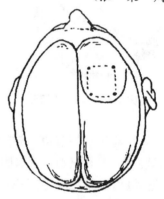

图 2-6-1   头皮切口和骨窗示意图

2. 骨瓣形成

做额叶游离骨瓣,骨窗 2/3 位冠状缝前,1/3 冠状缝后。

3. 皮质切口

在额中回上双 Y 形剪开硬膜,长约3cm（图 2-6-2）。电凝皮质后,用脑针穿刺定位侧脑室,放出

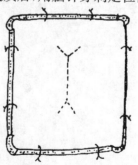

图 2-6-2   硬脑膜切口

少量脑脊液,在以此穿刺孔为中心纵形切开皮质2cm。如此入路位于主侧半球,应注意将皮质切口置于额下回语言中枢的前方。

4. 侧脑室前部的进入

在手术显微镜下用吸引器和双极电凝颞钝性分离白质,逐步循穿刺孔方向进入,见灰蓝色室管膜后,应妥善做好术野止血,防止血液污染脑室。

用双极电凝室管膜,可见其破口涌出脑脊液,钝性扩大室管膜切口,进入脑室。找到脉络膜丛,沿它向前可找到室间孔,可见丘纹静脉、膈静脉、尾核静脉。室间孔的前上方为透明膈,后下方为丘脑,外侧为尾核。注意内囊膝部位于室间孔外侧之室壁处,接近丘脑前端(图2-6-3)。

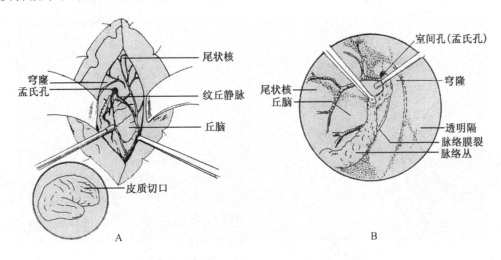

图 2-6-3 侧脑室的进入 A,室间孔放大示意图 B

5. 关颅

完成脑室内操作,妥善止血,清洗术野,清点棉片。可酌情侧脑室置外引流管,从切口引出。分层缝合硬膜、复位骨瓣和缝合头皮切口。硬膜外置闭室引流装置,1～2天后拔除。

二、后入路(Posterior Approach)

经皮质入路。后入路包括经胼胝体后入路(详见本章第七节)和经皮质入路。这里介绍经皮质入路。

(一)适应证

侧脑室体后部、三角区内的病变。

(二)禁忌证

同前入路。

(三)术前准备、麻醉

同前入路。

(四)手术步骤

1. 体位与切口

俯卧位,使顶部置于术野的最高点(图2-6-4)。以外耳道上方6cm、向后1cm为中心做中线

旁开马蹄形切口。

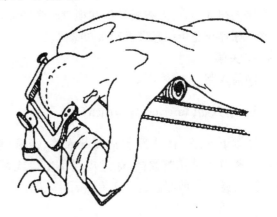

图 2-6-4 患者 3/4 俯卧位

2. 骨瓣形成

游离骨瓣,其中心在顶上小叶上,中央后回后(图2-6-5)。

3. 皮质切口和侧室进入

方法同前入路。宜经顶上小叶长轴的沟内切开皮质(图2-6-6)。经颞上或颞中回、颞顶交界处的皮质切口也可达到侧室三角区,但是经颞顶切

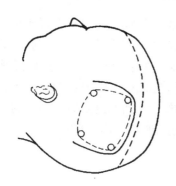

图 2-6-5　皮肤切口和骨瓣位置

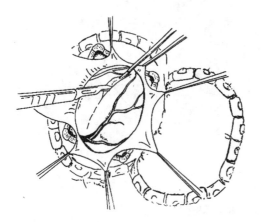

图 2-6-6　切开皮质

口可挫伤视放射，导致视野缺损和视觉间觉障碍，主侧半球挫伤还可引起失语和认知障碍。

4. 关颅

同前入路。

三、下入路(Inferior Approach)

经颞下入路。下入路包括额颞入路、经颞侧入路。额颞入路暴露颞极，通过皮层小切口或颞叶切除暴露颞角前部。这里介绍经颞叶入路。

(一)适应证

颞角中部及其后 1/3 病变、环池和脚间池内病变。

(二)禁忌证

同前入路。

(三)术前准备、麻醉

同前入路。

(四)手术步骤

1. 体位与切口

仰卧，患侧肩下垫小枕，头转向对侧 60°～

80°。皮肤切口从耳前颧弓上，向耳上区延伸再弯向耳后星点处(图 2-6-7)。头皮、颞肌及其筋膜和骨膜做一层翻开。

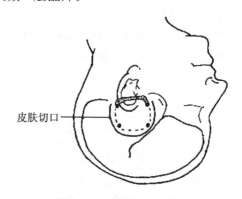

皮肤切口

图 2-6-7　皮肤切口和骨窗

2. 骨瓣形成

骨瓣必须做得很低，达颅底。这可能会打开乳突气房，但注意不要将中耳的鼓室上隐窝打开。骨蜡封闭开放气房，防止液体流入中耳引起术后暂时耳聋。

3. 颞角进入

在非主侧半球，切开视放射前的颞中回皮质；在主侧半球，切开颞下回皮质(图 2-6-8)。皮质切开应避免伤及桥静脉，特别是 Labbé 静脉。进入颞角可见脉络丛和来自脉络膜前、后动脉的分支(图 2-6-9)。沿伞带切开脉络膜体，注意不要伤及穿过脉络膜的血管，把它们与脉络丛一起向上牵开，这将在不用广泛牵拉颞叶的情况下，暴露中脑、脉络膜前和后动脉、基底静脉(图 2-6-10)。

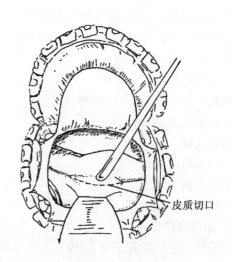

皮质切口

图 2-6-8　皮质切口

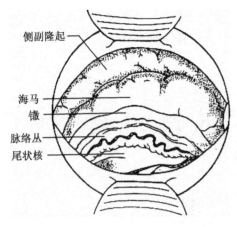

图 2-6-9 进入颞角

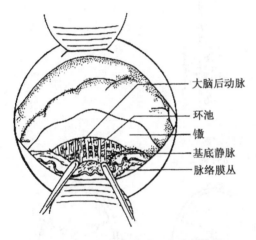

图 2-6-10 经颞角暴露环池及其结构

4. 关颅

同前入路。

（五）关键要点

（1）脑室壁保护。脑室内操作要轻柔，注意保护脑室壁、丘纹静脉等重要神经血管结构。

（2）术毕要严密缝合硬膜切口，以防脑脊液漏。

（3）如手术未能解决脑脊液（CSF）阻塞，应酌情做脑室引流或分流术。

（六）术后处理

同第一章第八节。

（七）并发症及处理

脑室炎：见于术后细菌性或化学性（如血液、肿瘤囊液等）刺激。可做脑室引流或腰穿引流和检查，并酌情应用抗生素。

（八）专家点评

侧脑室入路手术的止血要可靠，在进入或退

出脑室前，均应仔细止血。血液污染脑室术后易发脑室炎。术毕脑室置管，接闭式外引流装置，有助引流血性脑脊液。在脑室内应尽量少用止血海绵，以免阻塞 CSF 通路。

（张　荣　周良辅）

第七节　经胼胝体入路
（Transcollosal Approach）

经胼胝体入路有经胼胝体前入路和经胼胝体后入路两种，前者是经胼胝体体部，后者是经胼胝体压部，分述如下。

一、胼胝体前部入路（Anterior Transcollosal Approach）

（一）适应证

第三脑室前部-中部、第三脑室顶部下方、室间孔后方的病变，如肿瘤等，特别适用双侧室间孔和脑室扩大者。

（二）禁忌证

（1）全身器质病变、不能耐受手术者。

（2）局部皮肤感染。

（三）术前准备

见第一章第六节。

（四）麻醉

全麻插管。

（五）手术步骤

1. 体位、切口和骨窗

患者仰卧，头抬高 15°～20°，头架固定（图2-7-1）。有多种头皮切口可供选择，笔者常用围绕冠状缝后 S 形切口，因为它对头皮血供干扰少，操作便捷，且可根据暴露需要向前或向后延长（图 2-7-2）。骨瓣形成原则上应使冠状缝通过骨窗，但根据矢旁桥静脉与冠状缝的关系，骨瓣可偏前或后。骨瓣应过中线少许，显露上矢状窦（图 2-7-3）。

2. 大脑纵裂的暴露

瓣状剪开硬脑膜，翻向矢状窦。在硬膜瓣处做两针牵引线，使硬膜瓣尽量牵向对侧，充分显露大脑镰（图 2-7-4）。用自动牵开器固定脑压板，分

57

别把额叶内侧面和大脑镰向两侧牵开,在手术显微镜下(焦距 300mm)小心地沿大脑纵裂深入。依次找到大脑镰游离缘、扣带回和胼胝体。扣带

回呈灰白色,与白色胼胝体容易识别。注意保护好胼缘动脉和胼周动脉(图 2-7-5)。

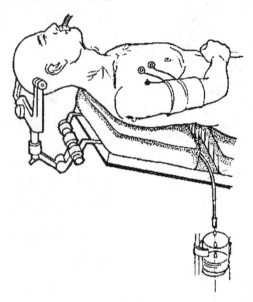

图 2-7-1　患者体位

患者仰卧于腰背开洞的手术床上,注意
脑脊液引流应在硬脑膜剪开后进行

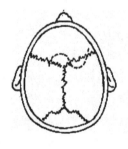 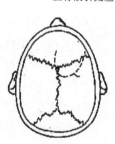 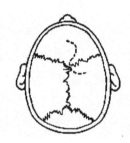 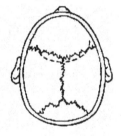

图 2-7-2　皮肤切口

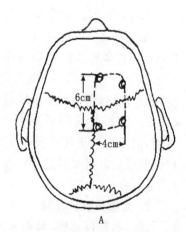

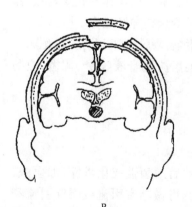

A　　　　　　　　　　　　　B

图 2-7-3　骨瓣位置

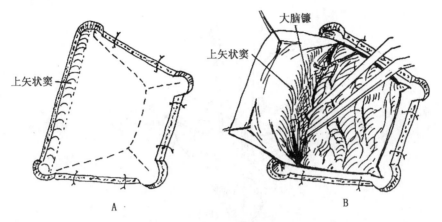

图 2-7-4　大脑纵裂的暴露(一)
A:硬脑膜悬吊于骨窗旁软组织上,剪开硬脑膜(虚线);B:硬膜瓣翻向矢状窦,充分暴露大脑纵裂

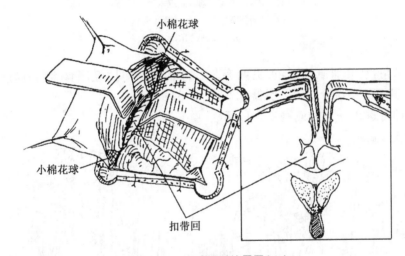

图 2-7-5　大脑纵裂的暴露(二)
沿大脑镰深入大脑纵裂,暴露扣带回。注意在术野上下端各做一个棉花球

3. 胼胝体切开

在准备切开的胼胝体前和后方各放一个小棉花球,以利手术显露。严格沿中线用小号吸引器切开胼胝体约 2~2.5cm 长。一般以大脑镰为标志,在左右胼周动脉之间切开胼胝体,不会发生中线偏移。但是,当第三脑室内肿瘤或脑室不对称扩大可引起胼胝体向上隆起或大脑镰偏离中线或因大脑纵裂蛛网膜粘连等因素,可增加沿中线切开胼胝体的困难(图 2-7-6)。胼胝体厚度因人和脑积水程度而异,一般很少有血管。

4. 第三脑室进入

胼胝体切开后,可选择下列入路之一进入第三脑室(图 2-7-7)。

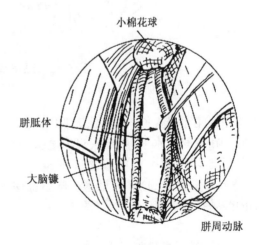

图 2-7-6　胼胝体切开
把右侧胼周动脉向同侧游离数毫米,
以大脑镰为定位标志,严格沿中线切开胼胝体

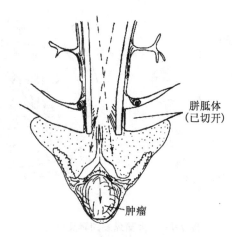

图 2-7-7　第三脑室进入

切开胼胝体后,可经下列入路进入第三脑室:

(1)经侧脑室室孔　(2)经穹隆间缝

(仿 Apuzzo MLJ)

(1)经侧脑室前角:切开胼胝体后,可见两旁灰黑色的室管膜及其上的小血管。用吸引器和双极镊打开室管膜,即可进入一侧的侧脑室。以后

的手术操作见"经侧脑室前角室间孔入路"(图 2-7-8)。

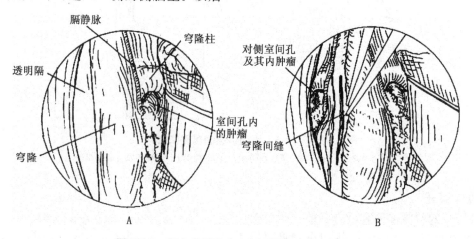

图 2-7-8　经左右侧脑室室间孔暴露和切除肿瘤

(仿 Apuzzo MLJ)

(2)经穹隆间缝:在中线辨认透明隔及其下方的穹隆。在室间孔水平,用细头双极电凝镊和尖头刀向后方切开两旁的穹隆之间的缝,约 1~2cm,进入第三脑室顶部,可见第三脑室脉络丛、大脑内静脉和脉络膜后动脉等(图 2-7-9)。

5. 关颅

完成手术操作,妥善止血,清点棉片,清洗术野。缝合硬膜,放置闭式引流管,复位骨瓣,缝合头皮切口。

(六)关键要点

术前应有磁共振静脉成像(MRV)或数字减影血管成像(DSA),显示皮质静脉与矢状窦的关系。冠状缝附近的皮质静脉 40% 在冠状缝前或后方 2cm 范围,其中 70% 在冠状缝后,30% 在前方。损伤这些静脉可引起局部脑组织水肿或梗死,导致癫痫或额叶的功能障碍(Apuzzo,1989)。因此,在骨窗设计时要特别注意保护这些静脉(图 2-7-10)。

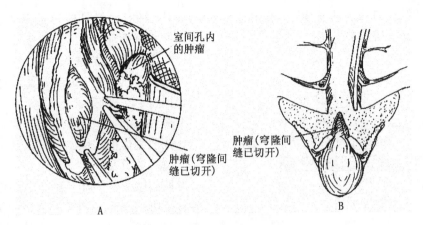

图 2-7-9　经穹隆间缝切除肿瘤
注意：穹隆间缝切开不能超过室间孔后方 2cm
（仿 Apuzzo MLJ）

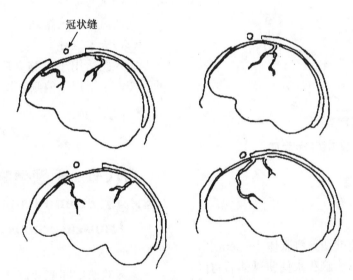

图 2-7-10　冠状缝附件矢旁静脉分布常见类型与骨窗关系
（仿 Apuzzo MLJ）

（七）术后处理

同幕上开颅术，特别要注意防治内分泌功能紊乱、尿崩、胃肠道出血等。术后应短期脑室外引流。

（八）专家点评

穹隆色略灰，在显微镜下与白色的胼胝体易区分。切开穹隆间缝后，可引起术后一过性记忆障碍，多在 1～2 周内好转，少数在 3 个月内。如果穹隆间缝切开超过室间孔后方 2cm 或过度牵拉伤及穹隆连合，则引起永久性记忆障碍。

二、胼胝体后入路（Posterior Transcollosal Approach）

（一）适应证

第三脑室后部、胼胝体压部前面的病变，如肿瘤。

（二）禁忌证

（1）全身器质病变不能耐受手术者。

（2）局部皮肤感染。

（三）手术步骤

1. 体位、切口和骨窗

基本同胼胝体前入路，但头抬高 40°，利于手术投射角度(图 2-7-11)。头皮切口过中线，骨瓣略过中线，下缘包括人字缝(图 2-7-12)。

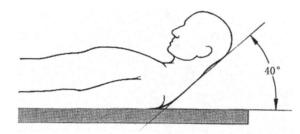

图 2-7-11 体位

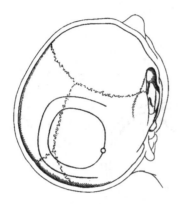

图 2-7-12 皮肤切口和骨窗

2. 大脑纵裂的暴露

基本同胼胝体前入路。

3. 胼胝体切开

应在胼胝体压部前端切开胼胝体 2～3cm 长。用吸引器分离深入。由于脑积水使胼胝体后穹隆变薄，利于胼胝体切开。大脑内静脉常外移，有时有纤维束带限制其侧移，可用双极电凝镊电凝后切断这些束带。虽然有阻断和切断大脑内静脉、大脑大静脉或直窦而不引起神经障碍的报告

(Dandy,1921)，但是应尽量保留这些静脉，以免发生严重并发症。

4. 第三脑室的进入

切开胼胝体时，见到灰黑色的室管膜和脑脊液，即进入第三脑室。

5. 关颅

同胼胝体前入颅。

(四)关键要点

胼胝体压部受损会引起失读症、缄默症和分离性神经功能障碍，因此应尽量能保持其完整性。术前应有矢状位 MR、磁共振血管成像(MRV)或数字减影血管成像(DSA)，除评估和选择切开胼胝体的部位外，可了解顶叶桥静脉，以便选择合适的骨窗。

(五)术后处理

同胼胝体前入路。

(六)专家点评

本入路适用于三脑室后部、大脑内静脉上方的病变。不适用于偏侧生长的肿瘤。

(张 荣 周良辅)

第八节 额颞硬脑膜内经海绵窦入路(Fronto-temporal Intradural Transcavernous Approach)

该入路暴露同侧额颞叶、鞍区和鞍旁区、海绵窦、前床突、蝶骨平板和视神经管、视神经和视交叉，以及岩骨段、海绵窦段、床突下段和硬膜内床突上段颈内动脉、颅神经Ⅲ、Ⅳ、Ⅴ和Ⅵ(图 2-8-1)。

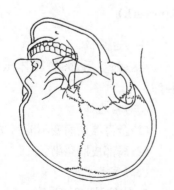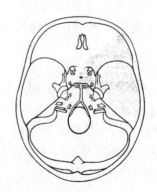

图 2-8-1 额颞硬膜内经海绵窦入路的方向和显露范围

一、适应证

海绵窦内肿瘤、动脉瘤。

二、禁忌证

(1)伴有严重器质性病变不能耐受手术者。
(2)局部皮肤感染。

三、术前准备

见第一章第六节。

四、麻醉

全麻插管。

五、手术步骤

1. 体位与切口

患者仰卧,头向对侧旋转 40°,使颧弓位于术野最高点,头顶不必向下倾斜,保持中间位。头架固定(图 2-8-2)。标准额颞皮肤切口和游离骨瓣(图 2-8-3)。由于此入路显露海绵窦需不同视角,可能牺牲颞极桥静脉。加用经额或经眶骨切除,可减少脑组织牵拉和增加暴露。

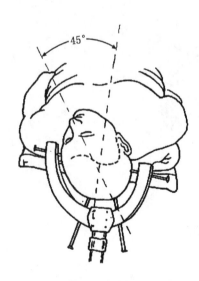

图 2-8-2　体位和切口

2. 颧弓切除

皮瓣翻开后,形成额部骨膜瓣,向前翻开,切开和剥离颧弓表面的骨膜,暴露颧弓和眶外缘。用高速骨刀把眶外缘和颧弓一起取下,以利颞肌

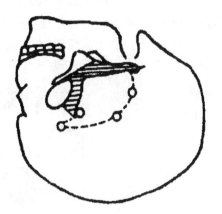

图 2-8-3　经眶-颧弓入路开颅
(斜线示眶、颧弓切除范围)

充分向下、向后牵开(详见本章第三节改良翼点入路及其扩大入路)。

3. 额颞骨窗

用铣刀形成额颞骨窗,用咬骨钳扩大骨窗前缘,使其达中颅底。用磨钻磨除蝶骨嵴骨质达眶上裂。磨平前、中颅底隆起的骨质。

4. 硬膜外操作

(1)眶顶和视神经管:剥离前颅底硬膜,切除外 2/3 眶顶,保留眶顶内侧部,以免开放筛窦。如不慎开放,应保留其黏膜完整,并用肌肉片填塞和胶水加固。磨开视神经管,以便牵开视神经,防止磨前床突时损伤(图 2-8-4)。

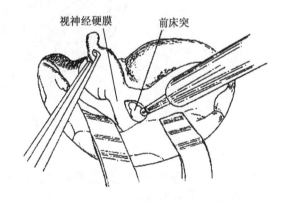

视神经硬膜　　前床突

图 2-8-4　硬脑膜外操作
用咬骨钳切除后 2/3 眶顶、磨开视神经管壁和磨除前床突
(仿 ran Loveren H 等)

(2)前床突和床突段颈内动脉:用金钢钻磨空前床突,留下四周骨壳。磨去蝶骨小翼内侧和视神经下方的骨嵴后,把前床突在颅底处轻轻折断并与硬膜分离,取下。由于前床突位于海绵窦前内侧三角内,该三角内还有颈内动脉(ICA)前曲段和眼动脉,加之前床突与中床突或后床突之间有时有骨桥,后者可把颈内动脉包绕。这不仅增加前床突切除的难度,而且增加手术的危险性。因此如经硬脑膜外切除前床突困难时,应从硬膜内进行(图2-8-5)。

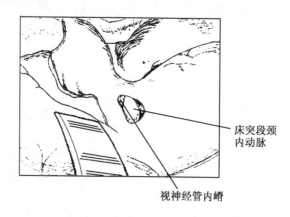

床突段颈内动脉

视神经管内嵴

图 2-8-5　硬脑膜外操作暴露床突段颈内动脉

(3)眶上裂、圆孔、卵圆孔:分离中颅底硬膜,切除蝶骨嵴内侧部即可见颞尖的硬脑膜反折于眶上裂,切除眶上裂外侧骨质。进一步抬起硬膜,可见圆孔与眶上裂之间的小骨岛,磨除圆孔前外侧缘骨质,可活动上颌神经(V₂)。在圆孔外侧可见卵圆孔和棘孔。一般棘孔位于卵圆孔的外前方,因此应先电凝后切断通过棘孔的硬脑膜中动脉,再暴露和扩大卵圆孔,以便最大限度活动下颌神经(V₃)(图2-8-6)。

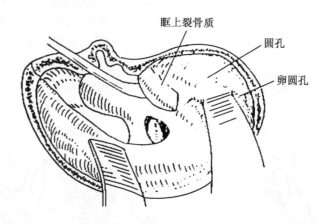

眶上裂骨质

圆孔

卵圆孔

图 2-8-6　眶上裂、圆孔和卵圆孔

(仿 Van Loveren H 等)

(4)Glasscock 三角:在 V₃ 外侧进一步剥离硬脑膜,显露岩浅小和岩浅大神经、弓状隆起,确认由棘孔、弓状隆起和 V₃ 构成的 Glasscock 三角。为避免牵拉岩浅大神经而损伤膝状神经节和面神经,应先切断岩浅大、小神经,再与其平行或与 V₃垂直磨除三角内的骨质,显露岩骨段颈内动脉(ICA)。磨出 ICA 时,向后不应超过 ICA 由垂直转为水平处,以免损伤耳蜗。如需进一步显露 ICA,可向前牵开或切断 V₃。岩骨段 ICA 显露可用于术中控制 ICA 或做血管吻合(图2-8-7)。

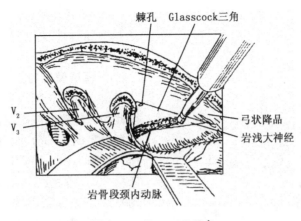

图 2-8-7 Glasscock 三角
(仿 Van Loveren H 等)

5. 硬膜内操作

(1)硬膜切开:沿侧裂剪开硬膜,向内至额叶,向外至颞叶。如准备在硬膜内切除前床突和视神经管,可按翼点入路打开硬膜。开放侧裂池,分别把额、颞叶牵开(图 2-8-8)。

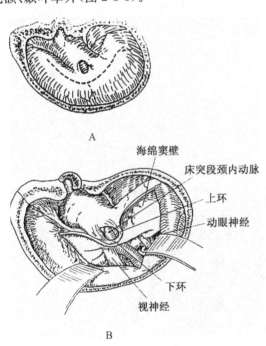

图 2-8-8 中颅底硬膜内外入路:硬膜内操作
A:硬膜切口;B:硬膜切开
(仿 Van Loveren H 等)

(2)ICA 环:ICA 出海绵窦时被两个硬膜环固定,近端环(下环)位 ICA 出海绵窦,远端环(上环)位 ICA 进入硬膜内蛛网膜下腔。环的前内侧部薄而松,易从 ICA 上剥离,环的后外侧由增厚

的 ICA 床突韧带形成。把 ICA 与前、中床突紧密相连,很难把 ICA 与它们分开。因此,应在 ICA 背外侧锐性切断上环,并沿视神经外侧切开视神经硬膜,使床突段 ICA 可侧移。再打开下环,进入海绵窦前下部(图 2-8-9)。

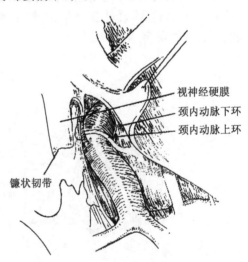

图 2-8-9 经硬脑膜内磨除前床突和
视神经管,暴露颈内动脉上和下环
(仿 Van Loveren H 等)

(3)动眼神经:海绵窦外侧壁由浅、深二层组成,浅层为硬脑膜内层,深层则由穿过海绵窦的动眼神经、滑车神经和三叉神经的神经外膜及其间网状膜样结构所组成。约 40% 深层结构不完整。沿动眼神经切开海绵窦外侧壁浅层,直达眶上裂,用丝线向后外侧牵开。在眶上裂处,滑车神经走行在动眼神经之上,注意不要伤及。由于深层的存在,不会引起海绵窦静脉丛出血(图 2-8-10)。

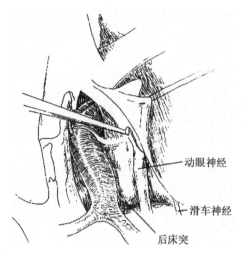

图 2-8-10　沿动眼神经切开
海绵窦外层硬脑膜
（仿 Van Loveren H 等）

（4）滑车神经和三叉神经：游离硬膜下方的滑车神经，直至眶上裂。在眶上裂附近游离三叉神经眼支（V_1），向后达 Mechel 囊。至此，整个外侧壁开放，可进入海绵窦（图 2-8-11）。

（5）外展神经：位于海绵窦的 ICA 外表面，它从 Dorello 管从后颅进入海绵窦，常分为 2～3 支。在外展神经与 ICA 交叉处可见脑膜垂体干。

6. 海绵窦出血的处理

由于肿瘤长期压迫，常使海绵窦内静脉闭塞，因此切除肿瘤时多不出血或出血少。如肿瘤仅占据海绵窦的一部分，切除肿瘤近边缘时，会引起出血。静脉丛出血可用明胶海绵填塞止之，并抬高床头 30°。应注意不可过分填塞，以免损伤神经和动脉。

7. 硬膜缝合和颅底重建

手术操作完毕后，应妥善止血，清点棉片，清洗术野，严密缝合硬膜，生物胶水加固。应注意可能发生脑脊液漏的部位，开放的额窦、蝶窦、筛窦均应用自体脂肪填塞，并用游离筋膜和带蒂骨膜覆盖。耳咽管开放时，其软骨部可用脂肪填塞，并缝合。中耳开放也应填塞脂肪。颞下窝如有较大死腔，可用颞肌填充。

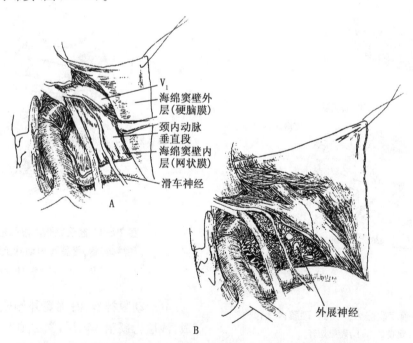

图 2-8-11　游离滑车神经和三叉神经后，整个海绵窦外侧面暴露
（仿 Van Loveren H 等）

六、关键要点

(1)术前摄薄层 CT 骨窗位,了解前床突与中床突的关系,术中磨除前床突时小心从事,是避免误伤 ICA 的关键。

(2)在重要神经血管结构附近磨除骨质时,必须用金刚钻,严格按操作规程进行,并不时冲水,避免热损伤。

七、术后处理

(1)同幕上开颅术,严密监测生命体征。

(2)注意伤口渗液,如有脑脊液漏,要及时处理(如腰蛛网膜下腔引流和或脑室外引流),切忌盲目填塞鼻腔或外耳道。

八、专家点评

(1)上述描述主要经海绵窦外侧壁进入海绵窦,除此之外,如病变范围局限,可选择性用下列三角间隙进入海绵窦:1)前内侧三角:它位于硬膜外,需切除前床突后才能显露其内的 ICA 第 3 段(C_3),切开三角内硬膜可显露 ICA 水平段(C_4)。大多数 C_4 动脉瘤、颈动脉海绵窦瘘(CCF)和海绵窦内肿瘤可经此三角显露。2)上三角:最适合显露 $C_{4,5}$ 连接处和脑膜垂体干。3)前外侧三角:暴露眶上静脉和向前外侧生长的海绵窦内肿瘤。4)远外侧三角:暴露向侧方生长的海绵窦内肿瘤。5)后下三角:从后方暴露海绵窦(图 2-8-12)。

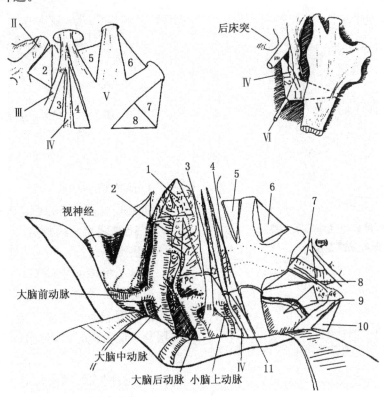

图 2-8-12 海绵窦及其邻近 12 个三角
1. 前内侧三角(Doience 三角) 2. 内侧三角(白马明三角) 3. 上三角(Fukushima 三角) 4. 外侧三角(Parkinson 三角)
5. 前外侧三角(Mullan 三角) 6. 远外侧三角 7. 后外侧三角(Giasscock 三角) 8. 后内侧三角(kasawe 三角)
9. 内听道前三角 10. 内听道后三角 11. 后下三角 12. 内下三角(后面观)
(仿 Day JD 等)

(2)此入路虽然易于与颞下硬脑膜内入路联合,但与额颞硬膜外经海绵窦入路比,增加颞叶损伤,特别是桥静脉的损伤,术后易发生颞叶水肿或梗死。术中出血易污染术野。

(张 荣 周良辅)

第九节 额颞硬膜外经海绵窦入路（Fronto-temporal Extradural Transcavernous Approach）

该入路暴露同额颞硬脑膜内经海绵窦入路（图2-9-1）。

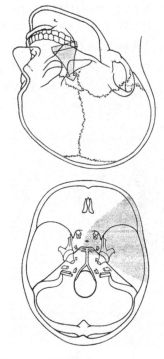

图 2-9-1 额颞硬膜外经海绵窦入路的
方向和显露范围

一、适应证

(1)海绵窦内肿瘤、动脉瘤。
(2)哑铃状起跨中后颅肿瘤如三叉神经瘤。

二、禁忌证

同额颞硬膜内经海绵窦入路。

三、术前准备

见第一章第六节。

四、麻醉

全麻插管。

五、手术步骤

1. 体位与切口
同额颞硬膜内经海绵窦入路。

2. 额颞骨窗伴/不伴眶-颧弓切除
同额颞硬膜内经海绵窦入路（图2-9-2）。对病变累及中后颅窝或需经中颅窝显露后颅窝者，方应采用眶-颧弓入路（见本章第三节）。

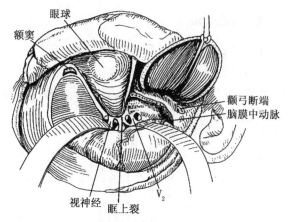

图 2-9-2 扩大中颅底硬脑膜外
入路：经眶-颧弓入路开颅
（仿 Fukushima T 等）

3. 颅底骨的切除
同额颞硬膜内经海绵窦入路。

4. 硬脑膜夹层的游离
见图2-9-3。

用脑压板抬起中颅底硬膜，在卵圆孔或圆孔附近横行切开硬膜，见其下 V₃或 V₂神经，沿神经表面游离硬膜。可用剪刀或手术刀，使海绵窦的浅层与深层分离，后方达半月节及其根部，前方达眶上裂、视神经、颈内动脉(ICA)，内方达小脑幕游离缘。此时海绵窦全部显露（图2-9-4）。

5. 海绵窦出血的处理
在海绵窦外侧壁的浅深两层之间，有时有侧海绵窦（即静脉丛），出血可用明胶海绵轻轻填塞止之。床头抬高30°也有助止血。进入海绵窦外侧壁深层出血，静脉性可用明胶海绵止之，动脉性可双极电凝 ICA 小分支或暂阻 ICA 后用尼龙线修补破口。

6. 硬膜切口缝合
完毕海绵窦内手术操作后，妥善止血，清点面

图中标注：眼球、额窦、颧弓断端、脑膜中动脉、视神经、眶上裂、V₂

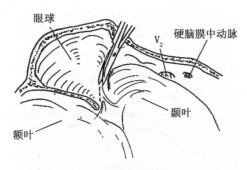

A 颞板硬膜索带剪开

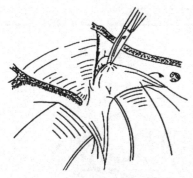

B 在圆孔处切开硬膜

图 2-9-3　硬脑膜夹层的游离

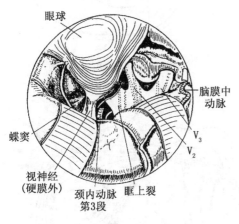

图 2-9-4　海绵窦外侧垂翻开所见
（仿 Fukushima T 等）

片,清洗术野。取下牵开的脑压板,让颞叶连同硬脑膜自然复位。可用丝线在圆孔、卵圆孔处对合硬膜切口。岩骨附近的硬膜切口常难以严密缝合,可用筋膜、脂肪和生物胶水加固。

7. 关颅

按常规关颅。

六、关键要点

(1)要充分磨除眶上裂、圆孔和卵圆孔附近的骨质,便于硬膜切口的缝合。

(2)海绵窦外侧壁的分离一定要保持在硬膜夹层间进行。

七、术后处理

同幕上开颅术和额颞硬脑膜内经海绵窦入路。

八、专家点评

(1)海绵窦外侧壁的分离可从眶上裂的硬膜反折开始(图 2-9-3a),再分别向视神经和圆孔、卵圆孔方向扩大,也可从圆孔或卵圆孔开始,再扩大之(图 2-9-3b)。由于眶上裂处的动眼神经对机械性损伤敏感,术后易出现相应症状。相反,圆孔或卵圆孔处三叉神经耐受机械损伤,且解剖定位较恒定,因此从圆孔或卵圆孔处开始硬膜夹层分离较从眶上裂开始好且安全。

(2)与额颞硬膜内经海绵窦入路相比,此入路不仅显露大,而且不损伤颞叶静脉回流,术中无血液污染蛛网膜下腔。

(3)如病变局限在中颅窝或海绵窦,做额颞骨瓣足够,不必切断眶颧骨;如病变累及中、后颅窝(如哑铃状三叉神经瘤),则必须切断眶颧骨,以利从中颅窝经扩大三叉神经孔显露后颅窝(详见"三叉神经鞘瘤");如病变累及颞下窝、翼腭窝,则应切断颧骨。

（张　荣　周良辅）

第十节　经颞硬膜外前岩骨入路
(Temporal Extradural Trans -anterior-petrosal Approach)

该入路暴露海绵窦后部、岩斜区、小脑桥脑角(CPA)前内侧的神经血管结构,如岩骨段颈内动脉(ICA)、内听道、桥脑、基底 A、小脑前下动脉(AICA)、颅神经Ⅴ、Ⅵ、Ⅶ、和Ⅷ等(图 2-10-1)。

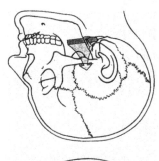

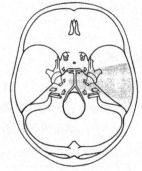

图 2-10-1 经颞硬脑膜外前
岩骨入路的方向和显露范围

一、适应证

(1)累及中后颅窝的肿瘤,如脊索瘤。
(2)基底动脉瘤。
(3)小脑幕动静脉瘘(DAVF)(游离缘型)。

二、禁忌证

(1)伴有严重器质病变不能耐受手术者。
(2)局部皮肤感染。

三、术前准备

见第一章第六节。

四、麻醉

全麻插管。

五、手术步骤

1. 体位与切口

患者仰卧,患侧肩下垫小枕,头转向对侧90°,
并头顶向下倾斜 10°~15°(图 2-10-2)。颞部"?"
形皮肤切口,从颧弓上缘、对耳屏前方,向颞后弯

曲后折向额部(图 2-10-3)。皮瓣形成时,使含面
神经额支的颞部浅表脂肪垫与皮瓣一起翻开。切
开颞肌及其筋膜,作两片分别向下和向外牵开,颞
线处留少许筋膜,以便术闭时颞肌复位缝合,减少
肌肉萎缩(图 2-10-4)。

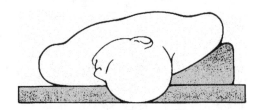

图 2-10-2 体位

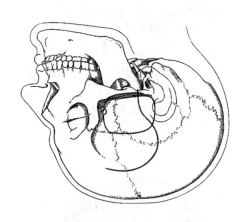

图 2-10-3 皮肤切口和骨窗

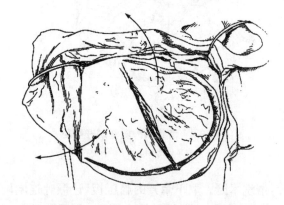

图 2-10-4 颞筋膜肌肉切口,箭头示翻起方向

2. 骨窗

钻洞后用铣刀形成游离骨窗,骨窗 2/3 在外
耳道前,1/3 在后方,骨窗前缘平中颅底(图 2-10-
2,图 2-10-5)。

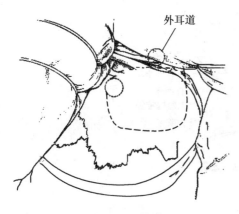

图 2-10-5　骨膜

3. 岩骨尖的暴露

抬起中颅底硬膜,沿岩骨嵴深入,找到弓状隆突,然后向前剥离硬膜,如此操作可减少牵拉伤及岩浅大神经。分别依次显露岩浅大神经、岩浅小神经、棘孔处硬脑膜中动脉和卵圆孔处 V$_3$。在棘孔处电凝后切断硬脑膜中动脉,利于进一步抬起硬膜。用磨钻扩大卵圆孔,便于 V$_3$ 向外侧方移位。切开卵圆孔处硬脑膜夹层,钝性分离,充分暴露 V$_3$、半月节和岩上窦。此时岩尖充分暴露(图 2-10-6)。

4. 岩骨段 ICA

在棘孔、V$_3$ 和弓状隆突构成的 Glasscock 三角中,与切断的岩浅大神经平行,用金刚钻小心磨除骨质,显露其内的 ICA(图 2-10-7)。

5. 内听道

以岩浅大神经与弓状隆突形成角的平分线为内听道的体表投影,该角的顶端为耳蜗。用金刚钻在内听道中段开始磨除骨质,分别向上和下扩大,近内听道时松质骨变成致密骨。其下为蓝色内听道硬膜(图 2-10-8)。

6. 岩骨尖磨除

在岩骨段 ICA、内听道、三叉神经和岩上窦构成的四边内,磨除岩骨尖,即达岩下窦(图 2-10-9)。

7. 硬膜切开

岩上窦上下分别作与其平行切口,在内侧结扎岩上窦,保留岩静脉回流。矢状向切开小脑幕,向上和后牵开。切开三叉神经进入 Meckel 囊的硬膜环。此时暴露桥脑前外侧、小脑前下动脉(CPA)、基底动脉、外展神经等(图 2-10-10)。

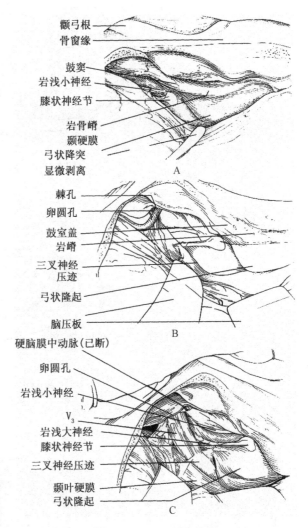

图 2-10-6　岩骨尖的暴露

A:后向前剥离和抬起中颅底硬膜,先找到弓状隆起,再向前寻找其他结构;B:在棘孔处显露硬脑膜中动脉;C:游离和电凝切断硬脑膜中动脉,显露其下内方卵圆孔,剥离和抬起硬脑膜夹层,暴露 V$_3$ 和半月节

(仿 Day JD 等)

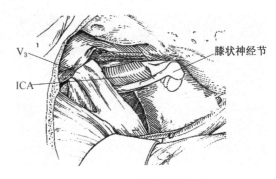

图 2-10-7　岩骨颈内动脉

(仿 Day JD 等)

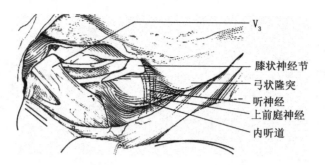

V₃
膝状神经节
弓状隆突
听神经
上前庭神经
内听道

图 2-10-8　内听道的定位和暴露

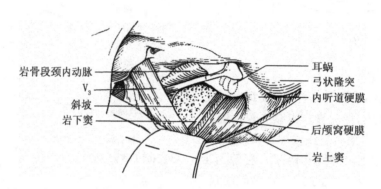

岩骨段颈内动脉
V₃
斜坡
岩下窦

耳蜗
弓状隆突
内听道硬膜
后颅窝硬膜
岩上窦

图 2-10-9　岩骨尖磨除

（仿 Day JD 等）

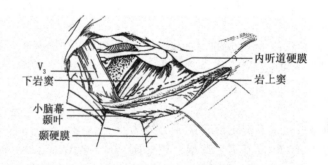

V₃
下岩窦

小脑幕
颞叶
颞硬膜

内听道硬膜
岩上窦

A：已切开岩上窦方向硬膜，显露小脑幕和颞叶

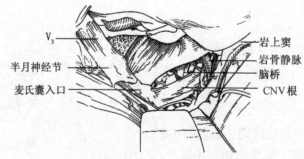

V₃

半月神经节

麦氏囊入口

岩上窦
岩骨静脉
脑桥
CNV 根

B：在岩上窦下方切开硬膜，结扎岩上窦，并剪
开小脑膜，用线牵开，显露后颅窝结构

图 2-10-10　硬脑膜切口

（仿 Day JD 等）

8. 关颅

完成手术操作后,妥善止血,清点棉片,清洗术野。用筋膜修补硬膜切口,生物胶加固。骨切除造成的死腔可用带蒂的颞肌瓣填塞。按层次复位骨板、缝合颞肌腱膜和皮肤。

六、关键要点

(1)棘孔处硬脑膜中动脉在切断前应充分双极电凝,切断后如仍有出血,可用骨蜡封填棘孔,达到止血。

(2)分离硬膜夹层应在神经表面进行,过浅则进入硬膜内,见到颞叶;过深进入海绵窦,损伤神经和引起出血。

(3)确立解剖标志如弓状隆突、内听道、岩骨段颈内动脉(ICA)、岩上窦等是安全磨除岩尖的保证。

七、术后处理

同幕上术后处理和经海绵窦入路。

八、专家点评

(1)岩骨尖的暴露可从后向前,也可从前向后抬起中颅底硬膜。如从前向后剥离硬膜,应在找到卵圆孔和 V_3 时,沿 V_3 外缘小心分离,找到岩浅小神经和岩浅大神经,它们与 V_3 垂直走行,用尖头刀割断它们,以免抬起硬脑膜时过度牵拉它们,导致膝状神经节和面神经受损。

(2)应注意位于 V_3 外侧缘与岩浅小、大神经平行的岩骨段 ICA 表面的骨质菲薄(2～3mm),甚至可缺失,使 ICA 直接裸露。在手术操作时要注意辨认,避免误伤。岩骨段 ICA 外侧显露界限为咽鼓张肌,该肌覆盖在 ICA 膝段表面。ICA 膝部、膝状神经节和内听道内缘构成耳蜗三角,应注意保护。

（张　荣　周良辅）

第十一节　颞下窝入路
（Infratemporal Fossa Approach）

该入路主要暴露颞下窝、中颅底的结构,如三叉神经第2、3支和周围支、面神经的颅外段、颞颌关节、下颌动脉、脑膜中动脉、翼腭肌等(图2-11-1)。

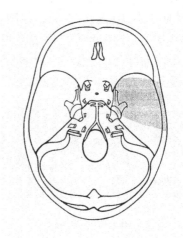

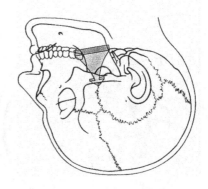

图 2-11-1　颞下窝入路

一、适应证

翼腭窝肿瘤、血管病变。

二、禁忌证

(1)伴有严重血管病变不能耐受手术者。
(2)局部皮肤感染。

三、术前准备

见第一章第六节。

四、麻醉

全麻插管。

五、手术步骤

1. 体位与切口

患者仰卧,患侧肩下垫小枕,头转向对侧,头顶略向下倾斜 10°～15°,头架固定(图 2-11-2)。耳前皮肤切口,位于对耳屏前,向上略向额部弯曲,向下弯向乳突尖(图 2-11-3)。在腮腺表面和颞肌筋膜浅层之下游离和形成皮瓣,并向前翻开。注意保留颞浅动脉及其分支。在腮腺后面可见面神经主干及其分支,妥加保护(图 2-11-4)。

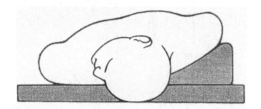

图 2-11-2 体位

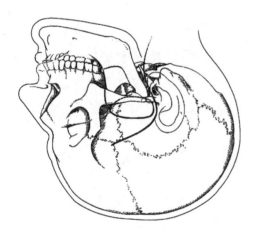

图 2-11-3 皮肤切口

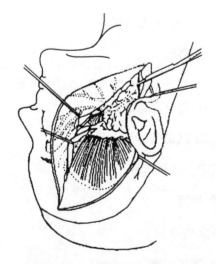

图 2-11-4 面神经主干及其分支

2. 颧弓、颞肌的处理

切开颧弓上的颞筋膜浅层和骨膜,游离和切断颧弓,注意颧弓切断成倾斜状,以便复位时能牢靠固定。切下的颧弓连同咀嚼肌向下牵开或完全

游离后取下保存。沿颞肌向下寻找附着的下颌骨切迹和冠状突,在冠状突的根部将其切断,使其连同颞肌向上翻开,但保留颞肌附丽于颞骨的颞线上,充分暴露颞下窝颅骨(图 2-11-5)。

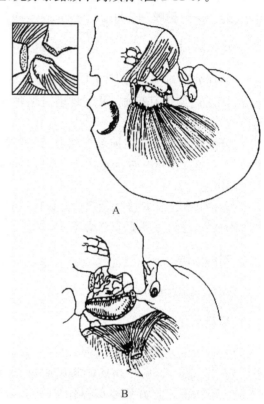

A

B

图 2-11-5 颧弓离断和向下翻开(A),冠状沟切断和向上翻(B)
(仿 Al-Mefty O 等)

3. 骨窗形成

颞窝下钻洞形成游离小骨窗,暴露圆孔、卵圆孔和棘孔。经骨窗显露颞下窝内结构(图 2-11-6)。

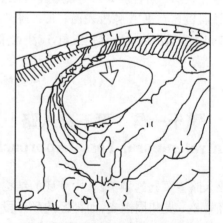

图 2-11-6 经骨窗显露颞下窝内结构

4. 关颅

完成手术操作后,妥善止血,清点棉片,清洗术野。复位骨瓣和冠状突。用钛片或1号尼龙线固定。同法复位和固定颧弓。

六、关键要点

为便于寻找冠状突,在沿颞肌向下寻找其附着的下颌骨,可请麻醉师闭合患者的嘴,以使下颌骨上移,利于暴露冠状突。在骨膜下游离下颌骨切迹和冠状突后,在冠状突根部将其切断。

七、术后处理

同一般开颅术。

八、专家点评

翼点入路及其扩大入路均把颞肌向下翻开,由于颞肌血供受影响,术后常发生颞肌萎缩。同时,由于肥厚的颞肌阻断,影响颞下窝和翼腭窝的暴露。此入路能避免上述的缺点,特别适用于累及颞下窝和翼腭窝的肿瘤切除。

（张　荣　周良辅）

第十二节　幕上下联合经岩骨入路
（Combined Supra-and Infratentorial Transpetrosal Approach）

主要暴露岩斜区和桥小脑角,有下列神经血管结构:中脑、桥脑和延髓侧方、颅神经Ⅲ—Ⅻ、椎基底动脉及其分支、横窦—乙状窦、小脑幕、小脑半球和海绵窦后部等。

一、适应证

(1)岩斜区的肿瘤,如脑膜瘤。
(2)基底动脉瘤。

二、禁忌证

(1)伴有严重器质性病变不能耐受手术者。
(2)局部皮肤感染。

三、术前准备

见第一章第六节。

四、麻醉

全麻插管。

五、手术步骤

1. 体位与切口

患者仰卧或侧卧位,头向术者对侧旋转,使岩骨位于术野最高点(图2-12-1)。头架固定。沿耳做皮肤切口,前端始于颧弓上缘,紧贴耳朵,向上达耳轮上2cm处弧形弯向后,沿耳后达乳突后1cm(图2-12-2)。

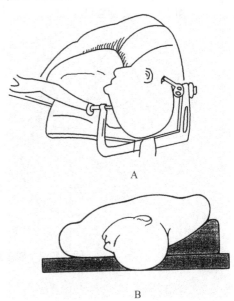

A

B

图 2-12-1　体位:侧卧位(A),仰卧位(B)

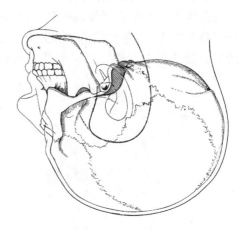

图 2-12-2　皮肤切口

2. 钻洞和骨窗

颞肌和骨膜游离,分别向前和向下牵开,妥加

保护,以备术毕修补硬膜和填补死腔。同时暴露内耳道,但不要打开其软骨腔(图2-12-3)。可采

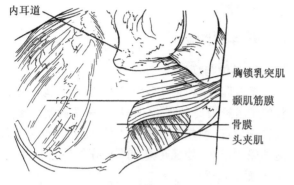

图 2-12-3　颞肌筋膜和骨膜

用下列两法之一形成骨窗:(1)在颞部和横窦上下钻洞,除横窦上下的洞用咬骨钳去骨质相通外,其余用铣刀相连,形成游离骨板;(2)在横窦上做骨板,横窦下骨质用咬骨钳咬除。用第(2)种方法虽然较便捷,但颅骨缺损是其缺点。在钻洞前应确定静脉窦的走向:以颧弓根部至枕外粗隆的连线代表横窦的体表投影,以颞鳞顶乳缝至乳突尖为乙状窦的体表投影。在星点和上项线上方钻洞,在其下方约1cm钻第2个洞。第3个洞位上项线上方,顶乳缝与鳞缝交界点(横窦与乙状窦转折的前缘),最后一个洞为乳突体后方(图2-12-4)。

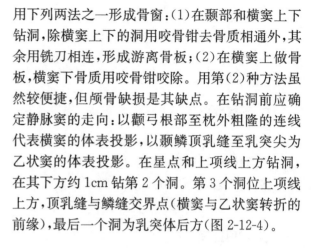

图 2-12-4　静脉窦的体表定位(A)和钻洞位置(B)

(仿 Day JD 等)

3. 岩骨后部磨除

用高速磨钻切除乳突,暴露乙状窦直达颈静脉孔。在乙状窦前方小心磨除乳突气房,显露硬膜静脉窦角及岩上窦,它们的前方为鼓窦。鼓窦底部的骨性隆起外半规管。面神经管(fallopian canal)位于外半规管的前方,并与之平行向下行走。磨除乳突尖,显露面神经管下端的标志——二腹肌嵴,这样即可确定面神经的走向。外半规管后方为后半规管,外半规管上下方为上半规管和迷路总脚(图2-12-5)。

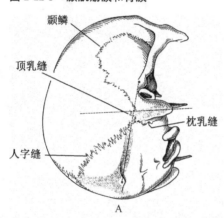

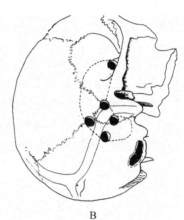

图 2-12-5　岩骨后部磨除,显露乙状窦、骨迷路、硬膜静脉角、面神经管(A),(B)为(A)的放大图

(仿 Day JD 等)

4. 岩骨前部磨除

见本章第九节经颞下硬膜外入路。（图 2-12-6，图 2-12-7，图 2-12-8）

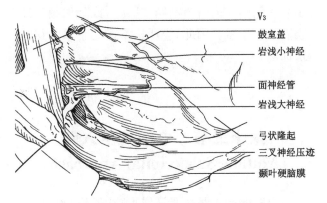

图 2-12-6　岩骨前部磨除：翻起中颅底硬脑膜，暴露岩浅大神经、岩浅小神经、三叉神经第 **3** 支（V_3）、弓状隆起等

（仿 Day JD 等）

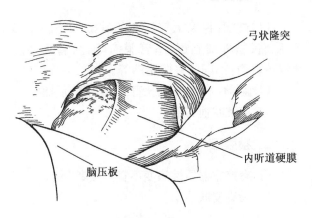

图 2-12-7　岩骨尖磨除，暴露内听道硬膜

（仿 Day JD 等）

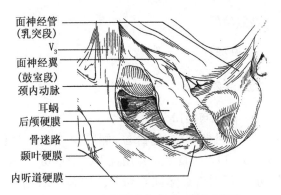

图 2-12-8　前岩骨完全磨除，显露岩骨段颈内动脉、耳蜗迷路等

（仿 Day JD 等）

5. 硬膜切开

结扎岩上窦。沿乙状窦两旁切开中和后颅的硬膜，在滑车神经后方剪开小脑幕，直达小脑幕裂孔（图 2-12-9）。如术前血管造影证实对侧功能良好，为扩大术野显露可暂时阻断乙状窦30′，如无脑组织肿胀，可切断乙状窦（图 2-12-10）。否则应保留静脉窦通畅，可用图 2-12-11 法增加显露。

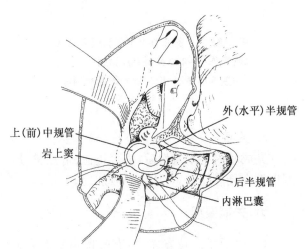

图 2-12-9　硬脑膜切口（虚线），结扎岩上窦和内淋巴囊

（仿 Day JD 等）

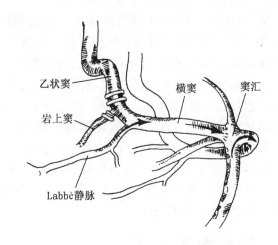

图 2-12-10　静脉回流系统

结扎乙状窦后，同侧的 Labbè 静脉将改道经横窦、窦汇回流到对侧横窦

（仿 Spetzler RF 等）

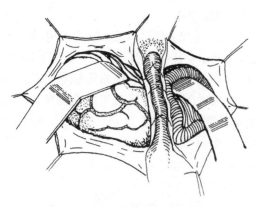

图 2-12-11　剪开幕上下硬脑膜和乙状
窦两旁作 3～4 缝线,相互松松打结,悬吊
和狭窄静脉窦,但仍保持静脉窦通畅
（仿 Spetzler RF 等）

6. 关颅

完成颅内手术操作后,妥善止血、清点棉片,严密缝合硬膜切口,可用生物胶加固。

六、关键要点

（1）由于星点位置多变,有时位横窦上方或下方或直接横窦上;上项线与横窦的关系相对较恒定,因此应以上项线作为参考标志。

（2）乙状窦膨隆有时影响操作,可用骨蜡填充其表面,使其塌陷,又可保护它。磨薄外耳道后壁,确认外半规管,不扰乱鼓窦入口的黏膜和钻骨。用金刚钻将面神经管乳突段的轮廓磨出,去除骨管后的气房,这是寻找内淋巴囊的简捷方法。在面神经管乳突段的深面,磨除后半规管,去除其与乙状窦间的骨板,暴露后颅窝硬膜。用剥离子深入后半规管的深面,将硬膜轻轻下压,使其与颅骨分离,找到前庭导水管开口处的内淋巴管,再向后半规管外下方追踪找到内淋巴囊。内淋巴管和内淋巴囊呈白色,质地较邻近硬膜略厚,其内壁平滑肌有光泽。

七、术后处理

同幕上开颅术,严密监测生命体征。

八、专家点评

幕上下联合经岩骨入路能提供岩斜区全貌,显著减少脑的牵拉,但是其创伤较大,处理不当

并发症较多,如静脉窦、骨迷路、面神经等损伤。过去此入路较多应用于岩斜区脑膜瘤。由于微创技术的应用,现在岩斜脑膜瘤可采用枕下乙状窦后入路附加内听道前结节磨除,或附加颞下硬膜内入路手术。因此,应严格掌握此手术入路的指征。

（张　荣　周良辅）

第十三节　中线枕下入路
（Midline Suboccipital Approach）

中线枕下入路主要显露小脑、延脑、桥脑、上颈髓、第四脑室、椎动脉和小脑后下动脉等神经血管结构。

一、适应证

（1）肿瘤:神经上皮来源的肿瘤如小脑星形细胞瘤、髓母细胞瘤、室管膜瘤等,血管母细胞瘤,转移瘤,第四脑室胆脂瘤等。

（2）血管性病变:椎动脉瘤、小脑后下动脉瘤。

（3）海绵状血管瘤。

二、禁忌证

（1）有严重器质性病变不宜开颅者。

（2）局部皮肤感染。

三、术前准备

见第一章第六节。

四、麻醉

全麻插管。

五、手术步骤

1. 体位与切口

可采用半坐位、俯卧位、侧卧位或侧俯卧位（图 2-13-1）。头皮切口常用枕下正中直切口,或 S 形切口,但后者显露同直切口。如病变偏向一侧小脑,可用倒钩切口或正中旁切口（图 2-13-2）。沿枕下正中切开皮肤、皮下组织,并沿正中无血管平面切开颈枕软组织,直达枕骨和上段颈椎棘突

（图 2-13-3）。如果患者有阻塞性脑积水，手术开始时可作一侧侧脑室后角或三角区穿刺，留置硅胶管以引流脑脊液。手术结束时可酌情保留至术后 3～5 天拔除，行脑室外引流之用。

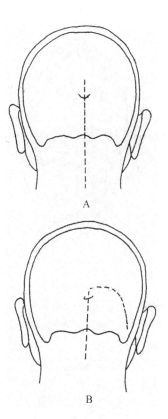

图 2-13-2　皮肤切口
A：直切（枕外粗隆上方 3cm 至颈₄～₅棘突）；B：倒钩切口

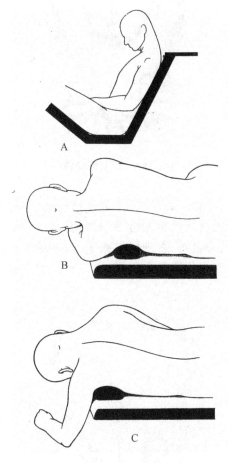

图 2-13-1　中线枕下入路的体位
A：半坐位；B：侧卧位；C：俯卧位

2. 骨窗形成

用骨膜撬剥离两侧肌肉。如需扩大侧方暴露，可在上项线下数毫米处切断枕肌群，留少许筋膜和肌肉于上项线骨质上，以利术毕肌肉缝合。在颅颈交界处，乳突部常有导静脉，需电凝后切断，并用骨蜡止血。在寰椎两旁有椎动脉，要注意保护。用牵开器牵开肌肉（图 2-13-4）。在枕骨鳞部钻洞，用咬骨钳扩大成骨窗，或用铣刀形成骨窗。根据手术需要，可咬除寰椎后弓。如病变位于上蚓部或小脑半球上部，需咬除枕外粗隆，显露窦汇下缘和横窦（图 2-13-5）。

3. 硬膜切口

Y 形剪开硬脑膜，硬膜瓣向上和两侧翻开。

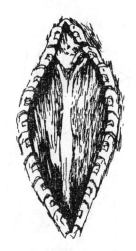

图 2-13-3　切开皮肤，沿中线无血管区切开枕颈软组织直达枕骨和上段颈椎棘突

如枕窦粗大，宜用丝线结扎后切断（图 2-13-6）。沿中线剪开枕大池蛛网膜，放出脑脊液，用丝线把枕大池蛛网膜向两侧悬吊。

4. 关颅

在妥善处理病变和止血后，清洗手术野，清点

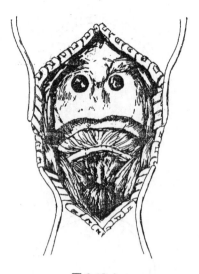

图 2-13-4

剥离枕下肌群,并用牵开器向两旁牵开,暴露
枕骨磷部和寰椎后弓(虚线示骨窗范围)

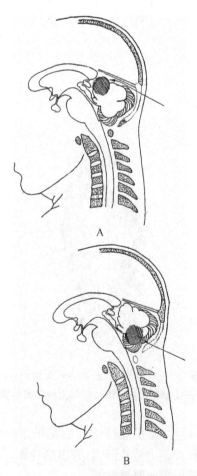

**图 2-13-5 不同部位的小脑肿瘤
要求不同的枕骨切除范围**

A:小脑上蚓部肿瘤;B. 小腕下蚓部肿瘤

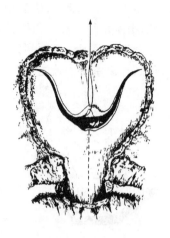

图 2-13-6 硬脑膜切口

棉片。如脑压低或脑脊液通路已打通,应缝合枕
大池蛛网膜并严密缝合硬脑膜切口,复位游离骨
瓣(用铣刀者)。否则硬脑膜不缝,外敷明胶海绵
保护小脑。分层缝合肌层、皮下组织和皮肤切口
(图 2-13-7)。

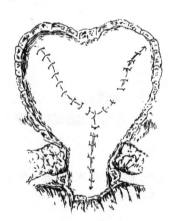

图 2-13-7 缝合硬脑膜

六、关键要点

(1)由于硬膜常与颅骨相连,特别在老年人和
靠近静脉窦处,用咬骨钳或铣刀形成骨窗时应先
用剥离子游离硬膜,以防咬骨钳或铣刀撕破硬膜
和引起静脉窦出血。

(2)寰椎后弓咬除应充分游离骨膜,咬除寰椎
时,慎防咬骨钳头端对颈髓的损伤。

七、术后处理

同幕上开颅术,要严密监测生命体征。坐位手术者,坐轮椅返回病房,术后 2 天后改平卧位。

八、专家点评

(1)虽然半坐位手术时术野显露不易受出血影响,但是由于颅内静脉负压,易发生气栓,因此,侧俯卧位或俯卧位伴上半身抬高较好,特别适用全身情况较差者或儿童。

(2)寻找和明确颈椎棘突的方向(用手指触摸),以点带面扩大,是严格沿颈后正中软组织无血管区游离的窍门。

(3)慢性高颅压患者枕窦常增粗扩大,出血汹涌。在剪开近枕大孔区硬膜时,应先用弯头血管钳夹闭枕窦,剪开后用丝线一一结扎。

(张　荣　周良辅)

第十四节　枕下乙状窦后入路
(Suboccipital Retrosigmoid Approach)

又称经迷路后入路。主要显露桥小脑角、小脑半球、桥脑外侧部、颅神经Ⅳ-Ⅺ、椎基动脉等(图 2-14-1)。

一、适应证

(1)肿瘤:听神经瘤、脑膜瘤、胆脂瘤。

(2)三叉神经痛、面肌痉挛、舌咽神经痛。

(3)血管病变:小脑动静脉畸形(AVM)、椎基动脉及其分支动脉瘤。

(4)海绵状血管瘤。

(5)血管母细胞瘤。

二、禁忌证

(1)伴有严重的器质性病变不宜开颅者。

(2)局部皮肤感染。

三、术前准备

见第一章第九节。

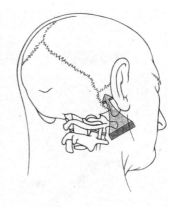

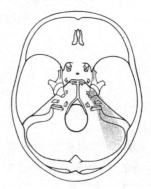

图 2-14-1　枕下乙状窦后入路和所显露的示意图

四、麻醉

全麻插管。

五、手术步骤

1. 体位与切口

有侧卧位、仰卧位和半坐位等。侧卧位时,患者上半身应位手术床缘,下半身位对侧床缘(斜卧),头前屈,头架固定。用帆布带把病侧肩向下肢方向牵拉,使头颈夹角增大(100°以上),以利手术操作。患者健侧肩下垫小枕,避免上肢受压。面部要充分暴露,便于麻醉师观察。仰卧位时,病侧肩下垫小枕,头转向健侧,使耳后乳突区位于最高点。除头架固定外,躯干和四肢均需妥善制动,以免术中应旋转手术床发生患者移动(图 2-14-2)。沿耳后发际内用龙胆紫标出皮肤切口。

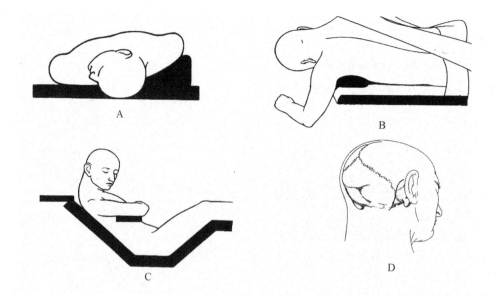

图 2-14-2　体位与切口
A:仰卧位；B:侧俯卧位；C:半坐位；D:皮肤切口

2. 骨窗形成

颅内压增高者,可先做侧脑室三角区或后角穿刺,留置硅胶管,缓慢放出脑脊液。沿耳后发际内做线形切口。切开皮肤后,用电刀切开肌层。在上项线外 1/3 处,有枕动脉在肌层穿行,可用丝线结扎后切断。用自动拉钩向两旁牵开枕部肌群,暴露枕骨鳞部和乳突。确立星点(人字缝、顶乳缝交汇点)(图 2-14-3),在其下方钻洞,用咬骨钳或铣刀形成骨窗,大小根据手术需要在 2.5～5cm 范围内选择。骨窗上缘应暴露横窦和乙状窦边缘(面肌痉挛和舌咽神经痛例外)。开放的乳突气房可用含庆大霉素的明胶海绵填塞,再用骨蜡封闭,以防污染术野和脑脊液漏。枕大孔后缘和寰椎后弓不必暴露(图 2-14-4)。

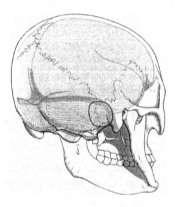

图 2-14-4　骨窗形成

3. 硬膜切口

在确认脑压不高时,剪开硬膜。放出小脑延髓池外侧部的脑脊液可使小脑张力进一步降低(图 2-14-5)。

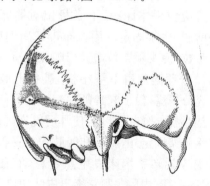

图 2-14-3　星点的确定

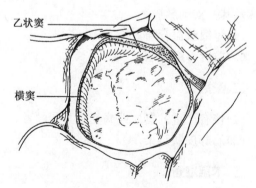

乙状窦

横窦

图 2-14-5　硬膜切口

4. 关颅

在妥善处理颅内病变和止血后,清洗术野,清点棉片。如脑压低,严密缝合硬膜切口;否则,用材料扩大缝合硬膜切口或不缝,但需用明胶海绵保护切口。分层缝合皮肤切口。

六、关键要点

(1)由于硬脑膜常与颅骨粘连,特别在老年人和靠近静脉窦处,应该用剥离子和小棉片分离静脉窦的硬膜,以防咬骨钳或铣刀撕破静脉窦。

(2)乳突附近的颅骨常增厚,需用磨钻。

(3)充分暴露乙状窦和横窦的交汇点和乙状窦,是减少小脑牵拉,直视小脑桥脑角(CPA)的关键。

七、术后处理

同幕上开颅术。要严密监测生命体征。坐位手术者,坐轮椅返回病房,术后2天后改平卧位。

八、专家点评

(1)由于面肌痉挛和舌咽神经痛暴露,相应受压神经根的方向不同于三叉神经痛,前两者是从骨窗的外下方,经小脑外下侧入路,后者则从小脑外上侧入路暴露责任神经。因此面肌痉挛和舌咽神经痛的骨窗上缘不必显露横窦,外侧应显露乙状窦缘(图2-14-6)。

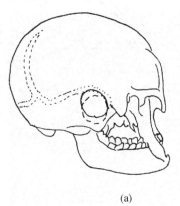

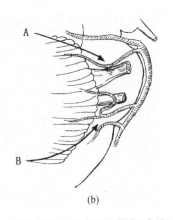

(a) (b)

图2-14-6 三叉神经微血管减压的骨窗(实线)与面神经微血管减压的骨窗(虚线)

(2)经此入路,并磨除内听结节和部分岩骨(乙状窦后硬膜下内听道上入路),可扩大对小脑幕裂孔区、麦氏囊的显露。

(张 荣 周良辅)

第十五节 枕下经迷路后入路与经迷路入路(Suboccipital retro-and trans-labyrinthine Approach)

这两入路又称岩骨后入路,经迷路后入路又称乙状窦前入路,由于迷路不切除,可保留听力。经迷路入路,则听力不能保留。该两入路主要显露桥小脑角、小脑半球前外侧部、桥脑前外侧部、颅神经Ⅴ-Ⅺ、椎基底动脉连接部、小脑前下动脉等(图2-15-1)。

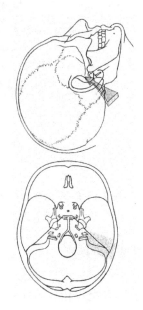

图2-15-1 枕下经迷路入路及其显露范围的示意图

一、适应证

小脑桥脑角（CPA）小型肿瘤。

二、禁忌证

(1)同枕下乙状窦后入路。

(2)患侧有听力者或健侧听力已丧失者，不适用经迷路入路。

三、术前准备

见第一章第六节。

四、麻醉

全麻插管。

五、手术步骤

1. 体位、切口

同枕下乙状窦后入路。皮瓣在帽状腱膜层向前翻开，直到内耳道，但不要打开内耳道软骨管。第二层为骨膜和颈筋膜层，切开并向下翻开，显露乳突表面（图 2-15-2）。

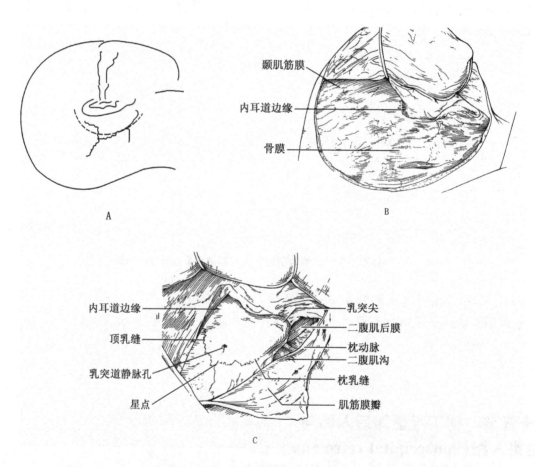

图 2-15-2　耳后弧形皮肤切口(A)，皮瓣带帽状腱膜翻向耳侧，显露内听道后缘(B)，把乳突表面的骨膜连带胸锁乳突肌和筋膜向下翻开(C)

2. 磨除乳突表层骨质

从颧弓根到星点的连线为上界，从乳突尖沿外耳道后缘向上，与上界相连为外界，后界为乳突尖到星点的连线，构成三角形区域。用磨钻磨除该区域内骨质，直到打开乳突气房（图 2-15-3）。

3. 暴露乙状窦

从乙状窦中点上方，用磨钻磨除乙状窦表面骨质，然后分别向上、向下显露乙状窦与横窦交界处和乙状窦与颈静脉球汇合处。注意不要损伤面神经管（图 2-15-4）。

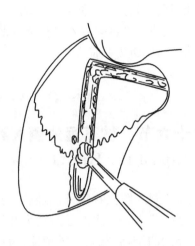

图 2-15-3　乳突表面骨质磨除

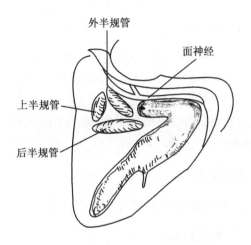

图 2-15-5　显露颈部脉络球、半规管

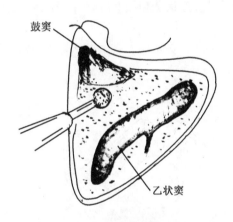

图 2-15-4　解剖乙状窦和鼓窦

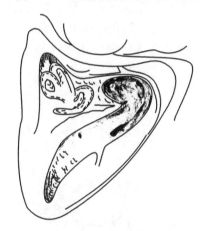

图 2-15-6　磨除骨迷路至前庭

4. 暴露面神经管和骨迷路（经迷路后入路）

在乙状窦前方小心磨去残留的乳突气房，显露硬膜与静脉窦的硬膜角，及其前方的鼓窦。鼓窦底部的骨性隆起为外半规管，面神经管位于外半规管的前方，并与之平行向下走行。磨除乳突尖，显露面神经管下端的标志——二腹肌嵴。面神经管走向即可确定。沿外半规管向后即是后半规管，沿后半规管自下向上磨除气房即见迷路总脚和上半规管。此时已完成经迷路后入路的骨质切除。在骨迷路与乙状窦间切开硬膜进入后颅（图 2-15-5，图 2-15-6）。

5. 经迷路入路：切除迷路，暴露内听道

用金刚钻头打开三个半规管和前庭，磨去前庭深面的骨质，即见内听道硬膜。

6. 硬膜切开

清洗术野后，切开硬膜（图 2-15-7）。

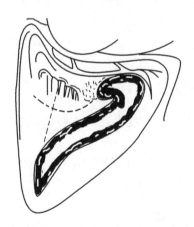

图 2-15-7　磨除内听道上方和下方的
骨质显露内听道（虚线为硬膜切口）

7. 关颅

完成颅内操作后，妥善止血和清点棉片。严密缝合硬膜切口。

六、关键要点

（1）应在手术显微镜下磨除骨质。定位骨性标志点，辨别松质骨（气房）与密质骨（骨迷路）的差别，是寻找半规管和面神经管的要领。

（2）在接近主要结构时，应换用不同尺寸的金刚钻头。

七、术后处理

同幕上开颅术，严密监测生命体征。

八、专家点评

（1）先做枕下乙状窦后入路小骨窗，再磨除迷路，比标准经迷路入路在操作上更便捷。

（2）经迷路后入路和经迷路入路不需牵拉小脑，暴露脑干前方较好。术野狭小是其不足，特别是经迷路后入路。经迷路后入路有听力丧失的可能，经迷路入路则听力必丧失。

（张　荣　周良辅）

第十六节　枕下远外侧入路
(Suboccipital Far Lateral Approach)

枕下远外侧入路又称远外侧经髁入路，远外侧经颈静脉结节入路。主要显露枕大孔区、颅颈交界处腹外侧的结构，如延髓外前侧、桥脑下部、小脑半球下部、颅神经Ⅻ-Ⅵ、椎动脉、小脑上动脉、上颈髓、乙状窦和颈静脉球等（图2-16-1）。

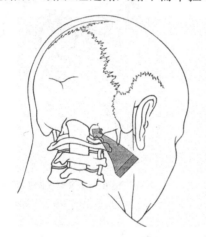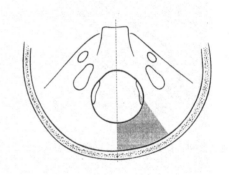

图2-16-1　枕下远外侧入路显露的范围

一、适应证

（1）下斜坡与枕大孔前方肿瘤，如脑膜瘤、神经鞘瘤、脊索瘤等。

（2）椎动脉瘤、椎动脉-小脑后下动脉瘤、椎-基底动脉汇合点动脉瘤。

二、禁忌证

（1）伴有严重器质性病变，不宜开颅者。

（2）局部皮肤感染。

三、术前准备

见第一章第六节。

四、麻醉

全麻插管。

五、手术步骤

1. 体位与切口

可坐位或侧卧位。头略旋转，病变侧乳突偏向中线，并用帆布带把同侧肩膀向下牵拉，以增加头肩夹角，利于增大操作空间。皮肤切口有S形以及瓣状两种。瓣状切口从颈3—4棘突沿中线达枕外粗隆下2cm转向外侧，沿上项线达乳突后方，转向下至乳突尖下。S形切口为枕下正中旁切口（图2-16-2），达颈3—4水平。

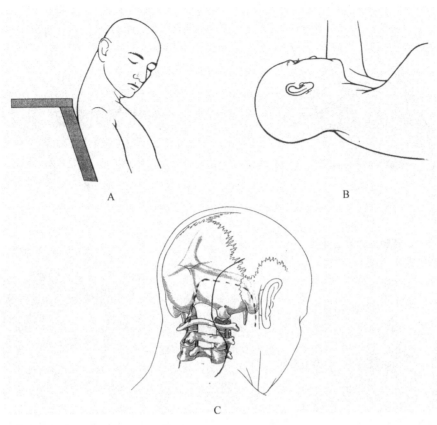

图 2-16-2　枕下正中旁切口
A:坐位;B:侧卧位;C:瓣状和 S 形皮肤切口

2. 枕下外侧的显露

切开皮肤和颈部浅筋膜层,显露斜方肌、胸锁乳突肌和头夹肌(图 2-16-3)。在乳突附着处离断胸锁乳突肌,向外侧牵开(图 2-16-4)。游离斜方肌和头夹肌,显露其下的头长肌、颈长肌、半头棘肌等(图 2-16-5)。切断和向下翻开头长肌,暴露

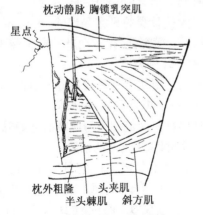

图 2-16-3　切开皮肤和颈部浅筋膜层,显露斜方肌、胸锁乳突肌和头夹肌

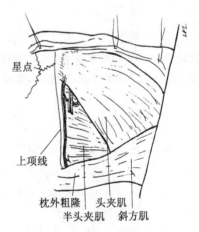

图 2-16-4　切断和向外侧牵开胸锁乳突肌,暴露颈后三角,它由头夹肌,斜方肌和上项线构成,其内有枕动、静脉

C_1 横突和上、下斜肌,提肩胛肌等深层肌群(图 2-16-6)。可见上、下斜肌和头大直肌组成的枕下三角和头小直肌等(图 2-16-7)。枕下三角和提肩胛肌是定位椎动脉的重要标志。在 C_1 的附着处离

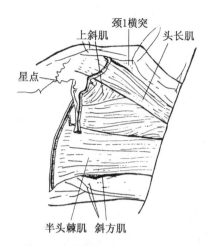

图 2-16-5 切断和向内侧牵开头夹肌和斜方肌,暴露中层肌肉

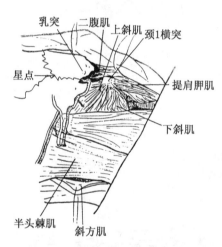

图 2-16-6 切断和向下翻开头长肌,暴露颈 1 横突,上斜肌和下斜肌,提肩胛肌等

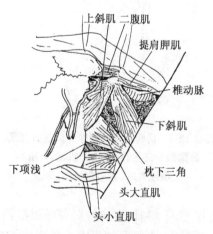

图 2-16-7 切断和向外翻开半头棘肌,暴露枕下三角和头大直肌

断上、下斜肌和头大直肌,可显露跨越椎动脉的 C_2 神经根。在骨膜下分离寰椎(C_1)后弓。

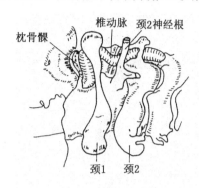

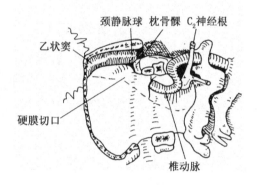

图 2-16-8 椎动脉的显露

3. 椎动脉的显露和移位

沿 C_1 后弓向外辨认和触摸椎动脉,它在行经 C_1 横突时通常被椎旁静脉丛包绕,静脉丛出血可双极电凝或明胶海绵止之。椎动脉从 C_1 向中线斜行走行至枕大孔,传入寰枕筋膜和硬脑膜,进入颅内。颅外段椎动脉可发出小分支供应邻近的肌肉,可用双极电凝后切断。在穿入硬脑膜时,椎动脉发出脑膜后动脉(图 2-16-8)。

为扩大枕骨髁的显露和切除,可切除一侧 C_1 后弓,开放 C_1 横突孔,把椎动脉向中线翻开。

4. 枕下外侧骨窗

钻孔后形成枕下外侧骨窗,磨除部分乳突,显露乙状窦、后半规管和颈静脉球。双极电凝后切断硬膜外静脉丛回流和颈静脉球的导静脉。

5. 枕骨髁和颈结节的切除

大多数手术仅需磨除寰枕关节的关节囊隆起,已能满足手术暴露。如需磨除枕骨髁,可用 3～15mm 金刚钻头,磨除枕骨髁上内侧部,约占枕髁的 1/3,将不影响颅颈稳定,术后不必植骨或内固定。如超过枕髁 1/3,将需植骨和内固定。

枕骨髁外方深面约 6～8mm 为髁三角,其深部为结节三角。颈结节位于舌下神经管的上方、颈静脉球下内方,距下斜坡联合处约 1cm。用小号金刚钻小心磨除颈结节,可获得硬膜下最大的显露(图 2-16-9)。

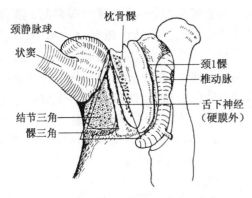

图 2-16-9　枕骨髁和颈结节的切除
(仿 Fukushima T 等)

6. 硬膜切口

自上而下斜形切开硬膜,切口距乙状窦缘 0.5cm,在椎动脉入颅的内侧向下达 C_2 水平。椎动脉的硬膜环应加以保护,以免造成脑脊液漏。

7. 关颅

妥善处理病变和止血后,清洗术野,清点棉片。检查开放的乳突气房是否封闭牢靠。分层缝合硬膜、肌层、皮下组织和皮肤。硬膜外置闭式引流管。

六、关键要点

(1)切除位于颈静脉球与枕骨髁之间的骨质,可暴露位于髁三角内的舌下神经管和硬膜外的舌下神经。舌下神经管表面、颈静脉球内下方是颈结节。由于结节三角区内的硬脑膜菲薄,且该处距Ⅸ-Ⅺ颅神经很近,在磨颈结节时要特别小心,避免误伤。

(2)枕骨髁和颈结节的磨除,应在手术显微镜下操作。

七、术后处理

同幕上开颅术,严密监测生命体征。坐位手术者,坐轮椅返回病房,术后 2 天后改平卧位。

八、专家点评

硬膜下肿瘤如脑膜瘤、神经瘤、胆脂瘤和血管母细胞瘤等,不必磨除或仅部分切除(1/3)枕骨髁。硬膜外病变如脊索瘤、颈静脉球瘤和颅颈畸形等,常需切除大部分至一侧枕颈关节,此时需移位 C_1 处椎动脉,术毕需内固定和植骨,术后颅骨牵引 6 周,改石膏或 Halo 架固定 3 个月。

(张　荣　周良辅)

第十七节　枕下入路
(Suboccipital Approach)

一、应用解剖知识

枕外隆突的内面相当于窦汇,枕外隆突沿矢状线向上约 6.5cm 处为人字尖,此点与星点间的连线即人字缝。枕外隆突向外侧至乳突的弯曲骨嵴为上项线,其内面相当于横窦所在的部位。枕叶位于顶枕沟和枕前切迹的后方。顶枕沟位于大脑半球内侧面的后部,并转至上外侧面,界分顶叶和枕叶。自顶枕沟至枕前切迹(位于枕极向前约 6cm 处)的连线作为枕叶的前界。自此线的中点至外侧沟后端的连线是顶、颞二叶的分界。枕叶内侧面围绕距状沟的楔回和舌回为视觉皮质中枢(图 2-17-1)。

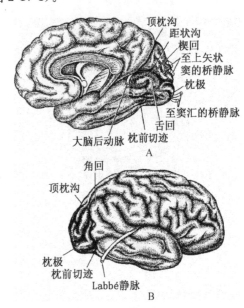

图 2-17-1　视觉皮质中枢
A. 内侧面;B. 外侧面

二、适应证

位于枕叶的肿瘤、血管畸形、海绵状血管瘤、血肿、炎性肉芽肿等;枕部的矢镰旁脑膜瘤、幕上为主的内侧型天幕脑膜瘤或镰幕交界型脑膜瘤;侧脑室枕角肿瘤等。

三、手术步骤

1. 体位与切口

常取俯卧位,也可采用侧俯卧位(头稍向前俯)(图2-17-2)。通常取顶枕部马蹄形切口(图2-17-3),自枕外隆突沿矢状线向上,以马蹄形止于耳轮后缘。皮瓣翻向枕下。

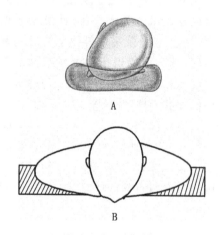

图2-17-2 体位

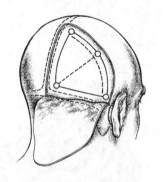

图2-17-3 切口

2. 骨瓣形成

骨瓣带蒂翻向颞前侧或游离骨瓣。上矢状窦常向右偏离中线,应注意避免损伤矢状窦、窦汇和横窦(图2-17-4)。根据肿瘤所处部位,适当调整骨窗的大小和位置,例如,对于枕部矢镰旁脑膜瘤,骨窗应达上矢状窦,对于镰幕型脑膜瘤骨窗应同时达上矢状窦和横窦。

3. 病灶切除

弧形剪开硬脑膜,再剪开分成两部分,一部分翻向上矢状窦侧,另一部分翻向横窦侧。非优势半球枕叶切除范围可从枕极向上7cm,可包括部分顶叶和颞叶后部。先切开皮质,再分离白质,可打开侧脑室枕角,在距状沟和顶枕沟区可电凝切断大脑后动脉的分支,在靠近大脑皮质处电凝切断回流至横窦和上矢状窦的静脉。距状沟旁楔回、舌回损害会导致对侧象限盲;枕叶全切除后,将导致对侧完全性同向偏盲。

4. 关颅

硬膜严密缝合,防止脑脊液漏。骨瓣复位固定。分层缝合骨膜、肌肉、帽状腱膜和皮肤。硬膜外留置负压引流。

四、关键要点

对于优势半球,颞、顶叶语言功能区常有个体差异,甚至偶有语言区延伸至枕叶的情况,因此,枕叶切除应限制在枕叶范围内。可参考如下数据:枕极距枕前切迹大约6cm,距角回约3.5cm,距顶枕沟约4.5cm。对于优势半球切除范围必须超越枕叶范围者,可预先应用电刺激定位技术帮助确定语言功能区;对于术前视觉皮层中枢未被肿瘤破坏者,应注意避免损伤视觉中枢;Labbe静脉应尽量保留(尤其在优势半球),否则有导致出血性梗塞的可能;术中应避免血液流入脑室和硬膜下腔,以减轻术后反应。

五、术后处理

术后密切观察意识、瞳孔和生命体征;适当应用止血药、脱水剂、抗生素和抗痫药等;硬膜外引流1~2天后拔除;术后7天拆线。

六、专家点评

可以较好地显露枕叶、枕部大脑镰、天幕上方、直窦和窦汇上方区域(图2-17-4),入路操作简单,方便切除这些部位的病变。对于累及双侧枕部的病变,可同时取双侧经枕入路。缺点是可能损伤视觉皮质中枢,为显露大脑镰、天幕和直窦,必须离断该部枕叶皮层至静脉窦的引流静脉;优势半球枕叶切除范围过大时会损伤语言区。

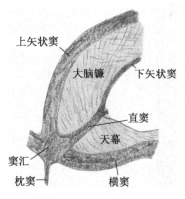

图 2-17-4　术中显露静脉窦

（胡　杰　周范民）

第十八节　枕下经小脑幕入路
(Suboccipital Transtentorial Approach)

枕下经小脑幕入路主要适用于松果体区、中脑背侧、第三脑室后部、胼胝体压部及小脑上蚓部占位。这一区域占位主要来源于松果体、第三脑室后部、中脑背侧四叠体、小脑上蚓部前端、下丘脑后部、胼胝体压部、小脑幕切迹后缘等多种组织。其病变类型较多,按世界卫生组织(WHO)2007年分类有:(1)生殖细胞肿瘤:包括生殖细胞瘤(germinoma)、胚胎性癌(embryonal carcinoma)、绒毛膜上皮癌(choriocarcinoma)、卵黄囊肿瘤(yolk sac tumor)、成熟型、未成熟型或伴有恶变的畸胎瘤(teratoma)和混合性生殖细胞肿瘤(mixed germ cell tumours)。(2)松果体区肿瘤:松果体细胞瘤(pineocytoma)、松果体母细胞瘤(pineoblastoma)、中间化的松果体实质瘤(pindal parenchymal tumour of intermediate differentiation)和松果体区乳头状肿瘤(papillary tumor of the pineal region)。(3)神经上皮肿瘤中星形胶质细胞瘤、少枝胶质细胞瘤和室管膜瘤。(4)脑膜的肿瘤:包括脑膜瘤、间变性脑膜瘤和脂肪瘤等。WHO未归类的囊肿瘤样病变有上皮样囊肿、皮样囊肿、松果体囊肿和Galen静脉瘤等。

一、适应证

(1)松果体区所有病变,包括大脑大静脉瘤及松果体区的各种良性和恶性肿瘤,特别适用于位于小脑幕平面或在其上方,且主体偏于手术一侧的肿瘤。

(2)中脑背侧及第三脑室后部肿瘤。

(3)胼胝体压部肿瘤。

(4)小脑上蚓部肿瘤。

(5)四脑室上部肿瘤。

二、禁忌证

(1)如果松果体区肿瘤主要向幕下生长,且脑深部静脉系统阻挡于肿瘤上方,则宜行小脑幕下小脑上入路。

(2)如果肿瘤主要向外侧生长并侵入侧脑室三角区,需行经侧脑室三角区入路。

三、术前准备

(1)复习影像资料(MRI平扫及增强影像评价肿瘤大小、形态与部位;磁共振静脉影像(MRV)评价肿瘤邻近的大脑内静脉、基底静脉、Galen静脉、上矢状窦、下矢状窦、直窦、窦汇和乙状窦等静脉系统的形态、位置与肿瘤解剖关系;CT影像评价肿瘤钙化等)。

(2)可采用计算机虚拟现实(VR)手术仿真系统进行详尽的手术前计划和手术入路演练(图2-18-1)。

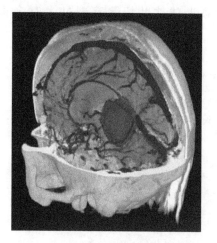

图 2-18-1　VR 环境中三维重建松果体区肿瘤的立体 VR 模型(后附彩图)

图中红色为动脉系统,蓝色为静脉系统,绿色为肿瘤,象牙色为颅骨,灰色为头皮和脑组织。可见大脑后动脉、基底静脉被肿瘤推压向下,大脑内静脉在肿瘤的前方深面,直窦在肿瘤的后方,下矢状窦在肿瘤的上方。此病例适宜采用枕下经小脑幕入路手术。

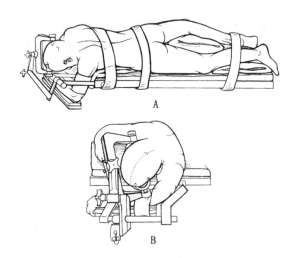

图 2-18-2　患者侧俯卧体时背侧(A)与头侧(B)示意图

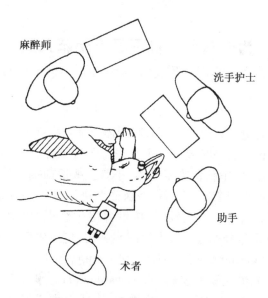

图 2-18-3　术时医生和护士的位置

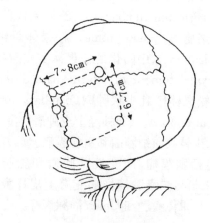

图 2-18-4　颅骨钻孔位置

(3)对疑血管性肿瘤者,数字减影血管造影(DSA)加以鉴别,并可酌情行术前肿瘤栓塞、评价引流静脉和静脉窦受累程度有价值。

(4)对于存在严重脑积水者术前应给予脑室穿刺外引流术或三脑室造瘘术,以缓解脑积水。

(5)对于存在严重脑水肿者术前应给予类固醇激素。

四、麻醉

全麻插管。

五、手术步骤

1. 手术体位与切口

俯卧位,头略向术侧倾斜,因重力作用枕叶可自动向下退让,易于显露大脑镰和小脑幕(图 2-18-2)。术者和助手的位置见图 2-18-3。

皮肤切口和骨窗作基底朝枕项部的马蹄形头皮切口,切口内侧边过中线 2cm,下达枕外粗隆及乳突根部,皮瓣长 7～8cm,宽 6～7cm(图 2-18-4)。颅骨钻孔 6 枚,铣刀形成过中线骨瓣。枕骨粗隆和上项线处颅骨较厚,可先用高速气钻打磨至菲薄后,再用咬骨钳向幕下咬除颅骨,显露出横窦和窦汇(图 2-18-5)。

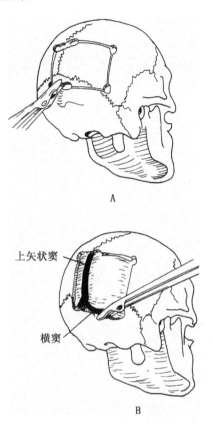

图 2-18-5　骨窗形成

2. 肿瘤暴露

确认颅压不高后,剪开硬膜(图 2-18-6),在硬膜内侧近矢状窦和横窦处分别用缝线把硬膜向外侧牵开扩大显露。用脑压板抬起枕极,暴露小脑幕裂孔,注意脑压板不要压迫枕叶内侧面,以避免损伤视觉皮层。安放手术显微镜。由于肿瘤可来源于不同组织,因此要注意肿瘤与深静脉的不同

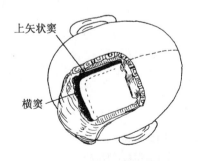

图 2-18-6　硬脑膜切口

毗邻关系,避免损伤(图 2-18-7)。根据手术显露需要(可结合 MR 和 CT),切开小脑幕和/或大脑镰。双极电凝硬膜切缘,使其皱缩,扩大暴露。此时可见小脑蚓部和四叠体池,后者的蛛网膜常增厚。小心切开蛛网膜,暴露肿瘤。通常大脑内静脉、大脑大静脉和胼胝体压部位于肿瘤上方,小脑上蚓部、四叠体位于肿瘤下方或深面(图 2-18-8,图 2-18-9)。

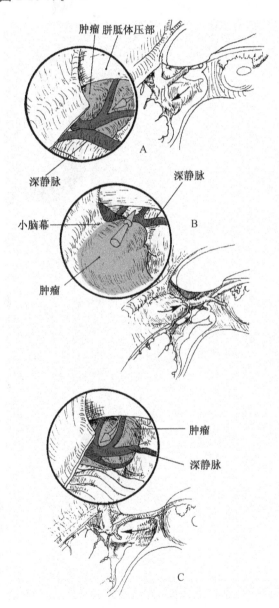

图 2-18-7　深静脉与不同来源肿瘤的毗邻关系
(仿 Clark WK)

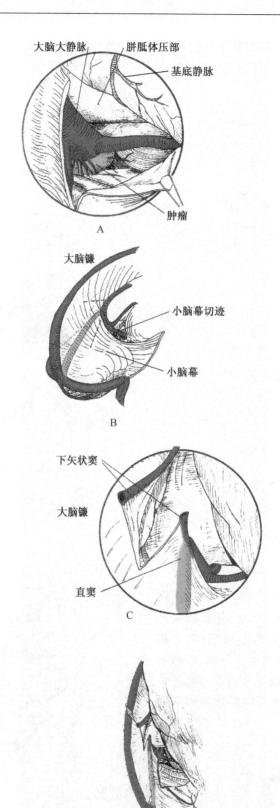

图 2-18-8　根据手术需要,可切开小脑幕和(或)大脑镰

A:肿瘤暴露;B:拟切开小脑幕和大脑镰的切口(虚线);C、D:切断下矢状窦,切开大脑镰

(仿 Clark WK)

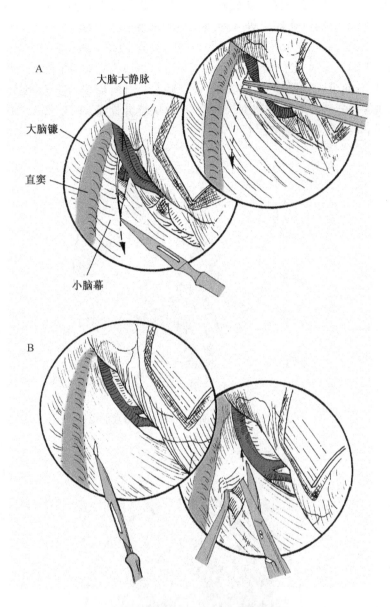

图 2-18-9 小脑幕切开常用的两种方法
A:从小脑幕切迹向后切开;B:从后向前切开(注意切口与直窦平行)
(仿 Clark WK)

3. 肿瘤切除

可先切开包膜行肿瘤快速活检,做瘤内切除,以尽量缩小瘤体。起源于小脑幕缘和小脑幕和大脑镰交汇处的脑膜瘤,处理较为困难,肿瘤常将静脉系统压向前方(图 2-18-7)。可用超声吸引器吸除肿瘤组织。通常自外向内,由下而上分块切除肿瘤较为妥当,这样可避免重要静脉结构的损伤(图 2-18-10,图 2-18-11)。

如肿瘤向下生长侵犯小脑上蚓部,可切开蚓部切除肿瘤下极。切开小脑上蚓部亦可切除此处和第四脑室上部的肿瘤。如肿瘤向上生长侵及胼胝体压部,可牵拉或切开少许压部,然后将包膜向下牵开以切除肿瘤(图 2-18-12,图 2-18-13),要尽量避免损伤胼胝体压部,因为此部受损可能产生失联合症状(如失读症)。

术中对肿瘤的处理取决于肿瘤的病理性质和

其与脑干、静脉系统等重要结构的关系,以及患者的一般情况、年龄、联合治疗的可能效果等多种因素。恶性肿瘤不求全切除,只要充分减压,打通脑脊液循环即可(图 2-18-14)。良性肿瘤与重要结构粘连紧密的,不可勉强全切而造成严重后果。脑干胶质瘤和脂肪瘤要保守些,因其浸润生长,界限不清。脑干良性肿瘤只有在患者情况良好,视野暴露较好时,方能仔细切除。对年轻病例处理应积极于老年者。

4. 切口关闭

止血满意后,用生理盐水灌满手术野;缝合硬脑膜。骨瓣复位和固定,硬膜外放置负压吸引管,分层缝合骨膜、皮肤(图 2-18-15)。

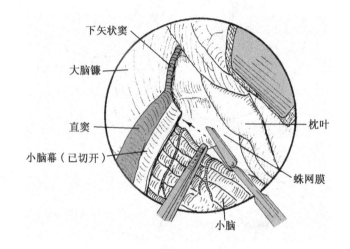

图 2-18-10　打开四叠体蛛网膜,暴露肿瘤
(仿 Clark WK)

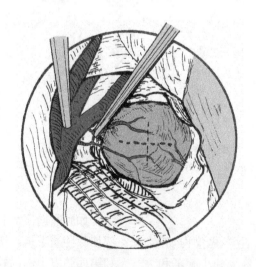

**图 2-18-11　双击电凝镊电凝肿瘤表面的血管和包膜,
十字形切开肿瘤,分块切除瘤内容物**
(仿 Clark WK)

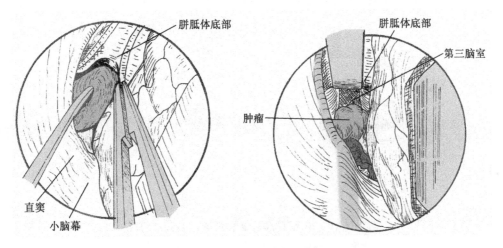

图 2-18-12　略切开或牵拉胼胝体压部,切除肿瘤
(仿 Clark WK)

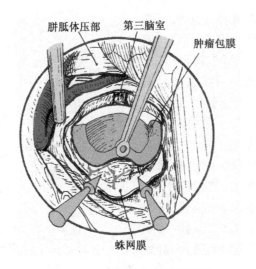

图 2-18-13　游离和切除肿瘤包膜
(仿 Clark WK)

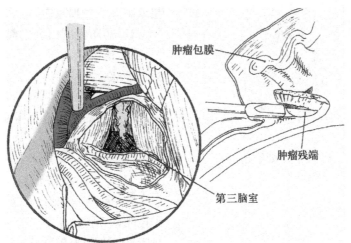

图 2-18-14　切除肿瘤后,可见第三脑室及其脉络丛
(仿 Clark WK)

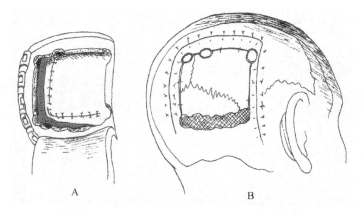

图 2-18-15 关闭硬脑膜,复位骨瓣,缝合头皮切口

六、联合入路

对于体积巨大的松果体-四叠体区肿瘤可采用枕下经小脑幕-小脑幕下小脑上联合入路。俯卧位,头略向术侧倾斜。枕部 U 型头皮切口,皮肌瓣一起翻开,基底指向颈项部。骨瓣成型时需非常小心,骨窗居中,暴露上矢状窦下段、窦汇和双侧横窦(图 2-18-16,图 2-18-17)。必要时可打开枕骨大孔,有利于向下牵拉小脑半球。术前血管造影证实的非优势侧横窦可以暂时阻断后离断,在直窦旁开 1cm 处切开小脑幕,将同侧枕叶、对侧大脑镰连同对侧枕叶、小脑幕以及小脑半球上表面分别牵开,此时松果体-四叠体区的肿瘤以及邻近的深静脉结构可以最大程度地暴露。待肿瘤切除后,行横窦吻合术。

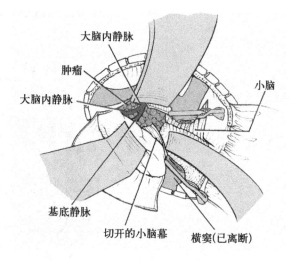

图 2-18-17 枕下经小脑幕-小脑幕下小脑上联合入路暴露肿瘤

七、术后处理

(1)类固醇激素 1 周内减量至停(如脑水肿严重或脑皮质受损较重,可适当延长)。

(2)预防性应用抗生素 24 小时。

(3)鼓励患者尽早下床活动以防止下肢静脉血栓形成。

(4)术前无癫痫者,预防癫痫药物术后仅用 1 周。如有癫痫病史者则需长时间服用。

八、专家点评

(1)此入路能较好地显露松果体区而不损伤正常脑组织和静脉系统,能较大范围地游离肿瘤和直视第三脑室后部,术中可以打开第三脑室使其与四叠体池相通,解除脑脊液梗阻,而且可灵活地联合其他手术入路或应用多种视角暴露和切除肿瘤。

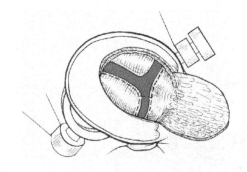

图 2-18-16 枕下经小脑幕-小脑幕下小脑上联合入路开颅

(2)手术过程中颅内压的控制很重要。利用重力作用,使枕叶皮层自然向外侧垂下,减少枕叶牵拉。轻柔操作切除肿瘤,避免损伤邻近的深静脉、后动脉以及中脑-间脑组织。

(3)如为生殖细胞瘤,手术活检明确诊断即可。对于中脑背侧恶性脑胶质瘤无法手术根治者,宜部分切除减轻占位效应。上述肿瘤残余灶可留待术后放疗和化疗,术后应密切随访,防止肿瘤沿脑脊液播散。

(4)计算机虚拟现实(VR)手术仿真系统能在神经外科手术计划与预演中发挥较大作用。对于松果体区肿瘤,Dextroscope™系统具有多模式医学影像信息处理与融合的技术优势,分别显示脑组织、肿瘤(MRI)、动脉系统(MRA)、静脉系统(MRV)和颅骨(CT)。对于肿瘤的形态和范围、肿瘤与脑动脉、深静脉、静脉窦以及颅骨结构的三维解剖关系的理解,适宜手术入路的选择与个体性优化,都较传统的二维影像有了显著提高。

(吴劲松 周良辅)

第十九节 经幕下小脑上入路
(Infratentorial Supracerebellar Approach)

一、应用解剖

(1)此入路经由幕下小脑上间隙进入,后者分布有许多桥静脉,包括小脑半球上下静脉、小脑上静脉、小脑蚓部静脉和小脑中脑沟静脉。小脑半球桥静脉通常形成一条共干后注入直窦,小脑上静脉由小脑前中央静脉和小脑蚓上静脉汇合而成,进入大脑大静脉。将天幕分成正中的小脑蚓区和小脑天幕区,后者又分为内侧带、中间带和外侧带三部分,桥静脉主要集中在小脑蚓区和中间带,两侧中间带的间距为44.4mm,一般足够术野牵开暴露。

(2)基底静脉由大脑前静脉和大脑中深静脉在前穿质下面汇合而成,绕过大脑脚在环池内向后走

行,在四叠体池内进入大脑大静脉或大脑内静脉。

(3)大脑内静脉起始于室间孔后方,左右两支沿三脑室顶部向后并行,在胼胝体压部下方向后走行,然后转折向上,在中线合并汇入大脑大静脉。

(4)大脑大静脉由两侧大脑内静脉和基底静脉汇合而成,在天幕穹与下矢状窦合成直窦。大脑大静脉系统个体差异大,其直径、汇合部位及走行每个个体均不相同。

(5)直窦起始于下矢状窦与大脑大静脉结合处,向后下止于窦汇。直窦解剖变异大,并且直接关系到入路的难易程度,按其走行倾斜度分为三型:

1)低角度型:直窦延长线低于胼胝体压部,沿天幕和小脑上间隙进入时,胼胝体压部下方的四叠体和松果体等结构显露容易;

2)常见型:直窦延长线与胼胝体压部相切,需向下牵拉小脑蚓部才可暴露四叠体和松果体等结构;

3)高角度型:直窦延长线高于胼胝体压部,为暴露四叠体和松果体等结构,需进一步增加对小脑蚓部的牵拉,或切开小脑蚓部。

(6)大脑后动脉 P_2 和 P_3 段在四叠体池内绕顶盖而行,至丘脑枕及外侧膝状体下方,在距状沟前端发出顶枕动脉和距状沟动脉两根终末支。小脑上动脉走行于天幕游离缘下方,供应小脑半球的天幕面。脉络膜后动脉内侧支从前方进入四叠体池,在松果体旁折向前进入中间帆池,外侧支在四叠体池内上行,绕丘脑枕后表面进入脉络膜裂(图2-19-1,图2-19-2)。

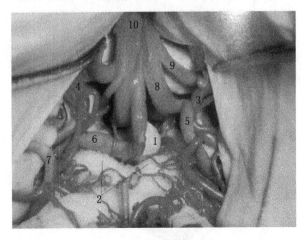

图 2-19-1 经幕下小脑上入路显露的主要静脉属支

1. 松果体;2. 上丘;3. 右大脑后动脉;4. 左大脑后动脉;
5. 右基底静脉;6. 左基底静脉;7. 左大脑后动脉;
8. 大脑内静脉;9. 枕静脉;10. 大脑大静脉

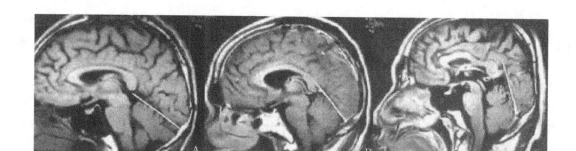

图 2-19-2　直窦变异分型
A:低角度型;B:常见型;C:高角度型

二、适应证

松果体区或三脑室后部直径小于3cm的中小型肿瘤或血管性病变,沿中线向幕下生长,或以幕下为主,瘤体长轴为前后延伸者。大脑大静脉系统位于肿瘤上方。直窦为低角度型和常见型。

三、术前准备

同第一章第六节。脑积水严重者,可术前行侧脑室外引流或三脑室造瘘术,以降低颅内压,减少脑组织淤血,改善患者全身情况。

四、手术步骤

1. 体位

半坐位或俯卧位。患者多取半坐位,头向前屈曲,使直窦走行与地面平行,下颌与胸骨柄距离2横指,切忌过曲,以免增加气道阻力,头架固定。颈椎有问题者禁用此体位(图2-19-3)。取俯卧位时,头前曲45°,上半身抬高15°,并略侧向术者。枕外粗隆—眉间连线与地面垂直,头架固定(图2-19-4)。

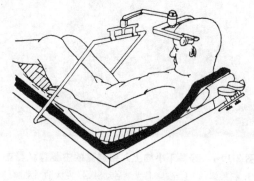

图 2-19-3　半坐位

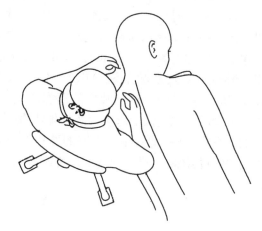

图 2-19-4　俯卧位

2. 切口和骨窗

枕部正中切口,起自枕外隆凸上3cm,止于C_4棘突,枕骨暴露不满意可稍延长。颅内压增高时应先做脑室外引流。沿中线切开项韧带及筋膜至枕骨,剥离枕下肌群和骨膜,C_{1-2}颈椎不必暴露。在枕骨鳞部钻孔多个,以利骨窗形成。骨窗大小约4cm×4cm。必须磨除枕外粗隆,使骨窗上缘过横窦和窦汇,以利向上牵开硬膜瓣和小脑幕。下缘达枕骨大孔上方1cm,两侧至乳突沟(图2-19-5)。

3. 硬膜切口

在确认颅内压不高后,"V"形或马蹄形剪开硬膜,硬膜切口接近横窦边缘,硬膜翻向横窦侧(图2-19-6)。

4. 松果体区的暴露

打开枕大池,进一步降低脑压。用脑压板分别牵开小脑蚓部和小脑幕。取坐位时,小脑因重力作用自然下垂,可以较容易沿小脑上表面与小脑幕之间的间隙到达四叠体池(图2-19-7)。电凝烧灼并离断小脑与天幕之间的桥静脉,注意尽量

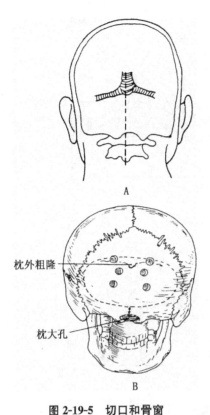

图 2-19-5　切口和骨窗
A:皮肤切口(虚线表示);B:颅骨钻孔位置和骨窗范围(虚线表示)

枕外粗隆

枕大孔

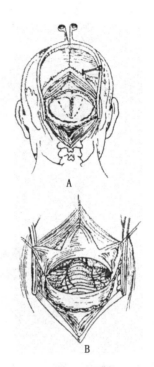

图 2-19-6　硬膜切口
A:硬膜"V"形瓣(虚线表示);B:牵开硬脑膜

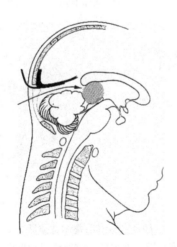

图 2-19-7　沿小脑上表面与小脑幕之间的间隙到达四叠体池

保留外侧桥静脉,使小脑半球有充分的静脉侧支循环。小脑前中央静脉和小脑蚓上静脉从小脑蚓部边缘延伸到大脑大静脉,需电灼切断才能获得更满意的暴露(图 2-19-8)。对于常见型直窦应适度向下牵拉小脑蚓部才能暴露四叠体池,因此术前仔细分析 MRI 矢状位上直窦走行与肿瘤之间的关系很重要。切开四叠体池蛛网膜,可见小脑

前中央静脉自小脑蚓部发出并汇入 Galen 静脉,Galen 静脉两侧有基底静脉汇入,前方有左右大脑内静脉汇入,松果腺位于 Galen 静脉下方(图 2-19-9)。病灶前部突入三脑室时,切除后即可见大量脑脊液流出。对于合并阻塞性脑积水患者,如脑脊液通路未打通,可同时行 Torkildsen 分流手术。

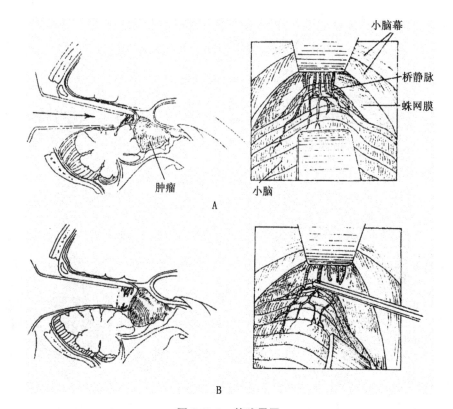

图 2-19-8 静脉暴露

A：暴露小脑上蚓部静脉；B：双极电凝后切断静脉

（仿 stein BM）

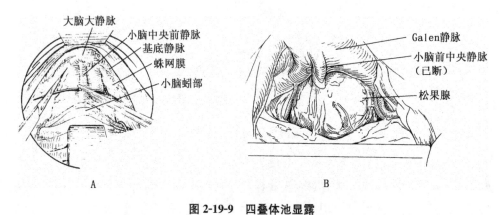

图 2-19-9 四叠体池显露

A：打开四叠体池蛛网膜，双极电凝后切断小脑前中央静脉；B：显露松果腺

（仿 stein BM）

5. 关颅

完成手术操作后，妥善止血，清洗术野，清点棉片。缝合硬膜，复位骨瓣，外置闭式引流管。缝合肌肉和皮肤切口。

五、关键要点

（1）选用坐位时，患者头前曲程度取决于病变与直窦的关系，直窦应与地面平行（图 2-19-10）。

（2）枕外粗隆骨质多厚实，可用磨钻和咬骨钳切除之，窦汇和横窦的显露关系到本入路的暴露。

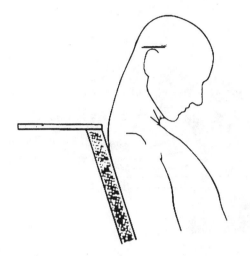

图 2-19-10　选取合适坐位,使直窦应与地面平行

六、术后处理

同第一章第八节。

七、并发症及处理

(1)坐位易发生气栓,因此在静脉窦附近操作时应特别小心,避免静脉窦破损是关键。硬膜出血应立即处理,并持续滴水。

(2)小脑牵拉损伤和桥静脉牺牲。应严格掌握手术适应证,注意摆放合理的手术体位,避免小脑牵拉损伤。术中应注意避免损伤非路径上的桥静脉,沿中线小脑内侧进入足以显露手术区域,并可保留大多数桥静脉。

八、手术点评

此入路沿中线进入,解剖结构清楚,对周边组织损伤较枕下经小脑幕入路小。肿瘤位于重要静脉的下方,并可直视大脑大静脉系统,可减少重要血管损伤,枕下经小脑幕入路有时需牵拉静脉以增加操作间隙。取坐位时可使小脑自然下垂,小脑幕和小脑上表面形成的自然腔隙较大,适合操作。由于天幕遮挡向上的视线,该入路操作视野相对较狭小,俯卧位时尤甚,高角度型直窦建议改用枕下经小脑幕入路。坐位手术容易并发空气栓塞和张力性气颅。因暴露需要,术中不可避免牺牲大部分位于天幕和小脑之间的桥静脉,故存在术后小脑水肿的可能性。

(王镛斐　李士其　周良辅)

第二十节　经蝶入路
(Transsphenoidal Approach)

一、应用解剖知识

1. 垂体

垂体位于蝶鞍内,呈卵圆形,周围有颅底硬膜延续包围,上面以床突间硬膜-鞍膈与颅腔隔开。鞍膈中央有一大小不等的小孔,垂体柄经此孔与下丘脑相连,包绕垂体柄的蛛网膜的大多不进入鞍内。

2. 海绵窦

垂体两侧为海绵窦,其侧壁内从上到下有动眼神经、滑车神经、三叉神经的眼支和上颌支,侧壁与蝶骨间有纤维小梁悬吊的外展神经和由交感神经丛围着的颈内动脉。两侧海绵窦互以两横吻合窦-海绵窦间前窦和后窦相联络,在蝶鞍周围形成一静脉环窦。

3. 视交叉

垂体上方约10mm为视交叉。

4. 蝶鞍

垂体所处的蝶鞍大小因人而异,其前后径为7~16mm,深径7~14mm,宽径8~23mm。蝶鞍前方为鞍结节,后方为鞍背及其向上伸展的后床突。鞍底前下方蝶窦的气化可分三种类型:蝶鞍型、鞍前型和甲介型。蝶鞍型气化好,鞍底突入蝶鞍内,约占86%。鞍前型气化不超过蝶骨鞍结节的垂直平面,蝶鞍前壁不突入蝶窦,约占11%。甲介型蝶窦气化很少见,约占3%。

5. 垂体腺的血液供应

由三对发自颈内动脉颅内段的(上、中、下)垂体动脉供血,尤其是垂体上动脉供应下丘脑,形成门脉系统供血,由门脉系统从下丘脑漏斗部带来的刺激性和抑制性激素调控垂体腺细胞,其重要的调节作用又通过形成垂体门毛细血管网(Gomitoli——一种独特的血管结构)来完成。垂体腺静脉回流至海绵窦,再进入两侧的岩上窦。垂体腺的毛细血管均衬有孔内皮细胞及其下的间隙,使激素释放极易进入体循环(图2-20-1—图2-20-3)。

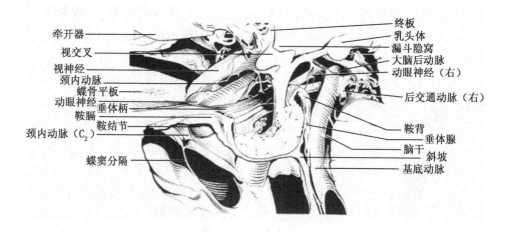

牵开器
视交叉
视神经
颈内动脉
蝶骨平板
动眼神经
垂体柄
鞍膈
鞍结节
颈内动脉（C₂）
蝶窦分隔

终板
乳头体
漏斗隐窝
大脑后动脉
动眼神经（右）
后交通动脉（右）
鞍背
垂体腺
脑干
斜坡
基底动脉

图 2-20-1　垂体解剖矢状面观
（仿 Day JD 等）

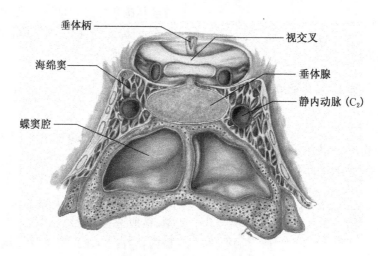

垂体柄
海绵窦
蝶窦腔

视交叉
垂体腺
静内动脉（C₂）

图 2-20-2　垂体冠状面解剖

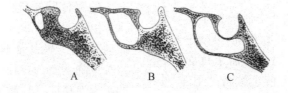

A　　　　B　　　　C

图 2-20-3　蝶窦气化分型

二、适应证

（1）垂体微腺瘤或垂体大腺瘤（≤4cm）。

（2）垂体巨大腺瘤（＞4cm）接受分期手术者，或患者因年老或全身条件较差，不适合开颅手术者。

（3）垂体腺瘤不能耐受药物或药物治疗效果不佳者。

（4）垂体腺瘤伴脑脊液鼻漏者。

（5）其他沿中线生长，累及蝶鞍、后组筛窦、斜坡的病变或肿瘤。

三、手术步骤

1. 体位和切口

手术体位分两种：（1）患者仰卧位，上身及头部抬高 15°，头部取过伸后仰 15°，术者站立于患者头顶部（图 2-20-4）。（2）如术者站立于患者右侧，面向患者操作时，患者取半坐位，胸部抬高 20°～30°，头部过伸后仰 25°，右旋 15°～30°，右肩紧靠手术台右上角，头部与躯干纵轴成角，使患者左耳屏靠近左肩（图 2-20-5）。

经蝶入路主要分为经唇下－鼻中隔－蝶窦入路、经鼻－鼻中隔－蝶窦入路、鼻内－蝶窦入路和经鼻－蝶窦入路。其主要差别在于切口位置和打开蝶窦前壁前的操作步骤。

（1）经唇下－鼻中隔－蝶窦入路的切口位于上唇，将上唇牵开，在距颊龈襞下方 0.5cm 处作一长约 5cm 的黏膜切口，切口始末点以左右犬牙为界，切口深达上颌骨骨质（图 2-20-6）。显露右侧梨状孔下缘，用骨膜剥离子将梨状孔下缘的鼻黏膜从骨膜下层分离开，形成右下黏膜隧道。同法显露左侧梨状孔下缘，作左侧下黏膜隧道。在切口中线的黏膜下分出四方软骨（鼻中隔软骨）的前下缘，由浅入深将左鼻腔的黏膜软骨膜层从四方软骨表面上分离开来，由此形成一个中隔左面的上黏膜隧道。将四方软骨从前鼻棘、上颌嵴处离断，从而使左右下黏膜隧道和左上黏膜隧道连接起来，形成一个可以置入鼻窥镜的手术通道。为利于手术视野的显露，可部分切除突出的前鼻棘，但切除过多会引致齿列麻木或疏松感。沿上述通道缓缓置入鼻窥镜。离断四方软骨和骨性鼻中隔之间的连接，然后在骨性鼻中隔两侧的骨膜之间继续置入鼻窥镜（图 2-20-7）。重新安置鼻窥镜，显露双侧骨性蝶窦前壁。

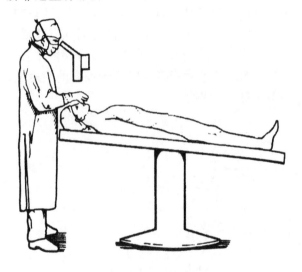

图 2-20-4　经蝶手术体位一

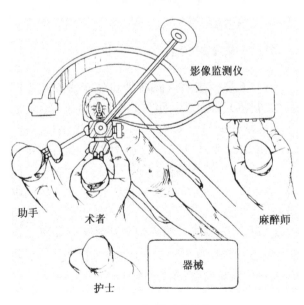

图 2-20-5　经蝶手术体位二

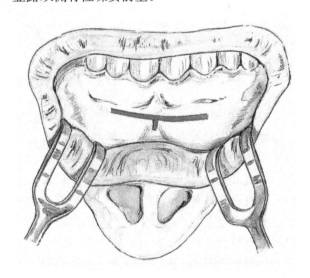

图 2-20-6　经唇下－鼻中隔－蝶窦入路黏膜切口

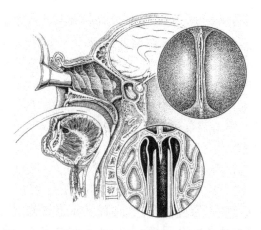

图 2-20-7　骨性鼻中隔两侧的骨膜之间置入鼻窥镜

（2）经鼻-鼻中隔-蝶窦入路的切口位于鼻中隔黏膜，自鼻中隔软骨向鼻底延伸作一侧黏膜切开，从鼻中隔软骨向深面抬起黏膜瓣形成第一通道直至暴露骨性鼻中隔，沿鼻底分离骨膜建立第二通道，在骨性鼻中隔和软骨连接处将两个通道打通。在上颌鼻脊处离断鼻中隔软骨推向一侧。然后将骨性鼻中隔与软骨连接点离断，分离双侧骨膜瓣直到暴露蝶窦前壁的喙突，最后游离整块骨性鼻中隔（垂直板和犁骨）。在右鼻腔的四边形鼻中隔软骨后部切开黏膜，抬起后作垂直分离以暴露鼻中隔软骨和垂直板的邻接处，继续分离双侧骨性黏膜直至见到蝶窦开口后切除垂直板。在鼻中隔相当于中鼻甲前界的后方的位置上作一 2cm 半轮状切口（图 2-20-8），分离骨膜直至暴露犁骨。半轮状切开犁骨，将对侧骨膜从犁骨上分离开来，切除犁骨，犁骨的下部分保留作为中线的标志。将窥镜骑跨并安置于蝶窦前壁表面，暴露双侧蝶窦前壁。

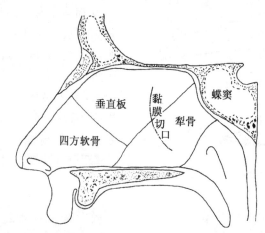

图 2-20-8　经鼻-鼻中隔-蝶窦入路鼻中隔黏膜切口位置

（3）鼻内-蝶窦入路采用烧灼切除一侧蝶窦前壁黏膜的方法来暴露单侧骨性蝶窦前壁，以内镜下操作为主，而不使用鼻窥镜。将中鼻甲向外侧推开或切除中鼻甲以暴露蝶筛隐窝和蝶窦开口。打开蝶窦前壁前，术者左手持内镜，右手持手术器械，两者同时出入鼻腔以免损伤黏膜，或将内镜抵住鼻顶以稳定之，手术器械则在内镜下方送入，两者间呈上下相叠之势以增加操作空间。双极电凝蝶窦开口周围的黏膜，用 Kerrison 咬骨钳扩大一侧蝶窦前壁开口，范围以能够同时置入内镜和一件手术器械为度。

（4）经鼻-蝶窦入路将切口作于骨性鼻中隔根部（蝶嘴）表面黏膜，距离蝶窦前壁 1cm 范围内。用长柄精细电刀沿蝶嘴弧形切开黏膜，切口长约 2cm，此切口位置避开了对鼻中隔黏膜的剥离损伤。从切口下分离该侧蝶窦前壁表面的骨膜下间隙，鼻中隔根部多在鼻镜的撑开作用力下从蝶嘴处离断，并向对侧移位，于是对侧蝶窦前壁的骨膜下间隙也一并暴露。再次放置鼻窥镜于黏膜切口下，将其左右两瓣骑跨于双侧蝶窦前壁之上，暴露双侧骨性蝶窦前壁（图 2-20-9）。

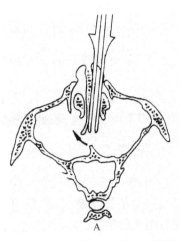
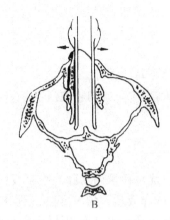

图 2-20-9　经鼻—蝶窦入路钝性离断骨性鼻中隔根部(A 图)，再次放置鼻窥镜
骑跨于双侧蝶窦前壁之上(B 图)

2. 肿瘤暴露

打开双侧蝶窦前壁，严格按中线扩大成 1.5cm×1.5cm 的骨窗。蝶窦气化较差或肿瘤较小时，鞍底膨隆可能不甚明显或膨隆局限而不易发现，应采用 C 形臂或神经导航，结合微型磨钻，确定并暴露鞍底。除侵袭性垂体瘤破坏鞍底骨质，或颅底硬膜外肿瘤之外，大部分病例鞍底骨质和硬脑膜是完整的。确认鞍底位置后，通常打开一 1.2cm(横径)×1.0cm(纵径)的骨窗，当然鞍底骨窗的大小要视蝶鞍扩大和肿瘤大小而定，肿瘤较小且偏侧生长时，可在相应位置作小骨窗，以适合操作为度。蝶窦在鞍结节对应处有一鞍结节隐窝，为鞍底切除范围的前界，后界为鞍背骨质。鞍底切除范围的两侧不可超过颈内动脉压迹的内缘。烧灼并"十"字状切开鞍底硬膜。显微镜或内镜下切除肿瘤。

3. 颅底重建

一般不作鞍底和蝶窦前壁骨性重建。术中蛛网膜破损，脑脊液漏修补通常采用自体脂肪填塞、生物蛋白胶和耳脑胶封闭固定的方法(图 2-20-10)。

4. 鼻腔处置

经鼻入路者，黏膜切口一般不作缝合，将鼻中隔软骨和垂直板复位。目前常用膨胀海绵填塞双侧鼻腔，起到压迫止血和鼻内固定效果，术后 48 小时摘除。也可采用抗生素纱条或凡士林纱条填塞鼻腔。经唇下入路者，指套纱条填塞双侧鼻腔，上

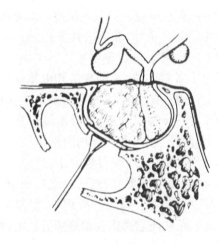

图 2-20-10　脑脊液漏修补

唇黏膜切口用可吸收缝线缝合，纱布包压迫上唇。24 小时摘除纱布包，48 小时后取出鼻内填塞物。

四、关键要点

(1)术前应仔细复习 MRI 和鞍区冠状位 CT 影像学资料，了解肿瘤大小、形态及蝶窦腔个体差异。严格中线操作，术中反复验证定位的准确性，确保手术安全性。

(2)应熟悉经蝶入路解剖，术中注意保护鼻腔内正常结构，减少鼻腔并发症。

五、术后处理

(1)同一般开颅手术，注意观察视力和视野变化。

（2）术后常规记录每小时尿量和 24 小时出入液量，轻度尿崩可予口服抗利尿激素，严重者应给予补液和抗利尿激素针剂。术后通常不用脱水剂。

（3）术后予激素替代治疗。

（4）平卧 3 天，术中有蛛网膜破损者，应平卧 1 周。

六、并发症及处理

（1）术中并发症包括颈内动脉海绵窦段损伤、定位错误导致的脑脊液漏和颅内出血。颈内动脉损伤的发生率为 0.1％～2.4％，因操作损伤海绵窦或蝶窦外上壁的颈内动脉压迹所致，引起动脉破裂、假性动脉瘤、颈内动脉海绵窦瘘和动脉痉挛等，应迅速、积极处理。蝶鞍定位错误的原因除与术者操作经验有关外，蝶鞍内复杂的解剖结构也是影响手术准确定位的重要因素。正确的操作，并采用术中 X 线定位、神经导航和内镜辅助技术可避免定位错误的发生。一旦发现定位错误，应立即停止进一步操作，修补脑脊液漏口和严格止血，术后立即复查 CT 排除颅内出血。

（2）口鼻腔并发症有唇齿麻木、鼻中隔偏曲、鼻中隔穿孔、鼻黏膜萎缩、蝶窦炎症和积液、鼻衄和眶骨筛骨骨折等。除对症处理外，尽量采用创伤更小的入路和注意操作轻柔是预防该类并发症的最好方法。

七、专家点评

经蝶入路在所有垂体腺瘤手术入路中创伤最小，适合于大多数垂体瘤手术和局限中线的前颅底、斜坡肿瘤。其中尤以经鼻－蝶窦入路手术效果最好，操作简易，创伤又相对较小。鉴于此入路术野定位较困难，深部术区与重要结构毗邻，术者应对入路相关的鼻腔及蝶窦解剖学知识熟悉，并经严格的临床培训，否则会因手术偏离靶点，损伤前颅底、后颅窝，甚至海绵窦颈内动脉，发生严重并发症。内镜、神经导航和术中 MRI 对于提高该入路的手术效果有帮助。

（王镛斐　李士其）

第二十一节　经口入路
（Transoral Approach）

此入路用以暴露下斜坡、环和枢椎的前表面，主要适用于该区中线、硬脑膜外病变。

一、适应证

下斜坡、颅颈交界处和上颈椎中线、腹侧硬膜外肿瘤，包括脊索瘤、骨软骨瘤、骨巨细胞瘤和转移癌，颅底凹陷症、齿状突骨折脱位等需作前路减压术者；部分小的硬脑膜下病变如基底动脉瘤等也有应用。

二、禁忌证

（1）有口腔化脓性感染灶包括牙齿、牙周炎症和化脓性鼻窦炎者。

（2）张口小于 2cm 者为相对禁忌证，或先作下颌骨切开，以满足显露需要。

三、术前准备

（1）确认无口咽部感染，口咽部细菌培养，以利于术后抗生素的选用。

（2）术前 3 天始，用抗生素液喷雾口、鼻腔，每天 3 次；用复方硼酸液漱口，每 2 小时 1 次；同时全身预防应用抗生素。

（3）剃须、剪鼻毛，大腿外侧与髋部备皮，以备术中取骨、脂肪或筋膜作移植用。

（4）肿瘤侵及硬脑膜下，麻醉后行腰穿置管，以便术中、术后引流脑脊液。

四、麻醉

（1）一般采用气管插管，全身麻醉，如采用气管切开，应注意和呼吸机的连接。

（2）动脉血压持续监测，收缩压控制在 100mmHg 左右。

（3）手术开始时静脉应用抗生素。

五、手术步骤

1. 体位和切口

患者仰卧位，头过伸位，头架固定。口和鼻咽部消毒、铺巾如常,鼻咽腔置纱布填塞,防止血与灌洗液进入气道和胃。置口腔牵开器。用牵开器向下压舌,将气管内插管移至口咽腔外侧(图 2-21-1)。

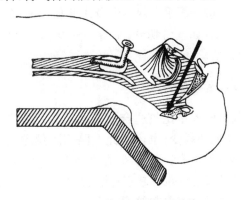

图 2-21-1　体位:仰卧,颈过伸

2. 软腭、硬腭的处理和咽后壁切口

于悬雍垂正中或旁正中切开,再循软腭中线切开至软硬腭交界处,黏膜的切开必须规则,应保持黏膜及黏膜下组织(肌肉、骨膜等)的相对完整,用缝线将软腭牵向两侧,必要时可在黏膜、骨膜下切除部分硬腭,以扩大显露范围(图 2-21-2)。于咽后壁扪触寰椎前结节(必要时摄 X 线侧位片证实),作咽后壁正中纵形切口(切开长短视病变范围而定),切开黏膜、头长肌、前纵韧带和骨膜,用特殊的牵开器向两侧牵开固定,如肿瘤已长入咽后壁,则在黏膜下或肌层内即可见肿瘤,要注意分辨。切口出血,可用含肾上腺素纱条压迫止血,尽量避免电灼,以利于术后缝合关闭切口。

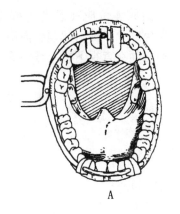 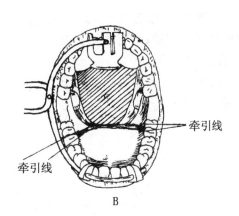

图 2-21-2　软腭和硬腭的处理

A:沿中线旁切开软腭(虚线);B:把软腭向两旁牵开

3. 斜坡和上颈椎的处理

显露寰椎前弓。用高速磨钻磨除斜坡、寰椎前弓和齿状突。磨骨质时,磨至薄骨片后,再用小剥离子去除之。切骨范围视病变范围和手术目的而定,一般长约 4～5cm,宽约 2～2.5cm。硬脑膜下病变时,需作较广泛的骨切除。上述操作应在手术显微镜下进行。

4. 硬脑膜切口

清洗术野后,用双极电凝镊电凝后切开硬脑膜,此时可暴露椎动脉、桥脑和延髓的脑侧面。根据不同病变,做相应处理。

5. 颅底重建

术野止血满意后,取阔筋膜两片。第一片垫于硬脑膜下,周边需超过硬脑膜缺损,并沿硬脑膜缺损边缘用纤维蛋白胶粘封。第二片较大的阔筋膜敷于硬脑膜外,在筋膜的四周再用纤维蛋白胶粘封,以防脑脊液漏。

残余空腔用游离脂肪填塞。分别缝合咽缩肌和黏膜,以闭合咽后壁。软腭分三层缝合,宜使用可吸收缝线。

六、关键要点

当患者存在颅颈交界处不稳定或颈椎管狭窄时,须用纤维支气管镜经鼻做气管插管。患者张口不大或术中准备切开下颌骨者,应先做气管切开。

术前存在不稳定的患者或做齿状突及其支持韧带切除的患者,术后发生不稳定的可能性增加,须做颅颈交界处固定,甚至需作枕颈融合术。

经口-咽入路仅能显露下 1/3 斜坡与高颈位

之间的区域。如欲显露上、下斜坡,可与经硬腭入路联合;如需显露颈椎椎体,可与经下颌-舌咽入路联合。

术中软腭处理,视手术显露需要而定:将软腭游离缘缝扎于软、硬腭交界处,仅能显露寰椎与枢椎,不能显示斜坡;若通过左右鼻孔各插一根 8 号导尿管至鼻咽部,然后将左右软腭缝扎于导尿管端,再将导尿管向外拉紧,于鼻前孔处结扎固定,使软腭翻入鼻后孔,可显露枕大孔前缘。

大多数患者术后即可拔除气管插管,但少数患者,需取决于术后 X 线片上咽部的肿胀程度,酌情留置经鼻插管 1～3 天。

七、术后处理

(1)术毕经鼻留置胃管,术后头 2～3 天行胃肠减压,以免呕吐物污染口腔;随后鼻饲 1 周;术后 7～10 天拔除胃管,经口进食。

(2)用抗生素细纱布团填塞鼻后孔 5～7 天。

(3)头部抬高 30°～45°。

(4)术后腰穿引流脑脊液 5～7 天,如有脑脊液漏,必要时作腰池-腹腔分流术。

(5)加强鼻腔、口腔护理。

(6)按开颅手术观察生命体征和护理,全身应用抗生素,如气管切开,维持 7～10 天,并做相应护理。

八、专家点评

(1)该入路比较适合下斜坡与高颈位之间的腹侧硬膜外病变,也可用此入路切除颅颈交界中线腹侧硬膜下小肿瘤,但存在术野深在,显露有限,硬膜修复困难等缺点;此入路对非中线部病变是不适宜的,有引起脑脊液漏和严重颅内感染的危险,应从严掌握指征。

(2)摆放体位应在患者清醒、麻醉诱导前进行,以避免因颈过伸引起颈髓损伤。

(3)必须在直视下置入鼻饲管。

(钟　平　周良辅)

第**3**章

小脑幕上肿瘤
Supratentorial Tumors

第一节 大脑半球内肿瘤
(Intra-axial Cerebral Tumors)

本章节介绍大脑半球的脑内肿瘤,常见的有神经胶质细胞瘤、转移瘤、血管母细胞瘤等。其中胶质细胞瘤最为常见。

大脑半球神经胶质瘤有以下特点:

(1)除少数胶质细胞瘤相对良性外,多数胶质细胞瘤为恶性。肿瘤细胞可随脑脊液循环向脑及脊髓表面播散。

(2)肿瘤一般呈浸润性生长,分界不清,手术难以全切,术后容易复发。

(3)肿瘤周围脑组织都有明显的水肿带,且恶性程度越高,水肿往往越明显,导致颅内压明显增高。

大脑半球神经胶质瘤的手术原则是:

(1)随着显微外科技术在神经外科手术的普及和神经导航技术及术中B超应用,应尽可能在保神经功能前提下,彻底切除肿瘤。

(2)如肿瘤位于非功能区,但仍限于额极、颞极或顶后等"哑区",为了争取良好的疗效,可行脑叶切除;如肿瘤位于重要功能区(基底节、丘脑及胼胝体的肿瘤),可在附近切开皮质,潜行到达肿瘤区,分块切除肿瘤,不宜彻底切除之。

(3)如果颅内压较高,可作去骨瓣或颞肌下减压,术后再行放疗、化疗等。

(4)有条件者,可应用功能磁共振(fMRI)、皮层传导束成像(如DTI)和直流电刺激电生理监测以及术中影像导航(如MRI)等技术,可提高肿瘤切除率和神经功能保留率。

一、适应证

经临床及影像学确诊的患者,原则上应尽早手术。

二、禁忌证

恶性程度较高的星形细胞瘤或多形性胶质母细胞瘤的术后复发者、患者恶病质、再次手术也不能延长生命,均为手术禁忌证。

三、术前准备

参见第一章第六节"术前准备、手术操作的基本原则"。

四、麻醉

一般气管内插管全身麻醉。

五、手术步骤

1. 体位

根据肿瘤的部位可采用仰卧位、侧卧位或侧俯卧位。

2. 切口

根据肿瘤部位选择相应头皮切口。

3. 开颅

按常规方法开颅。

4. 肿瘤暴露

首先要确定肿瘤的位置,浅表肿瘤可根据脑回的形态、色泽、质地及影像学资料确定肿瘤位置,切开皮层应避开功能区。深部肿瘤可用脑针穿刺,触及实性肿瘤时会有阻力感;触及囊性肿瘤时,有落空感并有囊液流出。目前有术中B超或神经导航可帮助进行深部肿瘤的定位。

5. 肿瘤切除

由于肿瘤切除方法基本相同,以下叙述以胶质瘤为例。

如肿瘤与脑组织有分界,且位置不深,在皮层表面即可见有灰红色或紫红色的肿瘤组织,应肉眼全切。

如肿瘤位置较深,切除一块无功能的皮质后,分开白质,向肿瘤方向逐步深入,见到肿瘤后分块切除之。

如肿瘤位于"静区",且分界清楚,可先电凝切开肿瘤周围的皮质,再用两块脑压板在离肿瘤四周边缘约2mm处沿"水肿带"分离白质,楔形深入,遇肿瘤的供应动脉和回流静脉予以电凝后剪断,直至肿瘤的尖端;边分离边用脑棉保护周围脑组织,最后将含有肿瘤的圆锥形组织整块切除。

如肿瘤位于重要功能区,可在附近切开"静区"皮质,潜行达肿瘤,分块切除,并视术中减压状况,酌情作内减压、去骨瓣或颞肌下减压术。

如神经胶质瘤或转移瘤边界不清局限在一个脑叶内(额叶、颞叶、枕叶),为能彻底切除肿瘤,充分减压,可作脑叶切除术。但为了避免伤及脑重要功能区,尤其是左侧大脑半球肿瘤(右利手者),各脑叶的切除范围更应谨慎。

(一)额叶切除术步骤

1. 体位与切口

仰卧位,头转向健侧20°～40°,冠状头皮切口,皮瓣翻向前(图3-1-1)。

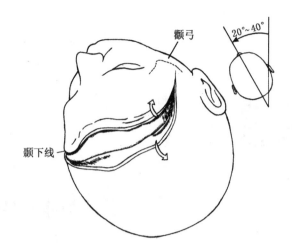

图 3-1-1 患者头位和头皮切口

2. 骨瓣形成

额颞游离骨瓣,骨窗前缘近眶嵴,骨窗内缘近中线。硬脑膜瓣以矢状窦为基底,翻向中线,并用细线悬吊于骨窗缘软组织上,充分显露大脑纵裂(图3-1-2)。

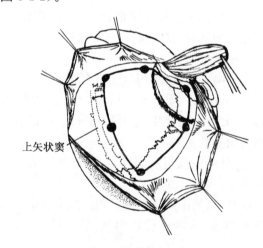

图 3-1-2 骨瓣形成

3. 前额叶切除

先将额叶皮层至上矢状窦的桥静脉电凝后剪断,再从大脑纵裂翻开额叶内侧面,把胼周动脉的分支电凝后剪断,保留大脑前动脉主干。然后在冠状缝平面由上至下电凝并切开额叶皮质,在优势半球应避开位于额下回后部的运动性语言中枢,用脑压板向下并略向前倾斜分离白质,可打开侧脑室前角,沿路电凝所见血管并剪断之,将位于额底的嗅束电凝后切断,并沿侧裂静脉内侧切断额叶,即可将前额叶连肿瘤整块切除(图 3-1-3,图 3-1-4,图 3-1-5)。为减少局部积液,脑组织断面应有少许软脑膜覆盖。

4. 关颅

硬脑膜间断或连续缝合,骨瓣复位固定,逐层缝合骨膜、肌肉、腱膜和皮肤。由于前额叶切除后,局部残腔易积液,术后可放置硅胶管负压引流、数天后拔除。

(二)颞叶切除术步骤

1. 体位与切口

侧卧位,改良翼点切口(图 3-1-6)。皮瓣与颞肌及其筋膜一起翻向颞侧,以免伤及面神经额支。

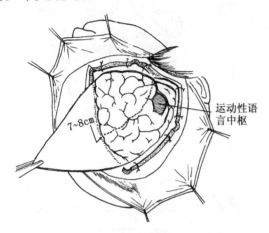

图 3-1-3　前额叶切除的皮质切口(虚线)

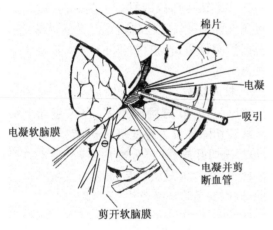

图 3-1-4　前叶额叶切除

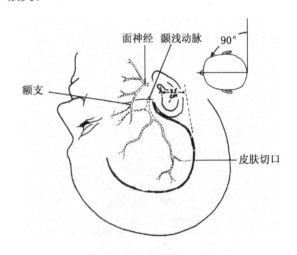

图 3-1-6　颞叶切除的体位和头皮切口

2. 骨瓣形成

额颞骨瓣形成后,咬除颞骨瓣基底部和蝶骨嵴外侧部,使骨窗下缘达中颅窝底(图 3-1-7,图 3-1-8,图 3-1-9)。

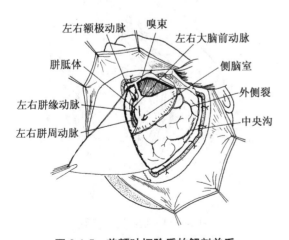

图 3-1-5　前额叶切除后的解剖关系

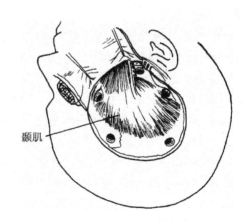

图 3-1-7　皮瓣翻开,颅骨钻洞

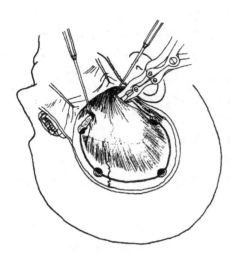

图 3-1-8　骨瓣基底咬断

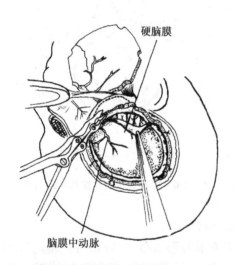

图 3-1-9　咬除颞骨基底部,使骨窗达中颅底,剪开硬膜

3. 前颞叶切除

剪开硬脑膜,硬脑膜瓣基底翻向中线。颞叶切除的基本操作与额叶相同。先分离大脑外侧裂,将供应颞叶的大脑中动脉分支电凝后剪断,注意保留大脑中动脉主干。再电凝并剪断颞叶底面和内侧面回流至蝶顶窦和海绵窦的静脉,然后在距颞尖6~7cm处切开颞叶皮质,分离白质,直至整块切下带有肿瘤的颞叶。在优势半球,必须保留颞叶的后1/3和颞上回,避免造成语言障碍。

(三)枕叶切除术步骤

1. 体位与切口

侧卧位,头稍向前俯,枕顶马蹄形切口(图 3-1-10),皮瓣翻向枕下。

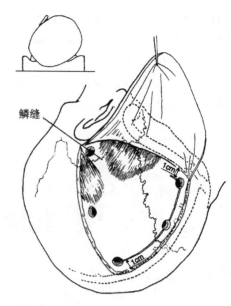

图 3-1-10　枕部头皮已切开,示钻孔位置

2. 骨瓣形成

应注意钻孔部位即靠近上矢状窦和横窦,也紧邻窦汇和横窦转入乙状窦处。骨瓣带蒂翻向颞前侧或游离骨瓣,骨窗内侧和下缘应显露上矢状窦和横窦的边缘。

3. 枕叶切除

硬脑膜切开,可翻向横窦,也可翻向上矢状窦。枕叶切除部位为距枕极7cm范围之内(图 3-1-11)。先切开皮质,再分离白质,尽量不打开侧脑室枕角,然后电凝大脑后动脉的分枝及汇入横窦的静脉,最后将枕叶整块切下(图 3-1-12)。

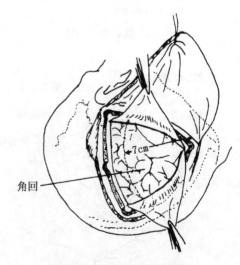

图 3-1-11　枕叶切除范围

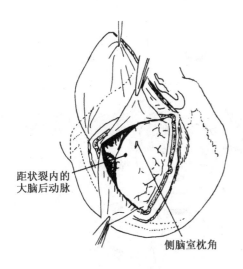

距状裂内的
大脑后动脉

侧脑室枕角

图 3-1-12　枕叶切除后的解剖关系

4. 关颅

肿瘤切除后，彻底止血按常规方法缝合硬脑膜，置负压引流，骨瓣复位，分层缝合帽状腱膜及皮肤。如果肿瘤恶性程度高，切除不彻底，或脑水肿明显，可作硬脑膜减张缝合，去骨瓣减压。

六、关键要点

(1)肿瘤定位：神经胶质瘤一般多呈浸润性生长，分界不清，位置较深，术中确定肿瘤位置往往比较困难。为明确肿瘤位置，术前应做详细的肿瘤定位检查如 CT、MRI 等，术中做肿瘤组织的活检、借助 B 超或神经导航确定深部肿瘤的定位和性质。

(2)处理好切除肿瘤的程度与保存神经功能的关系：尽可能彻底切除肿瘤又能保留神经功能。

七、术后处理

(1)参见第一章第八节"术后处理原则"。
(2)术后伤口 5～7 天拆线。
(3)切口愈合后 3～4 周行放疗，然后再作化疗。

八、专家点评

(1)切除额叶胶质瘤时，额底切除范围最大至嗅束和嗅纹交界处，可以避免损伤前穿支的豆纹动脉穿透支，优势半球应保留额叶下回后部。有

时额中回后部也有语言区，因此，有条件者应术前作 fMRI 确定语言区分布范围，术中电生理监测。

(2)切除颞叶胶质瘤时，因颞叶前部肿瘤易引发钩回疝，所以内减压必须充分，如内减压不充分，可行颞肌下减压。

(3)切除枕叶胶质瘤时，枕叶中线侧一般无汇入上矢状窦的桥静脉，可以向外侧牵拉以利于显露枕叶的内侧面。

(4)尽量避免脑室开放，一旦脑室开放，裂口较小时可以夹闭或用生物胶粘合，或扩大开放范围，避免活瓣作用形成张力性憩室或脑穿通畸形。

（季耀东　周良辅）

第二节　侧脑室内肿瘤
(Tumors of the Lateral Ventricle)

侧脑室内肿瘤较少见。侧脑室前部以室管膜瘤、胶样囊肿为多，其后部以脉络丛乳头状瘤和脑膜瘤居多。侧脑室周围结构的神经胶质瘤、颅咽管瘤常突入侧脑室内。侧脑室肿瘤的手术入路可分成为前、后及下入路。侧脑室前角和体部肿瘤采用前入路，其后角或三角区肿瘤可用后入路，其颞角肿瘤采用下入路(图 3-2-1)。

一、前入路(Anterior Approaches)

侧脑室前角和其体部前部内肿瘤常经胼胝体前入路或经皮质入路达到。如脑室大小正常或轻度扩大，做经胼胝体前入路易于经皮质入路。有时额前入路可结合沿大脑半球纵裂邻近部入路达额角前壁和底部。

(一)经胼胝体前入路(Anterior Transcallosal Approach)

1. 适应证和禁忌证

肿瘤累及侧脑室前角和体部，亦适用经侧脑室暴露第三脑室前上部。有严重全身系统器质病者为禁忌证。

2. 术前准备

见第一章第六节。

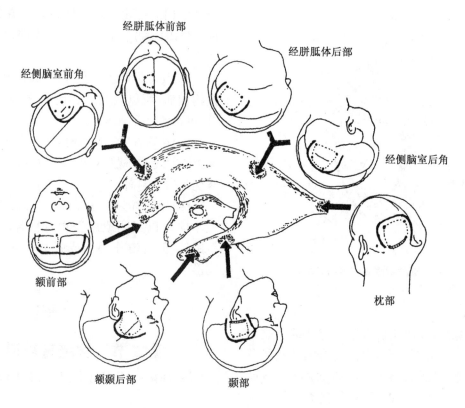

经侧脑室前角　经胼胝体前部　经胼胝体后部

经侧脑室后角

额前部

额颞后部　　颞部　　枕部

图 3-2-1　侧脑室各种手术入路示意图

3. 麻醉

气管内插管全身麻醉。

4. 手术步骤

(1)体位与切口

患者仰卧位,头抬高 20°～30°,头架固定。左或右额马蹄形切口或冠状皮肤切口(图 3-2-2)。

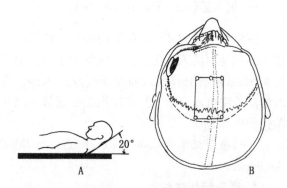

图 3-2-2　患者体位(A)以及头皮切口和骨窗(B)

(2)骨瓣形成

以冠状缝为中心做左额游离骨瓣,其内缘过中线(图 3-2-3)。

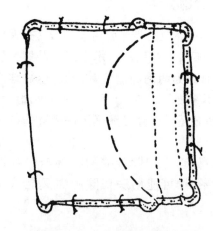

图 3-2-3　硬脑膜悬吊和切口

(3)侧脑室的进入

切开硬脑膜并翻向矢状窦。注意保护进入上矢状窦的桥静脉。为了将左侧额叶牵离大脑镰,可剪断1～2支桥静脉。打开大脑镰游离缘深部所遇到的蛛网膜,分开相互面对的左右两侧扣带回,暴露胼胝体和两侧大脑前动脉。本入路在两侧胼周动脉之间进入(图 3-2-4)。

116

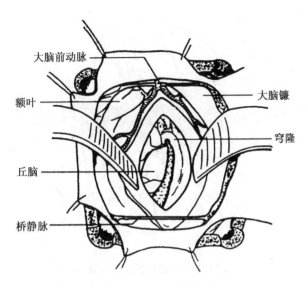

图 3-2-4　进入侧脑室

　　沿中线用吸引器边吸边切开胼胝体，长约3cm，向前至胼胝体膝部，可满意地达到两侧侧脑室前部。一般先打开同侧脑室进行手术操作，如打开透明隔，即可进入对侧侧脑室。循脉络膜丛和纹丘静脉向前可找到室间孔，这是因为两者均在室间孔处聚合（图 3-2-5）。切开侧脑室壁前，应妥善止血，防止血流入侧脑室。

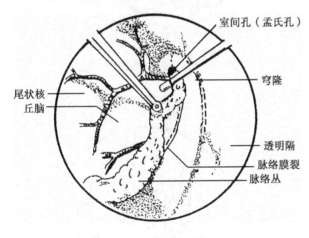

图 3-2-5　室间孔的定位

　　当牵拉侧脑室壁时，应牢记内囊膝部与室间孔有紧密联系。内囊膝部邻接丘脑前极接近室间孔外侧区的脑室壁。由于薄的脑压板极易切入这危险区的脑室壁内，因此在牵拉此区时应特别当心。

（二）经皮质前入路（Anterior Transcortical Approach）

　　1. 适应证与禁忌证

　　侧脑室前部，第三脑室前上部病变，尤其是肿瘤主要位于入路侧的侧脑室内。由于常伴有术侧侧脑室扩大，使本入路进入较容易，如脑室不扩大，则宜选用经胼胝体入路。禁忌证同经胼胝体前入路。

　　2. 术前准备

　　见第一章第六节。

　　3. 麻醉

　　气管内插管全身麻醉。

　　4. 手术步骤

　　（1）体位与切口

　　患者仰卧位，头稍转向对侧。

　　（2）骨瓣形成

　　做额叶游离骨瓣。骨窗应置于额叶中部（图3-2-6）。

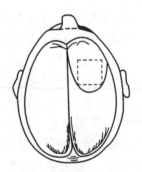

图 3-2-6　头皮切口和骨窗示意图

　　（3）皮质切开

　　在额中回上纵行切开硬脑膜，长约3cm，必要时可在切口两端做附加切口（图3-2-7）。电凝皮质后，用脑针穿刺侧脑室，放出少量脑脊液，再沿

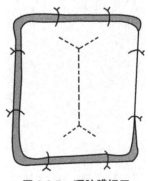

图 3-2-7　硬脑膜切口

此穿刺孔纵行切开额中回,进入侧脑室(图 3-2-8)。如此入路位于主侧半球,应注意将皮质切口置于额下回表达性语言中枢前方和中央前回的前部。脑室内的操作同经胼胝体入路。

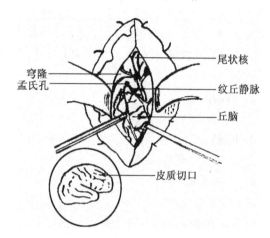

图 3-2-8　经皮质切口进入侧脑室

(4)肿瘤切除

图 3-2-9 和图 3-2-10 显示胶样囊肿切除。先经室间孔用针抽吸胶样囊肿,缩小其体积。必要时可用镊子扩大室间孔或切断一侧穿隆柱。由于对侧穿隆柱存在,不会出现近事记忆障碍。然后用吸引器吸除囊内凝集物,小心游离和切除囊壁。对巨大胶样囊肿,可采用经脉络膜体入路(图 3-2-11,图 3-2-12)。通过沿脉络膜丛附着穿隆的部位切开脉络膜体,可进一步暴露阻塞室间孔的胶样囊肿(参考第二章第六节侧脑室前角脉络膜下入路)。这将暴露室间孔后的大脑内静脉和脉络膜

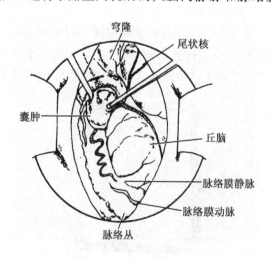

图 3-2-9　胶样囊肿的暴露

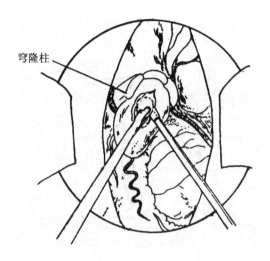

图 3-2-10　胶样囊肿的切除

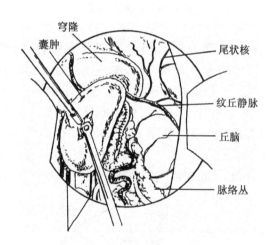

图 3-2-11　巨大胶样囊肿的切除

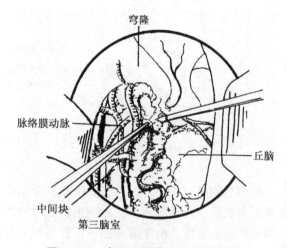

图 3-2-12　电凝脉络膜丛上的残余囊壁

118

中央后动脉。图 3-2-12 显示用双极电凝镊子电凝附着在脉络膜丛上的最后残余的囊壁。图 3-2-13 显示通过切开透明隔使这暴露范围扩大,可暴露两侧脑室前角和体部。图 3-2-14,图 3-2-15 示采用经皮质入路暴露和切除脉络膜丛乳头状瘤。由于肿瘤常有丰富的血管,应借助超声吸引器或吸引器切除肿瘤。然后切除附着在脉络膜丛上的最后残余的瘤包膜。

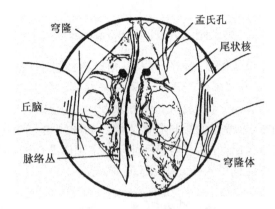

图 3-2-13　切开透明隔扩大暴露

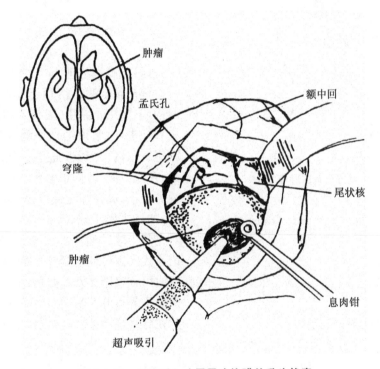

图 3-2-14　经皮质入路暴露脉络膜丛乳头状瘤

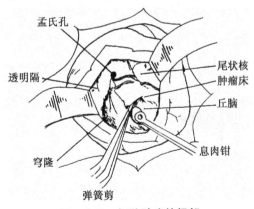

图 3-2-15　切除肿瘤的根部

二、后入路(Posterior Approaches)

位于侧脑室体后部及三角区内的肿瘤(图3-2-16)最常采用经皮质后入路来暴露。如病变涉及胼胝体压部,或从三角区顶和内壁上部侵入侧脑室,可考虑使用胼胝体入路。如肿瘤自三角区内壁长出,并从其内壁延伸至脑室和四叠体池,可采用经枕极入路。禁忌证同前入路。

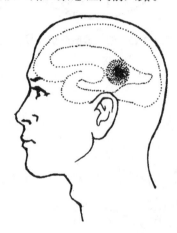

图 3-2-16　侧脑室三角区肿瘤

(一)经皮质后入路(Posterior Transcortical Approach)

1. 术前准备

见第一章第六节。

2. 麻醉

气管内插管全身麻醉。

3. 手术步骤

(1)体位与切口

3/4俯卧位,脸转向地,将顶部置于手术的最高点(图3-2-17)。

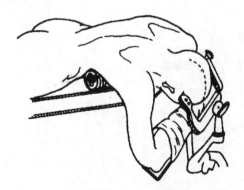

图 3-2-17　患者3/4俯卧位

(2)骨瓣形成

顶后游离骨瓣,其中心在顶上小叶上,中央后回后(图3-2-18)。

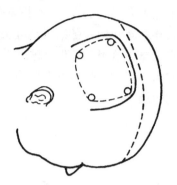

图 3-2-18　皮肤切口和骨瓣位置

(3)侧脑室的进入

剪开硬脑膜。沿顶上小叶的长轴,最好在小叶沟内作皮质切开(图3-2-19,图3-2-20)。经颞上和颞中回,颞顶结合处的皮质切口也可达到侧脑室三角区。但是,通过颞顶区暴露侧脑室三角区,在左右两半球均可因中断视放射而引起同向视野缺损;如在非主侧半球,可致视空间觉功能障碍;如在主侧半球,可引起失语和认识不能障碍。对主侧半球肿瘤虽然可考虑经颞中回切开,但是语言代表区可偶尔延伸至颞中回。经顶上小叶入路时可在穹隆体及其脚的结合处进入侧脑室。此入路可暴露脉络膜丛,并可见三角区内和外侧静脉在脉络膜体处聚合(图3-2-20)。

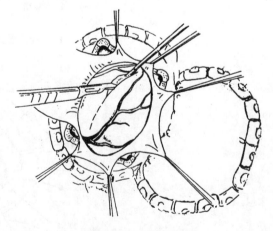

图 3-2-19　切开皮质

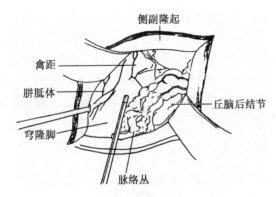

图 3-2-20　显露侧脑室三角区内结构

（4）肿瘤切除

该区肿瘤的血供主要来自脉络膜后外动脉。图 3-2-21，图 3-2-22，图 3-2-23 显示用此入路切除来自侧脑室三角区的脑膜瘤。用超声吸引器吸除瘤内容物，然后电凝切除附着于脉络膜丛的最后残余的瘤包膜。

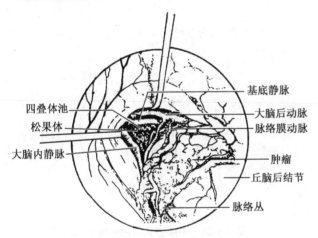

图 3-2-21　侧脑室三角区脑膜瘤的切除

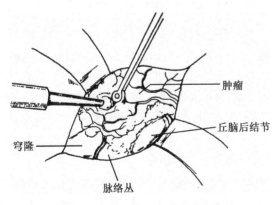

图 3-2-22　用超声吸引器切除肿瘤

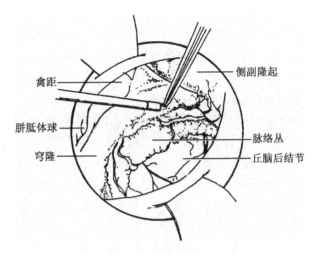

图 3-2-23　电凝脉络丛的瘤基部

（二）经胼胝体后入路（Posterior Transcallosal Approach）

1. 适应证与禁忌证

用于从胼胝体压部长出并延伸至侧脑室三角区内的肿瘤，不适合完全位于三角区内肿瘤。

2. 术前准备

见第一章第六节。

3. 麻醉

气管内插管全身麻醉。

4. 手术步骤

（1）体位与切口

取 3/4 俯卧位，脸朝地，顶区置于手术的最高点（图 3-2-24）。

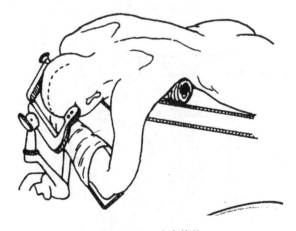

图 3-2-24　患者体位

骨瓣形成：顶枕皮瓣，骨瓣过上矢状窦，其前缘在中央后回之后。

（2）侧脑室进入

剪开硬脑膜蒂翻向上矢状窦。在中央沟静脉后，进入上矢状窦的桥静脉必须剪断，以便将大脑半球牵离大脑镰。打开大脑镰下的蛛网膜，暴露大脑前动脉远端的分支，偶见大脑后动脉在压部的分支。在中线切开胼胝体后部，暴露松果体区和第三脑室后部（图3-2-25）。为了达到侧脑室三角区，必须在胼胝体后上部后的扣带回上作一切口。皮质切口斜向前，经胼胝体压部外侧部，刚巧在胼胝体上方进入侧脑室三角区（图3-2-26）。在此处脑室已开始偏向外侧。经胼胝体后入路切开时，脑室内各个标志如前所述。本入路的方向应保持在大脑内静脉与大脑大静脉接合点的外侧。虽然Dandy报告在某些病例中切断了大脑大静脉，大脑内静脉和直窦，而没发生神经功能障碍。但应尽量避免伤及这些静脉结构，以免引起较大的神经功能障碍。

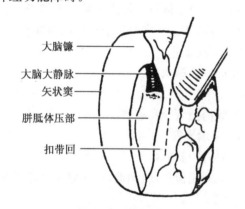

图 3-2-25　侧脑室的进入

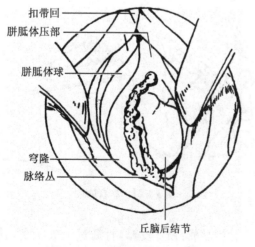

图 3-2-26　暴露侧脑室内结构

（3）肿瘤切除

图3-2-27显示经此入路用息肉钳和超声吸引器切除胶质瘤。脉络膜丛和丘脑后结节被肿瘤向前推移。在将肿瘤切除后，随着胼胝体的切开，暴露出第三脑室顶的大脑内静脉和四叠体池（图3-2-28）。

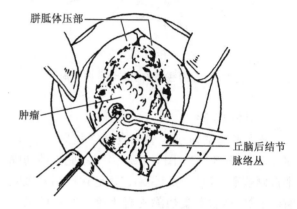

图 3-2-27　肿瘤切除

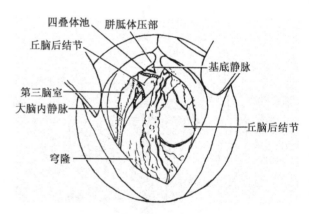

图 3-2-28　肿瘤切除后的解剖关系

三、下入路（Inferior Approaches）

下入路包括额颞入路、颞下入路。额颞入路暴露颞叶前极，通过皮质小切口或颞叶切除，暴露颞角前部（详见颞极切除）。经颞下暴露是通过以耳上区为中心的颞部开颅术，并经颞叶外下面的皮质切口，打开颞角的全长来实现的。

（一）经颞叶入路（Transtemporal Approach）

1. 适应证与禁忌证

颞角中部及其后1/3处肿瘤和环池与脚间池内肿瘤，可采用颞部开颅术，经颞叶或颞下皮质切开的入路。禁忌证同前入路。

2. 术前准备

见第一章第六节。

3. 麻醉

气管内插管全身麻醉。

4. 手术步骤

(1)体位与切口

患者仰卧位,病侧肩抬高,头转向健侧60°~80°。皮肤切口从耳前颧弓上向耳上区延伸,再向后下降至耳后星点区(图3-2-29)。头皮、颞肌及其筋膜、骨膜合为一层翻开。

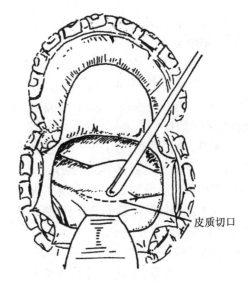

图 3-2-30　皮质切口

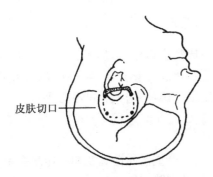

图 3-2-29　皮肤切口和骨窗

(2)骨瓣形成

骨瓣必须做得低,以达颅底为宜。这可能会打开乳突气房,但应小心不要将中耳的鼓室上隐窝打开。作此入路后出现的暂时性耳聋,是因渗出液流入中耳之后吸收所致。

(3)颞角的进入

在非主侧半球,采用视放射前的颞中回皮质切开;在主侧半球,作颞下回皮质切开,均可暴露颞角。皮质切开时应避免伤及桥静脉尤其是Labbé静脉,打开颞角将暴露脉络膜丛,脉络膜前动脉和脉络膜后外动脉进入脉络膜丛的分支(图3-2-30,图3-2-31)。沿伞带切开脉络膜体,注意不要伤及穿过脉络膜带的血管。把它们与脉络膜丛一起向上牵开,这将在不用广泛牵拉颞叶的情况下暴露中脑、脉络膜前动脉和后动脉、基底静脉(图3-2-32)。

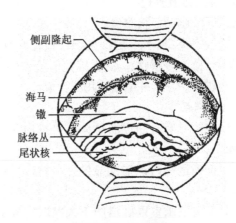

图 3-2-31　进入颞角

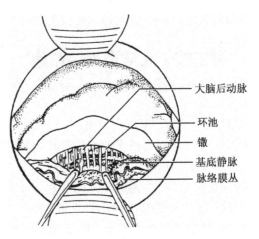

图 3-2-32　经颞角暴露环池及其结构

(4)肿瘤切除方法同前入路和后入路

5. 关键要点

(1)止血要可靠。在进入脑室前、切除肿瘤时和手术结束时都要彻底、可靠地止血。用双极电凝镊电凝时要经常滴水冷却术野,尽量少用或不用止血海绵于脑室内。

(2)切开、牵拉脑组织时要轻柔,注意保护好脑室壁、丘纹静脉等重要神经血管结构。

(3)术毕应缝合硬脑膜,以防脑脊液漏。

(4)如手术未能解除脑脊液循环阻塞,应酌情做脑室引流或脑脊液分流术。

6. 术后处理

见第一章第八节。脑室手术后多需行脑室外引流数天,以引流血性脑脊液,利于术后康复。

7. 并发症及处理

(1)同大脑凸面脑膜瘤。

(2)脑室炎:见于术后细菌感染或化学性(如肿瘤囊液、血液等)刺激。可做脑室引流或腰穿检查脑脊液加以鉴别,并酌情应用抗生素。

8. 专家点评

(1)神经导航有助经胼胝体或经皮质手术入路的操作。

(2)正确运用内镜辅助显微外科技术可提高疗效。

(3)暴露三脑室以脉络膜下入路联合经室间孔入路比穿隆柱入路好。

(郑　康　周良辅)

第三节　大脑凸面脑膜瘤
(Convexity Meningioma)

脑膜瘤手术应注意以下原则:

(1)由于脑膜瘤与正常脑组织经常有明确分界,脑组织受肿瘤压迫或推移而未被破坏,切除肿瘤后脑功能常可恢复,因此手术时应尽量保护肿瘤周围脑组织及其供应动脉和引流静脉。

(2)脑膜瘤的供血主要来自脑膜动脉,手术中应先控制肿瘤的血供,即离断肿瘤与硬脑膜的粘连,以保证手术顺利进行。

(3)脑膜瘤切除程度按 Simpson 分级。Ⅰ级:肿瘤肉眼全部切除,包括与肿瘤粘连的硬膜、颅骨及受侵的静脉窦壁;Ⅱ级:肿瘤全部切除,肿瘤粘着的硬脑膜未切除,仅用电凝烧灼;Ⅲ级:肿瘤全部切除,肿瘤粘着的硬膜未电凝或切除,受侵静脉窦和颅骨也未处理;Ⅳ级:肿瘤部分切除;Ⅴ级:开颅减压,肿瘤活检或未活检。在条件允许情况下,应争取肿瘤全切除。近年发现脑膜瘤侵犯硬膜,可超过其粘连区范围,是 Simpson Ⅰ级切除后复发的原因,故提出 Simpson0 级:切除受累硬膜,需超过粘连区 1～2cm。

一、适应证

经临床和影像学诊断者,原则上均应手术治疗。对已钙化成骨化且不伴水肿者(静止型脑膜瘤),可定期随访,不增大者可不必手术。

二、禁忌证

(1)全身严重器质性病变和不能耐受手术者。
(2)局部皮肤感染。

三、术前准备

同第一章第六节。

四、麻醉

全身插管。

五、手术步骤

1. 体位与切口

按肿瘤所在部位不同可采用不同体位,但头应高于心脏水平。头皮切口要求:(1)能充分暴露肿瘤周边;(2)皮瓣的长宽之比不超过 3：2;(3)为美观皮瓣切口应尽量在发际内(图3-3-1)。

2. 骨瓣形成

以肿瘤为中心做骨瓣,可采用手摇钻或电(气)钻在颅骨上打洞,然后用线锯或电(气)铣刀把骨孔间颅骨锯开。使用后者的优点是骨瓣形成迅速。但当颅骨增厚或内板不平滑时,使用会有困难,而且易伤及硬膜和脑皮质。对外生型脑膜瘤,可在颅骨隆起四周钻洞,再用咬骨钳咬去剩下骨质,形成骨瓣。由于脑膜瘤血供丰富,在颅骨钻孔和骨瓣形成时,出血较多,因此操作要迅速,并用骨蜡止血。

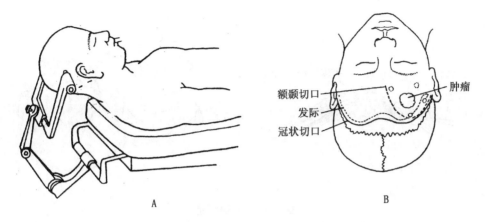

图 3-3-1　体位与切口
A:患者体位;B:头皮切口

由于肿瘤常与颅骨内板粘连或浸润入内板,因此翻起骨瓣时应用骨膜撬略抬起骨瓣,用剥离子伸入骨瓣下做钝性分离。当肿瘤和硬膜完全与颅骨瓣分离,骨瓣即可翻开。否则翻起骨瓣,会将粘连的肿瘤连同脑组织大块带出,引起出血及神经血管的严重损伤(图 3-3-2,图 3-3-3,图 3-3-4)。硬脑膜表面和离断的肿瘤蒂部出血,可电凝或压迫止血,骨缘出血用骨蜡涂抹。

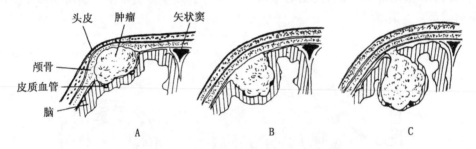

图 3-3-2　大脑凸面脑膜瘤的三种类型
A:外生型,少见;B:脑外型,多见;C:脑内型,少见

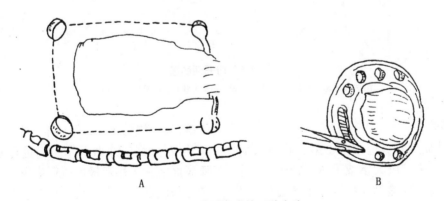

图 3-3-3　骨瓣形成的两种方法
A:用于脑外型和脑内型脑膜瘤;B:适用于外生型脑膜瘤

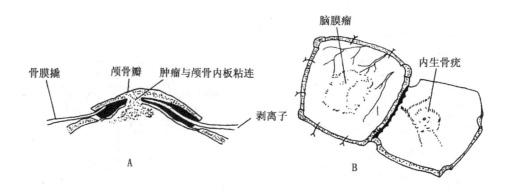

图 3-3-4 骨瓣翻起

A:骨瓣翻起时应注意颅骨内板与肿瘤粘连,可用骨膜撬略抬起骨瓣,伸入剥离子作钝性分离;B:确认颅骨内板与肿瘤粘连已断离,才翻起骨瓣

3. 硬脑膜切开

切开前准备工作:(1)妥善止血,使术野不受血液污染。(2)硬脑膜悬吊于骨窗缘骨孔或软组织上。(3)控制颅内压,如压力太高,需用人工过度换气或甘露醇静脉快速点滴等法,使压力下降(参见第一章第七节)。

用手指触摸肿瘤的边缘,并沿此边缘切开硬脑膜,或在邻近肿瘤边缘的硬脑膜上作一放射状小切口,再向肿瘤方向延长,直至肿瘤边缘,然后围绕肿瘤缘2～3mm剪开硬脑膜,可暴露肿瘤,而且不会发生脑组织由硬脑膜切口疝出(图3-3-5)。

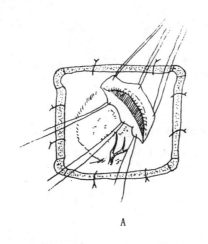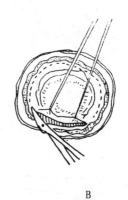

图 3-3-5 切开硬脑膜

沿肿瘤边缘2～3mm剪开硬脑膜,呈瓣状翻开(A)或呈环状切开(B)

4. 肿瘤切除

(1)整个肿瘤切除。适用于Ⅰ型和Ⅱ型大脑凸面脑膜瘤。在手术放大镜或手术显微镜下,沿肿瘤边缘用双极电凝镊电凝蛛网膜上的血管,用微型剪刀剪开蛛网膜,再用微吸引器头和双极电凝镊轻轻推开肿瘤周围的脑组织。可在自动牵开器(如蛇状固定器)帮助下,用一块脑压板牵开脑组织,另一块脑压板牵开肿瘤(或用丝线缝住肿瘤及其根部硬膜,并做反牵引),进行手术操作。肿瘤表面血管可用双极电凝镊电凝,使其皱缩闭塞。肿瘤与脑组织之间血管,特别是口径较大的动脉,应尽量与肿瘤分离和保留,如果血管参与肿瘤供血,则在近肿瘤侧电凝后切断,如此即可渐渐地将肿瘤提起和游离出来(图3-3-6)。

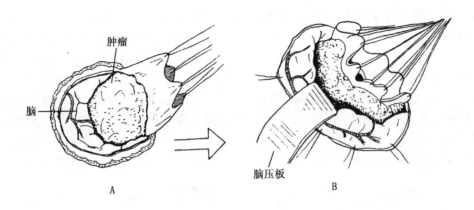

图 3-3-6　整块肿瘤切除法

(2)瘤内挖空后切除。适用于Ⅲ型和Ⅱ型大脑凸面脑膜瘤。电凝肿瘤根部后,切开肿瘤作瘤内分块切除。质地软者,可用吸引器或超声振动吸引器(如 Cavitoron 或 CUSA)吸除,质硬和坚韧者,则需用锐器(如刀、剪)或息肉钳切除。瘤内分块切除要注意:①应从肿瘤中央向周边扩大。②边切除边止血,保持术野清晰。③要防止过多牵拉肿瘤,引起瘤壁或瘤体过早从瘤床上剥离而出血。如用息肉钳切除肿瘤时,可用吸引器头顶住肿瘤壁起反作用力(参见第一章第三节)。④与游离肿瘤壁结合进行,即边瘤内切除,边游离瘤壁。不强求一次做到挖空肿瘤内容。当瘤壁厚度为 3~5mm 时,用吸引器吸引可感到瘤壁松动,此时瘤壁多塌陷,易与脑组织分离。如瘤壁僵硬或呈团块隆起,则有两种可能:残留肿瘤仍较多或瘤壁外有大血管,应酌情处理(图 3-3-7)。

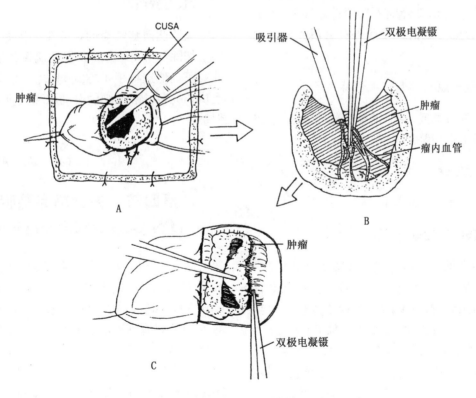

图 3-3-7　瘤内挖空后切除法

（3）瘤壁切除。当瘤内容挖空后，瘤壁易与脑组织分离，可分块或整块切除瘤壁。瘤床止血应仔细和彻底。

为防止肿瘤复发，与肿瘤粘连的硬膜也应切除，特别是肿瘤根部的硬膜。对Ⅰ级脑膜瘤，其根部四周2cm的硬脑膜也必须切除。

（4）硬脑膜切口关闭。准备工作：①颅内止血可靠。②清点脑棉片数。③恢复自主呼吸使血压达到麻醉前水平。用自体骨膜（翻转缝合）、筋膜等修补硬脑膜缺损，间断或连续缝合硬膜切口。如脑压高或为减压可不缝合硬膜，但需用明胶海绵覆盖于脑皮质上，或用移植物扩大缝合硬脑膜。

（5）关颅。应仔细和妥善地止血，特别是骨瓣根部的颞肌、硬脑膜。骨瓣全层受肿瘤浸润者，应弃除。内生骨疣者，可用微型电钻或骨凿切除之。骨瓣复位和固定，骨膜间断缝合（图3-3-8）。

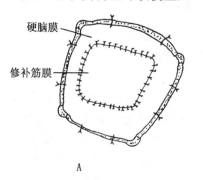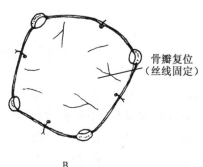

硬脑膜

修补筋膜

A

B

骨瓣复位
（丝线固定）

图3-3-8 关颅
A:硬脑膜用自体筋膜修补；B:骨瓣复位

（6）分层缝合肌层、帽状腱膜和头皮。止血可靠或硬脑膜切口未缝合或人造颅骨修补者，不放置引流物，否则可酌情在硬膜外和骨瓣外放置引流物。

六、关键要点

肿瘤的充分暴露、供血动脉的妥善阻断、脑组织回流静脉的保留是手术成功的关键。

七、术后处理

见第一章第八节。

八、并发症及处理

并发症常见有：（1）神经功能障碍：术时损伤或术后脑水肿、静脉回流障碍所致。因此手术时应注意脑组织和静脉的保护，术后要适当应用脱水剂。为排除伴发出血，应复查头部CT。（2）颅内出血：可见于手术部位及邻近部位，少数在远隔部位。常表现术后神经功能障碍，如偏瘫、意识障碍、血压升高等。术中妥善止血是防止并发症的关键，术后及时做头部CT，一旦发现血肿较大，应及时手术清除。

九、专家点评

大脑凸面脑膜瘤的切除常无困难，关键是既要全切除肿瘤，又能最大程度地保护脑功能。因此要正确地选择手术方式和方法，妥善控制肿瘤血供，对脑功能区、脑供血动脉和回流静脉要妥加保护。

（郑　康　周良辅）

第四节　矢状窦旁脑膜瘤
（Parasagittal Meningioma）

适应证与禁忌证同"大脑凸面脑膜瘤"。术前准备应借助 CT、MRI 和磁共振血管成像（MRA），明确：（1）肿瘤的位置，是位于上矢状窦前1/3（从鸡冠到冠状缝）、中1/3（从冠状缝到人字缝）还是后1/3（从人字缝到窦汇），位于矢状窦一侧还是双侧；（2）上矢状窦是否阻塞，是部分阻塞还是完全阻塞，以及桥静脉情况；（3）肿瘤的血供。

一、单侧矢状窦旁脑膜瘤（Lateral Parasagittal Meningioma）

(一)麻醉

一般用气管内插管全身麻醉。

(二)手术步骤

1. 体位

矢状窦前 1/3 脑膜瘤者,患者仰卧,头略抬高;中 1/3 者,头抬高并颈略前屈;后 1/3 者可坐或半坐位,头前屈,也可俯卧位(图 3-4-1)。

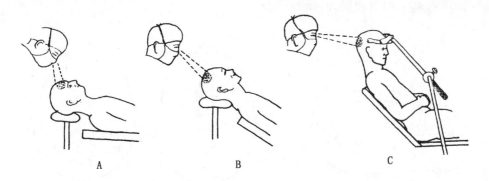

图 3-4-1　患者体位
A:矢状窦前 1/3 脑膜瘤;B:矢状窦中 1/3 脑膜瘤;C:矢状窦后 1/3 脑膜瘤

2. 头皮切口

冠状皮肤切口与传统的皮瓣切口比,具有下列优点:(1)切开和关闭迅速。(2)根据手术需要可向两旁延长切口。(3)不影响切口周围头皮的血供。采用冠状皮肤切口时,应用龙胆紫标出中线,以利术中定位。注意,矢状窦不总是沿中线走行,其后段可偏右(图 3-4-2)。

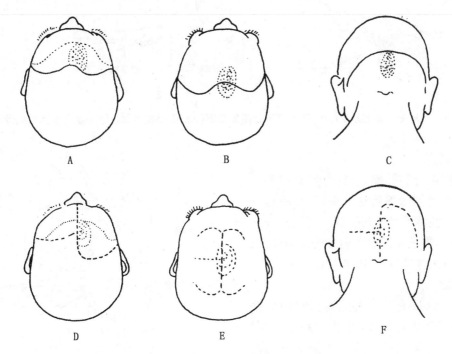

图 3-4-2　头皮切开
A、B、C:冠状皮肤口;D、E、F:传统皮瓣切口

3. 骨瓣形成

形成游离或带蒂骨瓣,骨瓣必须过中线。在矢状窦两旁钻骨孔,锯开骨瓣前,应用剥离子把硬膜、矢状窦从颅骨内板分离,也可用咬骨钳咬除矢状窦表面的颅骨,打通骨孔,以避免损伤矢状窦。翻开骨瓣前,先用剥离子伸到硬膜外,做钝性分离,将硬膜、肿瘤从颅骨上分离下来。骨瓣形成时,出血可能较多,要求术者操作迅速,并准备好骨蜡和明胶海绵。骨瓣翻起后,矢状窦出血可用明胶海绵敷盖,其上用脑棉轻压,骨缘出血用骨蜡涂抹(图3-4-3,图3-4-4)。

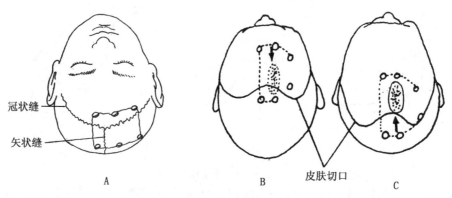

图 3-4-3 骨瓣必须过中线(A),对于矢状窦中 1/3 脑膜瘤,骨瓣还应偏前(B)或后(C)以利从非功能区切除肿瘤

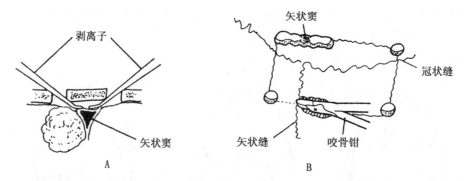

图 3-4-4 锯开矢状窦上方颅骨前,用剥离子分离矢状窦(A),或用咬骨钳咬除矢状窦表面的颅骨(B)

4. 硬脑膜切开

明确矢状窦走行和肿瘤边缘(可目察或手指触摸)后,沿肿瘤外侧缘弧形切开硬膜,硬膜瓣基底朝向矢状窦。注意不要误伤硬膜下回流到矢状窦的皮质桥静脉,特别是冠状缝后方的桥静脉,以免术后发生严重的神经障碍(图3-4-5)。

5. 肿瘤切除

有两种方法:(1)先分离肿瘤与脑组织的粘连,将瘤体向矢状窦方向翻转,再用电凝烧灼瘤根部,切除肿瘤。(2)先电凝和分离与矢状窦的粘连,然后分离肿瘤和脑的粘连,最后摘除之(图3-4-6,图3-4-7)。瘤小时,上述两法均可使用;瘤大时,宜用第一种方法,并结合瘤内分块切除法(参

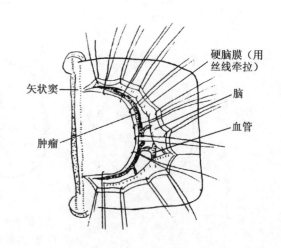

图 3-4-5 硬脑膜剪开

见"大脑凸面脑膜瘤")。肿瘤血供除来自矢旁硬膜
和大脑镰外,还有大脑前动脉的分支,因此在分离
到镰旁深部时应予以注意,并用双极电凝镊电凝后
切断。与肿瘤粘着的上矢状窦侧壁、大脑镰应尽量
切除,否则用电凝烧灼(图3-4-8,图3-4-9)。

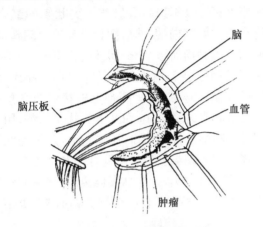

图 3-4-6　肿瘤切除

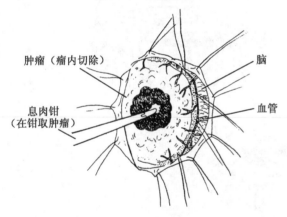

图 3-4-7　巨大肿瘤应先做瘤内容分块切除,
瘤体缩小后再游离瘤包膜与矢状窦粘连

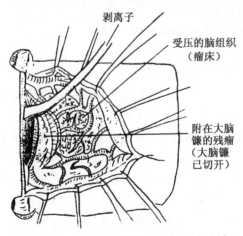

图 3-4-8　大部分切除肿瘤后,切开大脑镰
检查肿瘤有否长到对侧

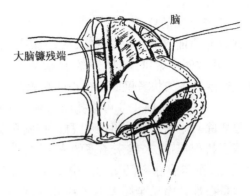

图 3-4-9　切除与大脑镰粘连的肿瘤和大脑镰

切除矢状窦中 1/3 脑膜瘤应注意:(1)避开运
动区,根据肿瘤的生长方向,经中央前回的前方或
后方切除肿瘤。(2)可切除少许非运动区皮质,暴
露肿瘤,再按前述方法先做瘤内切除,瘤体缩小
后,分块切除肿瘤包膜(图3-4-10)。

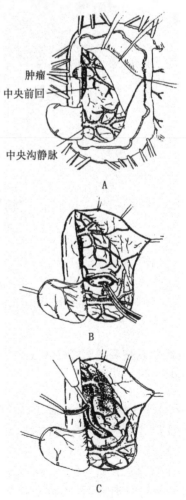

图 3-4-10　A 经中央前回的前方或后方切除肿瘤;B 切除
少许非功能区组织,经此切除肿瘤;C 分块切除肿瘤

6. 上矢状窦的处理

肿瘤与凸面硬膜、上矢状窦、大脑镰等的粘连，多数轻微而不紧密，容易分离；肿瘤与矢状窦粘连紧密或长入矢状窦仅面积很小的起源部。传统上认为，上矢状窦前1/3可结扎和切断，连同肿瘤一起切除。术后不会发生额叶静脉回流障碍。经临床资料积累，近来越来越多的人主张应尽量避免结扎，除非静脉窦已闭塞。中1/3和后1/3上矢状窦在被肿瘤完全阻塞时才结扎切除，否则必须保留。对残留窦内的肿瘤不处理，等待以后肿瘤把矢状窦完全阻塞，侧支循环建立后再手术切除。仅影响上矢状窦侧壁和侧角者，可按下法切除：先把矢状窦从颅骨上剥离下来，用无齿镊或血管钳夹紧肿瘤内侧的矢状窦壁。再沿肿瘤与无齿镊或血管钳之间切开上矢状窦约2cm长，用中

号丝线作连续锁边缝合矢状窦。按此步骤进行，把肿瘤全部切除。经上述处理的矢状窦腔变窄，但并不影响静脉回流（图3-4-11）。也可采用骨膜修补：游离一片比修补面大2~3mm的骨膜，翻转覆盖在肿瘤表面。骨膜上再盖脑棉片，棉片要比骨膜窄2mm，以不影响骨膜与上矢状窦的缝合。先缝合上矢状窦前端，然后把骨膜与棉片翻起，暴露肿瘤。沿肿瘤前缘2mm切开矢状窦壁，用手指或镊子轻轻压迫上矢状窦表面的骨膜和棉片，出血即可控制，用丝线把骨膜与上矢状窦两侧角缝合。再沿肿瘤边缘2mm切开上矢状窦两侧，用手指把骨膜和棉片推上切口，压迫止血，并用丝线做连续锁边把骨膜与上矢状窦缝合。多余的骨膜可修剪去（图3-4-12）。上矢状窦修复后，请麻醉医生提高气道阻力，检查缝合口有否渗漏，必要时加缝。

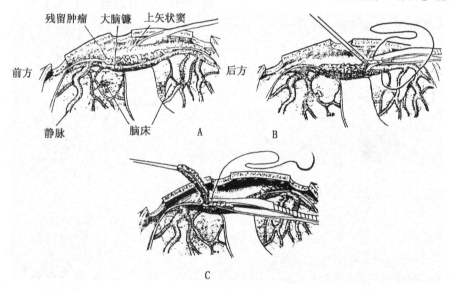

图3-4-11 上矢状窦的处理
A：游离矢状窦；B：切除受肿瘤侵犯的矢状窦壁；C：直接缝合矢状窦壁

二、双侧矢状窦旁脑膜瘤(Bilateral Parasagittal Meningioma)

手术方法基本同单侧矢状窦旁脑膜瘤。骨瓣宜做双侧，中间不留骨桥（肿瘤未侵犯骨时）或留骨桥（肿瘤侵犯颅骨时）（图3-4-13，图3-4-14）。对于前者，笔者喜欢先做一侧近矢状窦较小骨瓣，把矢状窦与颅骨分离后，再形成对侧较大骨瓣。翻开双侧骨瓣后，用剥离子把受肿瘤浸润的中央骨桥摘除。肿瘤出血可电凝或明胶海绵压迫止

血。明确肿瘤的边界和上矢状窦走行后，沿肿瘤两侧剪开硬膜，注意不要伤及上矢状窦。硬膜缘用丝线牵引。肿瘤巨大时，可先瘤内分块切除（图3-4-15）。瘤体缩小后，按前述方法分离肿瘤和脑组织粘连：用脑压板或丝线牵拉，使肿瘤与脑组织之间的蛛网膜张力增大，切开该膜，并把它向脑一侧推开，辨认和用双极电凝镊电凝供血血管。按上述方法分别从左右两侧向大脑镰方向分离（图3-4-16）。

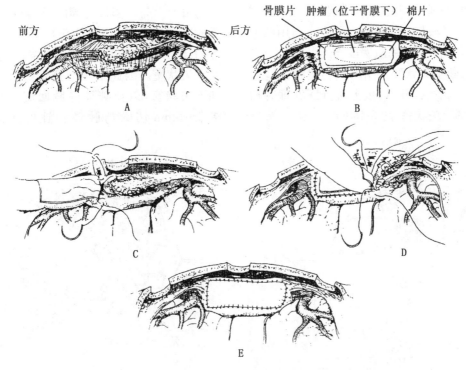

图 3-4-12　上矢状窦的处理

A:游离矢状窦;B:在拟切除的矢状窦上覆盖骨膜;C:先缝合矢状窦近端;D:边切除病
变的矢状窦壁,边用手指压迫止血,同时缝合骨膜与矢状窦;E:完全矢状窦壁的缝合

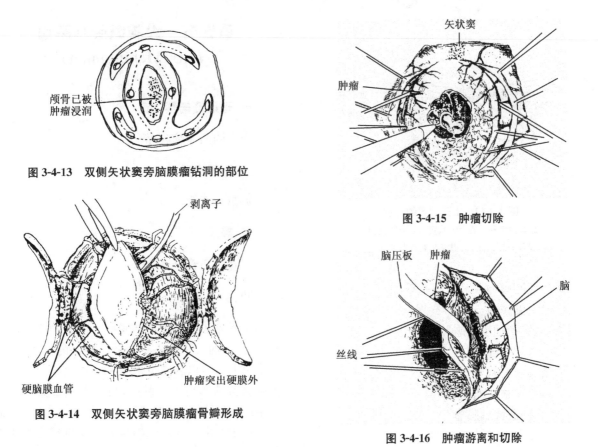

图 3-4-13　双侧矢状窦旁脑膜瘤钻洞的部位

图 3-4-15　肿瘤切除

图 3-4-14　双侧矢状窦旁脑膜瘤骨瓣形成

图 3-4-16　肿瘤游离和切除

矢状窦的处理:先用手指触摸或用针穿刺,明确上矢状窦阻塞段与通畅段的交界点。再用两把全齿血管钳夹住上矢状窦阻塞段与通畅段的交界点,靠瘤侧切断上矢状窦。用丝线连续锁边缝合通畅侧的上矢状窦的开口,依上法分别处理肿瘤前方和后方的上矢状窦(图3-4-17)。

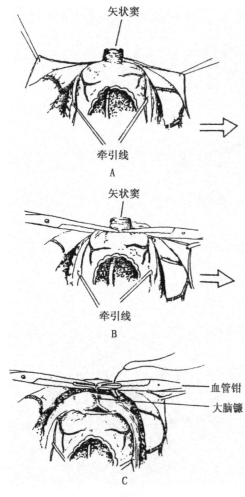

图 3-4-17 上矢状窦的处理
A:游离肿瘤和一侧上矢状窦;B:血管钳阻断上矢状窦;C:切断上矢状窦后行连续锁边缝合

按凸面脑膜瘤手术方法关颅。
(一)注意事项
见"大脑凸面脑膜瘤"。
(二)术后处理
见第一章第八节。
(三)并发症及处理
见"大脑凸面脑膜瘤"。
(四)专家点评

由于上矢状窦被肿瘤阻塞,可引起广泛的静脉侧支循环建立,这包括头皮静脉、上矢状窦两旁的凸面硬脑膜和大脑镰上的静脉、皮质静脉以及下矢状窦。因此术中应避免过多切除大脑镰和下矢状窦,以免破坏静脉回流。可沿肿瘤边缘 3~5mm 切除与肿瘤粘连的大脑镰(图3-4-18)。

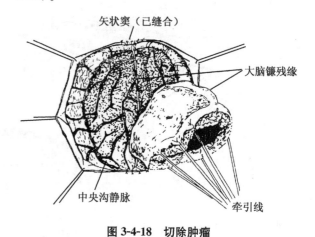

图 3-4-18 切除肿瘤

(郑 康 周良辅)

第五节 大脑镰旁脑膜瘤
(Falx Meningioma)

一、适应证与禁忌证

同大脑凸面脑膜瘤。

二、术前准备

见第一章第六节。

三、麻醉

气管内插管全身麻醉。

四、手术步骤

手术方法同矢状窦脑膜瘤。由于肿瘤常位于脑深部,术时应采取各种降低颅内压的方法(见第一章第七节),以利减少牵拉和损伤脑组织。位于大脑镰旁前和后 1/3 肿瘤,可沿大脑镰弧形切除少量脑组织,显露和切除肿瘤。位于中 1/3 者,则按矢状窦旁中 1/3 脑膜瘤手术方法进行。与肿瘤粘连的大脑镰应尽量切除。由于大脑前动脉胼周支和胼缘支常位于肿瘤的下方和侧方,应注意分离和保护,它们供应肿瘤的小分支可双极电凝镊电凝后切断。

五、注意事项

同大脑凸面脑膜瘤。

六、术后处理、并发症及处理

见大脑凸面脑膜瘤。

术后易发生交通性脑积水,但多能自行缓解,必要时可做分流术。

七、专家点评

(1)切除肿瘤时操作要轻柔,避免或减少对神经血管结构的损伤。

(2)如为侵袭性脑膜瘤术后应密切随访,或酌情辅以放疗。

(郑　康　周良辅)

第六节　垂体瘤(Pituitary Tumor)

垂体瘤手术大体分为两类,即经蝶手术和经颅手术。经蝶入路是最常采用的垂体瘤手术入路,大多数垂体瘤可经蝶手术入路切除。经蝶入

路适合沿中线生长,主体位于鞍区的肿瘤。侵袭型肿瘤瘤体较大,累及多个解剖腔隙时,则采用经颅手术(图 3-6-1,图 3-6-2)。肿瘤沿筛窦、蝶窦和斜坡等颅底中线结构生长,两侧累及眶内侧壁和视神经管时,可采用扩大前颅底硬膜外入路。肿瘤主体位于鞍上时可采用额下入路或改良翼点入路,如继续向上侵及终板池和三脑室时,应采用经前纵裂入路或经胼胝体入路。肿瘤主体位于鞍旁或脚间池时多选择改良翼点入路,如肿瘤由鞍内突入海绵窦,且主体局限于海绵窦时,可采用中颅底硬脑膜外入路。如肿瘤累及两个以上解剖腔隙,单一入路切除效果不满意时,则需采取联合入路或分期手术来完成。

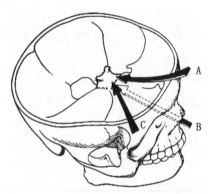

图 3-6-1　垂体瘤开颅手术主要入路
A:额下硬脑膜内入路;B:经蝶入路;
C:改良翼点入路

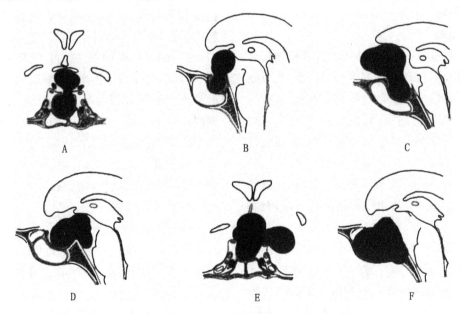

图 3-6-2　需要开颅手术的几种垂体瘤生长方式

一、经蝶入路(Transsphenoidal Approach)

(一)适应证

(1)垂体微腺瘤或垂体大腺瘤(≤4cm)。

(2)垂体巨大腺瘤(>4cm)接受分期手术者。

(3)患者因年老或全身条件较差,不适合开颅手术者。

(4)肿瘤侵犯蝶窦和中上斜坡,范围较局限。

(5)垂体腺瘤伴脑脊液鼻漏者。

(二)禁忌证

(1)鼻腔和/或副鼻窦感染。

(2)鞍上肿瘤较大,经蝶入路无法达到手术切除目的,或无法充分做到视神经减压。

(三)术前准备

(1)影像学和内分泌检查,鞍区冠状位 CT 扫描尤其重要。

(2)术前口服激素替代治疗。

(3)术前一天剪鼻毛,大腿外侧备皮(以备术中脑脊液漏脂肪修补)。

(四)麻醉

气管插管,全身麻醉。

(五)手术步骤

1. 体位

见第二章第二十节。

2. 鼻腔、蝶窦的进入,鞍底显露和硬膜切开

见第二章第二十节。

3. 肿瘤切除

(1)由于大多数垂体腺瘤质地软,常经硬膜切口挤出,可用吸引器和刮匙搔刮清除。质地极硬者手术全切困难。肿瘤突破鞍底侵犯蝶窦腔内时,表面多被覆蝶窦黏膜,可利用后者结构完整性,将肿瘤连带黏膜一并钳取切除,以减少残瘤机会。切除鞍内肿瘤时,刮匙搔刮瘤体的顺序依次为向后、向两旁、向前,这样可使鞍上肿瘤随搏动逐渐落入鞍内术野中,防止鞍膈过早膨出,影响手术操作。

(2)微腺瘤(3~10mm)通常偏于正常垂体腺的一侧,或完全局限于垂体腺组织内,手术的难度在于精确定位和切除操作。各种有分泌功能性腺瘤在正常垂体内好发的位置不同,催乳素(PRL)腺瘤好发于垂体侧翼后部,生长激素(GH)腺瘤好

发于侧翼前部,促皮质素(ACTH)腺瘤好发于垂体中间叶深部,促甲状腺激素(TSH)腺瘤好发于垂体中间叶的表面。熟悉微腺瘤好发部位的位置特点,可以提高手术精确度,避免或减少对正常垂体腺的损伤,对于手术探查更具重要指导意义。

切除肿瘤时应注意保护正常垂体腺,正常垂体前叶为橘黄色,质地偏韧,后叶呈灰红色,黏附在鞍背前方的浅凹内。肿瘤则质地较软,灰白色,血运丰富者呈灰红色,因此肿瘤与正常垂体区分较容易。有些微腺瘤被覆一层假包膜,外侧面与正常垂体有明确分界,病理检查结果通常提示为肿瘤组织。为保证肿瘤全切除,应仔细将肿瘤的假包膜从正常垂体表面分离出来,并且完整切除,是最可靠的方法。

(3)大腺瘤的鞍上部分位于显微镜的盲区,肿瘤残留多在这个部位。如果鞍上残瘤塌陷不满意,可采用增加胸腔压力、压迫双侧颈静脉和采用呼气末正压呼吸等增加颅内压力的方法使鞍上肿瘤脱落至鞍内。此外内镜、神经导航和术中 MRI(iMRI)的应用也可以提高手术全切除率。

(4)止血多采用明胶海绵,紧贴创面是止血的关键,切忌过度填塞压迫视交叉。海绵窦止血多靠填塞压迫止血。

(六)关键要点

脑脊液鼻漏发生的主要原因有鞍底硬膜切口偏前和鞍膈破损。前颅底硬膜与鞍膈交界常有一蛛网膜隐窝,肿瘤愈小,该隐窝愈靠近鞍底硬膜切口,是引起垂体微腺瘤手术中脑脊液漏的主要原因。因此,对于较小的肿瘤,鞍底切口应尽量离开前颅底。鞍膈破损与肿瘤体积、质地以及肿瘤与鞍膈之间的粘连程度有关,虽然有时不可避免,但术者仍应遵循操作轻柔、仔细分离的手术原则,减少脑脊液漏的发生。脑脊液漏处理通常采用自体脂肪或肌片封闭漏口,生物胶或 EC 胶粘合固定。

(七)术后处理

(1)术后 24h 内复查头 CT 平扫。

(2)术后 48h 内给予预防抗生素。激素替代治疗可先予地塞米松 10mg 静脉滴注/日,48h 后改为口服激素。

(3)术后 48h 后摘除鼻腔内填塞的膨胀海绵。术中有脑脊液漏者应平卧一周。

（4）记录每小时和24h出入液量,保持出入液量平衡。术后尿崩多为一过性,予垂体后叶素或弥凝等抗利尿激素治疗。

（5）注意及时纠正水电解质紊乱和相关合并症。

（八）专家点评

大多数垂体瘤手术采用经蝶入路,具有创伤小、手术时间短、安全度高等优点。此入路不适于主体位于鞍上且＞4cm、广泛侵犯颅底、偏侧生长和突入脚间池的肿瘤,有一定的术中颈内动脉损伤和术后脑脊液漏发生率。

二、额下硬脑膜内入路(Subfrontal Approach)

（一）适应证

（1）肿瘤较大,鞍内长向鞍上,主体位于鞍上,或呈哑铃形生长,或部分突向前颅底(图3-6-2A)。

（2）肿瘤向鞍上生长,且蝶鞍不扩大者(图3-6-2B)。

（二）禁忌证

（1）垂体微腺瘤。

（2）肿瘤主体位于蝶窦腔、鞍旁或累及第三脑室者。

（三）术前准备

除与一般开颅手术前常规准备相同外,还需准备:

（1）术前口服激素替代治疗。

（2）积极纠正糖尿病、高血压、尿崩和水电解质紊乱。

（3）术前详细分析CT、MRI等影像学资料,确定手术入路的可行性。

（四）麻醉

气管插管,全身麻醉。

（五）手术步骤

1. 体位、切口

详见第二章第一节。

2. 额部开颅

详见第二章第一节。

3. 肿瘤切除

两侧视神经之间和视交叉前方是暴露和切除肿瘤的主要间隙,亦称第一间隙(图3-6-3)。从该间隙可见肿瘤表面明显膨隆的鞍膈,两侧视神经

被肿瘤挤向外侧,变细变薄,视交叉向后上方移位。与视路保持一定距离电凝鞍膈,切开并扩大鞍膈开口,肿瘤即涌出。肿瘤多未突破鞍膈和蛛网膜组成的假包膜,手术操作以瘤内分块刮除为主,然后电凝鞍膈,使其皱缩,便于瘤体与周边神经血管分离,继续扩大切除鞍膈后,反复进行上述步骤,由前到后、由下至上暴露和刮除肿瘤。鞍膈不要求完全切除,除非肿瘤暴露需要。最后处理肿瘤后极的鞍膈时,应注意保护垂体柄。术中应保留鞍膈与视交叉界面之间的与肿瘤无关的血管,后者多为颈内动脉床突上段和大脑前动脉发出至视路的供血动脉。

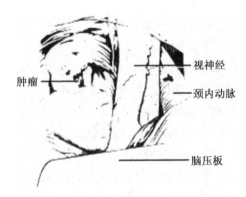

肿瘤　视神经　颈内动脉　脑压板

图3-6-3 额下硬脑膜内入路暴露肿瘤

（六）术后处理

（1）术后24～48h内应用预防性抗生素。常规术后激素替代治疗多为地塞米松10mg静脉滴注/日,然后根据具体情况增减激素用量和用法。

（2）围术期常规预防癫痫治疗。

（3）记录每小时和24h出入液量,保持出入液量平衡。术后尿崩可予垂体后叶素、弥凝等抗利尿激素治疗。

（4）及时纠正水电解质紊乱,积极处理垂体瘤合并症。

（七）专家点评

此入路适合于切除颅内沿中线生长的肿瘤,对视神经、视交叉、颈内动脉、鞍上池、垂体柄等结构显露良好,视路减压彻底,故尤其适合于无法采用经蝶入路,而又急需缓解视路压迫者。此入路不适于偏侧生长肿瘤。此入路多牺牲一侧嗅神经。

三、改良翼点入路（Modified Pterional Approach）

（一）适应证

（1）肿瘤较大，向一侧鞍旁或海绵窦生长（图3-6-2E）。

（2）视交叉前置的较大肿瘤。

（3）向鞍后脚间池生长的肿瘤（图3-6-2D）。

（二）禁忌证

垂体微腺瘤或肿瘤主体侵犯蝶窦腔者。

（三）术前准备

见本节额下硬脑膜内入路。

（四）麻醉

气管插管，全身麻醉。

（五）手术步骤

1. 体位、切口

详见第二章第三节、第九节。

2. 额部开颅

详见第二章第三节、第九节。

3. 鞍上和鞍内肿瘤切除

打开视交叉池、颈动脉池和侧裂池后，除显露视交叉间隙外，可以完全暴露视神经-颈内动脉间隙、颈内动脉-动眼神经间隙、动眼神经-颞底间隙，并可通过上述间隙切除鞍内、鞍上、鞍后和鞍旁的肿瘤（图3-6-4）。肿瘤切除方法同前述。

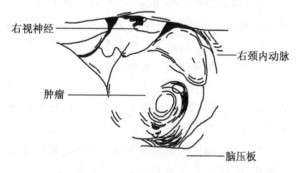

右视神经

右颈内动脉

肿瘤

脑压板

图3-6-4 改良翼点入路视神经-颈内动脉间隙暴露肿瘤

4. 海绵窦肿瘤切除

海绵窦外层硬膜翻起后，常见位于肿瘤表面，且向外移位的三叉神经第Ⅱ、第Ⅲ支，三叉神经第一支和动眼神经、滑车神经多内移。外展神经和颈内动脉则在肿瘤的腹侧或被肿瘤包裹。经神经间隙切除肿瘤，应边吸除边用双极电凝止血，注意

保护外展神经和颈内动脉。

由于垂体瘤质地多软和可吸除，肿瘤切除完全者，出血多能止住。应反复用生理盐水冲洗，确认止血牢靠，方能关颅。

（六）专家点评

此入路到达手术区域的路径短，暴露范围大，结合打开颈动脉池和侧裂池，视神经、视交叉、视束、颈内动脉及其分叉、海绵窦、动眼神经等相关结构的显露和操作空间明显扩大，利于手术操作。向后上方抬起颞叶可暴露鞍旁肿瘤。该入路因受同侧视神经的阻挡，常需推移或牵拉视神经，故可能引起视神经损伤。

四、经纵裂入路（Interhemispheric Approach）

（一）适应证

（1）肿瘤由下向前上发展，累及第三脑室前部，肿瘤主体位于鞍上，且体积巨大（图3-6-2C）。

（2）肿瘤同时向鞍上和鞍后发展者。

（二）禁忌证

（1）垂体微腺瘤。

（2）肿瘤偏侧生长。

（三）术前准备

见本节额下硬脑膜内入路。

（四）麻醉

气管插管，全身麻醉。

（五）手术步骤

1. 体位、切口

详见第二章第五节。

2. 开颅

详见第二章第五节。

3. 肿瘤切除

肿瘤将视交叉推向后上方，两侧视神经受压向外上方移位，表面被覆假包膜。视神经通常受压变细薄，紧贴于肿瘤假包膜表面。前动脉发出至视神经和下丘脑的供血动脉。切开假包膜并瘤内分块切除肿瘤，待瘤体压力减低，再逐步向后分离肿瘤与视路和大脑前动脉的分界。最后切除突向脚间池的肿瘤。垂体柄多居于肿瘤后方或后侧方，多可在直视下暴露，应注意保护。

（六）专家点评

此入路对于前颅底、视路、大脑前动脉 A_1 和

A₂段、垂体柄、脚间池等结构均暴露良好。本入路仅适合于沿中线生长的肿瘤,对于瘤体较宽或偏侧生长的肿瘤暴露不佳。此入路路径较长,有损伤额部引流静脉的危险。

五、扩大额下硬脑膜外入路(Extensive Subfrontal Epidural Approach)

(一)适应证

肿瘤广泛侵犯颅底,累及筛窦、蝶窦、眶内侧壁、视神经管和中上斜坡(图 3-6-2F)。

(二)禁忌证

鼻腔和/或副鼻窦感染。

(三)术前准备

(1)见本节额下硬脑膜内入路。

(2)术前咽拭子细菌培养 3 次,为术后抗生素预防或治疗的药物选择提供参考依据。

(四)麻醉

气管插管,全身麻醉。

(五)手术步骤

(1)麻醉插管后,先留置腰穿针或腰穿持续引流。

(2)体位、切口:详见第二章第二节。

(3)骨窗和肿瘤暴露(图 3-6-5),详见第二章第二节。

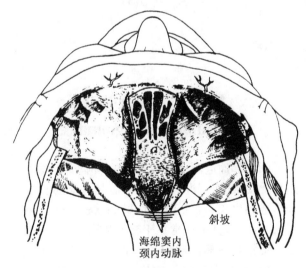

图 3-6-5 扩大前颅底硬脑膜外入路
(仿 Sekhar LN 等)

斜坡
海绵窦内颈内动脉

(4)切除肿瘤:肿瘤质地软,容易刮除。应特别留意前组筛窦、眶内侧壁、蝶窦外上壁和鼻腔等

手术死角,内镜、神经导航和术中 MRI 有助发现残瘤。蝶窦内肿瘤通常血运丰富,应尽快切除肿瘤,一旦肿瘤切除完全,出血自然减少。两侧海绵窦内侧壁出血可用明胶海绵填塞止血。

(5)颅底重建:取自体腹部脂肪或带蒂颞肌填塞肿瘤残腔,然后把带蒂骨膜左右交叉重叠平铺于颅骨缺损处,用缝线或 EC 胶固定。颅底骨缺损多不必修补重建。

(六)术后处理

(1)围手术期和术后常规应用抗生素,抗生素选择可参考术前咽拭子细菌培养和药敏结果。

(2)为降低颅内压力,减少术后脑脊液漏发生机会,术后平卧 1 周。

(3)其余与额下硬脑膜内入路相同。

(七)专家点评

此入路自 Derome 入路改良而来,手术视角增大,适合于沿颅底中线硬膜外生长的肿瘤切除,暴露范围大,脑组织牵拉损伤小。该入路可与经蝶入路、额下硬脑膜内入路联合应用,提高手术效果。缺点是需要牺牲双侧嗅神经,且有视神经损伤和脑脊液漏之虞。鞍背及其上方是该入路的手术盲区。

六、眶上锁孔入路(Supraobital Keyhole Approach)

(一)适应证

肿瘤较大长向鞍上,主体位于鞍上,或呈哑铃形生长,或部分突向前颅底。

(二)禁忌证

与额下硬脑膜内入路相同。

(三)术前准备

术前做好手术野的清洁准备,无需备皮,其余与垂体瘤开颅手术相同。

(四)麻醉

气管插管,全身麻醉。

(五)手术步骤

1. 体位和切口

全身麻醉。仰卧位,Mayfield 头架固定。头部向对侧旋转 20°～40°,如拟从第一间隙切除肿瘤,旋转角度为 20°～30°,如需兼顾第二间隙切除鞍上肿瘤,旋转角度应尽量大些(60°)。将额骨颧突设为最高点,头部向后过伸 $10°\sim15°$,使额叶由于重力作用自动与颅底分开,便于暴露。眉弓切口内缘以眶上孔为界,尽量保护眶上神经及其伴行动脉不受损伤。切口位于眉毛下 2/3 和上 1/3 交界处。切口外缘沿眉毛走向弧形向下,目的为显露额颞缝,避免切口向后损伤面神经的额颞支。切口长约 5cm,皮肤与额肌层一同切开,为保护额肌深面的眼轮匝肌,应在高于眉弓水平向深部切开腱膜下组织,显露骨膜层(图 3-6-6A,图 3-6-6B)。

2. 骨窗和肿瘤暴露

切开骨膜,并作骨膜下剥离,暴露额骨。自颞

线处剥离部分颞肌并向后牵开以显露额颞缝处的 Mc-Carty 关键孔,在该位置作一骨孔,经骨孔用剥离子剥离硬脑膜,用铣刀作一长 2.5cm、宽 2.0cm 的眉弓上额骨骨瓣。用剥离子分离颅底硬膜,用小号金刚钻磨除骨窗前缘的颅骨内板,使骨窗前缘与前颅底齐平。弧形剪开硬膜翻向颅底,暴露肿瘤的方法与额下硬脑膜内入路相同。打开嗅池蛛网膜,有利牵拉额叶和减少对嗅神经的牵拉,以保留嗅神经(图 3-6-6C,图 3-6-6D,图 3-6-6E,图 3-6-6F)。

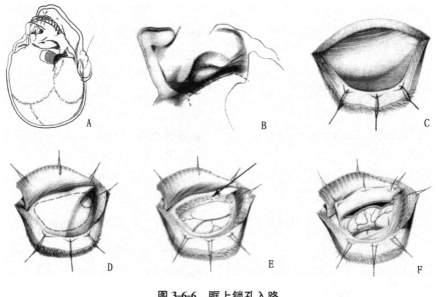

图 3-6-6 眶上锁孔入路

(仿 Perneczky A 等)

3. 切除肿瘤

打开视交叉前池和颈动脉池,暴露两侧视神经、视交叉和同侧颈内动脉,切除肿瘤的方法与额下硬脑膜内入路相同。肿瘤切除操作多在第一间隙内进行。如果肿瘤偏韧或偏侧生长使第二间隙扩大,可同时利用该间隙切除肿瘤,而且该间隙显露垂体柄结构较好,便于直视下保护。

(六)专家点评

此入路开颅省时,创伤小。入路显露兼顾额下硬脑膜内入路和改良翼点入路,适合多数不适合经蝶入路的较大垂体瘤。入路操作空间较为狭小,对显微镜设备、显微外科器械及术者显微操作技术要求较高。该入路不适于较大肿瘤向鞍上生长需切开终板者,或大部分向鞍后、鞍旁生长者。

(王镛斐 李士其)

第七节 颅咽管瘤
(Craniopharyngioma)

颅咽管瘤起源于胚胎形成的颅咽管和颅颊囊残存上皮细胞。颅咽管瘤可沿着颅颊囊的发生途径形成和生长,可见于咽部、鞍底、鞍内、鞍上和第三脑室前部,其中最常见于鞍上和第三脑室前部。

根据肿瘤部位和生长方式,许多学者将其进行分型,为制定手术方案提供依据。目前广泛采用的仍是 Yasargil 1990 年的分型(图 3-7-1),将颅咽管瘤分为 6 型:单纯鞍内-鞍膈下型(A)、鞍内-鞍上型(鞍膈上-鞍膈下型)(B)、鞍膈上-视交叉旁-脑室外型(C)、脑室内-脑室外型(D)、脑室旁型(E)、单纯脑室内型(F)。

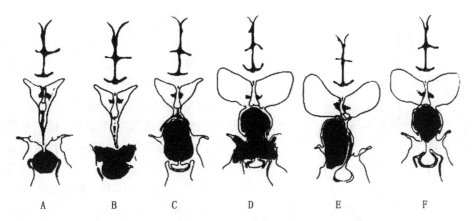

图 3-7-1　颅咽管瘤肿瘤生长方式分型(Yasargil,1990)

一、额下硬脑膜内入路(Subfrontal Approach)

(一)适应证

(1)鞍内-鞍上型肿瘤,肿瘤主体位于鞍上者。

(2)鞍上型肿瘤,视交叉后置者。

(二)术前准备

除一般开颅术常规准备外,还需:

(1)纠正垂体功能低下,可在术前 3～5 天口服或静脉给皮质类固醇激素。

(2)纠正糖尿病、高血压、尿崩和水电解质紊乱。

(三)麻醉

气管插管,全身麻醉。

(四)手术步骤

1. 体位与切口

仰卧位,床头抬高约 5°～10°,颈过伸,使眶板从垂直位向后倾斜约 45°,由于重力,额叶自动向后塌陷,增加鞍区暴露,头架固定。根据肿瘤大小和美观的需要,可选用单侧额叶皮肤切口或冠状皮肤切口(图 3-7-2)。

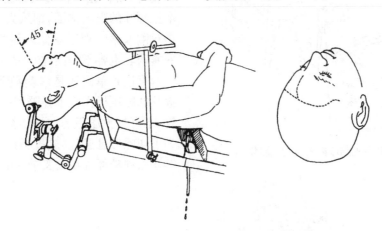

图 3-7-2　额下硬脑膜内入路的体位和皮肤切口

2. 骨瓣

根据手术需要选择作单侧或双侧额骨骨瓣。一般右侧额骨瓣能满足大多数手术,应用较多。不论单侧或双侧骨瓣开颅,额部中央的骨孔必须位于鼻根部,即位于鸡冠和筛板的上方,以保证骨窗边缘到达前颅底,这样既减少额叶牵拉,又增加术者的视角(图 3-7-3)。额窦常开放,可在打开骨瓣后,小心地把额窦黏膜向下推开和并保护之,如黏膜破损可将其剥除,然后填塞庆大明胶海绵,骨蜡封闭额窦。另一关键的骨孔应放在额骨颧突外下方。一般做 5cm×3cm 的小型游离骨瓣。如需做双侧骨瓣,一般主侧大(通常为右侧),对侧小,不必两侧一样大,因此对侧骨孔可钻在额骨颧突的内上方。

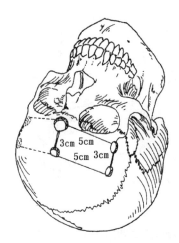

图 3-7-3　单侧或双侧额骨瓣骨孔
的位置和骨窗的面积

3. 硬脑膜切口

与眶上缘平行剪开硬脑膜，外侧弯向后方1cm，内侧沿矢状窦略向前剪开1cm。切口前缘硬脑膜悬吊在骨窗周围软组织上(图3-7-4)。

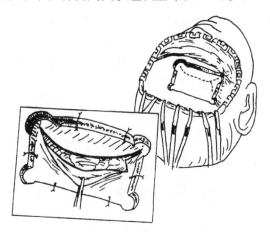

图 3-7-4　单侧额下硬脑膜内入路硬脑膜切口

4. 鞍区暴露

在手术显微镜下，用脑压板轻轻提起额叶，暴露外侧裂，用尖刀或镊子打开侧裂蛛网膜，吸出流出的脑脊液，使脑压进一步下降。用脑压板平行外侧裂，缓慢柔和地向后向上抬起额叶，从表面逐渐向额叶底部和鞍区深入。依次暴露同侧嗅神经（为利于暴露，常需用双极电凝镊电凝后切断一侧嗅神经）、同侧视神经、颈内动脉、视交叉和对侧视神经等。到达鞍区后，在脑压板与额叶之间放置一块脑棉片，以保护额叶眶面。在抬起额叶过程中，不能急于求成，必须等待放出脑脊液后额叶自动退让，切忌用力牵拉脑组织。脑压板牵拉额叶的方向应沿蝶骨嵴走行，由外向内倾斜，逐渐向鞍区深入时，脑压板牵拉方向逐渐向中线移。达鞍区后，为看清楚对侧视神经，脑压板可向中线、靠近大脑镰处牵拉额叶，但要注意避免过分牵拉额叶，损伤对侧嗅神经(图3-7-5)。

如采用双侧额下硬脑膜内入路，则需在骨窗前方结扎矢状窦，电凝后剪断上矢状窦和大脑镰，直达鸡冠处。并电凝大脑镰切缘，使其皱缩，扩大暴露。用脑压板分别牵开左右两侧额叶，开放外侧裂，把嗅神经从额叶底部游离下来，妥加保护。牵拉额叶的眶内侧面，即从大脑纵裂进入鞍区，这是双侧入路区别于单侧入路之处，因此对鞍区的暴露两者也各不相同(图3-7-6)。

无论是单侧还是双侧额下入路，为避免牵拉额叶的脑压板损伤下丘脑和脑底动脉环的重要血管，不可把脑压板的前端伸至视交叉以后的水平。为了切除鞍区肿瘤，脑压板伸至视交叉前方，已足够暴露视神经和视交叉前缘的需要了。

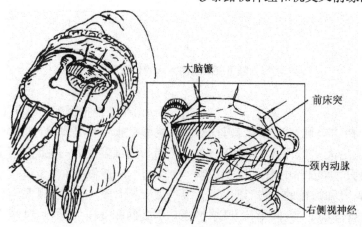

大脑镰

前床突

颈内动脉

右侧视神经

图 3-7-5　脑压板牵拉额叶

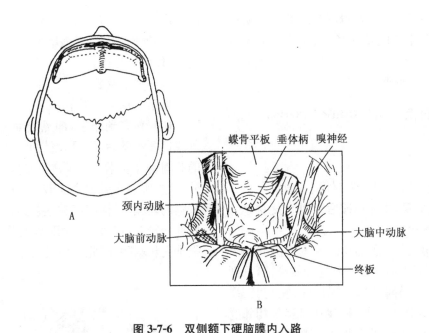

图 3-7-6 双侧额下硬脑膜内入路
A:骨窗和硬脑膜切口;B:从双侧额极内侧面牵拉额叶,保留嗅神经

5. 肿瘤切除

打开和游离视交叉池以及同侧颈动脉池的蛛网膜(图 3-7-7)。电凝肿瘤包膜后,行囊内切除实质性肿瘤,如肿瘤囊变,囊液多呈机油样,有胆固醇结晶。应避免囊液污染周围组织,以免术后引起无菌性脑膜炎。可尽量吸除囊液,达到充分瘤内减压(图 3-7-8)。然后仔细分离肿瘤与视路和动脉的粘连。手术关键之处在于分离视交叉后方的瘤床,即肿瘤与下丘脑的分界,通常两者之间有一层神经胶质反应带,沿此带分离较容易,而且不会损伤下丘脑。如果肿瘤较大,无法直视下暴露和分离肿瘤上极,可向后上分离打开终板池,改行终板入路。垂体柄多位于肿瘤后方,术中应尽量保留结构尚完整的垂体柄(图 3-7-9)。

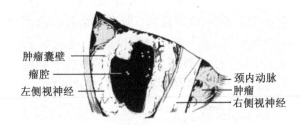

图 3-7-8 囊内切除肿瘤

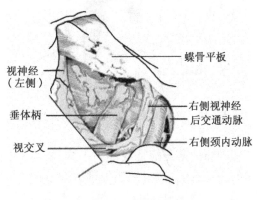

图 3-7-9 肿瘤切除后

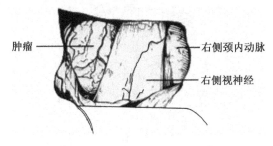

图 3-7-7 额下硬脑膜内入路术野暴露

脑底动脉环进入下丘脑的穿通支应注意识别和保护,不可损伤。儿童颅咽管瘤常较大,但与脑组织和脑底动脉粘连较少,全切除的机会较大。成人颅咽管瘤钙化较多,与脑组织和血管粘连较

紧密,全切除常较困难。对质地坚硬、纤维化明显的肿瘤或肿瘤与下丘脑粘连紧密者,在保证患者生存质量前提下,不强求肿瘤全切除,残留肿瘤可酌情予以放射或适形调强放疗。

二、改良翼点入路(Modified Pterional Approach)

(一)适应证

(1)鞍膈上-视交叉旁-脑室外型肿瘤。

(2)鞍膈上肿瘤,主体向鞍后脚间池发展者。

(二)手术步骤

见第二章第三节。肿瘤切除基本方法同额下硬脑膜内入路。同时打开颈动脉池和侧裂池,分别牵开额叶和颞叶,暴露肿瘤与视神经、视交叉、视束、颈内动脉及其分叉、海绵窦、动眼神经等相邻的结构(图 3-7-10)。可同时经几个间隙游离和切除肿瘤,要注意保护颈内动脉及其分支如后交通动脉、丘脑穿支和脉络膜前动脉,以及动眼神经、视神经、视交叉、视束和下丘脑。分离和切除颈内动脉后方的肿瘤时应尽量辨清肿瘤边界,避免盲目损伤。因入路成 45°倾斜显露,垂体柄多位于同侧视神经后方,肿瘤与垂体柄粘连紧密,注意尽量保留。

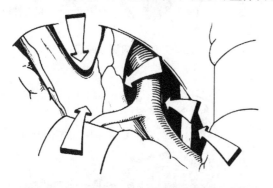

图 3-7-10　改良翼点入路肿瘤切除可操作间隙

如肿瘤把第三脑室底部向上推移,第三脑室侧壁的神经核团(即组织较厚部分)也随之上移,第三脑室底变薄为一层胶质膜。可打开此膜切除长入第三脑室的肿瘤。长入脚间池的肿瘤切除后可见基底动脉和中脑。

三、经蝶入路(Transsphenoidal Approach)

(一)适应证

(1)单纯鞍内-鞍膈下型肿瘤,甚或侵犯蝶窦

的肿瘤。

(2)鞍内-鞍上型(鞍膈上-鞍膈下型)的囊性肿瘤,主体位于鞍内。

(二)手术步骤

见第二章第十五节。

切开鞍底硬膜后,即见表面光滑的瘤壁。穿刺或切开瘤壁后,可见大量的囊液,其内含有典型的胆固醇结晶样物。除较小肿瘤可作分离切除外,大多肿瘤充满整个蝶鞍,瘤壁与周边海绵窦和鞍膈的硬膜、垂体组织粘连甚紧,如肿瘤钙化或实质部分较多,仅可瘤内切除部分实质性肿瘤,瘤壁很难完整剥除,因此全切困难(图 3-7-11)。

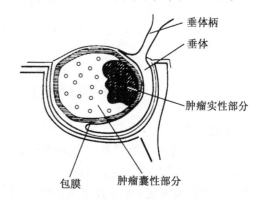

**图 3-7-11　鞍内型颅咽管瘤与正常
垂体和垂体柄之间的关系**

四、经胼胝体入路(Transcollosal Approach)

(一)适应证

第三脑室前至中部。第三脑室顶部下方、室间孔后方的肿瘤,特别是肿瘤影响双侧室间孔、脑室不扩大者。此入路有经室间孔或经穹隆两种入路进入第三脑室(图 3-7-12)。

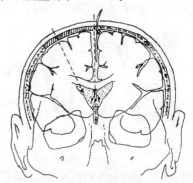

**图 3-7-12　经胼胝体入路与经侧
脑室前角入路的比较**

(二)术前准备

一般常规准备外,应做矢状位、冠状位和水平位的CT、MRI以及数字减影血管成像(DSA),后者着重了解皮质静脉与矢状窦的关系。冠状缝附近矢旁皮质静脉40%在冠状缝前或后2cm范围内,其中70%在冠状缝后,30%在前方。损伤这些静脉可引起癫痫或额叶功能障碍,因此骨窗设计时要特别注意(图3-7-13)。

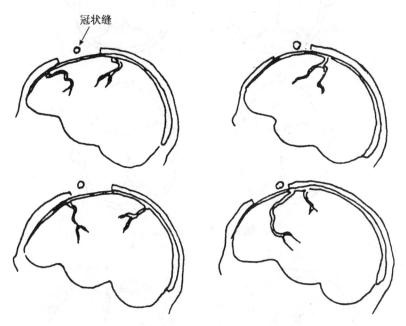

图3-7-13　冠状缝附近矢旁静脉分布常见类型与骨窗关系
(仿 Apuzzo MLJ)

(三)手术步骤

1. 体位、切口和骨瓣

患者仰卧,头抬高15°~20°,头架固定(图3-7-14)。有各种头皮切口可供选择,笔者常用围绕冠状缝的S形切口,它对头皮血供干扰少,手术便捷,且可根据暴露向前或向后延长(图3-7-15)。骨瓣形成原则上应使冠状缝通过骨窗,但根据矢旁桥静脉与冠状缝的关系,骨瓣可偏前或偏后(图3-7-15)。骨瓣应达中线或过中线1cm(图3-7-16)。

2. 大脑纵裂的暴露

瓣状剪开硬脑膜,翻向矢状窦。在硬膜瓣处做两针牵引线,使硬脑膜瓣尽量牵向对侧,充分暴露大脑镰(图3-7-17)。用自动牵开器固定脑压板,分别把额叶内侧面和大脑镰向左右牵开,在手术显微镜下小心地沿大脑纵裂深入。依次找到大脑镰游离缘、扣带回和胼胝体。扣带回呈灰白色,与白色胼胝体容易识别,注意保护好胼缘动脉和胼周动脉(图3-7-18)。

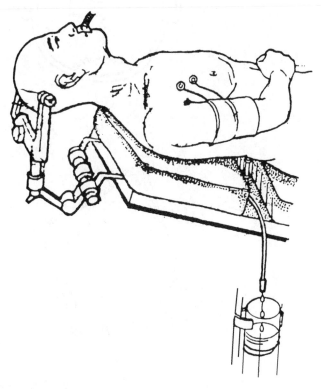

图3-7-14　患者体位

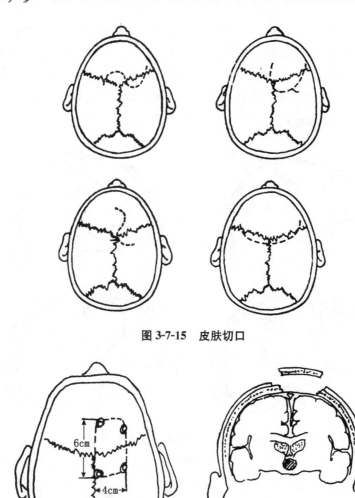

图 3-7-15 皮肤切口

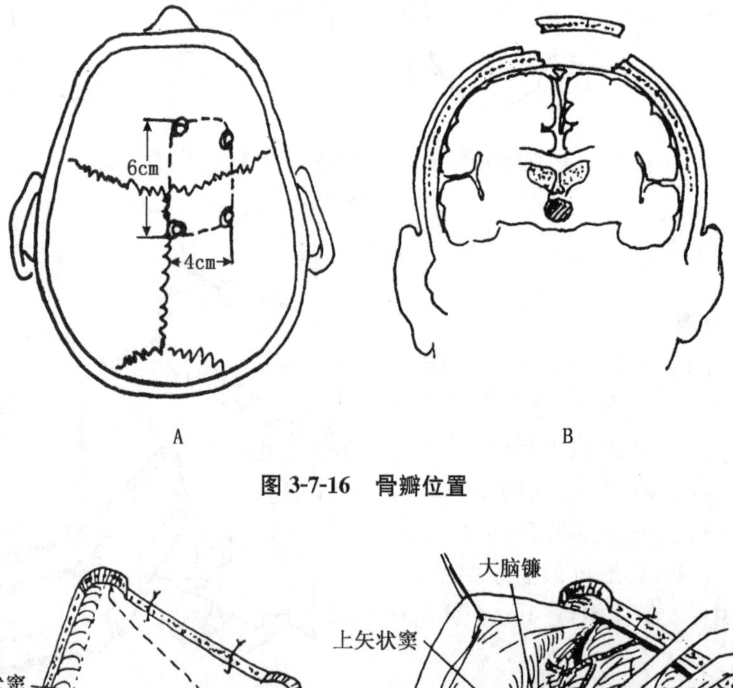

图 3-7-16 骨瓣位置

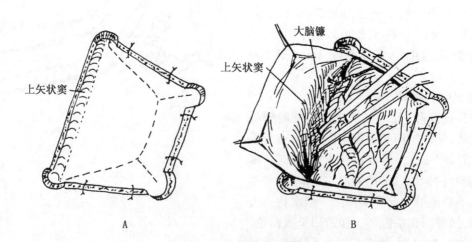

图 3-7-17 大脑纵裂的暴露

A:硬脑膜悬吊于骨窗旁软组织上,剪开硬脑膜(虚线);B:硬脑膜翻向矢状窦,充分显露大脑纵裂

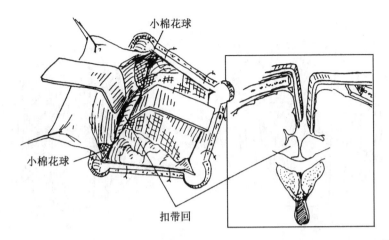

图 3-7-18 沿大脑镰深入大脑纵裂,暴露扣带回,然后在术野前后端各放置一枚棉花球
（仿 Apuzzo MLJ）

3. 胼胝体切开

在准备切开的胼胝体前和后方各放一个棉花小球,严格沿中线用吸引器切开胼胝体约 2～2.5cm 长。一般以大脑镰为标志,在左右胼周动脉之间切开胼胝体,不会发生中线转移。但是当第三脑室内肿瘤或脑室不对称扩大引起胼胝体向上隆起或大脑镰偏离中线,及纵裂蛛网膜粘连等因素,可增加胼胝体沿中线切开的困难（图 3-7-19）。胼胝体厚度因人和脑积水程度而异,一般很少有血管。

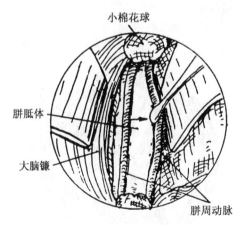

图 3-7-19 把右侧胼周动脉向同侧游离数毫米,以大脑镰为定位标志,严格沿中线切开胼胝体

4. 第三脑室的进入

胼胝体切开后,可选择下列入路之一进入第三脑室（图 3-7-20）。

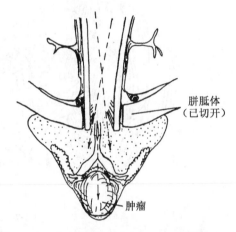

图 3-7-20 切开胼胝体后,可经下列入路进入第三脑室
1. 经侧脑室室间孔；2. 经穹隆间缝

（1）经侧脑室前角（Transforaminal Route）：切开胼胝体后,即可见两旁灰黑色的室管膜及其上的小血管。用吸引器和双极镊打开室管膜,即可进入一侧侧脑室。以后的手术操作见"经侧脑室前角室间孔入路"（图 3-7-21）。

（2）经穹隆间缝（Transinterforniceal Route）：在中线辨认透明隔及其下方的穹隆。在室间孔水平,用细头双极镊和尖刀向后方切开两穹隆之间的缝,常约 1～2cm。注意在中线的穹隆大小和形状因人而异,而且受肿瘤影响而变形。因此在术前仔细研究 MRI,做好术前计划。切开穹隆间缝,即进入第三脑室顶部,正常时可见第三脑室脉络膜丛、大脑内静脉和脉络膜后动脉等,在病变时它们可被推移（图 3-7-22）。

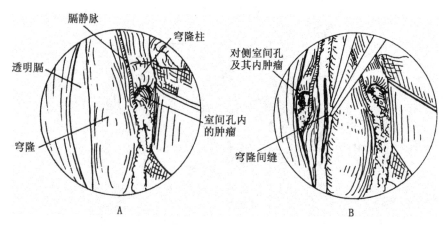

图 3-7-21　经左右侧脑室室间孔暴露和切除肿瘤

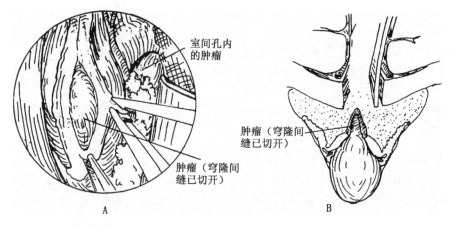

图 3-7-22　经穹隆间缝切除肿瘤

(仿 Apuzzo MLJ)

5. 肿瘤切除

　　方法同经侧脑室入路。通过改变脑压板牵拉（一般不必牵拉穹隆，即能满意暴露。如需牵拉，应选用 5mm 宽的小脑压板）方向和显微镜投射角度，即可满意暴露第三脑室。可结合室间孔入路切除肿瘤。应注意穹隆间缝切开不能超过室间孔后方 2cm，否则会伤及穹隆联合，引起永久性记忆障碍（图 3-7-23）。

　　（四）术后处理

　　（1）防治内分泌功能紊乱、尿崩、胃肠道出血等。

　　（2）少数患者可发生一过性记忆障碍，多在 1~2 周内好转，少数在 3 个月内好转。

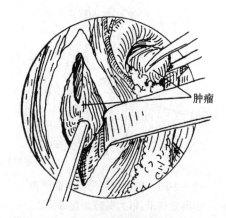

图 3-7-23　分别经室间孔和穹隆间缝切除肿瘤

(仿 Apuzzo MLJ)

五、经侧脑室前角室间孔入路（Transforaminal Approach）

（一）适应证

第三脑室前上部肿瘤，尤其是肿瘤长入一侧侧脑室前部，并引起该侧脑室扩大。

（二）手术步骤

1. 体位、切口和骨瓣

患者仰卧，头转向对侧。单侧额叶或冠状额叶皮肤切口。做带蒂或游离额部骨瓣（图 3-7-24）。

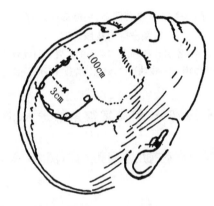

图 3-7-24　仰卧位

头略转向对侧，右额发际内皮肤切口，皮瓣和骨瓣的中心点位于鼻根上方 10cm，中线旁开 3cm

2. 硬脑膜切口

在前额叶额中回做矢状方向硬脑膜切口，长约 3.5cm，切口两端各做附加横切口（图 3-7-25A）。

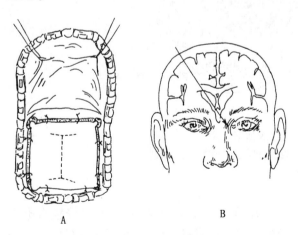

图 3-7-25　经侧脑室前角室间孔入路

A：硬脑膜切口（虚线）；B：脑室穿刺方向

3. 侧脑室前角进入

双极电凝镊电凝皮质后，用脑针穿刺侧脑室前角，可见脑脊液流出（图 3-7-25B）。与硬脑膜切口一致切开额中回皮质，用吸引器切割，沿脑针指引方向进入脑室。沿途遇到小血管，可电凝后切断。切开室管膜前，应妥善止血，保持术野无血，防止血液污染侧脑室。

4. 室间孔的定位

在棉片衬垫下，用脑压板小心地伸入侧脑室，轻轻牵开，自动拉钩固定。先找到脉络膜丛，沿脉络膜丛向前可找到室间孔，可见丘纹静脉、膈静脉、尾核静脉、穹隆的透明隔在室间孔的前上方，丘脑在后下方，尾核在外侧。注意内囊膝部位于室间孔外侧脑室壁处，接近丘脑前端。要经室间孔暴露第三脑室前部，必须在室间孔前上方切断穹隆柱。穹隆柱只能单侧切断，不能双侧，否则导致记忆障碍。笔者喜欢用双极镊稍扩张室间孔，足够暴露之需（图 3-7-26）。

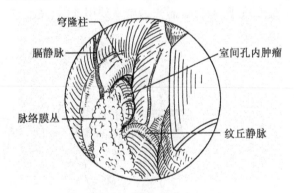

图 3-7-26　由右侧室间孔可见肿瘤、脉络膜丛和丘纹静脉等

（仿 Apuzzo MLJ）

5. 肿瘤切除

经鞍上突入侧脑室的颅咽管瘤常从室间孔突出。在游离和切除肿瘤之前，应用棉片保护好侧脑室体部，防止囊液或血液污染术野。先穿刺抽吸囊液，注意避免囊液流入脑室，再瘤内切除肿瘤，最后游离和切除瘤壁。

（三）术后处理

同经胼胝体入路，脑室外引流数天。

六、侧脑室前角脉络膜体下入路(Subchoroidal Approach)

(一)适应证

第三脑室前至中部、第三脑室顶的下方、室间孔后方的肿瘤。当伴有术侧脑室扩大时,此入路显露优于经胼胝体前部入路。

(二)术前准备

一般常规准备同额下硬脑膜内入路,还需注意肿瘤附近的静脉引流,因此必须有高质量的脑血管造影片。如双侧大脑内静脉被肿瘤向外侧推移,术时可不必切断丘纹静脉,只需切断膈静脉,通过向后扩大室间孔,就能满意暴露第三脑室中部。如双侧大脑内静脉彼此靠近且被肿瘤向背侧推移,则需切断丘纹静脉和/或膈静脉(图3-7-26)。

(三)手术步骤

1. 体位、切口和骨瓣

同侧脑室前角室间孔入路。如果合并脑积水引起严重颅内高压,需先做脑室外引流时,皮肤切

口设计需考虑到以后的开颅肿瘤切除(图 3-7-27)。

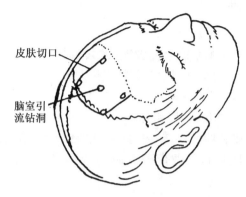

图 3-7-27 患者仰卧,头略转向对侧,右额发际内皮肤切口

如术前需做脑室引流,皮肤切口和钻洞位置应与以后开颅手术相配合,如用同一皮肤切口,钻洞位置放在开颅骨瓣的中央

2. 硬膜切开、侧脑室前角的进入、室间孔定位

同经侧脑室前角室间孔入路(图3-7-28)。

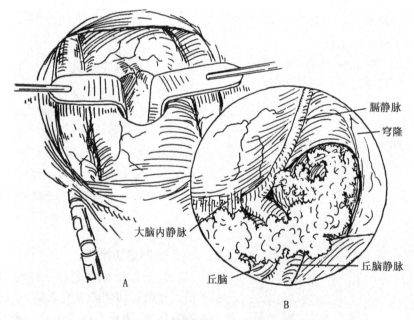

图 3-7-28 侧脑室前角脉络膜体下入路

A:经皮质切口进入侧脑室;B:循脉络膜丛找到室间孔及其周围神经血管结构

(仿 Apuzzo MLJ)

3. 透明隔开窗

由于多数患者伴严重阻塞性脑积水,同侧侧脑室脑脊液引流后,引起透明隔突向术侧,阻挡室

间孔的暴露。可在透明隔中部、距穹隆柱数毫米处穿刺,可见脑脊液流出,用镊子稍加扩大。由于透明隔复位,室间孔得到满意暴露(图3-7-29)。

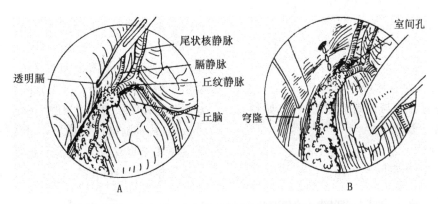

图 3-7-29　伴严重阻塞性脑积水时室间孔的暴露方法

A:透明隔膨隆遮盖住室间孔,影响暴露;B:经透明隔开窗引流脑脊液,室间孔及其邻近结构清楚显露,注意中线脑压板把穹隆向上和向中线抬起

（仿 Apuzzo MLJ）

4. 第三脑室的进入

用脑压板抬起脉络膜丛,显露其下的丘脑。脉络膜丛与丘脑表面有时粘连,可锐性分离,如脉络膜丛肥厚,影响其向中线移位,可电凝后切除。确认膈静脉、丘纹静脉、大脑内静脉,以及丘脑前内侧和后内侧静脉等。电凝后切断丘纹静脉和/或膈静脉,使它们与大脑内静脉分离。且丘纹静脉在它跨越丘脑处切断（图 3-7-30,图 3-7-31）。把脑压板向下伸入,沿丘脑内侧壁和穹隆体,达第三脑室。中间帆(覆盖在膈静脉和丘纹静脉与大脑内静脉汇合处的蛛网膜)和少许室管膜、软脑膜纤维束带阻碍进入,可切断之。脉络膜后动脉内侧支经中间帆供血第三脑室和侧脑室脉络膜丛以及丘脑后内侧部,要注意保护。第三脑室脉络膜丛位于第三脑室顶,但是受肿瘤压迫可萎缩。

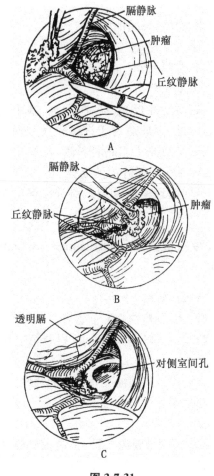

图 3-7-31

A、B:移位脉络膜丛,电凝后切断丘纹静脉,暴露和切除第三脑室内肿瘤;C:肿瘤切除后可见对侧室间孔和双侧穹隆柱

（仿 Apuzzo MLJ）

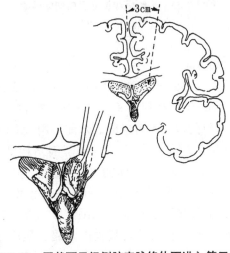

图 3-7-30　冠状面示经侧脑室脉络体下进入第三脑室

（仿 Apuzzo MLJ）

5. 肿瘤切除

宜先穿刺和活检，以排除囊液缩小瘤体，又可了解肿瘤的性质和血供、质地。坚实的肿瘤可用激光气化，质软的肿瘤用吸引器或 CUSA 吸除。瘤体缩小后，注意肿瘤与四周结构的关系，如肿瘤有包膜，可争取全切除。

（四）术后处理

同经侧脑室前角室间孔入路。

七、经纵裂入路（Interhemispheric Approach）

（一）适应证

（1）鞍内-鞍上型肿瘤。

（2）脑室内-脑室外型肿瘤，累及第三脑室前部者。

（3）累及鞍后脚间池肿瘤。

（二）手术步骤

见第二章第五节。

（三）专家点评

此入路对于终板、鞍区、脚间池、基底动脉等结构暴露良好，因此适合于许多较大颅咽管瘤手术。此入路缺点是手术路径较远，沿纵裂半球间暴露时可能会引起额叶内侧面挫伤。常伴有术后嗅觉缺失，如改选单侧纵裂入路常可保留对侧嗅神经。

八、经终板入路（Translamina teminalis approach）

（一）适应证

（1）鞍上型肿瘤视交叉前置者。

（2）脑室内-脑室外型肿瘤，累及第三脑室前部者。

（3）鞍后突入脚间池和桥前池的肿瘤。

（4）脑室旁型肿瘤。

（二）手术步骤

1. 经额下硬脑膜内入路、纵裂入路或改良翼点入路

详见有关章节。

2. 终板显露和经终板切除肿瘤

用脑压板小心牵拉额叶，逐步深入，在视交叉后方，可见终板。手术牵拉大脑前动脉以暴露终板时，要注意此动脉和前交通动脉发出的第三脑室前壁的穿通支。肿瘤常使终板前凸、变薄。在其中央作一小切口，用镊子稍作钝性扩大，注意不要伤及前交通动脉和胼胝体嘴及视交叉、视束、穹隆柱和第三脑室侧壁。应先分块切除肿瘤内容，再分块游离和切除瘤壁。当肿瘤缩小，受阻的室间孔将松解，并有脑脊液流出。若肿瘤来自鞍上，第三脑室底常变薄或消失，切除肿瘤后，能看到基底动脉及其邻近神经血管结构（图 3-7-32，图 3-7-33）。

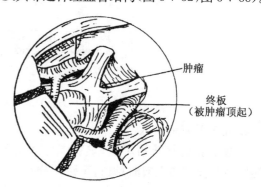

图 3-7-32　经终板暴露和切除肿瘤
（仿 Patterson RH）

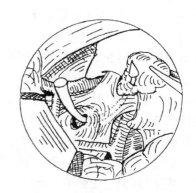

图 3-7-33　经终板和视交叉前切除肿瘤
（仿 Patterson RH）

（三）专家点评

手术入路的选择取决于肿瘤部位、质地、形态和生长方向、神经损害程度、患者年龄和全身情况、手术目的以及术者经验。术前采用 MRI 分析肿瘤发生部位及其与周边重要解剖结构如下丘脑、第三脑室、视路、垂体柄、血管、脑干等之间的毗邻关系非常重要，借此选用合适的手术入路。单纯鞍内-鞍膈下型肿瘤可采用经蝶入路。鞍内-鞍上型肿瘤适于额下硬脑膜内入路。鞍膈上-视交叉旁-脑室外型肿瘤可用改良翼点入路，视交叉前置者可采用经终板入路。肿瘤位于第三脑室者,可采用经胼胝体入路和经侧脑室前角室间孔入路。上述各种入路均有其优缺点,因此有时可采取联合入路,如额下硬脑膜内入路或改良翼点入路与经胼胝体或经侧脑室前角室间孔入路结合。

(王镛斐　周良辅)

第八节　鞍区少见的肿瘤
(Miscellaneous Neoplasms)

鞍区少见的瘤有胆脂瘤、生殖细胞肿瘤、视路胶质瘤、错构瘤等。

一、适应证与禁忌证

有临床症状,经影像学检查证实的位于鞍区的肿瘤,除非有严重器质性病变不宜开颅者,一般均可行手术治疗。

二、术前准备

见第一章第六节。

三、手术步骤

1. 体位与切口

多采用仰卧位,头转向对侧30°,颈略过伸,头架固定。头皮切口常用改良翼点入路切口(参见第二章第三节);如肿瘤局限于鞍区视交叉前,也可采用冠状切口,一侧额下入路。部分患者可因肿瘤阻塞侧脑室孔而引起阻塞性脑积水,手术开始时常需作一侧或双侧脑室前角穿刺,留置硅胶管以引流脑脊液。手术结束时,可酌情保留至术后3~5天拔除,行脑室引流之用。

2. 骨窗形成

改良翼点开颅者,在皮肌瓣翻开后,于额骨颧突上钻洞,然后用铣刀锯下游离的额颞骨板,磨除蝶骨嵴骨质达眶上裂,可使暴露更加满意。如冠状切口一侧额底入路开颅者,则在额骨颧突上钻孔后,用铣刀锯下游离的一侧额叶骨板。

3. 硬脑膜切口

改良翼点入路开颅者在做骨窗后围绕蝶骨嵴

残端作半圆形硬脑膜切口。打开外侧裂,分别牵开额叶和颞叶。若蝶顶窦桥静脉影响暴露,可用双极电凝颞电凝后切断。进而开放颈动脉池和视交叉池,使颅内压进一步降低,术野空间得以扩大。根据肿瘤累及范围的需要,暴露颈内动脉分叉处、大脑前动脉、大脑中动脉、视神经、动眼神经和滑车神经等。可经视神经与颈内动脉之间或颈内动脉与动眼神经之间暴露肿瘤。

一侧额底入路开颅者在骨窗成形后,平行颅底剪开硬膜。同样开放侧裂,放侧裂池脑脊液后进一步开放颈内动脉池、视神经池与视交叉池。在视交叉间或视神经和颈内动脉之间暴露肿瘤。

4. 胆脂瘤的切除

胆脂瘤多位于鞍上池,可沿着脑池间隙累及鞍旁、外侧裂、斜坡等处。由于胆脂瘤为先天性良性肿瘤,生长缓慢,因此手术目的是力求减轻或解除神经血管结构受压,在不影响神经功能的前提下尽可能多地切除肿瘤。由于胆脂瘤可引起无菌性脑膜炎而导致术后长期发热和交通性脑积水,手术时要注意防止瘤内容物流入蛛网膜下腔。肿瘤切除方法:打开肿瘤表面的蛛网膜,略加游离肿瘤表面后切开肿瘤。用吸引器和剥离子在瘤内分块切除肿瘤,缩小肿瘤体积。待肿瘤内容物大部切除后(注意此时不应将瘤内容物完全清除以免影响瘤壁的分离),菲薄、透明如同蛛网膜的肿瘤瘤壁将会有所塌陷。此时可小心分离瘤壁。瘤壁上的细小的毛细滋养血管应予以逐一双极电凝后切断。如肿瘤瘤壁与下丘脑或上脑干腹侧等重要神经血管结构粘连甚紧,则不应强行分离以免造成严重并发症,甚至生命危险。分离肿瘤完毕后,最后再完全清除瘤内容物,并冲洗术野至清。

5. 错构瘤的切除

鞍区错构瘤多见于儿童,位于下丘脑,主要临床表现为发作性癫痫,特别是发笑样癫痫发作。由于错构瘤本身为组织形态正常的脑组织,因此在术中只能靠下丘脑部位异常膨隆而判断,错构瘤表面类似正常的灰质脑组织。多数情况下错构瘤只能做大部切除,除非在少数患者中,错构瘤瘤蒂细小,可全切之。80%以上患者,即使做大部切除,仍可改善症状,减少癫痫发作甚至不发。采用改良翼点开颅,经侧裂入路。充分开放侧裂,牵开额叶和颞叶后，进一步暴露颈内动脉、视神经、动眼神经、大脑中动脉、大脑前动脉 A_1 段。以上神经与血管应做到充分游离和暴露，然后酌情选择视神经和颈内动脉之间、颈内动脉和动眼神经之间作错构瘤的暴露和切除。因操作间隙狭小，所以在切除过程中应小心保护各正常结构，确保其不受损伤(图 3-8-1)。

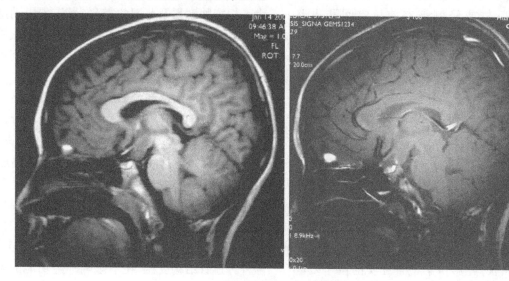

图 3-8-1 下丘脑错构瘤
A:MRT1W 平扫;B:MR 增强

6. 生殖细胞肿瘤的切除

怀疑为生殖细胞肿瘤的患者，术前应做血清AFP 与 β-hCG 检查。生殖细胞瘤两者均为正常范围，而非生殖细胞性恶性生殖细胞肿瘤患者中，血清 AFP 与 β-hCG 可均升高或其中任何一项升高。肿瘤暴露方法如错构瘤手术，如术中冰冻病理检查结合术前血清学检查提示为生殖细胞瘤，则可立即结束手术以待术后放疗和化疗。如术中冰冻病理检查结合术前血清学检查诊断为非生殖细胞瘤性恶性生殖细胞肿瘤的则应尽可能将肿瘤作全切除。恶性生殖细胞肿瘤往往血供丰富，因此手术切除时，应循序渐进，边止血边冲水边切除，逐步缩小肿瘤体积。肿瘤往往边界较清，常有机会做全切除(图 3-8-2)。

7. 视路胶质瘤

鞍区视路胶质瘤可累及一侧视神经、视交叉、双侧视神经、一侧或双侧视束、以及下丘脑。可用一侧额下入路或经前纵裂入路开颅暴露肿瘤(参见第二章第五节)。视路胶质瘤手术影响视力导致一侧或双侧失明或视野缺损。通常视路胶质瘤只累及一侧视神经的可行肿瘤侧视神经切除。肿

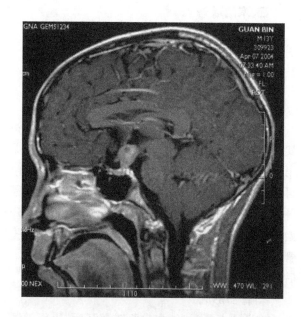

图 3-8-2 鞍区生殖细胞瘤,MR 矢状位增强

瘤累及双侧视神经、视交叉、下丘脑者，建议只行肿瘤活检明确性质后作术后放疗与化疗。若患者有阻塞性脑积水的应行脑室腹腔分流术(图 3-8-3)。

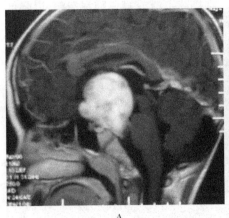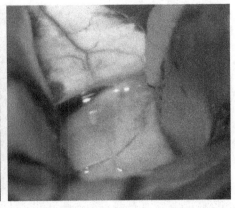

图 3-8-3　视路毛细胞性星形细胞瘤
A:MR 矢状位增强;B:术中见视神经与视交叉均膨大隆起为肿瘤侵犯

8. 关颅

肿瘤切除后,妥善止血,清洗手术野。缝合硬脑膜切口,骨板复位固定,分层缝合肌层、皮下组织和皮肤。

四、术后处理

同幕上开颅术,要严密监测生命体征及尿量变化。

五、专家点评

(1)视路胶质瘤除非是高级别恶性肿瘤,常规放疗一般价值不大,如毛细胞型星形细胞瘤(WHO Ⅰ级)。

(2)错构瘤根据其基部与下丘脑的关系可分四型:Ⅰ型——水平状生长,可偏侧,宜用翼点入路手术。Ⅱ型——垂直状生长入脑室,宜经胼胝体入路手术。Ⅲ型——Ⅰ型和Ⅱ型的结合,常需上述两种入路,分期手术。Ⅳ型——巨大肿瘤,处理困难。

(张　荣　周良辅)

第九节　松果体区肿瘤
(Pineal Region Tumors)

这一区域的肿瘤主要来源于松果体、第三脑室后部、中脑背侧四叠体、小脑上蚓部前端、下丘脑后部、胼胝体压部、小脑幕切迹后缘等多种组织。其肿瘤类型较多,按世界卫生组织(WHO)2007 年的分类有:(1)生殖细胞的肿瘤(germ cell tumors),包括生殖细胞瘤(germinoma)、成熟或不成熟伴有恶变的畸胎瘤(teratoma)、胚胎性癌(embryonal carcinoma)、内胚窦癌(endodermal sinus tumor)又称卵黄囊肿(yolk sac tumor)、绒毛膜上皮癌(choriocarcinoma)和混合性生殖细胞肿瘤(mixed germ cell tumor);(2)松果体实质细胞肿瘤(pineal parenchymal tumor),可分松果体细胞瘤(pineocytoma)、松果体母细胞瘤(pineoblastoma)和中度分化的松果体实质细胞肿瘤(pineal parenchymal tumor of intermediate differentiation);(3)神经上皮肿瘤,包括星型细胞瘤(WHO Ⅰ-Ⅱ级)、间变型星型细胞瘤(WHO Ⅲ级)、胶质母细胞瘤(WHO Ⅳ级)以及少枝胶质细胞肿瘤、室管膜瘤等;(4)脑膜的肿瘤,包括脑膜瘤和间变脑膜瘤。另外有 WHO 未归类的囊肿瘤样病变如上皮样囊肿、皮样囊肿、松果体囊肿和 Galen 静脉瘤等。

此区肿瘤手术入路有小脑幕下小脑上入路、枕下经小脑幕入路、经胼胝体后部入路、经侧脑室入路和颞下入路等。目前以小脑幕下小脑上入路、枕下经小脑幕入路和经胼胝体后部入路较为常用(图 3-9-1)。

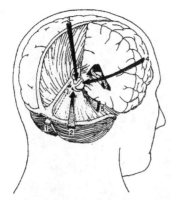

图 3-9-1　松果体区 5 种手术入路

1：小脑幕下小脑上入路；2：枕下经小脑幕入路；

3：经胼胝体后部入路；4：经侧脑室入路；5：颞下入路

一、小脑幕下小脑上入路（Infratentorial Supracerebellar Approach）

（一）适应证

此入路自中线接近肿瘤，对正中并且幕下的区域显露较为满意。由于深静脉系统位于此区肿瘤的上方，故对肿瘤显露影响较小，因此适用于肿瘤主体位于幕下和正中的松果体区肿瘤手术。但是不适于肿瘤向背侧生长尤其向上包裹深静脉系统者，也不适合肿瘤向侧方生长进入侧脑室三角区者。术时需牺牲小脑桥静脉，存在空气栓塞的风险也是其缺点。

（二）术前准备

术前应行 CT 检查，最好具备矢状位和冠状位重建图像。MRI 检查有助于病灶的精确定位。磁共振静脉成像（MRV）可帮助明确病灶与周边静脉的关系，对肿瘤尤其是脑膜瘤的手术尤为重要。如怀疑血管畸形应行血管造影，一般肿瘤无需此项检查。脑积水严重患者术前数日应行侧脑

室持续引流或第三脑室造瘘，以降低颅内压，减少脑组织瘀血，改善患者全身情况。

（三）手术步骤

1. 体位

（1）半坐位，患者肩部填沙袋，头部头架固定。头前屈使下颌近前胸，其间可容二横指，切勿过屈。颈椎有病变者禁用此体位（图 3-9-2）。

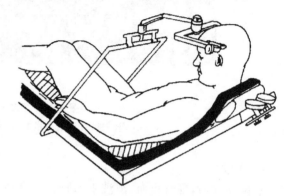

图 3-9-2　患者体位

（2）3/4 俯卧位，取俯卧，头向下，向术侧倾斜。因重力作用，小脑可自动向下退让，比较半坐位发生空气栓塞的风险降低，并且使术者处于更轻松的手术姿势。

2. 切口和骨窗形成

作枕后中线直切口，上达人字缝下至 C_4 棘突，如枕骨暴露不满意可稍延长。颅内压高时行脑室引流。延中线切开项韧带及筋膜至枕骨，剥离枕下肌群和骨膜，暴露枕骨，第一和第二颈椎不必暴露。在枕骨鳞部钻多个颅孔，并用钻头打薄枕骨，以利于骨窗形成。骨窗呈卵圆形，上缘刚过横窦和窦汇，利于向上牵拉小脑幕。下缘达枕骨大孔上方约 1cm，外侧达乳突沟（图 3-9-3）。

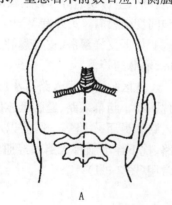

A

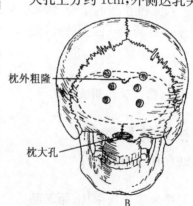

枕外粗隆

枕大孔

B

图 3-9-3　头皮切口和骨窗

A：皮肤切口；B：颅骨钻孔位置和骨窗范围

3. 硬脑膜切口

在硬脑膜表面用手指探查后颅窝压力，如压力较大时不可切开硬脑膜，应再引流脑脊液和或静脉注射脱水剂直到压力降低。如图 3-9-4 所示，作 3 个"V"形硬脑膜瓣，注意中央一个硬脑膜基底部不宜过宽，这样可最大限度地向上牵拉小脑幕。

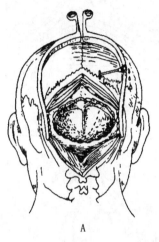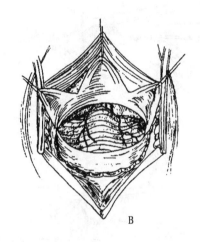

图 3-9-4 硬脑膜切口
A：在硬脑膜上做三个"V"形瓣；B：牵开硬脑膜瓣

4. 肿瘤暴露

将枕大池打开，进一步降低后颅窝压力。用两块脑压板逐渐深入，把小脑蚓部向下、小脑幕向上牵引，注意电凝和切断小脑上蚓部前部的桥静脉（图 3-9-5）。四叠体池暴露满意后，上下固定弯成 S 形的脑压板。安放好手术显微镜（物镜焦距为 250～300mm）。在镜下用蛛网膜刀和弹簧剪切开四叠体池蛛网膜。此时可见小脑前中央静脉自小脑上蚓部发出并汇入大脑大静脉即 Galen 静脉。Galen 静脉位于肿瘤上方，两侧有基底静脉汇入，前方有左右大脑内静脉汇入（图 3-9-6）。肿瘤一般位于静脉系统的前下方。将小脑前中央静脉电凝后切断。脉络膜后动脉和小脑前上动脉供应肿瘤的小分支亦予电凝和切断。操作时注意不可损伤深静脉系统。在确定 Galen 静脉后，可将下方脑压板进一步向下牵开并固定，使肿瘤暴露更充分。调整手术显微镜镜头方向，使视野中心正对肿瘤。

5. 肿瘤切除

用长柄刀和弹簧剪十字切开肿瘤包膜。取少量肿瘤做快速病理检查，因其诊断准确率低，所以应留取多量的瘤组织作进一步病理检查。根据肿瘤质地不同，可使用吸引器、取瘤钳、激光刀和超声吸引器等作瘤内切除。肿瘤大部分切除后，瘤壁塌陷，即可自下极和两侧仔细分离包膜并切除之（图 3-9-7），肿瘤向上方可侵及中间帆，向侧方可附着于丘脑枕和第三脑室侧壁，向下方可粘着于四叠体。有时肿瘤粘连部位广泛且紧密，此时应耐心分离，并更换分离部位，切不可鲁莽操作，以免伤及重要神经血管结构。调整手术显微镜的视角和患者的头位，可扩大手术野的暴露（图 3-9-8）。向前分离肿瘤时极易进入第三脑室，特别注意不要损伤大脑内静脉和 Galen 静脉，否则将导致难以控制的出血。大静脉出血只能用明胶海绵压迫止血，电凝反使破口扩大。对浸润性肿瘤只作大部切除，术后辅以放疗，贸然追求全切可造成严重的神经功能损伤。

6. 脑脊液分流和关闭切口

肿瘤完全切除后，脑脊液通路即打通（图 3-9-9）。若肿瘤大部切除，脑脊液循环仍有梗阻者，可用以硅胶管，一端插入第三脑室，另一端置于枕大池并固定于硬脑膜上作分流（Torkildsen 手术）。然后缝合硬膜，按层缝合筋膜肌肉。术后切口引流 1～2 天，坐位手术后的患者维持坐位移入 ICU，持续脑室外引流 3～5 天。

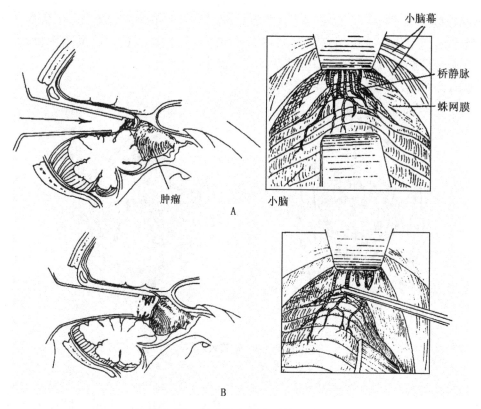

图 3-9-5 经小脑上和小脑幕下进入
A:暴露小脑上蚓部静脉;B:用双极电凝镊电凝后切断静脉(仿 Stein BM)

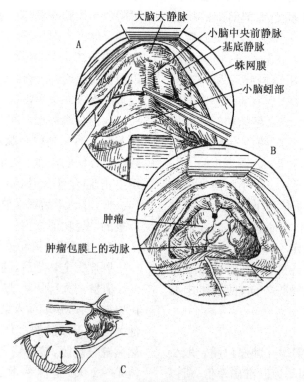

图 3-9-6 四叠体池的显露
A:打开四叠体池蛛网膜,双极电凝镊电凝后切断小脑中央前静脉;
B:暴露肿瘤与周围静脉的关系;C:达肿瘤背侧蛛网膜(仿 Stein BM)

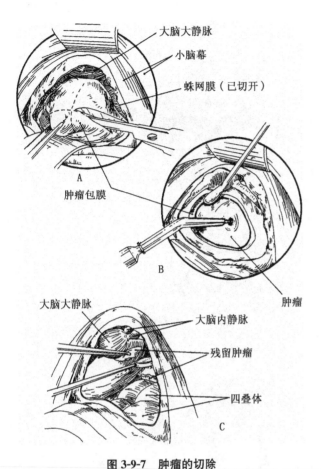

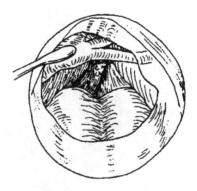

图 3-9-9　肿瘤切除后,可见第三脑室及其内脉络膜丛

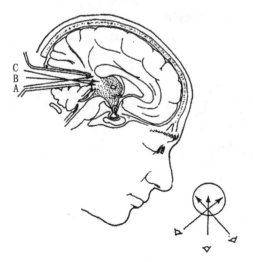

图 3-9-7　肿瘤的切除

A:电凝后切开肿瘤包膜;B:用超声吸引器作瘤内肿瘤切除;
C:分离和切除肿瘤包膜(仿 Stein BM)

二、枕下经小脑幕入路(Occipital Transtentorial Approach)

(一)适应证

此入路能较好地显露松果体区而不损伤正常脑组织和静脉系统,能较大范围地游离肿瘤和直视第三脑室,术中可以打开第三脑室使其与四叠体池相通,解除脑脊液梗阻。而且,可灵活地转换其他手术入路或应用多种视角暴露和切除肿瘤。适用于松果体区所有病变,包括大脑大静脉瘤及松果体区的各种良性和恶性肿瘤,特别适用于位于小脑幕平面或在其上方,且主体偏于手术一侧的肿瘤。亦适用于小脑上蚓部、第四脑室上部和胼胝体压部的肿瘤(图 3-9-10)。但对于对侧四叠体区和背丘脑的显露不充分,另外,它存在枕叶视觉中枢或内侧枕静脉损伤的风险。

(二)手术步骤

1. 体位

3/4 俯卧位,取俯卧,头略向术侧偏斜,因重力作用枕叶可自动向下退让,易于显露大脑镰和小脑幕(图 3-9-11)。术者和助手的位置见图 3-9-12。

2. 切口和骨窗

作基底朝枕部的马蹄形皮肤切口,切口内侧边过中线 2cm,下达枕外粗隆及乳突根部,皮瓣长 7～8cm,宽 6～7cm(图 3-9-13)。颅骨钻孔 6 个,形成过中线骨瓣。用咬骨钳向下咬除颅骨露出横窦、窦汇(图 3-9-14)。

图 3-9-8　通过改变手术显微镜的视角或患者的头位,可扩大手术野的暴露

(仿 Stein BM)

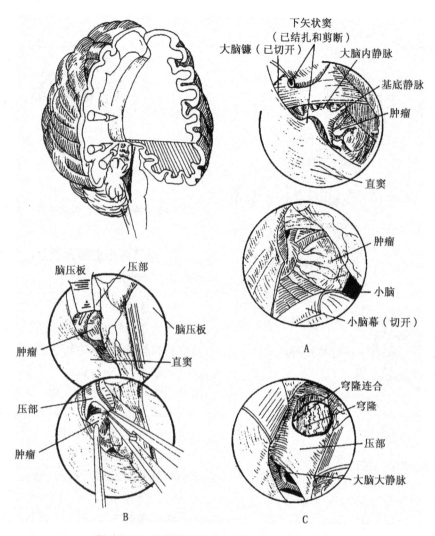

图 3-9-10　枕下经小脑幕入路与其他入路的转换

A:枕下经小脑幕或枕下经大脑镰入路;B:经胼胝体压部入路;C. 经胼胝体入路

（仿 Stein BM）

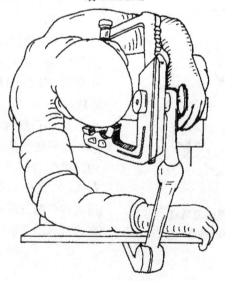

图 3-9-11　患者体位

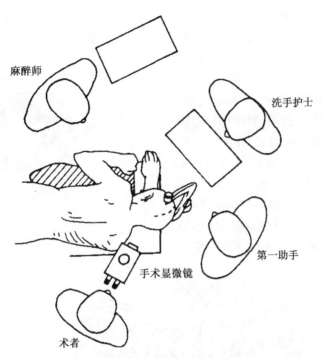

麻醉师

洗手护士

手术显微镜

第一助手

术者

图 3-9-12 术时医生和护士的位置

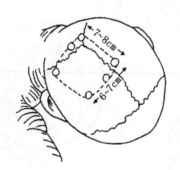

7~8cm

6~7cm

图 3-9-13 颅骨钻洞位置

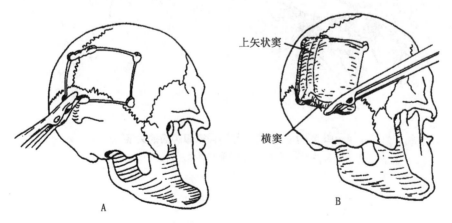

上矢状窦

横窦

A

B

图 3-9-14 骨窗形成

确认颅内压不高后,剪开硬脑膜,在硬脑膜切口内侧缘近矢状窦和横窦处分别用缝线把硬脑膜向外侧牵开扩大暴露(图 3-9-15)。用脑压板抬起枕极,暴露小脑幕裂孔,注意脑压板不要压迫枕叶内侧面,以免损失视觉皮质。安放手术显微镜。由于肿瘤可来源于不同组织,因此,要注意肿瘤和深静脉的不同关系,避免损伤深静脉(图 3-9-16)。根据手术显露需要(可结合 CT 和 MRI),切开小脑幕和大脑镰。双极电凝镊电凝硬膜边缘,使其皱缩,扩大暴露。此时可见小脑蚓部和四叠体池,后者的蛛网膜常增厚。小心切开蛛网膜,暴露肿瘤。通常大脑内静脉、大脑大静脉和胼胝体压部

位于肿瘤上方,小脑上蚓部、四叠体位于肿瘤下方(图 3-9-17,图 3-9-18)。

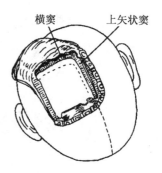

图 3-9-15 硬脑膜切口

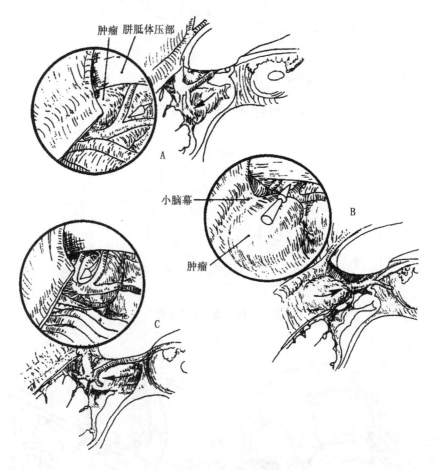

图 3-9-16 深静脉与不同来源肿瘤的关系
A:中脑顶盖;B:小脑幕游离缘;C:松果腺
(仿 Clark WK)

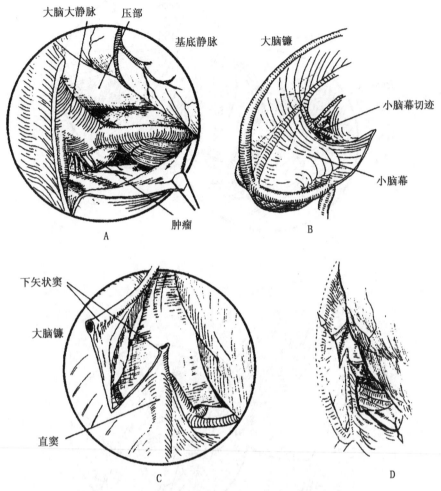

图 3-9-17 根据手术需要,可切开小脑幕和(或)大脑镰

A:肿瘤暴露;B:拟切开小脑幕和大脑镰的切口;C:切断小脑幕;D:切断大脑镰

(仿 Clark WK)

3. 肿瘤切除

见图 3-9-19—图 3-9-23。

可先切开包膜行肿瘤快速活检。作瘤内切除,尽量缩小瘤体。起源于小脑幕缘和或小脑幕和大脑镰交汇处的脑膜瘤,处理较为困难,肿瘤常将静脉系统压向前方。可用超声吸引器吸除肿瘤组织。通常由外向内,由下而上分块切除肿瘤较为妥当,这样可避免重要静脉结构的损伤。

如肿瘤向下生长侵犯小脑上蚓部,可切开蚓部切除肿瘤下极。切开小脑上蚓部亦可切除此处和第四脑室上部的肿瘤。如肿瘤向上侵及胼胝体压部,可牵引或切开少许压部,然后将包膜向下牵开以切除肿瘤,要尽量避免损伤胼胝体压部,因此处受损可能产生失联合症状(如失读症等)。

术中对肿瘤的处理取决于肿瘤的病理性质和其与脑干、静脉系统等重要结构的关系,以及患者的一般情况、年龄、联合治疗的可能效果等多种因素。恶性肿瘤不求全切除,只要充分减压,打通脑脊液循环即可。良性肿瘤与重要结构粘连紧密的,不可勉强全切而造成严重后果。脑干胶质瘤和脂肪瘤要保守些,因其浸润生长,界限不清。脑干良性肿瘤只有在患者情况良好、视野暴露较好时,方能仔细切除。对年轻病例处理应积极于老年者。

4. 切口关闭

止血满意后,用生理盐水灌满手术野;缝合硬脑膜。骨瓣复位和固定,硬脑膜外放置负压吸引管,分层缝合骨膜、皮肤(图 3-9-24)。

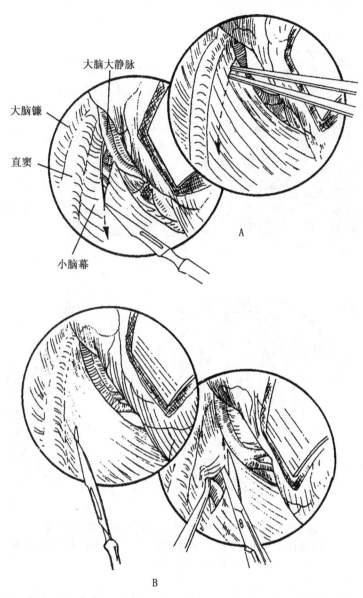

大脑大静脉

大脑镰

直窦

小脑幕

A

B

图 3-9-18 小脑幕切开常用的两种方法
A:从小脑幕切迹向后切开;B:从后向前切开(注意切口与直窦平行)(仿 Clark WK)

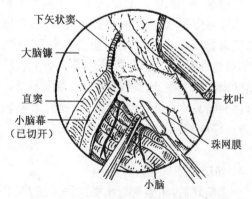

下矢状窦

大脑镰

直窦

小脑幕
(已切开)

枕叶

珠网膜

小脑

图 3-9-19 打开四叠体池蛛网膜,暴露肿瘤
(仿 Clark WK)

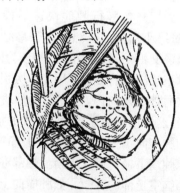

**图 3-9-20 双极电凝镊电凝肿瘤表面的血管
和包膜,十字形切开肿瘤,分块切除瘤内容物**
(仿 Clark WK)

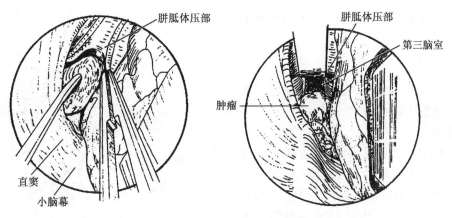

图 3-9-21 略切开或牵拉胼胝体压部,切除肿瘤
(仿 Clark WK)

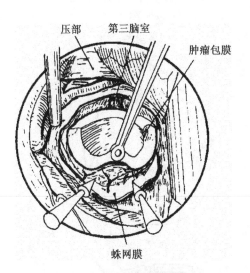

图 3-9-22 游离和切除肿瘤包膜
(仿 Clark WK)

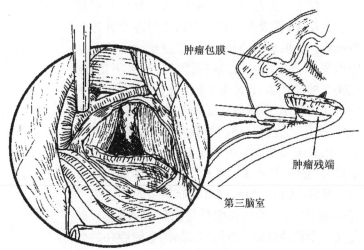

图 3-9-23 切除肿瘤后,可见第三脑室及其脉络丛
(仿 Clark WK)

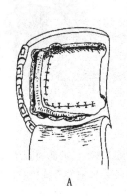

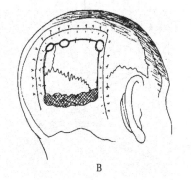

图 3-9-24 关闭硬脑膜,复位骨瓣,缝合头皮切口

三、经胼胝体后部入路(Posterior Transcollosal Approach)

(一)适应证

肿瘤位于第三脑室后部、在胼胝体压部前面或肿瘤向第三脑室中部生长。

(二)手术步骤

基本上同枕下经小脑幕入路,但皮瓣和骨瓣更大(图3-9-25)。手术时尽量保持胼胝体压部的完整性,即在胼胝体压部前端向前2～3cm处切开胼胝体,约2～2.5cm长。因此,术前应做脑血管造影,了解后顶叶的桥静脉,以便术时选择合适的骨窗,避免损伤主要的桥静脉。大脑镰的深度、左右两半球之间的粘连变化较大,要注意识别两侧的胼周动脉,使操作一直在它们之间进行并进入胼胝体。胼胝体呈白色,不同于皮质。可用微型吸引器和双极电凝切开胼胝体部,几乎不出血。用狭窄的脑压板(2cm宽)牵拉胼胝体切口,由于肿瘤和脑积水,胼胝体后穹隆常变得较薄,利于胼胝体切开。大脑内静脉常因肿瘤向外移位,有时有纤维束带限制大脑内静脉侧移,用双极电凝镊电凝后切断这些束带。虽然有时可阻断和切断大脑内静脉、大脑大静脉或直窦而不引起神经障碍(Dandy,1921),但是也应尽量保留这些静脉,以免发生严重并发症。当见到光滑的室管膜和脑脊液,即进入第三脑室(图3-9-26)。术时,应避免对顶叶过度牵拉,以免术后发生对侧肢体的皮质感觉障碍。肿瘤的切除方法同前。肿瘤切除后可见导水管。如肿瘤巨大而涉及中央块前方,可采用经额胼胝体入路手术(Sano,1987)(图3-9-27)。切口关闭同枕下经小脑幕入路。

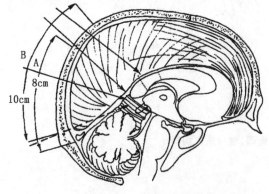

图3-9-25 经胼胝体入路的骨窗和暴露示意图
A:枕下经小脑幕入路;B:经胼胝体后部入路

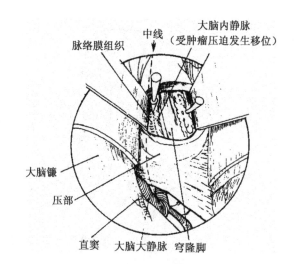

图3-9-26 经胼胝体暴露第三脑室
(仿Clark WK)

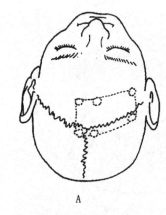

A

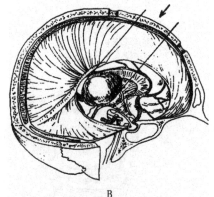

B

图3-9-27 经额胼胝体入路切除巨大的第三脑室后部肿瘤
注意:肿瘤前端已突入第三脑室中部

(三)术后处理

(1)常见并发症的防治:

①颅内出血:有瘤床出血(常见血供丰富的肿

瘤)、硬膜下或外血肿(常见坐位或术后脑皮质过度塌陷)。术时妥善止血,避免过度引流脑脊液,术后24h内复查头颅CT以及酌情对出血或血肿处理。

②气栓:常见坐位。对静脉窦处理时要谨防空气进入负压的静脉,术后(包括拔气管插管和护送患者回病房)保持半坐位1~2天,以减少气栓心肺并发症。

(2)良性肿瘤全切除后不需要进一步治疗,此类患者约占30%,包括偏良性的囊性或实质性星形细胞瘤、表皮样囊肿、皮样囊肿、脑膜瘤、畸胎瘤及少数松果体细胞瘤和室管膜瘤等。生殖细胞瘤对放疗敏感,因其有脑脊液播散的可能,放疗应包括肿瘤区、全脑和椎管。对原发性胚胎性癌和绒癌,应合并化学疗法。

(四)专家点评

由于相当比例的松果体区肿瘤为生殖细胞的肿瘤,而其中的生殖细胞瘤对放疗和化疗敏感,因此,对怀疑生殖细胞肿瘤的患者应常规查血和脑脊液中的肿瘤标志物,如甲胎蛋白、促绒毛膜性腺激素等。高度怀疑生殖细胞瘤和不愿意或不能手术者,可尝试诊断性放疗。第三脑室造瘘可以使松果体区肿瘤患者摆脱终身相伴的脑脊液分流装置带来的各种麻烦,有取代脑室腹腔分流的趋势。

小脑幕下小脑上入路(图3-9-28)由于完全在深静脉系统的下方操作,风险低,肿瘤于幕下正中而且直窦倾斜度较小的应首选;枕下经小脑幕入路(图3-9-29)和经胼胝体后部入路(图3-9-30)适用范围相近,可术中互相转换,在两者都无明显禁忌的病例中,肿瘤前后平铺生长的适合为枕下经小脑幕入路切除,而经胼胝体后部入路更适用于肿瘤上下生长为主的情况。由于胼胝体压部损伤可导致失语症,如同时有左侧枕叶损伤时,上述症状加重,并伴有偏盲,所以建议选用右侧入路。表3-9-1概括了三个入路优缺点。

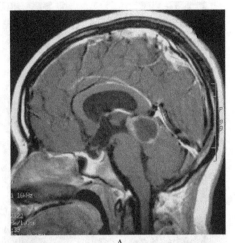

A

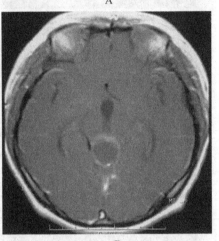

B

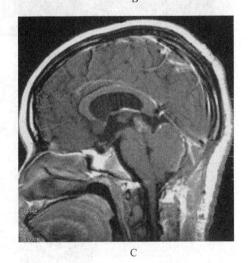

C

图3-9-28 女性,21岁,松果体囊肿,经小脑幕下小脑上入路切除
A:术前矢状位MRI;B:术前水平位MRI;
C:术后矢状位MRI

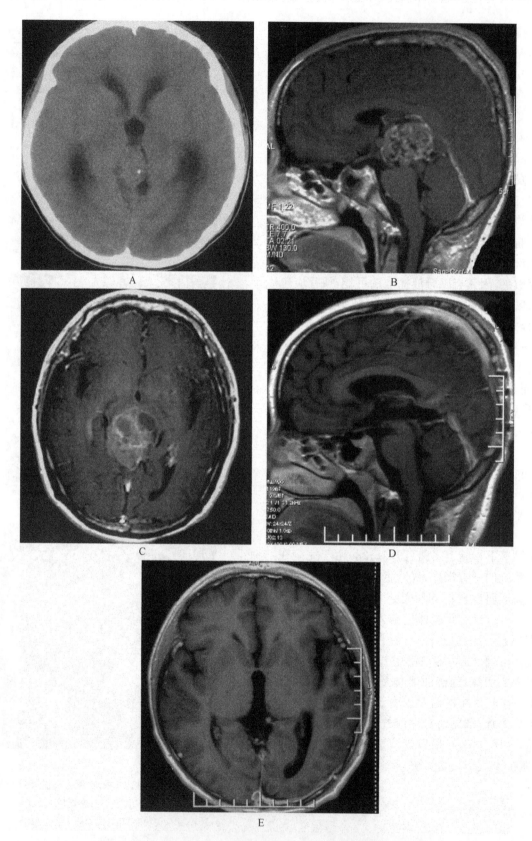

图 3-9-29　男性,14 岁,未成熟畸胎瘤,经枕下经小脑幕入路切除
A:术前水平位 CT;B:术前矢状位 MRI;C:术前水平位 MRI;D:术后矢状位 MRI;E:术后水平位 MRI

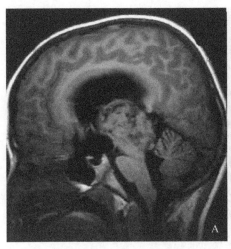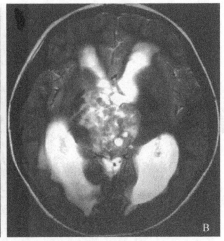

图 3-9-30　男性,47 岁,间变型星形细胞瘤,经胼胝体后部入路切除
A:术前矢状位 MRI;B:术前水平位 MRI

表 3-9-1　三种入路的优缺点

	优点	缺点
小脑幕下小脑上入路	1. 正中切口,易定位 2. 在深静脉丛下 3. 重力作用使小脑自然牵开,避免对枕叶和顶叶的牵拉	1. 手术视野狭窄 2. 需切断小脑桥静脉和/或小脑中央前静脉 3. 幕上结构和第三脑室后底部暴露不充分 4. 不易到达第三脑室的旁正中区域 5. 存在空气栓塞的风险
枕下经小脑幕入路	1. 手术视野宽 2. 桥静脉损伤机会小 3. 深静脉系统容易看清 4. 天幕上手术特别中脑侧背部和侧位显露好	1. 枕叶牵拉损伤(偏盲)或胼胝体压部损伤 2. 小脑幕切口的解剖变异 3. 对侧四叠体区和背丘脑不易看清 4. 有深静脉系统损害风险
经胼胝体后部入路	1. 不受脑室大小影响 2. 大脑内静脉上方肿瘤和第三脑室后部暴露好 3. 不需分开半球组织 4. 到间脑盖路短	1. 损伤半球间的桥静脉 2. 顶叶过度牵拉可引起胼胝体部分分离性神经功能障碍,短暂性缄默症 3. 分裂胼胝体 4. 有深静脉系统损害风险 5. 松果体区和四叠体区不易看清

(黄峰平　周良辅)

第4章

小脑幕下肿瘤
Infratentorial Tumors

第一节　小脑肿瘤
（Cerebellar Tumors）

常见的小脑肿瘤有神经胶质瘤（星形细胞瘤、髓母细胞瘤和室管膜瘤等）、血管母细胞瘤和转移瘤等。

一、适应证与禁忌证

经临床和影像学检查证实的小脑肿瘤，除非有严重器质性病变不宜开颅者，一般均应手术治疗。

二、术前准备

见第一章第六节。

三、手术步骤

1. 体位与切口

多采用坐位，如患者全身情况差或儿童，可改俯卧位；如肿瘤位于小脑半球外侧，可取侧卧位（图4-1-1）。头皮切口常用枕下正中直切口，如肿瘤位于小脑半球可用倒钩切口作单侧皮瓣（图4-1-2）。沿枕下正中切开皮肤，并沿正中无血管平面切开颈枕软组织直达枕骨和上段颈椎棘突（图4-1-3）。由于患者多有阻塞性脑积水，手术开始时常需作一侧脑室后角或三角区穿刺，留置硅胶管以引流脑脊液。手术结束时，可酌情保留至术后3～5天拔除，行脑室引流之用。

2. 骨窗形成

用骨膜橇剥离切口两旁肌肉，如需扩大侧方暴露，可在上项线下数毫米处切断枕肌群，留少许筋膜和肌肉于上项线骨质上，以利术毕肌肉缝合。在颅颈交界处，乳突部常有导静脉，切断后用骨蜡止血。在寰椎两旁有椎动脉，要注意保护。用牵开器牵开肌肉（图4-1-4）。在枕骨鳞部钻洞后，用咬骨钳扩大成骨窗，咬除寰椎后弓，可使暴露和减压更满意。如肿瘤位于上蚓部或小脑半球上部，需咬除枕外粗隆，充分暴露窦汇下缘和横窦（图4-1-5，图4-1-6）。

3. 硬脑膜切口

Y形剪开硬脑膜，硬脑膜瓣向上翻开。如枕大孔区枕窦粗大，宜用丝线结扎后切断（图4-1-7）。

4. 肿瘤的定位

若肿瘤未侵及脑表面，可根据下列征象和方法寻找肿瘤：小脑局部膨隆，表面脑纹增宽和脑沟变浅，可有粗大血管；扪诊其下有异常感；病变一侧小脑扁桃体较对侧更低；脑针刺入法探测（图4-1-8）。

肿瘤常囊变，囊液黄色澄清，囊内有瘤结节，呈暗红色。对有囊肿者，可先用脑针穿刺囊肿，抽出囊液，然后切开囊肿表面的小脑组织，寻找和摘除瘤结节。手术方法同大脑半球内肿瘤的方法相似。此时宜用自动牵开器和手术显微镜。囊性肿瘤的囊壁的切除取决于术前MRI，如囊壁同瘤结节一样增强，应切除；否则不必切除。

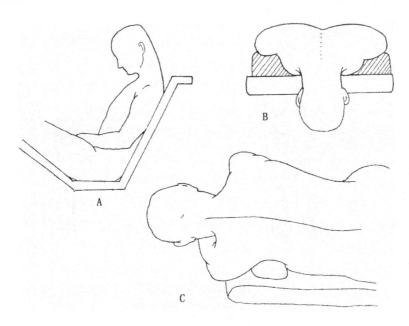

图 4-1-1　小脑肿瘤手术患者的体位
A:座位；B:俯卧位；C:侧卧位

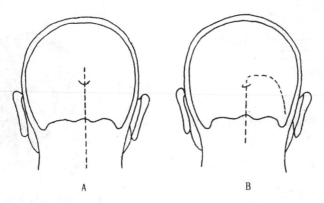

图 4-1-2　皮肤切口
A:直切(枕外粗隆上方 3cm 到颈4~5棘突)；B:倒钩切口

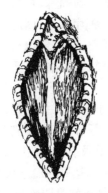

图 4-1-3　切开皮肤,沿中线无血管区切开
枕颈软组织直达枕骨和上段颈椎棘突

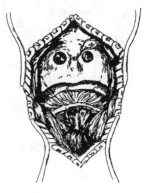

图 4-1-4　剥离枕下肌群,并用牵开器向两旁牵开,
暴露枕骨鳞部和寰椎后弓(虚线示骨窗范围)

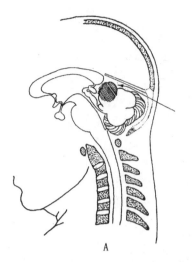 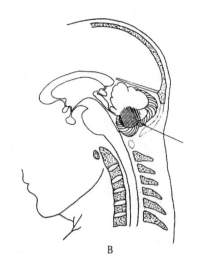

图 4-1-5　不同部位的小脑肿瘤要求不同的枕骨切除范围
A:小脑上蚓部肿瘤;B:小脑下蚓部肿瘤

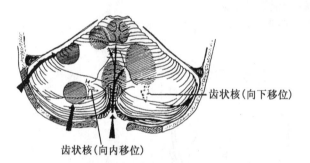

齿状核(向下移位)

齿状核(向内移位)

图 4-1-6　不同部位的小脑肿瘤要求不同的手术入路

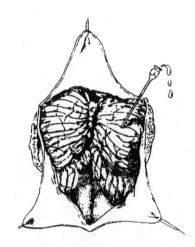

图 4-1-8　电凝囊肿表面皮质后,用脑针穿刺囊肿

5. 髓母细胞瘤的切除

　　肿瘤多位于小脑蚓部,可累及第四脑室。由于髓母细胞瘤对放疗敏感,因此手术的目的是力求疏通脑脊液通路,尽可能肉眼全切肿瘤。由于髓母细胞瘤可沿软脑膜播散,手术时要注意防止肿瘤碎片接种。肿瘤切除方法:打开肿瘤下极表面的蛛网膜,用小棉片保护上颈髓。双极电凝后纵行切开小脑下蚓部,充分暴露肿瘤。在自动牵开器的帮助下,用吸引器、息肉钳、CUSA 或激光刀分块切除肿瘤。宜从肿瘤下极和两侧开始,逐步向上方进行,寻找到第四脑室,并在底部铺以棉片,既可保护脑干,又可作为解剖定位标志。按此方法,可逐步把长到导水管开口的肿瘤切除,该处

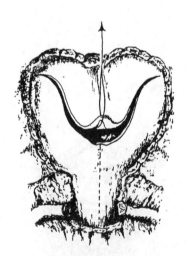

图 4-1-7　硬脑膜切口

常有小静脉出血,可用双极电凝镊电凝之(图 4-1-9,图 4-1-10)。

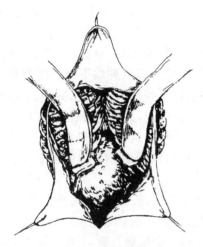

图 4-1-9　小脑髓母细胞瘤

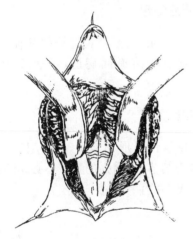

图 4-1-10　肿瘤切除后,见第四脑室底部

6. 关颅

肿瘤切除后,妥善止血,清洗手术野。如脑压低,脑脊液循环已打通,应缝合硬脑膜切口,否则硬脑膜不缝。分层缝合肌层、皮下组织和皮肤(图 4-1-11)。

四、关键要点

(1)慢性高颅压者枕窦常异常粗大,极易出血,需缝扎止之。因此应先用血管钳夹闭枕窦,切断后缝扎,才能保持术野干净。

(2)严密止血,特别是第四脑室开放者。

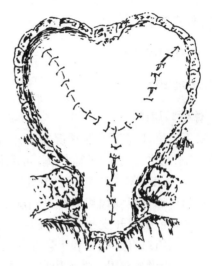

图 4-1-11　缝合硬脑膜

五、术后处理

同幕上开颅术,要严密监测生命体征。坐位手术者,应坐轮椅返回病房,术后 2 天后改平卧位。第四脑室开放者,术后脑室外引流 1～2 天。

六、并发症及处理

齿状核损伤可引起小脑共济失调。关键在预防。

七、专家点评

应用神经导航和术中超声,有助于肿瘤定位。

(杜固宏　周良辅)

第二节　小脑蚓部肿瘤 （Cerebellar Vermian Tumors）

常见的小脑肿瘤有神经胶质瘤(星形细胞瘤、髓母细胞瘤和室管膜瘤等)、血管网织细胞瘤和转移瘤等。

一、适应证与禁忌证

经临床和影像学检查证实的小脑肿瘤,除非有严重器质性病变不宜开颅者,一般均应手术治疗。

二、术前准备

见第一章第六节。

三、手术步骤

1. 体位与切口

多采用坐位,如患者全身情况差或儿童,可改俯卧位;如肿瘤位于小脑半球外侧,可取侧卧位(图4-1-1)。头皮切口常用枕下正中直切口,如肿瘤位于小脑半球可用倒钩切口作单侧皮瓣(图4-1-2)。沿枕下正中切开皮肤,并沿正中无血管平面切开颈枕软组织直达枕骨和上段颈椎棘突(图4-1-3)。由于患者多有阻塞性脑积水,手术开始时常需作一侧脑室后角或三角区穿刺,留置硅胶管以引流脑脊液。手术结束时,可酌情保留至术后3~5天拔除,行脑室引流之用。

2. 骨窗形成

用骨膜撬剥离切口两旁肌肉,如需扩大侧方暴露,可在上项线下数毫米处切断枕肌群,留少许筋膜和肌肉于上项线骨质上,以利术毕肌肉缝合。在颅颈交界处,乳突部常有导静脉,断后用骨蜡止血。在寰椎两旁有椎动脉,要注意保护。用牵开器牵开肌肉(图4-1-4)。在枕骨鳞部钻洞后,用咬骨钳扩大成骨窗,咬除寰椎后弓,可使暴露和减压更满意。如肿瘤位于上蚓部或小脑半球上部,需咬除枕外粗隆,充分暴露窦汇下缘和横窦(图4-1-5,图4-1-6)。

3. 硬脑膜切口

Y形剪开硬脑膜,硬脑膜瓣向上翻开。如枕大孔区枕窦粗大,宜用丝线结扎后切断(图4-1-7)。

4. 肿瘤的定位

若肿瘤未侵及脑表面,可根据下列征象和方法寻找肿瘤:小脑局部膨隆,表面脑纹增宽和脑沟变浅,可有粗大血管;扪诊其下有异常感;病变一侧小脑扁桃体较对侧更低;脑针刺入法探测(图4-1-8),或用B超定位。

5. 髓母细胞瘤的切除(图4-1-9,图4-1-10)

肿瘤多位于小脑蚓部,可累及第四脑室。由于髓母细胞对放疗敏感,因此手术目的是力求疏通脑脊液通路,尽可能肉眼全切除肿瘤。由于髓母细胞瘤可沿软脑膜播散,手术时要注意防止肿瘤碎片接种。肿瘤切除方法:打开肿瘤下极表面的蛛网膜,用小棉片保护上颈髓。双极电凝后纵行切开小脑下蚓部,充分暴露肿瘤。在自动牵开器的帮助下,用吸引器、息肉钳、CUSA或激光刀分块切除肿瘤。宜从肿瘤下极和两侧开始,逐步向上方进行,寻找到第四脑室,并在其底部铺以棉片,既可保护脑干,又可作为解剖定位标志。按此方法,可逐步把长到导水管开口的肿瘤切除,该处常有小静脉出血,可用双极电凝镊电凝之。

6. 关颅

肿瘤切除后,妥善止血,清洗手术野。如脑压低,脑脊液循环已打通,应缝合硬脑膜切口,否则硬脑膜不缝。分层缝合肌层、皮下组织和皮肤(图4-1-11)。

四、术后处理

同幕上开颅术,要严密监测生命体征。坐位手术者,应坐轮椅返回病房,术后2天后改平卧位。

五、专家点评

对小脑囊性星形细胞瘤(毛细胞型星形细胞瘤),切除瘤结节,不增强的囊壁不必切除,因为此种肿瘤为WHO I级肿瘤。

(张　荣　周良辅)

第三节　第四脑室肿瘤
(Tumors of The Forth Ventricle)

常见室管膜瘤、髓母细胞瘤、脉络膜乳头状瘤、胆脂瘤、血管母细胞瘤、脑膜瘤等。

一、适应证与禁忌证

经临床和影像学证实,且无严重器质性病变不宜开颅者,均应手术治疗。

二、术前准备

见第一章第六节。

三、麻醉

全身麻醉插管。

四、手术步骤

1. 体位与切口、骨窗形成、硬脑膜切口

基本同小脑肿瘤,但侧俯卧位更便于坐位应

用手术显微镜(图4-3-1)。

2. 第四脑室的显露

有下列两法。

(1)经小脑下蚓部入路:这是传统法。用脑压板向两旁牵开小脑扁桃体,电凝后切开小脑下蚓部,进入第四脑室(图4-3-2,图4-3-3,图4-3-4)。

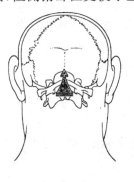
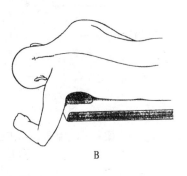

A　　　　　B

图 4-3-1　第四脑室肿瘤手术体位与皮肤切口

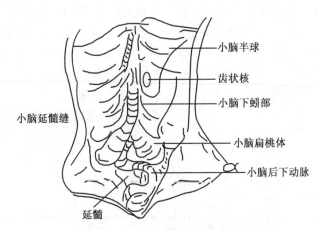

图 4-3-2　剪开硬脑膜,显露小脑半球,蚓部、扁桃体、延髓和小脑后下动脉

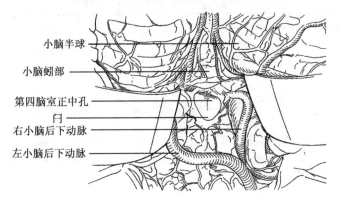

图 4-3-3　经小脑下蚓部暴露第四脑室:牵开小脑扁桃体,显露第四脑室正中孔

(仿 Day JD 等)

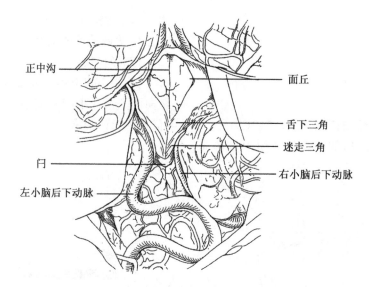

图 4-3-4 切开小脑下蚓部,显露第四脑室全貌

(仿 Day JD 等)

（2）经膜帆入路：根据肿瘤生长方向，可选左或右侧入路。经一侧小脑延髓缝牵开小脑扁桃体，显露正中孔及其外侧脉络膜和下髓帆，它们是半透明的薄膜，表面可有小血管。从正中孔打开脉络膜可显露第四脑室下半部，同时打开下髓帆，即第四脑室包括上外侧隐窝全部显露。此时，需同时向外侧牵开小脑蚓部（图 4-3-2，图 4-3-5）。

3. 肿瘤切除

同髓母细胞瘤（见本章第一节）。肿瘤与四脑室无粘连，切除多无困难。如粘连紧者，不宜勉强切除，以策安全。若为脑膜瘤或脉络膜乳头状瘤，则需切断来自脉络丛的供血，利于肿瘤摘除。血管母细胞瘤详见第四节。

4. 关颅

同小脑肿瘤（见本章第一节）。

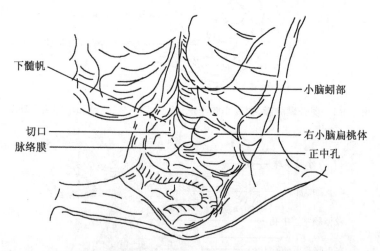

图 4-3-5 经膜帆入路暴露第四脑室：经小脑延髓缝牵开左侧小脑扁桃体，显露正中孔及其外侧的脉络膜和下髓帆，从正中孔向内切开膜帆，进入第四脑室

五、关键要点

(1)经小脑蚓部入路可满意地暴露手术部位,但术后易发生缄默等并发症。经膜帆入路则可避免此并发症。这两种入路时,对小脑的牵拉要轻柔,防止对齿状核、小脑脚的损伤,第四脑室底部操作要防止机械和热损伤。

(2)在第四脑室顶附近损伤小脑后下动脉及其分枝,虽不引起延髓梗死,但可发生"迷路炎"样症状如眩晕、恶心呕吐、行走或站立不能、眼颤等。进入侧隐窝可遇到小脑前下动脉分支,注意保护。

六、术后处理

同第一节小脑肿瘤。

七、并发症及处理

(1)齿状核损伤可引起小脑共济失调。

(2)面丘损伤可引起核性面瘫。

(3)在迷路三角附近操作时,可引起心率和血压变化。一见心率变慢,血压升高,即应中止手术。

八、专家点评

(1)经膜帆入路时切除 C_1 后弓,可减少对小

脑牵拉,利于暴露第四脑室上半部。

(2)由于小脑蚓部构成第四脑室顶,经小脑蚓部入路,从穹隆垂直向下暴露四脑室底,对第四脑室侧孔(Luschka 孔)显露欠佳,术后易发生缄默症。经膜帆入路则从下向上,与第四脑室长轴平行地暴露脑室,对侧孔显露好。对肿瘤基部显露和处理也早且好。

(张　荣　周良辅)

第四节　脑干肿瘤
(Brainstem Tumors)

长期以来,脑干被认为是外科手术的禁区。近来随着 CT、MRI 等影像诊断手段的应用,以及显微神经外科技术和器械的发展,这一手术禁区已被打破。直接手术治疗不仅使相当一部分患者获得了良好的疗效,而且改变了人们对脑干治疗的认识。脑干肿瘤常见有胶质瘤、海绵状血管瘤、血管母细胞瘤、胆脂瘤、转移瘤等。

脑干肿瘤两种类型的鉴别见表 4-4-1。

表 4-4-1　脑干胶质瘤两种类型的鉴别

		局限型	弥散型
临床表现	病程进展	缓慢	迅速
	颅内压增高	常有	少有
	颅神经障碍	单侧,轻	双侧,重
	锥体束征	单侧	双侧
MRI CT	肿瘤直径(cm)	≤2.5	>2.5
	肿瘤生长部位	局限于某段	常累及多段
	肿瘤突出脑干	可有	无
	肿瘤质地	实质或囊性	实质
	瘤周水肿	少有	常有
	肿瘤增强	均匀	不均匀

一、适应证与禁忌证

(1)神经功能障碍进行性发展并没有缓解迹

象的脑干肿瘤。

(2)局限型肿瘤,特别是病灶在 CT 和 MRI 有明显增强者。

（3）囊性肿瘤并有肿瘤结节者,瘤结节明显增强。

（4）凸出脑干生长的肿瘤,多数恶性程度低,生长缓慢,如毛细胞性星形细胞瘤。

（5）位于中脑和延髓交界区的肿瘤。

（6）位于脑干表面有明显出血史,尤其有反复出血史的海绵状血管瘤等血管病变。

以下病例不宜直接手术治疗:

（1）无症状的脑干病变。

（2）病程短,迅速出现多组颅神经损害和双侧长束征者。

（3）病灶体积大（通常＞2.5cm）,并且呈低密度而增强不明显,侵犯范围广泛,弥散型生长者。

（4）中脑导水管周围小肿瘤引起阻塞性脑积水者只行脑室分流术。

二、术前准备

见第一章第六节。

三、手术入路

根据肿瘤的部位和生长方向选择入路,一般选择距病灶最近,对周围脑组织牵拉及损伤最小的入路。手术者亦可选择自己较为熟悉的入路。一些复杂的颅底入路主要应用于某些侵犯脑干的脑干外肿瘤,手术时还需要颌面外科医师或五官

科医师配合。绝大多数脑干内肿瘤可以通过传统的入路进手术,例如枕下中线入路、幕下小脑上入路、乳突后入路、颞下经小脑幕入路,改良翼点入路、枕下经小脑幕入路等（图4-4-1）。

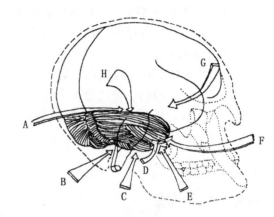

图4-4-1 常用的脑干手术入路
A:幕下小脑上入路;B:枕下中线入路;C:枕下后外侧入路;D:乳突后入路;E:乙状窦前入路;F:经口腔入路;G:颞下经小脑幕入路;H:枕下经小脑幕入路

1. 枕下中线入路（Medline Suboccipital Approach）

常规枕下中线入路,亦可用予处理第四脑室底部、延髓背侧的桥脑和延髓病变（图4-4-2,图4-4-3）。

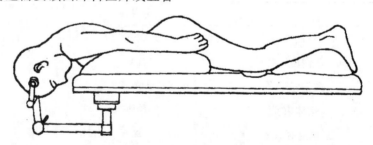

图4-4-2 枕下中线入路
患者俯卧或坐位,头略前屈。

第四脑室底部切开（图4-4-4,图4-4-5）:第四脑室底部即为菱形窝,长径3cm,横径2cm,其上界为小脑上脚,下部两侧为小脑下脚、楔束结节和薄束结节。菱形窝表面正中线上有一条纵行正中沟,将室底分为左右两半,每半被界沟分为两区:内侧为内侧隆起;外侧为前庭区,前庭区内隐有前庭核群。髓纹自外侧横行至中线将第四脑室底分

为上下两半,此线亦为脑桥和延髓在背侧的分界。脑桥部的内侧隆起中段的圆凸为面神经丘。延髓部内侧为舌下神经三角,内有舌下神经核;外侧为迷走神经三角,有迷走神经背核。内侧纵束行走于中央沟两侧深面。外展神经核在面神经丘下,面神经自位于髓纹外侧深面的面神经核发出后,走向中线,在外展神经核内侧向上向外绕过外展

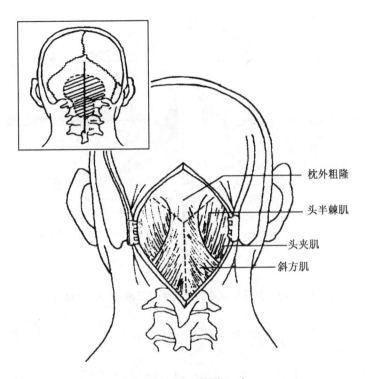

图 4-4-3 枕下中线入路
后正中皮肤切口。沿枕外粗隆呈丫形切开肌肉，
形成向上翻的小肌肉筋膜瓣，便于术毕缝合

神经核，此段纤维位于面丘下方。所以在小脑上脚和面丘之间，髓纹和面丘之间没有重要的神经结构，这两个区域称为"上三角区"和"下三角区"。上三角区的内侧缘为内侧纵束，外侧缘为小脑脚，下缘为面神经(此神经行走于脑桥实质内)；下三角区内缘亦为内侧纵束，外缘为面神经，下缘为髓纹。两三角区的深面底部为内侧丘系和皮质脊髓束。脑干实质的血供都来自于其腹侧和外侧，所以切开菱形窝不会损伤血管而造大出血和远隔部位的缺血(图 4-4-6)。

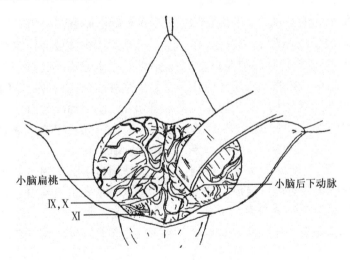

图 4-4-4 剪开硬脑膜，牵开小脑半球，显露延髓和正中孔

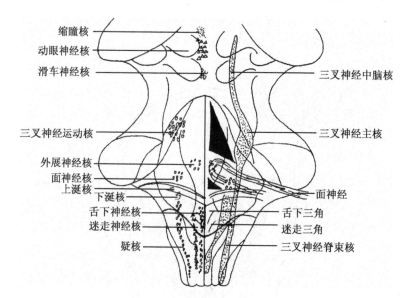

图 4-4-5　第四脑室底的两个手术三角(仿 Kyoshima)

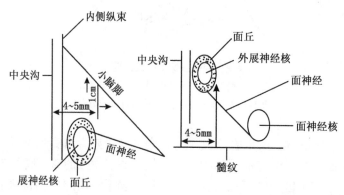

图 4-4-6　第四脑室底的上三角(左)和下三角(右)的解剖边界
箭头示手术时牵拉的方向(仿 Kyoshima)

在上三角区应做旁开中线 4～5mm 的纵行切口,长度小于 1cm,下端位于小脑脚下缘以上,经此切口向两侧牵拉脑干,不易损伤动眼神经核,但向内侧牵拉易伤及内侧纵束。切开下三角区应作旁开中线 5mm 小于 1cm 的纵行切口,下端应在髓纹以上。经切口只能向侧方牵拉脑组织,因为面神经即在外上方行走。下三角狭小,周围重要结构较多,如果切口向下越过髓纹很易造成吞咽困难。手术中确定面丘的位置对切口定位十分重要,但由于肿瘤生长常使面丘不易辨认,Strauss 用单极或双极电极作为刺激器,用多导肌电图记录的方法,在切开脑干前对面丘和舌下神经三角进行定位,以及神经功能监测。

2. 幕下小脑上入路(Infratentorial Supracere-bellar Approach)

适用于中脑被盖部四叠体区和上桥脑中线的肿瘤。手术方法参见第三章"第三脑室后部及检果体区肿瘤"。为更好地暴露上桥脑和四叠体区,可切开小脑上蚓部和山顶。

3. 枕下经小脑幕入路(Suboccipital Transten-torial Approach)

适用自中脑背侧向向外侧方生长的肿瘤。因为手术时术者视线是由上而下,可方便手术操作。由于较易控制小脑上动脉和大脑后动脉的分支,所以此区血管病变亦应经该入路处理。此入路的缺点是较易损伤深部静脉结构和枕叶视中枢。参见第三章"第三脑室后部及松果体区肿瘤"(图 4-4-7)。

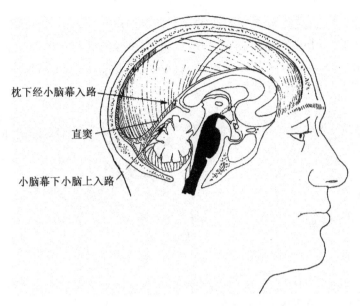

图 4-4-7 小脑幕下小脑上入路与枕下经小脑幕入路

4. 乳突后入路(Retromastoid Approach)

标准的乳突后入路(详见"听神经瘤"),适用于向外侧生长的桥脑和延脑肿瘤。术时在桥脑小脑角经颅神经 Ⅴ—Ⅺ 之间隙切除肿瘤,操作较困难。合适的体位和脑脊液引流略可改善显露,减少对小脑的牵拉,但此入路处理脑干病变仍受较大限制(图 4-4-8)。

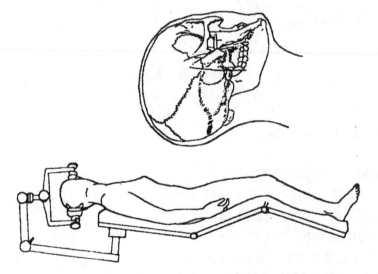

图 4-4-8 乳突后入路一种仰卧体位,可克服侧卧位时患者肩膀阻挡的缺点,但在采用此入路时应注意保持患者气道的通畅

5. 颞部或额颞入路(Temporal or Frontotemporal Approach)

(1)颞下入路(Subtemporal Approach)

前部颞下入路:可暴露小脑幕裂孔前部、上斜坡、单侧大脑脚以及中脑上部和基底动脉上部。对颞叶牵拉较大,特别是颞窝较深者。切除颞叶前下部脑组织以减轻牵拉,改善显露。

中后颞下入路:可直视基底池和侧池中的结构,以及中脑后外侧区。切开小脑幕可暴露桥脑小脑角、上斜坡、脑桥侧面等结构。手术切口和体位参见第五章"小脑幕脑膜瘤"。其主要缺点是仍需牵拉颞叶,易损伤颞叶和 Labbé 静脉。术时经腰穿引流脑脊液、静脉快速滴注脱水剂等对改善手术显露十分重要。切除 Labbé 静脉前方和后方的颞下回脑组织（深度 2～2.5cm），以利手术显露，减少对颞叶的牵拉。与岩嵴平行并距离 1cm

处平行切开小脑幕，边电凝边切开，注意在小脑幕前游离缘附近走行的滑车神经，应在其穿入硬脑膜的后方切开，以免伤及神经（图 4-4-9）。

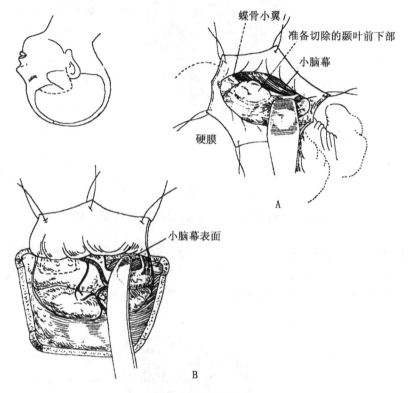

图 4-4-9　颞下入路

A：前颞下入路；B：中后颞下入路

（2）额颞经侧裂入路（Frontotemporal Trans-sylvian Approah）

标准的翼点入路经一狭窄的通道达小脑幕切迹，切除颞尖略可扩大暴露。改良的翼点入路可满意地暴露小脑幕裂孔前外缘、中脑大脑脚、脚间窝、桥脑前上部、鞍上和鞍旁结构，以及整个 Willis 动脉环。手术方法参见第二章第三节"改良翼点入路及其扩大入路"。广泛地打开外侧裂，至少达到大脑中动脉分叉处，然后将颞叶向后外侧牵开，沿颞底暴露基底池、中脑和小脑幕缘。如切除颞叶前部 4cm 脑组织和部分颞底海马回可明显扩大显露。如需暴露斜坡中部、基底动脉分叉部和脑桥腹侧，可磨除岩骨前部，约 1cm×2cm 范围。切开颞底硬膜，将岩上窦夹闭后切开，并向后切开小脑幕（详见第二章第十节）（图 4-4-10，图 4-4-11）。

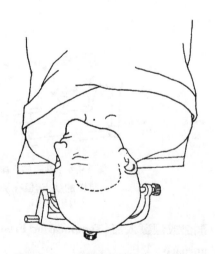

图 4-4-10　改良翼点入路的手术体位

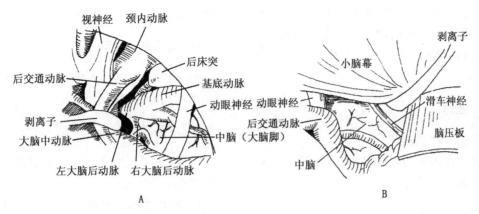

图 4-4-11 经侧裂暴露中脑腹侧

A:向内牵拉颈内动脉和大脑中动脉;B:抬起(或在滑车神经后切开)小脑幕游离缘

颞底入路手术,必须严密缝合颅底硬膜,硬膜缺损以自体筋膜修补,并在缝合口外填入自体脂肪组织,在脂肪层外可覆盖一层筋膜,用生物胶固定。颅底腔隙亦用自体脂肪组织填充。骨瓣复位固定,缝合颞肌。切除颧弓者,应将其复位固定。

6. 枕下远外侧入路(枕下经髁入路)

此入路从后外侧暴露桥脑和延髓外侧和外前侧部(详见第二章第十六节)。

7. 经口腔入路(Transoral Approach)

此入路可暴露下脑干腹侧。手术细节参见第二章第二十一节。此入路解剖结构简单,出血少,暴露较为直接。但术野狭小,侧方暴露范围有限,不能于近端控制椎基动脉,切口经污染的口腔,易发生感染和脑脊液漏,所以应用受到很大限制。目前多主张采用枕下外侧入路或改良翼点入路处理脑干腹侧病变。

四、关键要点

在最接近肿瘤的脑干表面,避开重要核团的区域切开软脑膜,然后钝性轻柔地向深部分离。发现肿瘤组织后,即刻取活检,因为有时肿瘤很小,很容易一下被吸除。如果肿瘤形态表现与术前判断不符,应做快速冰冻病理检查。用细小的吸引器或 CUSA 吸除肿瘤中心组织,然后向肿瘤周边轻轻地钝性分离,以充分暴露肿瘤边界。用一种具有圆扁平头的镊子,可以在小切口中帮助牵开周围脑组织而不引起损伤。也可在脑干切口缘放置小棉条,轻柔地把脑干切口牵开,暴露其中肿瘤。用小号吸引器仔细地吸除肿瘤直至瘤脑交

界,切忌吸除肿瘤周边脑组织。如肿瘤呈浸润生长,边界不清,特别在 MRI 片上见瘤周不规则的低信号者,切除时可残留一些边缘的肿瘤组织,不必贪图全切而损伤周围脑组织。肿瘤腔渗血可用含有凝血酶的棉片轻压片刻,切忌用力压迫而引起脑干损伤。无活动性出血时,尽量不用电凝止血。

对囊性肿瘤,包括囊性胶质瘤、血管母细胞瘤等,应先切开囊壁,吸除囊液。再囊内切除肿瘤结节,或将囊壁上的肿瘤轻轻刮除。上皮样囊肿(胆脂瘤)多数由脑干外长入,手术时将囊内容物吸尽,切除与脑干组织不粘连的囊壁,紧密粘连的囊壁不可强行剥除。该肿瘤生长缓慢,即使未全切除,在较长时期内不会复发。因此应在不增加神经功能障碍的前提下,尽量多地切除肿瘤及其包膜。手术时注意不要使囊液外溢,进入蛛网膜下腔,以减少术后发生无菌性脑膜炎。由内向外凸出的脑干肿瘤,首先切除突出部分并经其中央部分吸除脑干内的瘤组织,然后再切除其边缘部分肿瘤。这种类型肿瘤往往恶性程度低,边界清楚,预后良好。对延颈型肿瘤,可以纵行切开后正中裂,先切除位于高位颈髓部分的肿瘤和凸入枕大池的肿瘤。处理位于延髓的肿瘤上界时应小心,不要伤及正常脑组织,特别是迷走神经三角和舌下神经三角。并注意保护小脑后下动脉。有临床症状的脑干海绵状血管瘤可考虑手术治疗,手术一般在出血后病情平稳期进行,如出血较多危及生命时亦可急诊手术,但预后较差。位于脑干表面者最宜手术切除。海绵状血管瘤周围往往有陈

旧性出血的空腔,先吸除腔内陈旧性出血,再仔细将紫红色草莓状病灶分离切除。术中出血较多,应细心地在持续滴水冷却下使用双极电凝镊电凝或激光刀止血。

五、术后处理

(1)参见第一章第八节。

(2)注意生命体征的观察,特别是呼吸道要保持通畅,必要时行辅助呼吸。

六、并发症及处理

(1)呼吸和/或循环中枢损伤:需呼吸机和升压剂支持。呼吸中枢受损不重者,经数天或数周多能恢复。循环中枢受损,则预后不良。

(2)消化道出血:应用洛赛克等止血剂。

(3)颅神经核和传导束损伤:出现相应表现,可暂时性或永久性。

七、专家点评

(1)脑棉片原位牵开技术是利用两片湿棉片置于脑干的切口两旁,向相反方向牵拉棉片的缝线,即可牵开脑干上的切口,又保护脑干。用蚊型血管钳夹住缝线可增加牵力。这种牵开技术可避免金属张开器的损伤。

(2)术时观察自主呼吸节律、脉搏和血压的变化,应用脑干诱发电位监测,对指导手术操作、减少重要神经结构损伤有重要作用。

(张 荣 周良辅)

第五节 后颅窝血管母细胞瘤
(Hemangioblastoma of Posterior Cranial Fossa)

血管母细胞瘤是中枢神经系统少见的良性肿瘤,好发后颅窝,占颅内肿瘤的 1%～2%,占后颅窝肿瘤的 8%～12%。后颅窝血管母细胞瘤以小脑居多,次之为脑干和桥小脑角。约 30%的血管母细胞瘤属 von Hippel-Lindau 病,即有家族史、常多发、常合伴视网膜血管瘤、肾、胰腺、肝脏、附睾等囊肿或肾细胞瘤、胰腺癌。后颅窝血管母细胞瘤有囊性和实质性两种。

一、适应证和禁忌证

经临床和影像学检查证实、无严重器质性病变或不能耐受开颅手术者。

二、术前准备

(1)除头 CT、MRI 外,应常规眼底和腹部检查如 B 超、MRI 等。

(2)红细胞和血色素增高者,应高度怀疑 von Hippel-Lindau 病,并做相关检查。

(3)囊性肿瘤应在增强 MRI 上看到瘤结节,大的实质性肿瘤(≥3cm),可行血管造影(DSA),进行选择性供血动脉栓塞,以利于手术摘除。

(4)亚低温麻醉指证:大型(≥3cm)实质性肿瘤、双侧小脑动脉供血。

三、手术步骤

1. 体位与切口,骨窗形成

同"小脑肿瘤"。对实质性小脑或脑干血管母细胞瘤,骨窗应足够大,充分暴露肿瘤。桥小脑角血管母细胞瘤可侧卧和枕下乙状窦后开颅。

2. 硬脑膜切口

Y 形剪开硬脑膜,方法同"小脑肿瘤"。对位于延颈髓的实质性血管母细胞瘤,由于肿瘤有时与硬脑膜粘连,剪开硬膜时要特别小心,不要误伤肿瘤表面的血管引发肿瘤出血。

3. 肿瘤切除

(1)囊性血管母细胞瘤:大多位小脑内,少数脑干内。若肿瘤未涉及脑表面,可根据下列征象寻找肿瘤:脑组织局部隆起,表面脑纹增宽和脑沟变浅,可有粗大血管;扣诊其下有异常感。应用术中 B 超有助定位。必要时可用脑针小心穿刺,抽得黄色澄清囊液。选择无血管区切开脑组织,钝性分入囊腔。沿囊壁寻找,可见隆起于内囊壁、粉红色瘤结节。有时瘤结节被囊液沉积物掩盖,使其表面色泽与囊壁一样,甚至瘤结节嵌入囊壁内,难以识别。此时,应结合 MR 片和术中 B 超定位瘤结节。沿瘤结节周边用双极和吸引器游离和切除瘤结节,囊壁为非瘤组织不必切除(图 4-5-1,图 4-5-2,图 4-5-3)。

(2)实质性血管母细胞瘤：实质性血管母细胞瘤可完全实质性或实质性肿瘤内有小囊腔。按肿瘤所在部位，可分小脑实质性血管母细胞瘤、脑干实质性血管母细胞瘤和桥小脑角(CPA)血管母细胞瘤。小脑实质性血管母细胞瘤位小脑内或小脑表面，其与脑干间有层小脑组织。CPA者则位CPA，可与脑干和颅神经接触。脑干实质血管母细胞瘤可进一步分为脑干外型与脑干内型(图4-5-4)。前者指肿瘤直接与脑干接触或部分嵌入脑干内，此型包括第四脑室内血管母细胞瘤。脑干内型指肿瘤完全位脑干内，可部分突出脑干表面。根据肿瘤大小可分为小型(瘤最大径＜3cm)、大型(3～4cm)和巨型(＞4cm)。

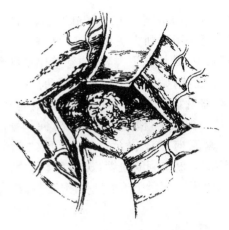

图 4-5-1 与小脑回平行切开小脑皮质，用脑压板钝性分离进入囊肿，暴露瘤结节

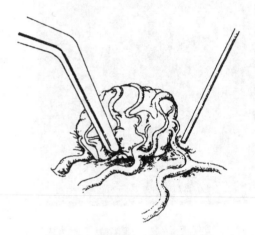

图 4-5-2 肿瘤供应血管的处理

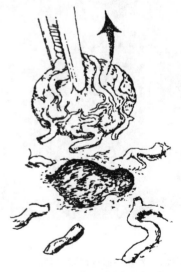

图 4-5-3 肿瘤的游离和切除

分离和切除瘤结节应在瘤结节与邻近脑白质之间进行，用吸引器和双极电凝镊分离和电凝血管(对较大的回流静脉不要过早处理，要留待供血动脉全切断后，方可电凝和切断)

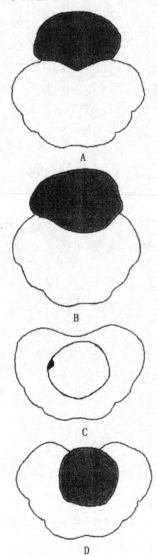

图 4-5-4 脑干外形(A、B)和脑干内型(C、D)血管母细胞瘤，C为囊性血管母细胞瘤

　　实质性血管母细胞瘤必须整个摘除(图 4-5-5,图 4-5-6,图 4-5-7),切忌分块切除,后者将引发难以控制的灾难性出血。手术切除必须严格遵循脑动静脉畸形手术的原则,即先游离和阻断供血动脉,再游离肿瘤,最后切断引流静脉。违背此原则或过早阻断主要引流静脉,将引发难以控制的瘤体出血。由于肿瘤供血动脉常位肿瘤的腹侧,引流静脉又位于瘤表面,因此,术时除要注意鉴别外,还应格外细心操作。实质性血管母细胞瘤血供丰富,瘤内可有异常血管短路,其引流静脉常呈鲜红色、搏动,有时难与供血动脉鉴别。在手术显微镜下,可采用下列方法鉴别:(1)比较血管的方法:同等大小的情况下,静脉的管壁比动脉薄,血管行走更迂曲;(2)镊子鉴别法:用两把镊子夹住血管,与血管纵轴方向一致,移动镊子,排空血管后,松开一把镊子,检查血管充盈方向和程度,如血管迅速流向瘤体提示为动脉,反之为静脉;(3)用暂时阻断夹阻断血管,观察瘤体张力。一旦发生瘤体膨胀,表示引流静脉受阻应立即松夹。

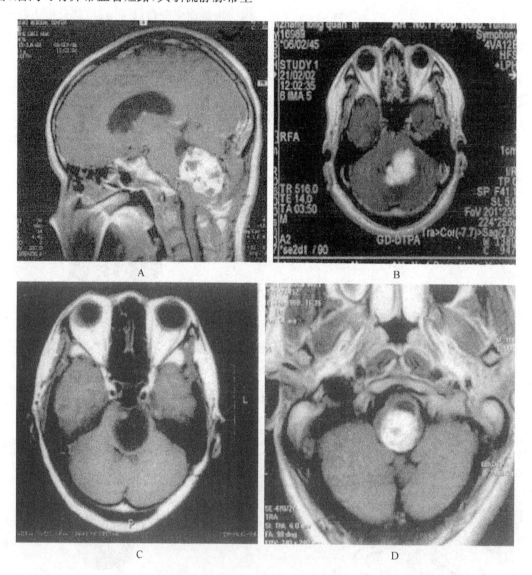

图 4-5-5　脑干外型(A、B)和脑干内型(C、D)血管母细胞瘤,C 为囊性血管母细胞瘤

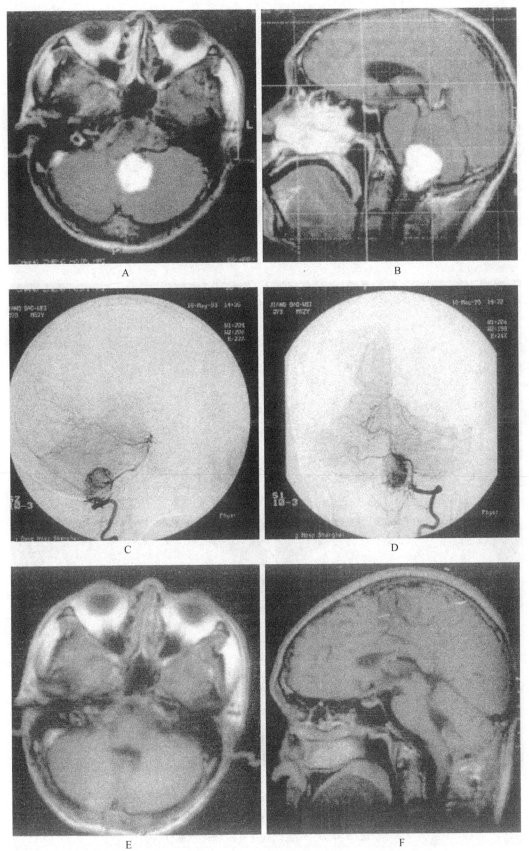

图 4-5-6　术前 **MRI** 示脑干内生型血管母细胞瘤(**A、B**)、术前 **DSA** 造影示
肿瘤染色及供应血管(**C、D**)及完整切除肿瘤后 **MRI** 所见(**E、F**)

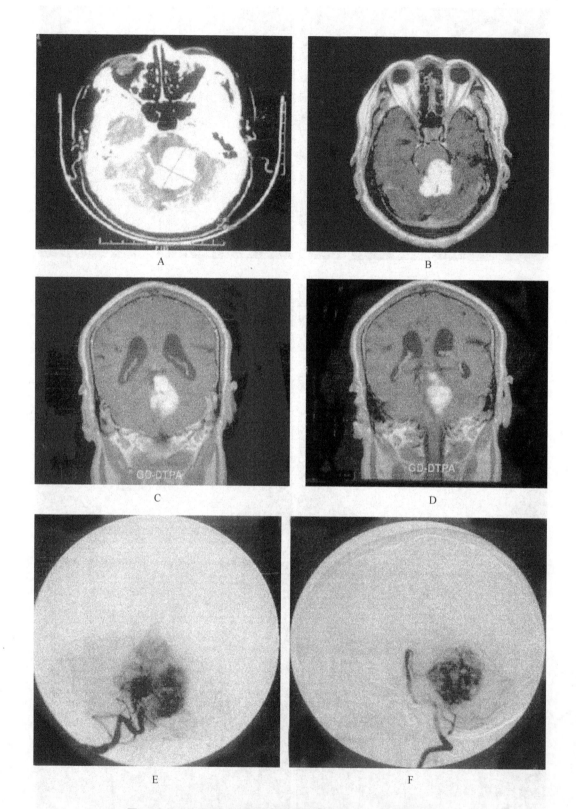

A

B

C

D

E

F

图 4-5-7(Ⅰ) 脑干外生形血管母细胞瘤术前 CT(A),脑干外生形
血管母(B、C、D),供血动脉栓赛前 DSA 造影(E、F)

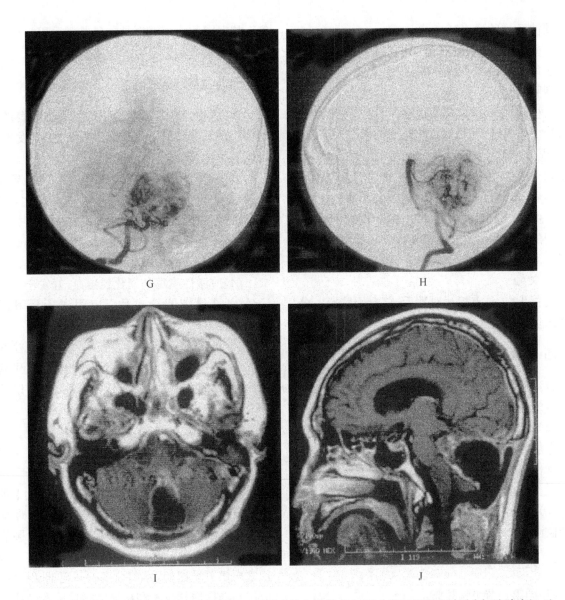

图 4-5-7(Ⅱ) 供血动脉栓赛后 DSA 造影(G、H,见肿瘤染色明显减少)及在降温降压麻醉后全切除肿瘤(I、J)

确定为供血动脉后,应尽量靠近肿瘤用滴水双极镊反复电凝动脉,电凝的长度为血管直径的2～2.5 倍。先尝试部分切断血管,如无出血,可完全剪断,如出血,继续追加电凝,直至不出血后,再完全剪断血管。我们称此方法为"一半一半"技术。由于部分剪断经电凝的血管,血管断端出血,但血管不会退缩,利于进一步原位电凝止血。对较大口径的动脉,应在暂时阻断夹或镊子夹持协助下,完成电凝操作。双极电凝时,除用滴水双极外,应外加冷生理盐水滴注冷却,以减少热损伤,特别在脑干内或脑干邻近操作。应尽量保持手术操作在"无血"的术野下进行。按上述方法,由浅

至深,以点带面,逐一把供血动脉切断,并逐步游离瘤体。待引流静脉由鲜红色转变为暗红色、瘤体张力变软、体积缩小、搏动减弱至消失后,再切断引流静脉,摘除肿瘤。对影响手术操作的小引流静脉,可电凝后切断,大的引流静脉则必须留待最后处理。如遇难以控制的出血,可把平均动脉压降至 8～9kPa,在暂时阻断夹或小棉片压迫出血点的协助下,耐心止血,多能控制出血。

游离瘤体时,应注意脑干和颅神经的保护。脑干血管母细胞瘤与脑干之间有胶质增生带,沿此层小心解剖,不断用生理盐水冷却双极电凝产生的热量,手术操作的作用力偏向于肿瘤而非脑

干或颅神经,可做到安全摘除肿瘤。

一些人认为切除脑干外型肿瘤比切除脑干内型肿瘤危险小。对小型肿瘤,确实如此。对大型或巨型肿瘤却不然。因为他们血供极其丰富,即使术前栓塞,术中出血仍很凶猛。另外,它们的瘤体多深深嵌入脑干内,常破坏脑干的软脑膜(MRI的 T_2W 显示脑干内高信号)。手术难度和风险远高于脑干内型。对术前 MRI T_2W 显示脑干软脑膜破坏者,术时可不强求切除嵌入脑干部分,以策安全。由于已把绝大多数供血动脉阻断,残留小片肿瘤的断面可用滴水双极处理。术后可再辅以伽玛刀治疗。

4. 关颅

妥善止血,清点棉片对数后,缝合硬脑膜。分层关闭切口。

四、关键要点

(1)囊性血管母细胞瘤手术的成败在于完整瘤结节的摘除。

(2)实质性血管母细胞瘤手术摘除应严格遵循脑动静脉畸形手术的原则,尽量在"无血"的环境下操作,对重要神经血管的保护是手术成功的保障。

(3)脑干血管母细胞瘤手术时应注意脑干功能的监测。

五、术后处理

(1)同第一节小脑肿瘤。

(2)心肺功能处理:由于脑干和 CPA 血管母细胞瘤患者的呼吸中枢对 CO_2 反应能力降低,术中和术后易发生呼吸和循环中枢功能紊乱,表现呼吸抑制、血压波动。因此,术中和术后应特别注意监测呼吸道通畅和氧气交换,必要时辅以呼吸机,同步辅助呼吸,待脑干水肿消退,自主呼吸多能恢复。

(3)癫痫防治:后颅窝手术后发生癫痫比幕上手术要少,但仍存在,而且可表现非惊厥性癫痫。在脑干术后可表现发作性意识丧失伴/不伴呼吸抑制。此时要注意与颅内血肿、脑积水等鉴别。

CT、脑电图和临床观察是主要鉴别手段。德巴金是主要防治药物之一。

六、并发症和处理

(1)颅神经或其神经核损伤引起相应表现,如面瘫、呛咳、嘶哑等。处理在于预防,一旦发生,多难恢复。

(2)脑干挫伤可引起肢体瘫痪、呼吸循环功能障碍和昏迷。处理在于预防,一旦发生,多难恢复。

(3)术前供血动脉栓塞时,栓子游走,误塞引起小脑或脑干缺血并发症。

(4)应激性溃疡和消化道出血:好发于脑干和 CPA 血管母细胞瘤术后。应用离子泵阻断剂防治。

(5)术后术区出血。尤在术前行肿瘤栓塞治疗的患者,术后常因栓塞血管内栓子固缩,引起断离血管的渗漏。因此术后皆需严密观察,以期早期发现,降低病死率。

七、专家点评

(1)术前栓塞:术中大出血不仅影响脑和重要脏器的血供,而且干扰正常解剖界面,易发生神经血管误伤。因此,术中出血是实质性血管母细胞瘤致死致残的主要原因。术前栓塞可减少肿瘤供血,利于手术操作。可是,由于肿瘤的血供与脑干正常血供关系密切,术前栓塞有一定难度和危险。应用超选择插管技术和功能路标检验及确认实验(如阿米妥和利多卡因实验),多能安全、顺利进行供血动脉栓塞。栓塞的主要目的是:①栓塞手术不易控制的供血动脉,如位于肿瘤腹侧的动脉;②减少肿瘤血供。目前主用于大型、巨型肿瘤及有多根或双侧小脑动脉供血者。

(2)低温麻醉:低温麻醉能提高脑组织对缺血缺氧的耐受性。亚低温(32~35℃)简便、安全,无深低温麻醉的并发症,术时可根据需要配合降压,适用于巨大型肿瘤和双侧小脑动脉供血者。

(张 荣 周良辅)

第5章

小脑幕脑膜瘤
Tentorial Meningiomas

宫　晔　周良辅

第一节　小脑幕脑膜瘤的分型和手术入路（Tentorial Meningioma's Types and Surgical Approaches）

小脑幕脑膜瘤可起源于窦汇、直窦和横窦附近的蛛网膜粒，也可起源于小脑幕的成纤维细胞。

一、小脑幕脑膜瘤的附着点及分型

肿瘤生长可限于小脑幕上方或下方或同时侵及上下方，也可穿过大脑镰后部到达对侧，或围绕窦汇、直窦长到小脑幕上左右和小脑幕下。小脑幕脑膜瘤的主要血供来源于颈内动脉海绵窦段发出的脑膜垂体干的分支小脑幕动脉（小脑幕切迹动脉、Bemasconi-Cassinar 动脉，50%），其他如脑膜中动脉后支（10%）、脑膜垂体干另一分支脑膜背动脉、大脑后动脉枕支、小脑上动脉、小脑后下动脉、脉络膜后动脉、咽升动脉、脑膜后动脉等都可参与供血。Gokalp 等从肿瘤的主要附着部位

以及手术入路上的考虑，把小脑幕脑膜瘤分成三个亚型：内侧型、外侧型和镰幕交界型（直窦旁型）（图 5-1-1）。

二、手术入路的选择

镰幕型部位较恒定，多采用枕叶或枕部-枕下联合入路；对于内侧型和外侧型，如再综合考虑肿瘤位于小脑幕的前后和幕上、下或跨幕，则对手术入路选择很有帮助。

术前应根据患者实际情况选作 MRI、MRA、MRV、CT、DSA 等，详细了解肿瘤的部位、生长方向、供血情况及重要神经血管的特点，特别是与静脉窦的关系。除非拟行肿瘤动脉栓塞，DSA 现已较少用于小脑幕脑膜瘤的诊断，原因在于实际手术中静脉窦受累率远高于检出率，而一些深静脉不显影，并不代表它们已经完全闭塞或无引流功能。最后，根据肿瘤血供、静脉窦功能、患者年龄、手术目的、术者经验等进行手术入路的个体化设计（图 5-1-2）。

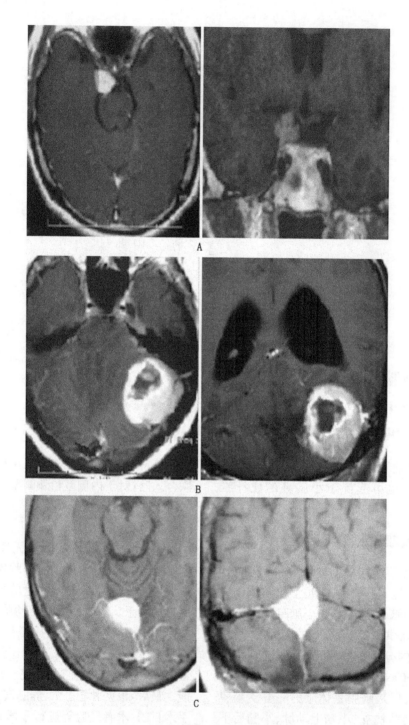

图5-1-1 小脑幕脑膜瘤的3种分型

A:内侧型;B:外侧型;C:镰幕型

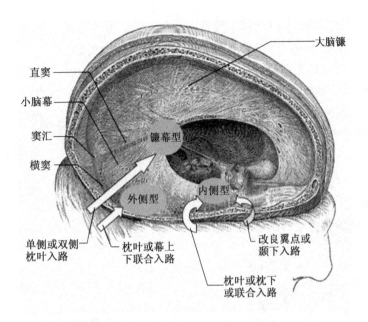

图 5-1-2　小脑幕脑膜瘤的手术入路选择

内侧型可选择改良翼点、颞下入路，或枕叶、枕下、联合入路；外侧型
可选择枕叶或幕上下联合入路；镰幕型可选择单侧或双侧枕叶入路

第二节　内侧型小脑幕脑膜瘤
（Medial Tentorial Meningioma）

此型脑膜瘤与小脑幕游离缘粘着，与枕叶、中脑、大脑后动脉、小脑上动脉、动眼和滑车神经毗邻，有时也长到直窦和大脑大静脉附近。对于肿瘤主要向幕上生长者，如偏前累及海绵窦区，则采用改良翼点入路或其扩大入路（见第六章第九节）；如偏侧方累及岩尖部或生长于后侧方可经颞下入路、颞枕入路切除；而对于跨幕或幕下肿瘤，可采用联合入路、枕叶入路（见"外侧型小脑幕脑膜瘤"）或枕下入路（Krause入路）、乙状窦后入路（见第六章第九节）。

下面介绍颞下入路（Subtemporal Approach）。

一、适应证

经临床和影像学检查证实脑膜瘤位于小脑幕游离缘幕上侧方，累及岩尖。

二、手术步骤

1. 体位与切口
患者仰卧，患侧肩下垫枕，头向对侧旋转60°，头架固定。作颞后马蹄形皮肤切口和游离骨瓣，并磨除颞部骨质，使骨窗达中颅窝底（图5-2-1）。

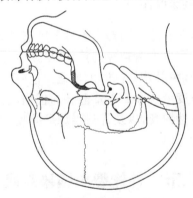

图 5-2-1　内侧型小脑幕脑膜瘤的开颅骨窗设计

2. 肿瘤暴露和切除
切开硬脑膜后，用脑压板抬起颞叶，暴露小脑幕裂孔区域。如颅内压较高，肿瘤暴露困难，可经腰穿留针放脑脊液、静脉滴注甘露醇和过度换气等方法降低颅内压力。要注意保护Labbé静脉（图5-2-2）。暴露满意后固定脑压板，在手术显微镜下仔细看清肿瘤与邻近结构的关系。如肿瘤血供不丰富，可先瘤内切除；缩小瘤体后，再游离和切除肿瘤包膜及附着的小脑幕；如肿瘤血供丰富，可先电凝肿瘤基底的小脑幕，阻断其供血，再分块切除肿瘤。当瘤体巨大时，常需电凝瘤基底与瘤

内切除结合进行。在向小脑幕缘方向切开小脑幕时要注意动眼神经和其下缘外侧方走行的滑车神经、三叉神经,有时,滑车神经因被包裹或侵犯手术中难以保留。分离肿瘤前外侧界时,要注意行走于小脑幕游离缘上方的脉络膜前动脉和与游离缘平行的大脑后动脉及下方的小脑上动脉的保护。

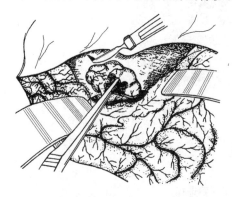

图 5-2-2　内侧型小脑幕脑膜瘤的手术切除
先电凝肿瘤基底的小脑幕,阻断其供血,再分块切除肿瘤,两者结合进行

三、专家点评

此入路到达小脑幕内侧幕上肿瘤的距离短,可以减少重要血管神经的损伤,早期电凝小脑幕动脉,可减少肿瘤切除时的出血。但要注意颞叶皮质的过度牵拉和 Labbé 静脉的损伤,防止颞叶静脉出血性梗死,以及优势半球颞叶损伤引起的语言功能障碍。

第三节　外侧型小脑幕脑膜瘤
(Lateral Tentorial Meningioma)

脑膜瘤位于幕上后外侧与岩骨后之间的小脑幕区,肿瘤可向小脑桥脑角区或横窦乙状窦的移行部生长。如果肿瘤位于幕上,选用枕叶入路;如肿瘤主体在后颅窝者,采用枕下或枕部-枕下联合入路;如肿瘤累及幕上、幕下,则用联合入路。下面介绍枕叶入路和联合入路。

一、枕叶入路(Occipital Approach)

(一)适应证

脑膜瘤位于小脑幕上后外侧,可侵犯静脉窦。

(二)手术步骤

1. 体位与切口

患者侧俯卧位,头部下倾 135°。枕颞皮肤切口和游离骨瓣。骨窗应暴露横窦(图 5-3-1)。

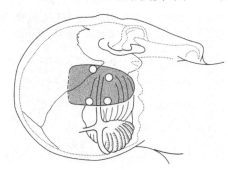

图 5-3-1　外侧型小脑幕脑膜瘤的开颅骨窗设计

2. 肿瘤暴露和切除

尽量单侧入路,防止皮质盲。沿横窦上方2cm 切开硬脑膜。由于枕极及其外侧部常很少有桥静脉,因此可在这里抬起枕叶,但要注意位于硬脑膜切口前方的 Labbé 静脉,不要过分牵拉颞后叶而伤及它。肿瘤切除方法同内侧型(图 5-3-2)。

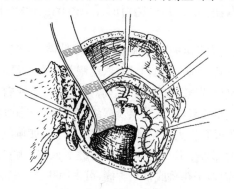

图 5-3-2　外侧型小脑幕脑膜瘤切除后

3. 横窦的处理

小脑幕脑膜瘤常累及静脉窦(25%～80%),以横窦和直窦受侵犯较常见,外侧型常累及横窦。因此,术前必须作 MRV 了解静脉窦及其侧支循环情况。如 MRV 显示和肿瘤切除过程中均发现横窦完全阻塞,临时夹闭试验无脑肿胀,可将横窦结扎后连同肿瘤一起切除。如横窦未阻塞,则应保留,与肿瘤粘着的窦壁可电凝,不予切除,待以后肿瘤复发完全阻塞静脉窦后再手术切除。许多研究认为,切除受累但未闭塞的静脉窦并不能降

低肿瘤复发率,却易引起静脉回流障碍,增加手术风险;长期随访保留受累静脉窦的患者,复发率无明显增高,生存质量提高。

Sindou 等根据肿瘤侵蚀横窦的程度,将受累横窦分为 6 类:(1)肿瘤侵蚀窦壁外膜;(2)一侧窦壁隐窝受侵蚀;(3)一侧窦壁受侵蚀;(4)两侧窦壁受侵蚀;(5)除一侧窦壁外,整个静脉窦受侵蚀;(6)整个静脉窦受侵蚀并闭塞。相应的手术切除原则是:(1)切除窦壁外膜;(2)切除隐窝及突入窦腔的肿瘤,并缝合窦壁;(3)~(5)电凝并保留与肿瘤粘着的窦壁或切除受侵蚀窦壁并用筋膜修补,静脉窦部分重建;(6)如侧支循环良好,切除该段横窦或静脉窦重建。

(三)专家点评

此入路简单易行,手术野开阔,无空气栓塞风险。需注意降颅压减少对枕叶牵拉,防止皮质型偏盲。

二、联合入路(Combined Approach)

(一)适应证

肿瘤侵犯小脑幕上下。

(二)手术步骤

1. 体位与切口

取侧卧位、俯卧位或坐位。作颞后皮肤切口,其后肢向下延伸到乳突下。形成后颞骨瓣后,用咬骨钳咬去枕骨,形成枕下骨窗(图 5-3-3)。

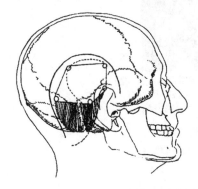

图 5-3-3　联合入路的皮肤切口和骨窗

2. 肿瘤暴露和切除

在横窦上下方各 1cm 处剪开硬脑膜,分别用脑压板牵开枕叶和小脑,暴露肿瘤。由于肿瘤常长穿小脑幕,并把枕叶和小脑分别向上和向下推

开,因此暴露和切除肿瘤常不困难。横窦的处理见枕叶入路中所述。手术中需注意幕上颞后 Labbé 静脉、幕下三叉神经、岩静脉的保护(图 5-3-4)。

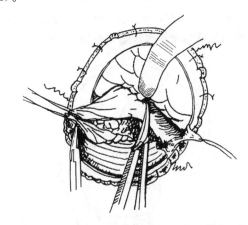

图 5-3-4　切除小脑幕上下的肿瘤和受累的横窦、小脑幕

3. 小脑幕重建

取自体筋膜或人工脑膜重建小脑幕对防止并发症和肿瘤复发再切除有一定帮助。

(三)专家点评

此入路显露幕上下充分,手术野开阔,可早期辨认颅神经。但创伤大、皮下积液、脑脊液漏或发生颅内感染是主要缺点。需注意减少对枕叶、颞叶、小脑的牵拉,保护好重要神经血管。

第四节　镰幕型小脑幕脑膜瘤(Falx-tentorial Meningioma)

肿瘤位于小脑幕内侧至直窦及窦汇的延续区,可累及幕下或向对侧发展,也可向前挤压脑干,造成颅内压增高及脑干损害。根据肿瘤大小,可采用单侧或双侧枕叶入路。对于巨大型肿瘤,Sekhar 等提倡用双侧枕叶-枕下联合入路(Bilateral Occipital-Cerebellum Combined Approach)。下面介绍这一入路。

一、适应证

侵犯小脑幕、直窦、窦汇的巨大肿瘤,可累及直窦两侧和幕上下生长。

二、手术步骤

1. 体位与切口

患者取俯卧位、坐位。双枕部正中直线或马蹄形皮肤切口。做两侧枕部和枕下骨瓣,暴露两侧横窦和后矢状窦后部(图5-4-1)。

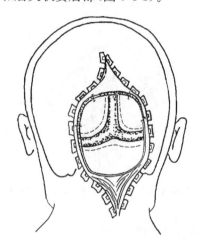

图5-4-1　镰幕型小脑幕脑膜瘤的开颅骨窗
后正中直切口,骨窗暴露双侧横窦、枕叶、
小脑和上矢状窦,虚线示硬脑膜切口

2. 肿瘤暴露和切除

沿矢状窦旁和横窦上方1cm剪开硬脑膜,暴露一侧枕叶。再在横窦下方剪开硬脑膜暴露一侧或双侧小脑。在确认对侧横窦通畅的前提下(术前MRV、术时暂时阻断准备横断的横窦半小时,测对侧横窦压和观察脑肿胀反应),横断一侧横窦,有利于手术显露和操作,术毕应重新吻合横窦(用9-0号尼龙线,间断缝合)。直窦旁开1cm,与直窦平行剪开小脑幕,直达小脑幕裂孔。此手术入路可提供多个手术视角,暴露范围大。可先电凝肿瘤周边硬脑膜(包括小脑幕),阻断肿瘤血供,再分块切除肿瘤。如直窦或一侧横窦完全阻塞,可连同肿瘤一起切除。在处理大脑大静脉附近肿瘤时,应注意不要损伤该静脉。也有报道在切断大脑大静脉,同时切除肿瘤侵犯的镰幕结构和直窦的情况下,多数患者愈后良好(图5-4-2)。

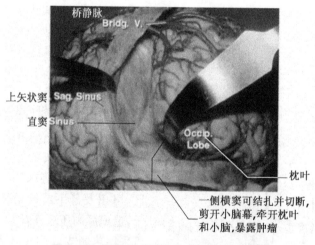

图5-4-2　镰幕型小脑幕脑膜瘤的解剖暴露
剪开一侧幕上硬脑膜和横窦下方硬脑膜,结扎一侧横窦
并予切断,可剪开小脑幕,牵开枕叶和小脑,暴露肿瘤

3. 小脑幕重建

见前联合入路。

最大可能全切巨大肿瘤,操作方便是其优点,应尽量避免损伤深部回流静脉,减少脑组织牵拉损伤。

三、小脑幕脑膜瘤术后处理

常规开颅术后处理。因肿瘤多侵犯静脉窦、深部回流静脉,以及脑组织牵拉原因,需加强脱水,防止脑梗死、脑积水。

四、小脑幕脑膜瘤术后并发症

各中心统计有所差异:颅神经损伤(滑车、面神经常见 10%～25%),偏瘫(5%～30%),偏盲(2%～10%),感染(2%～8%),小脑损伤(4%～10%),脑脊液漏(5%),精神异常(2%～9%)。

五、专家点评

术前应仔细分析影像资料,通过脑膜尾征、MRV 等了解肿瘤与小脑幕粘连的范围和静脉窦、深部大静脉闭塞或代偿情况;注意脑积水或高颅压的解决,术前可选作腰穿或脑室外引流,内侧型脑膜瘤术中宜切开小脑幕缘以缓解受压解除梗阻。另外,肿瘤与脑干面、重要血管神经粘连的分离以及静脉窦的处理也是手术中需要特别注意的问题。小脑幕脑膜瘤常有蛛网膜包裹,与脑干、颅神经、血管有明显界面,为手术剥离和切除提供了便利,瘤内切除留下薄层囊壁时,仔细分离这种界面,可以减少损伤,因此,不宜过早电凝破坏其解剖关系。分离困难时,包括与重要血管神经粘连时不可强行切除,以免术后出现严重并发症。

第**6**章

颅底肿瘤
Tumors of the Skull Base

第一节 眼眶内肿瘤
（Tumors of the orbit）

眼眶是位于颅底骨和颅面骨之间的骨腔，在鼻的两侧，左右各一，相互对称。眼眶包括骨壁和眶内容，呈梨状，底向前，尖向后，前为眶缘，后为眶尖。眶内容包括眼外肌、血管、神经、筋膜、泪腺和脂肪体。

眼眶内肿瘤包括原发性肿瘤和继发性肿瘤。原发性肿瘤有胶质瘤、脑膜瘤、神经鞘瘤、海绵状血管瘤、皮样囊肿、表皮样囊肿、神经纤维瘤、横纹肌肉瘤等；继发性肿瘤主要是指眼眶转移性肿瘤，儿童多见于成神经细胞瘤、尤文瘤、维尔母斯瘤，成年多见于肺癌、肝癌、乳腺癌和前列腺癌，恶性肿瘤多转移至一侧眼眶，两侧少见。

术前准备包括：（1）神经系统和眼科检查；（2）眼眶 CT，MRI；（3）怀疑血管病变者加血管造影。麻醉采用气管内插管全身麻醉。手术步骤包括：（1）体位与切口：患者仰卧，头前屈，头架固定，发际内冠状皮肤切口。（2）骨瓣形成：根据肿瘤生长范围、大小、血供、病理类型及肿瘤与视神经位置的关系，选用合适的手术入路。肿瘤局限于眼眶内，选择眶额骨瓣。肿瘤同时累及眼眶内和颅内，选择眶上翼点骨瓣。

额窦常开放，应切除窦内黏膜，将含庆大霉素明胶海绵填塞窦腔，骨腊封填破口。术毕取带蒂骨膜翻下与硬脑膜缝合，使封闭的额窦与伤口隔离。

一、眶额入路（Orbital-Frontal Approach）

（一）适应证

肿瘤位于一侧眶内侧，眶尖。

（二）手术步骤

1. 体位与切口

如前述，见图 6-1-1。

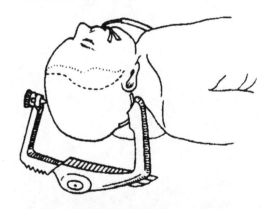

图 6-1-1　患者仰卧，头略前屈，冠状皮肤切口

2. 骨瓣形成

作单侧额骨瓣，步骤如下：切开皮肤，先自帽状腱膜下分离，至近眶上缘后，再改骨膜下向前分离，中线至额鼻缝，两侧至眶上缘，显露眶上切迹或眶上孔，保留眶上神经，用磨钻磨开眶上孔后，继续把骨膜和眶上神经向下翻，至眶顶，眶上内侧壁和眶上外侧壁的骨膜也游离，骨膜瓣备作前颅底修复用（图 6-1-2）。

经、眼动脉、鼻睫神经和眼上静脉横越眶内侧部。约 20% 的眼动脉在视神经下方，在滑车神经至眼动脉间抵达视神经较安全。此外，如切开总腱环（Zinn）环，应选择在上直肌与内直肌起点之间，切开前，应在眶尖表面先将滑车神经与周围组织分开，以免损伤。

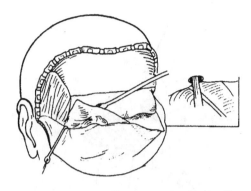

图 6-1-2 皮瓣向前翻开，游离和保留骨膜
以备额窦开放时修补之用，注意眶上神经的保留

做额骨瓣，骨瓣前缘包括眶上嵴。分离前颅底硬膜连同额叶一起牵开，显露和切除眶顶，切除眶顶内侧应距中线 1.5cm，以免开放筛窦。如一旦误开，可用自体脂肪填塞，生物胶加固。用磨钻磨开视神经管和眶上裂，显露眶尖、视神经（图6-1-3）。

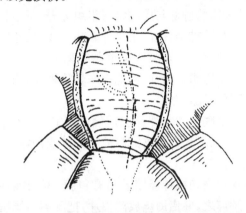

图 6-1-4 透过菲薄的眶筋膜可见三叉神经额支，
它是一个解剖标志，指示提上睑肌和上直肌的走向

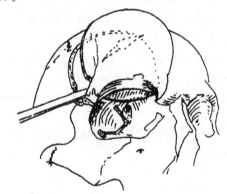

图 6-1-3 眶顶外侧壁需凿断，眶上额骨瓣游离

3. 肿瘤切除

在手术显微镜下，透过半透明的眶筋膜，可见其下的三叉神经额支，它横跨上直肌和提上睑肌，有时可见位于眶尖的滑车神经，动眼神经从眶上裂和动眼神经孔（位视神经孔外侧）入眶，在视神经上和下方发出分支到提上睑肌、上直肌、下直肌和内直肌（图6-1-4，图6-1-5）。

根据肿瘤部位可选择下列入路：

（1）内侧入路：将上斜肌牵向内侧，提上睑肌和上直肌牵向外侧，可显露视神经全长，而且是最直接抵达眶尖部视神经的入路。在该入路中应注意，视神经上方，距视神经管前口 3.2mm、10.6mm、10.0mm 和 23.9mm 处，分别有滑车神

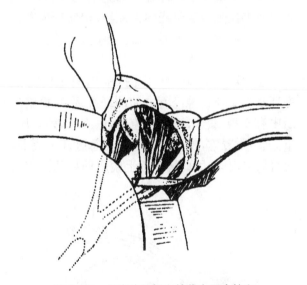

图 6-1-5 用窄脑压板和棉花塞子牵拉和
游离眶内结构，图示内侧入路

（2）中央入路：将提上睑肌牵向内侧，上直肌牵向外侧，于二者之间显露眶内段视神经的中部。额神经如与提上睑肌一起牵向内侧，虽不会损伤该神经，但会影响眶尖部视神经的显露，额神经与提上睑肌分离后随上直肌牵向外侧，显露较好，但有损伤额神经之虞。将肌肉牵向两侧后可看到的结构有眼上静脉、睫动脉和睫神经、鼻睫神经、动

眼神经至提上睑肌的分支、眼动脉及其分布至提上睑肌和上直肌的分支，慎勿损伤。

（3）外侧入路：在外直肌与提上睑肌、上直肌间抵达视神经。术野较内侧入路和中央入路大，最适用于显露视神经外侧眶尖深部的病变。术中如将眼上静脉与提上睑肌和内直肌一起牵向内侧，就无需将静脉与周围结缔组织分开，不会损伤其中的鼻睫神经，但由于静脉影响视线，抵达眶尖深部可能受限。若将眼上静脉牵向外侧，则必须将其与结缔组织分开，可能损伤鼻睫神经，当然眶尖深部的显露较好。

对脑膜瘤和视神经胶质瘤，宜用内侧入路手术切除，为避免误伤支配眼外肌的神经，术中应行颅神经监护。

脑膜瘤和视神经胶质瘤有包膜，可用钝性解剖法游离之，并借助垫放湿棉片，把肿瘤与周围脂肪组织分离开，使后者得到保护。用微型剥离子分离肿瘤与眼球之间的粘连，如患者已失明，可用止血钳夹住受肿瘤包绕的视神经，在球后横断视神经。出血用双极电凝止血。提起止血钳，向视神经管方向游离肿瘤。

总腱环（Zinn环）打开（图6-1-6，图6-1-7），总腱环是眶尖与视神经管之间的纤维环，6根眼外肌中有5根（提上睑肌，上直肌，内直肌，外直肌，下直肌）附着它，提上睑肌附着在总腱环上表面，上直肌的内侧，因此切断提上睑肌即可从上方打开

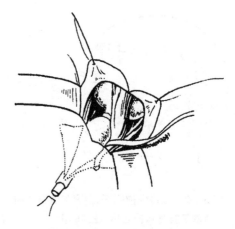

图 6-1-7　提上睑肌切断
切断提上睑肌才能打开总腱环，手术结束时应把提上睑肌重缝于总腱环上

总腱环，利于游离和切除视神经管内的肿瘤。在切断的提上睑肌腱上应保留缝线，以备重建。儿童视神经胶质瘤患者因总腱环小而暴露困难，可在眶尖尽量靠视神经管处横断视神经，残端止血后经总腱环推入颅内，待经颅手术切除。

肿瘤切除后，仔细止血。用丝线缝合总腱环，把提上睑肌固定在环上，检查筛窦、额窦开口的处理是否牢靠，硬膜破口应严密缝合，并用生物胶加固。

二、眶上-翼点入路（Superorbital-pterional Approach）

（一）适应证

肿瘤位于视神经外侧至眶外侧壁之间或蝶骨嵴周围骨质；颅眶沟通肿瘤，特别是颅内部分位于硬膜下者。

（二）手术步骤

1. 体位与切口

患者仰卧，头前屈，头向对侧旋转30度，手术细节参阅"改良翼点入路开颅术及其扩大入路开颅术"。

2. 骨瓣成形

额颞骨瓣连同眶上壁、眶外侧壁一次骨瓣成形，也可行额颞骨瓣成形，再行眶骨瓣成形，两次骨瓣成形较一次骨瓣成形的优点在于界孔的连接在直视下进行，避免了盲目操作，撕破硬膜的危险，骨瓣复位后保持眶壁的完整，与翼点入路相比，暴露更充分，操作区增大，脑组织受牵拉程度更小（图6-1-8，图6-1-9，图6-1-10）。

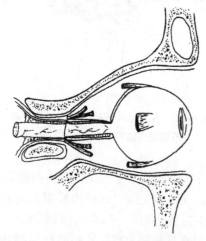

图 6-1-6　眶内、视神经管内视神经示意图
颅内两层硬脑膜经视神经管和眶上裂入颅，内层硬脑膜与视神经鞘膜相连，外层硬脑膜成为眶筋膜，总腱环介于眶尖与视神经管之间

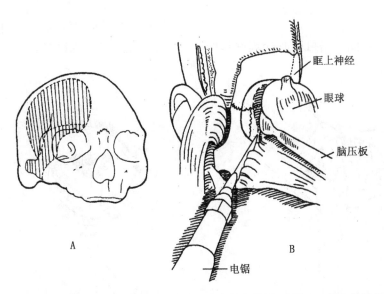

图 6-1-8 眶-上翼点入路的骨瓣(A),可先形成翼点骨瓣,再取下眶板和颧弓(B)

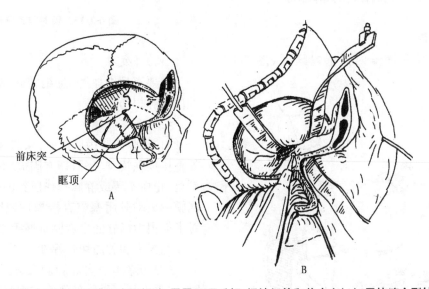

图 6-1-9 骨窗形成后,硬脑膜外牵开额叶,暴露眶顶后部、视神经管和前床突(A),用快速金刚钻磨除(B)

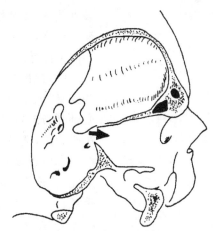

图 6-1-10 示颅骨切除范围眶顶、前床突、视神经管上壁

3. 肿瘤切除

基本同额眶入路,此入路可同时处理肿瘤颅内部分(图 6-1-11)。

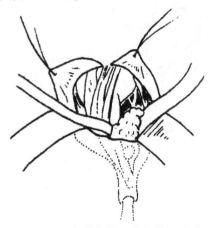

图 6-1-11　外侧入路切除眶内肿瘤

4. 眶顶重建

用自体骨或额骨瓣内板重建眶顶(图 6-1-12)。

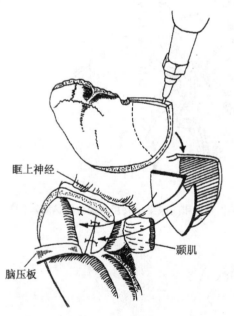

眶上神经
颞肌
脑压板

图 6-1-12　眶顶重建

5. 关颅

复位骨瓣,分层缝合切口,硬膜外置外流管24h后拔除。

(三)术后处理

(1)同开颅术后处理。

(2)突眼严重者,术后应暂时缝合眼睑缘(图

6-1-13),并时常清洗眼睛,油膏保护之。待球结膜水肿消退后才拆除缝线。

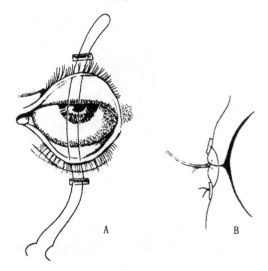

A　　　　　　　B

图 6-1-13　暂时眼睑缝合

(四)并发症

主要有颅内血肿、感染、脑脊液漏、颅神经和颈内动脉损伤。

(五)专家点评

(1)切除眼眶内肿瘤时,术后视力损害的原因除直接损伤视神经外,还有因玻璃体出血、视网膜剥离、止血不善或静脉损伤所致的眶内压增高,视网膜中央动脉闭塞或直接损伤视网膜中央动脉。对术前视力尚好的患者要掌握手术指征及注意手术损伤视力和肿瘤切除程度。

(2)切除颅眶沟通肿瘤和显露眶上裂外侧区时,因眶上裂眶骨膜外侧缘与泪腺神经约有(5.02±0.31)mm 的距离,在此间距中从外侧显露眶上裂外侧区,较常规显露眶上裂外侧区增加 5mm 的操作空间,从上方显露眶上裂外侧区应在额神经与眼上静脉之间进行。

(3)视神经鞘脑膜瘤可经硬膜外入路,磨开视神经管,取下眶板,切开视神经鞘,以视神经为中心,向眼球方向游离,发现包裹视神经的肿瘤,可小心分离,把沿神经生长的肿瘤切除而不伤及神经。术后近期视力可消失,但数日后渐可恢复。因此,在视神经鞘脑膜瘤手术时,应尽量尝试保护神经。

(徐　伟　周良辅)

202

第二节　嗅神经母细胞瘤
(Olfactory Neuroblastoma, Esthesioneuroblastoma)

嗅神经母细胞瘤是起源于上鼻腔嗅觉感受器细胞的少见恶性肿瘤，常向颅内生长，构成鼻颅沟通性肿瘤。鼻塞和反复鼻出血常为首发症状，继入侵颅内而引起突眼、复视和额叶精神症状等。可发生颈部和远处转移。

一、适应证

经临床和影像学确诊，无严重器质性病变者。

二、禁忌证

(1)严重器质性病变且不能纠正者。
(2)远处转移

三、术前准备

(1)头 CT 平扫和骨窗位了解前颅底骨质破坏程度和范围。
(2)头 MRI 平扫和增强了解肿瘤大小、生长方向和与周围神经血管结构的关系。
(3)放射核素骨扫描或正电子发射体层摄影(PET)/CT 了解有无转移。
(4)巨大肿瘤经放、化疗可缩小瘤体，利于手术切除。

四、麻醉

气管内插管全身麻醉。

五、手术步骤

1. 体位
仰卧，上半身抬高 15°，头略过伸，头架或头托安置。

2. 切口、骨瓣、硬脑膜游离和修补、视神经管定位
详见第二章第二节"额下硬脑膜外入路及其扩大入路"。

3. 肿瘤显露和切除
由于肿瘤多长穿筛板，把前颅底硬脑膜抬起或长穿硬膜，进入硬脑膜内腔，因此，在剥离颅底硬脑膜时，常可见暗红色鱼肉状肿瘤。肿瘤多质软，易吸除，血供丰富。此时，手术的首要目标是了解肿瘤向后方侵犯的范围，特别是在肿瘤切除后，后方受累的硬脑膜能否严密缝合，不发生脑脊液漏。所幸的是大多数嗅神经母细胞瘤仅侵犯鸡冠-筛板附近的硬脑膜。因此，可经此硬脑膜破口，切除长入硬膜内的肿瘤。肿瘤与额叶多无粘连，易于切除。严密缝合硬脑膜破口，外加自体游离筋膜或骨膜片加固。

切除硬脑膜外颅底的肿瘤，可循踪经过筛板破口进入鼻腔或鼻咽部，应在手术显微镜下切除残留的肿瘤，受肿瘤侵犯的鼻甲也应切除。

4. 前颅底修复
嗅神经母细胞瘤可造成前颅底骨和硬脑膜的破损。硬脑膜的修复远较颅底骨的修复重要。虽然在手术时，为便于肿瘤切除，常需切除部分颅底骨，致使颅底骨缺损扩大。可是，大多数颅底骨缺损最大径不超过 3～4cm。对这种骨缺损，过去多采用自体游离骨片修补，不仅疗效可疑，而且易感染或变成死骨。我院经动物实验和临床长期随访发现，前颅底骨缺损小于 3～4cm 者不必修复，只要牢固地修复颅底的硬脑膜缺损，不会发生脑脊液漏和脑膜脑膨出。

在妥善止血，清点棉片和清洗术野后，取自体脂肪碎片，填充前颅底残腔。把带蒂额部骨膜，转移入前颅底，覆盖在颅骨缺损处，生物胶固定(图6-2-1，图 6-2-2)。

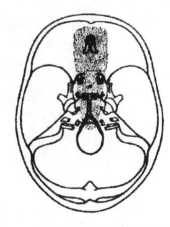

图 6-2-1　前颅底骨缺损(虚线)多呈长方形，不必骨移植修复，只须带蒂骨膜修补

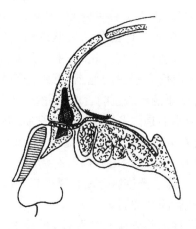

图 6-2-2　颅底重建

5. 关颅

按常规关颅。详见"额下硬脑膜外入路及其扩大入路"。

六、关键要点

(1)肿瘤大或颅内压高时，除应用脱水剂、过度换气外，可在额叶近侧裂处切开硬脑膜少许，放出脑脊液，利于颅底硬膜分离，同时也可用于关颅时检查硬膜腔关闭是否牢靠，有否脑脊液漏。

(2)妥善止血。虽然肿瘤血供丰富，但多可在肉眼全切肿瘤后，获得满意止血。

(3)颅底硬脑膜缺损的重建。

七、术后处理

(1)同第一章第八节。

(2)随访脑脊液漏和感染。

八、并发症

脑脊液漏、颅内感染、颅内积气、颅内血肿。

九、专家点评

(1)采用改良 Kadish 分期，嗅神经母细胞瘤可分四期，第一期为肿瘤局限于鼻腔内；第二期肿瘤自鼻腔向副鼻窦生长；第三期肿瘤在第二期的基础上侵犯筛板、颅底和颅腔；第四期肿瘤发生颈部和远处转移。显然，第四期无手术适应证，第一、二期多见于五官科，神经外科就诊者多为第三期肿瘤。

(2)术后应积极放疗，剂量50Gy以上。化疗可用环磷酰氨、VP16和顺铂。

(3)复发者仍应积极治疗，多可获得较长生存期。

（钟　平　周良辅）

第三节　嗅沟脑膜瘤(Olfactory Groove Meningioma)

嗅沟脑膜瘤源于嗅沟，可生长在一侧，也可两侧生长。瘤巨大时可侵及视神经、视交叉、大脑前动脉和前交通动脉等。肿瘤血供主要来自前颅底中线的硬脑膜(即由眼动脉来的筛前动脉和筛后动脉供血)(图6-3-1，图6-3-2)。

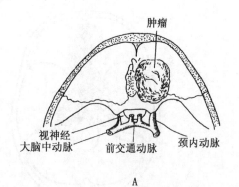
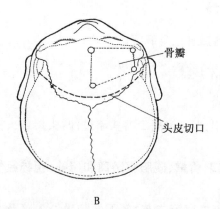

图 6-3-1　单侧嗅沟脑膜瘤
A:肿瘤生长部位；B:头皮切口和骨瓣图

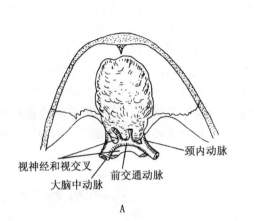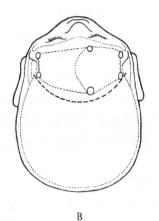

颈内动脉

视神经和视交叉 前交通动脉

大脑中动脉

A B

图 6-3-2 双侧嗅沟脑膜瘤

A:肿瘤生长方向,注意肿瘤与神经血管的关系;B:头皮切口和骨瓣

一、大脑纵裂入路(Interhemispheric Approach)

(一)适应证

经临床和影像学检查确诊者,原则上均应手术治疗。

(二)禁忌证

严重心、肝、肾、肺等病变者为相对禁忌证,经治疗能纠正者可考虑开颅手术。

(三)术前准备

见第一章第六节。

(四)麻醉

气管内插管全身麻醉。

(五)手术步骤

1. 体位与切口

患者仰卧,肩垫小枕,头略后仰,头架或头托固定。瘤小且局限一侧者,作单侧额骨瓣;瘤大者宜双额骨瓣开颅,骨瓣前缘低达眶嵴。翻皮瓣时要保留骨膜的完整,以备修复额窦之用(图 6-3-3)。

由于肿瘤大,常合伴高颅内压,因此必须应用有效的降颅内压方法(详见第一章)。(图 6-3-4,图 6-3-5)。

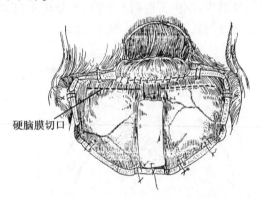

硬脑膜切口

图 6-3-4 骨瓣形成后,额窦常开放,应切除额窦黏膜,用含庆大霉素的明胶海绵填塞,再用骨蜡封闭,最后用带蒂骨衣覆盖,并与硬脑膜缝合

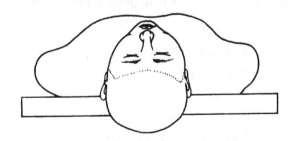

图 6-3-3 嗅沟脑膜瘤手术时患者的体位

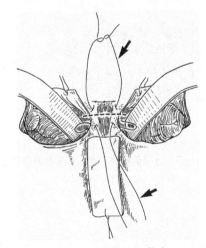

图 6-3-5 结扎上矢状窦

硬脑膜切口和上矢状窦结扎。沿骨窗前缘横行切开硬脑膜，直达上矢状窦边缘。此时，宜在自动牵开器帮助下，用两块窄脑压板伸入大脑纵裂，分别把左右额叶内侧面向外牵开。用双极电凝镊电凝脑皮质与上矢状窦之间的桥静脉，用剪刀剪断。用4号线双重结扎上矢状窦，于其中间切断，并剪开其下大脑镰，电凝大脑镰使其皱缩，以利暴露。

2. 肿瘤的暴露和切除

用脑压板把双侧额极向外侧牵开，即见肿瘤。用双极电凝镊电凝分离肿瘤与颅底硬脑膜的粘连，分离2～3cm^{2}区域后，做肿瘤瘤内切除。瘤内出血用双极电凝镊电凝出血。切除一部分肿瘤后，再分离瘤与颅底的粘连。如此反复进行，直至将肿瘤的粘着区完全分离。这时肿瘤的主要血供已经切断，肿瘤相当一部分瘤内容已切除，肿瘤出血明显减少，颅内压也明显下降，为分离和切除瘤壁创造有利条件(图6-3-6,图6-3-7)。

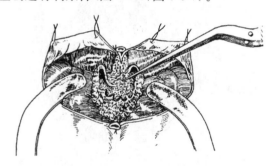

图6-3-6　瘤内肿瘤切除和分离肿瘤与颅底粘连交替进行，
图示双极电凝镊电凝来自颅底硬脑膜的肿瘤血供

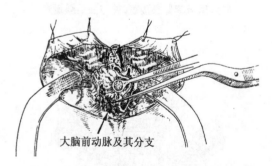

大脑前动脉及其分支

图6-3-7　分离肿瘤的后极，双极电凝镊电凝
来自大脑前动脉的供应动脉

3. 瘤壁的分离和切除

轻柔地把瘤壁从脑组织上分开，用双极电凝镊电凝进入瘤组织的血管。分离肿瘤后极时，注意来自大脑前动脉的血管，尽量保留大脑前动脉的主干或主支。视神经和视交叉常被压在瘤下方，要注意保留。嗅沟处硬脑膜用双极电凝或切除。如肿瘤侵入颅底骨可经硬膜外入路手术，磨除病变骨质，切除病变硬膜，取自体筋膜修补硬膜破口，再按"额下硬脑膜外入路"法取带蒂骨膜修补前颅底(图6-3-8,图6-3-9)。

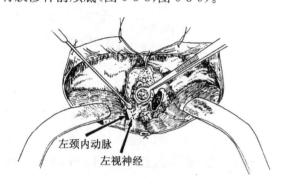

左颈内动脉
左视神经

图6-3-8　肿瘤从视神经表面的蛛网膜上分离下来

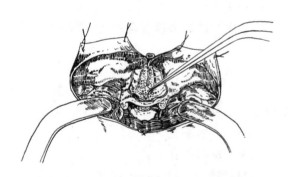

图6-3-9　切除肿瘤和与其相粘连的硬膜，
并用双极电凝镊电凝瘤床

4. 关颅

按常规缝合硬脑膜，复位骨瓣和缝合头皮切口。皮瓣下放置引流物24小时。

二、一侧额部骨瓣开颅或改良翼点入路(Uni-lateral frontal or modified pterional craniotomy)

(一)手术步骤

1. 体位与切口

详见第二章有关节。

2. 硬脑膜切开

沿骨窗前缘1cm处横行切开硬脑膜，硬脑膜切口外侧缘悬吊于骨窗附近的软组织上。

3. 肿瘤的暴露和切除

如颅内压不高，可用脑压板轻柔地提起额极

（经额入路）或额叶外侧部（经改良翼点入路）。用上述方法切除肿瘤。

4. 关颅

按常规缝合硬脑膜，复位骨瓣和缝合头皮切口。皮瓣下放置引流物24h。

（二）术后处理

见第一章第八节。

（三）并发症

主要有颅内血肿、感染、脑脊液漏等。

（四）专家点评

（1）瘤小的，切除肿瘤常无困难；瘤大伴脑水肿时，应从一侧额叶底部切除肿瘤，待肿瘤体积缩小、颅内压降低后，方切开对侧硬脑膜和大脑镰，切除对侧额叶底部的肿瘤。如此操作，能最大限度地保护脑功能，避免双侧额叶损伤，引起患者智力和性格改变。

（2）大脑纵裂入路（适用嗅沟双侧肿瘤）和额骨瓣入路（单侧嗅沟脑膜瘤）能在手术早期显露和处理肿瘤底部的供血区，为它们的优点。但显露视神经和颈内动脉及其分支较困难。改良翼点入路不仅适合小肿瘤，也适合大瘤，在手术早期可显露肿瘤与同侧视神经、颈内动脉的关系，但显露对侧神经和血管较困难。术者应对上述入路优缺点有所了解，并根据具体情况选用。

（3）应争取做到 Simpson Ⅰ、Ⅱ级切除。

（钟　平　周良辅）

第四节　前颅底脑膜瘤（Meningioma of the Anterior Skull Base）

肿瘤多起源于眶板硬脑膜，故多为单侧生长。

一、适应证与禁忌证

同嗅沟脑膜瘤。

二、术前准备

见第一章第六节。

三、麻醉

气管内插管全身麻醉。

四、手术步骤

同单侧嗅沟脑膜瘤。由于肿瘤较大常与视神经、颈内动脉和大脑中动脉等发生粘连，手术分离肿瘤后极时，要注意保护这些结构（图6-4-1）。

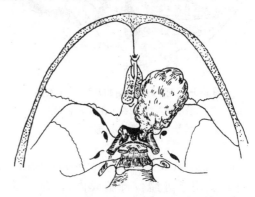

图 6-4-1　前颅底脑膜瘤肿瘤起源于眶板硬脑膜

五、关键要点

同嗅沟脑膜瘤。

六、术后处理

见第一章第九节。

七、专家点评

同嗅沟脑膜瘤。

（钟　平　周良辅）

第五节　前颅底肿瘤（Tumors of the Anterior Skull Base）

有良性或恶性，可源于眼眶、鼻咽、鼻旁窦、硬脑膜和颅神经；也可从颅外经血源播散而来。因此，术前要求详尽的神经影像检查（包括 CT、MR），以利决定治疗方案和手术入路的选择。

常见的前颅底肿瘤有脑膜瘤、脊索瘤、垂体瘤、嗅神经母细胞瘤、视神经胶质瘤、转移瘤、慢性肉芽肿、巨细胞瘤、泪腺细胞癌、骨瘤和骨纤维结构不良等。

适应证与禁忌证同嗅沟脑膜瘤。术前准备见第一章第六节。麻醉用气管内插管全身麻醉。手术入路见图6-5-1。

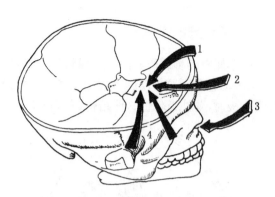

图 6-5-1　前颅底肿瘤的几种手术入路

1:大脑纵裂入路；2:额下硬脑膜外入路；
3:经鼻-蝶窦入路；4:改良翼点入路

（1）大脑纵裂入路（Interhemispheric Approach）：适用于肿瘤位硬脑膜内，前颅窝中线。详见"嗅沟脑膜瘤"。

（2）改良翼点入路（Modified Pterional Approach）：适用于肿瘤位前床突、眼眶、蝶骨嵴内侧、嗅沟等。详见改良翼点入路及其扩大入路和鞍上脑膜瘤。

（3）经鼻-蝶窦入路（Transnasal Transsphenoidal Approach）：适用肿瘤位蝶窦内。详见经鼻-蝶窦入路。

（4）额下硬脑膜外入路（Subfrontal Epidural Approach）：适用前、中和后颅底中线硬脑膜外肿瘤或硬脑膜内外肿瘤，也适用顽固脑脊鼻漏修补。此入路较 Derome 入路更接近颅底，术者视角扩大（图 6-5-2）。

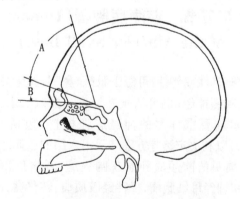

图 6-5-2　额下硬脑膜外入路（A＋B）与 Derome 入路（A）手术者的视角比较

以下介绍额下硬脑膜外入路手术。

由于此入路开放鼻旁窦，有发生感染和脑脊液漏之可能，因此围手术期和术后应常规应用抗生素。为利于牵拉额叶，除应用甘露醇外，可做腰穿，术时放脑脊液。

一、手术步骤

1. 体位

仰卧，上半身抬高 15°，头略过伸，置于头托内或头架内（图 6-5-3）。

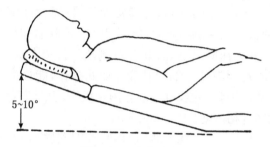

图 6-5-3　患者的体位

2. 切口和骨瓣

见图 6-5-4 至图 6-5-7。

额部发际内冠状皮肤切口，两边达耳前颧弓上，皮瓣翻向前，达眶上缘上方 1～2cm 处。骨膜瓣形成同皮瓣，但注意有足够长度，以便修复颅底硬脑膜。一般以矢状面 MRI 肿瘤后缘相对的穹隆为皮肤和/或骨膜的切口。骨膜两侧达颞筋膜，向前达眶嵴和眶内上半部，眶上孔常需用骨凿打开，以便眶上神经和血管与骨膜一起游离。

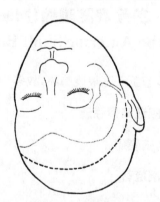

图 6-5-4　头皮切口

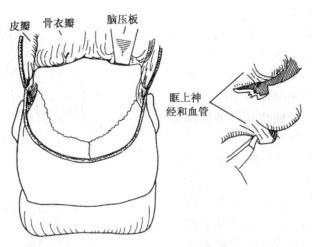

图 6-5-5　皮瓣向前翻,达眶上缘 1～2cm,骨膜瓣向前翻,达眶嵴和鼻根。
用小骨凿打开眶上孔,游离眶上神经和血管

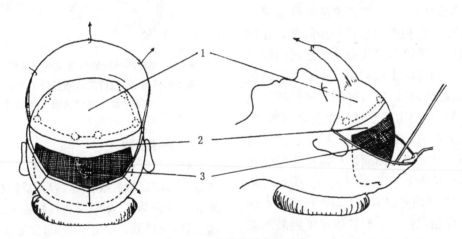

图 6-5-6　**骨膜的游离和利用**

1:为带蒂的额部骨膜瓣,用来重建前颅底;2:为保留的骨膜片,可用来固定复位骨瓣;3:额顶游离骨膜,用来修补前颅底硬脑膜缺损

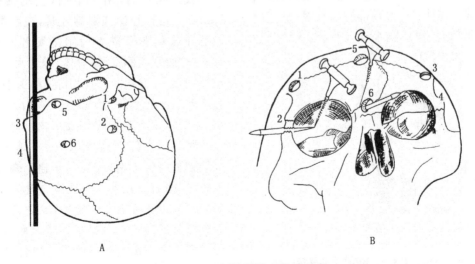

图 6-5-7　**双侧前额游离骨瓣形成**

A:颅骨钻洞的位置和次序;B:游离骨瓣形成(可左右两骨瓣或单一骨瓣)

3. 作双侧前额游离骨瓣

一般先做近中线的右侧骨瓣,骨瓣前部包括眶上嵴和部分眶板,因此中线前方的骨孔应位于鼻根,相当于鸡冠水平。前外侧骨孔应位于额骨颧突的后下方,并用细头鼻甲咬骨钳(Kerrison咬骨钳)把骨孔向前外方扩大(同法用于鼻根部骨孔,便于线锯锯下眶嵴和眶板)。

用剥离子把硬脑膜从眶板上剥离,引入线锯导板和线锯,锯时注意保护眶内容。锯中线颅骨时,尽量向左倾斜,使骨瓣超过中线。然后再做左侧额骨瓣,中间不连骨桥。近年来,笔者先剥离上矢状窦,形成双侧额部的单一骨瓣。切除额窦黏膜,并填塞含庆大霉素的明胶海绵和用骨蜡封闭。

4. 硬脑膜游离和修补

持续腰穿脑脊液引流,切开侧裂处硬脑膜约0.5cm,放出脑脊液,使颅内压进一步降低。在脑压板牵拉额叶下,用吸引器或剥离子把硬脑膜从前颅底剥离,从两旁向中线剥离。在眶板与筛板之间有筛前和筛后动脉穿行,可用双极电凝镊电凝后切断。鸡冠和嗅沟处硬膜与颅底粘连紧,需锐性和钝性分离,硬脑膜常破损,嗅觉丧失。近来,笔者用小骨凿沿嗅沟四周凿开筛板连同硬脑膜一起取下,使筛板带有其下的黏膜。筛板与筛骨垂直板的连接可用剪刀剪断。这样可避免撕破硬脑膜,又可保留嗅觉。一般硬脑膜可剥离到鞍结节、前床突、两侧神经管开口和双侧蝶骨小翼。颅底硬脑膜破口,可用丝线直接缝合。如破口面积较大,可取自体筋膜或额顶部游离骨膜(翻转缝合,即颅骨面朝向颅底)覆盖破口上,丝线缝合加固(图6-5-8,图6-5-9)。

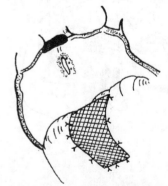

图 6-5-8　不保留嗅神经的硬脑膜剥离法

用锐性或钝性分离,把硬脑膜从鸡冠和嗅沟上剥下。硬脑膜破口直接缝合后用游离骨膜(翻转)或筋膜覆盖其上,间断缝合固定

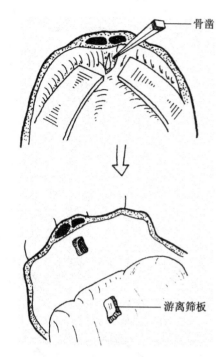

骨凿

游离筛板

图 6-5-9　保留嗅神经的硬脑膜剥离法用小骨凿沿嗅沟四周凿开筛板,用剪刀剪断筛骨垂直板,使鸡冠和筛板骨片与硬脑膜一起翻起

5. 肿瘤切除

依肿瘤所在部位而异。瘤位于筛窦,该处颅底骨常菲薄或被肿瘤破坏,容易暴露和切除肿瘤。肿瘤下方为鼻甲、鼻中隔及其黏膜,如它们未被肿瘤侵及,应保留。瘤位于蝶窦,首先应确定双侧视神经的位置,可用微型剥离子沿颅底中线硬脑膜缘寻找。确定后,用微型钻(金刚钻头)或薄唇Kerrison钳打开少许视神经管,在双侧视神经之间打开蝶骨平板进入后组筛窦和蝶窦(图6-5-10)。如眼眶内侧壁,蝶骨体,蝶骨大、小翼也受肿瘤浸润,应一并切除。在切除眶上裂骨质时,要小心不要损伤眶上裂的颅神经。一般不必切除前床突,如切除应注意不要伤及颈内动脉。切除鞍结节和鞍底垂直部,则到达斜坡(图6-5-11)。蝶鞍区硬脑膜血管丰富,应妥善止血。蝶鞍两旁为海绵窦,表面有一层骨膜(但是常被肿瘤破坏而缺如!)。可切开海绵窦内侧壁,暴露其内颈内动脉的前和后垂直段。海绵窦静脉出血,可用明胶海绵填塞止之。切除斜坡骨质,显露硬脑膜直达枕大孔前缘,进一步游离黏膜,则可达寰椎前弓(图6-5-12)。斜坡硬脑膜可厚(年轻人)可薄(老年

人),注意不要伤及其内的基底动脉及其分支,静脉出血可用明胶海绵压迫止之。

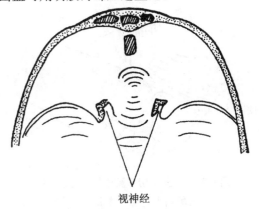

图 6-5-10　视神经管开口确定后,打开其壁少许,显露视神经硬膜,以利手术入路的定位

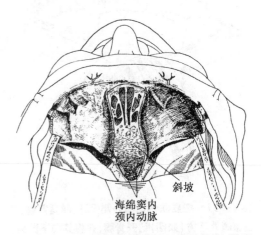

图 6-5-11　切除蝶骨平板和筛板,暴露筛窦、蝶窦;切除鞍结节和鞍底垂直板,可达斜坡

(仿 Skhar LN 等)

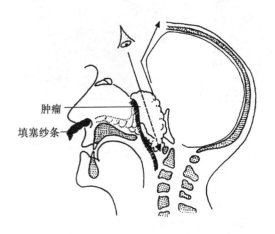

图 6-5-12　切除位于筛窦、蝶窦和斜坡的肿瘤

颅底肿瘤多采用分块切除(用吸引器、CUSA、激光气化等),肿瘤肉眼全切除后,止血多不困难。

6. 颅底重建

由于颅底骨质被肿瘤破坏或为手术显露需要而切除,切除肿瘤后颅底将形成一个死腔。可用自体脂肪填塞骨性死腔、蝶窦、筛窦和额窦内,再把带蒂额部骨膜平铺和左右交叉重叠在颅骨缺损区,用缝线或生物胶固定。如无骨膜,可用带血管游离大网膜移植修补。除非合伴有广泛的眶板缺损,一般前颅底中央骨缺损不必植骨(图 6-5-13)。

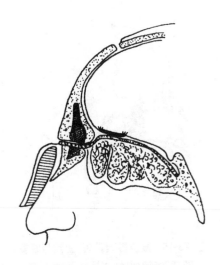

图 6-5-13　颅底重建

7. 关颅

经侧裂表面硬脑膜小切口灌注生理盐水,检验颅底硬脑膜修补是否可靠;同时拔去腰穿针,缝合硬脑膜小切口。复位骨瓣,用缝线或钛片固定。硬脑膜外放置引流物24h。

8. 与其他入路联合

(1)经鼻-蝶窦入路(图 6-5-14,图 6-5-15):用于肿瘤长入鼻腔或需颅底植骨者(详见"经蝶入路")。植骨片可取自体髂骨(图 6-5-16,图 6-5-17,图 6-5-18)。

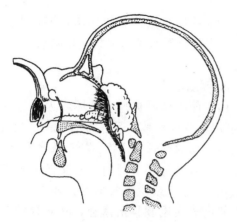

图 6-5-14　经鼻中隔入路分离鼻咽黏膜，
填塞定位纱条

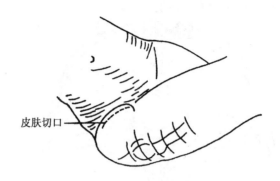

图 6-5-16　皮肤切口髂嵴外下方、
与髂嵴平行切开皮肤

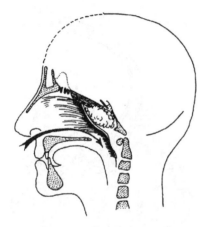

图 6-5-15　复位鼻咽黏膜，使其与蝶窦、
筛窦和斜坡内的植骨片、脂肪贴紧

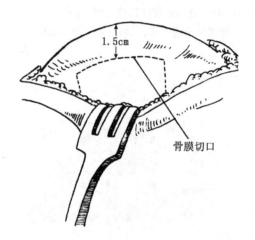

图 6-5-17　把皮肤切口向外侧牵开，暴露髂嵴，
在髂嵴外下方(如图)切开骨膜，并将其向下游离

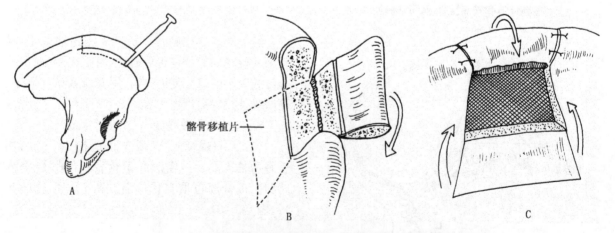

图 6-5-18　用电锯或骨刀把髂嵴游离，但保留其内侧骨膜附着
A:把游离髂嵴向内侧翻开，用剥离子游离内侧骨膜，用电锯或骨刀取下移植髂骨片;
B:复位髂嵴，丝线缝合固定，外侧骨膜也复应缝合;C:分层缝合皮肤，不放引流物

（2）改良翼点入路：用于肿瘤偏侧生长或肿瘤累及后床突区。

（3）额下硬脑膜内入路：用于肿瘤累及后床突区和鞍上区。如两入路在同一手术进行，应先进行硬脑膜外操作和切除肿瘤。在改换硬脑膜内入路前，应更换手术器械和手术敷料，经硬脑膜内把肿瘤向蝶窦开口和颅颌底开口推入。再经硬脑膜外入路切除。

二、术后处理

除一般开颅术后常规外，应注意防治颅内感染和脑脊液漏。后者常是短暂的。经腰穿放液多能自愈。

三、专家点评

（1）此手术入路视盲点是鞍背及其上方。如肿瘤累及这些区域，则需结合额下硬脑膜内入路。

（2）经硬脑膜外入路时，明确前颅底硬脑膜受累的范围和可修补的可能性是至关重要的。如果视交叉、蝶骨平板处的硬脑膜已被肿瘤侵犯，切除肿瘤后，该处硬膜无法严密缝合时，前颅底累及到鼻窦的肿瘤不能切除，否则将发生颅腔直接与副鼻窦沟通。

（钟　平　周良辅）

第六节　鞍上脑膜瘤
(Suprasellar Meningioma)

多起源于鞍结节。蝶骨平板，少数源于鞍隔或一侧前床突（图 6-6-1，图 6-6-2）。

一、适应证与禁忌证
同嗅沟脑膜瘤。

二、术前准备
见第一章第六节。

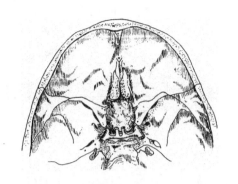

图 6-6-1　小型鞍结节脑膜瘤仅压迫视神经和视交叉，未影响颈内动脉和前交通动脉

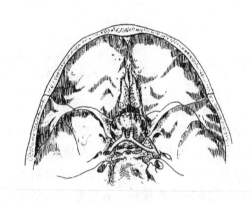

图 6-6-2　大型鞍结节脑膜瘤压迫视神经和交叉、颈内动脉，并把前交通动脉向后上推移

三、麻醉
气管内插管全身麻醉。

四、手术步骤

1. 体位与切口
患者仰卧，头向对侧旋转 45°，置于头架或头托上，做改良翼点入路或眶上锁孔入路（详见第二章第三、四节）（图 6-6-3）。

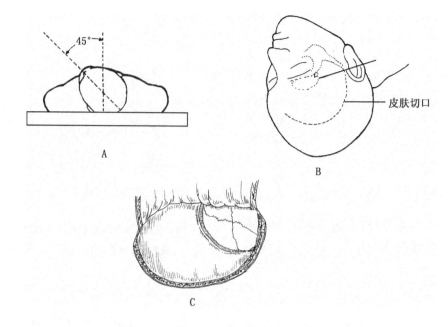

图 6-6-3　体位与切口
A:患者体位;B:改良翼点头皮切口;C:眶上锁孔皮肤切口

2. 游离骨瓣

游离眶上骨膜,向前翻起并妥加保护,以备修补额窦之用。在额骨颧突处,切开颞肌附着处,使其向外向后牵开。在额骨颧突下方前颞线上钻洞,用铣刀形成游离骨窗。骨窗前缘应尽量近眶嵴和前颅底。在硬脑膜外游离硬膜,使其与前颅底分离。用微型磨钻磨除骨窗前缘的内板,以增大手术视野(图 6-6-4,图 6-6-5)。

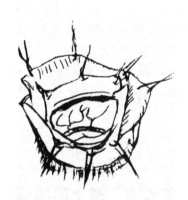

图 6-6-5　剪开硬膜,暴露额叶

4. 肿瘤的暴露和切除

用脑压板把额叶牵开,沿蝶骨嵴进入,先暴露嗅神经后部,其下即为肿瘤。放置自动牵开器,开始显微手术操作。肿瘤较小时,能暴露出前床突、颈内动脉和视神经;肿瘤较大时,上述结构常被肿瘤遮盖,而且神经和血管常发生移位。打开外侧肿瘤表面的蛛网膜,进一步抬起额叶,扩大肿瘤暴露(但是不要企图一次完全暴露肿瘤全貌)。沿颅底硬脑膜(如前床突、蝶骨平板、鞍结节)游离肿瘤和瘤内切除肿瘤应配合应用,前者目的是切断肿瘤血供,后者旨在减少肿瘤体积,两者相辅相成,为最后游离和切除瘤壁创造条件。瘤内切除可用吸引器、超声刀、激光气化或息肉钳夹取等。

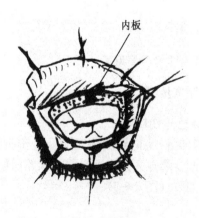

内板

图 6-6-4　磨除内板,增大视野

3. 硬脑膜切开

硬脑膜悬吊于骨窗四周软组织上,沿骨窗前缘切开硬脑膜(图 6-6-3),其切缘悬吊于骨窗。

注意不要弄破瘤壁,更不要企图一次切除干净瘤内容。应分批分次切除瘤内容,与游离肿瘤的颅底粘连配合进行。瘤内出血可用双极电凝镊电凝或明胶海绵止血。瘤体缩小后,常能够从肿瘤与视神经粘连轻微的部位进行分离,可用微型剥离子或小棉球把肿瘤从视神经上推开。肿瘤小时,常可经鞍结节窥见左侧视神经出视神经管;肿瘤大时,则必须在游离后瘤壁时才能够看到视交叉和左侧视神经。应该小心游离肿瘤与大脑前动脉和前交通动脉的粘连,它们之间常有一层蛛网膜相隔,可以分离。注意不要损伤前交通动脉及其发出的分支。少数情况下,上述动脉穿行在肿瘤内,全切除肿瘤不仅不可能,而且很危险。此时可遗留部分肿瘤,术后采用其他治疗,如伽马刀或赛傅刀(cyberknife)治疗(图 6-6-6,图 6-6-7,图 6-6-8)。

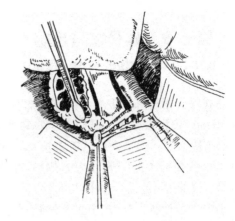

图 6-6-8　游离和切除与右大脑前动脉粘连的肿瘤

在游离视神经和视交叉时,应注意保护位于蛛网膜(此时该膜多增厚)下的垂体柄。

肿瘤切除后,鞍结节、前床突等处与肿瘤粘连的硬脑膜应切除,以防肿瘤复发。

5. 关颅

按常规妥善止血、清点棉片后,分层缝合硬脑膜切口、复位骨瓣和皮瓣,分层缝合肌层、帽状腱膜和头皮。骨瓣和(或)皮瓣下放或不放引流物。

五、关键要点

巨大鞍上脑膜瘤也可采用经大脑纵裂入路手术(详见本章第三节"嗅沟脑膜瘤")。

六、术后处理

见第一章第八节。

七、并发症

同嗅沟脑膜瘤。

八、专家点评

(1)眶上锁孔入路适用于眉毛浓、秃顶者,以及肿瘤较小。改良翼点入路皮肤切口较眶上锁孔大,但骨窗一样,而且可根据手术需要,扩大之,因此适用所有鞍上脑膜瘤。

(2)对肿瘤长入视神经管,可经硬脑膜外切除视神经管和前床突以及肿瘤,再经硬膜内手术。

(钟　平　周良辅)

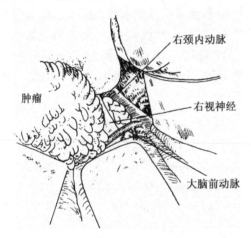

图 6-6-6　用脑压板把额、叶牵开,暴露鞍上脑膜瘤,见肿瘤压迫右视神经和大脑前动脉,右颈内动脉向外侧移位

右颈内动脉

肿瘤

右视神经

大脑前动脉

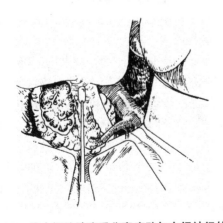

图 6-6-7　瘤内切除肿瘤后分离瘤壁与右视神经的粘连

第七节　蝶骨嵴脑膜瘤
（Spheniodal Ridge Meningioma）

通常按肿瘤附着部位把蝶骨嵴脑膜瘤分成内1/3型（又称床突型）、中1/3型（小翼型）和外1/3型（大翼或翼点型）（图6-7-1）。近来按CT、MRI所见和手术特点把本区肿瘤分为内侧型（相当于内1/3型）、外侧型（包括过去中和外1/3型）和扁平型。前两型呈球状生长，扁平型呈地毯样生长，侵入四周颅骨、颞肌，引起突眼，多见女性。由于外侧型手术较容易，方法同内侧型，因此这里只介绍内侧型和扁平型的手术方法。

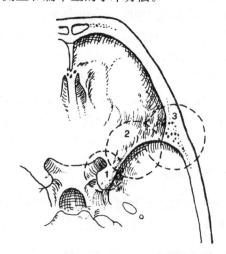

图6-7-1　结节状蝶骨嵴脑膜瘤的附着点
1：床突；2：小翼；3：大翼或翼点

一、蝶骨嵴内侧型脑膜瘤（Medial Sphenoidal Meningioma）

蝶骨嵴内侧型脑膜瘤见图6-7-2。

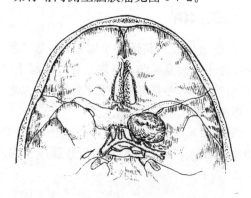

图6-7-2　蝶骨嵴内侧型脑膜瘤
肿瘤压迫视神经、颈内动脉、大脑中动脉、额叶和颞叶

（一）适应证与禁忌证
同嗅沟脑膜瘤。

（二）术前准备
见第一章第六节。

（三）麻醉
气管内插管全身麻醉。

（四）手术步骤

1. 体位与切口

患者仰卧，头转向对侧30°～45°，用头架固定。

2. 头皮切口、骨瓣形成

根据肿瘤大小和生长方向，可选用不同的改良翼点入路切口（见改良翼点入路）和游离骨瓣，如瘤体巨大，还可选用眶-颧弓入路。

3. 硬脑膜切开

硬脑膜悬吊于骨窗缘软组织上。以蝶骨嵴残端为中心，做弧形硬脑膜切口，并在蝶骨嵴两旁做硬脑膜的附加小切口，以利近骨窗侧硬脑膜用缝线向前和外侧牵开，暴露额颞叶和外侧裂（图6-7-3）。

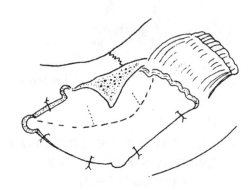

图6-7-3　硬脑膜切口

4. 肿瘤暴露

用脑压板分别牵开额叶和颞叶。从颞尖进入蝶顶窦的桥静脉有2～3根，可用双极电凝镊电凝后切断。进一步牵开额、颞叶，正常时应依次见到嗅神经、视神经和颈内动脉，后两者位于各自的脑池中（图6-7-4）。放好手术显微镜，进行显微手术操作。根据肿瘤大小和生长方向，嗅神经常被肿瘤顶起和外移，视神经和颈内动脉受压和内移，位于肿瘤腹下方，在手术开始阶段，常无法看到它们。

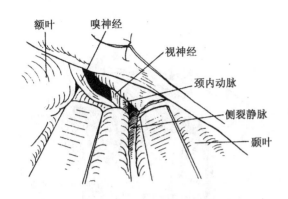

图 6-7-4　改良翼点入路的解剖所见

额叶　嗅神经　视神经　颈内动脉　侧裂静脉　颞叶

5. 肿瘤内容切除和瘤基部处理

暴露肿瘤后,若瘤小,可先用双极电凝镊电凝肿瘤与硬脑膜粘连处切断其血供,利于肿瘤游离和切除;若瘤巨大,则应瘤内切除与离断其硬脑膜粘连交错进行,即两者是相辅相成的,瘤内切除使瘤内容减少,利于分离瘤基部。离断瘤硬脑膜附着可减少肿瘤血供和出血,利于瘤内容切除。瘤内容切除可用吸引器、CUSA、息肉钳和激光等。

6. 肿瘤游离和切除

瘤体缩小后,用微型剥离子、双极电凝镊小心游离肿瘤与视神经、颈内动脉、大脑中动脉及其分支的粘连。通常肿瘤与这些结构之间有蛛网膜,容易分离。小的血管在确认进入肿瘤后,可电凝后予以切断,较大的血管应尽量游离,不要贸然切断。少数情况下,肿瘤包绕血管和神经,此时应极其小心游离和分块切除肿瘤,必要时遗留与神经和血管粘连紧的肿瘤,待术后伽玛刀治疗(图 6-7-5)。

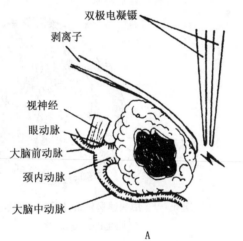
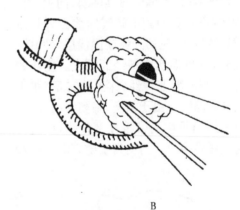

双极电凝镊
剥离子
视神经
眼动脉
大脑前动脉
颈内动脉
大脑中动脉

A　　　　　　　　　　　B

图 6-7-5　肿瘤游离和切除

A:切除瘤内容和电凝、分离瘤基底;B:游离和切除肿瘤

肿瘤切除后,为防治血管痉挛,可用 3% 罂粟碱棉片湿敷颈内动脉及其分支。

7. 关颅

妥善止血,清点棉片和反复用生理盐水冲洗术野后,按常规缝合硬膜、复位骨瓣、缝合颞肌、分两层缝合头皮。酌情骨瓣下和(或)皮下置放引流物 24h。

(五)术后处理

见第一章第八节。

(六)并发症

同嗅沟脑膜瘤。

(七)专家点评

(1)注意保护神经血管结构,特别是颈内动脉、大脑中动脉和视神经。

(2)受肿瘤浸润的硬脑膜(即肿瘤严重粘连部)应切除或烧灼,以防肿瘤复发。

二、扁平型蝶骨嵴脑膜瘤(En Plaque Meningioma)

此型脑膜瘤多见于中年女性,由于肿瘤侵入蝶骨大翼、眶顶和眶外侧壁,发生骨质增生,常导致无痛性突眼。肿瘤位硬脑膜外呈扁平状沿中颅窝底前壁生长,厚度在 1~2cm,生长缓慢。(图 6-7-6)

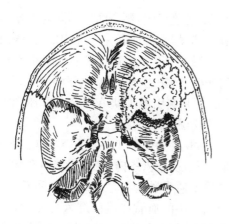

图 6-7-6　蝶骨嵴和眶上的扁平型脑膜瘤

(一)手术步骤

1. 体位与切口

患者仰卧,头转向对侧 45°。冠状皮肤切口,
病灶侧切口始于颧弓下 2cm、对耳屏前,向上过中
线达对侧颞区(图 6-7-7)。皮肤瓣向前翻开达眶
上嵴。在病灶侧颞区,应切开颞筋膜浅层,使其同
皮瓣一起翻开,以免损伤面神经额颞支。用小骨
凿打开眶上孔,游离眶上神经(详见第二章"扩大
额下硬脑膜外入路")。由于额窦、筛窦常打开,因
此术时应保留适当长度的带蒂额部骨膜,以备修
补和加固前颅底硬脑膜。用剥离子游离眶上壁和
外侧壁。

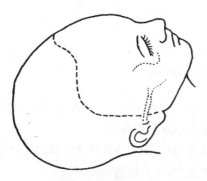

图 6-7-7　头皮切口

2. 硬脑膜外操作

在肿瘤增生的颞骨后钻洞,用快速磨钻或咬
骨钳切除肿瘤和增生的颅骨(图 6-7-8)。应注意
游离和保护好蝶骨大、小翼的硬脑膜(图 6-7-9)。

切除蝶骨大翼外侧部后,即见到受肿瘤侵
入的眶筋膜和眶外侧壁。切除眶外侧壁和其内侧
眶上裂骨质(图 6-7-10,图 6-7-11)。在切除上述

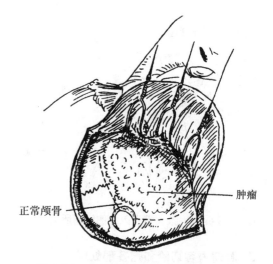

正常颅骨　　　　　　肿瘤

图 6-7-8　皮瓣翻开,在病变颅骨后钻洞,
虚线示颅骨切除方向

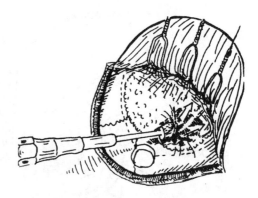

图 6-7-9　用快速磨钻或咬骨钳切除肿瘤和
增生的病变颅骨

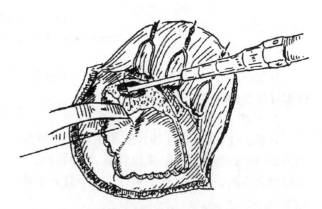

图 6-7-10　用脑压板保护好额叶硬脑膜,
磨除病变骨质,暴露眶周筋膜

骨质前,应把硬脑膜从蝶骨嵴和眶壁上游离下来,
既利于切除病变骨,又可切断硬脑膜内肿瘤的
血供。

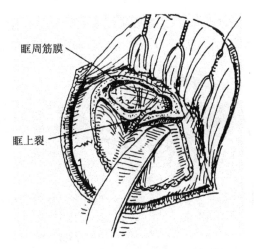

图 6-7-11 用脑压板保护额叶硬脑膜,
继续磨除病变颅骨,暴露眶上裂

在手术显微镜下,边冲洗边用高速磨钻切除前床突和视神经管。切除视神经管骨质不宜用咬骨钳,因有增加视神经损伤可能,应该用金刚钻小心把骨质打薄,再用刮匙把纸状骨片摘除。如果视神经管处骨质明显增厚,则应该在硬脑膜内切除骨质。切除中窝底病变骨质,游离位于卵圆孔和圆孔内的三叉神经Ⅱ、Ⅲ支(图 6-7-12)。

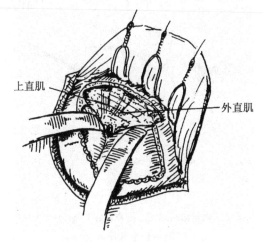

图 6-7-12 切除蝶骨大、小翼和眶顶,
暴露眼球肌肉、视神经、眶上裂和翼腭窝

3. 硬脑膜内操作

沿肿瘤边缘剪开硬脑膜。肿瘤呈扁平状,部分呈结节状,可嵌压脑组织,但多无粘连,容易分离。应尽量把肿瘤和受侵犯的硬脑膜一起切除,但是下述情况,不能勉强切除硬脑膜,以免增加神经功能障碍:(1)肿瘤侵入眶上裂或海绵窦硬脑膜,而患者无相应颅神经麻痹症状;(2)视神经管腹侧硬脑膜。

4. 硬脑膜修补

切除肿瘤后,应小心修补硬脑膜缺损,特别是筛窦、蝶窦开放者。可先用自体脂肪填塞开放的窦腔,表面用骨蜡封盖。再取骨膜(反转缝合)或筋膜修补硬脑膜缺损,生物胶加固。最后取带蒂骨膜或颞肌覆盖在缺损区表面。

5. 颅骨修补

缺损的眶板、蝶骨嵴不必修补,Maroon 等(1993)报告 200 例未发生后期搏动性突眼。颞额骨缺损可取材修补。

(二)术后处理

同一般开颅术。

(三)并发症

同嗅沟脑膜瘤。

(四)专家点评

扁平型蝶骨嵴脑膜瘤的处理观点,已发生改变。现在主张应早期诊断和早期手术,有时可达到根治,后期多由于肿瘤广泛生长,难以全切除。

(钟 平 周良辅)

第八节 海绵窦肿瘤(Tumors of the Cavernous Sinus)

海绵窦常见的肿瘤有脑膜瘤、神经鞘瘤、海绵状血管瘤、浸润性垂体瘤、脊索瘤、骨软骨瘤、骨肉瘤等。肿瘤可位海绵窦内长到窦外或从窦外临近部位长到窦内。一般以后者常见。虽然随着显微神经外科、神经麻醉技术的发展,海绵窦手术可在常温、常压麻醉下进行,但由于海绵窦手术技术较复杂、术后并发症较多,因此应严格掌握手术指征。我们认为手术应限于良性或低度恶性肿瘤伴有进行性颅神经障碍。高度恶性肿瘤原则上不应手术。

一、适应证与禁忌证

同嗅沟脑膜瘤。

二、术前准备

术前检查除常规外,应包括:(1)CT 和 MRI,应包括矢状、冠状和水平扫描成像;(2)脑血管造影了解肿瘤血供、颈内动脉和肿瘤的关系;(3)颈动脉阻断耐受测试。15min 球囊阻断颈内动脉试验已取代 Mastas 试验,可配合单光子发射 CT(SPECT)或 CT 灌注(pCT)等检查。约 75%~80%的患者耐受此试验,5%~10%不能耐受且出现神经缺血,15%虽耐受但颈内动脉血流<30ml/100g·min,后两种患者应慎阻断颈动脉。

三、麻醉

气管内插管全身麻醉。

四、手术步骤

1. 体位

患者腰穿后留针,仰卧于神经外科专用手术床上,头转向对侧 60°,颈略过伸,头架固定。术时根据需要可调整头的位置(图 6-8-1)。

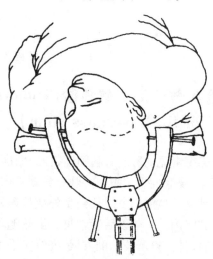

图 6-8-1 体位

2. 头皮切口和骨瓣形成

冠状皮肤切口。改良翼点入路或经眶-颧弓入路开颅(详见改良翼点及其扩大入路)。

3. 海绵窦的暴露

由于海绵窦(CS)被骨性和硬脑膜结构包围,因此暴露 CS 全部或一部分常需切除这些结构(图 6-8-2)。切除范围取决于:①病变性质(肿瘤或血管病

变);②病变部位;③病变质地(软或硬);④治疗目的(根治或姑息)。以下介绍 CS 暴露的一般方法。

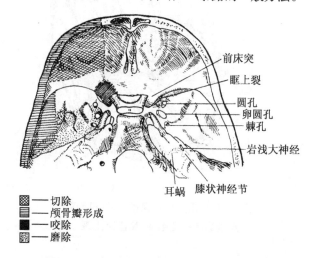

■——切除
▤——颅骨瓣形成
▦——咬除
■——磨除

图 6-8-2 海绵窦手术时颅骨切除范围示意图

(1)硬脑膜外操作

①眶顶和视神经管(图 6-8-3):剥离前颅底硬脑膜,用咬骨钳或磨钻切除后 2/3 眶顶,保留眶顶内侧部,以免开放筛窦和蝶窦,如开放应保留其黏膜完整,并用肌肉片填塞或胶水加固。磨开视神经管,以便牵开设神经,防止其在磨前床突时损伤。

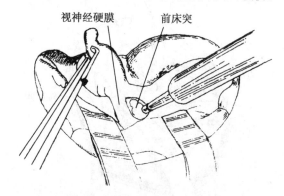

图 6-8-3 硬脑膜外操作,用咬骨钳切除后 2/3 眶顶,
磨开视神经管壁和磨除前床突

(仿 Van Loveren H 等)

②前床突:用金刚钻磨空前床突,留下四周骨壳。当磨去蝶骨小翼内侧和视神经下方的骨嵴,使前床突从颅底折断后,就可以把前床突从硬脑膜上剥离下来。由于前床突位于 CS 前内侧三角内,该三角内还有颈内动脉(ICA)前曲段和眼动脉。加之前床突与中或后床突之间有时有骨桥,后者可把 ICA 包绕,这不仅增加前床突切除的困

难,而且增加手术的危险性。因此如切除前床突困难时,应该从硬脑膜内进行。切除前床突后,暴露 ICA 床突段,约 5mm 长,位 CS 外(图 6-8-4)。

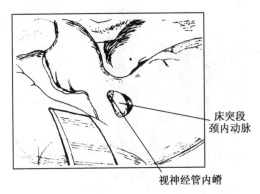

图 6-8-4　硬脑膜外操作,暴露床突段颈内动脉
(仿 Van Loveren H 等)

③眶上裂:切除蝶骨嵴内侧部即可见颞尖的硬脑膜重叠于眶上裂,接着切除眶上裂外侧骨质(图 6-8-5)。

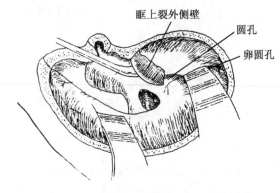

图 6-8-5　硬脑膜外操作,切除眶上裂侧壁
(仿 Van Loveren H 等)

④圆孔:眶上裂下缘与圆孔之间有一小骨岛分隔,磨去圆孔前外侧缘即可活动上颌神经(V_2)。

⑤卵圆孔:抬起中颅底硬脑膜至岩骨,暴露卵圆孔和棘孔,一般棘孔位于卵圆孔的外后方,因此应先游离和电灼后切断通过棘孔的硬脑膜中动脉,再暴露和扩大卵圆孔。应磨去卵圆孔前外侧骨质,以便最大限度活动下颌神经(V_3)。

⑥Glasscock 三角:由棘孔与弓状隆起连线为外侧边,岩浅大神经沟为内侧边,下颌神经背侧缘为底边的三角。为避免牵拉岩浅大神经而损伤面神经和膝状神经节,应先切断岩浅大神经(在其外侧的岩浅小神经也一起切断),再与其平行或与

V_3 垂直磨去三角内的骨质,暴露岩骨段 ICA。磨颈动脉管时,向后不应超过 ICA 由垂直转为水平处,以免损伤耳蜗。如需进一步暴露 ICA,可向前牵开或切断 V_3,这样可磨去颈动脉管内侧部。暴露岩段 ICA 可用于术中控制 ICA 或做血管吻合(图 6-8-6)。

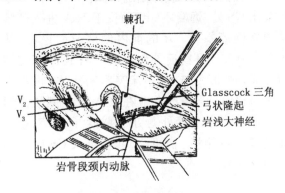

图 6-8-6　硬脑膜外操作,磨去 Glasscock 三角骨质,暴露岩骨段颈内动脉
(仿 Van Loveren H 等)

(2)硬脑膜内操作

①切开硬脑膜:沿侧裂剪开硬脑膜,向内至额叶,向外延至颞叶(图 6-8-7A)。如准备在硬脑膜内切除前床突和视神经管(详见"颈眼动脉瘤"),

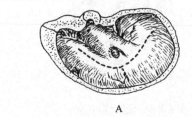

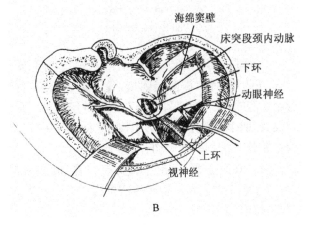

图 6-8-7　硬脑膜内操作
A:硬脑膜切口(虚线);B:从硬脑膜内外暴露颈内动脉上和下环
(仿 Van Loveren H 等)

可按常规改良翼点入路打开硬脑膜。切口缘硬脑膜悬吊于骨窗旁软组织上。开放侧裂蛛网膜,分别把额、颞叶向两旁牵开。

②颈内动脉环:颈内动脉(ICA)出海绵窦(CS)时被两个硬脑膜环固定,近端环(下环)位于ICA出CS处,远端环(上环)位于ICA进入硬脑膜内蛛网膜下腔。环的前内侧部薄而松,易从ICA上剥离。环的后外侧由增厚的ICA床突韧带形成,把ICA与前、中床突紧密相连,很难把ICA与它们分开。因此应在ICA背外侧锐性切断上环,并沿视神经外侧切开视神经硬脑膜,使床突段ICA可侧移。打开下环,可进入CS前下部(图6-8-7B,图6-8-8)。

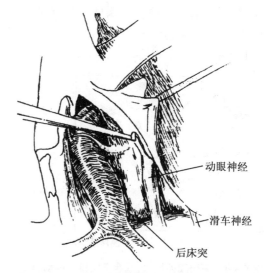

图 6-8-9 沿动眼神经切开海绵窦外层硬脑膜
(仿 Van Loveren H 等)

动眼神经
滑车神经
后床突

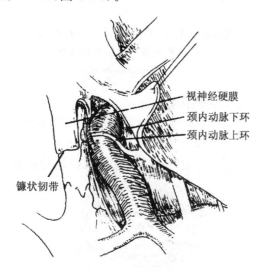

视神经硬膜
颈内动脉下环
颈内动脉上环
镰状韧带

图 6-8-8 硬脑膜内操作
经硬脑膜内磨除前床突和视神经管,暴露颈内动脉上和下环
(仿 Van Loveren H 等)

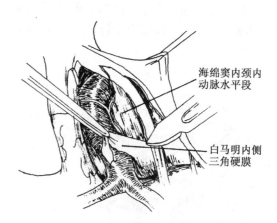

海绵窦内颈内动脉水平段
白马明内侧三角硬膜

图 6-8-10 切除白马明内侧三角硬脑膜
(仿 Van Loveren H 等)

③动眼神经(图6-8-9,图6-8-10):海绵窦(CS)外侧壁由浅、深两层组成,浅层为硬脑膜,深层则由穿过CS的动眼、滑车和三叉神经的神经外膜及其间网状模样结构所组成。约40%深层结构不完整。沿动眼神经切开CS外侧壁浅层,直达眶上裂。在眶上裂处,滑车神经走行在动眼神经之上,注意不要误伤。由于深层的存在,不会引起CS静脉出血。

④滑车神经(图6-8-11):解剖位于硬脑膜下方的滑车神经,直至眶上裂。CS外侧壁浅层可用丝线向后外侧牵开。

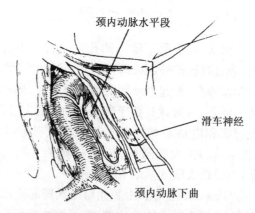

颈内动脉水平段
滑车神经
颈内动脉下曲

图 6-8-11 暴露滑车神经,经海绵窦网状膜可见颈内动脉水平段和下曲
(仿 Van Loveren H 等)

⑤三叉神经(图 6-8-12):在眶上裂附近解剖三叉神经眼支表面的硬脑膜,向后至 Meckel 囊,至此整个外侧壁均开放,可进入 CS。

⑥外展神经:它自 Dorello 管进入 CS 后常分为 2~3 支,位于颈内动脉(ICA)外侧。可在外展神经与 ICA 交叉处见脑膜垂体干。

4. 海绵窦的进入(图 6-8-13)

CS 各壁及其内血管神经结构复杂,一般可利用下列三角间隙进入 CS(表 6-8-1)。

前内侧三角位于硬脑膜外,因此必需切除前床突后才能显露。此三角内有颈内动脉远端脉段(即 C_3)。内侧三角的硬脑膜切开后,可暴露颈内动脉的水平段(C_4)。大多数 C_4 段动脉瘤、颈内动脉海绵窦瘘和海绵窦内肿瘤可通过此三角暴露。上三角最适合显露 $C_{4\sim5}$ 段的连接处和脑膜垂体干。外侧三角最常用,可适合大多数海绵窦肿瘤、颈内动脉的 C_5 段的暴露。后外侧三角内的骨质切除可暴露岩骨段颈内动脉(C_6),约 1cm 长,便于颈内动脉暂时阻断或血管吻合。后内侧三角的骨质切除后能更好地暴露上脑干、基底动脉和三叉神经根。内听道前三角作为耳蜗定位的标志,后者位于三角底部 1/2。内听道后三角为上半规管与内听道之间的可切除的骨质,有利于经中颅窝暴露内听道的背侧。前外侧三角可暴露眶上静脉和向前外侧生长的海绵窦内肿瘤。远外侧三角也用于向侧方生长的海绵窦肿瘤。后下和下内三角从后方暴露海绵窦。

5. 肿瘤切除

海绵窦和中颅窝底三叉神经鞘瘤的硬脑膜外入路手术切除,切除眶上裂外侧骨质,扩大圆孔和卵圆孔,暴露颞极在眶上裂的硬膜反折,用剪刀或刀锐性加钝性把颞极腹侧硬膜从眶上裂分下,达海绵窦时,连同海绵窦外侧壁一起向后,向内剥下(脑膜中动脉已切断)。

在剥离眶上裂硬脑膜外侧时,沿 V_2 和 V_3 切开硬脑膜外层,在牵引线帮助下,把硬脑膜向后剥离,使这硬脑膜夹层切口与颞尖硬脑膜切口相连。此时常可见显露位于硬脑膜夹层 V,Ⅲ,Ⅳ 的神经和肿瘤。

经上述方法,位于海绵窦内、中颅底的肿瘤常可顺利切除,显示海绵窦内神经血管结构。如果肿瘤部分长入后颅窝(肿瘤位于硬脑膜内),可经扩大的三叉神经孔(常不必切除岩骨尖)进入硬脑膜内游离和切除肿瘤。

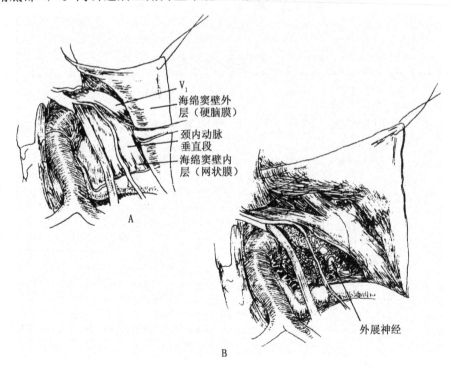

图 6-8-12 A 和 B,游离三叉神经后,整个海绵窦外侧面暴露

(仿 Van Loveren H 等)

223

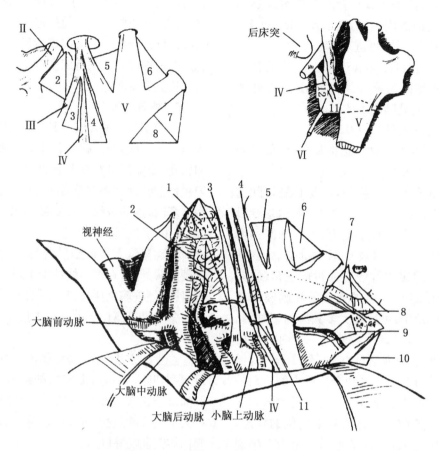

图 6-8-13　海绵窦及其邻近 12 个三角

（仿 Day JD 等）

表 6-8-1　海绵窦及其邻近 12 个三角

三角名称	内侧壁	外侧壁	底壁
内侧三角	硬脑膜外视神经	眶上裂硬脑膜	颈内动脉硬脑膜环
内侧三角	颈内动脉	动眼神经	后床突
上三角	动眼神经	滑车神经	小脑幕缘
外侧三角	滑车神经	三叉神经眼支	小脑幕缘
前外侧三角	三叉神经眼支	上颌支	裂连线
远外侧三角	上颌支	下颌支	圆孔与卵圆孔连线
后外侧三角	岩浅大神经	棘孔和弓状隆突连线	下颌支背侧缘
后内侧三角	岩窦	岩浅大神经	三叉神经

续表

三角名称	内侧壁	外侧壁	底壁
内听道前三角	内听道内缘	颈动脉膝部	膝状神经节
内听道后三角	内听道外缘	弓状隆突	岩嵴
后下三角	展神经在天幕与 Dorello 管连线	岩静脉入岩窦与 Dorello 管连线	岩尖
内下三角	展神经在 Dorello 管与后床突连线	展神经在小脑幕缘与 Dorello 管连线	岩尖

1. 前内侧三角（Dolence 三角）　2. 内侧三角（白马明三角）　3. 上三角（Fukushima 三角）　4. 外侧三角（Parkinson 三角）　5. 前外侧三角（Mullan 三角）　6. 远外侧三角　7. 后外侧三角（Glasscock 三角）　8. 后内侧三角（Kawase 三角）　9. 内听道前三角　10. 内听道后三角　11. 后下三角　12. 内下三角（后面观）

可经上述一个或几个三角切除肿瘤。对中颅窝和鞍旁三叉神经瘤、胆脂瘤、黑色素瘤、垂体瘤，可经硬膜外暴露和切除。对同时累及中颅窝和后颅窝的哑铃状三叉神经瘤，可先经硬脑膜外切除中颅窝肿瘤，再经扩大的三叉神经孔切除后颅窝肿瘤。这种手术方法比硬脑膜下暴露和切除三叉神经瘤有下列优点：①不损伤或牺牲颞极回流静脉，术后脑水肿反应轻微。②由于硬脑膜保护，对颞叶牵拉或损伤小，对硬脑膜内结构干扰轻，术后康复较硬脑膜下手术快。③肿瘤和三叉神经显露清楚，容易做到肿瘤全切除和保留残留的三叉神经和其他颅神经（图 6-8-14，图 6-8-15）。

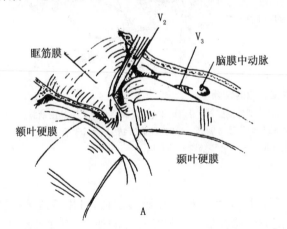

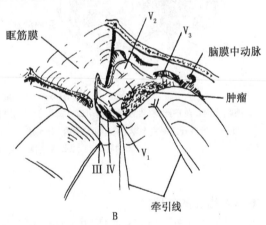

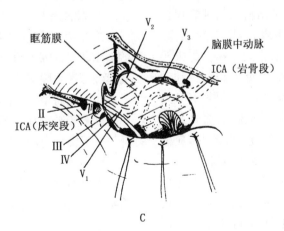

图 6-8-14

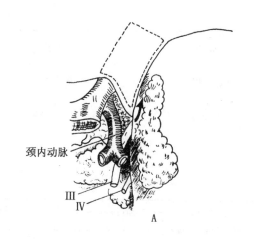
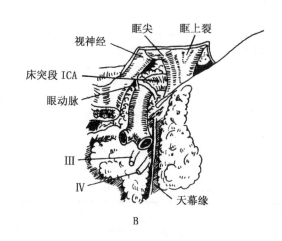
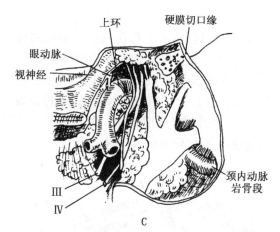
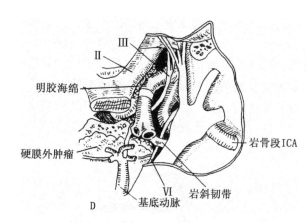

图 6-8-15 海绵窦内脑膜瘤的切除

A:硬脑膜内切除前床突(虚线示硬膜切口),箭头示沿动眼神经切开海绵窦外侧壁;B:暴露眶上裂、视神经和床突段颈内动脉,可进一步打开海绵窦上壁,深入海绵窦内(上入路);C:切开海绵窦和切除部分肿瘤,暴露神经血管结构;D:全切除海绵窦内肿瘤后,暴露和切除鞍背有助于切除位于上斜坡硬脑膜外的肿瘤

(仿 Sekhar LN 等)

6. CS 出血的处理

由于肿瘤长期压迫,常使 CS 内静脉闭塞,因此切除肿瘤时多不出血或很少出血。如肿瘤仅占据 CS 一部分,切除肿瘤近边缘时,始引起出血。静脉出血可用明胶海绵填塞止之,并抬高床头(30°)。应注意不可过分填塞,以免损伤神经和动脉。神经鞘瘤、胆脂瘤等多推移颈内动脉(ICA),切除肿瘤时,ICA 多不受影响。脑膜瘤、血管外皮细胞瘤等可推移或包裹 ICA,在切除肿瘤时,应暴露 ICA 近远段,以备 ICA 出血可暂时阻断。

ICA 外膜受肿瘤浸润的处理:①如肿瘤切除可获根治,患者侧支循环良好时,可连同肿瘤一起切除 ICA 病段。②如侧支不良,可用自体血管重建 ICA。③如无法根治或不求根治者,宜残留部分肿瘤于 ICA 上。如 ICA 破裂出血,可用 7 或 8-0 号尼龙线修补破口。如颅神经断伤者,应加以修复。

7. 颅底重建

应注意可能发生脑脊液(CSF)漏的部位。开放的额窦、蝶窦、筛窦均应用自体脂肪填塞,并用游离筋膜和带蒂骨膜覆盖。耳咽管被部分切除时,其软骨部应用脂肪填塞,并缝合。中耳开放也应填塞脂肪。硬脑膜缺损应尽量用自体游离筋膜或骨膜修补。颞下窝如有较大空腔,可用带蒂颞肌填充。

8. 关颅

严密缝合硬脑膜。复位骨瓣,分层缝合肌层、筋膜、帽状腱膜、皮下和皮肤。切口放负压吸引 1～2 天。

五、术后处理

见第一章第八节。

六、专家点评

(1)经硬脑膜外切除前床突和视神经管:虽翻开前颅底硬脑膜后,在脱水下可经狭小间隙磨除床突和视神经管前壁,但是由于对硬脑膜牵拉重,易损伤其内结构。笔者认为,可先切除部分眶上裂骨质,甚至翻起颞叶固有硬脑膜和海绵窦外层,此时操作空间增大,利于切除前床突和视神经管。如经眶上裂硬脑膜反折剥离硬脑膜夹层有困难时,可改从圆孔处切开的表面硬脑膜,在 V_2 神经表面剥离硬脑膜,分别向眶上裂和卵圆孔方向扩大,最后向海绵窦(CS)方向,如此可把中颅底硬脑膜夹层间隙腔全部打开。

(2)海绵窦诸三角被肿瘤占据后,常显示不清楚,术时应注意分辨,灵活掌握,不可死扣教条。

(3)经大量病例和长期随访发现,过于积极和根治性切除海绵窦肿瘤常弊大于利。因此,目前多主张切除肿瘤时,应遵循不增加神经障碍为原则。残留肿瘤可用伽马刀等治疗。

(钟　平　周良辅)

第九节　上斜坡肿瘤(Tumors of the Upper Clivus)

斜坡由蝶骨和枕骨组成,位于后颅窝底的中央,前接鞍背后至枕骨大孔前缘,两旁为岩骨后表面。斜坡肿瘤包括脑膜瘤、神经鞘瘤、胆脂瘤、脊索瘤、骨软骨瘤、巨细胞瘤等,后 3 种由骨组织长出,瘤体主要位于硬脑膜外。

按手术入路不同,斜坡可分为上斜坡和下斜坡。上斜坡包括鞍旁、后床突至舌咽神经水平的区域,下斜坡则指舌咽神经水平以下的枕骨大孔范围。由于斜坡肿瘤中脑膜瘤的切除最为困难,本节将主要介绍斜坡脑膜瘤的手术方法。

斜坡脑膜瘤的附着点见图 6-9-1。

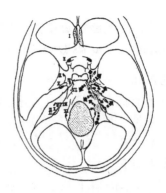

图 6-9-1　岩斜坡脑膜瘤生长的部位和方向

脑膜瘤基底部与硬脑膜粘连可局限,直径仅 1~1.5cm。该处局部颅骨可被肿瘤侵蚀;也可广泛粘连,占据斜坡和桥脑小脑角,此时要严格区分斜坡肿瘤还是桥脑小脑角肿瘤常有困难。但是通常脑膜瘤与其发源处硬脑膜粘连最紧,与其邻近硬脑膜粘连较松,后者在手术时容易分离。因此,可根据下列区分斜坡与桥脑小脑角脑膜瘤:①斜坡脑膜瘤从岩斜沟及其内侧斜坡长出,桥脑小脑角脑膜瘤则从岩斜沟外侧的岩骨锥体长出。②斜坡脑膜瘤位于三叉神经内侧长出,因此三叉神经、展神经和滑车神经多位于肿瘤背外侧,面、听神经则在瘤体背侧,后组颅神经则在瘤体背下侧。桥脑小脑角脑膜瘤则源于三叉神经外侧,上述颅神经多位瘤体腹侧。

手术入路应根据肿瘤大小、位置、邻近结构(如海绵窦、中颅窝等)受累、中央或偏侧生长、脑干和椎基动脉受累情况、肿瘤血供、静脉窦功能、患者年龄和神经障碍情况、手术目的(全切或不全切除)以及术者经验等选择(图 6-9-2)。

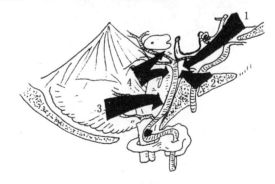

图 6-9-2　上斜坡脑膜瘤的手术入路

1:改良翼点入路及其扩大入路;2:岩骨前入路;
3:岩骨后入路;4:联合入路

一、改良翼点入路及其扩大入路（Modified Pterional Approach and Its Extensive Approaches）

（一）适应证

肿瘤位于上斜坡中线,向上生长累及鞍旁或海绵窦。

（二）手术步骤

1. 体位与切口

患者仰卧,术侧肩下垫小枕。头转向对侧30°,颈略过伸,使术侧颧骨隆凸位于最高点。头架固定。以翼点为中心做额颞皮肤切口(参见本章第五节)。如肿瘤侵入海绵窦,宜加眶颧弓入路,则皮肤切口作相应扩大;如海绵窦未受累,则用翼点和颧弓入路,皮肤切口需达颧弓下缘(图6-9-3,图6-9-4)。

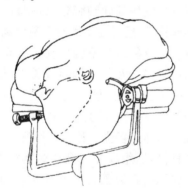

图 6-9-3　体位和皮肤切口

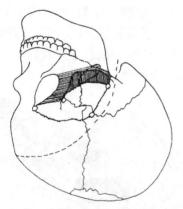

图 6-9-4　经眶-颧弓入路
虚线示皮肤切口,斜线示眶、颧弓切除范围

2. 肿瘤切除

围绕蝶骨嵴残端作半圆形硬脑膜切口。打开外侧裂,分别牵开额叶和颞叶。如颞极回流到蝶顶窦的桥静脉影响暴露,可双极电凝镊电凝后切断,开放颈内动脉池和视交叉池,使颅内压进一步降低,术野空间得以扩大。暴露颈内动脉床突上段、大脑中动脉、大脑前动脉、视神经、动眼神经和滑车神经等。可经视神经与颈内动脉或颈内动脉与动眼神经之间进入鞍背和斜坡上部。

（1）鞍旁:由于脑膜瘤常长到鞍旁,有时达颈内动脉、视神经和前床突,把神经血管结构顶起来或将它们包绕。为扩大术野暴露和放出脑脊液,常需切除部分长到颈内动脉和视神经区域的肿瘤。可是切除这些肿瘤常易出血,因此如能通过其他方法获得良好暴露,宜从颞下部看清肿瘤与神经血管的关系后,再切除肿瘤。小心把肿瘤从蝶骨平板、鞍结节、前床突、视神经、视交叉、垂体柄等结构分离和切除(图6-9-5,图6-9-6)。

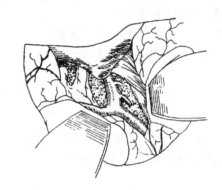

图 6-9-5　暴露肿瘤

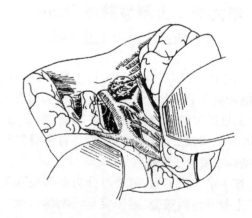

图 6-9-6　肿瘤切除后

（2）中颅窝底:脑膜瘤常呈扁平状,与颅底硬脑膜、天幕粘连,可用双极电凝镊电凝后一一离断这些粘连。长到硬脑膜外的肿瘤暂不处理,留待硬脑膜内肿瘤切除干净后才切除。因为过早经硬脑膜外切除肿瘤看不清楚硬脑膜内血管神经结构，容易误伤它们。

（3）海绵窦：长到海绵窦内的肿瘤，此时可切除（详见本章第七节）。海绵窦内的颈内动脉和颅神经如未受肿瘤侵袭，可切除肿瘤和保留血管和神经；如已受肿瘤侵袭，可遗留肿瘤，术后辅以伽玛刀等治疗。过去采取切除肿瘤连同受累颈内动脉和/或颅神经，虽然同时行自体不隐静脉移植段分别与颈部或岩骨段颈内动脉和床突上段颈内动脉吻合，以及颅神经吻合，但术后疗效欠佳，且并发症高，长期随访肿瘤仍复发。现多不主张采用。切除海绵窦内肿瘤后，磨除蝶窦外侧壁和部分斜坡骨质，可切除蝶窦内的肿瘤。对这些患者，在手术结束时应重建颅底：取自体脂肪填塞蝶窦，

筋膜修补硬脑膜缺损（缝合加生物胶）（图 6-9-7，图 6-9-8）。

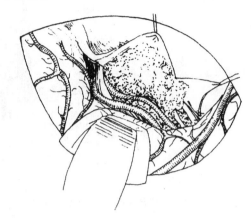

图 6-9-7 经颞-小脑幕暴露肿瘤

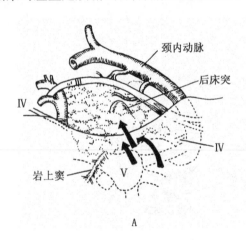

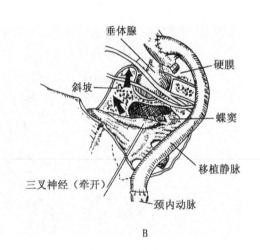

图 6-9-8 A 自体脂肪填塞蝶窦；B 筋膜修补硬脑膜缺损（缝合加生物胶）
（仿 Sekhar LN 等）

小脑幕裂孔区和上斜坡：脑膜瘤常把脑干、小脑向后、向内侧推移，基底动脉及其分支（大脑后动脉、小脑上动脉）可向后移位或被肿瘤包围，动眼、滑车和三叉神经也向后外侧或后内侧移位。切除肿瘤时要注意保留这些重要结构。当切除鞍旁或海绵窦内肿瘤后，可经颈内动脉与动眼神经之间或动眼与滑车神经之间或滑车与三叉神经之间切除裂孔区和上斜坡的肿瘤。在滑车神经入海绵窦后方切开小脑幕和（或）切除鞍背、后床突有利切除肿瘤。经硬脑膜下或硬脑膜外磨除岩骨尖有利于切除岩骨尖和中斜坡处的肿瘤。

（三）优缺点

此入路提供从中颅窝经小脑幕裂孔（小脑幕切开或不切开）切除斜坡脑膜瘤，早期电凝肿瘤的主要供血动脉——脑膜垂体动脉，可减少肿瘤切除时的出血。对额叶、颞叶牵拉轻微。但是，此入路不能充分暴露桥小脑角、枕大孔区。

二、岩骨前入路（**Anterior Petrosal Approach**）

应用解剖知识（图 6-9-9，图 6-9-10，图 6-9-11）。

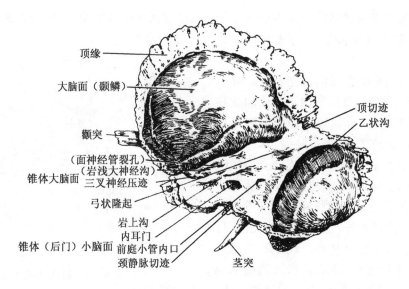

顶缘

大脑面（颞鳞）

颧突

（面神经管裂孔）
（岩浅大神经沟）
锥体大脑面　三叉神经压迹

弓状隆起

岩上沟
内耳门
锥体（后门）小脑面　前庭小管内口
颈静脉切迹

顶切迹
乙状沟

茎突

图 6-9-9　颞骨锥体（右侧）

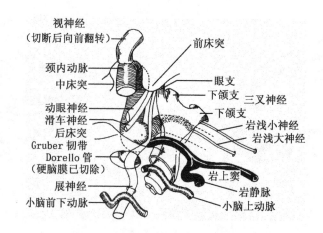

视神经
（切断后向前翻转）

颈内动脉
中床突

动眼神经
滑车神经
后床突
Gruber 韧带
Dorello 管
（硬脑膜已切除）

展神经
小脑前下动脉

前床突

眼支
下颌支　三叉神经
下颌支
岩浅小神经
岩浅大神经

岩上窦
岩静脉
小脑上动脉

图 6-9-10　岩尖附近的神经血管结构
（仿 Day JD 等）

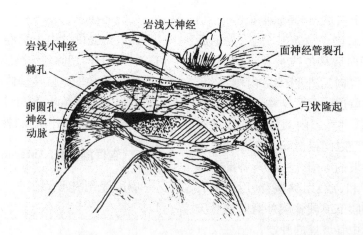

岩浅大神经

岩浅小神经

棘孔

卵圆孔
神经
动脉

面神经管裂孔

弓状隆起

图 6-9-11　从中颅窝底暴露 Glasstock 三角（黑色）、Kawase 三角（点状）和内听道平台（斜线）

岩骨锥体为颞骨内侧面骨性隆起,它与蝶鞍背把中、后颅窝分隔。从内听道口至岩锥尖称岩骨前部。岩骨前部重要的结构有:

(1)展神经:经 Dorello 管进入海绵窦后部;Dorello 管位于岩床韧带、岩尖和鞍背三者之间。

(2)三叉神经节后部:位于岩尖外侧的三叉切迹中,其前下方岩骨内有颈内动脉。约半数人中,三叉神经与颈内动脉之间没有骨壁分隔,仅隔硬脑膜。岩上窦通常在三叉神经根的上方通过,但也可分成两支,在 Meckel 囊的开口处将三叉神经根包围。

(3)岩浅大神经:是面神经的分支,传导副交感节前纤维至 Meckle 蝶腭神经节。节后纤维分布于泪腺,鼻、腭的黏膜下腺体,并与岩深神经构成颈内动脉交感神经丛。

(4)岩浅小神经:是舌咽神经的分支,传导副交感节前纤维至耳神经节,分布耳下腺。岩浅小神经位岩浅大神经的外侧,两者平行于岩骨锥体前部表面。

(5)Glasscock 三角:外边为棘孔至弓状隆起的联线,但终至于面神经管裂孔,内边为岩浅大神经,底为三叉神经的下颌支。颈内动脉岩骨段位于三角内。

(6)Kawase 三角:外边为岩浅大神经,内边为岩骨嵴,底为弓状隆起。内耳道平面在 Kawase 三角后方,上面有内耳平台。

(一)适应证

同改良翼点入路及其扩大入路,但更适用于位岩骨尖及其附近的斜坡肿瘤。

(二)手术步骤

1. 体位、切口和骨瓣

体位和头皮切口同改良翼点及其扩大入路。在做皮肤切口时,注意要保留颞浅动、静脉主干和前支。可沿血管两旁 0.5cm 游离,使血管两旁附着有软组织。并且注意保留骨膜(额颞部),使颞浅动、静脉主干和前支末端与 5cm×7cm 骨膜相连,并游离,向下翻开,妥加保护,以备重建颅底之用。做改良翼点额颞游离骨瓣,锯断颧弓水平段,连同咬肌向下牵开(图 6-9-12)。

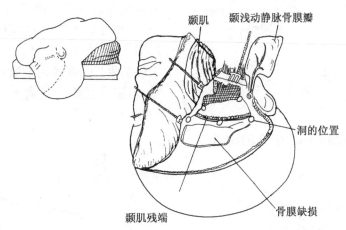

图 6-9-12 岩骨前入路的头皮切口和血管骨膜瓣

2. 岩骨前部切除

(1)暴露岩骨段颈内动脉:骨窗形成后,把硬脑膜从中颅窝底颅骨剥离。在棘孔处用双极电凝镊电凝后切断脑膜中动脉。略向内侧剥离即可见卵圆孔,在其前内侧可见圆孔。用微型高速磨钻分别扩大卵圆孔和圆孔,以便游离三叉神经第Ⅲ和Ⅱ支,以及关颅时的对合中颅底硬脑膜内、外层。用尖头刀分别在近卵圆孔和圆孔处切开海绵窦硬脑膜外层,可见其下的三叉神经根,用脑膜剪

刀钝性分离和扩大硬脑膜外层切口。在三叉神经第Ⅲ支外侧可见岩浅大和岩浅小神经。在靠近硬脑膜处切断岩浅大和岩浅小神经,以防牵拉而伤及面神经。在 Glasscock 三角与岩浅大神经走向平行(即与进入卵圆孔的 V3 垂直)磨去骨质(用金刚钻),即见其下颈内动脉(图 6-9-13,图 6-9-14,图 6-9-15,图 6-9-16)。

(2)暴露膝状神经节:沿岩浅大神经追踪到面神经管裂孔,磨去鼓室上隐窝表面骨质,暴露

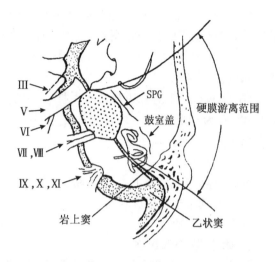

图 6-9-13 经岩骨前入路的解剖结构。点状区为切除岩骨尖范围，其前为三叉神经（V），蝶岩沟（SPG）为外侧，耳蜗为后方，内耳道和颈动脉管位下方

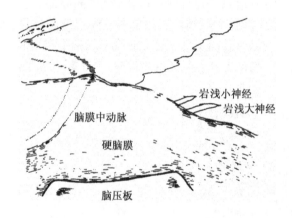

图 6-9-14 在手术显微镜下剥离中颅窝底硬脑膜

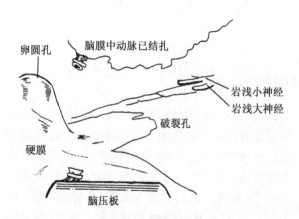

图 6-9-15 在棘孔处结扎和切断脑膜中动脉，进一步剥离硬脑膜达破裂孔，前面硬脑膜剥离达卵圆孔

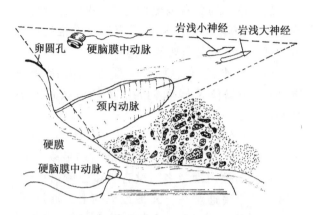

图 6-9-16 用金刚钻磨去 Glasscock 三角内的骨质，磨的方向与岩浅大神经平行，暴露颈内动脉水平段上部和膝部，然后沿岩浅大神经磨除骨质，暴露膝状神经节

（仿 Van Leren H 等）

位于鼓室内的面神经，逆向追踪即可见膝状神经节。

（3）暴露内听道：内听道位于内听平台内，与上半规管 60°成角。因此两等分岩浅大神经与上半规管（位弓状隆起内，与岩骨崤垂直）的夹角，即为内听道的部位。因此有两种暴露内听道的方法：①在弓状隆起前方磨去内听道平台的软骨，向后磨，见到致密骨即为上半规管，向前磨即为内听道硬脑膜。②在颈内动脉内侧磨去骨质，达岩骨崤，暴露岩上窦，然后向下磨可见内听道前方的硬脑膜（图 6-9-17）。

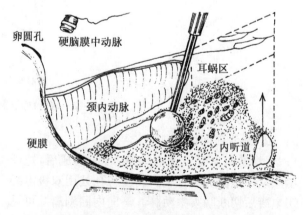

图 6-9-17 磨去颈内动脉内侧的骨质，到达岩崤，暴露岩上窦，然后向内听道方向磨，暴露内听道前硬脑膜，这样可避免暴露面神经迷路段

（仿 Van Leren H 等）

(4)暴露耳蜗和岩下窦：向下扩大内听道的暴露，可达岩下窦。耳蜗位于膝状神经节下方，但其基底上部和中央弧形部可伸到膝状神经节与内听道之间。由于耳蜗是前岩骨切除的后界，因此为最大限度暴露。应小心向外后磨去骨质，见到白色致密骨即为耳蜗(图 6-9-18)。

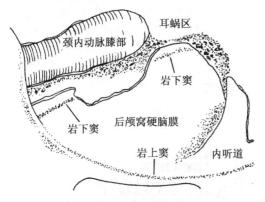

图 6-9-18　扩大内听道暴露，继续向下磨去骨质达岩下窦，这样可显露后颅窗硬脑膜
(仿 Van Leren H 等)

3. 切除肿瘤

沿颞叶下方剪开中颅窝硬脑膜。与中颅窝硬脑膜切口垂直另做切口，结扎和切断岩上窦，打开后颅窝。在滑车神经后方剪开小脑幕。此入路暴露桥脑前、外侧，基底动脉中段和下段以及岩斜区。按前述方法切除肿瘤(图 6-9-19)。

4. 颅底硬脑膜重建

切除肿瘤后，取颞浅动、静脉骨膜修补硬脑膜缺损。用自体脂肪和颞肌填充硬脑膜外死腔。术后应脑室引流或蛛网膜下腔引流数天。

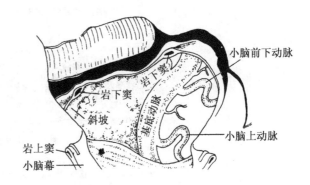

图 6-9-19　剪开中、后颅窝硬脑膜，结扎岩上窦，剪开小脑幕，暴露肿瘤和神经血管结构
(仿 Van Leren H 等)

(三)此入路优缺点

此入路由于切除岩骨前部，暴露幕下比改良翼点及其扩大入路更好，可达面神经和舌下神经的内侧，切除受肿瘤侵及的硬脑膜和骨质。但是同改良翼点入路，对桥小脑角的肿瘤暴露不好，而且有损伤颈内动脉、面神经和听力，发生脑脊液漏可能。

三、岩骨后入路(Posterior Petrosal Approaches)

(一)应用解剖知识
见图 6-9-20 至图 6-9-24。

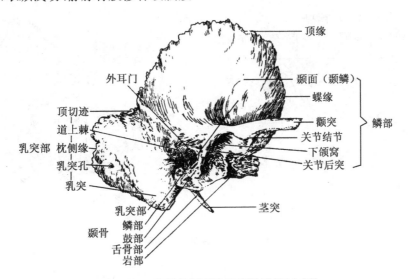

图 6-9-20　颞骨外侧面显示岩骨后部(右侧)

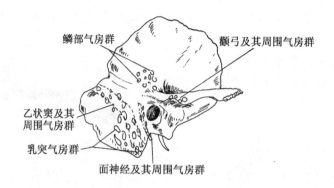

图 6-9-21　乳突气房群分布示意图

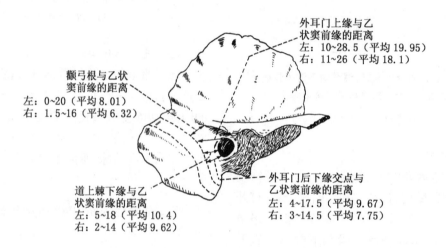

图 6-9-22　乙状窦垂直部在乳突上的投影(mm)

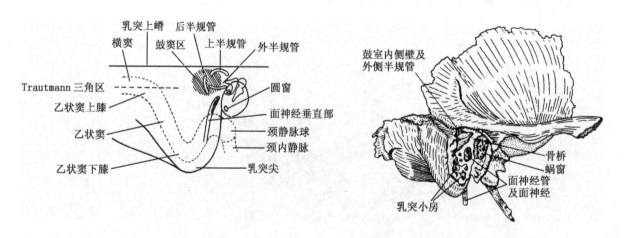

图 6-9-23　岩骨内部结构

234

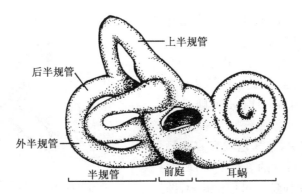

图 6-9-24　骨桥和骨迷路示意图

（1）乳突：位颞骨岩骨的后下，其内有大小不规则的气房，少数（10%）气房发育缺如，而呈象牙般坚实。

（2）乙状窦：乙状窦与横窦在星点处相互移行，此处称"上膝"，下方在颈静脉孔终于颈内静脉，乙状窦在进入颈静脉孔前由垂直行走改成水平，打折处称"下膝"。垂直部与乳突气房仅隔一层薄骨壁。乳突内有导血管与乙状窦相连。两侧乙状窦常不相等，中国人 74.66% 右侧较大，4% 两侧相等。这是由于上矢状窦血液多流向右侧横窦。

（3）鼓窦：是较大的乳突气房，其外侧壁为骨桥，与外耳道后上壁紧邻。骨桥的后半的后拱柱是鼓窦入口的外下壁，其底有面神经管和外侧半规管。

（4）骨迷路：由致密骨质构成，可分前下方的耳蜗（听），后上方的半规管及连系两者的中间部——前庭（平衡）。骨迷路的壁厚约 2～3mm，可分外层（骨外膜）、中层（软骨）和内层（骨内膜）。内层坚如象牙，无血管供给。中层近内层处坚如内层，中层骨质内有软骨残余，外层则较疏松。三个骨半规管相互成直角排列，上半规管长 15～20mm，后半规管长 18～22mm，外半规管（水平半规管）长 12～15mm。半规管直径 0.8～1mm，在壶腹处为 2mm。耳蜗似蜗耳壳，约高 5mm，底宽 9mm。

（5）乳突上崤（颞线）：即颧弓后跟的延长线，在外耳道上线水平后伸。它为中颅窝底、鼓窦顶的标志。

（6）外耳道上棘（Henle 棘）：位外耳道的后上方，是确定鼓窦最常用的标志。

（7）筛状区：亦为确定鼓窦的重要标志，在骨性外耳道口的稍后方，相当于外耳道上三角（Ma-cewen 三角），当剥离骨膜后，常不断有血从筛孔流出。

（8）Trautman 三角：鼓室上壁与乙状窦前壁之间的三角。

（二）岩骨后入路的分类和适应证

根据岩骨切除多寡，可分为经迷路后入路（又叫乙状窦前入路）、经迷路入路两种。前者可保留听力，用于有听力者，后者不能保留听力。岩骨后入路适用于累及桥小脑角的斜坡脑膜瘤。

1. 迷路后入路（Retrolabyrinthine Approach）

又称乙状窦前入路（Pre-sigmoid Sinus Approach）。

（1）手术步骤

1）体位与切口

患者仰卧或侧卧位，头向术对侧旋转，使岩骨位于术野最高点。头架固定。沿耳做皮肤切口，前端始于颧弓上缘，紧贴耳朵，向上达耳轮上 2cm 处弧形弯向后，沿耳后达乳突后 1cm。颞肌和骨膜剥离，分别向前和向下牵开，暴露外耳道（图 6-9-25）。

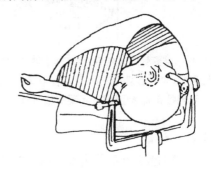

图 6-9-25　体位和皮肤切口

2）钻洞和骨窗

有两种方法：①在颞部和横窦上下钻洞，除横

235

窦上下的洞用咬骨钳咬去骨质相通外,其余用开颅器(铣刀)相连,形成游离骨瓣。②在横窦上做颞部骨瓣,横窦下骨质用咬骨钳咬除。由于后颅窝硬脑膜和静脉窦常与颅骨粘连,因此宜用第2种方法较简便,但术后乳突后骨缺损较明显是其缺点。

3)岩骨后部切除

用高速磨钻做乳突切除,暴露乙状窦直达颈静脉孔。磨去外耳道后壁后方的乳突上气房、面神经后气房,暴露静脉窦硬脑膜角和Citelli角,即显露岩上窦,继续向深部磨去岩骨锥体,但不磨除后半规管、面神经管、中耳和内耳。开放的气房用骨蜡封闭(图6-9-26,图6-9-27)。

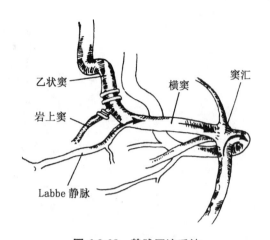

图6-9-28 静脉回流系统

结扎乙状窦后,同侧的Labbe静脉将改道经横窦、窦汇回流到对侧横窦

(仿Spetzler RF等)

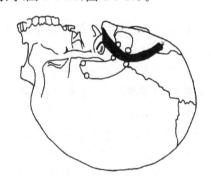

图6-9-26 钻洞和骨瓣

5)肿瘤暴露和切除

当保留乙状窦和横窦时,为扩大手术显露和防止术时误伤静脉窦,可沿静脉窦两旁硬脑膜切缘作缝线数针,然后相对缝线打结,使静脉窦狭窄,但不阻断血流。用脑压板分别牵开后颞叶和小脑,显露肿瘤。在抬起颞叶时要轻柔,注意不要损伤Labbe静脉。有时为利于牵拉颞叶,可把Labbe静脉从皮质上游离一小段(图6-9-29)。如肿瘤不大,宜先双极电凝镊电凝肿瘤与岩骨锥体

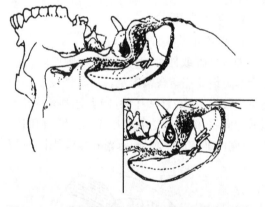

图6-9-27 游离骨瓣形成后,用高速磨钻和咬骨钳切除乳突、岩骨后部的骨质,但保留中耳、内耳、半规管和面神经(虚线示硬脑膜切口)

4)硬脑膜切口

沿乙状窦两旁剪开后颅窝和中颅窝的硬脑膜,结扎岩上窦,在滑车神经后方剪开小脑幕,直达小脑幕裂孔。如术前经血管造影手术对侧横窦功能良好,为扩大术野暴露可暂时阻断乙状窦30min,如无脑组织肿胀,可切断乙状窦(图6-9-28)。

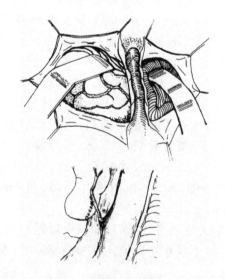

图6-9-29 剪开幕上下硬脑膜,沿横窦和乙状窦两旁作3~4缝线,相互松松打结,悬吊和狭窄静脉窦,但仍保持静脉窦通畅(左图示游离Labbe静脉,以和颞叶牵拉)

(仿Spetzler RF等)

和小脑幕的粘连,阻断其血供,利于肿瘤切除。如瘤体巨大,无法接近其根基时,可先分块作瘤内切除,缩小瘤体后再处理肿瘤与岩骨和小脑幕的粘连,后者两者结合即瘤内切除与分离瘤底粘连交错进行,最后全切除肿瘤。由于脑膜瘤表面有层蛛网膜,因此应选择合适部位把瘤表面蛛网膜剥离下来,向两旁推开。面神经、听神经和小脑前下动脉、小脑后下动脉常被肿瘤向后下推移,有时可被瘤包围,在切除或游离肿瘤时要特别当心(图 6-9-30)。可用吸引器、超声吸引器、剥离子、双极镊电凝等器械切除肿瘤。切开小脑幕时要注意保留滑车神经,此时瘤上极、脑干的前外侧清晰可见,三叉神经常被肿瘤顶起。游离瘤包膜要在蛛网膜平面进行,这是保留和避免误伤上述重要神经血管结构的关键。当肿瘤巨大时,颅神经、基底动脉及其分支常被瘤包绕,游离和切除肿瘤要求特别小心和耐心。当瘤包膜解剖层面不清楚时,应重新瘤内切除,再找出其包膜游离平面。

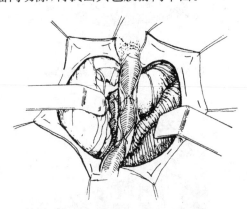

图 6-9-30 幕上肿瘤已切除,小脑幕也切开,充分显露肿瘤与神经血管的关系

小心游离位于肿瘤下极的后组颅神经,并妥加保护,避免刺激迷走神经,以免引起心跳缓慢和血压降低。面神经、听神经和展神经也常与肿瘤粘连,应小心分离。由于颅神经受肿瘤压迫或牵拉变得纤细和极易受损伤,为保留颅神经,Haku-ba 主张在游离颅神经时可遗留少许肿瘤于神经上,待肿瘤切除后再把神经上的肿瘤剥除。椎基动脉及其分支、脑干常被肿瘤推移,有时血管被瘤包绕,此应小心游离和保护。肿瘤全切除后,用双极电凝镊电凝瘤附着的斜坡硬脑膜。严密缝合硬脑膜切口,分层缝合头皮切口。

2. 经迷路入路(Translabyrinthine Approach)

如患者听力丧失或为了手术暴露需要牺牲听力,可用经迷路入路(图 6-9-31)。体位和皮肤切口,以及岩骨切除基本同经迷路后入路,但同时磨去 3 个半规管,磨出内听道后半部,然后尽量多切除岩骨锥体表面骨质。乙状窦全部暴露。面神经表面的乳突需磨薄,通过菲薄的骨壳可见迷路段的面神经。

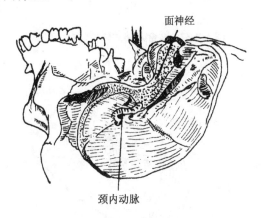

图 6-9-31 经迷路入路
(仿 Spetzler RF 等)

(三)岩骨后入路的优缺点

此入路显露桥小脑角充分,虽然经小脑幕裂孔可显露麦氏囊,但是由于小脑幕的阻挡,切除幕上的肿瘤仍有困难。因此此入路只适用于肿瘤位幕下。

四、常规联合入路(Conventional Combined Approach)

(一)适应证

巨大斜坡脑膜瘤累及幕上下。

(二)手术步骤

1. 体位与切口

患者侧卧位,头架固定。头皮切口为改良翼点入路和经迷路后入路皮肤切口的联合。两个皮瓣均向外下翻开,横断外耳道,分两层缝合外耳道。注意保留颞浅动、静脉主干和前支,使它们与 5cm×7cm 骨膜相连,向外下翻开、保护,以备重建颅底用(见岩骨前入路)。做改良翼点额颞游离骨瓣,锯断颧弓水平段,连同咬肌向外下牵开(图 6-9-32,图 6-9-33)。

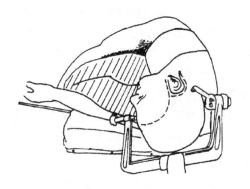

图 6-9-32　联合入路的体位、皮肤切口

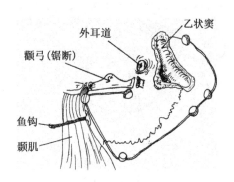

图 6-9-33　骨瓣形成

2. 岩骨全切除

按经迷路后入路和经迷路入路方法切除岩骨后部,再按岩骨前入路法切除岩尖。也可把岩骨前和后入路的游离骨瓣相连,一起形成,再分别磨去岩骨前后部,切断岩浅大神经,把面神经从颞骨内游离并向后移位(图 6-9-34,图 6-9-35)。

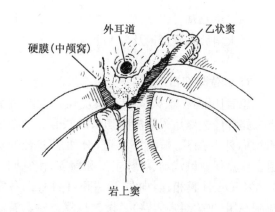

图 6-9-34　岩骨全切除

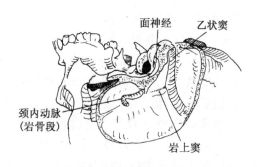

图 6-9-35　联合入路的骨窗所暴露的范围
（仿 Spetzler RF 等）

3. 肿瘤切除

按岩骨后入路和岩骨前入路方法剪开硬脑膜和切除肿瘤(见前述)(图 6-9-36,图 6-9-37)。

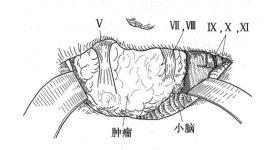

图 6-9-36　从桥小脑角暴露肿瘤

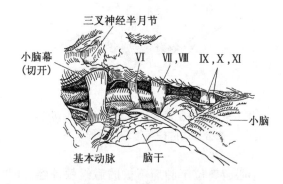

图 6-9-37　肿瘤全切除后
（仿 Spetzler RF 等）

4. 颅底重建

肿瘤切除后,严密缝合硬脑膜,并用颞浅动、静脉的骨膜片加固。取自体脂肪和颞肌瓣填充切除岩骨后留下的空腔。并用生物胶加固。

（三）此入路优缺点

此入路显露幕上下充分,但创伤大是其主要缺点,而且易发生术后脑脊液漏。

五、锁孔联合入路（Key-hole Combined Approach）

（一）适应证

巨大斜坡脑膜瘤累及幕上下。

（二）手术步骤

1. 体位与切口

患者可侧卧位或仰卧位伴头侧向对侧，头架固定。分别在颞部和耳后枕下做线型皮肤切口（图 6-9-38）以及相应骨窗，直径 3cm（图 6-9-39）。颞部骨窗应尽量靠近中颅底，耳后枕下骨窗的外缘应暴露横窦与乙状窦交界。

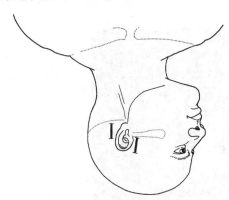

图 6-9-38　锁孔联合入路切口

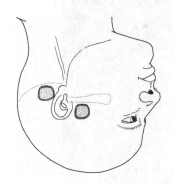

图 6-9-39　锁孔联合入路的骨窗暴露

2. 肿瘤切除

分别剪开颞部和后颅窝硬脑膜，小心牵开颞叶或小脑，显露和切除肿瘤。方法同前述。

3. 关颅

肿瘤切除后，按常规分别缝合颞部和后颅窝硬脑膜，分层缝合皮肤切口。

（三）此入路优缺点

此入路虽然采用小骨窗，但显露幕上下基本同常规联合入路。创伤小是其主要优点，且术后发生脑脊液漏的几率低。缺点是术者视角较局限，不如常规联合入路可采用多视角。

六、上斜坡肿瘤术后处理

除按开颅术后处理外，为防止脑脊液漏，术后可做脑脊液引流（如腰穿、脑室引流）3～5 天。

七、上斜坡肿瘤并发症

（1）损伤脑干或颅神经。

（2）椎基动脉或颈动脉损伤。

八、专家点评

上斜坡肿瘤的切除程度，除与手术入路有关外，很重要的是与肿瘤质地及其与神经血管的关系有关。脑膜瘤如质地软且易吸除者，多能全切除；如质硬且韧或多纤维间隔，则需术者耐心和努力，有时能全切除；如肿瘤不仅硬韧且与神经血管粘连紧，则不宜勉强全切除，遗留部分肿瘤可辅以放射外科。神经鞘瘤、胆脂瘤大多易切除，但曾放疗过的神经鞘瘤，肿瘤常与脑干和血管粘连，增加手术困难。胆脂瘤的包膜与蛛网膜有时难分辨，常难全切除。骨源来的肿瘤，可经硬脑膜外入路暴露和切除。

（周良辅）

第十节　三叉神经瘤
（Trigeminal Neurinomas）

三叉神经瘤占颅内肿瘤的 0.2%～0.5%，颅内神经瘤的 3.8%。大多数为神经鞘瘤，少数为神经纤维瘤，后者有家族史和神经纤维瘤病。三叉神经瘤可分下列 5 型：（1）后颅窝型：肿瘤起源于三叉神经根，局限于后颅窝；（2）中颅窝型：肿瘤起源于三叉神经半月节或节后某一分支，局限于中颅窝；（3）哑铃型：肿瘤起源于半月节或节后神经丛，向前长到中颅窝、海绵窦，向后长到后颅窝；（4）周围型：肿瘤起源于三叉神经周围支；（5）混合型：指除后颅窝型外,其他几种类型的混合,如三叉神经节后支或半月节发生节后分支,并从中颅窝或海绵窦长入眶上裂和眼眶或经圆孔、卵圆孔长到翼腭窝

或同时向后长入后颅窝,构成巨大的中、后和翼腭窝肿瘤(图6-10-1)。

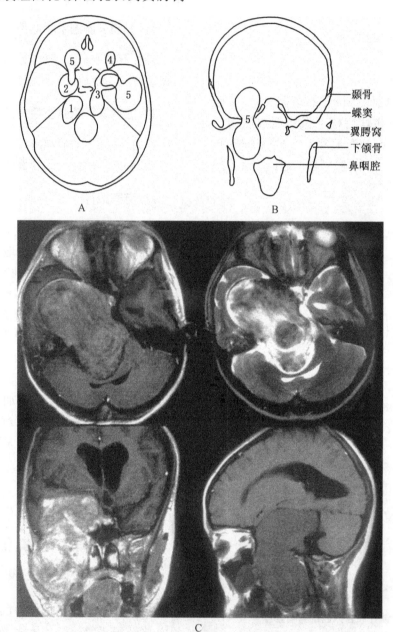

图 6-10-1

A、B:三叉神经瘤分型:1—后颅窝型,2—中颅窝型,3—哑铃型,
4—周围型,5—混合型;C:巨大混合型三叉神经瘤 MRI 表现

一、适应证

三叉神经瘤,特别直径>3cm 不能放射外科者。

二、禁忌证

(1)有严重器质病变、不能耐受手术者。
(2)局部皮肤感染。

三、术前准备

(1)同第一章第六节。

(2)术前 MRI(平扫和增强)、CT(平扫和骨窗位)(图 6-10-2)。

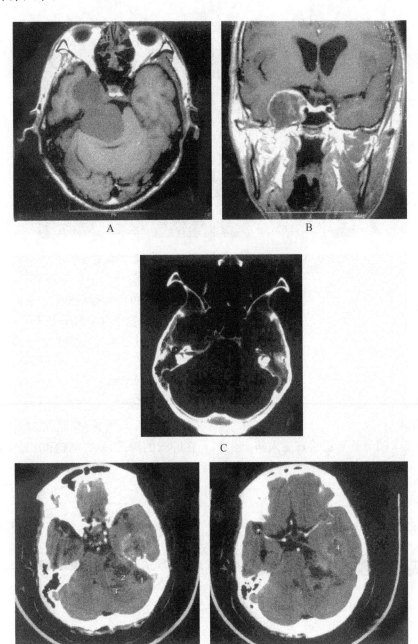

图 6-10-2
A:术前 MRI 平扫;B:术前 MRI 增强;C:术前 CT 骨窗位;
D:术前 CT 平扫;E:术前 CT 增强

(3)哑铃型、翼腭窝型和巨大后颅窝型等应做磁共振血管成像(MRA),或 CT 血管造影(CTA) 了解肿瘤与椎基动脉、颈动脉及其分支的关系(图 6-10-3)。

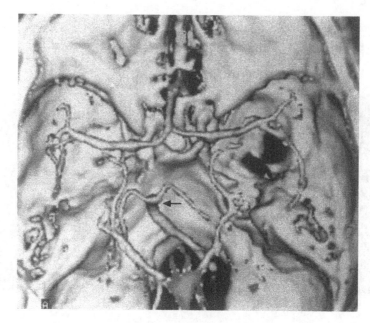

图 6-10-3　CTA 显示基底动脉及其分支被肿瘤向右推移

四、麻醉

全麻插管。

五、手术步骤

（一）后颅窝型

1. 体位和切口

详见第二章第十四节枕下乙状窦后入路。

侧卧位或仰卧（图 6-10-4）。

2. 骨窗形成和硬膜剪开

见图 6-10-5。详见第二章第十四节枕下乙状窦后入路。

3. 肿瘤切除

由于肿瘤从三叉神经根长出，位于桥脑小脑角的上部，面听神经位肿瘤的下外侧，外展神经在肿瘤的深面，基底动脉和小脑上动脉位肿瘤内侧

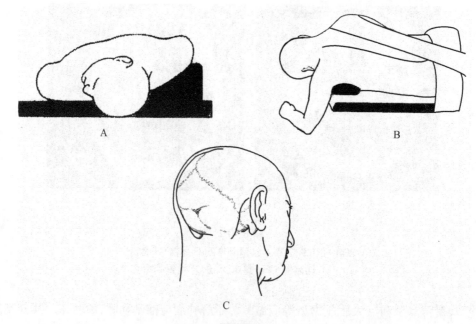

图 6-10-4

A：手术体位（前面观）；B：手术体位（上面观）；C：手术切口

深面,因此手术操作时要注意保护。小的肿瘤,可游离后完整摘除;大的肿瘤,应先肿瘤囊内切除,再游离瘤包膜。由于三叉神经瘤有完整包膜,与周围神经血管结构可分离。但是,放射外科照射过的肿瘤,包膜与周围神经血管粘连严重,分离时要特别小心,如遇患者心跳顿减,不应勉强分离,由于三叉神经瘤生长缓慢,可遗留小片残留,患者可长期无症状生存(图 6-10-6)。

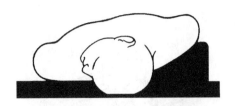

图 6-10-7　手术体位(前面观)

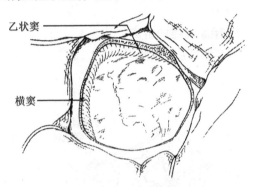

图 6-10-5　骨窗形成和硬膜剪开

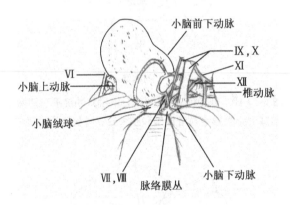

图 6-10-6　后颅窝型三叉神经瘤与
周围神经血管的关系

4. 关颅

仔细止血,反复生理盐水冲洗,确认无出血后,清点棉片,严密缝合硬膜切口,其外引流管经另外皮肤切口引出,缝线固定。分层缝合肌肉、皮下和皮肤切口。

(二)哑铃状型

1. 体位与切口

患者仰卧,患侧肩下垫小枕,头转向对侧90°,或顶下倾10°(图 6-10-7)。额颞经眶-颧弓入路皮肤切口(图 6-10-8)。

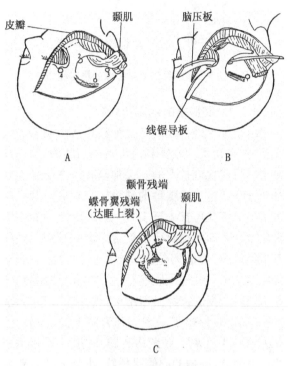

图 6-10-8　经眶-颧弓入路
A:皮瓣形成,颞肌在距其附着处 2cm 处切断;
B:眶、颧弓切断;C:额颞骨窗形成

2. 硬膜游离和颅底骨切除

硬膜游离范围取决于中颅窝肿瘤的大小。如肿瘤累及整个海绵窦,需经硬膜外暴露全部海绵窦;如肿瘤仅累及 V3 和半月节,则仅暴露海绵窦后半部的 V3 和半月节。因此,应根据术前 MRI 显示肿瘤大小和范围决定硬膜游离和颅底骨切除。具体方法见"额颞硬膜外经海绵窦入路"和"经颞硬膜外前岩骨入路"。由于哑铃状三叉神经瘤多扩大三叉神经孔,从中颅底切除后颅窝肿瘤,可经此扩大的三叉神经孔进行,多不必磨除岩骨尖。

3. 中颅底肿瘤的暴露和切除

方法同中颅窝型三叉神经瘤(图 6-10-9)。

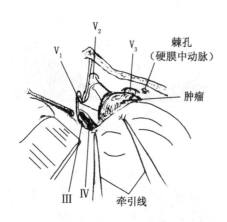

图 6-10-9　中颅窝三叉神经瘤的暴露和切除

4. 后颅窝肿瘤的暴露和切除

由于肿瘤经扩大的三叉神经孔从中颅窝长入后颅窝,在切除中颅窝和海绵窦内的肿瘤后,可循肿瘤的后极找到扩大的三叉神经孔。三叉神经孔由岩骨嵴和构成小脑幕的硬膜韧带构成。肿瘤长期作用下该孔可扩大至 1.5~2cm,因此一般不需或磨除岩骨即可经此孔切除后颅窝的肿瘤。先瘤内切除肿瘤,再游离包膜。由于三叉神经瘤的包膜与三叉神经孔的硬膜有粘连,要小心分离后,才能见到后颅窝的神经血管结构。肿瘤的切除方法同后颅窝型,但由于手术入路方向不同。此入路是从额颞硬膜夹层-硬膜内入路,肿瘤的外侧是岩骨和小脑幕,肿瘤的内侧是桥脑、小脑上动脉和外展神经,肿瘤背侧或背下侧是面听神经、后组颅神经、小脑前下动脉等,肿瘤腹侧是基底动脉。手术时应注意分辨,小心操作。椎基动脉及其分支多被肿瘤推移,少被包绕,术时易与肿瘤分离。可是曾放疗过的肿瘤,其包膜与脑干和血管粘连紧,有时会增加肿瘤切除的困难。对不易分离的包膜,可遗留,以策安全。由于术者的视角是从额颞底部经三叉神经孔进入后颅窝,眶颧骨切除不仅减少脑组织牵拉,而且提供良好无阻挡视野。通过调整手术显微的投射角度,经三叉神经孔,达到充分显露和切除后颅窝肿瘤(图 6-10-10,图 6-10-11,图 6-10-12)。

(三)中颅窝型

1. 体位和切口

同第二章第八节额颞硬膜外经海绵窦入路(图 6-10-13、图 6-10-14)。

2. 骨窗和颅底骨切除

做额颞骨瓣,使骨窗外缘达中颅底,不必眶-颧弓骨切除。颅底骨切除方法基本同额颞硬膜外经海绵窦入路,但不必暴露颈内动脉(图 6-10-15,图 6-10-16)。

3. 硬膜夹层的游离

同额颞硬膜外经海绵窦入路(图 6-10-17,图 6-10-18)。

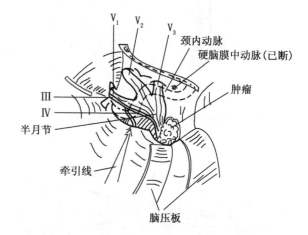

图 6-10-10　哑铃型三叉神经瘤:中颅窝的肿瘤已切除,显露海绵窦神经血管结构和扩大三叉神经孔内的肿瘤

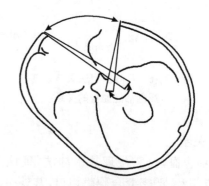

图 6-10-11　利用额颞眶颧入路扩大经三叉神经孔的暴露

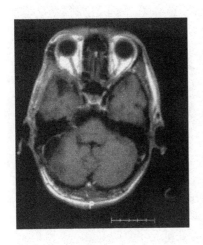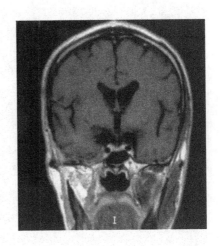

图 6-10-12　图 6-10-2 患者术后 3 天
MRI 增强提示肿瘤全切除

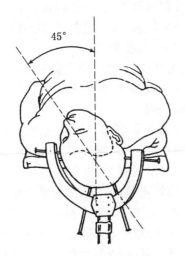

图 6-10-13　手术体位和切口

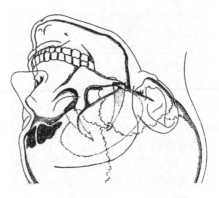

图 6-10-14　皮肤切口和手术路径

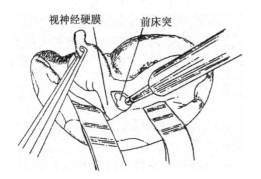

图 6-10-15　切除后 2/3 眶顶,磨开视神经
管壁和磨除前床突
（仿 Van Leren H 等）

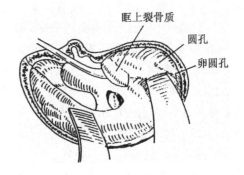

图 6-10-16　眶上裂、圆孔和卵圆孔
（仿 Van Leren H 等）

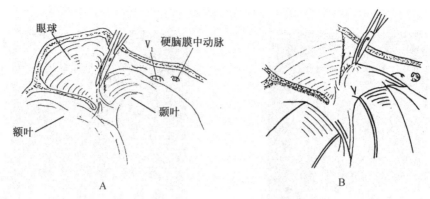

图 6-10-17　硬脑膜夹层的游离
A:在眶上裂处切开硬膜束带;B:在圆孔处切开硬膜

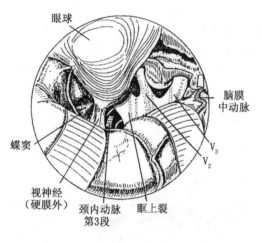

图 6-10-18　海绵窦外侧壁翻开所见
(仿 Fukushima)

4. 肿瘤的暴露和切除

由于三叉神经节后分支位于构成海绵窦外侧壁的中颅窝硬脑膜夹层内,半月节在海绵窦外的硬膜夹层,三叉神经瘤多由半月节或节后某一分支长出,因此,这些不仅利于硬膜夹层分离,而且可争取既切除肿瘤,又保留未受累三叉神经。由于肿瘤起源的生长方向不同,节后三叉神经分支可位于肿瘤包膜表面或深面,要注意分辨。外展神经和颈内动脉多位于肿瘤的腹侧,动眼和滑车神经则在肿瘤的内侧的背面或腹侧。选择神经间隙处,游离和切开肿瘤包膜。肿瘤质地多脆软,可吸除或分块切除,少数较坚韧(多见于放疗后!)需锐性切除。待瘤体缩小后,游离和切除瘤包膜。由于三叉神经瘤与周围神经血管结构多无粘连(曾放疗者除外!),可小心分离后切除(图 6-10-9)。

5. 海绵窦出血的处理

在眶上裂附近和半月节处有时存在侧海绵窦静脉丛可引起出血,可用明胶海绵压迫止之。在切除和游离肿瘤时,由于肿瘤长期压迫,海绵窦的静脉丛多闭塞,多不出血。但是在肿瘤边缘,有时仍会出血,明胶海绵填塞止血,加上手术床头抬高30°,多能控制出血。应注意不可过分填塞明胶海绵,以免损伤神经和动脉。

6. 关颅

仔细止血,反复生理盐水冲洗确认无出血后,清点棉片,复位硬膜外层,在圆孔、卵圆孔和眶上裂处可用丝线缝合,外加生物胶水加固。复位骨瓣,硬膜外置闭式引流,分层缝合皮肤切口。

(四)周围型和混合型

根据肿瘤生长方向有所不同。眶内型、可仰卧,经眶入路(详见第二章手术入路有关章节)。

翼腭窝型,可侧卧,经颞下入路(详见第二章手术入路有关章节)。

混合型可由中颅窝型发展而来,由中颅窝长入眼眶或翼腭窝,或哑铃状型长入翼腭窝。因此,手术入路和方法应取决于肿瘤的主体所在部位。

六、关键要点

(1)中颅底硬膜层夹的游离(详见第二章第八、九节)。

(2)哑铃型肿瘤应用额颞经眶-颧弓入路,特别是肿瘤后颅窝部较大时(详见第二章第三节)。

七、术后处理

同一般开颅术外,还应注意防治脑脊液漏和

颅内感染,前者常是短暂的,经腰穿持续引流,多能自愈。

八、术后并发症及其处理

(1)颅神经损伤:包括颅神经Ⅲ-Ⅷ,少数巨型后颅窝肿瘤可有后组颅神经损伤,大多数颅神经损伤为暂时,可恢复,但三叉神经感觉支或运动支的部分功能和外展神经功能有时难以恢复。

(2)脑干损伤:少见但严重。术前 MRI 的 T_2W 显示肿瘤与脑干间的软脑膜消失者,术时不可勉强从脑干上分离肿瘤。

(3)血管损伤:对海绵窦内颈内动脉、后颅窝的椎基动脉,在术中要注意识别和保护,小分支的出血可双极电凝止之,大破口需暂时阻断下缝合。

九、专家点评

(1)对中颅窝型、哑铃型可经硬膜内入路切除,如额颞或颞下硬膜内入路及其与枕下乙状窦后入路的联合或分次手术,但是,硬膜内入路要牺牲颞叶桥静脉,牵拉脑组织,血液污染蛛网膜下腔。对哑铃型肿瘤需二个手术切口联合或分期手

术,增加损伤和患者负担。更重要的是,硬膜内入路暴露海绵窦不如硬膜外入路好,颅神经损伤的发生率高。

(2)经硬膜夹层-三叉神经孔入路具有下列优点:1)保留颞叶桥静脉;2)最小脑牵拉;3)充分中颅窝的海绵窦暴露;4)一次手术切除中后颅肿瘤;5)切除后颅肿瘤时不必磨除岩骨;6)高肿瘤切除率低术后并发症。

(周良辅)

第十一节　听神经瘤
(Acoustic Neurinoma)

听神经瘤源自许旺细胞,绝大多数长自听神经的前庭支,从内听道漏斗水平发出,向桥脑小脑角生长,常把小脑和脑干向对侧推移,甚至嵌入脑实质内(图 6-11-1)。可是,肿瘤与脑实质之间总有蛛网膜间隔,因此沿该膜游离和切除肿瘤,不仅能全切除肿瘤,而且能最大程度保护神经和血管结构。

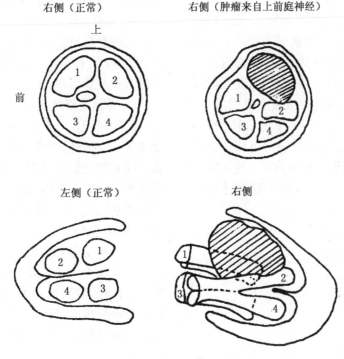

右侧(正常)　　右侧(肿瘤来自上前庭神经)

左侧(正常)　　右侧

图 6-11-1　听神经瘤的好发部位

1:面神经;2:上前庭神经;3:耳蜗神经;4:下前庭神经

桥小脑角蛛网膜形成下列脑池:(1)桥小脑池上部:有小脑前下动脉及其分支、岩上静脉、侧隐窝静脉、面神经、听神经和滑车神经。(2)桥小脑池下部:有副神经和舌下神经。(3)小脑延髓侧池:有椎动脉、小脑后下动脉、岩下静脉、舌咽和迷走神经。(4)桥脑前池:有基底动脉、小脑前下动脉始段、桥脑静脉及展神经。上述脑池头端与小脑上池、四叠体池和环池相接,尾端与延髓前池相通。四脑室侧口可在桥小脑池或小脑延髓侧池,偶开口于桥脑前池(图 6-11-2)。

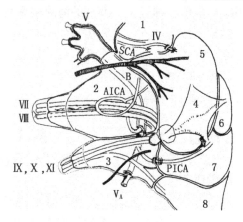

图 6-11-2　桥小脑池及其内结构

1:环池与四叠体池交接处(Ⅳ:滑车神经;SCA:小脑上动脉);2:小脑桥脑上池(Ⅴ:三叉神经;Ⅶ:面神经;Ⅷ:听神经;AICA:小脑前下动脉;B:基底动脉);3:小脑延髓外侧池,又称小脑桥脑下池(后组颅神经、椎动脉、PICA(小脑后下动脉)和 V_A(椎动脉));4:第四脑室;5:小脑上池;6:小脑上蚓部池;7:枕大池;8:颈部蛛网膜下腔

(仿 Yasargil MG)

手术适应证和方法选择:(1)小肿瘤手术,不仅可保留面神经,有时还可以保留听力;瘤大时虽保留面神经较困难,但不要轻易丧失信心。下列患者为听神经瘤全切除相对禁忌证:①患者全身情况差或有其他器官严重疾病,不能耐受长时间手术。②肿瘤发展到晚期,脑功能严重受损害。(2)肿瘤局限于内听道,宜采用中颅窝手术入路或枕下内听道入路。(3)肿瘤长出内听道或位于桥小脑角,宜用枕下-内听道入路手术。经迷路入路手术虽可切除直径 1~2.5cm 的肿瘤,但术后患者丧失听力(图 6-11-3)。

术前准备见第一章第六节。

一、经中颅窝入路(Trans-Middle Fossa Approach)

(一)手术步骤

1. 体位与切口

患者体位取仰卧,头转向对侧,并略抬高使两外耳道联线与水平线垂直。用头架固定头部。耳前颧弓上"S"形皮肤切口,长约 6~7cm。

2. 骨窗

用颅骨钻开孔后,用铣刀形成骨窗,约 3cm 见方,骨窗 2/3 位外听道前方,1/3 在外听道后方,并靠近中颅窝底(图 6-11-4)。

3. 暴露内听道上区

用脑压板伸入骨窗,向上翻起硬脑膜,用剥离子或吸引器头把硬脑膜从颅底分离,逐步深入。首先找到硬脑膜中动脉和棘孔,作为硬脑膜分离的前界。向后方剥离,沿两外耳道连线方向解剖,可见弓状隆起,进一步游离硬脑膜可见岩上窦和岩骨嵴(图 6-11-5)。

安放自动牵开器,脑压板的头端达弓状隆起之上。安放手术显微镜。内听道上区位于弓状隆起的前内侧,其稍前方为岩浅大神经。一般该神经被出血所掩盖,可注入生理盐水冲洗,有助辨认走行在面神经管裂孔和硬脑膜之间白色的神经。通常岩浅大神经距骨窗外下缘 2.6cm(图 6-11-6,图 6-11-7)。

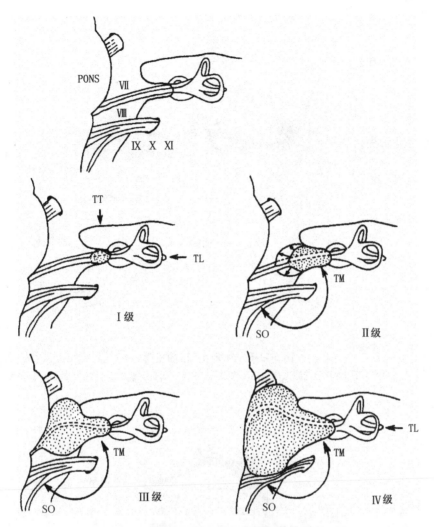

图 6-11-3　听神经瘤的分级与可能应用的手术入路

Ⅰ级:管内型,瘤长轴0~10mm,宜用中颅窝手术入路(CTT)或枕下-内听道入路,听力丧失者可用经迷路入路(TL);Ⅱ级:肿瘤长出内听道,
达20mm,用枕下-内听道入路(SO-TM);Ⅲ级:瘤直径达30mm;Ⅳ级:瘤直径>30mm,脑干受压;Ⅲ级和Ⅳ级:
应用枕下-内听道入路(SO-TM)(仿 Koos WT 等)

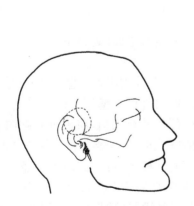

图 6-11-4　头皮切口和骨窗

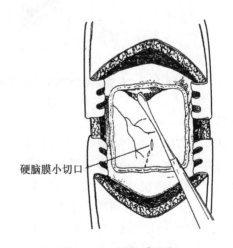

图 6-11-5　硬脑膜分离

可切开硬脑膜少许,放出脑脊液,以利硬脑膜分离

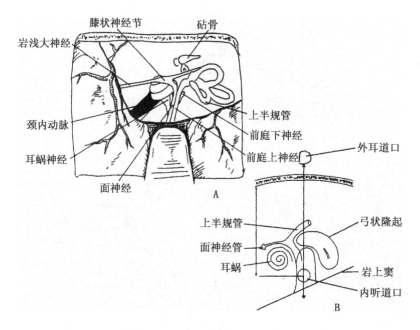

图 6-11-6　内听道上区的暴露

A:手术所见;B:示意图,沿两外耳道连线方向分离硬脑膜,可暴露弓状隆起、岩上窦,弓状隆起的弓斜面嵌于内耳底

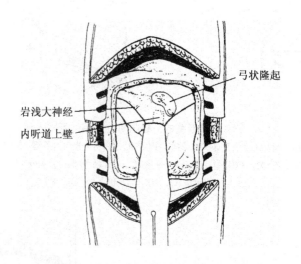

图 6-11-7　安放自动牵开器,确定弓状隆起、内听道上壁和岩浅大神经

4. 开放内听道

　　沿双外耳道连线方向、距骨窗缘 2.8cm 处用金刚钻头磨除内听道上区的骨质,直到看见呈白色的内听道硬脑膜,再向内游离可见成蓝色的后颅窝硬脑膜(图 6-11-8)。用微型剥离子探查内耳道,明确其方向,以便磨除内听道上壁的全部骨质。若弓状隆起太高,可沿内耳道轴线在弓状隆起上用 3mm 金刚石磨一小槽,看清内听道底部

后,再扩大磨除内听道上壁,向内可暴露出面神经管口。沿内听道后壁切开硬脑膜,然后在内听道口和底部作横行切口,将硬脑膜翻向前。如肿瘤源于前庭上神经,面神经位于肿瘤之上;如肿瘤起源于前庭下神经,可见到两条神经即面神经和前庭上神经,两者为 Bill 嵴分开,其下为肿瘤。可借助面神经刺激器识别面神经(图 6-11-9)。

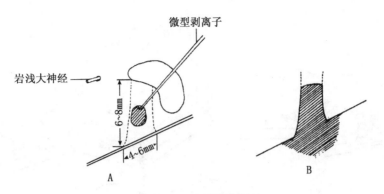

图 6-11-8 内听道开放

A:距颅骨骨窗外下缘 2.8～3cm 处磨开内听道上壁,可用微型剥离子伸入内听道,以助定位;

B:沿内听道长轴方向磨除骨质,一直达内听道口,该处后颅窝硬脑膜呈蓝色

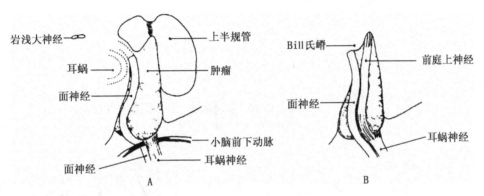

图 6-11-9 内听道内肿瘤与神经的关系

A:肿瘤起源于前庭上神经;B:肿瘤起源于前庭下神经

5. 切除肿瘤

分块切除肿瘤,注意保留面神经和耳蜗神经。切除内听道口处的肿瘤;要注意不要伤及小脑前下动脉襻。于肿瘤内极和前庭神经近心部之间切断前庭神经,全部切除肿瘤。

6. 关颅

仔细止血,用游离肌肉或脂肪组织填塞内听道,缝合引流脑脊液(CSF)用的硬脑膜小切口,悬吊骨窗四周的硬脑膜。复位骨瓣,硬脑膜外放置引流物 24h。分层缝合头皮切口。

二、枕下-内听道入路 (Suboccipital Transmeatal Approach)

(一)手术步骤

1. 体位与切口

有侧卧、仰卧和半坐位等,笔者喜欢侧卧位,因为它适合于任何年龄的患者和各种大小肿瘤,而且利于应用手术显微镜。患者侧卧位时,上半身应位于床沿,头前屈,头架固定,用帆布带把病侧肩向下肢方向牵拉,使头颈与肩部的夹角增大(在 100°以上),以利手术操作。患者健侧肩下垫小枕,避免上肢受压;面部应充分暴露,便于麻醉师观察(图 6-11-10)。

2. 皮肤切口和骨窗

有颅内压增高者,可先做侧脑室三角区或后角穿刺,留置硅胶管,缓慢放出脑脊液。沿耳后发际内做线形切口,长约 8～10cm。切开皮肤后,用电刀切开肌层。在上项线外 1/3 处,有枕动脉在肌层穿行,可用丝线结扎后切断。用自动拉钩向两旁牵开枕部肌群,暴露枕骨鳞部和乳突。在枕骨上钻洞并扩大成直径 3～4cm 的骨窗,骨窗外上缘应暴露横窦和乙状窦。乳突气房咬开可用含庆大霉素的明胶海绵填塞,再用骨蜡封闭,以防脑脊液漏。枕大孔后缘和寰椎后弓不必暴露(图 6-11-11)。

3. 桥脑小脑角的暴露和肿瘤切除

经侧脑室放液或切开硬脑膜少许,放出小脑

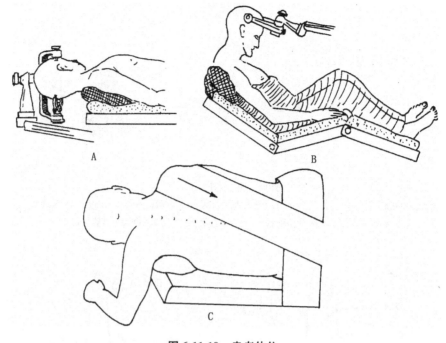

图 6-11-10　患者体位
A:仰卧位;B:半坐位;C:侧卧位

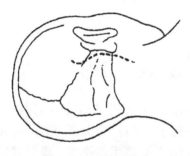

图 6-11-11　耳后切口

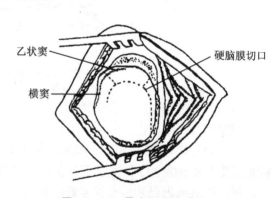

图 6-11-12　骨窗和硬脑膜切口

延髓池外侧部的脑脊液。颅内压降低后,做马蹄形硬脑膜切口,向中线翻开,硬脑膜切口的外侧缘加附加小切口,分别指向横窦与乙状窦交汇处和乙状窦,并用丝线悬吊于骨窗旁的软组织上,以扩大暴露(图 6-11-12)。由于小脑半球常因本身重量自动塌陷,稍加翻起小脑即能满意显露桥小脑角。根据肿瘤大小,采用不同的技术游离和切除肿瘤(此时安装手术显微镜)。

　　(1)小肿瘤(瘤直径≤2cm)(图 6-11-13):由于肿瘤从内听道长出,部分突入颅内,因此宜先切除内听道后壁。双极电凝镊电凝内听道后壁硬脑膜后,用尖刀切开,使硬脑膜瓣翻向内听道口。用高速金刚钻头磨除骨质。骨质磨除范围可根据 CT骨窗,但注意不要伤及前庭,以免损伤听力。一般

肿瘤在内听道的长轴为 8～13mm,宽为 6～8mm。双极电凝镊电凝后切开内听道管内硬脑膜,暴露其内肿瘤。由于面、听神经常被肿瘤向前或前上、前下推移,位于肿瘤的腹侧,因此将内听道内的肿瘤向内牵开,即可看到前庭神经,切断此神经,在瘤体的前方可找到面神经和耳蜗支,然后向颅内分离。在内听道口面神经常突然以 60°～80°,向前转折,在此处瘤壁又常与硬脑膜粘连甚紧,因此要小心解剖,妥善处理好硬脑膜动脉和内听动脉来的分支,以免因出血影响面神经和耳蜗神经的分离。突入桥脑小脑角的肿瘤表面常有蛛网膜覆盖,把后者剥开,即很容易游离和切除肿瘤。

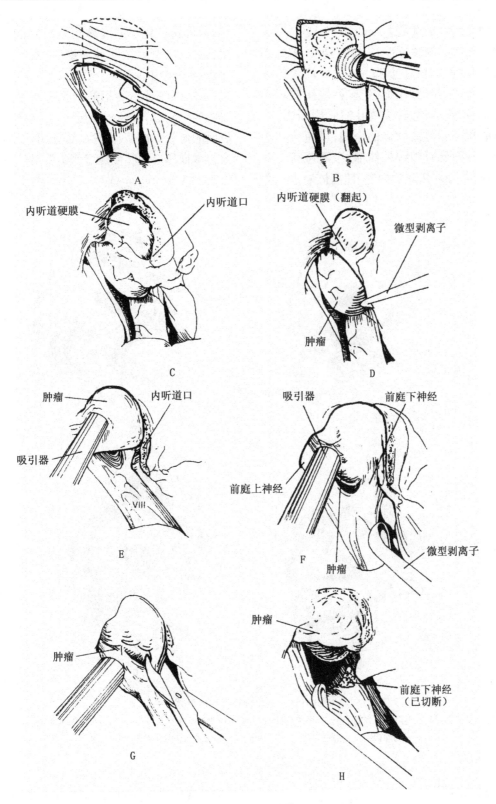

图 6-11-13 内听道的处理

A:确定内听道大小和方向,电凝后切开其上壁硬脑膜(虚线);B:用金刚钻磨除内听道上壁;C:内听道上壁骨质已磨除,
显露其下硬脑膜;D:翻起内听道硬脑膜,暴露内听道内肿瘤;E:肿瘤与听神经分离;F:显示肿瘤起源于
前庭下神经;G:剪断肿瘤与前庭下神经的连接;H:游离和切除肿瘤

(仿 Rhoton AL)

(2)大型肿瘤(瘤直径>2cm)(图6-11-14):肿瘤背侧常有蛛网膜囊肿覆盖,应排空囊液,把蛛网膜与肿瘤分开,使其留在小脑一侧。肿瘤包膜和颅底硬脑膜之间常有细小血管交通,应用双极电凝器凝固后切断,以免在游离肿瘤时撕断出血。不要企图牵开小脑看清肿瘤的全貌,以免损伤小脑和脑干。只须暴露肿瘤外侧部,在瘤包膜上开一小孔,经此孔分块切除瘤内容,使瘤体缩小和侧

移,即可通过较小的暴露切除较多的肿瘤。瘤内出血可以电凝或用明胶海绵暂时压迫止之,不要使血液溢出污染术野。不要企图一次全切除瘤内组织,特别注意不要把瘤内侧和腹侧以及近内听道的瘤壁弄破,以免损伤脑干、面神经和撕裂瘤壁表面的血管。应只限于大部分切除瘤内容,以增大手术操作空间和使瘤壁张力降低。

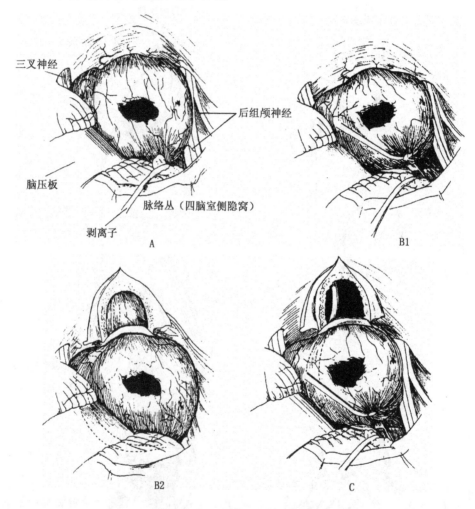

图6-11-14 大听神经瘤的手术
A:切除瘤内容,缩小瘤体,游离肿瘤下极;B:可游离肿瘤内极,在听神经三角切断肿瘤与听神经连接,游离面神经(B1)
或切除内听道内肿瘤,游离管内面神经(B2);C:游离肿瘤上极和切除肿瘤
(仿 Koos WT)

4. 瘤壁的游离

(1)宜先游离肿瘤的下极,放出颈静脉孔池的脑脊液,将粘连在瘤壁上的后组颅神经(舌咽、迷走和副神经)钝性分离,盖以棉片保护之。紧靠瘤壁用双极电凝器处理从椎动脉或小脑后下动脉发

出的供应肿瘤的小动脉,对较大血管应尽量把其从瘤壁上游离下,不要轻易夹闭或电凝,以免损伤从这些动脉发出的供应延髓的分支。

(2)将肿瘤向外侧轻拉,小脑向内侧牵拉,分离肿瘤的内侧面。①血管的处理。小心辨认和紧

靠瘤壁用双极电凝器电凝后切断小脑与瘤壁之间的小血管,它们常受牵拉而呈白色细小管腔。特别注意不要损伤小脑前下动脉、小脑上动脉和桥脑动脉。②面神经的保留。在脑干旁的脉络丛上和小脑绒球水平或者在"听神经三角"(即小脑为内侧边,肿瘤为外侧边,听神经为底边的三角)小心找出面神经和听神经,它们常受压变得扁平和粘连在瘤壁上。面神经有时被肿瘤向上推移 1～2cm,接近或甚至在三叉神经上方,可小心循面神经走向分离。如发现面神经极其菲薄呈半透明的束膜,则应暂时停止分离,改内听道操作。③脑干的处理。肿瘤与脑干粘连的常见原因,是囊内残留瘤组织嵌入脑干,而非瘤壁与神经组织的粘连。因此瘤内容切除后,瘤体塌陷,瘤壁即松动;若粘连仍紧,可继续切除内容,让脑搏动将肿瘤推出。切不可从脑干上切除肿瘤。从听神经三角保留脑干、侧蛛网膜,并循此平面分离,也是避免损伤脑干一重要方法。

　　(3)肿瘤上极的游离。瘤上极表面有岩静脉及其分支,应妥善处理(保留或电凝后切断)。把瘤壁向下牵拉即可见三叉神经,小心把其游离,与瘤壁分开。有时肿瘤长入天幕裂孔,可小心地把瘤向下游离,即可见脑脊液从环池涌出。

5. 内听道的处理

同小型听神经(见前)。但由于肿瘤体积大,面神经有时与瘤壁粘连很紧,似乎融合一起,甚至在高倍手术显微镜下也难以区分它们。此时为避免因肿瘤残留造成复发,应放弃保留面神经的解剖完整性,争取肿瘤全切除。由于面神经受肿瘤牵拉变长,故可以在没有张力下,把面神经的两断端在颅内进行吻合(图 6-11-15)。约 10% 巨大型(直径＞3cm)听神经肿瘤患者有残留听力,因此应争取保留听力,不要轻易放弃(图 6-11-16)。

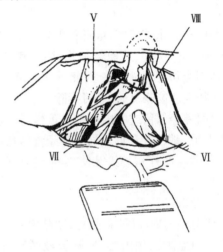

图 **6-11-15**　颅内面神经端端吻合

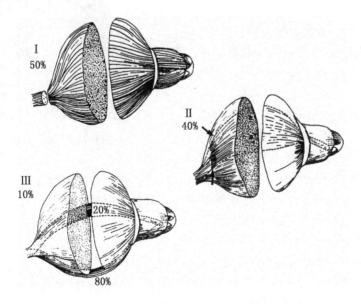

图 **6-11-16**　大听神经瘤的听神经解剖位置

Ⅰ:50%患者听神经从脑干发出后,与肿瘤融合,手术不可能保留听力;Ⅱ:40%患者听神经呈薄片散布在肿瘤包膜上,即使保留也无功能;Ⅲ:10%患者的听神经虽受肿瘤压迫而移位,但仍保留其解剖形态,手术可保留听力

(仿 Koos WT)

肿瘤切除干净后,仔细止血,清洗术野,缝合硬脑膜,其外放置引流物24h,分层缝合肌层、皮下组织和皮肤。

(二)术后处理

除与一般后颅窝开颅术相同外,尚需注意下列各点:

(1)后组颅神经如有损伤,术后有暂时吞咽困难、咳嗽反射消失,则应给予鼻饲管喂食。如呼吸道分泌物较多,不易咳出,应作气管切开。如有颅内压增高表现,可开放脑室引流管,作脑室闭合引流数日。

(2)面神经未能保留,或即使保留术后出现周围性面瘫,如伴有三叉神经损伤,更易引起角膜炎,处理不当可影响视力。因此可暂时缝合患侧眼睑,待神经功能恢复后,始可拆除。

(3)面神经保留或颅内面神经重建者,应给以维生素B族、地巴唑和尼莫通等神经营养药,并进行面肌按摩、理疗等,以促使面神经功能早日恢复。

(三)并发症

主要有颅内血肿(硬脑膜外、硬脑膜下和小脑内或瘤床内血肿)、颅内感染、脑脊液循环障碍和脑脊液漏等。

(四)专家点评

(1)对复发或术前曾行放射外科治疗的患者,如果面、听神经功能还存在者,手术时不要轻易放弃面、听神经的保留。虽然面、听神经与肿瘤的粘连加重,但小心、耐心地分离,多能争取保留。

(2)磨内听道前应确定内淋巴囊。由于岩骨后表面内听道与其邻近迷路、颈静脉球的解剖关系变异较大,难找到恒定的解剖标志和数据来指导内听道的磨除而不伤及这些结构。因此,除术前薄层头CT了解外,术时应根据每个患者的具体情况,分别对待。本人经验是严格沿内听道方向磨除其后壁,由内听道口向外,逐之扩大和延长。半规管、内淋巴囊位内听道与颈静脉孔之间,因此向后扩大内听道时要适可而止。

(3)近有报告术前和术后应用尼莫通,可提高面、听神经功能保留。

(周良辅)

第十二节　小脑桥脑角脑膜瘤
（Meningioma of the Cerebellopontine Angle）

小脑桥脑角(CPA)脑膜瘤是指附着于岩骨锥体后表面及其附近颅底的脑膜瘤(图6-12-1)。肿瘤与硬脑膜粘连的常见部位有:(1)内耳门与颈静脉孔之间(约占半数左右);(2)内耳门与三叉神经之间(约占1/5左右);(3)内耳门与岩上窦之间(约占1/10);(4)颈静脉孔与舌下神经之间(约占1/10);(5)岩上窦、横窦及乙状窦的汇合处(不到1/10)。大多数情况下肿瘤粘着的部位比较广泛,粘着区内往往有较多的小动脉供血,少数肿瘤粘着区很小;有时肿瘤粘着区有骨质增生,血供可由此进入肿瘤。CPA脑膜瘤为蛛网膜外肿瘤,与神经血管之间隔以蛛网膜,因此沿蛛网膜游离、切除肿瘤比较容易。

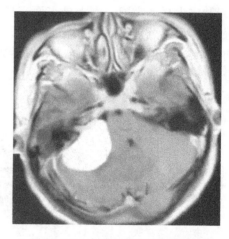

图6-12-1　右侧小脑桥脑角脑膜瘤

根据肿瘤的附着部位和生长方向,可将第IV-XI颅神经向不同的方向推移:肿瘤向上生长累及小脑幕,将第IV、V颅神经推向内侧;肿瘤向下生长至枕骨大孔,则将IX-XI颅神经向下推移;肿瘤仅位于CPA的上部,则IV-VIII颅神经被推移,此时VII、VIII颅神经常被推移至肿瘤的后表面。较大的肿瘤常压迫脑干和小脑并使其移位和变形。有时肿瘤可长入内听道、颈静脉孔、静脉窦或四脑室,亦可向小脑幕上或椎管内生长。

手术入路选择:根据肿瘤大小及其与三叉神

经和面听神经的关系,采用不同的手术入路。如果肿瘤主要位于内耳门与三叉神经之间,可采用枕下乙状窦后入路(Suboccipital-retrosigmoid Approach)或乙状窦前迷路后经岩骨入路。如果肿瘤主要位于内耳门后外侧,则采用枕下乙状窦后入路。若肿瘤体积较大且向小脑幕上或椎管内生长,则采用枕下乙状窦后入路与颞底或远外侧入路联合。

下面以枕下乙状窦后入路为例说明 CPA 脑膜瘤切除术。

一、适应证

经临床与影像学确诊、无严重器质性病变者。

二、手术步骤

1. 体位与切口

包括侧卧位、仰卧位和半坐位,其中以侧卧位最为常用。患者侧卧时,上半身位于床沿,头略向前屈和向下过伸,头架固定,并将患侧肩部向下肢方向牵拉,以增大颈-肩夹角;对侧腋下垫以小枕,以免上肢受压。沿耳后发际内做 S 型线形切口(图 6-12-2),长约 8～9cm。切开皮肤后,电刀逐层切开肌肉并用自动拉钩牵开,显露枕鳞和部分乳突。枕骨上钻孔或用磨钻及铣刀形成直径为 3.5～5cm 的骨窗,上缘和外侧缘应分别显露部分横窦及乙状窦,乳突气房用浸有庆大霉素的明胶海绵填塞,骨蜡封闭。

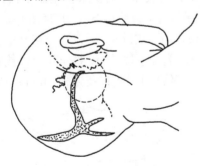

图 6-12-2　枕下乙状窦后入路切除 小脑桥脑角脑膜瘤手术切口

开颅过程中应注意两点:①在上项线外 1/3 处有枕动脉穿行于枕下肌层中,应予以结扎或电凝;②在距乙状窦起始部约 1.5cm 处,枕鳞板障内有较粗大的引流静脉呈直角汇入乙状窦,应电凝

后切断。

2. 肿瘤切除

(1)切开硬膜之前首先触摸一下硬膜的张力,以判断颅内压的程度。如果硬膜张力较高,则在打开硬膜之前用甘露醇等脱水药降低颅压;切开硬膜后,先放出枕大池或小脑延髓池外侧的脑脊液,颅内压明显下降后再行其他操作。

(2)牵开小脑显露肿瘤后,首先切除其表面的蛛网膜,然后探察肿瘤下极与后组颅神经的关系,如果二者无明显粘连,则用湿棉片将二者隔离以保护神经;若二者粘连明显,待肿瘤大部分切除后再作处理。内耳门外侧的肿瘤多将面、听神经推移至前上方或前内侧;而内耳门与三叉神经之间的肿瘤,常将面、听神经向后外侧或后下方推移,将三叉神经向上推移;有时面、听神经则位于肿瘤的表面(图 6-12-3)。面、听神经常被挤压成一薄层,并与肿瘤包膜粘在一起,难以辨认,因此分离肿瘤边界时需仔细辨认、加以保护。

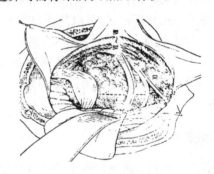

图 6-12-3　位于右小脑桥脑角脑膜瘤表面的面听神经

(3)肿瘤血供主要来源于基底部的硬脑膜,有时在内耳门上方可见异常血管直接供应肿瘤。首先切除肿瘤基底,阻断其血供,此时应仔细辨认内耳门,并判断面听神经可能的走向。肿瘤体积较大时,难以一次全切除其基底;切除部分基底后,行瘤内分块切除,尽可能使瘤壁变薄,用显微剥离子将蛛网膜与肿瘤分开,以保护周围的神经组织和血管,然后切除已分离的瘤块;如此反复,直至全切肿瘤基底并使瘤体尽可能缩小,以便将肿瘤与脑干及大血管等重要结构分离。上皮细胞型脑膜瘤质软,可用吸引器吸除;较硬的纤维型肿瘤,可用刀、剪或电刀分块切除;中央型钙化的肿瘤分块切除时,容易引起整个肿瘤移动而导致脑干功

能紊乱,因此应该沿钙化边缘分离,且动作轻柔,以免影响脑干功能。

(4)切除肿瘤时应注意辨认和保护面、听神经,术中面神经监护有助于及早发现面、听神经,应用显微剥离子仔细剥离以保护;Ⅸ、Ⅹ、Ⅺ颅神经和小脑后下动脉常与肿瘤下极粘连,切除肿瘤时应仔细分离并加以保护。分离肿瘤的脑干面应从肿瘤的下极开始,沿肿瘤表面和脑干表面的两层蛛网膜之间的界面,逐渐向上极进行,有利于保护脑干;在肿瘤的腹侧和上极应注意辨认和保护椎-基底动脉和小脑前下动脉及其分支,以免脑干缺血。肿瘤上极可能累及小脑幕,有时部分肿瘤突入小脑幕切迹压迫中脑;此时应注意辨认和分离第Ⅳ、Ⅴ、Ⅵ颅神经及岩静脉及小脑上动脉。凸入幕上的肿瘤可通过切开小脑幕小心予以切除。

(5)如果瘤节结侵入内听道或颈静脉孔等骨孔内,可用磨钻磨开骨孔剔出肿瘤。孔内出血可用明胶海绵或肌片压迫,切忌电凝止血伤及神经。如果孔内肿瘤较深,不必勉强切除,以免损伤神经,可术后辅以放射外科治疗。若肿瘤基底有骨质增生,应予以磨除,以防复发。骨创面用骨蜡密封,以防术后脑脊液漏。

三、专家点评

枕下乙状窦后入路是切除小脑桥脑角脑膜瘤的经典入路,能够充分显露肿瘤及其与周围结构的关系,可首先铲除基底以减少肿瘤出血,肿瘤全切率高,是小脑桥脑角脑膜瘤的首选入路。但是该入路难以显露幕上部分肿瘤。

(张明广 周良辅)

第十三节 小脑桥脑角胆脂瘤
(Cholesteatoma of the Cerebellopontine Angle)

小脑桥脑角胆脂瘤约占颅内胆脂瘤的半数以上,占小脑桥脑角占位病变的4.7%,常发生于中青年患者。肿瘤沿小脑桥脑角池成指突状向各个方向生长,常跨过岩骨嵴向中、后颅窝生长,亦可

经脑干腹侧长向对侧。

根据肿瘤的大小、部位和生长方向,可将第Ⅳ-Ⅺ颅神经向不同的方向推移:Ⅶ、Ⅷ颅神经常位于肿瘤的后表面,Ⅸ-Ⅺ颅神经被推向肿瘤下极,Ⅳ、Ⅴ颅神经被推向肿瘤上极的背外侧;肿瘤可将脑干向背侧及对侧推移;椎-基底动脉及其分支血管往往移位不明显。

手术入路选择:小脑桥脑角胆脂瘤主要位于小脑桥脑角,肿瘤在蛛网膜下腔内可向不同方向生长,术前应根据患者的症状、体征及影像学表现,选择最佳手术入路。手术原则是尽可能全切或多切除肿瘤及其包膜,以免复发,同时尽量减少手术并发症。枕下乙状窦后入路(Suboccipital-retrosigmoid Approach)为小脑桥脑角胆脂瘤的首选入路,如果肿瘤向中颅窝生长,可与翼点或颞底入路联合。

下面以枕下乙状窦后入路为例说明小脑桥脑角胆脂瘤切除术。

一、适应证

经临床和影像学确诊、无严重器质病变者。

二、手术步骤

1. 体位与切口
患者侧卧位,上半身位于床缘,头略向前屈和向下过伸,头架固定,并将患侧肩部向下肢方向牵拉,以增大颈-肩夹角。对侧腋下垫以小枕,以免上肢受压。患侧耳后发际内S型切口(图6-13-1),长约8~9cm。切开皮肤后,电刀逐层切开肌肉并用自动拉钩牵开,显露枕鳞和部分乳突。枕骨上钻孔或用磨钻及铣刀形成直径为3~4cm的骨窗,上

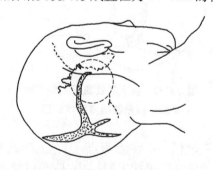

图6-13-1 枕下乙状窦后入路切除小脑桥脑角胆脂瘤手术切口

缘和外侧缘应分别显露部分横窦及乙状窦,乳突气房用浸有庆大霉素的明胶海绵填塞,骨腊封闭。

开颅过程中应及时发现枕下肌层中的枕动脉,予以结扎或电凝。在距乙状窦起始部约1.5cm处,枕鳞板障内有较粗大的引流静脉呈直角汇入乙状窦,骨窗形成时应电凝后切断。

2. 肿瘤切除

（1）切开硬膜

打开硬膜之前首先触摸一下硬膜的张力,以判断颅内压的程度。如果硬膜张力较高,则在打开硬膜之前用脱水药降低颅压。切开硬膜后,先放出枕大池或小脑延髓池外侧的脑脊液,颅内压明显下降后再行其他操作。

（2）清除瘤内容物

显微镜下牵开小脑,可见小脑桥脑角（CPA）内有一实体性肿瘤,形态多不规则,结节状或球形,包膜完整,表面光亮,内容物为珍珠样白色物质。如果肿瘤体积较小,则解剖小脑延髓池,显露后组颅神经和小脑后下动脉,并加以保护。对于体积较大的肿瘤,开先行瘤内减压。电凝切开瘤壁,吸除溢出的瘤内容物,然后钳取或吸除瘤内实质性物质,内容物多呈乳白色、灰白色、干酪样或豆渣样物质,或含有珍珠光泽的胆固醇结晶。肿瘤可沿桥前池、脚间池等向脑干腹侧、幕上或枕骨大孔方向生长,力争从各个方向清楚内容物。清除瘤内容物后,用生理盐水反复冲洗瘤腔,并吸除含有细小瘤内容物的冲洗液,直至清亮。

（3）分离切除瘤壁

更换棉片后分离瘤壁,瘤壁上极可与小脑上动脉和三叉神经粘连,内侧可与小脑前下动脉、脑干及椎基底动脉粘连,囊壁下方可与面、听神经粘连,有时可见神经血管贯穿于瘤内。首先分离切除非重要功能区的瘤壁,然后处理与重要神经、血管或脑干粘连的囊壁;与重要结构粘连不紧密的瘤壁一定要切除,对于与重要神经、血管粘连紧密、难以分离的瘤壁,可以部分残留,以免损伤神经血管。残留部分可用双极弱电流电凝破坏,以减少复发(图6-13-2)。

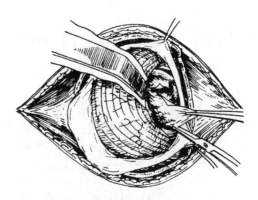

图 6-13-2　分离切除小脑桥脑角胆脂瘤瘤壁

（4）临床表现相关性处理

对于不同临床表现者还应行相应处理。三叉神经痛可能有如下原因:肿瘤压迫或与三叉神经粘连,受肿瘤挤压的血管祥与三叉神经紧密粘连。此时既要切除与三叉神经粘连的肿瘤内容物和瘤壁,还要将血管祥与三叉神经分离,以期术后消除或减轻三叉神经痛。对于术前合并面肌痉挛的患者,应在术中寻找小脑绒球、脉络丛及第四脑室侧孔,在这些结构的前方有时可见受肿瘤压迫的小脑前下动脉的血管祥,压迫面神经,切除肿瘤及其囊壁后,血管祥与面神经分离,面肌痉挛可治愈。术前胆脂瘤导致长期面瘫者,术后面神经功能恢复困难。

三、专家点评

（1）枕下乙状窦后入路是切除小脑桥脑角胆脂瘤的常用入路,该入路能够充分显露肿瘤及其与周围结构的关系,肿瘤全切率较高。对于向幕上或枕骨大孔生长的肿瘤,需要分别与翼点或远外侧入路联合。对于向对侧生长的肿瘤虽可辅以内镜,以利切除,但难以全切除。

（2）胆脂瘤的囊壁菲薄,有时与蛛网膜难以区别。应在手术显微镜下切除肿瘤内容物和囊壁,在不增加神经血管损伤前提下,争取全切除或次全切除。不全切除者也可获得较长时期缓解。

（张明广　陈衔城）

第十四节　颈静脉球瘤(Tumours of the Glomus Jugulare)

按 Fisch 分类,颈静脉球瘤可分四型:小型——肿瘤局限于中耳内;中型——肿瘤长入乳

突内;大型——肿瘤破坏骨迷路和岩骨尖;巨大型——肿瘤长入颅内(图 6-14-1)。术前 CT(水平和冠状扫描)和 MRI 有助于了解肿瘤大小和生长范围。血管造影可显示肿瘤血供和作肿瘤供血动脉栓塞,一般术前栓塞与手术的时间不超过7 天。

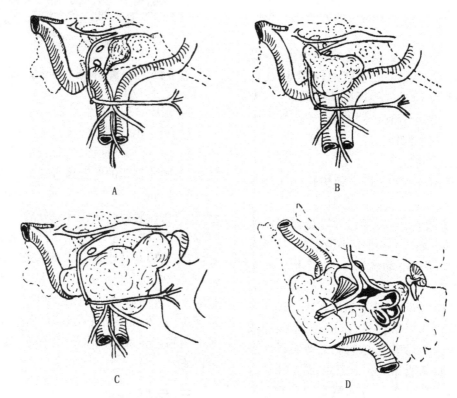

A
B
C
D

图 6-14-1　颈静脉球瘤的不同类型(仿 Fisch 分类)
A:小型(局限于中耳内);B:中型(肿瘤长入乳突内,但骨迷路尚未被破坏);
C:大型(肿瘤破坏骨迷路和岩骨,但未侵入颅内);D:巨大型(肿瘤累及颅内)

一、适应证

肿瘤进行性扩大并引起神经系统障碍者应手术。肿瘤小而无症状者、患者年老体弱者可先观察或放射治疗,约 40% 肿瘤经放射治疗仍增大,还需手术治疗。

二、手术方法选择

小型和中型肿瘤仅限于颞骨(硬脑膜外)可用耳科入路手术,大型肿瘤用外侧入路(即 Fisch 颞下窝入路),巨型肿瘤用后外侧入路。

三、手术步骤

1. 体位与切口

患者仰卧,头转向健侧。沿耳朵前后做 Y 形切口。在骨与软骨相接处切断外耳道,把耳朵向上翻,前面皮瓣在腮腺表面向前游离,暴露面神经第一分支。在颈部游离颈动、静脉和神经,并追踪到颅底。在肿瘤下极结扎和切断颈内静脉。颈内和颈外动脉分别用布条套好,以备紧急时控制出血之用(图 6-14-2,图 6-14-3,图 6-14-4)。

2. 面神经移位和切除肿瘤

暴露和切除乳突,做面神经水平段和垂直段减压,并暴露乙状窦和肿瘤。把面神经向前移位,

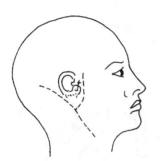

图 6-14-2　皮肤切口

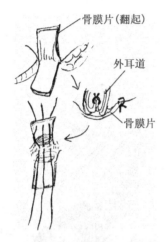

图 6-14-3　在外耳道后方的乳突上游离 2cm 宽骨膜，向外耳道方向翻起；横断外耳道，切除其内软骨，用可吸收缝隙关闭外耳道，缝线从外耳道开口拉出后打结，使缝结朝向外耳道开口；最后把骨膜片缝合、覆盖在外耳道上，以加固防止术后脑脊液漏

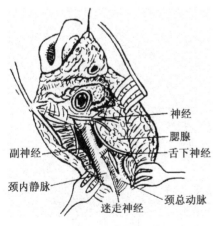

图 6-14-4　切断外耳道，使耳朵向上翻，分别游离面神经、颈动脉和颈静脉

完全暴露肿瘤。在肿瘤近端结扎乙状窦。通常肿瘤位于静脉窦外侧壁，因此可打开静脉窦来切除

肿瘤。如肿瘤长入颅内，可向后扩大成枕下入路，然后切除肿瘤。肿瘤向前内侧生长可包绕颈动脉管，不要勉强切除，留下日后放射治疗（图 6-14-5，图 6-14-6）。

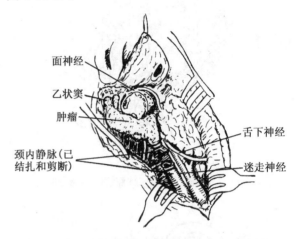

图 6-14-5　磨除乳突，暴露面神经水平段和垂直段，并向前移位，暴露肿瘤、乙状窦、结扎颈内静脉

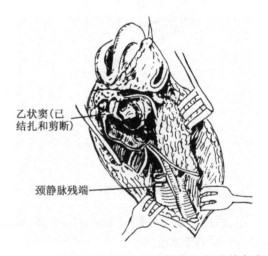

图 6-14-6　结扎乙状窦近端，打开静脉窦，切除其内残瘤

3. 硬脑膜修补

切除肿瘤后岩下窦常出血，可用明胶海绵填塞止血。取自体颞筋膜或阔筋膜修补硬脑膜缺损，靠骨侧无法缝合时可用生物胶加固。耳咽管开口用骨蜡封闭或填塞自体脂肪。外耳道用线关闭。

4. 瘤床和乳突残腔处理

用自体脂肪充填（图 6-14-7）。

5. 皮肤切口关闭（6-14-8）

分层缝合皮肤切口，皮下放置负压引流管 24～48h，一旦有脑脊液引流出，即停止负压引流。

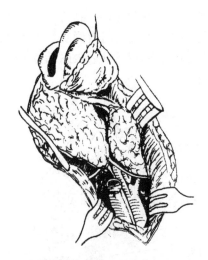

图 6-14-7　用自体脂肪填充肿瘤切除后遗留的死腔

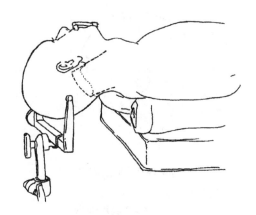

图 6-14-9　患者体位和皮肤切口

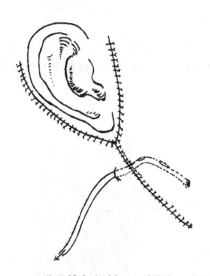

图 6-14-8　分层缝合皮肤切口,放置负压引流管

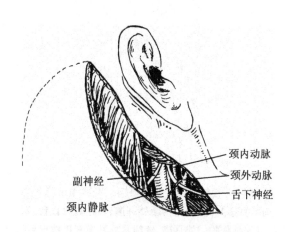

图 6-14-10　先做颈外侧皮肤切口,暴露颈内静脉、颈总动脉、颈内动脉和颈外动脉,再做枕下外侧皮肤切口(虚线)

四、后外侧枕下入路(Postero-Lateral Occipital Approach)手术步骤

1. 体位与切口

患者仰卧位,头转向对侧,肩下垫小枕,上半身抬高 30°和靠近手术床边,近术者。做瓣状皮肤切口,即从乳突尖沿胸锁乳突肌前缘做皮肤切口,达甲状软骨水平。然后向上切开皮肤达耳后,在上项线水平折向中线达枕外粗隆下方,再沿中线达 C5～6,皮瓣形成连同枕下肌群向下翻开(图 6-14-9,图 6-14-10,图 6-14-11)。

2. 颈动静脉游离

椎动脉暴露在胸锁乳突肌前缘,游离出颈内静脉、颈内动脉和颈外动脉及迷走神经、舌下神经

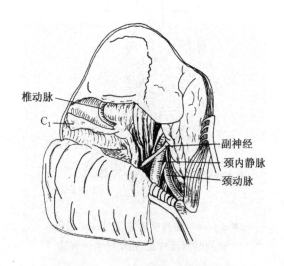

图 6-14-11　皮瓣形成并向下翻开,暴露枕骨外侧、乳突、环椎后弓(C1)和椎动脉

和副神经。一般颈内静脉位于颈动脉的表面和外侧。颈内动脉在颅外没有分支，可与颈外动脉鉴别，后者先位于颈内动脉的前内方，近颅底时颈外动脉则位于颈内动脉的外侧。二腹肌的后腹跨越颈内动脉表面，还有三叉神经舌支和舌下神经；在二腹肌上方则有舌咽神经位于颈内与颈外动脉之间，近颅底处上述诸神经和副神经位于颈内动脉和颈外动脉之间。用粗线分别套住颈内静脉、颈内动脉和颈外动脉。

在寰枕间隙小心解剖，暴露出椎动脉及其表面的乳突导静脉，后者可双极电凝镊电凝后切断。进一步暴露枕骨后外侧部直达颈静脉孔。向颅底颈静脉孔方向游离颈内静脉和颈内、外动脉，注意岩下窦在近颅底处汇入颈内静脉。由于参加肿瘤供血，颈外动脉的诸分支特别是枕动脉常异常增粗，可用丝线结扎后切断。如岩骨尖未被肿瘤侵及，可不移位面神经，在乳突处切断胸锁乳突肌，把它向前缝于茎乳突孔表面软组织上，以保护其下面神经总干。

3. 枕下后外侧骨窗形成

枕下后外侧骨窗形成的大小根据肿瘤侵入颅内的范围而定，但骨窗的上方必需暴露横窦，外侧方暴露乙状窦，下外侧应磨去部分枕骨髁（椎动脉移位或不移位）。由于巨大型肿瘤常破坏颅骨，使

枕骨切除不困难。乳突切除可用高速磨钻。肿瘤出血可电凝或骨蜡止之（图 6-14-12）。

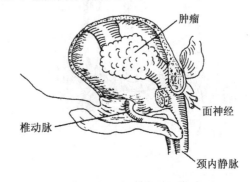

图 6-14-12　形成枕下后外侧骨窗

4. 肿瘤切除

在肿瘤近端切开静脉窦（横窦或乙状窦）两旁硬脑膜，用一枚 Scoville 夹阻断静脉窦，切断静脉窦的远端缝扎，近端用丝线缝合。在肿瘤内缘切开后颅硬脑膜，牵开小脑即见肿瘤的颅内部。由于颈静脉球瘤位硬脑膜外，因此即使肿瘤巨大它表面仍有硬脑膜，可作为牵拉之用。虽然肿瘤有丰富血供，瘤表面血管盘曲，但均可用双极电凝镊电凝——处理后切断。游离肿瘤与颅内结构的粘连常不困难，把肿瘤向外上方翻开（图 6-14-13）。

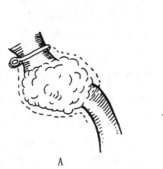
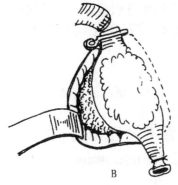

A　　　　　　　　　　　B

图 6-14-13　沿肿瘤边缘剪开硬脑膜，结扎后切断肿瘤上端和静脉窦。静脉窦近端丝线间断缝合；
分离和切除长入后颅窝的肿瘤；结扎和切断肿瘤下端的颈内静脉，使肿瘤连同硬脑膜一起切除

双重结扎颈内静脉，在两结扎线之间切断静脉。把肿瘤连同受侵犯的硬脑膜一并切除。对于巨大型肿瘤，颈静脉孔内的神经已受损，手术时保留它们已不可能。但是其他颅神经应尽量保留。岩下窦出血可用明胶海绵填塞。

5. 关颅

妥善止血后，取自体筋膜（如大腿阔筋膜）修补硬脑膜缺损。靠外侧颅骨处常无硬脑膜可缝合，可用生物胶粘着，岩骨切除的残腔用自体脂肪垫塞。分层缝合肌层、皮下和皮肤切口（图 6-14-14）。

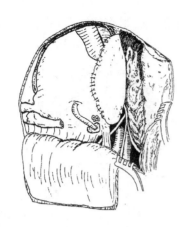

图 6-14-14　修补硬脑膜缺损,并用自体脂肪、
生物胶加固,分层缝合切口

五、术后处理

同听神经瘤切除。

六、并发症

同听神经瘤切除。

七、专家点评

预防、早期发现和及时处理脑脊液漏是至关重要的。可采用下法:(1)严密缝合硬脑膜切口;(2)妥善封闭开放的耳咽管、外耳道、乳突气房;(3)用游离脂肪和带蒂颞肌瓣填充术野的死腔。术前有脑积水者,术后应脑室外引流。一旦发现伤口有脑脊液漏,应加缝和保持伤口敷料干燥,并做腰穿持续脑脊液引流。

(毛　颖　周良辅)

第十五节　舌下神经鞘瘤
(Hypoglossal Neurinomas)

一、外科应用解剖知识

舌下神经管是位于枕骨大孔前外侧缘的一个固定骨性管道(图 6-15-1),居颈静脉结节和枕骨髁之间,有一管部及内外两口,其管部长约11mm,自枕髁内缘中后 1/3 交界处向前外上方向行走,从枕髁外缘的前中 1/3 处穿出。外口仅以菲薄的颈静脉孔内壁与颈静脉孔相隔,内口可有

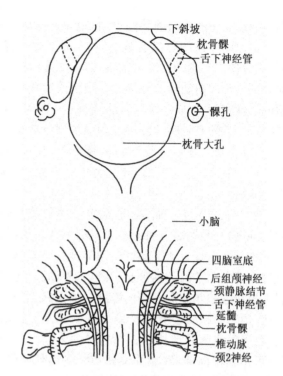

图 6-15-1　舌下神经管及其周围神经血管结构示意图

或没有分隔,管腔差异较大,管内通过舌下神经、咽升动脉脑膜支及静脉丛,哑铃型和管内型舌下神经鞘瘤可将舌下神经管扩大和破坏。自颅底内面观察,舌下神经管与颈静脉孔和内听道恰位于一直线上,该直线自内下走向外上,与矢状面成一夹角,约 45°,舌下神经管内口与颈静脉孔内口之间的隆起为颈静脉结节,颈静脉结节前外缘为岩斜裂,后外缘为髁管颅内开口与颈静脉孔颅内开口。从颅底外侧面观察,舌下神经管外口位于枕髁前外侧缘和颈静脉孔的内下前方,舌下神经管外口,颈动脉管外口和颈静脉孔出口构成一个三角形,三者的关系是紧密毗邻的关系,而无明显的间隔。三角形的外侧有茎突、茎乳孔和乳突。舌下神经管外口后外下方为枕骨颈静脉突、髁窝和髁管,后内下方为枕髁后内部及枕骨大孔后外侧缘。

寰椎,即第一颈椎,由前后弓和两个侧块组成,呈环形,侧块位于环的前外侧,有上下关节面,分别与上方的枕骨髁关节面和下方的枢椎上关节面相对,是维持颅颈稳定的主要支撑点。侧块向外侧延伸形成寰椎横突,后者多较粗大(左15mm,右 15.6mm),寰椎横突与枕骨的间隙非

常狭窄,是自后方到达舌下神经管外口的主要障碍之一。在侧块与横突之间有横突孔,其内走行椎动脉。前弓后部正中有一关节凹,与枢椎的齿状突相对;后弓的外侧部上面有椎动脉沟,少数寰椎上关节面向后延伸达寰椎后弓形成骨桥。

除寰枕关节外,寰椎与枕骨间有前、后寰枕膜相连。枢椎与枕骨间有覆膜、齿突尖韧带和成对的翼状韧带相连。寰、枢椎间除关节外,还有十字韧带、前纵韧带和后纵韧带等,十字韧带分横部和垂直部,横部即寰椎横韧带。

血管和神经:在颅外,前部的主要动脉是颈总动脉、颈外、颈内动脉及其分支,静脉主要有面总静脉、颈外静脉和颈内静脉。后部的动脉主要有椎动脉在颈椎横突孔内上行,出颈 1 横突孔向内在椎动脉沟内绕寰枕关节后面穿颅硬膜,在硬脑膜下自延髓外侧行向内前上方,在延髓-桥脑交界处腹侧两侧椎动脉汇合成基底动脉。椎动脉在寰椎横突孔至硬膜部分被静脉丛(又称枕下海绵窦)包绕,椎动脉在枕骨大孔区的主要分支有脊髓后动脉、脊髓前动脉、小脑后下动脉和脑膜前、后动脉。

在枕骨大孔区的静脉主要包括椎管内、外静脉丛及枕窦和基底静脉丛等。

颅神经主要有舌咽神经、迷走神经、副神经和舌下神经等,舌咽神经、迷走神经、副神经的根丝在下橄榄的背侧从上向下呈一直线排列出入脑干,此三对颅神经的神经束向外侧呈倒"⊿"形集聚至并出入颈静脉孔。舌下神经根丝自锥体与下橄榄之间的前外侧沟出脑干,其 2~3 束根束呈扇形汇集至舌下神经管内口,该四对颅神经经颈静脉孔和舌下神经管在寰椎横突前外侧进入咽旁间隙内。

舌下神经全程均可发生肿瘤,依据肿瘤存在部位,可以分为颅内型、颅外型、管内型和哑铃型 4 种亚型。该病多见于中年女性患者,临床上起病隐匿,多表现为患侧舌肌萎缩、纤颤,伸舌偏斜,多为无意中发现,发现肿瘤时肿瘤一般多已较大。由于肿瘤压迫小脑、脑干和其他颅神经等,可出现的相应症状,甚至伴有脑积水。颅外型肿瘤可扪及颈部包块,哑铃型和管内型肿瘤的舌下神经管

有扩大或破坏表现。

应依据肿瘤的具体位置个体化地选择手术入路。对于颅内型肿瘤可选择远外侧入路,根据需要决定是否磨除枕骨髁后内部分,如肿瘤较大偏向后外侧可以选择一侧枕下入路;对于颅外型肿瘤,可以选择经颈入路,如果术中暴露受限,术中采用神经导航和神经内窥镜可提高切除率;对于管内型肿瘤,可选择远外侧经髁上入路,如肿瘤较小者也可选择伽马刀治疗。这里重点介绍远外侧经寰椎横突-髁上入路(Far-lateral Trans-supracondylar and Trans-atlantal-transverse Process Approach)。

二、远外侧经寰椎横突-髁上入路的舌下神经鞘瘤的切除术

(一)适应证

(1)哑铃型舌下神经鞘瘤,管内型舌下神经鞘瘤,部分颅外型舌下神经鞘瘤。

(2)哑铃型颅颈交界处其他类型肿瘤。

(3)部分咽旁间隙病变。

(二)禁忌证

(1)伴有严重器质性病变不宜开颅者。

(2)局部皮肤感染。

(三)术前准备

见第一章第六节。

(四)麻醉

全麻插管。

(五)手术步骤

1. 体位和皮肤切口

(1)体位

一般多采用侧卧位或改良的"park bench"位,亦可用仰卧位(图 6-15-2)。无论采用何种体位,都应将寰枕间隙充分打开,避免颈部过分旋转,保持椎动脉的自然行程和避免颈静脉受压。采用侧卧位者,在受力一侧胸下部垫上橡皮枕,同侧肩向下牵开,头略向健侧倾斜且前曲10°,使同侧寰枕间隙打开,Mayfield 头架固定。采用仰卧位时,同侧肩下垫枕,头转向对侧90°,手术床可向对侧适当倾斜,以保持寰枕侧区充分、舒适暴露为宜;对颈部短粗或颈部活动受限者不宜采用此体位,宜用侧卧位。

(2)皮肤切口

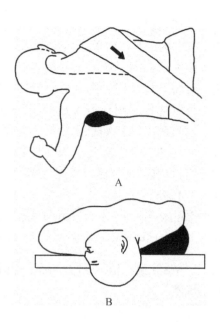

图 6-15-2　体位
A：侧卧位；B：仰卧位

皮肤切口的设计应兼顾枕下区和咽旁间隙的显露，临床上多采用"C"形或瓣形切口（"C"形切口更佳）（图 6-15-3），"C"形切口做法是皮肤切口起点在耳上 2～3cm 平耳轮最高点切开皮肤层，沿耳后弧形行向后下方，经过横窦投影的中点再行向前下方，下端止于舌骨水平胸锁乳突肌（SM）前缘。对于肿瘤在颅内较多的患者可适当增加切口向内的弧度，而对于颅外较多的肿瘤，切口下缘可适当延长。

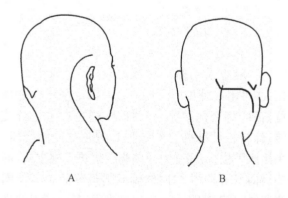

图 6-15-3　皮肤切口
A："C"形切口；B：马靴形切口

2. 软组织的分离

沿皮肤切缘在乳突处切断胸锁乳突肌（注意保留 1.5cm 肌蒂便于术后原位对位缝合），将胸锁乳突肌与皮瓣一起牵向前下方，显露位于背侧肌群（包括头夹肌、头半棘肌、头最长肌）和腹侧肌群（包括肩胛提肌、斜角肌）之间的 Henry 脂肪间隙，并可扪及其下的寰椎横突，分离背侧肌群牵向内下方，切断髁后导静脉，清除间隙内的脂肪组织，从侧方显露乳突后枕鳞、枕骨大孔、颅颈交界处，显露 C$_1$ 侧块和横突，继续分离二腹肌后腹牵向外下方，切断头外直肌，显露横突上方的空间，显露颈静脉孔、颈内静脉，进一步显露寰椎横突和寰枕关节。向前下牵开胸锁乳突肌时不宜向下过度牵拉，以免损伤其深面从脂肪间隙穿出的副神经；分离二腹肌后腹时不宜过分向前过多显露，防止损伤从茎乳孔中发出的面神经；髁后导静脉自枕下静脉丛（又称枕下海绵窦）发出从髁管外口进入颅内，连接枕下静脉丛和乙状窦-颈静脉球，大小粗细个体差异较大，一般较粗大，静脉壁较薄，容易破裂，该导静脉与枕下静脉丛破裂是空气栓塞的发生原因之一，分离肌层时将之电凝切断，如遇出血，电凝和明胶海绵压迫多能控制；分离肌群时在骨膜下进行，而在有脂肪组织处则紧贴肌肉面进行，椎动脉及其周围静脉丛周围有脂肪组织包裹，尽量不要损伤这些结构，可以用手指扪诊或 B 超辨认椎动脉的位置和走向，椎动脉的皮肌支可以电凝、切断，如遇静脉丛出血，用双极电凝电凝和明胶海绵压迫控制之。头外直肌起于寰椎横突，止于颈静脉孔的后壁颈静脉突，其上方为颈静脉孔及其穿行结构，其外侧即颈内静脉，其下方是椎动脉及其出寰椎横突处，将之切断显露颈静脉孔后壁及颈内静脉，切断头外直时应细心轻柔操作。

3. 枕下椎动脉和寰椎横突的处理

锐性切开寰椎后弓后面骨膜，骨膜下钝性游离椎动脉，如果椎动脉与寰椎后弓下面粘连严重，而椎动脉已能够下翻提供侧块上方的暴露时可以不继续分离，甚至置椎动脉于原位，多数情况无需椎动脉移位，仅仅切除横突孔以外的横突部分（图 6-15-4）。如需移位椎动脉，骨膜下游离并打开寰椎横突孔的后壁、侧壁，横突孔内的椎动脉纤维环不要切开，将椎动脉向内下方移位。向外侧牵开颈动脉鞘（图 6-15-5），切除包括横突孔在内的寰椎横突及其根部（注意不要损伤副神经），此时即可见肿瘤的颅外部分,游离寰枕关节上下方的椎前间隙,进一步扩大寰枕关节前外侧以及颈静脉孔下方的显露空间。至此,可以从后下方

切除颅外型舌下神经鞘瘤或切除肿瘤的颅外部分。

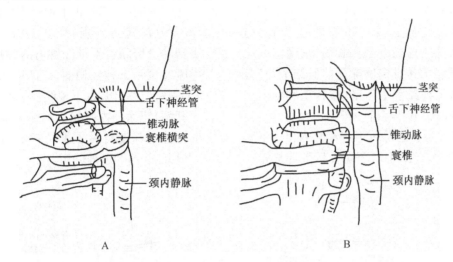

图 6-15-4　切除寰椎横突,增加咽旁间隙的显露
A:游离椎动脉和寰椎横突;B:切除寰椎横突

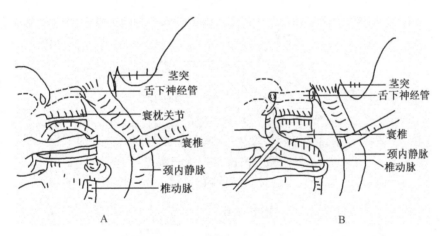

图 6-15-5　向外牵开颈内静脉,椎动脉内下方移位,扩大咽旁间隙显露
A:向外牵开颈内静脉,扩大咽旁间隙;B:椎动脉向内下方移位的显露

4. 枕下外侧骨窗和舌下神经管显露

(1)枕下外侧骨窗

切除外侧枕鳞,磨除乳突尖和部分岩骨(一般不必磨除乳突太多,避免损伤面神经;磨开的乳突气房严密封闭),显露乙状窦全宽,咬开枕骨大孔,外侧至枕骨髁内后缘,切除枕骨颈静脉突,开放颈静脉孔后壁,暴露乙状窦至颈静脉球。如肿瘤突入椎管内者需切除患侧寰椎后弓半椎板(图 6-15-6)。

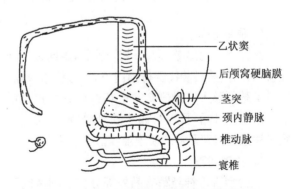

图 6-15-6　枕下骨窗形成,寰椎半椎板切除

（2）舌下神经管开放

磨除枕骨髁后内缘，增加舌下神经管内口的显露；继以髁管和颈静脉球为解剖标志在三角形的松质骨区打开舌下神经管，如髁管缺如，则直接以颈静脉球为解剖标志。在三角形的松质骨区内在枕髁上方磨除三角的上半部骨质，从髁窝开始沿着髁管向颈静脉孔方向磨除颈静脉结节，打开为密质骨的舌下神经管上后壁（哑铃型和管内型舌下神经鞘瘤时舌下神经管一般是扩大的），然后打开下神经管全长。磨除舌下神经管内口上下唇骨质、颈静脉结节有助于硬膜切开后翻起显露舌

下神经管内口。至此，已在硬膜外暴露了舌下神经管的全长及其内外口和寰枕关节与颈内静脉之间的间隙（图 6-15-7），可以经过颈内静脉与寰枕关节之间的间隙，切除舌下神经管外口区肿瘤，通过切开颅后窝硬膜切除颅内部分肿瘤，经打开的舌下神经管切除舌下神经管内的肿瘤，达到一期切除哑铃型舌下神经鞘瘤。有时，在肿瘤显露之前，准确定位并打开舌下神经管并不容易，可以先枕下开颅，切除颅内肿瘤后追随肿瘤向舌下神经管内延伸的踪迹将舌下神经管由内向外逐步磨开，并切除管内和颅外肿瘤。

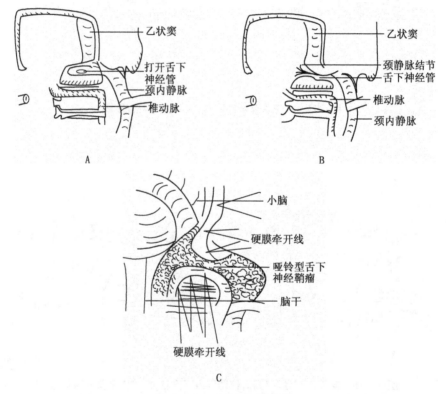

图 6-15-7　开放舌下神经管
A：在三角形松质骨区内磨开舌下神经管上后壁；B：打开舌下神经管全长；C：打开舌下神经管全长，显露哑铃型舌下神经鞘瘤

5. 硬膜切开

距乙状窦内侧缘 0.5cm 切开硬膜，走向舌下神经管内口，然后沿着枕髁行向内下，穿过枕骨大孔，在椎动脉硬膜入口内侧 0.5cm 切开硬脊膜达最低点。硬膜切开后，可以暴露小脑延髓侧池，切开硬膜时注意要保留足够的硬膜袖以备术毕硬膜缝合。

6. 肿瘤切除

哑铃型舌下神经鞘瘤颅外部分位于咽旁间隙内，毗邻有颈内静脉、颈静脉球、颈内动脉、颅外段

后组颅神经及一些静脉丛和颈外动脉分支等，且其外侧有茎突骨性结构结构阻挡使操作空间有限，如果出血则不易控制，故多采用先切除颅内部分，然后再切除管内部分和颅外部分。

切开硬膜后一般即可见到颅内的肿瘤，颅内的肿瘤多向宽大的枕大池及延髓前池发展，并将小脑扁桃体推向后上方，压迫同侧脑干，推移和粘连同侧的椎动脉、小脑后下动脉以及副神经、迷走神经、舌咽神经（甚至面听神经和三叉神经等）。

显微镜下开放枕大池脑脊液,牵开小脑半球可以进一步显露肿瘤。对较小的肿瘤(直径 2cm 以内),可直接由周围分离肿瘤与神经和重要血管的粘连,然后将肿瘤切除。对较大的肿瘤则先于肿瘤的无血管区切开肿瘤包膜,于包膜内分块切除肿瘤,待肿瘤大部切除和肿瘤包膜与脑干、小脑和神经血管的蛛网膜间隙增大后,再分离周围粘连,将残余肿瘤和包膜切除。较大肿瘤可有陈旧性出血或/和囊变,放出囊液有利于对肿瘤界面的显露,但肿瘤出血和囊变则增加了肿瘤与周围结构的粘连。术中要注意对脑干、小脑、后组颅神经、椎-基底动脉、小脑后下动脉、脊髓前、后动脉等重要结构的保护,肿瘤常与后组颅神经粘连,但很少包绕之,包膜内切除肿瘤、蛛网膜内分离、锐性切断粘连一般不会损伤这些神经,肿瘤与脑干一般粘连不紧。在处理肿瘤包膜血管时要注意辨别"滋养血管"和"过行血管",避免损伤供应脑干和小脑的重要血管及其穿通支。对于肿瘤长入椎管内部分的病例,将硬脊膜切口向下足够延长,切断同侧 C_1 齿状韧带增加显露,切除椎管内的肿瘤。肿瘤颅内部分切除后,如舌下神经管尚未打开,切开硬膜追随扩大的舌下神经管内口,磨开舌下神经管,切除舌下神经管内肿瘤部分,最后将颅外部分肿瘤切除。少数肿瘤颅外部分较大,在颈静脉球前上方或上斜坡方向,手术不能达到,此部位肿瘤可予以残留,二期行经颈入路或颞下-颞下窝入路或经颞骨入路切除残余肿瘤,或行伽玛刀治疗。

7. 硬脑膜缝合

术毕,严密缝合硬膜,舌下神经管内部分硬膜不能缝合者,取肌肉,脂肪和生物蛋白胶严密封闭。硬膜外肿瘤残腔同样也取脂肪填塞。

8. 关节融合技术

若枕髁破坏不超过 $1/3$,C_1 侧块及 C_2 关节面没有切除,也未被肿瘤破坏,则不必实施内固定和融合术。若确有颅椎不稳定,则可用自体髂嵴行单侧枕颈融合术。

9. 关闭

硬膜外置负压引流,依次缝合诸肌肉层,皮下组织和皮肤。

(六)关键要点

(1)打开舌下神经管时,对待枕髁的骨质应该倍加爱惜,而对待颈静脉结节则应尽量多磨除。在松质骨三角内以髁管和颈静脉球为标志,磨除松质骨上部时保留颈静脉球表面一层薄的密质骨,借以保护颈静脉球,术中注意硬膜的保护避免磨除骨质时的机械损伤和热损伤。

(2)术毕应严密缝合或修补硬膜,消灭死腔;如可能影响颅颈稳定,应行颅颈融合固定。

(七)术后处理

(1)同幕上开颅术。半坐位手术者,坐轮椅回病房,术后 2 天改平卧位。严密观察生命体征,意识评分下降者,及时查找原因,如需要及时复查头颅CT,有脑积水者尽早行脑室外引流,有颅内血肿者如有手术指征应尽早清除。

(2)留置鼻饲管,每 6h 监测胃液 pH、隐血,防治消化道出血。

(3)脑室外引流。

(4)加强护理,特别可能影响吞咽和咳嗽功能者,应尽早鼻饲和气管切开,呼吸功能障碍者予呼吸机辅助呼吸;长期卧床者,预防肺部感染和泌尿系感染,防止头部、臀部、背部、足跟褥疮。

(八)主要并发症

(1)副神经损伤,茎乳孔处面神经损伤,静脉丛或静脉窦损伤致空气栓塞,椎动脉损伤或假性动脉瘤形成,脑干损伤或穿通血管闭塞引起脑梗死,后组颅神经损伤,寰枕关节稳定性破坏等。

(2)伤口感染,脑脊液漏,脑积水等。

(九)专家点评

舌下神经鞘瘤是非常少见的肿瘤,其治疗的困难在于舌下神经管管内部分肿瘤和颅外部分肿瘤显露较困难,一般很难将肿瘤全切,多采用分期手术分别切除肿瘤的颅内部分和颅外部分。哑铃型舌下神经鞘瘤位于舌下神经管内及后颅窝和咽旁间隙内,文献中多采用远外侧经枕骨髁入路,显露舌下神经管内部分肿瘤需要磨除较多的枕骨髁,影响寰枕关节的稳定形,因此需要行寰枕关节融合固定术是其缺点,另外由于寰椎横突、颈内动、静脉和茎突的阻挡对咽旁间隙的显露仍不满意。尽管颅外型舌下神经鞘瘤多采用经颈入路切除肿瘤,该入路对比较表浅的肿瘤可以切除,但对舌下神经管外口较深部位的暴露仍很困难。远外侧经寰椎横突-髁上入路是在远外侧入路的基础上经髁上和髁旁方向暴露舌下神经管全程及其内、外口,旨在一期全切哑铃型舌下神经鞘,以微创的术式弥补了以往入路的不足。

(杨百春　周良辅)

第十六节　下斜坡与枕骨大孔前方肿瘤(Tumors of Lower Clivus and Anterior Portion of Occipital Foramen)

下斜坡是指斜坡的下部,即舌咽神经水平以下至枕骨大孔前缘之间的部分,下斜坡和枕骨大孔前方在解剖上没有明确界限,并相互包含。该区域位于颅颈交界处腹侧中线区,位置深在,周围有重要结构穿行,前方有咽、喉、气管、甲状腺等,外侧有颈部大血管、重要神经穿行,并有寰枕关节和颈椎关节等,后方及后外侧则有延髓、上颈髓及颅内段的后组颅神经和椎动脉等。

该区域的肿瘤有多种,如脑膜瘤、神经鞘瘤、颈静脉球瘤、表皮样囊肿、脊索瘤、软骨肉瘤、鳞状细胞癌、腺癌、基底细胞癌、成骨肉瘤等,其中以脑膜瘤和神经鞘瘤居多,占该区肿瘤的90%以上,而脑膜瘤又较神经鞘瘤为多。脑膜瘤主要有两种类型,即颅脊型脑膜瘤和脊颅型脑膜瘤,多数位于脑干腹侧或腹外侧,少数位于背侧;而神经鞘瘤多位于脑干腹外侧或背外侧,很少位于脑干腹侧。该区域仅部分肿瘤局限于下斜坡和枕骨大孔前部,较大肿瘤常侵犯颈静脉球、舌下神经孔和上颈区;巨大肿瘤可侵犯整个上、中、下斜坡,上至中颅底,下达颈椎管。肿瘤可位于硬膜内或硬膜外,部分肿瘤可通过颈静脉孔、舌下神经管或或直接侵蚀硬脑膜向颅内外生长,形成哑铃型颅内外沟通性肿瘤。

一、远外侧经枕骨髁入路(Far-lateral Transcondylar Approach)

又称后外侧枕下入路、外侧枕下入路、背外侧入路、极外侧入路和最外侧经枕骨髁-颈静脉入路等(图6-16-1)。

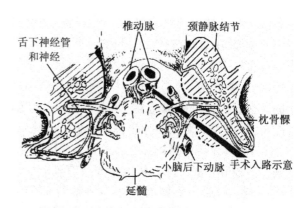

图6-16-1　远外侧经枕骨髁入路(切出部分枕骨髁和颈静脉结节(虚线),扩大手术显露)

(一)适应证

(1)颅颈交界区腹侧和腹外侧肿瘤;

(2)颅颈交界区骨源性肿瘤或病变(如颅颈畸形伴齿状突脱位)。

(二)禁忌证

(1)伴有严重器质性病变,不能耐受手术者;

(2)局部皮肤感染。

(三)术前准备

见第一章第六节。

(四)麻醉

全麻插管(经鼻或口)。

(五)手术步骤

1. 体位与切口

详见第一章第十九节。

通常情况下,我们认为瓣状切口最便捷、易辨认解剖层面、对枕颈肌肉损伤小,以及术后很少发生脑脊液漏。瓣状切口作法是,切口水平段在上项线,在内侧自枕外隆突转向下方沿中线延伸至C_4棘突水平,在外侧沿上项线延伸至乳突根部,再转向下方至乳突尖下方的寰椎横突(后者通过皮下可扪及)。

大腿或腹部、髂嵴常规消毒铺巾,保护好无菌区,以备术中取脂肪/筋膜、髂嵴用。

2. 枕下皮瓣形成

沿后正中白线切开软组织至枕下骨质、寰椎后弓、枢椎棘突,然后在上项线下1.5cm切开肌层,保留肌蒂便于术毕原层对位缝合,自上项线向下骨膜下分离肌肉,达寰枕交界时应紧贴肌肉分离,保留椎动脉寰椎上段周围的脂肪组织和静脉丛,然后沿寰椎后弓自中线向外侧骨膜下分离椎动脉至横突孔;显露枕下颅骨、枕骨大孔、枕骨髁、寰椎后弓、横突和侧块、枢椎棘突。不必解剖肌肉,辨清脂肪层面以减少椎静脉丛出血和椎动脉

损伤的危险,也不要进入椎旁静脉丛,如有出血可用双极电凝、明胶海绵控制。有时见到粗大的髁后导静脉汇入颈静脉球,可双极电凝镊电凝后切断或明胶海绵填塞(图 6-16-2)。

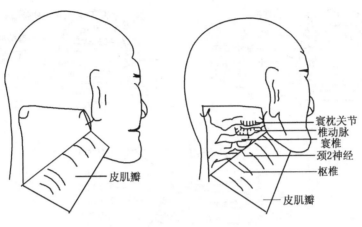

图 6-16-2　皮肌瓣

3. 骨质切除

由于病变常同时累及枕大孔上下,并位于脑干和颈髓腹侧,因此骨窗应足够大,使术者能从后外侧面以与下脑干或颈髓前外侧面呈切线看到病变。一般做一侧枕下骨窗和 C$_1$ 半椎板切除,切除枕骨大孔后缘骨质 1cm 宽,侧方应到达枕骨髁,向上外侧扩大骨窗,暴露乙状窦全长直至颈静脉球。如肿瘤主体在枕大孔以上,还应切除部分乳突。在枕骨大孔和寰椎后弓的咬开时要轻柔,最好采用磨钻磨开,防止咬骨钳用力时压迫延颈髓或通过肿瘤间接压迫延颈髓。切除寰椎半椎板时先在骨膜下游离 C$_1$ 后弓,用细头咬骨钳咬除 C$_1$ 半侧后弓,或用小的磨钻头将后弓磨薄至留下一薄片样的骨板,再用 Kerrison 咬骨钳轻柔地咬除剩余的骨质(图 6-16-3)。

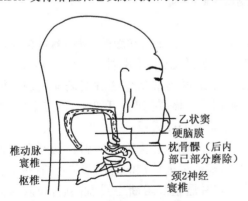

图 6-16-3　枕下骨窗,寰椎半椎板切除,
枕骨髁后内部部分磨除

4. 枕骨髁切除和枕下椎动脉的处理

椎动脉及其周围静脉丛、枕骨髁是限制此入路的因素之一,术中显露和移位椎动脉可以增加术野的暴露,同时便于自近段控制椎动脉出血,必要时磨除枕髁、显露肿瘤腹侧并安全切除肿瘤。但多数情况下,无需椎动脉的移位,枕骨髁也是根据需要酌情磨除,甚至不磨除。

枕骨髁切除和 C$_1$ 外侧块切除的指征:(1)硬脑膜下肿瘤如脑膜瘤、神经瘤、胆脂瘤和血管母细胞瘤等,可不必切除或仅部分切除(1/3)枕骨髁 C$_1$ 外侧块。(2)硬脑膜外病变如脊索瘤、颈静脉球瘤和颅颈畸形等,可切除大部分至一侧枕颈关节。

方法:在骨膜下游离 C$_1$ 横突后,打开横突孔,保留椎动脉骨膜环,骨膜下游离椎动脉,用剥离子保护椎动脉或把动脉襻向中线翻转(移位)(图 6-16-4),用快速金刚钻磨除枕骨髁和 C$_1$ 外侧块。寰椎和枕骨之间的静脉腔隙称为枕下海绵窦,枕下椎动脉水平段及其分支和 C$_1$ 神经被枕下海绵窦包绕,垂直段被枕下海绵窦向下延续的静脉丛包绕。移位动脉时常引起静脉丛出血,可用双极电凝或明胶海绵止之。椎动脉发出的供应肌肉小分支和硬脑膜支,可电凝后切断。切除部分枕骨髁不必移位椎动脉,术后也不必植骨;全切除者,则需移位椎动脉,术后需植骨、颅骨牵引 6 周,改

石膏或 Halo 架固定 3 个月。枕骨髁切除方向应向上,指向颈静脉下缘。当切除位于颈静脉球与枕骨髁之间的骨质,可暴露位于髁三角内的舌下神经管和硬脑膜外的舌下神经;舌下神经管上表面、颈静脉球内侧是颈静脉结节,磨除该结节可以获得硬膜下最大程度暴露(图 6-16-5)。静脉结节时要格外小心,因为该处硬脑膜很薄,又很靠近后组颅神经。

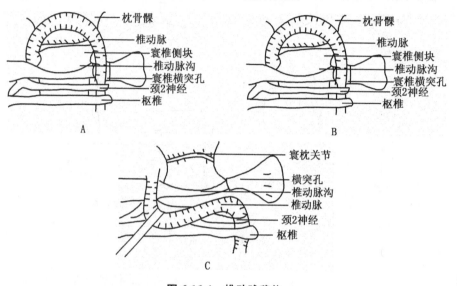

图 6-16-4　椎动脉移位
A:游离椎动脉;B:打开寰椎横突孔;C:椎动脉向内下方移位

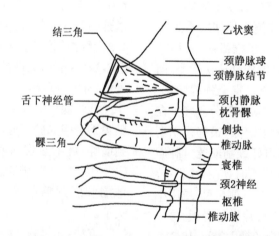

图 6-16-5　磨除颈静脉结节,增加硬膜下显露

5. 剪开硬脑膜

有两种方法:(1)可沿乙状窦内侧弧形剪开向下延至椎动脉硬膜环内侧,椎动脉硬膜环内侧需保留足够的硬膜袖便于缝合,不打开椎动脉穿过硬脑膜的硬膜环,继续向下外延长至寰枢椎水平(图 6-16-6)。(2)动脉入硬脑膜处剪开硬脑膜,再上下延长扩大硬脑膜切口,该法少用。

6. 肿瘤切除

用脑压板向上牵开同侧小脑半球,即可满意显露位于延髓腹外侧和腹侧的肿瘤,肿瘤常将脑干推向背侧及对侧,舌咽神经、迷走神经、副神经和舌下神经根丝常贴附在肿瘤表面,被拉伸、变色。根据手术显露需要,可切断 C_1 或 C_2 的齿状韧带,甚至它们的后根。

肿瘤显露后,在无血管区锐性切开其表面的蛛网膜,探清邻近结构的解剖移位,在直视下分离肿瘤。在肿瘤基底阻断主要血供后,包膜内分块切除肿瘤,再沿肿瘤界面分离,即在蛛网膜和肿瘤包膜之间分离。分离肿瘤界面时应原位轻轻牵拉,通常较易将肿瘤自邻近正常组织上游离下来(图 6-16-7)。若感难以将肿瘤牵出,应调整分离界面,增加包膜内切除和显露、离断分离部位的供血动脉。若遇重要的血管神经时,应平行于这些结构在瘤内的走行方向,自正常区域向异常区域分离。对肿瘤表面血管必须仔细辨认,需确认其进入肿瘤并参与供血后,方可电凝、切断。同侧的后组颅神经、椎动脉和小脑后下动脉及其分支、脊髓前、后动脉等常会被肿瘤顶起、粘连,甚至包裹,

要注意辨认和保护,保护这些神经的关键是在这些神经周围的蛛网膜内侧操作。在接近血管、神经时,宜细心锐性分离。分离细小的穿通支困难时,宁可残留少些肿瘤,不要勉强。当肿瘤体积明显缩小后,再继续离断包膜血供、瘤内切瘤、切除包膜;如此反复,直至将肿瘤自延髓、上颈髓、后组颅神经、椎动脉、基底动脉、小脑下后动脉及其穿透支上完全游离下来切除之。电灼或切除肿瘤附着处硬膜。

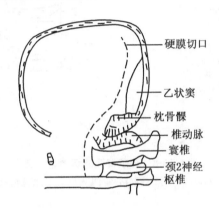

图 6-16-6　硬脑膜切口

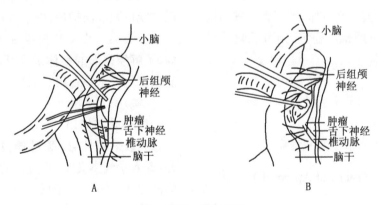

图 6-16-7　肿瘤切除
A:阻断肿瘤基底部血供;B:肿瘤包膜内分块切除肿瘤

7. 经硬脊膜外切除齿状突

对于颅颈交界区骨源性肿瘤或病变(如颅颈畸形伴齿状突脱位),需经硬脊膜外切除齿状突者,首先将椎动脉水平段向内及下方移位。然后用高速磨钻磨除寰椎侧块,磨除上下方分别到达枕骨髁和枢椎上关节面,显露寰椎前弓后方的枢椎齿状突,随之磨除齿状突(磨除齿状突方法参见

本节经口腔入路部分)(图 6-16-8),如果需要,磨除范围向下方可扩大至枢椎椎体。

8. 关闭

严密缝合或修补缝合硬膜,硬膜内以温盐水冲洗,局部缺损可以脂肪填塞。封闭任何通向中耳的空隙,硬膜外置负压引流,顺次对位缝合诸肌肉层,皮下组织和皮肤。

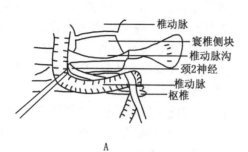
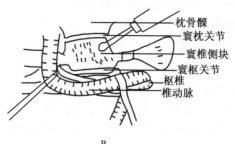

A

B

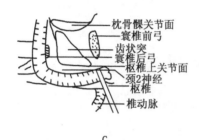
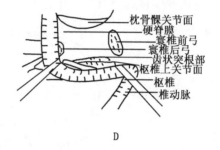

C

D

图 6-16-8　经硬脊膜外切除齿状突

A:椎动脉向内及下方移位;B:用高速磨钻磨除寰椎侧块;C:显露齿状突;D:磨除齿状突

9. 关节融合技术

若枕髁腹侧切除不超过 1/3,C₁ 侧块及 C₂ 关节面没有切除,也未被肿瘤破坏,则不必实施内固定和融合术。若确有颅椎不稳定,则可用自体髂嵴行单侧枕颈融合术。

(六)术后处理

参见第六章第十六节术后处理。

(七)主要并发症

参见第六章第十六节主要并发症。

二、经口腔入路(Transoral Aprroach)

(一)适应证

(1)中、下斜坡、颅颈交界处和上位颈椎管腹侧中线部位硬膜外肿瘤;

(2)颅底凹陷症、齿状突骨折脱位等需作前路减压术者;

(3)肠源性囊肿经前路减压术。

(二)禁忌证

(1)有口腔化脓性感染灶;

(2)张口小于 3cm 者为相对禁忌证,或先作下颌骨切开,以满足显露需要。

(三)术前准备

做口咽菌培养和药敏,在手术前几天还应该做常规口腔清洁护理;围手术期宜用抗生素。

行头颈三维 CT 扫描和多层面二维重建影像,了解颅颈部的整体观和活动度和骨性结构的病理变化。术中备用 C 臂机。

(四)手术步骤

1. 体位与切口

一般采用仰卧、颈过伸位,常规先做气管切开,置入带气囊套管,头过伸的程度取决于欲暴露的部位和范围。对需后入路行枕颈固定术者,取侧卧位,患者先面向术者,头架固定于中间位;作枕颈融合术时,需旋转手术床至适当位置,重新铺巾。

面、口和鼻咽部消毒,下咽部用纱条填塞,防止血液流入气管(如用带气囊套管,填塞可省去。)。口腔用固定牵开器张开,并把舌牵开。

肿瘤位于硬膜下者,麻醉后行腰穿置管,以备术中、术后引流脑脊液。

术中备 C 臂透视机放置在手术台头部下方。

2. 软腭和硬腭的处理

依据手术显露的不同需要有 3 种方法处理软腭：（1）将软腭向前翻折：将软腭向前缝于软-硬腭交接处，或用一根 8 号导尿管从鼻腔插入，经鼻咽，从口腔拉出，然后两端向前拉紧，或使软腭向一侧牵开，显露鼻咽腔下部。此法可以显露 C_1、C_2 椎，不能显露斜坡。（2）沿中线旁切开软腭，并用丝线将其牵开，可暴露下斜坡。必要时在黏膜-骨膜下切除硬腭部分和大部，术毕时除分 2～3 层缝合软腭外，还修复硬腭的黏膜-骨膜。此法可暴露斜坡全长和蝶窦。（图 6-16-9，图 6-16-10）。

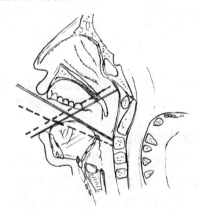

图 6-16-9　经口咽入路显露范围

空心线显示软腭向上牵拉或切开和舌向下牵开时口咽显露范围；虚线显示硬腭远端切开增加斜坡上部的显露，舌根中线部切开增加口咽下方的显露，可下达 C_3-C_4

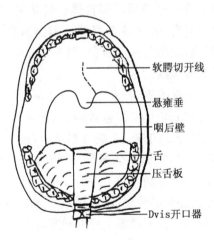

图 6-16-10　软腭切开

3. 咽后壁切开

利用利多卡因和肾上腺素在咽部中线部位浸润麻醉。咽后壁扣诊找出寰椎前结节隆起（必要

时摄 X 线侧位片证实），沿咽后壁正中从鼻中隔后端至寰椎前弓下方行纵行切口（图 6-16-11），如病变位于硬脑膜下或颅颈畸形，切口可深达骨组织。把咽后壁软组织（包括黏膜、前纵韧带、骨膜）作单层从骨组织上分离，外侧达寰、枢椎侧块，连同头长肌等向左右两侧翻开，用缝线固定于咽侧壁，或用特殊牵开器向两侧牵开固定，显露寰椎前弓。用咬骨钳将 C_1 前弓和 C_2 椎体处的软组织切除。侧位透视确认解剖结构及手术通道。

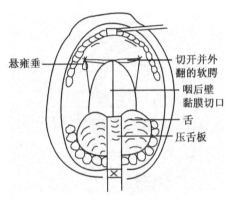

图 6-16-11　咽后壁切开

如肿瘤已长入咽后壁，则在黏膜下或肌层内即可见肿瘤，要注意分辨。咽壁上切口出血，用含肾上腺素沙条压迫多可止之。

4. 斜坡和上颈椎的处理，切除硬膜外肿瘤

如肿瘤未破坏骨组织，按手术显露需要，显露和切除一定范围的斜坡和寰椎前弓、枢椎椎体，一般长约 4～4.5cm，宽约 2～2.5cm。切除寰椎前弓时先用快速微型磨钻钻磨至薄骨片状后，再用小剥离子或小 Kerrison 咬骨钳去除之，切除 C_1 前弓时每侧距中线不超过 1.3cm；然后分离出齿状突边界，横断顶端的韧带；从上到下磨除齿状突，仅留后方薄层骨质，齿状突后方皮质用小号 Kerrison 咬骨钳切除（图 6-16-12）。

儿童和老年人的硬脑膜较薄，在磨除斜坡骨质时要特别小心，在快磨穿时改用金刚钻头。上述操作均应在手术显微镜下进行。

如为硬膜外肿瘤，此时已经显露（图 6-16-13）。将肿瘤包膜电凝后切开，按常规方法行包膜内切除或分块切除。最后将残余肿瘤包膜从硬膜上分离后全部切除。如向侧方生长超出术野范

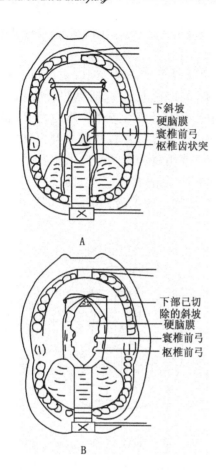

图 6-16-12　斜坡和上颈椎的处理
A:寰椎前弓切除;B:寰椎齿状突和前弓及斜坡切除

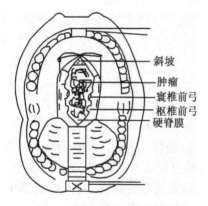

图 6-16-13　硬膜外肿瘤显露

围,则不宜勉强切除。

5. 切开硬膜,切除硬膜下肿瘤

对于硬膜下肿瘤,需作较广泛的骨切除,于寰椎中线处开始,向上、下纵向切开硬脑膜,电凝硬脑膜切缘使其皱缩,扩大显露。此时可暴露硬膜下肿瘤、椎动脉、基底动脉、桥脑、延髓和上颈髓的

腹侧面(图 6-16-14)。提起一侧硬脑(脊)膜分离肿瘤与硬脑膜的粘连,再分离另一侧。然后电凝切开肿瘤,作瘤内分块切除肿瘤,瘤体充分缩小后,沿肿瘤蛛网膜界面分离肿瘤与脑干、上颈髓、基底动脉之间的粘连,最终将肿瘤包膜全部切除。

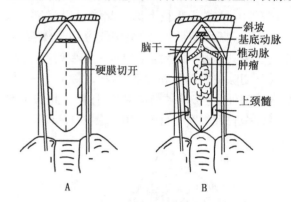

图 6-16-14　切开硬脑(脊)膜,显露硬膜下肿瘤
A:硬脑(脊)膜切开;B:硬膜下肿瘤显露

6. 硬脑膜缺损的处理

术野止血满意后,取自体筋膜两片,第一片嵌入缺损处硬膜下,周边需超过硬脑膜缺损,并沿硬脑膜缺损边缘用纤维蛋白胶粘合,达到不漏脑脊液。第二片较大的筋膜敷于硬膜外,四周用生物蛋白胶粘合于内层的硬脑(脊)膜和骨窗缘(图 6-16-15A)。

7. 咽后壁切口处理,关闭切口

残余骨窗空腔用游离自体脂肪填塞,咽后壁严密分层缝合,分 2 或 3 层缝合咽缩肌和颊咽筋膜、咽黏膜,软腭分三层缝合(图 6-16-15B)。缝合宜用可吸收缝线。

(五)关键要点

(1)摆放体位应在患者清醒、麻醉诱导前进行,并记录详细的神经系统体检结果,这是摆放体位过程中避免脊髓损伤最简单、可靠的测试。最终患者的体位摆放应在透视下进行,以保证颈椎最大限度、必要的伸展,增加手术暴露。将手术台置于头低脚高位来增加上部的暴露范围。

(2)如果需要切开软腭来增加暴露,切口必须在腭垂侧方;软腭上、下黏膜层必须分别使用可吸收的 3.0 铬缝线缝合。咽后部切口使用 15 号刀片切到骨质水平;在最初切开时避免过多使用单极电灼器,以利咽后部组织的愈合;完全的脑干减

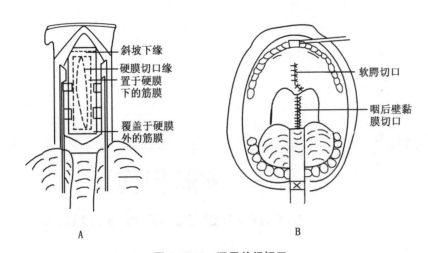

图 6-16-15　逐层关闭切口

A:硬脑膜缺损的处理;B:咽后壁和软腭切口处理

压有时需要使用磨钻或微型咬骨钳切除下斜坡的尖部,冲洗时避免冲洗液溢出切开腔。如果硬膜有损伤,应行纤维蛋白胶粘合,术后施以腰穿引流,防止脑脊液漏的发生。咽后壁切口最好使用可吸收的 3.0 铬缝线单层间断缝合;正确的缝合要求看清切口的顶尖部,保证最上端的恰当进针。确切缝合咽部肌肉和其表面的筋膜,防止黏膜溃烂和伤口裂开。必须在直视下置入鼻饲管,以防损伤咽后部切开的区域。

(六)术后处理

(1)术后鼻饲 7～10 天。

(2)除按开颅手术观察生命体征和护理外,应全身应用抗生素,气管切开护理。气管切开维持 7～10 天。

(3)静脉注射抗生素、类固醇、质子泵阻断剂 3 天。

(4)术后除应用脱水剂外,应持续脑脊液引流 3～5 天。

(七)并发症

术中:(1)神经损伤。(2)椎动脉损伤。(3)咽鼓管损伤。(4)脑脊液漏。

术后:(1)伤口裂开。(2)咽后壁脓肿。(3)脑膜炎。

(八)专家点评

(1)枕大孔区腹侧或脑干腹侧病变适用经口腔入路,特别是病变位于硬脑(脊)膜外。如果病变偏侧生长(脑干腹外侧)则宜用枕下远外侧入路。

(2)肿瘤的切除除与手术入路有关外,与肿瘤质地及其与重要神经血管的关系密切相关。

(杨百春　周良辅)

第7章

颅脑损伤
Craniocerebral Injury

高 亮 陈衔城

第一节 凹陷性骨折
(Depressed Skull Fracture)

凹陷性骨折是颅骨骨折的一种类型,常为颅骨内外板全层断裂,骨片陷入超过正常颅骨的厚度。骨折片呈整块塌陷的少见,较多的呈碎片陷入,其中心区呈锥体尖,压迫局部脑组织或刺破硬脑膜,伤及脑皮质,甚至形成血肿,产生相应的神经功能缺损。凹陷的骨折片亦可压迫静脉窦影响血液回流,引起颅内压增高;亦可刺破静脉窦,导致大出血。手术整复或切除凹陷骨折片,以解除脑受压,清除坏死脑组织或血肿,修补硬脑膜,防止颅内感染。凹陷骨折深度小于 1cm 者,多无上述合并损伤,可不必手术。骨折片深入 2cm 以上者几乎都合并有脑膜、脑组织损伤,需手术治疗。本节介绍闭合性凹陷性骨折的手术方法。

(一)适应证

(1)骨折凹陷超过 1cm 者。

(2)骨折片刺破硬脑膜,合并脑组织挫裂伤或脑内血肿者。

(3)骨折位于功能区,引起偏瘫、失语或局灶性癫痫者。

(4)骨折位于大静脉窦表面,造成血流受阻,颅内压增高。

(5)骨折位于前额,严重影响美容者。

(二)禁忌证

(1)深度小于 1cm 的非功能区凹陷骨折。

(2)无颅内压增高的静脉窦区凹陷骨折。

(3)婴幼儿的"乒乓球样"凹陷骨折。

(三)麻醉

气管内插管全身麻醉。

(四)术前准备

(1)术前认真采集病史,进行全身和神经系统体检,阅读辅助检查资料,明确诊断,讨论手术方案。

(2)向家属交代病情、手术必要性、危险性及可能发生的情况,取得理解。

(3)剃去全部头发,消毒。

(4)备血及术前、麻醉前用药。

(五)手术步骤

1. 体位与切口

额、顶部凹陷骨折取仰卧位;位于颞部者仰卧位,头偏向健侧;位于枕部者可取侧卧位或俯卧位。围绕骨折区作马蹄形皮瓣(图 7-1-1),切口离骨折区外缘约 1.5~2cm。皮瓣翻向颅底侧,可见骨膜常有撕裂。将骨膜向四周剥离后,暴露颅骨(图 7-1-2)。

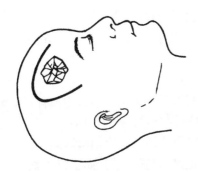

图 7-1-1　切口：骨折区作马蹄形皮瓣

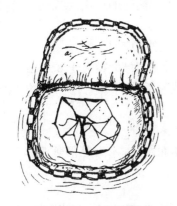

图 7-1-2　暴露颅骨

2. 凹陷骨折的撬掀整复

如凹陷骨折的范围不大，程度较轻微时，可采取此法。先在骨折区边缘钻孔（图 7-1-3）。然后将骨膜剥离子伸入骨孔，在硬膜外将凹陷骨片撬起凹陷骨折（图 7-1-4）。如有脑脊液或脑组织碎块流出，应适当扩大钻孔，找到硬脑膜破孔，清除坏死脑组织碎块或血肿，并修补硬脑膜。如果硬脑膜未破，但张力较高，呈紫色时应切开硬脑膜探查。以防遗漏硬脑膜下或脑内血肿。

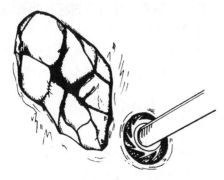

图 7-1-3　在骨折区边缘钻孔

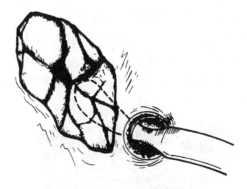

图 7-1-4　通过钻孔撬起凹陷骨片

3. 凹陷骨折的骨瓣取下整复

如凹陷骨折的范围较大，撬掀法整复困难时，可在骨折区外缘钻 4 孔锯开（图 7-1-5），取下整块骨瓣，将其整复后放回原处并固定（图 7-1-6）。

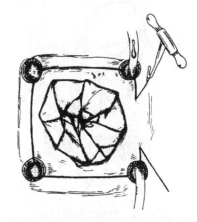

图 7-1-5　在骨折区外缘钻孔锯开

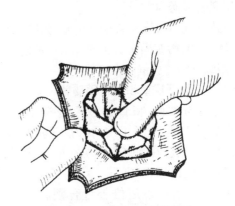

图 7-1-6　骨瓣整复，复位固定

4. 凹陷骨折片的切除

粉碎性凹陷性骨折的骨碎片应去除，先取出游离小骨片，再把其余骨折片摘尽。如骨片嵌入骨折区边缘颅骨下方，不可强拉。可将此处的颅骨边缘咬去,再切除碎骨片(图7-1-7)。当骨折位于静脉窦表面时,应在作好止血和输血的情况下,先于骨折区边缘颅骨上钻孔,然后围绕骨折环形咬去正常颅骨(图7-1-8),使骨折区游离后整块切除。

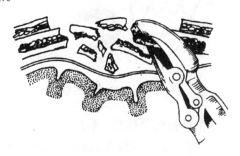

图7-1-7 咬去颅骨边缘,切除碎骨片

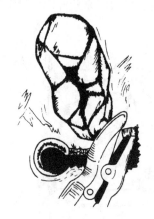

图7-1-8 整块切除骨折片

5. 静脉窦修补

小破口可用明胶海绵压迫止血,为防止滑脱,可用缝线或生物胶固定。大破口,上述止血无效时,可用细丝线直接缝合。

6. 硬脑膜下探查和缝合硬脑膜

切除骨折片后,将骨折边缘用咬骨钳修整。如果硬脑膜未破,色泽正常,张力不高时,可不切开硬脑膜,否则应在硬脑膜上切一小孔,探查硬膜下。如硬脑膜已损伤,即通过硬脑膜切口清除坏死脑组织和血肿,然后修补缝合硬脑膜并将其悬吊。

7. 缝合

分层缝合头皮切口。

(六)关键要点

(1)静脉窦表面的骨片不可贸然取出,须先暴露两侧正常部分,作好随时夹闭的准备,并在作好止血和输血的情况下进行。

(2)坏死脑组织和血肿需清除,以防癫痫发生。

(七)术后处理

(1)密切观察神志、瞳孔、生命体征、肢体活动等,作GCS评分,每1～2h 1次。

(2)应用广谱抗生素预防感染。

(3)止血药物的应用,如止血芳酸等,连续2～3天。

(4)抗癫痫药物的应用,特别是伴脑损伤者需较长时间服用。

(5)脱水剂的应用。

(6)颅骨缺损最大径大于3cm,或缺损部位位于功能区或额部有碍于美容者,半年后作颅骨修补术。

(八)专家点评

防范癫痫发生,术后外形美观是该手术的两个基本目的。

第二节　钻孔探查术
(Exploratory Burr Hales)

一、适应证

(1)临床表现提示颅内血肿可疑者:①意识状态改变:伤后出现中间清醒期;意识由清醒转为昏迷或昏迷进行性加深。②神经功能障碍:伤后观察期间出现偏瘫、失语、偏身感觉障碍等并进行性加重者。③枕骨骨折,头痛、呕吐加重并出现大小便失禁,怀疑后颅血肿形成者。

(2)伤后出现昏迷伴有一侧瞳孔散大,光反应消失,而对侧肢体瘫痪者。

(3)脑疝患者,双侧瞳孔散大,但生命体症稳定,经脱水后一侧瞳孔有所缩小,仍可考虑钻孔探查术。

二、禁忌证

严重的呼吸和循环功能障碍,提示生命中枢衰竭,手术难以挽救生命者,尤其是病情发展到此阶段的老年患者。

三、术前准备

在急诊室内分秒必争地进行术前准备。

（1）立即剃去头发，头皮清洁消毒。

（2）急查出、凝血时间。

（3）采血样备血。

（4）吸痰保持呼吸道通畅，必要时气管插管，辅助呼吸。

（5）甘露醇脱水。

四、麻醉

气管内插管全身麻醉。

五、手术步骤

1. 体位

额颞顶部探查时取仰卧位，由于术中根据需要可改变头部的偏侧方向，因此要求全头消毒。枕部探查时取侧卧位。

2. 钻孔部位

常用的钻孔部位有额极底部（眉弓上 3cm，中线旁 3cm），颞极部（外耳道前 1.5cm，颧弓上缘），额部（发际后 3cm，中线旁 3cm），顶部（顶结节附近），枕部（耳廓上方 3cm，后方 3cm），枕下部（枕外隆突下方 3cm，外侧 3cm）（图 7-2-1）。

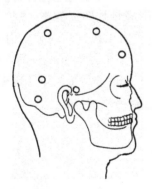

图 7-2-1 颅骨钻孔部位

（1）根据头部着力点选择钻孔位置。如着力点在额部，探查顺序为同侧额底部→同侧颞底部→对侧颞底部→对侧额底部（图 7-2-2）。如着力点在颞部，探查顺序为同侧颞部→对侧颞部（图 7-2-3）。如着力点在枕部，探查顺序为对侧额底部→对侧颞底部→同侧额底部→同侧颞部→同侧枕部或后颅窝（图 7-2-4，图 7-2-5）。

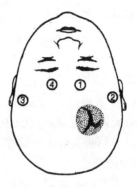

图 7-2-2 着力点在额部的探查顺序

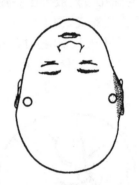

图 7-2-3 着力点在颞部的探查顺序

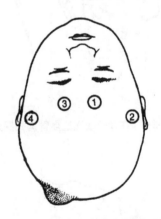

图 7-2-4 着力点在枕部的探查顺序

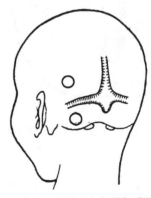

图 7-2-5 着力点在枕部的探查顺序

(2)根据损伤性质选择钻孔部位。减速性损伤探查钻孔按上述顺序。加速性损伤则探查着力部位。

(3)根据瞳孔散大的侧别选择钻孔部位。如一侧瞳孔散大,则在同侧进行钻孔。如两侧瞳孔散大,先探查最先散大一侧。如无法得知先散大侧,可迅速滴注甘露醇,如有一侧瞳孔缩小,则首先在瞳孔未缩小侧探查。

(4)根据骨折线选择钻孔部位。如骨折线通过血管沟,并与瞳孔最先散大侧一致时应先在骨折线通过血管沟处探查(图7-2-6)。如骨折线通过上矢状窦,则在上矢状窦两侧探查,先从瞳孔散大侧钻孔(图7-2-7)。如骨折线通过横窦,应在横窦上下探查(图7-2-5)。

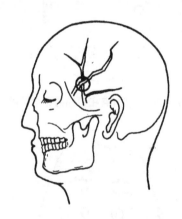

图7-2-6 在骨折线通过血管沟处探查

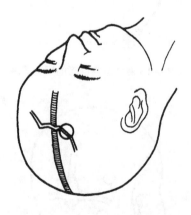

图7-2-7 在上矢状窦两侧探查

3. 钻孔部位与骨瓣开颅切口的设计

常用的骨瓣开颅清除血肿的切口如图7-2-8,探查钻孔部位应位于开颅切口线上。

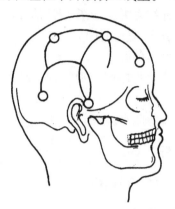

图7-2-8 常用切口

4. 钻孔和清除血肿

选定钻孔部位和设计开颅切口,在头皮上画好标记。探查处作一长约4cm头皮切口,切开皮肤、皮下组织和肌层,用乳突拉钩牵开,在颅骨上钻孔(图7-2-9)。如颅骨孔一钻开即有血凝块涌出,为硬膜外血肿。如果硬膜外无血肿,但硬脑膜呈紫色,提示硬膜下血肿。然后按硬膜外或下血肿清除术开颅(参照本章第三、第四节)。骨孔偏离血肿1~2cm时,可能遗漏血肿,此时应注意用剥离子小心围绕骨孔四周探查,或扩大骨孔。当血肿清除后,颅内压仍很高或脑张力降低后又增高,此时排除呼吸道阻塞,血压过高等因素后应注意多发血肿的可能,并应继续钻孔探查。

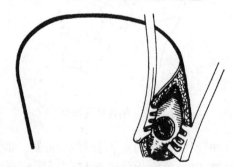

图7-2-9 颅骨钻孔

5. 缝合

分层缝合头皮切口。

六、关键要点

（1）对血肿部位的判断要准确。

（2）动作要果断，当一处血肿清除后，颅内压仍很高，应果断进行多处钻孔。

七、术后处理

（1）密切观察神志、瞳孔、生命体征、肢体活动等，作 GCS 评分，每 1～2h 1 次。

（2）应用广谱抗生素预防感染。

（3）止血药物的应用，如止血芳酸等，连续2～3 天。

（4）抗癫痫药物的应用。

（5）脱水剂的应用。

八、专家点评

在没有 CT 设备或病情危急来不及做 CT 检查的情况下，钻孔探查颅内血肿仍不失为有效的措施。发现血肿后应立即开颅清除血肿，以赢得抢救时机。

第三节　硬脑膜外血肿
（Epidural Hematomas）

血肿位于硬脑膜与颅骨之间的间隙内称为硬脑膜外血肿。血肿来源最常见为脑膜中动脉破裂，其次是静脉窦损伤、板障静脉出血等。绝大多数属于急性、亚急性少见，慢性者更少见。硬脑膜外血肿最多见于颞部、额顶部和颞顶部。手术清除血肿，解除脑组织的急性受压是挽救生命的重要手段。本节以颞部急性硬脑膜外血肿为例介绍手术方法。

一、适应证

（1）头颅 CT 显示硬脑膜外血肿，血肿量大于30ml 者，或侧脑室明显受压或已伴有中线结构移位者。而脑疝晚期者（双侧瞳孔散大、呼吸停止、血压下降）不宜手术。

（2）头颅 CT 显示硬脑膜外血肿，血肿量小于30ml，但血肿位于功能区，已有神经系统功能缺损者。

（3）钻孔探查术中发现硬脑膜外血肿。

二、术前准备

见本章第一、二节。

三、麻醉

气管内插管全身麻醉。

四、手术步骤

1. 体位与切口

额、颞、顶部硬脑膜外血肿取仰卧位，头正中或偏向健侧。枕部和后颅窝硬脑膜外血肿取侧卧位。按 CT 或钻孔探查时估计血肿范围作马蹄形皮肤切口（图 7-3-1）。

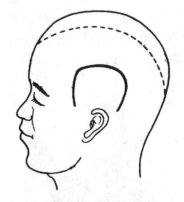

图 7-3-1　皮肤切口

2. 皮瓣和骨瓣的形成

皮瓣切开后翻向颞侧（图 7-3-2）。分开颞肌和骨膜，钻孔铣开骨瓣（图 7-3-3）。

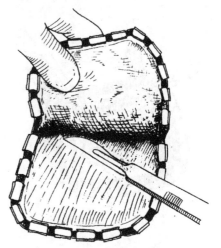

图 7-3-2　皮瓣翻向颞侧

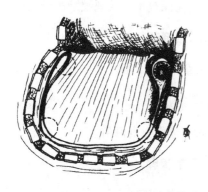

图 7-3-3　颅骨钻孔

3. 血肿清除

骨窗内硬脑膜表面的血肿,用刮匙、吸引器加水冲洗清除(图 7-3-4)。应注意寻找出血源,如发现硬脑膜表面的动脉出血,即用双极电凝止血(图 7-3-5)。如位于骨管内的脑膜中动脉断裂出血,可用骨蜡填塞出血。

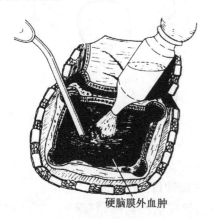

硬脑膜外血肿

图 7-3-4　铣开骨瓣,吸除血肿

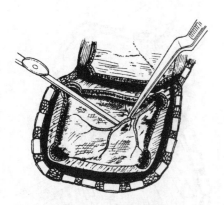

图 7-3-5　电凝出血动脉

4. 硬脑膜下探查

在硬脑膜上切一小口,切口两边提起,用生理盐水冲洗硬脑膜下(图 7-3-6)。如未见出血,脑压不高,即可缝合,并将硬脑膜悬吊。

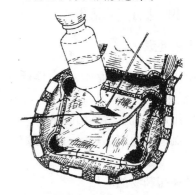

图 7-3-6　切开硬脑膜冲洗

5. 关颅

于硬脑膜外置一负压引流管,骨瓣复位固定(图 7-3-7)。伴有较重的脑挫裂伤,特别是如术前脑疝者,考虑术后严重脑水肿者,应去骨瓣减压。皮瓣复位,分层缝合(图 7-3-8)。

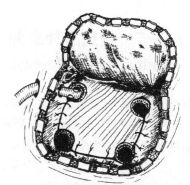

图 7-3-7　骨瓣复位

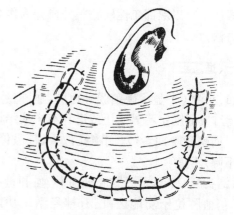

图 7-3-8　缝合切口

五、关键要点

（1）脑膜中动脉口径较大，止血需可靠。

（2）血肿清除后，如脑压高，应去骨瓣，同时作硬脑膜减张缝合。

六、术后处理

同钻孔探查术。

七、专家点评

及时发现、及时手术往往比手术本身更重要。应尽量在中间清醒期前处理。

第四节　硬脑膜下血肿
(Subdural Hematomas)

血肿位于硬脑膜下间隙称为硬脑膜下血肿，是最常见的外伤性颅内血肿。血肿来源多为脑皮质的血管破裂。可伴有脑挫裂伤，后者可伴有脑内血肿。血肿可位于着力部位或对冲部位。血肿也可来源于桥静脉，血肿量大，多位于大脑凸面。可分为急性、亚急性、慢性三类。本节介绍急性硬脑膜下血肿的手术方法。

一、适应证

同硬脑膜外血肿。

二、术前准备

见本章第一、二节。

三、麻醉

气管内插管全身麻醉。

四、手术步骤

1. 体位与切口

额、颞、顶部血肿取仰卧位，头正中或偏向健侧。枕部血肿取侧卧位。按 CT 或钻孔探查时估计血肿范围作马蹄形皮肤切口（图 7-4-1）。

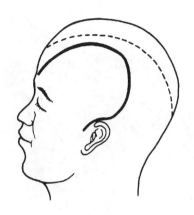

图 7-4-1　手术切口

2. 皮瓣和骨瓣的形成

与硬脑膜外血肿开颅法相同。在外耳道前方颧弓上缘钻孔，切开硬脑膜，放出血肿内的液体（图 7-4-2），可迅速减压。然后再继续开颅，形成骨瓣。

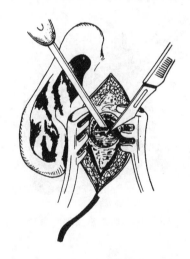

图 7-4-2　切开硬脑膜，发出血肿

3. 硬脑膜切开

如钻孔时未切开硬脑膜，而颅内压很高，应先在硬脑膜上切一小口，放出部分血肿。待颅内压降低后再剪开硬脑膜（图 7-4-3），以防迅速剪开硬脑膜，引起大块脑组织膨出以及急速移位造成的损伤。

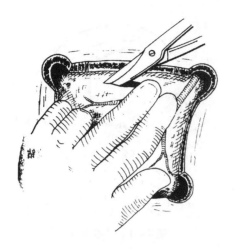

图 7-4-3 剪开硬脑膜

4. 血肿清除

翻开硬脑膜，吸除皮质表面血肿（图 7-4-4），电凝出血点。然后将额颞底部牵开翻起，清除血肿和挫裂伤的脑组织（图 7-4-5）。

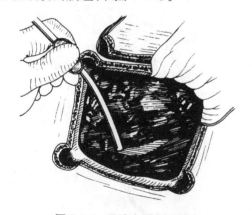

图 7-4-4 吸除皮质表面血肿

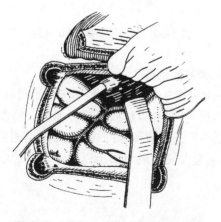

图 7-4-5 清除血肿和挫裂伤的脑组织

5. 硬脑膜减张缝合

用生理盐水冲洗创面，证实无出血点，无脑肿胀，取颞肌筋膜修补，作减张缝合（图 7-4-6）。硬脑膜四周悬吊。

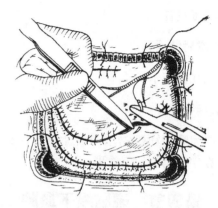

图 7-4-6 减张缝合硬脑膜

6. 弃骨瓣减压

如缝合硬脑膜时已出现脑肿胀，或脑挫裂伤较严重应弃去部分或整块骨瓣作外减压。硬脑膜外负压引流。

7. 缝合

缝合颞肌、帽状腱膜、皮下组织和皮肤。

五、关键要点

术中如出现急性脑肿胀，在排除麻醉、休克等因素的同时，应考虑远隔部位出现血肿。此时，应迅速止血，去骨瓣，全层缝合切口。立即做头 CT，发现血肿后再作开颅手术。

六、术后处理

同钻孔探查术和硬脑膜外血肿清除术。

七、专家点评

急性硬脑膜下血肿常伴有大片蛛网膜下腔出血，且术后脑肿胀严重，因此，需弃骨瓣减压，术后及时应用扩血管剂。

第五节 慢性硬脑膜下血肿
(Chronic Subdural Hematomas)

慢性硬脑膜下血肿指硬脑膜下的血肿形成已有 3～4 周,并有包膜者。血肿呈液态状或固态状,以前者居多。发生于婴儿者,常因产伤所致,血肿的内膜可束缚脑表面而影响发育。发生于成人者,多有轻微头部外伤,老年人多见,常常遗忘外伤病史。血肿呈扩张性增大,可引起颅内压增高,出现智力减退、头痛、恶心、呕吐失语、偏瘫等。手术清除血肿是主要治疗方法,包括钻孔冲洗引流术和开颅血肿清除包膜切除术。

一、适应证

(1)头 CT 或 MRI 提示慢性硬脑膜下血肿,血肿厚度超过 1cm 或已有明显侧脑室受压,中线移位者。

(2)婴儿患者或固态血肿和包膜较厚的成人患者宜采用开颅。

二、术前准备

见本章第一节。

三、麻醉

基础麻醉加局部麻醉,如行开颅需气管内插管全身麻醉。

四、手术步骤

(一)钻孔冲洗引流术

1. 体位与切口

取仰卧位,头偏向健侧。在血肿区的前后方各作长约 3～4cm 的切口,前方在额部,后方在顶结节附近(图 7-5-1)。切开皮肤达骨膜。亦可只作顶部一处切口。

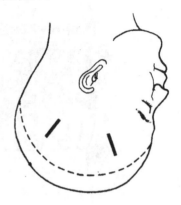

图 7-5-1 皮肤切口

2. 血肿冲洗

钻孔后,可见硬脑膜呈紫色。切开硬脑膜即有浆红色液体涌出。然后将引流管插入血肿腔内,用生理盐水反复冲洗,直至出来液体较清为止,置引流管在血肿腔内,带回病房接引流瓶或引流袋(图 7-5-2)。

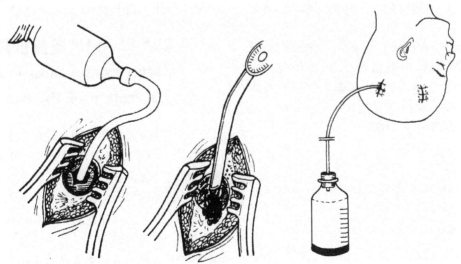

图 7-5-2 硬脑膜下闭式引流

3. 缝合

分层缝合头皮。

（二）开颅血肿清除包膜切除术

1. 体位与切口

取仰卧位，头偏向健侧。作额颞马蹄形皮瓣。

2. 开颅

与硬脑膜外血肿开颅法相同。

3. 血肿清除和包膜切除

硬脑膜连同血肿腔外膜一起作马蹄形切开，翻向一侧。血肿往往较黏稠，杂有凝血块，予吸除。脑表面覆盖半透明的内膜，四边厚，中间薄，与蛛网膜粘连松，可剥离切除（图 7-5-3）如粘连紧，则留下并作星状切开。

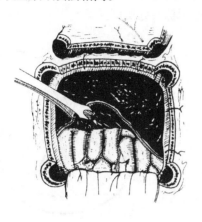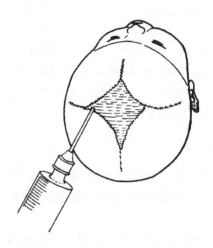

图 7-5-3　切除血肿

4. 缝合

骨瓣复位，分层缝合。

五、关键要点

（1）钻孔冲洗引流术：硬脑膜切开后，引流管应及时放入，并用明胶海绵或骨蜡封住骨孔，以防过多空气进入。引流管前缘应圆钝，以防刺伤皮质致脑出血。

（2）开颅血肿清除包膜切除术：如血肿内侧壁与脑组织粘连紧密，不可强剥，以免挫伤、出血。如血肿腔范围大于术野，对于暴露不佳处仅吸除内容物即可，而不必完整剥除血肿外侧壁，以免造成远处硬脑膜内侧止血困难。

六、术后处理

（1）密切观察神志、瞳孔、生命体征、肢体活动等，作 GCS 评分，每 1～2h 1 次。

（2）头低脚高位 2 天，以利引流。

（3）应用广谱抗生素预防感染。止血药物如止血芳酸等，连续 2～3 天。

（4）抗癫痫药物的应用。

（5）一般 2～3 天后视引流液减少，拔去引流管。

七、专家点评

慢性硬脑膜下血肿钻孔冲洗引流术目前多以单孔手术为主，其疗效满意。开颅血肿清除包膜切除术仅用于血肿量大、机化、占位效应明显者。

第六节　对冲性脑挫裂伤
（Countrecoup Contusion and Laceration of the Brain）

对冲性脑挫裂伤是闭和性脑损伤中较多见的一种，因其发生在暴力作用点的对冲部位而得名。暴力作用于枕部，对冲性脑挫裂伤位于额颞叶的极部和底部；着力点在顶部时，损伤发生在对侧额颞叶的外侧面。对冲性脑挫裂伤程度较重和范围较广时，因迅速发展的脑水肿、脑肿胀和出血，病情在数小时内迅速恶化而危及生命。手术是清除脑挫裂伤，控制出血，减轻脑水肿的有效方法。

一、适应证

头 CT 发现对冲部位,额颞叶的极部和底部明显的脑挫裂伤,伴硬脑膜下血肿,周围广泛水肿,颞叶肿胀压迫中脑或伴侧脑室受压,中线移位者。

二、术前准备

见本章第一、二节。

三、麻醉

气管内插管全身麻醉。

四、手术步骤

1. 体位与切口

一侧额叶挫裂伤者取仰卧位,作患侧额部切口(图 7-6-1);双侧额叶挫裂伤者仰卧位,作冠状皮瓣切口(图 7-6-2);一侧颞叶或额颞叶损伤者,仰卧位,头偏向健侧,作患侧扩大额颞部切口(图 7-6-3)。

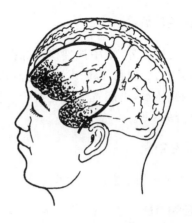

图 7-6-3　扩大额颞部切口

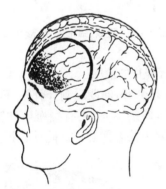

图 7-6-1　一侧额叶切口

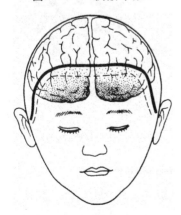

图 7-6-2　冠状切口

2. 开颅

与一般开颅术相同,参见本章"硬脑膜下血肿"节。

3. 清除硬脑膜下血肿和挫裂伤的脑组织

以一侧额颞叶损伤为例,硬脑膜上先切开一个小口,放出部分液体状血肿,降低脑压。再剪开硬脑膜,翻向颞侧。可见硬膜下薄层血肿和蛛网膜下损伤的脑组织,夹杂着大小不等的凝血块(图 7-6-4)。清除破碎的脑组织和凝血块,同时电凝止血。将额叶和颞叶底部翻开,清除底面损伤脑组织并止血,直到出现正常脑组织,颅内压下降,脑搏动恢复。

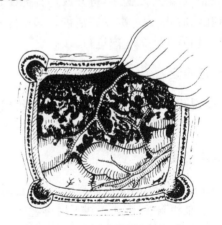

图 7-6-4　清除破碎的脑组织和凝血块

4. 关颅

取骨膜或颞肌筋膜修补,作减张缝合,四周悬吊。弃骨瓣减压,硬脑膜外负压引流。分层缝合。

五、关键要点

（1）除功能区外，术中挫裂伤清除需彻底，减压要充分，止血要彻底，以防术后再出血和癫痫。

（2）因减压后，可能发生他处血肿，所以术后应及时复查头 CT。

六、术后处理

同急性硬脑膜下血肿清除术。

七、专家点评

颅脑损伤病情多变，如头术前 CT 时间距手术间隔较长，应在术前去手术室途中再复查头 CT，视病灶情况，以免术中措手不及。

第七节　开放性颅脑损伤
（Open Craniocerebral Injuries）

损伤涉及头皮、颅骨、脑膜直达脑组织，致使脑组织与外界相通，称为开放性颅脑损伤。其临床表现有以下特点：脑组织碎块混同出血或脑脊液从皮肤伤口流出；大量出血，导致休克；致使感染机会增多。

彻底清创，去除异物、血肿和挫裂伤的脑组织；彻底止血，缝合硬脑膜，将开放伤转为闭合伤。应争取在伤后 6h 内一次彻底清创。如条件有限，可酌情在伤后 48～72h 内进行。

一、适应证

头皮裂开，内见颅骨碎裂，并见脑组织或脑脊液流出。

二、术前准备

（1）出血过多或出血性休克者，伤口暂时缝合止血，并输血和输液，待休克纠正后再进行手术。

（2）术前和术中应用广谱抗生素。

（3）切不可拔除或扳动插入颅腔的物体，保持其不动，进行备皮和消毒。

（4）伤口如有脑组织溢出，以消毒敷料覆盖包扎。

三、麻醉

气管内插管全身麻醉。

四、手术步骤

1. 头皮裂伤清创和消毒

头皮伤口两侧翻起，将伤口内头发、泥沙等异物去除，用生理盐水冲洗。清洗完毕后，严格消毒、铺巾。头皮止血。皮肤创缘不整可稍加修整。为利于进一步扩创，可以伤口为中心，作直线、弧形或"S"形切口（图 7-7-1）。

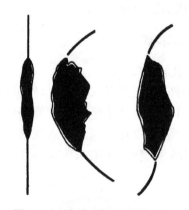

图 7-7-1　直线、弧形或"S"形切口

2. 骨折碎片的清除

头皮伤口牵开，向四周剥开骨膜，可见大小不等的碎骨片，掺杂不齐，夹有凝血块和脑组织（图 7-7-2）。去除方法与闭合性凹陷性骨折处理相同。

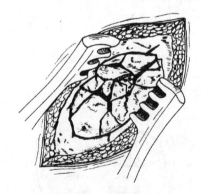

图 7-7-2　清除碎骨片

3. 致伤物的去除

如带有匕首之类的伤器时，颅骨暴露后以其为中心，周围钻四个孔锯开（图 7-7-3），然后将致伤物和骨瓣一并取下。

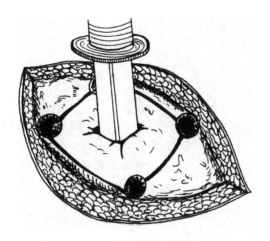

图 7-7-3　在伤器周围钻孔

4. 脑部扩创

将硬脑膜伤口扩大,清除脑内血块及异物(图 7-7-4),彻底止血,反复用庆大霉素生理盐水冲洗。

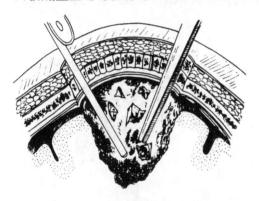

图 7-7-4　清除脑内血块及异物

5. 硬脑膜缝合

严密缝合或修补硬脑膜,硬膜外置负压引流管一根。

6. 分层缝合头皮

头皮如有缺损,可作弛张缝合、转移皮瓣或植皮。

五、关键要点

术中污物清除需彻底。硬脑膜缝合要严密。

六、术后处理

(1)皮试后破伤风抗毒素 1500 单位,皮下注射。

(2)与颅内血肿清除术相同。

七、专家点评

开放性颅脑损伤的伤口往往不规则,因此,切口设计要巧妙,既满足手术野的暴露,又要达到整容要求。

第八节　脑枪弹伤(Bullet Wounds of the Brain)

脑枪弹伤是开放性颅脑损伤的一种特殊类型,大致可分为穿透伤和非穿透伤。非穿透伤,虽然硬脑膜完整,但局部脑组织可能遭受损伤,甚至形成颅内血肿。穿透伤又有盲管伤、贯通伤和切线伤三种(图 7-8-1)。硬脑膜破裂脑组织损伤严重,常可合并颅内血肿和感染,应及早进行清创手术。

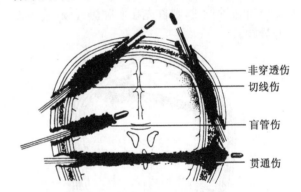

图 7-8-1　脑枪弹伤的几种类型

一、适应证

(1)盲管、贯通或切线伤等穿透性脑枪弹伤。

(2)非穿透伤,头颅 CT 显示脑挫裂伤或颅内血肿。

二、术前准备

(1)仔细检查头部伤口,结合头 X 线片或 CT,判断脑枪弹伤的类型、颅内异物的数目以及脑挫裂伤或颅内血肿的部位和程度。

(2)仔细检查全身其他部位有无复合伤,根据伤情轻重缓急合理安排手术。

(3)出血过多致休克者,待休克纠正后再进行手术。

(4)围手术期应用抗生素。

(5)伤口临时消毒包扎。

三、麻醉

气管内插管全身麻醉。

四、手术步骤

（一）非穿透伤的清创处理

头皮、颅骨创面清创及伴有的脑挫裂伤或颅内血肿手术与开放性颅脑损伤相同。

（二）盲管伤的手术方法

1. 体位与切口

以枪弹入口所在部位决定体位。额、颞、顶部血肿取仰卧位，头正中或偏向健侧。枕部者取侧卧位。以伤口为中心，作直线、弧形或"S"形切口。

对于伤道较长，已达对侧大脑者（图7-8-2），还应在伤道盲端相应部作皮骨瓣开颅术。如证实对侧已有血肿形成，则首先在血肿侧开颅，清除血肿和异物。

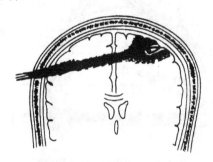

图7-8-2　伤道较长的盲管伤

2. 头皮和颅骨的处理

与开放性颅脑损伤相同。头皮创缘应切除0.2cm左右（图7-8-3）。切除碎骨片，扩大骨窗（图7-8-4）。彻底清除头发、泥沙等异物。

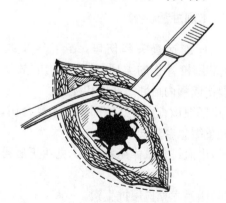

图7-8-3　头皮创缘应切除0.2cm左右

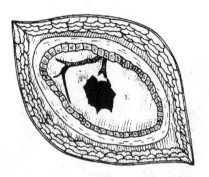

图7-8-4　切除碎骨片，并扩大骨窗

3. 脑部清创

将硬脑膜创口延长，由浅入深，清除脑组织碎片、凝血块等异物（图7-8-5）。要求取出的数目与X线片所示一致。金属弹片亦尽可能取出。对位于脑深部、小于1cm的金属异物，不必勉强取出。取出的异物送细菌培养和药敏试验。

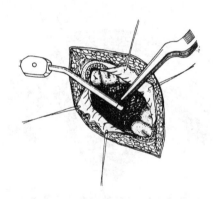

图7-8-5　延长硬脑膜创口，清除异物

4. 硬脑膜的处理

硬脑膜应严密缝合，四周悬吊。硬膜外置负压引流管。

5. 分层缝合头皮

如有缺损，可作弛张缝合、转移皮瓣或植皮。

（三）贯通伤的手术方法

基本上与盲管伤的清创术相同。已有血肿和活动性出血处首先处理。一般出口部位骨折范围大，脑组织损伤严重，常有活动性出血和血肿，先出口部位清创，然后入口部位清创。如果入口与出口部位较近，可将中间骨桥切除，对脑内创道彻底清创和止血（图7-8-6）。

（四）切线伤的手术方法

与一般开放性颅脑损伤清创术相同。

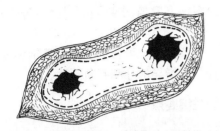

图 7-8-6 贯通伤的两端距离较近时，可将中间骨桥切除后再清创

五、关键要点

暴露要充分。

六、术后处理

同开放性颅脑损伤的术后处理。

七、专家点评

由于微创手术和立体定向外科发展，目前大部分枪弹的取出可不必再开颅。

第九节 弃大骨瓣减压术（Extended Crainectomy Decompression）

一、适应证

（1）颅脑外伤后顽固性颅内压增高；通过非手术治疗，控制体温于 37℃ 以下，血糖正常、血钠维持在 140～155mmol/L、红血球压积 30%、中心静脉压（CVP）6～12cmH_2O、大脑灌注压（CPP）60～70mmHg，给与镇静剂，头高脚低位 30 度，脑脊液外引流，反复使用甘露醇 2～5ml/kg 直至维持血浆渗透压在 300～320mOsm/L，控制 PaCO_2 在 30～35mmol/L，采用亚低温等以上治疗；ICP 仍高于 25mmHg，则行大骨瓣减压。

（2）外伤性大面积脑梗死。

二、禁忌证

（1）患者双侧瞳孔散大时间大于 2h，且生命体征不稳，提示脑干功能衰竭者。

（2）年龄大于 75 岁伴有原发心肺疾，预后较差者。

（3）凝血功能异常为相对禁忌，可纠正后施行手术。

三、术前准备

（1）与家属充分沟通。

（2）复习影像资料，尽可能了解 CT 上明确显示的硬膜外、硬膜下及脑内血肿的范围，了解颅骨骨折的情况及外伤性大面积脑梗死的范围。

四、麻醉

（1）气管内插管全身麻醉。

（2）请麻醉医生随时通报颅内压的情况，必要时给予过度通气维持 PaCO_2 在 30～35mmol/L 和使用甘露醇。

（3）切皮前静脉使用抗生素。

（4）骨瓣翻开前提醒麻醉医生可能出现血压下降，避免出现术中低血压。

五、手术步骤

1. 体位

取仰卧位，头高脚低 10°～20°，头偏向健侧但要保持身体轴性位，避免颈部扭曲引起静脉回流障碍；放置体位前应排除颈椎不稳定。

2. 消毒

常规消毒。

3. 切口和皮肌瓣形成

头皮切口起于耳屏前方 1cm，弧形向后至耳轮上方，再从颞部后方至顶结节处延续到额部中线发际处终止，成一"倒问号"形；如果头皮有裂伤应使其成为头皮切口的一部分。探查头皮伤口内有无异物，挫伤头皮边缘行椭圆形切除。将骨膜和颞肌分离，形成皮肌瓣翻起（图 7-9-1）。

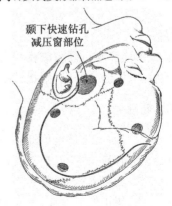

颞下快速钻孔减压窗部位

图 7-9-1 皮肤切口

4. 骨瓣形成

在颞下部钻第一个孔（颞骨鳞部），切开硬膜释放其下血肿以减压（图7-9-2）。形成额颞顶骨瓣，再从额颞基底起沿骨窗缘剪开硬膜，翻向矢状窦侧。探查额极、颞极和额顶皮质（图7-9-3）。

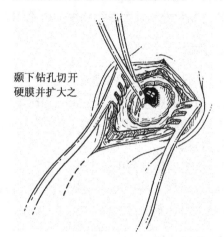

颞下钻孔切开硬膜并扩大之

图 7-9-2　颞下钻孔并剪开硬膜

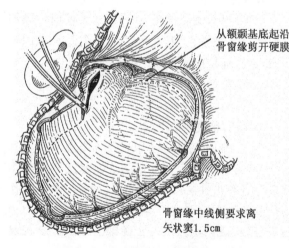

从额颞基底起沿骨窗缘剪开硬膜

骨窗缘中线侧要求离矢状窦1.5cm

图 7-9-3　额颞顶大骨瓣减压硬膜切开

5. 关颅

取骨膜或颞肌筋膜行硬膜减张缝合。硬膜外置负压引流管，分层缝合颞肌、帽状腱膜和皮肤。

六、术后处理

（1）送 NICU 治疗，维持平均动脉压和脑灌注压；充分地扩充血容量，必要时输红血球以维持血红蛋白在 10g/dl；如果 CVP 正常而血压偏低可加用血管活性药物；纠正低氧血症，气管插管或气管切开，使用呼吸支持治疗；预防癫痫及控制体温。

（2）根据 ICP 监测或骨窗处压力，进行降颅压治疗。

（3）有条件单位可行颈静脉血氧饱和度、脑组织氧监测，以指导治疗和判断预后。

七、关键要点

（1）把握弃大骨瓣减压的时机，如患者出现顽固性颅内压增高，非手术治疗无效，则当机立断准备弃大骨瓣减压。如患者突然出现双侧瞳孔散大、呼吸骤停、血压下跌，则失去手术抢救的机会。

（2）强调充分减压，如咬除蝶骨嵴及中颅窝骨质，硬膜减张修补。

（3）上矢状窦旁的骨窗缘应距中线 1～1.5cm 距离，避免上矢状窦损伤出血。

（4）防止急性脑膨出的措施包括：1）在脑疝发生后尽短时间内行开颅手术；2）请麻醉医生掌握麻醉的深度，避免血压过高或过低，可使用过度通气和高渗性脱水剂；3）注意患者的体位和保持静脉回流通畅，注意导尿管通畅避免腹压过高；4）切开硬膜时，要避免一下子全部剪开而出现脑膨出；5）如手术中失血过多，可能出现稀释性凝血病，则可采用新鲜冰冻血浆、凝血酶元复合物，必要时输注血小板和因子Ⅶ。

八、专家点评

（1）ICP 监测是指导此类患者治疗的必要措施，每个患者都应行 ICP 监测。

（2）额颞顶部弃大骨瓣减压适用于一侧额颞顶叶硬膜外血肿、硬膜下血肿、脑挫裂伤或脑梗死、中线向对侧移位、ICP 明显增高者。如果患者系弥漫性脑肿胀，中线无移位，呈小脑室综合征，ICP 顽固性增高，可考虑采用双额弃大骨瓣减压，以避免单侧弃大骨瓣减压引起脑组织向减压侧移位和非减压侧硬膜下积液。

第十节　外伤性视神经损伤减压术
（Decompression of Traumatic Optic Nerve Injury）

一、适应证

（1）头部外伤后，GCS 评分 13～15 分，3 天内单侧视力明显下降,不超过1周;特殊情况可相对延长,如双侧失明、特殊工种、患者强烈要求手术。

(2)双侧外伤性视神经损伤,GCS评分13～15分。

(3)有视神经损伤体征,视力下降或失明,瞳孔散大,直接光反应消失,间接反应存在;CT提示伴有前颅底额叶硬膜外血肿和视神经管骨折。

(4)眶颅有沟通性损伤,累及视神经。

二、禁忌证

(1)外伤后完全失明超过1周,视觉诱发电位P100消失,眼底检查示视乳头萎缩。

(2)伤后病情不稳定,GCS≤12分,视力下降,CT示视神经管骨折,应待病情平稳后手术。

(3)外伤后视力下降但在0.1以上,CT示视神经管骨折不明显,可采用非手术如激素、神经营养及高压氧治疗。

三、术前准备

(1)对外伤进行全面评估,包括受伤机制、GCS评分和多发伤等。

(2)头颅CT扫描加前颅底薄层CT及颅底三维重建图像,了解视神经管骨折及视神经受压情况。

(3)视觉诱导电位P100测定。

(4)眼科检查视力、视野、眼底。

(5)与家属沟通,谈清手术风险及预后可能。

四、麻醉

(1)气管内插管全身麻醉。

(2)切皮前静脉给予抗生素。

五、手术步骤

(1)全麻后先取侧卧位,行腰大池穿刺和留置外引流管,术中极缓慢放出脑脊液使颅压下降,有利于硬膜外入路暴露手术野。

(2)调整为仰卧位做改良翼点切口,如双侧视神经损伤则可以采用双额冠状切口。

(3)采用改良翼点入路(图7-10-1),皮肤、肌肉瓣形成如常,根据受伤暴力及CT片显示的前颅底骨折严重程度调整骨瓣大小。

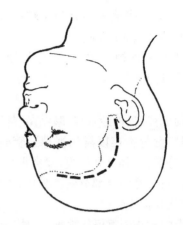

图7-10-1　视神经管减压的头皮切口

(4)在手术显微镜下经硬膜外分离,暴露蝶骨嵴、蝶骨小翼、前床突、鞍结节侧方及视神经管开口。

(5)用高速金刚钻头轻轻磨视神经管上壁成菲薄骨片,再用显微剥离子剔除之,磨除前床突内侧份及视神经管内侧壁,使视神经充分减压(图7-10-2)。

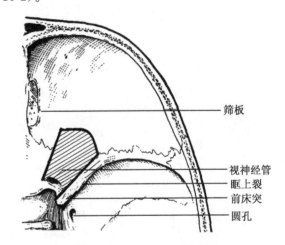

图7-10-2　视神经减压的范围

（右侧标注，从上到下：）筛板　视神经管　眶上裂　前床突　圆孔

(6)探查视神经底面,将嵌顿的骨折片复位;磨去近视神经管口的部分眶顶骨质。

(7)用宝石刀或尖头刀纵向打开视神经鞘膜和Zinn环。

(8)取骨膜或带蒂筋膜重建前颅底。

(9)常规关颅。

六、关键要点

(1)术中腰大池引流有助于降低脑压,便于硬膜外入路。如果引流不满意脑压较高，则切开硬脑膜，打开侧裂边放出脑脊液。

（2）如双侧视神经损伤，往往前颅底广泛骨折，此时嗅神经断裂，可采用扩大前颅底入路有助于暴露。

（3）前床突、视神经管口、鞍结节、蝶骨平板和后组筛窦广泛骨折难以辨认视神经管时，可采用两种方法分辨：一是打开硬膜，找到视神经后辨认视神经管口；二是磨除部分眶顶骨质，沿眼球视神经走向辨认视神经管口。

（4）术中防止加重损伤视神经：使用磨钻时充分冲洗降温，防止热损伤；骨质磨菲薄后用显微剥离子剔除，不宜用力过度；视神经鞘打开时避免伤及视神经供血血管及视神经纤维，并牵拉视神经。

七、术后处理

（1）CT 复查以及早发现迟发性血肿发生。

（2）使用甘露醇和激素减轻视神经水肿。

（3）酌情使用神经营养药物如 GM-1、NGF。

（4）可行高压氧治疗。

（5）复查视觉诱发电位，了解 P100 动态变化。

八、专家点评

（1）前颅底薄层 CT 及三维 CT 重建不显示视神经管骨折时，根据临床检查怀凝视神经损伤者可探查，常发现视神经管上壁骨折。

（2）与经鼻蝶视神经管减压术相比，开颅硬膜外减压术创伤相对较大，但具有以下优点：1）该类患者往往合并前颅底骨折和硬膜撕裂，手术中可一期缝合封闭硬膜，重建前颅底，减少脑脊液漏和脑膜炎的发生；2）视神经管上壁骨折最为好发，经硬膜外入路可直视下去除压迫视神经之骨折片，达到视神经 180 度以上的减压。而经蝶窦视神经管减压主要去除视神经管的内侧壁即蝶窦的内侧壁，手术野局限；3）开颅硬膜外入路时切开视神经鞘膜和 Zinn 环更加方便。

第8章

脑脊液漏的修补
Repair of Cerebrospinal Fluid Fistulas

杨伯捷　陈衔城

脑脊液自破损的颅底骨折线、硬脑膜裂孔和由鼻腔或耳道流出称为脑脊液鼻漏和耳漏。可分为自发性和外伤性两种。前者因颅底肿瘤、脑膜脑膨出或慢性颅内压增高造成局部颅底骨质变薄、破坏及邻近硬脑膜和蛛网膜损伤所致。而由外伤造成额窦、筛窦、蝶窦、中耳和乳突骨折及局部黏膜、硬脑膜和蛛网膜破裂所致的脑脊液漏更为常见。手术损伤也可造成脑脊液漏,但较少见。脑脊液漏的严重性在于继发颅内感染和气颅。因此,必须积极治疗。

一、适应证

(1)发生于颅脑损伤急性期,经2～3周非手术治疗不愈者。

(2)发生于颅脑损伤后期者。

(3)时愈时发,反复不愈,并伴间隙发作颅内感染者。

(4)由其他原因引起的脑脊液漏。

二、术前准备

(1)流出液的鉴定,如糖定性和定量试验。

(2)头CT或MRI检查,明确有无颅底骨折、破坏、肿瘤和脑膜脑膨出等疾病。

(3)头CT脑池造影或同位素检查,确定漏口。

(4)鼻咽部细菌培养和药敏试验。

(5)围手术期应用广谱抗生素

(6)其余同第一章第六节。

三、麻醉

气管内插管全身麻醉。

四、手术步骤

(一)额窦、筛窦损伤所致脑脊液鼻漏的修补

1. 体位与切口

取仰卧位,作额部冠状切口,双额骨瓣,骨窗前缘近颅底(图8-1)。

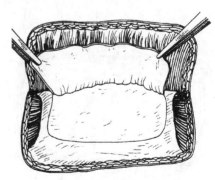

图 8-1　冠状切口,双额骨瓣

2. 修补额窦漏口

如额窦开放,将其内黏膜刮除,用浸过庆大霉

素溶液的明胶海绵填入额窦内(图8-2),再以骨蜡封闭。然后,在硬脑膜外将额底抬起,常见局部硬脑膜嵌入额窦后壁骨折缝内。齐裂口将硬脑膜切断。通过硬脑膜破口,检查额叶有无出血。缝合硬脑膜破口。剔除额窦后壁骨折缝内的游离硬脑膜,骨折孔以骨蜡封闭。取颞肌筋膜、生物胶粘贴。

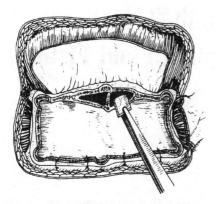

图8-2　封闭额窦

3. 硬脑膜外入路修补筛窦漏口

在硬脑膜外将额底抬起,沿前颅底向后下分离,将鸡冠咬除。硬脑膜向筛板骨孔处突出(图8-3)。在此处将硬脑膜断离下来,硬脑膜破损可能较大,不能缝合,通过裂孔止住脑表面出血,用明胶海绵覆盖。取颞肌筋膜,用生物胶粘贴在硬脑膜裂孔上。将残留在筛板骨折孔内的硬脑膜推入筛窦腔,骨孔用骨蜡封闭。取小块肌肉,用生物胶粘贴覆盖。

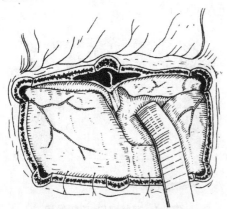

图8-3　断离筛板骨孔处硬脑膜

4. 硬脑膜内入路修补筛窦漏口

双侧额部近骨窗前缘各作硬脑膜切口(图8-4),结扎上矢状窦(图8-5)。于两道结扎线之间将上矢状窦和大脑镰剪开(图8-6)。抬起额底暴露漏口。在硬脑膜缺损和筛板骨折部位常见脑组织疝出(图8-7)。切除疝出的脑组织,骨折缝用骨蜡封闭。取颞肌筋膜,用生物胶粘贴在硬脑膜裂孔上(图8-8)。缝合额部硬脑膜切口。

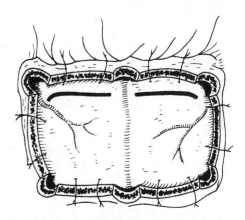

图8-4　双侧额底硬脑膜切口

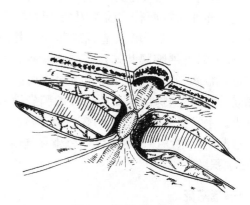

图8-5　结扎上矢状窦

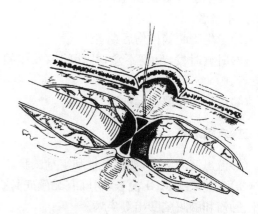

图8-6　剪开上矢状窦和大脑镰

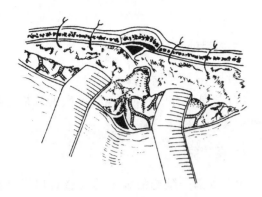

图 8-7 切除疝出的脑组织

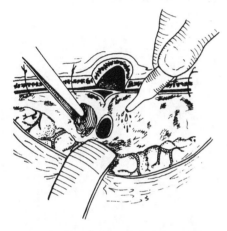

图 8-8 取颞肌筋膜和生物胶封闭硬脑膜裂孔

5. 关颅

将额骨骨膜翻盖到前颅底骨面上,用生物胶固定,硬脑膜四周悬吊。骨瓣复位,分层缝合头皮切口。(图 8-9)

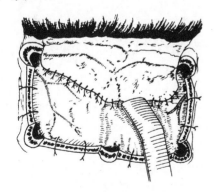

图 8-9 骨膜翻盖到前颅底骨面上

五、关键要点

(1)术前放置腰穿以利术中牵拉前额底部。

(2)嵌入骨缝的不可强行拉出以免带入污物。

(3)术毕应反复冲洗,确保不漏方可关颅。

(二)蝶窦损伤所致脑脊液鼻漏的修补

参照经蝶窦手术进行的修补方法。

(三)脑脊液耳漏及岩骨骨折所致脑脊液鼻漏的修补

1. 体位与切口

向健侧侧卧位。如硬脑膜裂孔在中颅底,作颞部切口(图 8-10)。硬脑膜破孔在后颅窝,作枕下乳突后切口(图 8-11)。如中颅底和后颅窝都有破口,则作颞枕联合切口(图 8-12)。

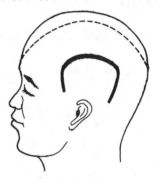

图 8-10 中颅底颞部切口

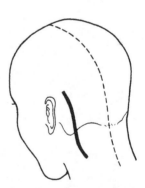

图 8-11 枕下乳突后切口

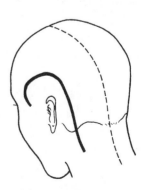

图 8-12 颞枕联合切口

2. 中颅底漏口修补

作颞骨骨瓣和硬脑膜瓣,将颞叶抬起,于岩骨上表面(特别是弓状隆突处)找到漏口。修补方法同上述脑脊液鼻漏。

3. 后颅窝漏口修补

患侧枕下入路。将小脑外侧面向内牵开,探查至桥小脑角。在岩骨后壁可发现硬脑膜破裂。剔除嵌入的组织后,用上述脑脊液鼻漏的修补法修复。

4. 关颅

六、关键要点

同"额窦、筛窦损伤所致脑脊液鼻漏的修补术"。

七、术后处理

(1)与一般开颅术同。

(2)发现仍有脑脊液漏,应再次酌情检查和修补。

八、专家点评

由于少部分脑脊液漏术前检查难以发现漏口,因此,需向患者及其家属讲明手术带有探查性质,以免疗效不佳,造成误解。

第9章

颅内动脉瘤
Intracranial Aneurysms

徐 斌 毛 颖 周良辅

第一节 颅内动脉瘤的治疗方法
(Treatments for Intracranial Aneurysms)

颅内动脉瘤的治疗方法有手术和非手术两种。非手术治疗法只用于手术治疗的辅助方法或动脉瘤破裂引起蛛网膜下腔出血的治疗。手术治疗有间接手术和直接手术两种(图 9-1-1,图 9-1-2)。间接手术指在动脉瘤近端结扎载瘤动脉,以

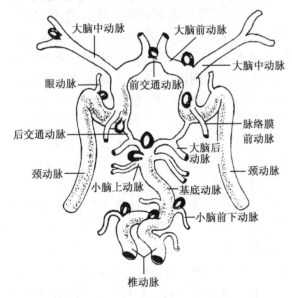

图 9-1-1 颅内动脉瘤好发部位

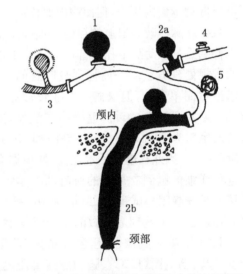

图 9-1-2 颅内动脉瘤几种常用手术方法示意图

1:瘤颈夹闭;2a:动脉瘤颅内孤立;2b:动脉瘤颅内外孤立;3:近端供应动脉结扎;4:动脉瘤切除;5:瘤内栓塞(图中斜线部分表示载瘤近端血管阻断后,远端血管和动脉瘤内血液压力降低,涂黑部分表示血流已中断)

降低动脉瘤内的血流速度和张力,促使动脉瘤内血栓形成,从而达到减少动脉瘤体积和破裂出血,甚至闭塞动脉瘤。直接手术包括:(1)动脉瘤颈夹闭或结扎。(2)动脉瘤切除。(3)动脉瘤孤立,有颅内孤立术和颅内外孤立术两种。(4)动脉瘤内致凝,有经血管内介入(如用微弹簧圈、支架或可脱性气囊等)、电凝法、磁凝法、射毛法和注入粘胶

法等。(5)动脉瘤壁加固和包裹。上述各法中,以动脉瘤颈夹闭或结扎以及动脉瘤切除两法最理想和可靠,因为它们既排除动脉瘤于循环外,又杜绝引起出血的病因,同时还保留正常脑血液循环通路。但是,当动脉瘤不能夹闭或切除时,在脑侧支循环不良者,则应在颅内外动脉吻合配合下,进行动脉瘤孤立或载瘤动脉结扎。也可经血管行介入治疗如闭塞动脉瘤或阻断载瘤动脉,以及瘤内射毛、电凝、磁凝和瘤壁加固法,后者疗效欠佳。

第二节 颅内动脉瘤的间接手术
(Indirect Operations of Intracranial Aneurysms)

颅内动脉瘤的间接手术包括颈动脉(颈总或颈内)结扎术和椎动脉结扎术。载瘤动脉的近端阻断可降低动脉瘤内压力,促使瘤内血栓形成,从而达到减少动脉瘤破裂出血的目的。颈部颈动脉结扎术特别是颈总动脉结扎术曾作为急诊出血动脉瘤的常规处理方法之一而得到较广泛的应用。此手术虽然简单有效,但缺血并发症较常见。术后血管造影发现83%的动脉瘤缩小或消失,但脑缺血的发生率为28%(颈总动脉结扎)和49%(颈内动脉结扎)。因此在进行手术之前,要根据血管造影进行详细的脑侧支循环的血流动力学评估,最常用的是球囊闭塞试验(balloon occluded test,BOT)以及在BOT基础上加做的单光子发射CT(SPECT)、CT灌注成像、降压激发试验、乙酰唑胺激发试验、脑电图(EEG)、脑动脉残端压测定、脑血流量(CBF)测定等相关检查。可是即使是BOT阴性,术后近期无脑缺血表现的患者,长期随访发现,结扎侧甚至结扎对侧的缺血性中风的发生率比正常人高25倍。另一个远期并发症是,一侧颈动脉结扎后,其他脑部动脉供血负担加重,可促使对侧颈动脉发生动脉瘤。近20年来,随着显微神经外科和神经介入技术的不断发展,目前在动脉瘤的处理中,间接手术的方法已经很少采用。只有在确定动脉瘤不能通过直接手术夹闭、介入手术亦不能取得满意效果,而侧支循环足够,载瘤动脉可以牺牲的情况下,才采用此手术方法。

一、颈动脉结扎术(Carotid Artery Ligation)

包括颈总动脉结扎和颈内动脉结扎两种方法。可单独采用,也可作为颅内外动脉瘤孤立术或颅内外动脉搭桥术的一部分。颈部颈动脉结扎术根据手术方式分为立即结扎术和慢性阻断术。

(一)适应证

(1)岩骨段颈内动脉瘤。

(2)海绵窦内颈内动脉瘤。

(3)床突旁颈内动脉瘤。

(二)禁忌证

(1)伴有脑血管痉挛者。

(2)脑侧支循环不良者(详见"侧支功能测定")。

(3)结扎对侧颈动脉狭窄者。

(4)4和5级患者(见WFNS分级)。

(5)伴颅内血肿者。

(三)术前脑侧支循环功能的测定

(1)脑血管造影和球囊闭塞试验(BOT):造影时压迫颈部动脉,了解前交通和后交通动脉的功能。做病变对侧颈动脉造影时,压迫患侧颈脉,如患侧大脑前、中动脉显影,则提示前交通动脉功能好。做椎动脉造影时,压迫患侧颈总动脉,如患侧后交通显影,示其功能良好。由于压颈试验的影响因素多,欠准确,目前已被球囊闭塞试验(BOT)代替(详见有关章节)。BOT时监测神经体征。

(2)氙^{133}CT脑血流(CBF)测定:①暂阻断颈内动脉(ICA)后,每分钟CBF>30ml/100g脑组织,可在颅内外动脉(EC/IC)吻合术配合下,一次结扎ICA。②暂阻断ICA后,CBF=20~30ml,应在EC/IC吻合术配合下,慢性结扎ICA。③暂阻断ICA后,CBF=15~20ml,应在EC/IC吻合术配合下,慢性结扎颈总动脉(CCA)。④暂阻断ICA后,CBF<15ml,禁忌结扎ICA或颈总动脉。

(3)SPECT测定:在脑血管造影后进行BOT,比较阻断ICA前后神经系统体征,如无变化,继续阻断15min,并静脉注入^{99m}Tc-HMPAO 20mCi,进行SPECT检查。大脑^{99m}Tc-HMPAO脑灌注对称,示患者可耐受永久阻断颈动脉;如不对称者,易发生脑缺血。也可比较颈动脉阻断前后SPECT的变化:阻断颈动脉前24~48h^{99m}Tc-

HMPAO 为基数,阻断后 SPECT 无变化者,可耐受永久性颈动脉阻断;否则示侧支不良。

(4)降压诱发试验:在 BOT 时,用硝普钠降压,使平均动脉压为患者基础平均压的 60%~70%,观察 15min,期间应评估患者的意识和对指令的反应时间,并进行神经系统检查。

(5)注意力评估(Sustained-attention assessment):BOT 前教会患者根据电脑指令按压鼠标,电脑可测出患者看到和听到指令按压鼠标所需时间。SAA 评估准确性优于一般神经系统检查。

(6)CT 灌注试验:为一种新方法,其准确性有待进一步评估。

结扎动脉的选择:

ICA 和 CCA 结扎后的并发症、病残率和远期动脉瘤再出血率相近,无显著差异。多数人主张结扎 ICA,理由是:①ICA 结扎效果较 CCA 好;②易与颅内 ICA 阻断结合(即孤立术);③易于辅以 EC/IC 吻合。

(四)麻醉

局部麻醉或全身麻醉。

(五)手术步骤

1. 体位

仰卧,肩下垫小枕,使颈过伸,头偏向对侧约40°,下颌骨抬起。(图 9-2-1)。

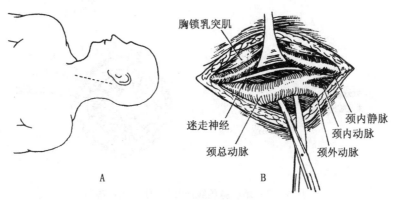

图 9-2-1 颈动脉的暴露
A. 患者体位(虚线示头皮切口);B. 颈部颈动脉的暴露

2. 颈动脉暴露

颈总动脉斜行经过颈部,自胸锁关节后直达甲状软骨上缘,分为颈内和颈外动脉。此动脉位于颈动脉鞘内。在鞘内还有颈内静脉和迷走神经。前者位于动脉外侧,后者位于动静脉的后方。舌下神经的下行支位于动脉鞘的前方。在环状软骨水平,有肩胛舌骨肌的上腹斜向跨越动脉表面,由于此肌肉下方动脉位置较深,而其上方动脉位置较表浅,手术暴露颈总动脉常选在此肌的上方,即环状软骨水平以上。颈动脉分叉位于甲状软骨上缘水平。二腹肌的后腹跨过颈内动脉表面,此肌下方颈内动脉位置较表浅,其上方则动脉位置深,因此手术暴露颈内动脉都选在动脉下段。

皮肤切口沿胸锁乳突肌的前缘,长 4~5cm,切口上端位于下颌骨角水平向上约 1cm,切口中点约相当于甲状软骨上缘的水平。沿切口切开皮肤、皮下组织、颈阔肌,胸锁乳突肌前缘游离后向后外侧牵开,肌肉深面为颈内静脉。动脉在静脉的内前方。游离颈内静脉前缘,将其向后外侧牵开后即可暴露颈动脉。动脉有显著搏动,用手指按摸,很容易寻找。先在术野下端将颈总动脉(CCA)游离。然后沿其向上解剖,游离颈外动脉(ECA)和颈内动脉(ICA)。ECA 位于 ICA 前内侧,离颈动脉窦不远 ECA 发出甲状腺上动脉,故易与 ICA 识别。沿它向上解剖,至下颌角深面可找到 ECA 其他分支:舌动脉和面动脉(同甲状腺上动脉向前走行)、胸锁乳突肌、枕动脉和耳后动脉(向后走行)。ECA 穿入腮腺至下颌深处分为颞浅动脉和上颌动脉两终支。ICA 自 CCA 发出后,向上走行,位于二腹肌后腹深面,经岩骨的颈动脉管入颅。ICA 在颈部没有分支。ECA 先位于 ICA 前内方,后位于其外侧(近颅底处)。在二腹肌下方,ICA 表面有三叉神经舌支和舌下神经;在二腹肌上方有舌咽神经位于 ICA 和 ECA 之间。接近颅底时有舌咽、迷走、副神经和舌下诸神经位于 ECA 和 ICA 之间。术中需注意辨识这些神经分支,避免误伤。

3. 岩骨段颈内动脉的暴露方法

见第二章第九节。

4. 颈动脉的结扎方法

(1)丝线结扎:操作方法与一般结扎较大血管的方法同。缺点是容易引起血栓形成。由于常将血管内膜和中层勒断,内膜损伤后容易发生血栓,加以血管结扎,血压大大降低,更促使血栓形成。颈动脉内的血栓形成可向上扩大,进入颈内和颈外动脉,最后将大脑前动脉和中动脉阻塞。为了避免结扎损伤血管内膜,可在结扎线与血管之间衬一层筋膜或肌肉,但有时衬垫物会自结扎线下滑脱。防治的方法可采用如图 9-2-2 的方法,将结扎线贯穿于衬垫的筋膜上,再行结扎。

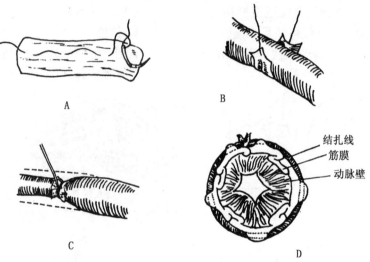

结扎线
筋膜
动脉壁

图 9-2-2　颈动脉丝线结扎法(用筋膜衬垫)
A:筋膜上贯穿结扎线;B:把筋膜围绕动脉;C:结扎;D:结扎后的切面示意

(2)褥线缝合:图 9-2-3 所示为 Poppen 的手术方法。此法用重复的褥线缝合将血管腔闭塞。管腔闭塞后,在缝合区远端的血管搏动消失。为防止管腔再通,可在缝合区的上下两端外加双重丝线结扎。

(3)金属血管夹:文献中曾有多种金属夹用于颈动脉结扎,其原理与颅内止血用的银夹相似。金属用铝、银、钽等均可。此法的优点是使用简便,缺点是在颈部遗有一个皮下结节。上金属夹时不宜太紧,以免引起局部血管壁坏死。

(4)慢性阻断:用特制血管钳将颈动脉分次夹紧,上面几种方法都是一次将颈动脉完全闭断。在临床上有时须分次逐步地将颈动脉闭断。将颈总动脉、颈内动脉和颈外动脉四周组织游离后,以双重粗丝线将各血管围绕,以作牵拉之用。将慢性阻断夹套住颈内动脉,缝合伤口,慢性阻断夹的旋柄暴露于伤口外。放好慢性阻断夹后,第一次仅将颈动脉部分闭断,之后逐次将扣结旋紧,直至完全闭塞动脉管腔。在闭紧过程中,患者绝对卧床。动脉夹在手术后次日开始根据刻度旋紧旋柄。每次旋紧动脉夹后 8h 内,应每一刻钟观察手足肌力一次,每半小时观察意识和生命体征一次。夹子完全闭紧后,以超声多普勒验证血流已阻断,观察 24h,如无不良反应,就可取夹。再次打开伤口,用丝线将血管结扎,取出慢性阻断夹。这种方法比较麻烦,所以有些作者设计出可以在体外操作、逐步夹紧的血管钳,以避免屡次打开伤口,扎紧血管。图 9-2-4 是 Crutchfield 所设计的专门钳夹颈动脉用的血管钳。此钳特点是旋柄可以取下。手术是将颈动脉暴露好后,放置血管钳,再从另一皮肤小切口放入旋柄,伤口缝合。术后逐日旋紧血管钳,直至动脉完全闭断。再将旋柄取出,血管钳则长期留在体内。

5. 结扎动脉时进行的试验

(1)压颈试验:在结扎动脉之前,先用活扣将颈动脉扣紧,观察 20～30min。确定患者是否出

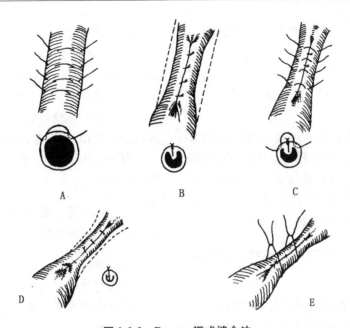

图 9-2-3 Poppen 褥式缝合法
A、B:作第一排褥线缝结;C、D:作第二排褥线缝结;E:外加双重丝线结扎

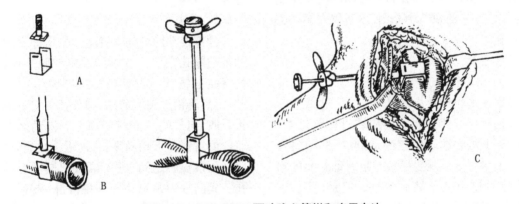

图 9-2-4 Crutchfield 颈动脉血管钳和应用方法
A:血管钳上有螺纹,旋紧螺纹能把血管钳夹紧;B:螺纹旋柄扣住血管钳,血管夹套住并夹紧颈动脉;C:血管钳套在颈动脉上,旋柄从另一皮肤切口放入,扣住钳上的螺纹

现脑缺血症状或体征。由于该试验不准确,可靠性差,现已少用。目前对于颅内动脉瘤患者,不论压颈试验的结果如何,最好都用螺旋夹将颈内动脉分次夹闭,以减少并发症的产生。

(2)颈内动脉测压:在手术时完全阻断颈总动脉的血流后,测定颈内动脉血压的降低程度。根据下降程度的大小,可以推测患者是否能耐受颈总动脉阻断,以及确定颈总动脉逐步阻断的快慢。结扎颈总动脉后颈内动脉平均动脉压下降50%以下者,表明侧支循环较好,螺旋动脉夹可在3~4天内完全闭紧;超过50%~70%者,在5~7天内闭紧;下降75%~85%者,表明侧支循环不良,需10~

14天才能闭紧,甚至不能耐受颈动脉阻断。

(六)术后处理

(1)见第一章第八节。

(2)用 Crutchfield 夹慢性阻断者,除密切观察患者外,应在床旁置消毒螺纹旋柄,以备急需之用。

(七)专家点评

(1)单纯 BOT 阴性者,结扎颈动脉后有10%~20%的患者发生脑缺血,特别是急性、一次结扎。BOT 加上脑血流监测(如 SPECT,CT 氙133),阴性者急性结扎颈动脉仍有3%~22%的患者发生缺血并发症。目前认为 BOT 时 CBF>40ml·百克·分,可永久性一次结扎颈内动脉;

CBF<30ml·百克·分者,应在颅内外动脉吻合后慢性阻断颈内动脉。

(2)鉴于目前缺少单一、可靠的能够预测脑侧枝循环功能的方法,有条件者可把两种以上方法一起应用,以提高准确性。

(3)由于近年来神经介入可脱球囊技术的可靠性不断提高,对于 BOT 及相关试验阴性(即侧支循环足够)的患者,采用可脱球囊或弹簧圈闭塞颈动脉的方法因其创伤小,手术时间短、没有手术疤痕等优点,已取代颈动脉直接结扎手术。

二、椎动脉结扎术(Vertebral Artery Ligation)

(一)适应证

无法直接手术治疗的椎-基动脉瘤,包括巨大的囊性动脉瘤或夹层动脉瘤,有重要动脉从瘤体上分出;梭形动脉瘤累及范围广,影响椎-基动脉的大部分。椎动脉颅内部分和基底动脉的手术途径,将在直接手术的章节中介绍,本节仅介绍颈部椎动脉结扎术。

(二)禁忌证

同颈动脉结扎术。

(三)脑侧支循环功能的测定

同颈动脉结扎术。在术前应通过血管造影、TCD、SPECT 等方法了解脑底动脉的侧支功能,然后设计手术方案。既要尽可能阻断动脉瘤的血供,又要尽量避免脑干缺血发生。但是,要认识到,即使术前侧支循环良好者,术中和术后仍有可能发生脑干缺血。

(四)手术方法

(1)单侧椎动脉结扎:用于动脉瘤由一侧椎动脉供血者,其两侧椎动脉吻合良好,基底动脉由对侧椎动脉和颈内动脉系统供血。

(2)双侧椎动脉结扎:动脉瘤涉及双测椎动脉或位于基底动脉上,并由双侧椎动脉供血,此时虽可以阻断双侧椎动脉,但必须颈动脉系统能对基底动脉供血。

三、颈部椎动脉结扎(Ligation of Vertebral Artery in the Neck)

(一)麻醉

局部麻醉。

(二)手术步骤

1. 体位

仰卧,头转向对侧,术侧肩下垫小枕,使颈略过伸。

2. 方法

颈部椎动脉的结扎部位,在其进入颈椎横突的椎动脉孔之前。在下颈部甲状腺平面,沿胸锁乳突肌前缘作纵向切口。颈阔肌沿皮肤切口切开,游离胸锁乳突肌前缘,向外侧牵开。暴露肩胛舌骨肌,向外侧牵开或切断之。椎动脉在前斜角肌内侧自锁骨下动脉发出,向后上方行,经前斜角肌和颈最长肌之间,进入第六颈椎横突的椎动脉孔。其前方为颈总动脉和椎静脉,前下方有甲状腺下动脉与之交叉,其后方为第六颈椎横突、颈下交感神经节和颈 7、8 脊神经的前支(图 9-2-5)。

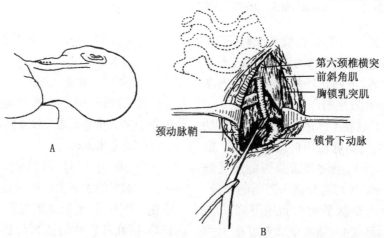

图 9-2-5 椎动脉的手术暴露

A:患者体位;B:向外侧牵开胸锁乳突肌,向内侧牵开颈动脉鞘,在第六颈椎横突下方找出椎动脉(用纱布条牵起)

暴露椎动脉:手术时将颈动脉鞘和甲状腺包膜分离后,将两者向两旁牵开(也可将颈动脉鞘牵向内侧)。甲状腺下动脉向下方牵开,暴露深部椎前肌肉。然后摸出第六颈椎横突。在其下方可摸到椎动脉搏动。在搏动部位的表面将椎前肌肉分开,即可暴露椎动脉,约可游离 2cm 左右一段。以粗丝线结扎两道即可。

(三)专家点评

随着神经介入治疗技术的不断发展,目前后循环复杂动脉瘤的处理多采用介入治疗方法。椎动脉的颈部结扎手术也已被球囊或弹簧圈闭塞术所取代。

第三节　颅内动脉瘤的直接手术
(Direct Operations of Intracranial Aneurysms)

一、一般原则

(一)适应证

(1)0—Ⅱ级(Hunt 和 Hess 分级或 WFNS 分级,下同)患者,如无手术禁忌证,应尽早手术,以免再出血。

(2)Ⅲ、Ⅳ和Ⅴ级患者,过去认为应等待患者情况改善后再手术,但近有主张只要无禁忌证,也应尽早手术,特别伴有血肿者。

(3)伴颅内血肿者,应尽早手术。

(二)禁忌证

(1)Ⅴ级患者。

(2)伴有脑动脉痉挛者。

(3)伴有严重心、肝和肾功能障碍或高血压未能控制者。

(三)手术时间

由于蛛网膜下腔出血后 3～14 天易发生再出血,也是脑血管痉挛好发时间,因此,一般认为,动脉瘤手术时间应选在出血后 3 天内(早期手术)或 3 周后(晚期手术)。但对于无手术禁忌证,伴颅内血肿或高度存在再出血可能者(如血压波动等),出血 2～3 周内仍可手术。

患者分级见表 9-3-1 和表 9-3-2。

表 9-3-1　**Hunt 和 Hess 分级法(1974 年)**

分级	表现
0	未破裂动脉瘤
1	无症状或有轻度头痛、颈项强直或仅有颅神经麻痹
2	颅神经麻痹(如Ⅲ,Ⅳ),中至重度头痛,颈项强直
3	轻度局灶神经功能缺失,嗜睡或错乱
4	昏迷,中至重度偏瘫,去大脑强直早期
5	深昏迷,去大脑强直,濒死

注:有严重系统疾病(如高血压、动脉粥样硬化等)或血管造影见严重脑血管痉挛者,应加 1 分。

表 9-3-2　**世界神经外科联盟(WFNS)的分级法(1988 年)**

级别	GCS	运动功能障碍	注
0			动脉瘤未破
1	15	无	
2	13～14	无	
3	13～14	存在	
4	7～12	存在或无	
5	3～6	存在或无	

（四）术前准备

（1）患有颅内动脉瘤的患者，特别有蛛网膜下腔出血史者，应住在环境清静的病房，限制探望，避免情绪波动。控制高血压（使其在平均血压或正常偏低水平），保持大小便通畅，避免用力屏便。剃头、导尿等术前准备宜在手术麻醉后进行。

（2）进行详尽的术前评估：

1）仔细分析数字减影血管成像（DSA），明确必须是"六"血管造影，即双侧颈内动脉、双侧颈外动脉和双侧椎动脉造影，以免遗漏多发动脉瘤和与动脉瘤伴发的病变。除正侧位片外，必要时应加摄斜位片。了解动脉瘤体的大小、形状、朝向、有无子囊、瘤颈宽度、瘤体与周围血管的关系，有利手术入路设计和术中寻找和游离动脉瘤。

2）脑血流动力学评估：对颈内动脉主干上的动脉瘤和椎基动脉瘤，DSA 造影时应行压颈试验，平诊患者可行球囊闭塞试验（BOT）及相关的血流灌注评估，如 CT 灌注成像或氙 CT。前者分别做对侧颈内动脉造影了解前交通动脉功能和同侧椎动脉造影了解后交通动脉功能，后者做颈内动脉造影了解后交通动脉功能，有利指导术中载瘤动脉暂时阻断或脑血管搭桥术的选择和应用。

3）术前除 CT 外，平诊者或疑大型动脉瘤者，应加做 MRI，有助于发现巨大型动脉瘤、脑积水、脑缺血或脑梗死等。

4）术者的因素和手术室条件：术者应对术中可能碰到的各种危险情况做好充分的思想准备和相应的应急预案，助手、麻醉医生、洗手护士、巡回护士等应对这些预案十分熟悉，并且与主刀医师配合默契。术者对于自己的手术水准应该有客观的评价。动脉瘤手术中尽量避免动脉瘤破裂，最大限度地保护血管和脑组织是最重要的。

5）术前 3～5 天口服苯妥英钠或丙戊酸钠、尼莫地平。

（五）麻醉

全身麻醉。复杂或难治动脉瘤如巨大型动脉瘤，术时需较长时间阻断脑动脉者可加用亚低温麻醉（32～34℃）。麻醉插管时咳嗽或屏气可诱发动脉瘤破裂，因此，插管前 20min 肌注可待因 1mg/kg，可减少插管咳嗽反应。一切可能引起疼痛的操作，如腰穿、插导尿管、深静脉或动脉穿刺、放置头架等，都应在麻醉完成后进行，以免刺激引起血压增高，导致动脉瘤破裂。

（六）显微外科技术的特点

（1）开颅切口小，脑损伤少。

（2）经蛛网膜下腔游离和处理动脉瘤，能看清动脉瘤颈与邻近神经、血管（特别是重要穿通支）的关系。由于经蛛网膜下腔解剖，放出脑脊液，可使颅内压进一步下降，有利于手术暴露。因此熟悉脑底蛛网膜下腔和脑池是手术成功的保证（图9-3-1）。剥离蛛网膜可用微型剥离子，但对增厚的蛛网膜束带，应避免钝性解剖，以免牵拉而诱发动脉瘤破裂出血。可用锐性刀或剪切断束带。

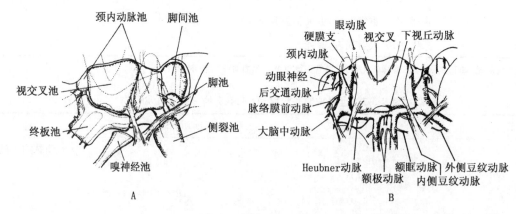

A

B

图 9-3-1

脑底诸脑池（A）及其内的动脉（B），在颈内动脉分叉处，嗅神经与颞叶内

底侧之间和视神经背侧的蛛网膜束带增厚（仿 Yasargil）

解剖动脉瘤前应先暴露其邻近的血管和神经结构,加以保护和必要时暂时阻断载瘤动脉。

（七）控制颅内压

（1）静脉注射甘露醇。

（2）腰椎穿刺放脑脊液,有利于降低颅内压,既减轻脑组织牵拉,利于动脉瘤暴露,又有利于术后引流血性脑脊液。可在麻醉后置管,硬脑膜切开后,方开始引流脑脊液。硬脑膜切开前,过早引流脑脊液,有诱发动脉瘤破裂和脑疝的可能。

（3）人工过度通气。

（4）术中脑室穿刺和蛛网膜下腔开放。

二、动脉瘤的处理

（一）手术步骤

1. 动脉瘤的暴露（Exposure of Aneurysms）

在适当部位作开颅术。如动脉瘤在大动脉主干上,可按解剖位置直接进行暴露。如动脉瘤在动脉末梢上,可按照血管造影片所见,先找出载瘤动脉,再沿此动脉逐步寻找。如患者有出血史,则动脉瘤的四周常有动脉出血的痕迹,易于辨认。动脉瘤的邻近区域暴露后,应先游离载瘤动脉近端和远端,然后暴露瘤颈,最后才暴露瘤体。这样操作易于控制动脉瘤突然破裂出血。

常见动脉瘤术中动脉暴露的顺序为:

（1）颈内动脉海绵窦段、眼动脉段动脉瘤需先在颈部暴露颈内动脉或颈总动脉。

（2）后交通动脉瘤或颈内动脉分叉部动脉瘤需先暴露颈内动脉颅内段。

（3）前交通动脉瘤,先暴露颈内动脉颅内段,然后是 A1 段。

（4）大脑中动脉动脉瘤,先暴露颈内动脉颅内段,然后是大脑中动脉。

2. 动脉瘤游离和夹闭瘤颈（Aneurysm Neck Dissection and Clipping）

不必游离和处理瘤体。但是有时瘤体将瘤颈或载瘤动脉覆盖,不得不先游离瘤体。此时要特别小心,因瘤体顶部壁较薄,易破裂出血(图 9-3-2)有时其表面有血凝块或粘连,解剖时将它们分离可引起出血,应特别注意。可暂时阻断载瘤动脉下进行上述操作。对伴脑内血肿者,应先清除血肿,再处理动脉瘤。

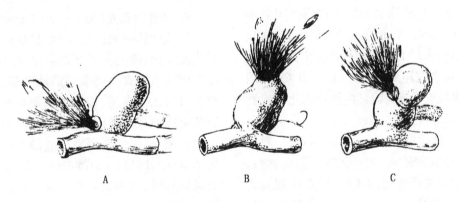

图 9-3-2　动脉瘤破裂的好发部位
A:瘤颈;B:瘤顶;C:瘤体

3. 动脉瘤夹闭或切除

（1）动脉瘤颈夹闭（Aneurysm Neck Clipping）。这是动脉瘤手术中最理想的方法,既将动脉瘤排除血循环之外,又保留载瘤动脉血流的通畅。围绕瘤颈用刀、剪等锐性器械切割蛛网膜,避免钝器撕扯蛛网膜。然后用钝头探针轻轻插入瘤颈两旁,探出一个通道,利于动脉夹通过。瘤颈夹闭后,应检查动脉夹的位置是否满意,有否把神经或穿通小血管误夹,载瘤动脉有否因瘤颈钳夹而发生扭曲或狭窄。如动脉夹的位置不满意,应取下重放,直至满意。动脉瘤颈处理时可在暂时阻断载瘤动脉下进行,特别是动脉瘤粘连较严重、瘤壁较薄、瘤颈较宽者。

（2）动脉瘤颈用双极电凝镊电凝后夹闭（Aneurysm Neck Bipolar Coagulation and clipping）(图 9-3-3)。当瘤颈较宽不能直接夹闭时,可用双极电凝镊轻轻夹住瘤颈,在低电流下将瘤颈电烙变细,然后再行夹闭。电凝瘤颈时,要确认双极电凝镊把瘤颈全部夹住,电凝时作挤压和松开动作,并滴注生理盐水,防止镊尖与瘤壁粘着。经上述两法夹闭的动脉瘤,均应用针穿刺瘤体,排除瘤内残血,并验证瘤颈是否完成夹闭。如瘤体经穿刺排血后又重新充盈而且穿刺针眼不停冒血,说明瘤颈未完成夹闭或瘤体还有其他供血动脉,应给予相应处理。

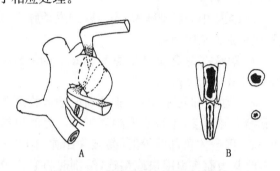

图 9-3-3 瘤颈双极电凝镊电凝技术

A:双极电凝镊尖完全夹住瘤颈;B:在弱电流和滴注生理盐水下轻轻挤压和松开镊尖,使瘤颈逐渐缩小,并防止镊尖与瘤壁粘着

(3)动脉瘤切开清除血栓机化物后夹闭瘤颈(Aneurysm Thrombectomy and Neck Clipping)。当动脉瘤体积较大(如大型或巨型动脉瘤)、瘤颈有硬化斑时,可暂时阻断载瘤动脉,切开瘤体,用吸引器或超声吸引器等清除其内血栓机化物或硬化斑,再将瘤颈夹闭。

(4)动脉瘤切除(Aneurysmectomy)。一般只夹闭瘤颈,不必切除瘤体。对于大或巨型动脉瘤,为解除动脉瘤对神经血管的压迫,可在瘤颈夹闭后,游离和切除动脉瘤。但是当瘤壁与重要神经血管结构粘连较紧时,不要勉强切除,可遗留小片瘤壁。

(5)动脉瘤电凝(Aneurysm Coagulation)。对于小1~2mm而无瘤颈的动脉瘤或动脉壁异常隆起(瘤壁薄者除外),可在低电流下用双极电凝镊电凝,使动脉瘤凝固皱缩。

(6)管型夹夹闭动脉瘤(Aneurysm Clipgraft)。采用特制的管状动脉夹(Sundt 夹),套在动脉上,并将瘤颈夹闭(图 9-3-4)。适用于瘤颈因手术入路或其他原因不能直视下游离,特别

是载瘤动脉上有破口。此法的缺点是可能将瘤颈邻近的神经和血管组织误夹。Sundt 管形夹有多种规格,直径 2.5~4.0mm,长度 5~7mm,可根据需要选用。

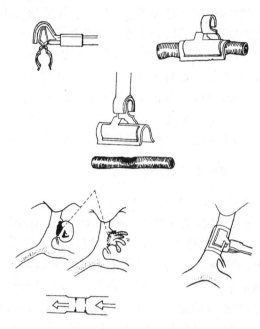

图 9-3-4 应用 Sundt 夹处理动脉瘤

4. 动脉瘤孤立 (Aneurysm Trapping)

结扎动脉瘤的载瘤动脉,包括动脉瘤的供血和引流动脉,使其孤立于动脉系统之外。此法用于不能或不适宜夹闭瘤颈的动脉瘤、术时动脉瘤颈部破裂无法夹闭、梭形或层间动脉瘤等。手术方法有两种:(1)颅内外孤立术,即动脉结扎部位一个在颅外(如颈部颈动脉或椎动脉),一个在颅内动脉瘤的远端。(2)颅内孤立术,分别在颅内结扎动脉瘤近、远端的载瘤动脉。此法处理动脉瘤时也阻断脑组织一些血液循环通路,因此仅适用于有良好侧支循环的患者。但是应注意,即使有良好侧支循环,术后因动脉痉挛等因素干扰,患者仍可能发生脑缺血。

5. 动脉瘤内致凝 (Aneurysm Thrombosis)

用下列各法促使瘤体内形成血栓,达到闭塞瘤腔和防止再出血。适用于动脉瘤颈不能夹闭者。由于此法治疗作用不如瘤颈夹闭可靠,动脉瘤腔再通而引起动脉瘤扩大和出血的可能性仍存在。

(1)弹簧圈法:经血管内插管,把可解脱弹簧

圈(如 GDC)送入动脉瘤内(详见血管内介入治疗)。

(2)电凝法:经开颅或立体定向钻孔法,通过特制的针把直径 0.1mm 细铜丝插入动脉瘤内。

由于血细胞和纤维蛋白原等带负电荷,可吸附于带正电的铜丝上而形成血栓。将铜丝接直流电正极(0.2~0.4mA,30~60min),可加速血栓形成(图 9-3-5)。

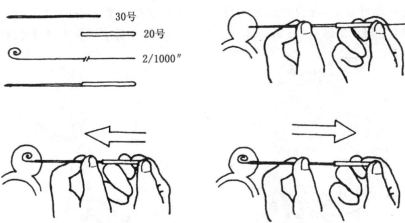

图 9-3-5 经 30 号穿刺针,用 22 号针管做推进器,把细铜丝送入巨形动脉瘤内

(3)凝固剂注入法:把生物胶或无毒塑料黏胶等注入瘤腔内,促使血栓形成而闭塞动脉瘤。注入黏胶时速度要慢,量要适中(根据血管造影算出动脉瘤的容积),以免黏胶剂流入载瘤动脉,引起脑栓塞。

6. 动脉瘤包裹加固(Aneurysm Wrapping)

适用于:(1)不能夹闭、切除或孤立的动脉瘤,

如梭状动脉瘤等。(2)行内凝的动脉瘤。加固材料有特制的纱布片、棉花片、肌肉片和明胶海绵等,可与生物胶一起应用,以提高疗效。

7. 其他

(1)动脉瘤切除血管重建术(Aneurysmectomy Followed by Vascular Reconstrution):即切除动脉瘤后,把载瘤动脉两断端重新吻合(图 9-3-6)。此

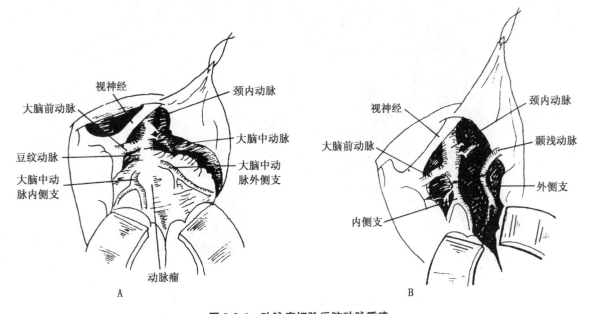

图 9-3-6 动脉瘤切除后脑动脉重建

A:显示巨大动脉瘤位于大脑中动脉第一段;B:动脉瘤切除后行颞浅动脉与大脑中动脉外侧支吻合,以及大脑中动脉主干与内侧支吻合

术用于巨大型动脉瘤、梭形动脉瘤等。由于需较长时间阻断载瘤动脉,因此要求患者有良好的侧支循环。

(2)动脉瘤切除血管缝合或修补术(Aneurysmorrhaphy):切除动脉瘤后,缝合瘤颈或用自体静脉移植修补载瘤动脉上的缺口(图9-3-7)。

(3)"抽吸减压"后瘤颈夹闭(Suction Decompression Followed by neck Clipping):可用头皮针穿刺动脉瘤体部或用针穿刺颈部颈内动脉,用针筒抽吸血液,使动脉瘤张力降低,瘤体缩小,利于夹闭(参阅"颈眼动脉瘤")。

术时动脉瘤破裂出血及处理(图9-3-8):

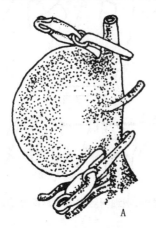
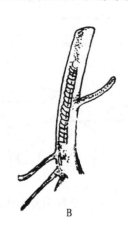

图 9-3-7 动脉瘤切除后动脉壁重建

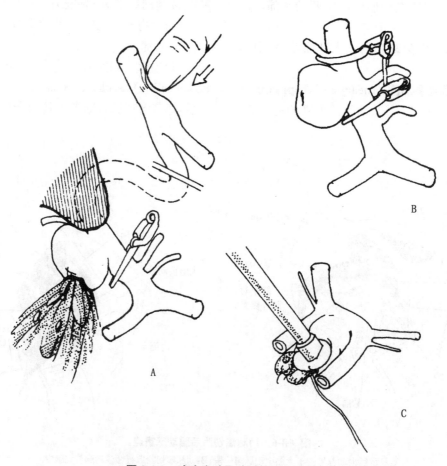

图 9-3-8 动脉瘤过早破裂的止血方法
A:压迫颈部颈动脉,加颅内暂时阻断载瘤动脉;B:暂时孤立动脉瘤;C:用小棉片放在破口上,吸引器轻压(仿 Yasargil MG)

（1）在动脉瘤游离前。如发生在全麻气管插管时，开颅、硬脑膜剪开或牵拉脑组织等时。

预防：①避免插管时剧烈咳嗽和血压波动。可插管前半小时肌注可待因 1mg/kg。②麻醉要达到适当深度，不可过浅。头皮切口可加局部麻醉药，减少因切皮疼痛引起血压突然升高。③避免颅内压突然波动或降低。术时经腰蛛网膜下腔或侧脑室放脑脊液应在硬脑膜剪开后，放液应缓慢。④牵拉脑组织要轻柔，不可粗暴或过分牵拉。

处理：①迅速药物降压（如用硝普钠），使平均血压 6.67～8kPa（50～60mmHg）。②阻断夹闭颈动脉：用于动脉瘤位颈内动脉者。③中止手术：用于硬脑膜或头皮尚未切开的患者。④迅速暴露和处理动脉瘤（详见后）。

（2）在动脉瘤游离时。较常见。

预防：①应在直视下轻柔地游离动脉瘤，对纤维束带应锐性切割。②应遵循动脉瘤处理的原则，即先游离载瘤动脉近、远端，再游离动脉瘤。对复杂动脉瘤，可在暂时阻断载瘤动脉下游离动脉瘤。

处理：①迅速暂时阻断载瘤动脉，制止出血，并处理动脉瘤。②用两把吸引器迅速清除术野血液，找到动脉瘤破口，用一把吸引器对准出血点，防止血液继续流入术野，并迅速游离和处理动脉瘤。

（3）在动脉瘤夹闭时。最常见。

预防：除与游离动脉瘤时防止动脉瘤破裂的措施一样外，还应在充分游离瘤颈后，才施行夹闭操作。夹闭时，动脉瘤夹两头端应超过瘤颈，松夹时应缓慢和轻柔，不全夹闭瘤颈或粗暴急速松夹，均可能导致出血。

处理：①当动脉夹尚未完全合拢即发生动脉瘤出血，而且随着夹子逐渐合拢，出血有增多趋势，这种情况多提示瘤壁上有破口，即应迅速取下夹子，出血可自停或用③—⑥法处理。②当动脉夹把瘤颈夹住后发生动脉瘤出血，多提示瘤颈未完全夹闭，应按③—⑥法处理。③吸引游离法（Poppen 法）：用一把大号吸引器把动脉瘤吸住，迅速夹闭瘤颈。应注意此法只适用于瘤颈已完全游离好者，如应用不当，反引起动脉瘤破口扩大。④压迫止血法：取比破口略大的明胶海绵片，将其头端修剪并插入动脉瘤破口，外盖小棉片，吸引器轻压片刻，常可止血，并迅速游离和处理动脉瘤。注意切忌盲目乱压迫，后者不仅达不到止血目的，反而加剧脑肿胀。⑤暂时阻断载瘤动脉或破口近端瘤体，血止后迅速酌情处理动脉瘤。⑥双极电凝法：仅适用于破口小且边缘整齐者。在上述各法控制出血下，用低强度、短脉冲电流，在滴注盐水防止摄尖与瘤壁粘连下进行破口封闭。

暂时阻断动脉与控制性降压：

降压麻醉（血压维持在 6.67～8kPa）虽能减少动脉瘤破裂，利于动脉瘤游离，但是全身血压降低不仅影响全脑供血，加重蛛网膜下腔出血所致的脑自动调节障碍，而且因其他重要脏器供血也减少，给原有潜在器质病变者带来不利。另外一旦需暂时阻断脑动脉，全身降压将加重脑缺血。常压下暂时阻断脑动脉或暂时脑动脉阻断伴轻度升压，仅使脑动脉局部压力降低，比全身降压更有效地减少动脉瘤内的压力，因此更有利动脉瘤游离和夹闭。由于脑其他部位和全身血压不受影响或轻度升高，不仅保证它们的供血，而且通过侧支循环使手术部位的脑血循环在某种程度下得到维持，从而提高脑对缺血的耐受力。

暂时阻断夹应用指征：

（1）防止游离动脉瘤时引起动脉瘤破裂。

（2）对体积大、瘤内压力高的动脉瘤，可起到缩小瘤体积和减低瘤内张力的作用，利于安放动脉瘤夹。

（3）切开动脉瘤取出其内血栓机化物或近瘤颈的钙化斑者。

（4）重建载瘤动脉的广基瘤。

（5）手术时动脉瘤破裂。

（6）用"Dallas"法（逆行抽血减压）时。

暂时阻断动脉的注意事项：①动脉夹宜选用夹力小于 40～80g 者，如 Scoville 夹等。②脑动脉耐受阻断的最大时限变化较大（表 9-3-3），应根据患者年龄、临床分级、侧支循环功能、动脉瘤部位、阻断动脉部位和方式等精心决定阻断时间。③需长时阻断者，应间断恢复血循环 5～10min。④应配合应用脑保护剂。⑤阻断结束后用含 3% 罂粟碱溶液的棉片湿敷动脉数分钟，以松弛血管平滑肌。

表 9-3-3 脑动脉一次阻断时限

脑动脉	时限(min)	平均(min)
颈内动脉	3～30	14
大脑中动脉(近端)	11～45	21
双侧大脑前动脉(近端)或主侧大脑前动脉	7～50	20
Heubner 动脉	≤5	
豆纹动脉	≤5	
大脑后动脉(P1)	≤5	
基底动脉	≤5	

动脉瘤夹闭后需用血流监测装置如超声多普勒检查载瘤动脉和瘤内血流,以确认瘤内无血流。或术中脑血管造影,证实瘤颈夹闭完全,载瘤动脉通畅。

脑保护剂应用:(1)甘露醇 2g/kg,地塞米松 0.4mg/kg,苯妥英钠 6～8mg/kg,在开颅时静脉点滴。如手术时间超过 2h,再追加半个剂量。

(2)阻断动脉前,静脉注射 5% 硫喷妥钠 5mg/kg。

(二)术后处理

除按一般开颅术处理外,还应注意脑血管痉挛的防治:(1)手术中除补足失血量外,应多输 200ml 血。(2)尼莫地平应该在保证正常血压状态的情况下应用,每小时 0.25～0.5mg/kg 静脉点滴(溶于葡萄糖溶液中,避光点滴),术后 5～7 天后,减量改口服,应用 14 天。(3)保持良好的脑灌注。可输血或静脉注射白蛋白、血浆,使中心静脉压维持在 1.06～1.33kPa(8～10cmH_2O)或肺动脉楔状压 1.60～1.86kPa(12～14mmHg)。

血压不宜过高或过低,一般收缩压维持在 16～20kPa(120～150mmHg)。

正常血钠状态:使血钠维持于 140mmol/L,减轻脑水肿。

脑脊液外引流:动脉瘤经妥善处理后,可根据颅内积血情况,进行脑脊液外引流。可选用脑室穿刺或腰穿引流的方法放出血性脑积液,有利于防治血管痉挛。注意外引流管口的位置需高于侧脑室水平 10～15cm 左右。

(三)脑积水的处理

约 30% 的急性蛛网膜下腔出血的患者可在不同阶段出现不同程度的脑积水,并导致颅压升高,灌注压减低。对脑积水患者可采用脑室外引流术,术中可同时放置颅压监测装置,进行颅内压监测,使脑灌注压大于 70mmHg。脑室外引流口需高于侧脑室水平 10～15cm。术中放脑脊液速度要慢,不要使脑压下降过快。

对破裂动脉瘤蛛网膜下腔出血已经吸收的患者,可在手术夹闭动脉瘤的同时行脑室-腹腔分流手术。

第四节 颈内动脉瘤(Internal Carotid Artery(ICA) Aneurysms)

颅内颈内动脉(ICA)瘤分为床突下段、床突旁段和床突上段。床突下段(C_{3-5})又称海绵窦段,指从破裂孔至出海绵窦前的 ICA。床突旁段(C_2)指出海绵窦至前床突的 ICA。床突上段(C_1)则包括前床突上 ICA(图 9-4-1)。由上述各段 ICA 发出的动脉瘤,按相应载瘤动脉命名,如海绵窦 ICA 瘤。由于床突旁 ICA 瘤多位于眼动脉起始点附近,故又称 ICA-眼动脉瘤或颈眼动脉瘤。床突上 ICA 瘤可位于后交通动脉或脉络膜前动脉起始点附近以及 ICA 分叉部,故又可进一步分为 ICA-后交通动脉瘤、ICA-脉络膜前动脉瘤及 ICA 分叉部动脉瘤等。

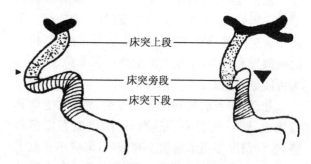

图 9-4-1 颅内颈内动脉床突下段(C_{3-5})
床突旁段(C_2) 床突上段(C_1)

ICA 瘤的外科手术方法有直接和间接手术两大类。间接手术方法可见本章第一节,这里介绍直接手术。

一、颈内动脉-后交通动脉瘤（ICA-Posterior Communicating Artery Aneurysm）和颈内动脉-脉络膜前动脉瘤（ICA-Anterior Choroidal artery aneurysm）

后交通动脉瘤最常见，约占颅内动脉瘤的30%～40%。脉络膜前动脉瘤较少见，占颅内动脉瘤的1%～4%，可与后交通动脉瘤并存。

（一）适应证与禁忌证

见本章第二节。

（二）术前准备、麻醉

见本章第二节。

一般而言，颈内动脉后交通段以上的动脉瘤可以通过临时阻断颈内动脉颅内段来控制术中出血，但在少数情况下，对于后交通的宽颈动脉瘤，或瘤体大阻碍载瘤动脉近端暴露时，还需配合暴露颈部颈内动脉或以球囊控制近端血流。

（三）手术步骤

1. 体位与切口

患者仰卧，上半身抬高 15°，头向对侧旋转30°。头略后仰，利于额叶自动与前颅底分离，减少牵拉。头架固定头部。采用小型或标准的翼点入路皮肤切口（见第二章第三节）（图 9-4-2）。

2. 骨窗和硬脑膜切口

骨窗有大小两种，急诊手术宜用大骨窗，平诊用小骨窗。前者同一般翼点开颅，后者同眶上锁孔开颅，两者骨窗均前平前颅底，向前内侧暴露至半眶水平。

沿骨窗前缘切开硬脑膜，向前方翻开并悬吊。

3. 外侧裂开放

装好蛇形拉钩，显微镜下以脑压板沿外侧裂前缘前方轻抬额叶，逐渐深入，见到嗅神经后，脑压板稍向中线侧深入即可见到颈动脉池和视神经。在视神经外侧的蛛网膜上做一小切口，使脑脊液自然流出（图 9-4-3）。向内侧切开视神经表面的蛛网膜，向外侧进一步打开颈动脉池和侧裂池基底部。外侧裂上部狭小，内下部较宽，在其内端形成一个三角形的蛛网膜下腔间隙，笔者常采用从内向外的方式打开侧裂，若脑压较高，抬起额叶较困难，则可从外向内打开侧裂，利于逐渐放出脑脊液。

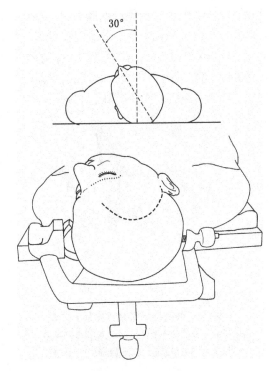

图 9-4-2 患者体位

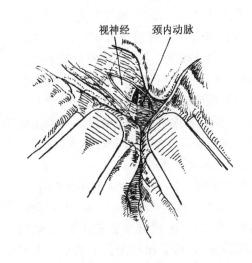

图 9-4-3 显示右外侧裂轻抬额叶，逐渐深入，见到嗅神经后，脑压板稍向中线侧深入即可见到颈动脉池和视神经。在颈动脉池蛛网膜上做一小切口，使脑脊液自然流出，放出脑脊液

后交通动脉瘤常从颈内动脉的后外侧壁长出，因此为了便于控制出血，游离颈内动脉的顺序为 ICA 近端、内侧、远端和外侧，颞叶尽量不牵拉。脉络膜前动脉瘤常从颈内动脉的后内侧壁发出并突向后方，瘤顶部常与颞叶内侧面粘连或嵌

在钩回内,因此在开放侧裂蛛网膜时,应先牵拉额叶,暴露出颈内动脉后,再小心地牵拉颞叶,以免动脉瘤过早破裂出血。相应暴露血管的顺序为ICA近端、外侧、远端和内侧。脉络膜前动脉供血基底节,术时应避免损伤该动脉(图9-4-4)。

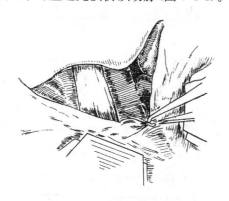

图9-4-4　外侧裂基部蛛网膜切开方法
用脑压板牵开额叶和颞叶,双极电凝镊电凝颞极与蝶顶窦之间的桥静脉,逐渐暴露颈内动脉分支

4. 动脉瘤的暴露

经上述解剖后,ICA及其分支、动脉瘤已暴露在术野。结合脑血管造影片(正位、侧位和斜位片),仔细辨认瘤颈。为防止动脉瘤破裂及控制出血,按上述顺序游离颈内动脉后,再游离动脉瘤。动脉瘤表面的蛛网膜常增厚,特别见于有出血史者,应小心用锐性切割粘连束带。然后围绕瘤颈用钝头微型剥离子和探针轻轻插入,探出一个通道,便于动脉夹臂通过。

5. 动脉瘤的处理(图9-4-5,图9-4-6)

(1)瘤颈夹闭(Neck Clipping):如果动脉瘤结构清楚、直径适中,没有血管与其粘连,也没有动脉从瘤颈发出,可直接选用合适的动脉夹夹闭瘤

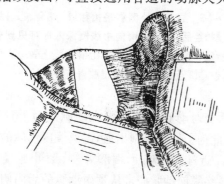

图9-4-5　颈内动脉近端、内侧和远端游离

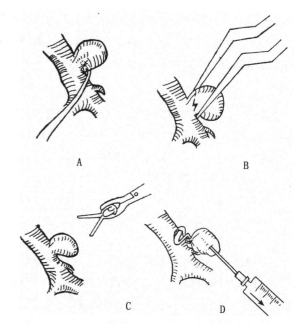

图9-4-6　后交通动脉瘤的处理
A:瘤颈游离;B:双极电凝镊电凝缩小瘤颈;
C:瘤颈夹闭;D:瘤体穿刺排出残血

颈,不必处理瘤体。瘤颈夹闭后,用针穿刺瘤体,排出其内残血,既解除瘤体压迫作用,又可检验动脉瘤颈是否完全夹闭。同时可轻轻翻动动脉瘤,观察动脉夹的位置是否妥善,有无因瘤颈夹闭而扭曲ICA,有无后交通动脉及其分支被误夹。如夹子位置不满意,可取下重放,直至满意。

(2)瘤颈电凝后夹闭(Aneurysm Neck Coagulation and Clipping):动脉瘤颈宽者,无法用动脉夹直接夹闭,可用双极电凝镊将瘤颈电凝,使其缩小后再上夹。

(3)瘤内血栓切除后夹闭(Aneurysm Thrombectomy and Neck Clipping):当瘤体较大和瘤颈宽大时,可暂时孤立动脉瘤(即阻断动脉瘤近、远端ICA),然后切开瘤体,清除瘤内血栓机化物,缩小瘤体和形成瘤颈,再夹闭之。

经上述方法处理动脉瘤后,用含3%罂粟碱溶液的棉片湿敷ICA 5分钟,以防动脉痉挛。

(四)术后处理

见本章第三节。

(五)专家点评

(1)复杂性后交通动脉瘤见于反复多次出血、术后复发等,此时动脉瘤与ICA结构不清楚,粘

连重且呈瘢痕状。为便于游离 ICA 和动脉瘤,防止破裂出血,应同时暴露颈部颈动脉,术时酌情应用暂时阻断动脉技术,在高倍手术显微镜下耐心加细心游离和处理动脉瘤。不宜用降压,因为降压加上暂时阻断动脉易诱发脑梗死。

(2)后交通动脉漏斗状扩大不应夹闭,可用包裹法,把后交通动脉的扩大部分加固,减少出血发生。

(3)少数后交通动脉瘤的瘤颈被前床突遮盖,可磨除前床突后夹闭之(前床突切除方法见"颈眼动脉瘤")。

二、床突旁段颈内动脉瘤(颈眼动脉瘤)(Paraclinoid Internal Carotid Aneurysm (Carotid Ophthalmic Artery Aneurysm))

床突旁段的 ICA 是 ICA 在蛛网膜下腔最短的一段(图 9-4-7),必须切除前床突才能完全暴露它。ICA 出海绵窦时被 2 个硬脑膜环固定,近端环(下环)为 ICA 出海绵窦处,远端环(上环)为 ICA 转为脑段处。眼动脉从床突旁段 ICA 的背侧或背内侧壁发出。从床突旁段 ICA 的内侧或腹内侧壁发出的数支穿通动脉,其中最大一支为

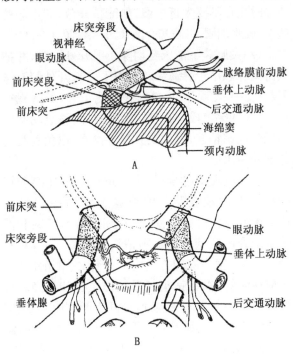

图 9-4-7　床突旁段颈内动脉的显微解剖
A:侧位;B:正位(后前观)(仿 Lay AL)

垂体上动脉。因此此段的动脉依其邻近动脉而分别命名为颈眼动脉瘤、垂体上动脉瘤和床突旁动脉瘤,后者从 ICA 外侧壁长出的动脉瘤很少见。由于颈眼动脉瘤和垂体上动脉瘤从 ICA 壁不同点发出,因此可根据它们与 ICA 关系加以识别:颈眼动脉瘤位于 ICA 背侧或背内侧,垂体上动脉瘤则位于 ICA 腹侧或腹内侧(图 9-4-8,图 9-4-9)。

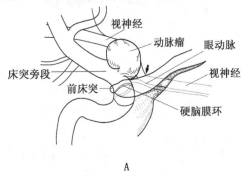

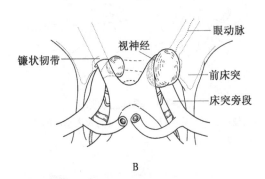

图 9-4-8　颈眼动脉瘤(仿 Day AL)
A:典型颈眼动脉瘤生长方向,注意视神经被推移的情况和在镰状韧带处的成角畸形;B:双侧颈眼动脉瘤

床突旁 ICA 瘤约占颅内动脉瘤的 1%~8%,常为双侧生长或伴颅内其他动脉瘤,女性好发,巨大型多见。对小的无症状的床突旁 ICA 瘤,可不必手术,定期随访;对有症状的或较大的动脉瘤,则应手术治疗。由于近来显微外科解剖和手术技巧的发展,床突旁 ICA 瘤大多能直接夹闭,单纯 ICA 结扎已少应用。

(一)适应证与禁忌证
见本章第三节。

(二)术前准备、麻醉
见本章第三节。

(三)手术步骤

1.体位与切口(图 9-4-10)
患者仰卧,颈略过伸,头转向对侧 45°,用头架

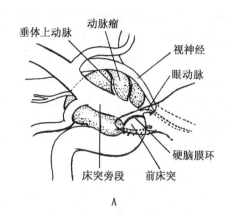

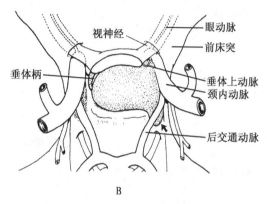

图 9-4-9　垂体上动脉瘤

A:侧位;B:正位(后前观),注意动脉与颈内动脉的关系(仿 Day AL)

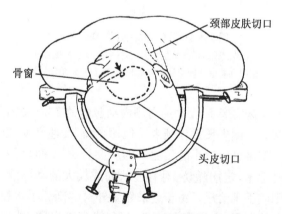

图 9-4-10　患者体位与皮肤切口(注意颈部和头皮切口消毒和放置在一个手术野里)(仿 Day AL)

固定。上半身抬高 15°。头部切口和颈部切口应同时消毒、铺巾,置在一个手术野里。暴露颈部颈总动脉(CCA)、颈外动脉(ECA)和颈内动脉(ICA),分别用橡皮筋套好,备用。做改良翼点皮肤切口(见第二章第三节)。

2. 骨瓣形成

做游离额颞骨瓣(见第二章第三节)。

3. 前床突切除

除少数动脉瘤(特别垂体上动脉瘤)不需切除前床突即可夹闭动脉瘤颈外,大多数需切除前床突和部分视神经管前壁,才能看清楚瘤颈。前床突的切除有硬脑膜外和硬脑膜下切除两种方法。一般讲,对未破裂动脉瘤,可经硬脑膜外切除前床突;但是对有出血史者,宜经硬脑膜下切除前床突。

(1)硬脑膜外前床突切除。用剥离子小心把前颅底硬脑膜剥开,直达眶上裂和同侧视神经管。用咬骨钳咬除眶顶后 1/4、蝶骨小翼和眶上裂内侧壁,再用快速磨钻(金刚钻头)磨除视神经管前壁,磨薄前床突与颅底骨相连处,然后用血管钳夹住前床突,用剥离子把前床突尖部从硬脑膜上剥下,轻轻在颅底骨相连处折断,取下前床突。一般按上法切除前床突多无困难。但是,如遇困难,特别是前床突与中和后床旁有骨性相连时,应改硬脑膜下切除前床突。硬脑膜外切除前床突后,可暴露硬脑膜外视神经和约 5mm 长床突旁 ICA,该段 ICA 位于 ICA 上、下环之间,打开下环即进入海绵窦。硬脑膜外出血容易用明胶海绵止之。骨质切除时注意不要太近中线,如筛窦开放,应用脂肪垫塞,胶水加固,以防脑脊液(CSF)漏(图 9-4-11)。

(2)硬脑膜下前床突切除。剪开硬脑膜,并把其游离缘悬吊于骨窗缘软组织上。打开外侧裂蛛网膜,分别把额、颞叶向内和外侧牵开,暴露视神经、ICA 床突上段。在牵拉额叶时,要注意动脉瘤与额叶底部粘连,因此要直视下操作,以免引起动脉瘤破裂出血。

双极电凝镊电凝后,十字形切开前床突和视神经管上的硬脑膜。用快速金刚钻头和微型 Kerrison 咬骨钳切除视神经管前壁、前床突和部分眶上裂内侧壁。用金刚钻头磨除骨质时,对右侧前床突,钻头旋转方向宜顺时针;左侧前床突,则应逆时针,以免钻头打滑误伤血管和神经。宜磨薄前床突与颅底相连处,使其折断,并小心地把前床突尖从硬脑膜上剥离下。磨骨质时应不时滴注生理盐水,以免产生热量伤及神经血管结构。骨质残端用骨蜡封闭,硬脑膜窦出血可用明胶海绵填塞。筛窦开放,处理同硬脑膜外方法(图 9-4-12)。

318

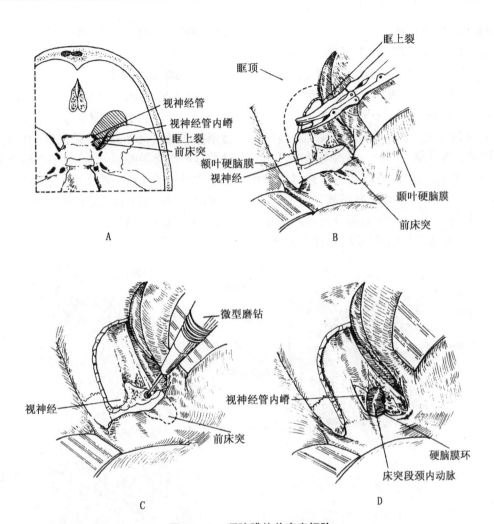

图 9-4-11　硬脑膜外前床突切除

A:骨质切除范围;B:牵开额颞再硬脑膜,用咬骨钳切除眶顶后部、蝶骨小翼和眶上裂内侧骨质;C:用微型磨钻切除前床突和视神经管前壁;D:骨质切除后显示床突段颈内动脉(约 5mm 长),硬脑膜环(上环)(仿 Day DL)

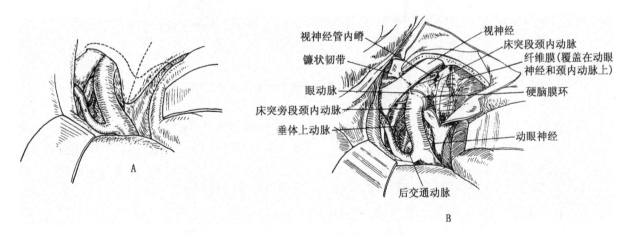

图 9-4-12　硬脑膜内前床突切除

A:广泛打开侧裂蛛网膜后,用脑压板牵开额、颞叶;电灼后切开前床突和视神经管硬脑膜;用微型磨钻切除前床突;B:骨质叨除后,剪开视神经外侧硬脑膜,打开硬脑膜环(上环);暴露床突段颈内动脉(仿 Day AL)

4. 动脉瘤暴露和游离

动脉瘤大时,视神经常被动脉瘤向中线推开;动脉瘤小时,需向中线牵开视神经,才能见到动脉瘤。因此,应沿视神经外侧剪开视神经鞘和位于视神经上方的镰状韧带,使视神经能充分向中线牵开而不影响其功能。在游离动脉瘤颈前,应准备好控制颈部颈内动脉(ICA)。由内向外剪开床突硬脑膜(经硬脑膜外切除前床突者),暴露 ICA 上环和床突旁 ICA。上环的前内侧部分薄而松,易于从 ICA 上剥离,环的后外侧部分由增厚的床突韧带形成,把 ICA 与中床突紧密相连。因此,

锐性切断上环的外侧部,游离 ICA、眼动脉和动脉瘤颈。

5. 动脉瘤颈夹闭

(1)颈眼动脉瘤(Ophthalmic Artery Aneurysm)。由于瘤颈位于眼动脉起始点的远端,可用微型枪状镊或剥离子小心游离瘤颈的近心端。瘤颈的远心端常被瘤体遮盖,需小心地把瘤体抬起,把与之粘连的穿通小动脉(供应视神经、视交叉和垂体腺)分开,用一枚直或略成角的动脉夹与 ICA 平行,夹闭瘤颈(图 9-4-13)。

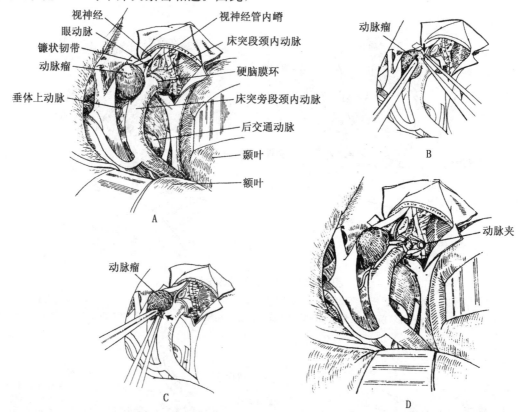

图 9-4-13 颈眼动脉瘤瘤颈夹闭(A—D)(仿 Day AL)

(2)垂体上动脉瘤(Superior-Hypophyseal Artery Aneurysm)。瘤颈位于 ICA 腹内侧,上环远端。小的动脉瘤常被 ICA 遮盖,大者常把 ICA 向上和外推开,瘤颈似很宽且与 ICA 融合。一般可不必切除前床突,仅电凝 ICA 与视神经之间的硬脑膜,使其皱缩并采用"逆行排空"技术,使动脉瘤体皱缩,暴露瘤颈;如需充分暴露瘤颈近端,则应切除前床突等。小心地游离瘤颈,用一枚直血管夹或开窗夹与 ICA 平行夹闭瘤颈。应注意不

要把供应视神经和垂体的穿通支夹住。由于动脉瘤体常与周围神经血管粘连,因此可不必切除,但是对神经和视交叉的压迫应解除,可穿刺瘤体排空其内残血(图 9-4-14)。

6. 关颅

用含 3% 罂粟碱棉片湿敷 ICA 3min 后缝合硬脑膜,并用生物胶加固,防止脑脊液(CSF)漏。硬脑膜外放置引流物,复位骨瓣,分层缝合颞肌筋膜、帽状腱膜和头皮。

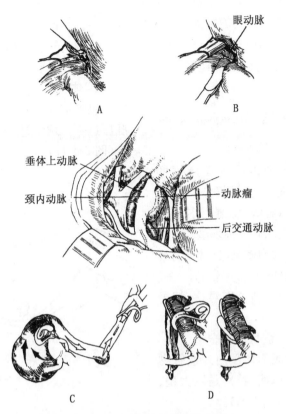

眼动脉

垂体上动脉

颈内动脉

动脉瘤

后交通动脉

A   B

C   D

图 9-4-14 垂体上动脉瘤颈夹闭

A：电凝后切开视神经与颈内动脉之间的硬脑膜；B：用剥离子轻压颈内动脉，暴露眼动脉；C：在暂时阻断颈部和床突上颈内动脉下，经颈部颈内动脉抽吸血液（逆行排空）；D：瘤体皱缩，瘤颈形成，用动脉夹与颈内动脉平行夹闭瘤颈；在用动脉夹时应尽量伸向前，遇阻力停止并收紧动脉夹（仿 Day AL）

（四）术后处理

见本章第三节。

（五）专家点评

（1）巨大型动脉瘤、瘤颈宽长者或伴动脉粥样硬化斑者，应在孤立动脉瘤下，用针穿刺瘤体排空瘤体内血液或切开瘤体清除其内血栓，或用"逆行

排空"法使瘤体缩小，瘤颈形成后夹闭瘤颈。

（2）由于颈眼动脉瘤向上和内侧生长，因此小的颈眼动脉瘤可经对侧翼点入路开颅手术夹闭。但是对巨大型颈眼动脉瘤、垂体上动脉瘤，则不应采用对侧开颅手术（图 9-4-15）。

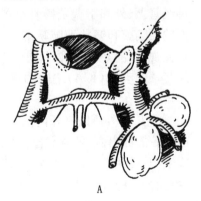
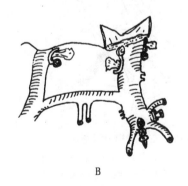

A   B

图 9-4-15 经一侧开颅切除或夹闭 5 个动脉瘤

A：显示右侧 2 个大脑中动脉瘤（大型和巨型），1 个颈眼旁动脉瘤，1 个床突旁动脉瘤；左侧 1 个颈眼动脉瘤；B：夹闭或切除右侧 4 个动脉瘤，并经视神经下方夹闭左侧颈眼动脉瘤

(3)少数动脉瘤起源于 ICA 上、下环之间，很难与颈眼动脉瘤区分，但眼动脉位于动脉瘤上方。应在控制颈部 ICA 下，进一步磨除视神经管内骨嵴，暴露和夹闭瘤颈。

三、海绵窦内颈内动脉瘤（Aneurysm of the Cavernous Sinus）

海绵窦段颈内动脉瘤约占颅内动脉瘤的 2.5%～11.5%，好发于 40～69 岁，女性较男性多见。可长期不引起症状，或因动脉瘤增大压迫颅神经引起相应表现，或破裂导致颈内动脉海绵窦漏。海绵窦段颈内动脉瘤以大型或巨大型多见，且常伴有瘤腔内部分血栓形成，其栓子事件的发生率较高。

处理海绵窦颈内动脉瘤必须个别对待，权衡利弊，谨慎选择治疗方法：

(1)随访、观察：适合于无症状动脉瘤。

(2)颈部颈动脉结扎伴或不伴颅内外血管吻合：适合所有引起症状的动脉瘤，特别是巨大型、无瘤颈不能夹闭者（详见本章第二节）。

(3)经海绵窦直接手术：适用于小型至大型、有瘤颈的动脉瘤，特别是双侧海绵窦动脉瘤或不适合颈动脉结扎者，可显微外科手术或血管内介入治疗。近来由于神经血管内介入技术和材料的改进，支架与弹簧圈已取代球囊，既栓塞动脉瘤，又保持颈内动脉通畅。图 9-4-16 为右侧海绵窦示意图。

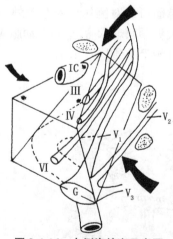

图 9-4-16　右侧海棉窦示意图

内侧三角由上壁 3 个 * 连接而成，即由颈内动脉床突上段(IC)的起点的外侧至动眼神经(Ⅲ)入硬脑膜的连线；IC 外侧至后床突的连线以及后床突与滑车神经(Ⅳ)的连线而组成　G：三叉神经半月节；V1-3：三叉神经第 1—3 分支；Ⅵ：展神经(仿白马明 1987)

（一）麻醉
常温下气管内插管，全身麻醉。

（二）手术步骤

1. 体位

患者取半坐位，上半身抬高 20°，使海绵窦静脉压近零。颈略过伸，头向对侧转 15°，用头架固定（图 9-4-17）。

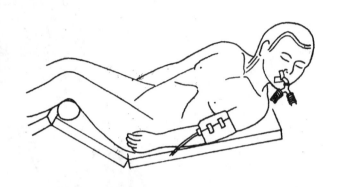

图 9-4-17　患者体位

2. 切口和骨瓣

见"改良翼点一眶入路"（第二章第三节）。术时应暴露颈部颈内动脉和（或）岩骨段颈内动脉，以备术时暂时阻断之用。

3. 同侧内侧三角暴露

适用于 C_{3-5} 段动脉瘤。由于海绵窦被骨性和硬脑膜结构包围，因此需切除这些结构才能暴露内侧三角。可采用硬脑膜外或硬脑膜内入路两种方法，前者适用于小型动脉瘤。可参阅"海绵窦肿瘤"。图 9-4-18 示经硬脑膜内入路切除前床突、视神经管上、外和下壁及蝶骨小翼。剪开视神经表面的硬脑膜和镰状硬脑膜束带，切开颈内动脉上环使视神经和颈内动脉可向侧方牵开。切除视神经与颈内动脉（ICA）之间的视神经鞘，暴露内侧三角。

沿 ICA 外侧缘打开内侧三角的前部，海绵窦前下腔静脉出血，可填塞含有纤维蛋白原、凝血酶或生物胶的明胶海绵，显露 C_3 段 ICA。打开内侧三角的内侧面，可暴露 C_4 段 ICA。静脉出血按上述方法止之。沿动眼神经走向从其入硬脑膜点向前至眶上裂打开海绵窦外侧壁，暴露动眼神经，便于术时轻柔牵引。后上腔静脉出血按上法止之。

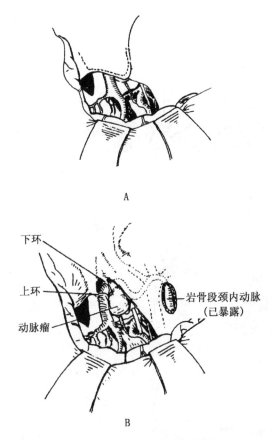

图 9-4-18 C₃₋₄ 动脉瘤的暴露

A:暴露床突上颈内动脉、大脑中动脉和大脑前动脉,中颅窝底部也暴露在术野;切开鞍结节、前床突和蝶骨嵴内侧后缘的硬脑膜(虚线),用磨钻切除前床突、部分视神经管和蝶骨小翼;B:暴露位于 C₃₋₄大型动脉瘤

向后牵开剪开的内侧三角硬脑膜,切断纤维小梁,充分暴露 C₄段 ICA。需要时可打开内侧三角的后面,即剪开动眼神经入硬脑膜点与后床突之间的硬脑膜。沿此切开可暴露 C₅远侧段。小动脉瘤可按一般动脉瘤手术方法,游离瘤颈后直接夹闭;大型或伴动脉粥样硬化者,常需暂时阻断ICA,动脉瘤逆行抽吸减压(Retrograde suction)、血栓机化物切除等方法配合,以利游离和夹闭动脉瘤颈。对梭形动脉瘤,不能按上述方法处理,可用大隐静脉分别与岩骨段和床突上 ICA,吻合,同时行动脉瘤孤立术。

4. 对侧内侧三角的暴露(图 9-4-19)

适用于 C₃段 ICA 内侧壁长出的动脉瘤。

体位和骨瓣同前,但头转向病侧,骨窗做在健侧。

切开蝶骨平板和双侧前床突的硬脑膜,向前翻开,缝线固定。用高速微钻切除病灶侧蝶骨平板、视神经管上、内和下侧壁,以及鞍结节、近病灶侧蝶鞍前壁,保留蝶窦黏膜。打开视神经表面硬脑膜和镰状硬脑膜束带。从中线斜行切开鞍结节和鞍蝶前部的硬脑膜,直达 C₂段始点的内缘,暴露内侧三角的内侧面。

切开 C₂段始点内侧和前侧的硬脑膜,海绵窦前下腔静脉出血可填塞止之,暴露 C₃段前内侧部。沿内侧三角的内侧切开鞍膈外侧部,打开内侧腔隙的顶,暴露 C₃后内侧壁。按上法处理动脉瘤。

开放的筛窦、蝶窦和额窦用自体脂肪、肌肉填塞,再用自体筋膜、硬脑膜片覆盖,生物胶加固,以防止脑脊液漏。

5. 关颅

按常规关颅。

(三)术后处理

见本章第三节。

四、颈内动脉分叉部动脉瘤(ICA Bifurcation Aneurysm)

由于动脉瘤从颈内动脉分叉处长出(图 9-4-20a),瘤颈可偏于颈内动脉侧或偏于大脑中动脉或大脑前动脉一侧。瘤体多向后上方突出。瘤颈多从颈内动脉后壁长出。虽然这些动脉瘤发源处不靠近穿通血管,但是动脉瘤体部常与重要穿通血管、大脑前动脉等粘连。手术时了解上述情况,有利动脉瘤的处理。急诊行 DSA 造影后,可在患侧颈内动脉颅外段放置不可脱球囊,以备术时临时阻断血流之用(图 9-4-20b)。

(一)适应证与禁忌证

见本章第三节。

(二)术前准备、麻醉

见本章第三节。

(三)手术步骤

与后交通动脉瘤相似,这里仅强调注意事项。

(1)颈内动脉的暴露(图 9-4-21):虽然从 X 线血管造影片可了解动脉瘤颈与 ICA 和大脑前、中动脉的关系,但与一些细小穿通动脉的确切关系常依靠手术时的发现。因此,在暴露和处理动

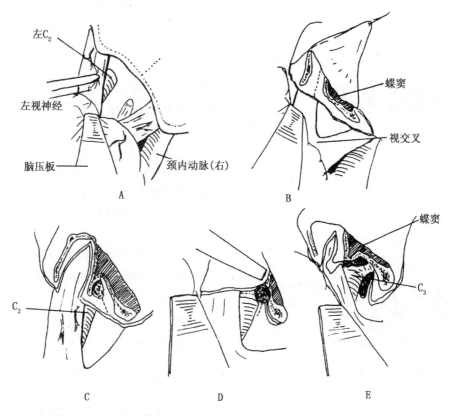

图 9-4-19　对侧内侧三角的暴露

A：切开硬脑膜（虚线）；B：磨除蝶骨平板、视神经管及鞍结节、蝶窦前壁；C：剪开鞍结节和蝶鞍前部的
硬脑膜（虚线），直达 C_2 起点的内缘；D：沿 C_2 前和内侧切开硬脑膜；E：暴露 C_3 前内侧部（仿白马明）

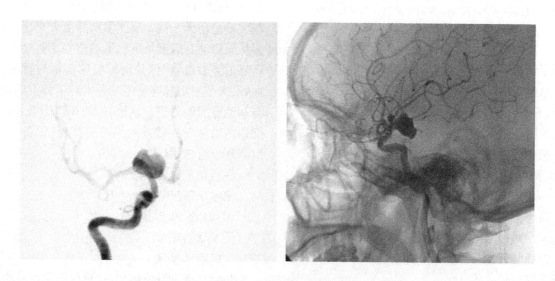

图 9-4-20a　急诊蛛网膜下腔出血患者，DSA 显示
右侧颈内动脉分叉部巨大动脉瘤，瘤颈宽大，瘤体不规则

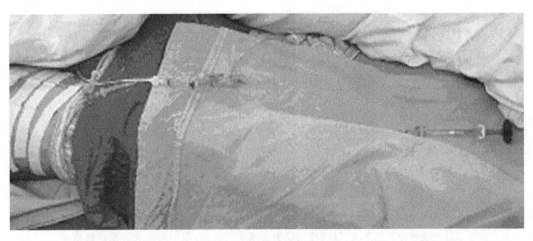

图 9-4-20b　急诊行 DSA 造影后,在右侧颈内动脉颅外段放置不可脱球囊,以备临时阻断血流之用

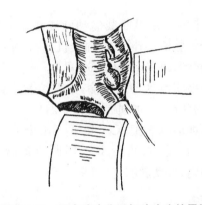

图 9-4-21　颈内动脉分叉部动脉瘤的暴露

瘤前,应先暴露床突上 ICA,即在视神经旁打开蛛网膜,暴露和游离 ICA,以备必要时阻断血流之用。然后沿 ICA 向远端游离,分别暴露和游离大脑前、中动脉近端。

(2)动脉瘤的处理(图 9-4-22):由于多数瘤颈位 ICA 分叉后壁,瘤体又向后上突出,与 ICA 及其分支粘连,这时瘤体将瘤颈遮盖,使瘤颈暴露困难。可在暂时阻断载瘤血管下进行游离和夹闭瘤颈。

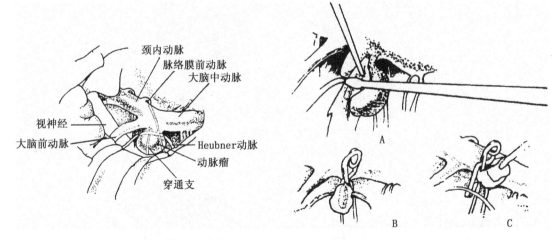

图 9-4-22　颈内动脉分叉部动脉瘤的游离(A)、夹闭(B)和夹闭后检视(C)(仿 Sundt TMJr)

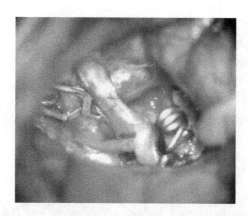

图 9-4-22D 常规翼点入路,打开外侧裂,见瘤体巨大,其内部分血栓形成,瘤颈宽,位于右颈内动脉分叉部后方;以两枚动脉瘤夹将瘤颈夹闭;图中右侧为开窗动脉瘤夹,一支 M_2 从窗内穿出

（四）关键要点

(1)巨型(直径>2.5cm)和大型(直径 1.5~2.5cm)动脉瘤:动脉瘤可向上、下、后、内和外侧生长,向下后生长者处理特别困难。术前需行全脑血管造影,了解动脉瘤生长方向和与 ICA 的关系以及侧支循环的功能。术时暴露颈部颈动脉,以备暂时阻断用。颅内也应尽量暴露动脉瘤近、远端载瘤动脉,作为孤立动脉瘤之用。因此常需

切除前床突。在阻断载瘤动脉或孤立动脉瘤之后,切开动脉瘤,清除其内血栓机化物,缩小瘤体,以形成瘤颈,再夹闭之(图 9-4-23)。

(2)夹闭巨大型动脉瘤,常需长嘴动脉夹,以及特制的(Sundt)加强夹(图 9-4-24)。

(3)如动脉瘤把 ICA 和 A_1、M_1 全包裹,夹闭瘤颈是不可能时,可行 ICA 阻断或动脉瘤孤立术,伴颅内、外动脉吻合(图 9-4-25)。

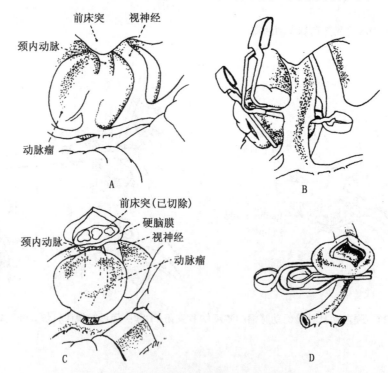

图 9-4-23 巨大型颈内动脉瘤的几种处理方法

A、B:游离动脉瘤近、远端颈内动脉,切开瘤体,清除瘤内容物后夹闭瘤颈;C、D:磨除前床突;暴露近端颈内动脉,清除瘤内容后夹闭瘤颈(仿 Sundt TMJr)

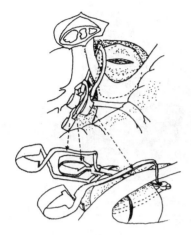

图 9-4-24 使用 Sundt 加强夹

（仿 Sundt TMJr）

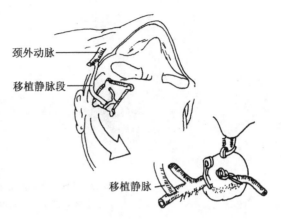

颈外动脉

移植静脉段

移植静脉

图 9-4-25 动脉瘤孤立术，伴颅内、外动脉吻合

（仿 Sundt TMJr）

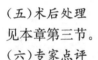

（五）术后处理

见本章第三节。

（六）专家点评

由于瘤体常向上嵌入额叶，在视神经旁过早牵拉额叶，易引起动脉瘤破裂出血。对策：经颧弓-眶入路开颅，额部骨窗平前颅底，硬脑膜外磨除蝶骨嵴和眶上裂骨质。开放侧裂池应从上到下，仅轻柔牵拉颞叶，从外侧显露颈内动脉近心端、大脑中动脉，并暂时阻断它们，极少需阻断大脑前动脉，再游离瘤颈。夹闭瘤颈时，要注意游离和避免误夹穿通支，它们可来自脉络膜前动脉，Heubner 动脉或大脑中动脉。常需开窗夹多枚夹闭瘤颈和重建颈内动脉、大脑中动脉。因此，需在暂阻血管下，使瘤体张力下降后进行。

第五节 前交通动脉瘤、大脑前动脉瘤（Anterior Communicating Artery Aneurysms, Anterior Cerebral Artery Aneurysms）

前交通动脉瘤较常见，约占颅内动脉瘤发生率的 30%。大多数前交通动脉瘤位于前交通动脉的一侧，该大脑前动脉常较对侧同名动脉粗大，少数前交通动脉瘤位于前交通动脉的中央或偏向发育较细小的大脑前动脉一侧（图 9-5-1a，图 9-5-1b）。

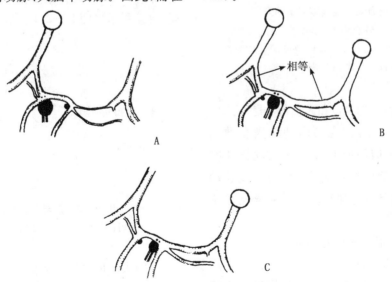

图 9-5-1a 前交通动脉瘤的好发部位

A:在大脑前动脉发育不良的对侧；B:在前交通动脉；C:偏向粗大侧大脑前动脉

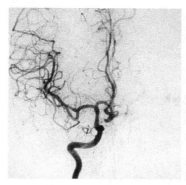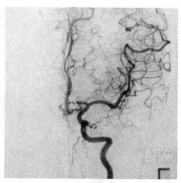

图 9-5-1b DSA 显示前交通动脉瘤,瘤颈宽,瘤体形状不规则,右侧为主供血侧

前交通动脉瘤的瘤体可向各个方向突出,其中最常见向后上方突出,约占 1/3,其次,依次为向上方、下方(终板)、前方(视交叉)和上述几种方向的结合。动脉瘤多呈球状,有狭小的瘤颈,但是也可呈分叶状或形态不规则,瘤颈宽或无瘤颈(图 9-5-2)。

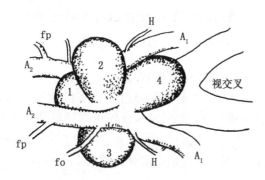

图 9-5-2 前交通动脉瘤瘤体突出的方向
(按发生频率依次为 1 2 3 4)

fo:额眶动脉;fp:额极动脉;H:Heubner 动脉;A₁:大脑前动脉第一段,A₂:大脑前动脉第二段

大脑前动脉第一段(A_1)和大脑前动脉第二段(A_2)的动脉瘤较少见,约占颅内动脉瘤总数的 1%～2%。A_1 动脉瘤如近 ICA,手术方法同床突上 ICA 瘤(见本章第四节);如动脉瘤近前交通动脉,手术方法同前交通动脉瘤。A_2 动脉瘤常位于大脑前动脉胼周支。

本节介绍前交通动脉瘤常用的两种手术入路和 A_2 动脉瘤的手术入路。

适应证、禁忌证、术前准备、麻醉均见本章第二节。

一、前交通动脉瘤(Anterior Communicating Artery Aneurysm)

(一)改良翼点入路(Modified Pterional Approach)

1. 手术步骤

(1)体位、切口和骨瓣

患者仰卧,颈略过伸,上半身抬高 15°。一般根据动脉瘤供血选择手术侧,如动脉瘤主要由左侧大脑前动脉供血,则用左侧开颅;如动脉瘤为双侧大脑前动脉供血,且左右 A_1 粗细相等,则选用右侧开颅。头转向对侧 30°,使额骨颧突位于最高点。头皮采用标准翼点入路切口或冠状皮肤切口。骨窗大小可选择眶上锁孔骨窗(适用小动脉瘤、非急诊手术)或标准翼点开颅(适用大型动脉瘤、急诊手术)(图 9-5-3)。

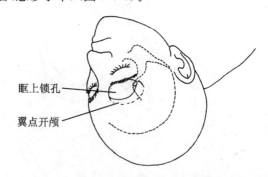

图 9-5-3 患者体位和头皮切口
采用右侧翼点入路,头皮切口高低取决于发际

(2)大脑前动脉的暴露

剪开硬脑膜。按颈内动脉床突上动脉瘤手术方法,暴露 ICA,并向远端解剖达大脑前动脉近端

（A₁）。改变额叶脑压板牵拉方向，从与外侧裂平行改为与 A₁ 平行，也即脑压板的夹端指向终板，把额叶底部抬起。由于 A₁ 常向后弯曲，再折回到中线，因此解剖出 A₁，找出无穿通支适合暂时阻断血管的部位后，不必严格沿 A₁ 解剖，只需循其走行向中线游离。打开终板池，找到同侧的 A₁、

前穿质旁的穿通支和 Heubner 动脉。选择 A₁ 的合适部位，并以剥离子小心游离其上下缘，以备暂时阻断之用。当动脉瘤瘤体不向前突，与视交叉无粘连时，可越过视交叉解剖终板池的对侧，找出对侧 A₁，按前述处理（图 9-5-4）。

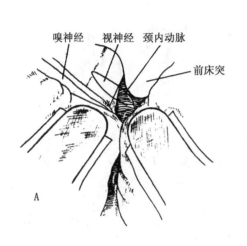
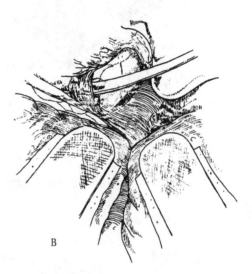

图 9-5-4　侧裂开放（A）和游离右侧 A₁（B）

（3）动脉瘤的暴露

在游离和处理动脉瘤颈前，应尽量找到和识别 5 对脑动脉——双侧 A₁、双侧 Heubner 动脉、双侧 A₂、双侧额眶动脉和双侧额极动脉。下视丘动脉、A₁ 和 A₂ 的可能变异分支也应注意识别。当双侧 A₁ 暴露于术野并准备好临时阻断后，把脑压板头端略向额叶底部内侧面牵拉，可找到 A₂。但是由于动脉瘤常嵌入额叶内，为避免过分牵拉额叶而误伤动脉瘤，可在软脑膜下切除小块同侧直回组织，约 1cm²。经直回皮层切口小心解剖前交通动脉与 A₂ 的汇合点，并可越过动脉瘤看到对侧 A₂。脑表面的软脑膜应留在动脉瘤壁上，不予切除。解剖 A₁ 与前交通动脉的汇合点。额眶动脉和额极动脉多可从动脉瘤壁上分离；但如果粘连很紧，分离困难时，可用双极电凝镊电凝后将其切断。（图 9-5-5，图 9-5-6）。

（4）动脉瘤的处理

可锐性或轻柔钝性游离瘤颈与前交通动脉、A₁ 和 A₂ 的粘连。最好游离瘤颈周围 3～4mm 长，以便能游离瘤颈后方，看清楚下丘脑动脉，并用小棉片妥加保护，以免误伤。瘤颈窄而规则者，可直接夹闭；如瘤颈宽，可用双极电凝镊电凝使其缩小后夹闭（详见本章第三节）。瘤颈夹闭后，以超声多普勒探测瘤体内是否还有血流，检验瘤颈是否完全夹闭。如动脉瘤巨大，可暂时阻断 A₁、A₂，然后切开瘤体，切除其内血栓机化物，使瘤体缩小，再酌情做瘤颈夹闭、动脉重建或动脉壁缝合等（参见本章第三节）。如果经努力无法施行瘤颈夹闭，可酌情做一侧 A₁ 阻断或瘤壁包裹、瘤内致凝等，但疗效欠佳，动脉瘤再出血的可能性仍存在（图 9-5-6，图 9-5-7）。

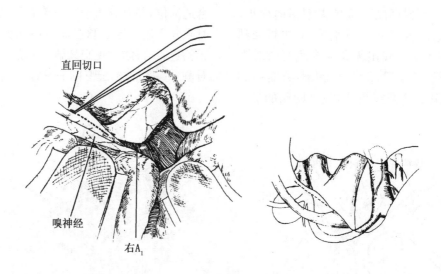

图 9-5-5　软脑膜下切除直回

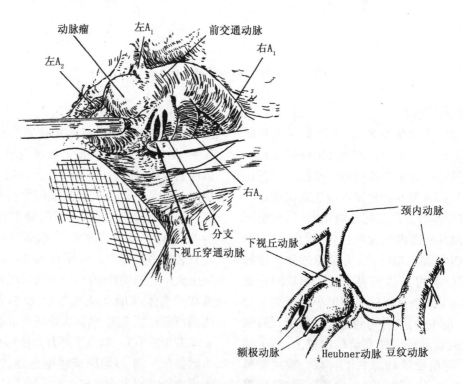

图 9-5-6　软脑膜下切除直回后，经此切口游离右 A₁、A₂ 左 A₁ 和
A₂ 及动脉瘤，注意瘤颈后方的下视丘动脉

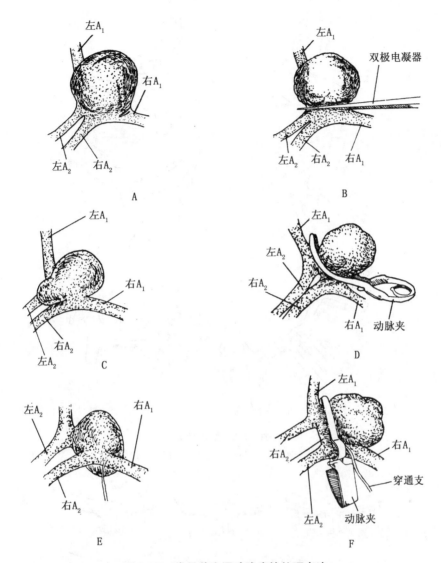

图 9-5-7 常见前交通动脉瘤的处理方法
A、B:双极电凝镊电凝瘤颈后夹闭;C、D:游离瘤颈后夹闭;E、F:用开窗夹经右侧 A₁ 夹闭瘤颈

2. 专家点评

(1)大脑前动脉—前交通动脉的解剖变异很多,常见有副 A_1 动脉、前交通动脉开窗形、A_2 有 3 支等。此时要注意识别,不要误伤(图 9-5-8)。

(2)Heubner 动脉是重要的回返动脉,常在 A_1 段前方(60%)或后上方(40%)走行至 ICA 分叉和大脑中动脉近端后折向前穿质,供应尾状核前部、豆状核前 1/3、苍白球外侧段及内囊前肢。它可从 A_1、A_2 或前交通动脉发出。手术时要妥加保护(图 9-5-9)。

(3)位于额叶内侧或直回内的血肿,可部分清除,以求扩大手术空间和利于游离和处理动脉瘤。不强求全清除血肿。

(4)动脉瘤破裂出血,可按本章第三节方法处理。这里必须强调,切忌用大吸引器,以免损伤动脉瘤及其邻近结构。前交通动脉出血,采用本章所介绍方法,都能满意控制,然后酌情处理瘤颈。

(5)双极电凝镊电凝瘤颈时,要注意不要误伤瘤颈后方的下视丘动脉,应按上述方法游离,并用棉片保护。

(6)按常规关颅前,应妥善止血,使患者血压达到其正常水平。清除术野和脑底残留血块,并用 3% 罂粟碱湿敷载瘤动脉,解除血管痉挛。

(二)双侧额底入路(Bifrontal Base Approach)

1. 手术步骤

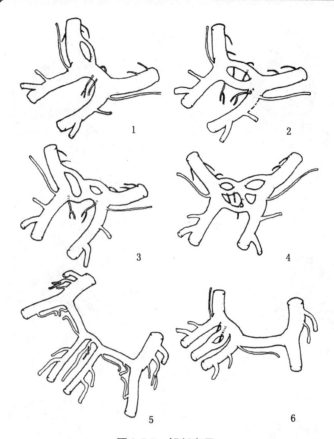

图 9-5-8　解剖变异

1—4:前交通动脉变异;5,6:A₂变异(仿 Yasargil MG)

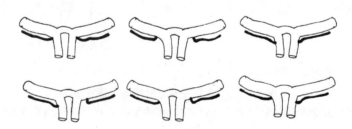

图 9-5-9　Heubner 动脉起始部的变异

（1）体位与切口

患者仰卧，颈略过伸，上半身抬高15°。发际内冠状皮肤切口，在帽状腱膜层下把皮瓣翻开至眶上缘。沿眶上缘上3cm做小骨瓣膜，向前翻开同皮瓣(图9-5-10)。

（2）骨瓣

双额游离骨瓣，可左右各形成一大一小骨瓣，中间不留骨桥，或只形成单一过中线骨瓣。在后者，位于双眶上缘中间的骨孔常打开额窦，可以切除窦黏膜后，再把额窦后壁骨质切除。有时鸡冠影响铣刀或线锯通过，可用小骨凿或小 Kerrison

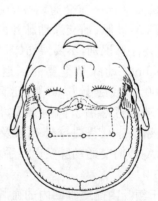

图 9-5-10　患者仰卧,发际内冠状皮肤切口

332

钳切除,开放额窦用庆大霉素明胶海绵及骨蜡封闭,并将骨膜瓣翻下,覆盖在其上,再将骨膜与硬脑膜缝合(图 9-5-11)。

(3)硬脑膜切口

在骨窗前缘、矢状窦两旁分别切开硬脑膜。近矢状窦常有皮质桥静脉横行,可用双极电凝镊电凝后切断。用 2 片窄脑压板伸入双侧额叶内侧面,双重缝扎上矢状窦,用剪刀将矢状窦和大脑镰剪断。将硬脑膜切口前缘悬吊在骨窗上软组织。

双极电凝镊电凝大脑镰残端,使其皱缩(图 9-5-12)。

(4)大脑前动脉的暴露

在手术显微镜下,分别把两侧额极从前颅窝底抬起,把嗅神经从额叶底部游离可直达嗅三角。同改良翼点入路,在视神经旁打开颈内动脉(ICA)池,暴露 ICA,并向其远端解剖达 A_1,选择一段无穿通支的 A_1,以备暂时阻断之用。以下操作方法同改良翼点入路(图 9-5-13)。

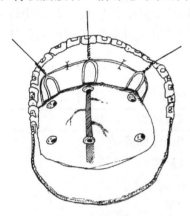

图 9-5-11　皮瓣和骨膜分别翻向前,双侧前额钻孔,形成游离骨瓣

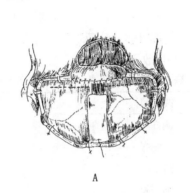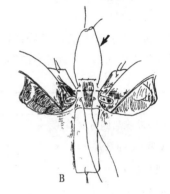

图 9-5-12　双侧额底入路
A:硬脑膜切口;B:上矢状窦结扎

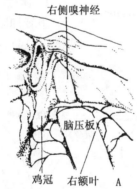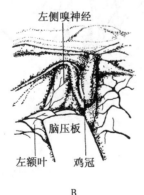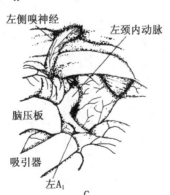

图 9-5-13　大脑前动脉的游离
A:游离右侧嗅神经;B:游离左侧嗅神经;C:游离左侧颈内动脉、左 A_1

(5)动脉瘤的暴露

基本同改良翼点入路。但由于翼点入路是从前交通动脉的侧方进行游离动脉瘤,此入路是从侧、前和后多方向暴露动脉瘤,因此能够较满意识别 A_1、Heubner 动脉、A_2、额极动脉、额眶动脉、下视丘动脉等。但是,当动脉瘤瘤体向前或向上方突时,用脑压板牵拉额叶内侧面时,要特别小心,不要误伤动脉瘤,引起出血。

(6)动脉瘤的处理

同改良翼点入路。

(7)关颅

按常规严密缝合硬脑膜切口。复位骨瓣。分两层缝合头皮切口。骨瓣下和皮瓣下酌情放引流 24h。

2. 专家点评

(1)嗅神经的保留:此入路不同于 Pool 或 Lougheed 入路,骨窗前缘较低,达眶嵴,因此对额叶牵拉较小,游离嗅神经也较容易,术后可保留嗅觉功能。可是,当动脉瘤较大时,游离下的嗅神经常悬垂在术野,影响手术操作。因此,笔者喜欢选择动脉瘤主要供血侧,断其嗅神经,而保留对侧嗅神经。此时,牵拉额叶,游离和处理动脉瘤都从该侧进行,不牵拉或少牵拉对侧额叶。

(2)与改良翼点入路比,此入路创伤较大,因此除在巨大型前交通动脉瘤还用此入路外,现已少用(表 9-5-1)。

表 9-5-1 改良翼点入路与双额底入路的比较

	改良翼点	双额底
暴露动脉瘤的方向	侧方	侧、前、上、后方
A_1 和 A_2 的暴露	一侧好	双侧好
切除直回	需要	不需要
矢状窦结扎	不需要	需要
适用动脉瘤	小和大型(直径<1.5cm)	大和巨型(直径>1.5~2.5cm)

二、大脑前动脉远端动脉瘤(Distal Anterior Cerebral Artery Aneurysm)

(一)手术步骤

1. 体位与切口

患者仰卧。皮肤切口取决于动脉瘤的部位(图 9-5-14)。

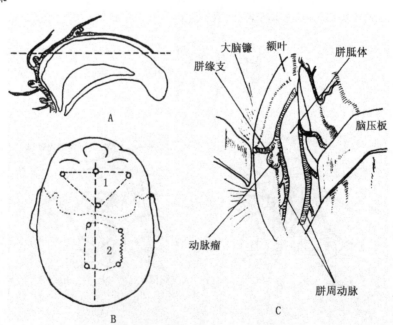

图 9-5-14 大脑前动脉远端动脉瘤

A:好发部位;B:手术入路;1—前额入路;2——侧矢旁入路;C:经一侧矢旁入路暴露动脉瘤

2. 入路

前额入路(Anteior Frontal Approach):手术方法基本同前交通动脉瘤,即应暴露双侧或主侧 A_1,再依次暴露前交通动脉和 A_2,从动脉瘤下方到达动脉瘤,再游离和夹闭动脉瘤。此入路适用于 A_2 上升部(即胼周动脉近端)动脉瘤。

一侧矢旁入路(Lateral Parasagittal Approach):皮肤切口可做S状或冠状。骨瓣内缘达中线。硬脑膜瓣向矢状窦翻开。从大脑纵裂进入,尽量少切断皮质桥静脉。沿大脑镰游离缘找到胼周动脉,再向其远端寻找动脉瘤,酌情行瘤颈夹闭或动脉瘤切除。这里的动脉瘤常呈梭形,可切除动脉瘤后行大脑前动脉端端吻合。此入路适用于胼周水平段或胼缘支动脉瘤。

前交通动脉瘤两种手术入路的比较见表9-5-1。

(二)术后处理

(1)参见本章第二节。

(2)由于前交通动脉瘤多有下视丘受损,术后要注意防治消化道出血,监测心脏功能、水和电解质平衡。

(3)交通性脑积水的处理。术前有交通性脑积水者,应酌情做脑室引流或分流术。术后病情好转后又恶化或好转进展慢,应随访头CT,发现脑积水,给予相应处理。

(三)专家点评

经一侧矢旁入路,在胼胝体膝部后方1.5cm处,用吸引器小心分离,可进入侧脑室前角,放出脑脊液,使脑压降低,可不必腰穿或脑室穿刺。

对于多发动脉瘤,有时可采用同一切口进行夹闭,骨窗大小根据具体情况,可以是一个或两个。

第六节 大脑中动脉瘤(Middle Cerebral Artery Aneurysm)

大脑中动脉(middle cerebral artery,MCA)瘤约占颅内动脉瘤的20%。MCA瘤易发生大型或巨型,因此除可引起蛛网膜下腔出血外,还常引起颅内占位效应。MCA瘤多位于MCA第一分叉(M_2)处,次之为MCA主干(M_1)和MCA周边支(M_3、M_4)。M_1位于外侧裂近端,视交叉外侧,其长度14~16mm。M_1段上外侧面发出2~3支颞部血管,下内侧壁发出深部穿支血管,即豆纹动脉。M_1真正分叉发生在岛阈平面,此处离额颞叶表面约2.5cm,M_2由上干支和下干支组成,它们的分支转向后上达脑表面。接近分叉处的分支动脉如果较粗大,可造成三分叉或四分叉的假象。MAC主干可发生成窗畸形或出现副MCA,后者可来自颈内动脉或大脑前动脉。掌握上述解剖知识,对处理动脉瘤很有帮助(图9-6-1)。

MCA瘤的手术入路有3种(图9-6-2):

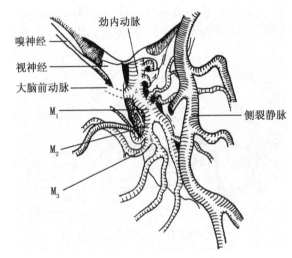

图9-6-1 大脑中动脉的解剖分支

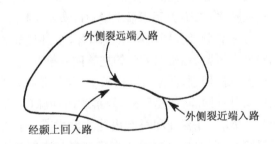

图9-6-2 大脑中动脉的3种手术入路示意

(1)外侧裂近端入路(Medial-to-lateral Transsylvian Route)

(2)外侧裂远端入路(Lateral-to-Medial Transsylvian Route)

(3)颞上回入路(Superior Temporal Gyrus Route)

神经外科医生应该掌握上述3种入路,根据手术中的具体情况选择一种或几种入路结合的术式。

一、外侧裂近端入路（Medial-to-Lateral Transsylvian Route）

（一）适应证

（1）大脑中动脉主干（M$_1$）动脉瘤。

（2）大脑中动脉第一分叉处（M$_2$）动脉瘤。

（二）手术步骤

1. 体位与切口

患者仰卧，颈略过伸，头向对侧转30°，根据术前评估采用改良翼点、标准翼点或小型翼点开颅入路，并酌情决定是否放置腰穿或脑室外引流（图9-6-3）。

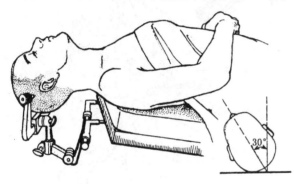

图9-6-3　患者体位

2. 外侧裂开放（图9-6-4）

先打开视神经和颈内动脉池（见本章第四节后交通动脉瘤），安放好手术显微镜和自动牵开器。

额叶和颞叶分别用脑压板牵开，使外侧裂蛛网膜向上绷紧，用微型钝头钩把蛛网膜挑起，微型刀或剪锐性切割，再深入脑压板牵开额、颞叶。按上法切开蛛网膜，如此反复，暴露颈内动脉（ICA）分叉和M$_1$。在额叶和颞叶内侧之间常有一根静脉横跨，可用双极电凝镊电凝后切断。有时外侧裂的内侧部解剖不清楚，此时可吸除少许额叶或颞叶组织，以求找出外侧裂（图9-6-4）。

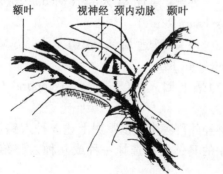

图9-6-4　外侧裂、颈内动脉池和视交叉池开放

3. 动脉瘤的暴露和处理（图9-6-5(a)，图9-6-5(b)）

由于重要的穿通血管（包括豆纹动脉）从大脑中动脉下内壁发出，因此游离M$_1$应沿其外上面进行，保留任何小分支，选择暂时阻断M$_1$的合适部位。对于小动脉瘤，暴露和夹闭多无困难。可是，重要的是应完全游离出瘤颈，特别是看清楚瘤颈后方有否重要穿通血管及早期发出的大脑中动脉分支，不可盲目把它们与瘤颈一起夹闭。游离瘤颈时，可留少许与瘤体或瘤顶粘连的脑组织，以防动脉瘤过早破裂。

在大型动脉瘤，大脑中动脉的分支有时似与瘤体融合或从瘤壁发出。过去这些动脉瘤多认为不能夹闭，采用包裹法。现在用显微技术仔细游离，常发现这些分支只不过与瘤体粘连，可以与瘤体和瘤颈分开。瘤颈可直接夹闭或清除瘤内血栓物后夹闭。对巨型动脉瘤，可按上述方法处理。但是有时动脉瘤颈很宽或根本无瘤颈，大脑中动脉的分支无法与瘤体或瘤颈分开，此时不可能夹闭瘤颈，可酌情行动脉瘤切除加大脑中动脉重建或动脉瘤载瘤动脉阻断加颅内外血管吻合（图9-6-6）。

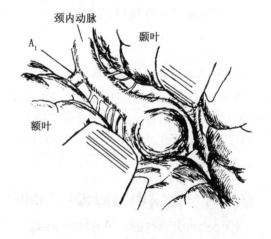

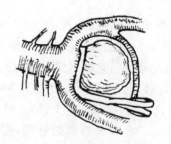

图9-6-5(a)　大脑中动脉瘤的暴露和夹闭

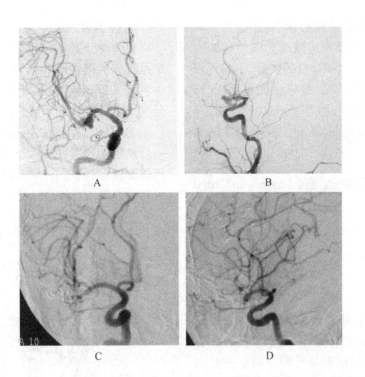

图 9-6-5(b)　DSA(A、B)显示右侧大脑中动脉分叉部动脉瘤,瘤颈宽,瘤体形状不规则,与周围血管分支关系较难辨认,适合手术治疗;术后 DSA(C、D)显示动脉瘤夹闭

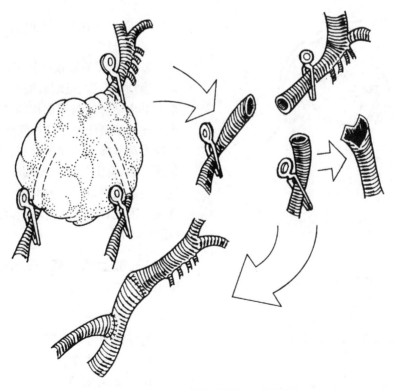

图 9-6-6　巨型大脑中动脉瘤的切除和血管重建

无论采用何种方法处理动脉瘤,应经常移动手术显微镜,从各个方面看清楚动脉瘤与大脑中动脉及其分支,特别是豆纹动脉的关系,不要误伤这些血管。应强调的是动脉瘤体常嵌入额叶,特别见于巨大型动脉瘤,因此在进行上述操作时,只重点游离和看清楚瘤颈四周,而不强求把动脉瘤完全解剖出来。

二、外侧裂远端入路（Lateral-to-Medial Transsylvian Route）

（一）适应证

大脑中动脉周边（M₃—M₄）动脉瘤。

$M_3—M_4$

（二）手术步骤

1. 体位与切口

患者仰卧,体位同外侧裂近端入路,但头向对侧转60°。根据具体情况采用小型或中型改良翼点入路,即头皮切口沿对耳屏前方向上并且向后,在耳上方形成向前弯曲,达前额发际内。骨窗形成同外侧裂内侧入路,向颞叶扩大（图9-6-7）。

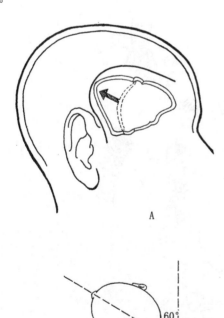

图9-6-7　大脑中动脉周边动脉瘤的处理
A:头皮切口和骨窗;B:患者体位

2. 外侧裂开放

剪开硬脑膜,沿外侧裂静脉旁切开蛛网膜,用脑压板分别把额叶和颞叶牵开,按上述方法逐步由上至下打开外侧裂,找到大脑中动脉的周围支,循其达动脉瘤。必须指出此入路的缺点是从远端暴露动脉瘤,而不是从近端先暴露载瘤动脉,因此一旦发现动脉瘤,即停止对动脉瘤四周的游离,并跨过此区,在其近心端游离出载瘤动脉近端,以备可随时控制动脉瘤血供（图9-6-8）。

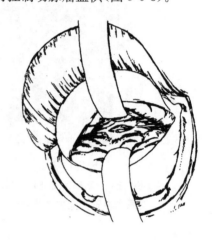

图9-6-8　外侧裂开放

3. 动脉瘤的暴露和处理

当动脉瘤远、近端载瘤动脉充分游离后,方可小心游离动脉瘤与四周神经、血管结构的粘连,并按上述方法夹闭瘤颈和切除瘤体。由于大脑中动脉周边动脉瘤多呈水平分布,且偏向额叶,因此为暴露它们,常需过多牵拉额叶,这样可引起动脉瘤过早破裂出血,而且会损伤额叶组织,特别左侧语言区。因此,为避免此缺点,可改用颞上回入路（图9-6-9）。

三、颞上回入路（Superior Temporal Gyrus Route）

（一）适应证

同外侧裂远端入路。

（二）手术步骤

1. 体位与切口

同外侧裂远端入路。

2. 颞上回切除

沿外侧裂静脉旁1cm,在颞上回表面作2～

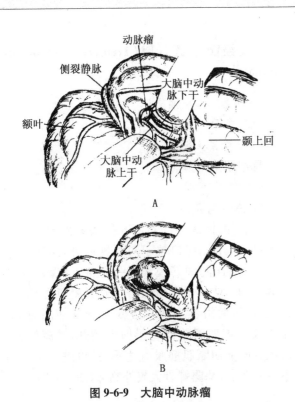

图 9-6-9　大脑中动脉瘤
A:游离;B:暴露

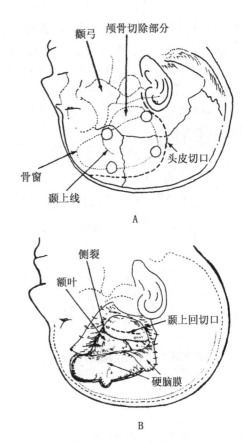

图 9-6-10　颞上回入路
A:头皮切口、骨窗;B:颞上回入路

3cm 长切口。用吸引器和双极电凝镊,使切口向深部延伸,在脑岛上寻找大脑中动脉的分支,并以此向近端或远端游离达动脉瘤(图 9-6-10)。在游离动脉瘤前,应先游离近端载瘤动脉。

3. 动脉瘤的处理

方法同外侧裂入路。

(三)术后处理

见本章第三节。

(四)专家点评

(1)暂时阻断 M_1 的应用:复杂 MCA 瘤、巨大型 MCA 瘤常需暂时阻断 M_1,以便游离动脉瘤,切开瘤壁清除血栓,夹闭动脉瘤。实验和临床研究证明,暂时阻断载瘤动脉时不仅不必合并全身降低血压,而且应保持血压在正常或偏高范围。这样不仅不会增加出血,而且可提高脑对缺血缺氧的耐受性(参见本章第三节)。

(2)有蛛网膜下腔出血史,特别近期出血者,外侧裂粘连严重,解剖常不清楚。此时可沿侧裂静脉旁吸取少量脑组织(多为颞叶),寻找动脉分支,再循其向侧裂深部动脉近心端分离,即可打开侧裂。

第七节　大脑后动脉瘤(Posterior Cerebral Artery Aneurysm)

大脑后动脉(PCA)瘤较少见,约占颅内动脉瘤的 1%。PCA 从基底动脉终末段发出,左右各一,从其起始至后交通动脉交接处这一段称为 P_1(又称中脑段、大脑脚段等)。通常 P_1 比后交通动脉粗大,但约有 20%～40% P_1 较后交通动脉小,呈胎儿型,即还保留胚胎时 PCA 由颈内动脉供血的特点。胎儿型 P_1 常见于右侧。PCA 从后交通动脉起至发出颞下动脉止,称为 P_2 段或环池、中脑前段。从发出颞下支起至分出顶枕和距状裂动脉止的 PCA 称 P_3 或四叠体段,P_3 以后的 PCA 称 P_4 段。PCA 瘤可发生在 PCA 任何一段,但多见于 $P_{1\sim2}$ 和 P_3(图 9-7-1)。

$P_{1\sim3}$ 动脉瘤的手术入路有:颞下入路、翼点入路和颞极入路以及颧弓-眼眶入路。对于 P_1 和 P_2

小型动脉瘤,可选用颞下入路或翼点、颞极入路,对于 P₃ 动脉瘤,可选用颞下入路。但是,对于 $P_{1\sim3}$ 大型或巨型动脉瘤,则应选用颧弓-眼眶入路或颧弓颞下入路,因为此入路更近中颅底,脑组织牵拉最小,根据需要可与颞下或翼点入路结合,扩大手术野和术者视角。

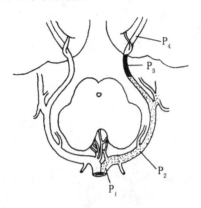

图 9-7-1 大脑后动脉的各段

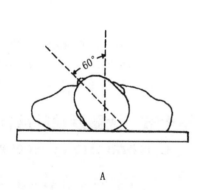

A

图 9-7-2 体位与切口
A:患者体位;B:冠状皮肤切口,经眶-颧弓游离骨瓣

2. 骨瓣形成

在翼点后上方颞线上钻第 1 个骨孔,在额骨颧突后下方钻第 2 骨孔,第 3 骨孔位于颧弓上方的颞窝,第 4 骨孔位于眶嵴上方额骨。用线锯锯断洞 1—3 和洞 1—4 间颅骨,洞 2—3 颅骨用咬骨钳咬除。经洞 2 用电锯或骨凿打开眶外侧壁直达眶下裂,注意不要伤及眶筋膜。用电锯斜形锯断眶下外侧角的颧骨体和下颌关节前的颧弓。用线锯导板经洞 4 插入,由洞 2 穿出,把硬脑膜从颅底推开并保护起来,凿断眶上嵴和眶板,即可抬起骨瓣,并在蝶骨嵴处折断,取下连同颧弓的游离骨

(一)适应证与禁忌证
见本章第三节。
(二)术前准备、麻醉
见本章第三节。
(三)手术步骤

1. 体位与切口

患者仰卧,头转向对侧 60°,头架固定。冠状头皮切口,术侧切口位于对耳屏前方,达颧弓下 2cm。皮瓣连同颞筋膜浅层一起翻开,保留面神经额支和眶支。沿肌纤维方向切开颞部颞肌,直达颧弓,然后沿颞上线下方 6～7mm 切断颞肌。用骨膜撬把肌瓣连同骨膜向下翻开,暴露颞窝。沿颧突向下切断肌筋膜直达颧弓,可进一步向后下牵开颞肌,暴露蝶骨大翼外侧部(图 9-7-2)。

瓣。切除蝶骨嵴达眶裂,咬除颞部颅骨使骨窗下缘与中颅窝底平。此时颞肌可最大限度向下向后牵开(图 9-7-3)。

3. 动脉瘤的暴露和处理(图 9-7-4)

经腰穿留置针放出脑脊液后,剪开硬脑膜。在手术显微镜下,打开侧裂。由于骨窗达中颅窝底,经引流脑脊液后,脑压明显降低,脑组织塌陷良好,因此略为牵拉额颞叶,即能很好暴露天幕游离缘、动眼神经等。

打开颈内动脉和视神经表面蛛网膜,游离颈内动脉和后交通动脉,然后沿后交通动脉等找到大脑

后动脉,再依次暴露动脉瘤。由于本入路显露较大,可根据需要从额或颞侧或两者结合暴露动脉瘤。

P_1动脉瘤位于脚间池中、大脑脚前方,与动眼神经和中脑穿通支关系密切。在夹闭动脉瘤颈时,要注意不要损伤这些重要的神经血管结构。如P_1细,后交通动脉粗大(胚胎型P_1),可替代P_1功能,则在不阻断穿通支血供前提下施行动脉瘤孤立或阻断P_1。

P_2或 P_3动脉瘤位于中脑旁,被海马回覆盖(软脑膜下),瘤体常向外上方突起。可抬起颞叶中部,沿小脑幕内上方暴露,可切除部分海马回,打开 PCA 表面蛛网膜。

对巨大型动脉瘤,常需暂时阻断载瘤动脉,切除瘤内血栓机化物后再夹闭瘤颈、切除瘤体。阻断 PCA 时应避免误夹穿通支,应阻断在后脉络膜动脉起点远方的 PCA(图 9-7-4)。

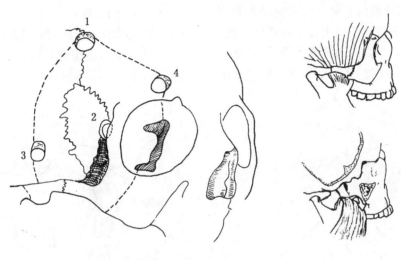

图 9-7-3　骨瓣形成

1—4 示钻洞顺序

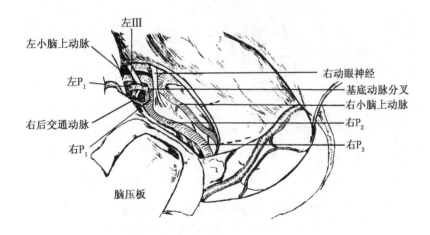

图 9-7-4　经天幕裂孔暴露动眼神经、基底动脉、大脑后动脉(P_{1-3})和小脑上动脉

4. 关颅

按常规严密止血后,缝合硬脑膜,复位骨瓣,用粗丝线固定骨瓣和颧弓。硬脑膜外骨瓣下、皮下各放置引流物,24h 后拔出。

(四)术后处理

术后按动脉瘤常规处理(见本章第三节)。

(五)专家点评

(1)由于 PCA 瘤多深在,与脑干关系密切,为避免过多牵拉而损伤脑组织,又能得到良好显露,除选择合适的手术入路,术时应采取一系列降低颅内压措施(详见有关章节)。在分离动脉瘤前,宜先找到后交通动脉与 PCA 近端,以便必要时暂时阻断之用。

(2)巨大型 PCA 瘤常埋在脑实质内,PCA 近端常位于瘤体深部,不易暴露。可先切除部分颞叶钩回或海马回,游离瘤底部,在其壁上做一荷包缝线,切开瘤壁,清除瘤内容物。为避免误入真瘤腔引起出血,宜从周边逐渐向中心分块切除血栓,以达到缩小瘤体、易于游离动脉瘤为原则,不要求过多切除瘤内容物。在瘤体缩小后就能较易地游离瘤颈和找到 PCA 近端。

(3)P_1 和 P_2 内侧常发出重要穿通支,供血于脑干、丘脑等重要结构,这些分支与蛛网膜粘连,因此应沿 PCA 下缘游离和寻找瘤颈,锐性打开其上的蛛网膜,识别并保护穿通血管。

(4)由于脉络膜前、后动脉及 PCA 发出的长短回返支之间有丰富的侧支循环,P_2 近端暂时或永久性阻断不会引起脑梗塞。

(5)位于 P_2-P_3 的动脉瘤,如不能直接夹闭瘤颈,可做动脉瘤孤立或切除动脉瘤后重建 PCA。

(6)P_4 动脉瘤位枕叶,可经顶枕开颅夹闭和/或切除,手术多不困难(图 9-7-5)。

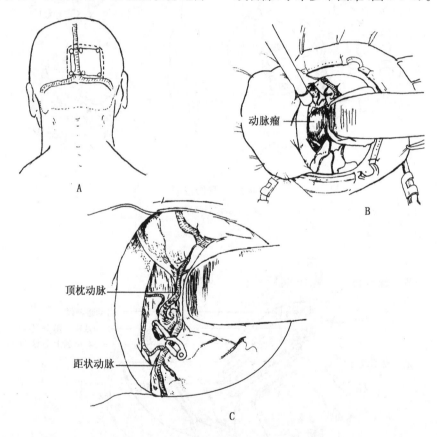

图 9-7-5 大脑后动脉远端(P_{3-4})动脉瘤

A:头皮切口和骨窗;B:动脉瘤暴露;C:动脉瘤夹闭

第八节 椎基动脉瘤
(Vertebrobasilar Artery Aneurysm)

椎基动脉瘤较颈动脉系统动脉瘤少见,约占颅内动脉瘤的 10% 左右,好发部位依次为基底动脉分叉部、椎动脉-小脑后下动脉、基底动脉-小脑上动脉、基底动脉-小脑前下动脉、椎基动脉汇合部及小脑动脉的周围支。

椎基动脉瘤位置多深在,手术空间狭小,与脑干和颅神经及重要的穿通血管关系密切,因此,术前应做详细的检查和准备,包括 DSA、CT、MRI

和 TCD。对动脉瘤及其邻近重要神经血管结构的关系有较好认识。术者还应掌握各种手术入路的利弊,根据动脉瘤的具体情况(如部位、大小、瘤体突出方向等)和患者全身和神经功能情况精心选用。术中须采用各种控制颅内压的措施如腰椎穿放脑脊液(CSF)、过度通气和静脉注射甘露醇等,使脑组织张力降低,利于术野暴露。脑干听觉诱发电位监测、TCD 监测也很必要。对手术的复杂性和难度也应有充分准备,拟订好几种手术方案,术时灵活应用。

该手术的适应证与禁忌证以及术前准备、麻醉均见本章第三节。

一、基底动脉分叉部动脉瘤(Basilar Artery Bifurcation Aneurysm)

基底动脉分叉部动脉瘤可根据具体情况采用翼点入路、颞下入路或采用硬膜外颞极入路等。颞下入路可从基底动脉外侧方显露动脉瘤;翼点入路可从前外侧暴露基底动脉和动脉瘤;硬膜外颞极入路既可从前外侧,又可从外侧同时暴露基底动脉和动脉瘤,如结合硬膜下切除后床突和鞍背(上斜坡),则可暴露基底动脉中段动脉瘤。以下对一些常用的手术入路分别加以介绍。

(一)颞下入路(Subtemporal Approach)手术步骤

1. 体位与切口

侧卧位。动脉瘤位于中线者,应选用非主侧半球作颞叶皮肤切口、直线型或改良翼点入路切口。下列情况应选用左侧开颅:患者有左侧动眼神经麻痹、基底动脉分叉偏向左侧、动脉瘤明显左偏、右侧后交通动脉粗大呈胚胎型(图 9-8-1)。

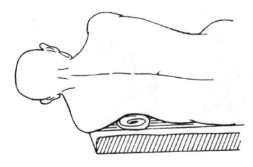

图 9-8-1　颞下入路的体位

2. 骨窗和硬脑膜切口

颞部骨窗应达中颅窝底,并近中颅窝前缘。沿骨窗下缘剪开硬脑膜,硬脑膜缘悬吊于骨窗缘软组织上。自中颅窝底以自动拉钩抬起颞叶中部,直达小脑幕切迹,暴露鞍背和脚间池(图 9-8-2)。

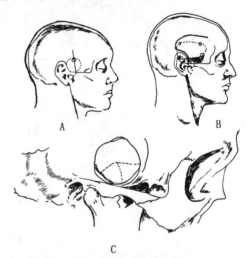

图 9-8-2　皮肤切口和骨窗

A:直线切口和小骨窗,适用于小基底动脉瘤;B:瓣状皮瓣切口和大骨窗,适用于大型或低位基底动脉瘤;C:骨窗达中颅窝底,虚线示硬脑膜切口

3. 动脉瘤的暴露

放好显微镜。在动眼神经上方切开蛛网膜。基底动脉分叉部的寻找方法:(1)循后交通动脉追踪到 P_1、P_2 和基底动脉;(2)在天幕游离缘找到 P_2,沿其向内游离,经后交通动脉达小脑上动脉,再沿其起始部向上找到 P_1 起始部和基底动脉分叉。一般 P_1、P_2 动脉直径 2~3mm,管壁较小脑上动脉厚,易发生动脉粥样硬化斑。小脑上动脉直径 1~2mm,管壁薄。由于动脉瘤颈前方无穿通血管,因此宜先游离。可把脑压板稍偏前方牵拉,暴露脚间窝,显示动脉瘤前部、对侧 P_1 及其穿通支。用微型剥离子轻压动脉瘤,帮助显露。瘤颈后部的暴露较困难,因其常被大脑后动脉(P_1)覆盖。瘤体有时嵌入大脑脚,可用狭长的脑压板将大脑脚向后方略牵开或借助细头吸引器、剥离子把动脉瘤轻向前方推开,暴露瘤颈后方、对侧 P_1 及其穿通支、对侧动眼神经等。确认基底动脉分叉及 P_1、穿通支,并选择适合暂时阻断基底动脉的部位,以备应用(图 9-8-3)。

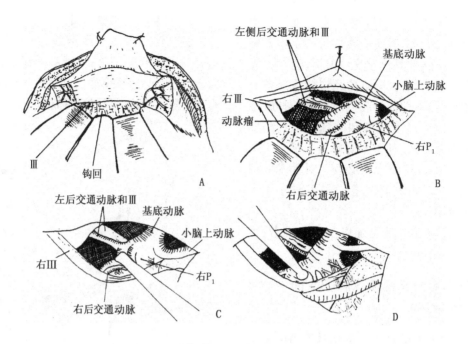

图 9-8-3　动脉瘤暴露

A:暴露小脑幕切迹;B:打开脚间池蛛网膜,暴露动脉瘤;C:用剥离子轻压动脉瘤,暴露对侧 P_1 和
后交通动脉;D:轻轻把动脉瘤向前推,暴露动脉瘤后方的穿通动脉

4. 动脉瘤的处理

用一细弯微型剥离子伸到动脉瘤颈的前方和后方进行分离,将瘤颈与对侧 P_1 分开。除非巨大型动脉瘤,一般 P_1 与动脉瘤只粘连而不融合,因此可在动眼神经上方或下方轻轻用剥离子推压即可把 P_1 与动脉瘤分离。细颈的动脉瘤多向前或向上突起,游离了 P_1,容易用动脉夹夹闭。向上突的瘤颈被 P_1 遮盖时,可向后牵开 P_1,将动脉夹后方一个夹臂从 P_1 前方伸入,夹住瘤颈。瘤颈较宽,特别是大脑后动脉接近动脉瘤基部或从基部分出者,用动脉夹钳闭比较困难,可用 3-0 丝线结扎。结扎线的引导方法是:先用导针穿到瘤颈与对侧大脑后动脉及穿透动脉之间,将结扎线引到瘤颈的对侧。将结扎线拉出适当长度,导针退出,然后再将结扎线引到瘤颈与手术侧的大脑后动脉及穿透动脉之间。先缓缓结扎一个结扣,观察所涉及的动脉有无扭曲。如果没有扭曲,就再结扎第 2 个结扣;如果动脉没有扭曲,可先将瘤颈部分结扎,再在变狭了的瘤颈上夹动脉夹。也可用双极电凝镊将较宽的瘤颈电烙变细,然后再予钳夹或结扎(图 9-8-4)。

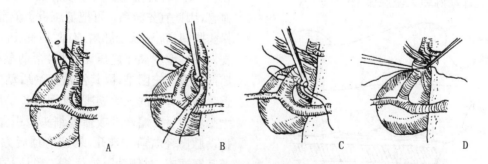

图 9-8-4　动脉瘤颈的处理

A:夹闭;B-D:丝线结扎

向后方突出的动脉瘤手术困难(图9-8-5)。可将大脑后动脉和瘤体从脚间窝中轻轻向前方牵引,同时将大脑脚轻轻向后方牵引。这样常能将

瘤颈和穿透动脉显露,并予分离,将动脉夹伸到大脑后动脉后方与穿透动脉的上方,将瘤颈钳夹。

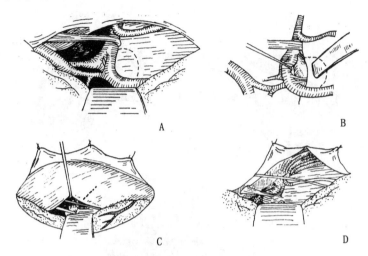

图9-8-5　后突或低位动脉瘤的处理
A:后突基底动脉分叉动脉瘤;B:向前牵拉大脑后动脉(P₁),向后牵拉大脑脚,暴露瘤颈;C:切开小脑幕游离缘;D:暴露低位动脉瘤

　　如果基底动脉分叉较低,位于鞍背的后方,则手术显露时颞叶可以抬起得少些,但术野常被小脑幕阻挡,须将小脑幕切迹边缘切开才能暴露瘤颈。切开小脑幕时要特别留意勿损伤滑车神经。可先用钩子或剥离子将小脑幕切迹边缘提起,看清滑车神经进入小脑幕边缘的部位,然后再在其后方将小脑幕切开。有时还需磨除后床突。

　　如果动脉瘤的颈部很宽,基底动脉上端呈梭形扩大和突出,大脑后动脉从动脉瘤基部长出,这将无法将大脑后动脉与瘤基部分离,无法在其前方或后方伸入动脉夹钳夹瘤颈。这种动脉瘤可采用开窗动脉瘤夹夹闭瘤颈,这种动脉夹在夹嘴的根部呈弧圈形,钳时,夹嘴将瘤颈夹闭,弧圈则跨在大脑后动脉上,保持其通畅。实在无法夹闭,可作瘤体加固。

　　(二)改良翼点入路(Modified Pterional Approach)手术步骤

1. 体位、切口和骨瓣形成

　　同第二章第三节改良翼点入路。左右侧选择原则同本节颞下入路(图9-8-6)。

2. 颅内动脉的暴露和入路的选择

　　牵开额、颞叶,广泛打开侧裂和颈内动脉池,

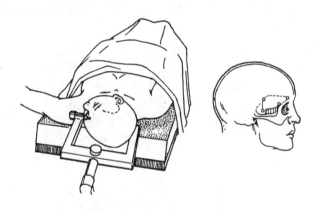

**图9-8-6　改良翼点入路的患者
体位、皮肤切口和骨瓣**

暴露颈内动脉(ICA)、A₁、M₁,视神经和动眼神经。根据它们之间的关系决定暴露基底动脉分叉部的入路(图9-8-7,图9-7-8):①如果ICA与视神经之间的距离较宽(5~10mm),则在此两结构之间,ICA的后上方打开脚间池前壁,进入脚间池。②ICA与视神经很靠近,应从ICA外侧、ICA与动眼神经之间进入脚间池。③如果小脑幕切迹较狭小,ICA与视神经之间以及ICA与动眼神经之间和小脑幕切迹之间的空隙都较小,可将颞叶向

外侧再牵开几毫米,小脑幕切迹缘在动眼神经和滑车神经之间切开 3～4mm,并将切口反褶缝合于颅中窝底的硬脑膜上,然后从 ICA 的外侧进入

脚间池。④如果床突上 ICA 很短或基底动脉分叉高(后床突上方 1mm 以上),可经 ICA 分叉间隙进入脚间池。

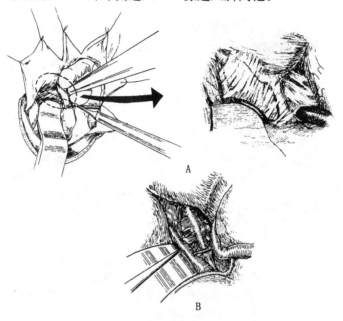

图 9-8-7　外侧裂开放和颈内动脉暴露
A:用脑压板分别牵开额叶和颞叶,广泛打开外侧裂蛛网膜、颈动脉池和交叉池;B:暴露颈内动脉、A_1 和 M_1(仿 Batjer HH)

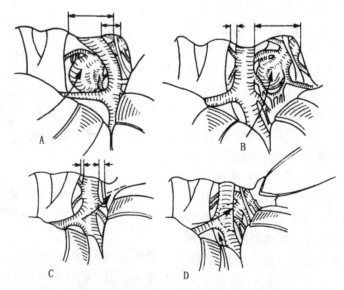

图 9-8-8　改良翼点入路暴露基底动脉分叉动脉瘤
A:从颈内动脉内侧暴露;B:从颈内动脉外侧暴露;C:切开小脑幕切迹暴露;D:从颈内动脉分叉处暴露

3. 基底动脉的暴露

由于蛛网膜下腔出血后颞叶内侧部的钩回常嵌在小脑幕裂孔处,影响手术暴露。可用一块窄脑压板把钩回向外上方牵开或在软脑膜下切除部分钩回。由于后交通动脉从 ICA 垂直发出,穿过

脚间池前壁进入脚间池,与大脑后动脉(PCA)吻合,因此大脑后动脉是一个重要的"路标",可循其向后方游离,找到基底动脉。在后交通动脉稍远方,脉络膜前动脉从 ICA 分出后,离开颈动脉池,斜行通过脚间池,向内方进入颞叶。由于丘脑穿

通支从后交通动脉的内或内上壁发出,因此应沿后交通动脉外侧壁游离之。蛛网膜增厚时,解剖应特别仔细,不可牵拉过多,以免损伤后交通动脉和脉络膜前动脉等。沿后交通动脉解剖直达基底动脉分叉处,该处有时有残留的血块,可轻轻吸引清除之。将大脑后动脉及其远方的小脑上动脉、动眼神经暴露清楚,此时基底动脉上段暴露,先观

察选择好暂时动脉阻断部位,以备手术操作的需要或动脉瘤破裂的应急止血之用。游离对侧 P_1。由于基底动脉分叉动脉瘤所在区域有重要的神经血管结构,因此在没有充分游离和暴露基底动脉上段、双侧 P_1 和穿通动脉前,不应企图夹闭动脉瘤(图9-8-9)。

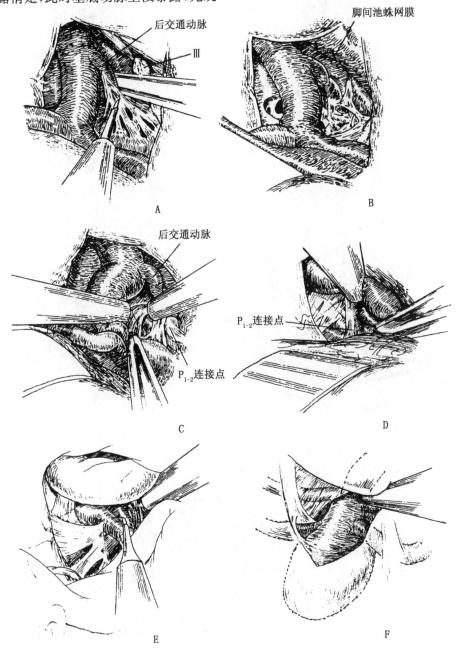

图 9-8-9　基底动脉的暴露

A:沿后交通动脉外侧与动眼神经之间游离后交通动脉,切断蛛网膜索带;B:广泛打开脚间池蛛网膜(Liliequist 膜);C、D:沿后交通找到 $P_{1\sim2}$ 连接点,可在颈内动脉外侧(C)和内侧(D)看清楚此重要标志;E:沿 P_1 下表面从外向内游离找到基底动脉主干和小脑上动脉;F:双侧 P_1、小脑上动脉和基底动脉暴露清楚,选择暂时阻断基底动脉的部位(仿 Batjer HH & Samson DS)

4. 动脉瘤的游离和瘤颈夹闭

沿对侧 P_1 上表面从外侧向内侧游离达瘤颈，把穿通支从瘤颈上分离开，然后分离同侧 P_1，方法同前。在游离瘤颈时，可轻柔地把瘤体向前方和内侧推。对小和未曾破裂的动脉瘤可按上法操作，但对大和出过血的动脉瘤，则应在暂时阻断基底动脉或孤立动脉瘤后进行上述操作（图 9-8-10）。在脑保护措施下，基底动脉可阻断 15min。由于术野狭窄深在，夹闭瘤颈时持夹手柄常阻挡术者视野，因此宜选用枪式持夹钳。上夹时，应避

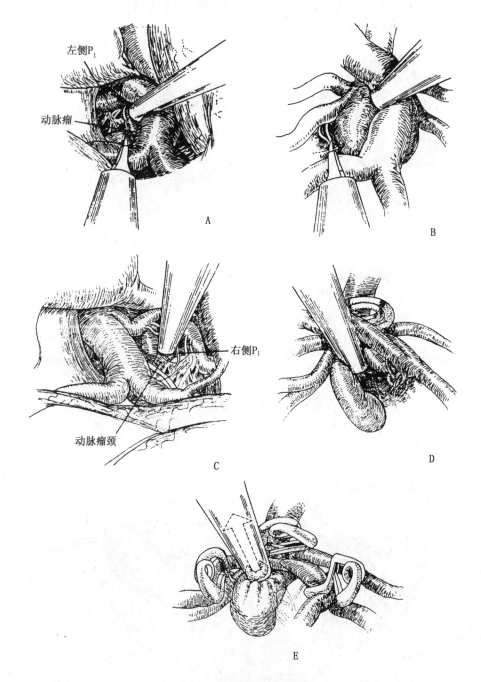

图 9-8-10 动脉瘤颈游离

A：经颈内动脉内侧游离左侧 P_1，从外向沿 P_1 上表面游离；B：把丘脑穿通动脉从瘤壁上游离开；C：从颈内动脉外侧游离右侧 P_1，方法同前；D：当动脉瘤壁张力大或脆弱时，可暂时阻断基底动脉，以利游离动脉瘤；E：经上述处理动脉瘤张力仍大或需切开动脉瘤（巨型动脉瘤）时，可同时阻断双侧 P_1 和基底动脉（仿 Batjer HH & Samson DS）

免把穿通动脉与瘤颈一起夹住,以免引起严重神经并发症。为克服术野狭小深在和暴露困难等不利因素,可利用上述颈内动脉的解剖间隙进行瘤颈夹闭操作:如从颈内动脉外侧的解剖间隙放入动脉夹,吸引器则从颈内动脉内侧间隙伸入,在高倍手术显微镜下看清楚动脉夹后从动脉瘤颈两侧伸入,确认无穿通支被误夹后,才夹闭瘤颈(图 9-8-11)。有时为扩大手术暴露和利于动脉瘤游离,可利用血管的解剖变异,分别牺牲发育不良的后交通动脉或 P_1;或利用前交通动脉向双侧大脑前动脉供血,结扎和切断一侧 A_1 以利于颈内动脉向侧方移位(图 9-8-12)。但是,在出血急性期手术,为防止脑血管痉挛加重脑供血障碍,应尽量避免切断上述血管,以保留尽量多的侧支循环,以防不测。

(三)翼点和前颞叶联合入路(Combined Pte-rional and Anterior Temporal Approaches)手术步骤

　　颞下入路从侧方暴露基底动脉瘤,手术入路简单是其优点,但是为了得到满意显露,常需过多牵拉颞叶和动眼神经,而且不能满意看清楚对侧 P_1 及其穿通动脉。翼点入路从前侧方暴露基底动脉瘤,没有颞下入路的缺点和不足,能看清楚双侧 P_1 及穿通动脉,而且能同时处理位于颈内动脉系统的动脉瘤。但是翼点入路术野狭小深在,常需切断后交通动脉,截断 P_2 的侧支循环通路,一旦手术需要阻断 P_1 或夹闭瘤颈时误把 P_2 夹住时,将严重损害丘脑穿通血管的供血,引起不良后果。因此,近来主张采用上述两种入路的联合入路,又称一半一半(half-and-half)联合入路,即各取其优点,避其不利(图 9-8-13)。

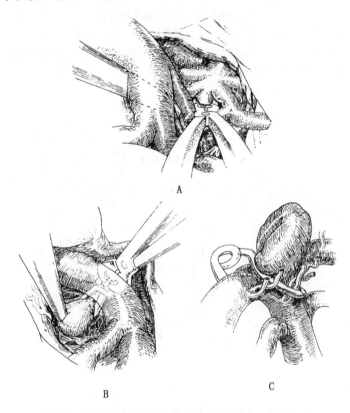

图 9-8-11　动脉瘤颈夹闭

A:为克服因术野深在狭小,手术器械阻挡者术视野,可用枪状持夹钳从颈内动脉外侧伸入,吸引器则从颈内动脉内侧伸入,在颈内动脉外侧间隙夹闭动脉瘤颈;B:同前法,在颈内动脉内侧间隙夹闭瘤颈;C:应选择合适的动脉瘤夹,过长的瘤夹把穿通血管误夹将引起严重神经障碍

(仿 Batjer HH & Samson DS)

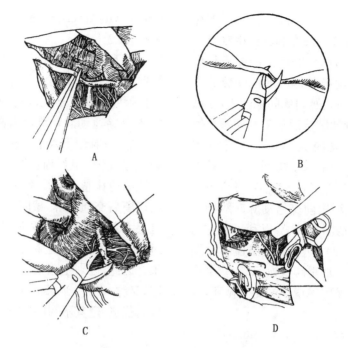

图 9-8-12 扩大手术暴露的方法
A：双极电凝镊电凝发育不良的后交通动脉；B：显微剪刀剪断后交通动脉；
C：电凝后剪断发育不良的 P1；D：微夹阻断 A1（必须前交通动脉通畅）后切断 A1，有利于向外侧牵开颈内动脉（仿 Batjer HH & Samson DS）

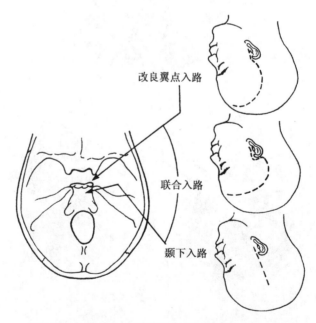

图 9-8-13 基底动脉分叉动脉瘤各种手术入路示意图

1. 体位与切口

同改良翼点入路。但皮肤切口下端始于颧弓之下，紧贴对耳屏向上 4～5cm 后向前弯曲达前额部，使骨窗比标准翼点入路骨窗大，能够显露前颞叶和额叶。皮瓣连同颞肌筋膜浅层一起向前翻

开，这样可保护面神经颞额支。

2. 颞肌处理

沿颞上线和额骨颞突切断颞肌，使其在附着线上遗留少许筋膜和肌肉，以便术毕时缝合颞肌。再向下切断颞肌直达颧弓前部，用双极电凝镊电

350

凝1～2根供应颞肌的动脉。用鱼钩把颞肌向后牵开，充分显露颞窝前部。

3. 骨窗和硬脑膜切口

骨窗基本同改良翼点入路，但较后者更大、更向后下扩大达颞窝底。沿骨窗缘悬吊硬脑膜后，以翼点为中心做硬脑膜瓣，向前下翻开并悬吊于骨窗外软组织上，务必使硬脑膜瓣尽量向下牵开，以达到轻微牵拉脑组织即能直视前床突。当需更

多颞部暴露时，与第一硬脑膜切口垂直向后下做第二个硬脑膜切口（图9-8-14）。

4. 外侧裂开放

用脑压板和自动牵开器分别把额叶和颞叶牵开，双极电凝镊电凝颞极与蝶顶窦之间的桥静脉。安放手术显微镜。开放颈内动脉、视交叉池和侧裂池，放出脑脊液（CSF），使颅内压进一步降低。应暴露颈内动脉、大脑中动脉（达其主要分叉，即M₂）（图9-8-15）。

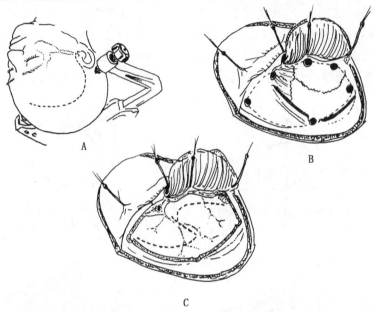

图9-8-14 硬脑膜下联合入路的皮肤切口（A），骨窗（B）和硬脑膜切口（C）

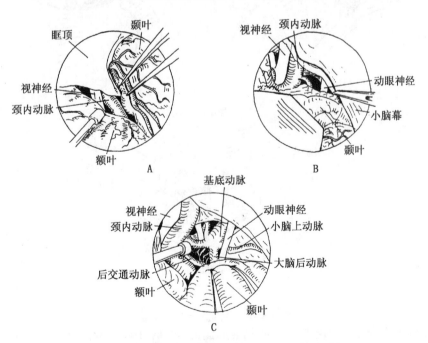

图9-8-15 硬脑膜下联合入路（half-and-half 入路）

A：广泛开放侧裂；B：抬起颞极，打开脚间池蛛网膜；C：暴露脚间池内神经血管结构

5. 脚间池的暴露和开放

略改变脑压板牵拉方向,使额叶向内上牵开,颞叶向外牵开,两块脑压板几呈相互垂直。应注意不要过分牵拉损伤大脑中动脉、前脉络动脉和颈内动脉远端发出的供应颞叶内侧面的小分支。为获得良好显露动眼神经后外侧方,可把动眼神经与滑车神经之间的小脑幕缘,用缝线向外侧牵开。打开动眼神经两旁的蛛网膜。由于颞叶钩回常阻断动眼神经后外侧部的暴露,可把牵拉颞叶的脑压板伸入达小脑幕内侧缘,在软脑膜下切除少量钩回组织。也可直接牵拉钩回,但这需要把脑压板伸入进小脑幕内侧缘,一旦疏忽,可引起严重损害,因此应尽量避免。

在后交通动脉下方锐性打开脚间池蛛网膜,即使该处有血块影响视觉也不必担心,因为后交通动脉之下无穿通动脉。

6. 动脉瘤的游离和处理

同颞下入路和改良翼点入路。

(四)硬膜外颞极入路(Epidural Temporal Pole Approaches)手术步骤

位于鞍背上方的高位基底动脉瘤不宜采用翼点入路或颞下入路,而应采用硬膜外颞极入路。该入路的优点是:保留颞极桥静脉,减少牵拉脑组织,提供几乎 90°范围的宽大术野和视野(图 9-8-16)。

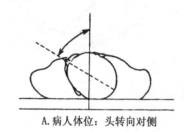

A.病人体位:头转向对侧

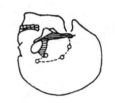

B. 经眶-颞弓入路开颅
(斜线示眶、颞弓切除范围)

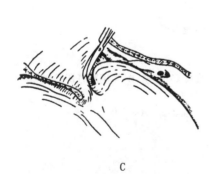

C

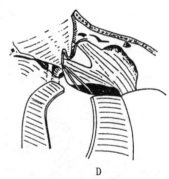

D

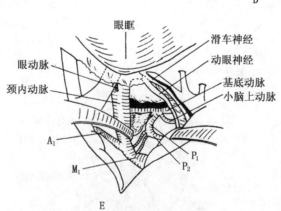

图 9-8-16　硬脑膜外颞极入路

A:体位;B:改良翼点入路、经眶-颞弓入路开颅;C、D:颞极固有硬脑膜和海绵窦外侧壁外层剥离和完成情况,前床突和部分神经管前壁已磨除,显露硬脑膜外视神经和颈内动脉;E:剪开硬脑膜,暴露基底动脉和动脉瘤

1. 体位与切口

体位、皮肤切口同眶颧翼点入路。先从前外侧把硬膜丛中颅窝分离，暴露圆孔、眶上裂，继而剥离前颅底外侧方硬膜，暴露同侧视神经管。磨除蝶骨嵴，达眶上裂，继而磨除前床突和圆孔及视神经管外上方的骨质。磨除前床突。

2. 颞极固有硬膜和海绵窦外侧壁外层分离

在手术显微镜下，可清晰见到眶上裂附近颞极固有硬膜与眶筋膜的分界。用镊子夹起颞极硬膜，用刀或剪刀作锐性切割或钝性分离，把颞极固有硬膜从眶筋膜上分离，遇脑膜眶血管可双极电凝后切断。形成解剖层面向后扩大，外界达圆孔、卵圆孔（近骨孔处切开硬膜，用丝线牵拉，使硬膜向内侧剥离，可透过纤维膜见 V_2、V_3 神经），内界和后界达小脑幕游离缘，暴露海绵窦，通过菲薄的结缔组织和脑神经鞘膜构成的膜（即海绵窦外侧壁的内层）可见海绵窦内结构。我们通常先从圆孔处切开硬膜外层，见 V_2 后，在 V_2 表面潜行分离硬膜，分别向 V_3 和眶上裂方向扩大硬膜外层分离，这样不仅容易分离硬膜，而且不易损伤眶上裂神经，后者的神经共同鞘与硬膜外层分界不清。近中线的小脑幕切迹的束带，需用刀小心切开，并向后解剖，使其与海绵窦外侧壁的内层和动眼神经鞘膜分离。安放自动牵开器，用脑压板可把颞叶连同硬膜向后牵开。

3. 硬膜切开

沿外侧裂剪开硬膜，并向视神经方向延伸，打开视神经鞘的硬膜，再沿额叶底部向内侧切开硬膜 2～3cm，呈"L"形。打开颈内动脉（ICA）远环，使 ICA 可活动。改变颞叶牵拉方向，向后外侧牵开。将额叶向后内侧牵开。

4. 脚间池的进入

打开外侧裂前下端 2cm，暴露床突上 ICA、大脑前动脉 A_1 段和大脑中动脉 M_1 段。打开海绵窦上三角（沿Ⅲ、Ⅳ颅神经之间）和Ⅲ颅神经进眶上裂硬膜点，使Ⅲ、Ⅳ颅神经可以活动。根据需要可向外或内牵开 ICA。此时拓宽进入蝶鞍、后床突和脚间池的入路。打开脚间池的蛛网膜，暴露基底动脉和动脉瘤。为利于暴露脚间池和减少对Ⅲ颅神经损伤，用脑压板把颞叶和Ⅲ颅神经一起向外上方牵开，比把Ⅲ颅神经从颞叶和脑干上游

离后，再牵拉颞叶所造成的损伤和术后Ⅲ颅神经麻痹要小。说明Ⅲ颅神经耐受牵拉的能力比想象的大。根据需要可磨除后床突，利于控制近端基底动脉。

5. 后床突、鞍背（上斜坡）磨除

应在直视下磨除。由于上斜坡无神经血管结构，仅在后床突下外侧有Ⅲ颅神经和海绵窦内侧壁（其内有神经血管），在磨除骨质时应予注意。切除上斜坡可暴露基底动脉中段动脉瘤。应注意上斜坡切除后有时导致蝶窦开放，此时可用庆大霉素明胶海绵和骨蜡封闭，防止术后颅内感染和脑脊液漏。

6. 动脉瘤处理

按常规分离并处理动脉瘤，同颞下入路和改良翼点入路。

7. 关颅

为了严密缝合硬膜，可取骨膜片修补硬膜缺口。接着复位骨瓣、眼眶、颧弓，分层缝合颞肌、头皮切口。

专家点评：

（1）小脑幕游离缘的处理与术野显露：为扩大脚间池的暴露，一般把动眼神经与滑车神经之间的小脑幕游离缘硬脑膜向外侧悬吊即够（缝到中颅窝底），可扩大 1cm 多暴露，抵达小脑上动脉水平。对少数低位基底动脉瘤，有时需切断小脑幕内侧 1/3 和（或）磨除后床突。

（2）暂时阻断基底动脉：可预防性或应急性阻断基底动脉。阻断部位在小脑上动脉下方、无穿通血管处。一般阻断时间不超过 15min。注意事项和脑保护剂的应用见本章第三节。在 Drake 的病例中，少数阻断时间超过 30min 也未引起严重后果。可见只要应用得当，暂时阻断载瘤动脉还是安全可靠的方法。

（3）基底动脉分叉的位置：正常在鞍背水平或略上方，颈内动脉后方 1.5～1.7cm 处。高位分叉可位于大脑脚间隙顶部、乳头体后，甚至因动脉硬化使基底动脉异常扭曲，分叉可嵌入三脑室和下丘脑。由于高位分叉动脉瘤不仅需过多牵拉颞叶，而且因瘤颈和穿通血管被乳头体遮盖，使手术难度增大。可用硬脑膜外颞极入路。

（4）夹闭瘤颈后，应仔细检查动脉夹的位置，

可轻轻旋转动脉夹，看清其两旁有否把 P_1 和穿通血管误夹，如有，应及时纠正，直至满意。然后用针穿刺瘤体，抽出其内残血，既可减少瘤体占位效应，又可检查瘤颈是否被完全夹闭。如针眼出血或动脉瘤很快又充盈，说明瘤体未夹闭，可拔出穿刺针，轻压针眼片刻，血止后调整瘤夹。

（5）动脉瘤破裂出血：处理方法见本章第三节，切忌惊惶失措或匆忙乱压乱夹，应记住必须充分游离动脉瘤后才能上动脉夹。小破口轻压片刻常可自行停止出血。大破口应在暂阻基底动脉、P_1 下酌情处理。

二、基底动脉-小脑上动脉瘤（Basilar-superior Cerebellar Artery Aneurysm）

基底动脉-小脑上动脉瘤发生在小脑上动脉的始端附近，基底动脉的外侧面。动脉瘤增大后可侵及大脑后动脉与小脑上动脉的基底动脉的整个侧面。瘤体多向外侧方突入脚间池，少数向前突出。动眼神经位于瘤体的上方或下方，与瘤体粘连。少数动脉瘤发生在小脑上动脉始端的下方。

手术适应证与禁忌证、术前准备、麻醉见本章第三节。

手术方法与基底动脉分叉部动脉瘤相同，可采用颞下入路（图9-8-17）或改良翼点入路。手术时应注意以下几点：

（1）术侧的选择：应首选动脉瘤体所突向的一侧开颅。选用对侧虽也能手术，但术野更深在，需经基底动脉前方和斜坡之间狭小空间操作，不利看清楚穿通血管。这些不便和潜在危险比先暴露瘤体的入路困难引起的不利（如动脉瘤破裂出血）还要大。

（2）把小脑幕缘悬吊于中颅窝底或切开少许，多能满意显露动脉瘤。因暴露术野需要，滑车神经常因牵拉而绷紧，在手术操作过程中应随时注意不要损伤它。

（3）动脉瘤底部常有血块粘着，应尽量避免游离它。可跨越它游离动脉瘤的前方，必要时可轻轻把动脉瘤向大脑脚推压，暴露小脑上动脉上方的瘤颈。大脑后动脉位于瘤体的上方或后方。将瘤体从大脑脚上分离，可用微型剥离子把瘤轻轻抬起，再与大脑后动脉分离。看清楚瘤颈和穿通动脉再夹闭瘤颈。若不易上夹，可改用导针引丝线进行结扎。在处理瘤颈时，要牵开和保护动眼神经。

（4）前突的动脉瘤常不必切开小脑幕，因无穿通血管干扰，对这种动脉瘤处理常无困难，但要注意不要误把对侧动眼神经误夹伤。

（5）巨大型动脉瘤常阻挡在术野中，可按上述入路手术，但需更多牵拉动脉瘤去游离瘤颈。P_1 与瘤体粘连紧，有时需用刀锐性游离。双极电凝镊电凝缩小瘤颈有助上夹和与周围血管分离。

（6）周边部的小脑上动脉瘤较少见，有时需用枕下经小脑幕入路（坐位）手术（图9-8-18）。

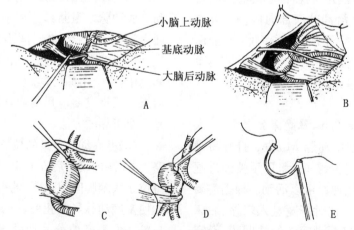

图 9-8-17　基底动脉-小脑上动脉瘤的颞下入路手术

A：动脉瘤突向前方；B：动脉瘤突向外侧；C：将瘤颈与小脑上动脉分离；
D：引导丝线结扎瘤颈；E：特殊形状的引导器

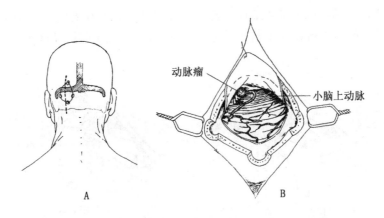

图 9-8-18　小脑上动脉远端动脉瘤的处理

A：患者取坐位或侧卧位；B：枕下正中旁入路暴露动脉瘤

三、基底动脉-小脑前下动脉瘤（Basilar-anteroinferior Cerebellar Artery Aneurysm）

基底动脉-小脑前下动脉瘤发生在小脑前下动脉的始端附近，位于中段斜坡，有时也可位于斜坡下 1/3。瘤体多向侧方突出，有时突向前方的斜坡或向后突入桥脑。瘤体常与外展神经粘着。少数小脑前下动脉瘤位于该动脉的周边部如近内听道处。

手术适应证与禁忌证、术前准备、麻醉见本章第三节。

手术入路的选择应根据动脉瘤在斜坡的高度、动脉瘤的大小和突出的方向并综合考虑各种手术入路的优缺点而选用合适的手术入路。如采用颞后经小脑幕入路可暴露基底动脉全长，甚至包括椎动脉上段，但有可能伤及第 5—8 颅神经，以及有时需经主侧半球而损伤语言功能。采用乳突后枕下入路可暴露椎动脉全长和至少达到发出小脑前下动脉的基底动脉，但是有可能伤及第 10、11 颅神经。

常用手术入路如图 9-8-19 所示。

（一）颞后经小脑幕入路（Posterior Temporal Transtentorial Approach）

1. 体位、切口和骨瓣

侧卧位。颞后皮肤切口。颞后或颞枕骨瓣（图 9-8-20）。

2. 小脑幕的暴露和切开

抬起颞、枕叶时要注意不要损伤 Labbe 静脉，

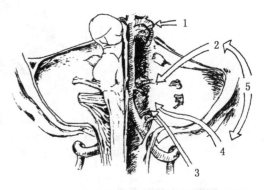

图 9-8-19　基底动脉-小脑前下动脉瘤的手术

1：颞下入路；2：颞下经小脑幕入路；3：枕下远外侧入路；
4：标准枕下外侧入路；5：联合入路

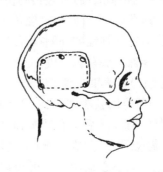

图 9-8-20　颞后皮肤切口和骨瓣

可把该静脉从脑皮质上游离一段，便于颞、枕叶的上抬。用自动牵开器固定脑压板，暴露小脑幕裂孔区。在滑车神经穿入小脑幕后方 1cm 切开小脑幕，沿岩骨嵴后方 1～2cm 向外斜行直至小脑幕的外缘。小脑幕切开前，应先电凝，使术野不受出血污染。切开小脑幕的外侧部，用 2～3 针缝线固定

于中颅窝底。此时透过蛛网膜可见第4、5颅神经位于术野内侧方以及岩静脉走行在岩窦与小脑半球前部之间。双极电凝镊电凝后切断岩静脉，打开蛛网膜，放出脑脊液（CSF）（图9-8-21）。

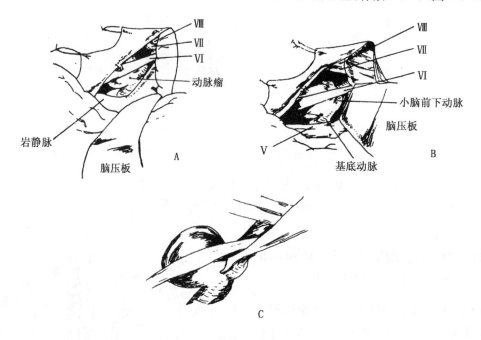

图9-8-21　小脑前下动脉瘤的处理

A:切开小脑幕，暴露岩静脉、展神经（Ⅳ）、面神经（Ⅶ）、听神经（Ⅷ）和基底动脉及动脉瘤；B:牵开小脑和
桥脑，暴露基底动脉、小脑上动脉和动脉瘤；C:游离瘤颈后夹闭动脉瘤

3. 基底动脉上段的暴露

将牵拉颞叶的脑压板伸到小脑的前方，把后者从岩骨后壁牵开，到达三叉神经的外侧。把脑压板缓缓伸入到桥脑表面，轻轻抬起桥脑，使其离开岩骨和斜坡，此时可见面、听神经位于外侧。在三叉神经的内侧、面神经的外侧打开蛛网膜，放出CSF和血块，暴露基底动脉上段。

4. 动脉瘤的暴露和处理

开始术野的空间狭小，吸去CSF和进一步牵拉可先看到展神经，然后基底动脉和动脉瘤。这里的蛛网膜需切开，以免影响操作。展神经常松弛贴在斜坡上，应小心地用脑压板顶端把它与桥脑一起牵开。展神经也常与动脉瘤相连，可小心游离开。根据动脉瘤突出的方向和大小，选用下列方法寻找动脉瘤：（1）沿小脑前下动脉追踪到其始端；（2）沿基底动脉从上往下游离。前突的动脉瘤常与斜坡粘着，侧突或后突的动脉瘤则嵌入桥

脑。瘤颈有时清晰，可见位于小脑前下动脉之上，多数情况需钝或锐性游离，使其与小脑前下动脉及穿通支分离。为暴露瘤颈，有时需将前突与斜坡硬脑膜粘连的瘤体分离下来。突向后方的动脉瘤颈在基底动脉后方进行操作，将瘤颈分出，由于术野狭小，钳夹瘤颈较困难。

Drake报告双侧基底动脉-小脑前下动脉瘤（所谓蝴蝶状动脉瘤）3例，可经此入路同时夹闭。夹闭动脉瘤时应注意先夹闭对侧，再夹闭术侧，以免动脉夹影响操作。

大型或巨型动脉瘤常阻挡瘤颈显露。处理方法：（1）从对侧开颅和切开小脑幕，经基底动脉表面或下面游离和夹闭动脉瘤。此法术野深在，越过中线显露瘤颈常不满意。（2）动脉瘤侧开颅，用狭小脑压板或剥离子轻压或牵拉瘤体，游离和夹闭瘤颈。（3）经三叉神经内侧或外侧处理动脉瘤（图9-8-22）。

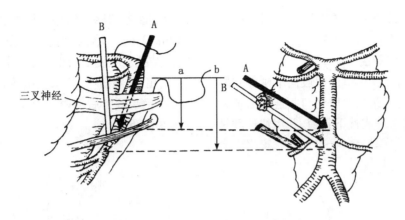

图 9-8-22　经三叉神经的两种手术入路

A:三叉神经内侧入路,可达后床突下 20mm(a);B:三叉神经外侧入路,达后床突下 25mm(b)

（二）枕下乳突后入路（Suboccipital Retro-mastoid Approach）

很常用的手术入路,适用于中下斜坡背侧的基底动脉动脉瘤和偏向外侧的小脑段动脉瘤。

1. 体位、切口和骨窗

坐位或侧卧位。坐位时头转向手术侧 30°。乳突后弧形皮肤切口,1/3 位上项线之上,2/3 位于上项线之下。骨膜下剥离枕下肌肉。作枕下骨窗,上界显露横窦与乙状窦交汇点,下界达枕大孔后缘（图 9-8-23）。

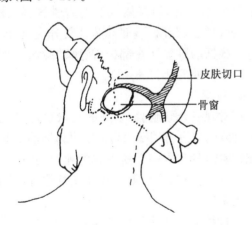

图 9-8-23　枕下乙状窦后入路切口和骨窗

2. 动脉瘤的暴露和处理

要暴露桥脑段的动脉瘤,须将小脑的腹外侧面向内侧牵开。先找出舌下、迷走、副神经,用棉片覆盖保护,再向上牵拉小脑,在其下表面找到小脑前下动脉。沿动脉向近端暴露,直至其始端。有时为要充分显露动脉瘤,须将桥脑轻轻牵引。

解剖宜在显微镜下进行,以保证不损伤进入桥脑的小穿透脉。桥脑段动脉瘤只可作瘤颈钳夹或瘤体加固（图 9-8-24）。

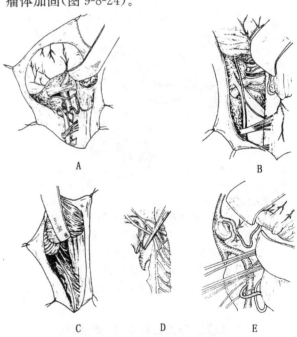

图 9-8-24　椎基动脉瘤的暴露

A:左椎动脉的颅内段;B:在舌下神经前方的椎动脉瘤;C:左椎动脉瘤被第一齿状韧带覆盖;D:切断齿状韧带,暴露瘤颈,并与小脑后下动脉分离;E:基底-小脑前下动脉瘤

位于小脑段的动脉瘤显露较易,可作动脉瘤颈夹闭或切除,也可作颅内孤立手术。小脑前下、小脑后下、小脑上动脉三者,在小脑有侧支交通,作小脑段动脉瘤孤立手术时不会引起缺血;但要求这三者都是独立的椎-基底动脉分支,此点能在动脉造影中确定。

（三）幕上下联合入路（Combined Superior Inferior Tentorial Approaches）

1. 体位、切口和骨窗

侧卧位。颞后皮肤切口的后肢向下延伸到乳突下即与枕下乳突入路的皮肤切口相连。后颞骨瓣形成后，用咬骨钳形成枕下骨窗，并用快速磨钻切除乳突和岩骨，暴露横窦、上半部乙状窦岩上窦（图9-8-25）。

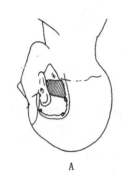

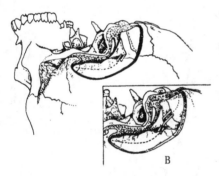

图9-8-25 联合入路

A：体位与皮肤切口；B：骨窗暴露的范围，虚线示两种硬脑膜切口，一种在乙状窦前切开硬脑膜，结扎岩上窦；另一种在乙状窦后切开硬脑膜，结扎乙状窦和岩上窦

2. 硬脑膜切口和乙状窦（横窦）结扎

有两种硬脑膜切口，可酌情选用：（1）沿骨窗前缘向后剪开颞叶表面硬脑膜，在离乙状窦1cm处结扎和切断岩上窦，并在乙状窦前或后方进行操作。（2）硬脑膜切口基本同第一种，但结扎和切断乙状窦或横窦。

结扎和切断乙状或横窦的条件和方法：（1）血管造影证实上矢状窦主要经对侧乙状窦引流、窦汇通畅。（2）测量阻断前后乙状窦的压力。用25号针刺入乙状窦测量，如压力增加不超过0.931kPa（7mmHg），阻断半小时不引起脑肿胀，

即可切断乙状窦。但是如果静脉压超过1.33kPa（10mmHg），即使无明显脑肿胀，也不应切断乙状窦。结扎乙状窦后，同侧的Labbe静脉经同侧横窦-窦汇-对侧横窦、乙状窦引流，如不能结扎乙状窦，在抬起颞叶后部时注意不要损伤Labbe静脉（图9-8-26）。

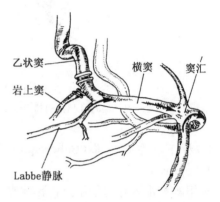

图9-8-26 结扎岩上窦、乙状窦后的静脉回流

（仿Spetzler）

3. 动脉瘤的暴露和处理

剪开硬脑膜，沿横窦与乙状窦交汇点剪开小脑幕直达小脑幕切迹。用脑压板分别把横窦、乙状窦和小脑上外侧部向后牵开，颞枕叶和切开的小脑幕向上牵开，可暴露同侧的岩骨区、斜坡全长、中脑、桥脑、延脑、基底动脉及其分支、诸颅神经等。根据动脉瘤所在部位；按照动脉瘤处理原则给予相应处理（图9-8-27）。

4. 关颅

按常规缝合硬脑膜，切断的乙状窦可经弛张的硬脑膜切口进行端端吻合。取自体脂肪或肌肉填充切除岩骨和乳突后所形成的死腔，并用生物胶加固，以防止脑脊液漏。按常规复位骨瓣和缝合头皮切口。

（四）扩大硬膜外颅中窝入路（岩骨前入路 Anter-petrosal Approach）

适用于基底动脉-小脑上动脉瘤。它们大多位于中上斜坡后方，过去常用颞下入路和小脑幕上下联合入路（乙状窦后），对脑组织牵拉、损伤重，术野狭小深在，暴露不好是它们的缺点。扩大硬膜外颅中窝入路是硬膜外颞极入路的发展，磨除部分岩骨，显著增加暴露范围，可克服上述入路的缺点。

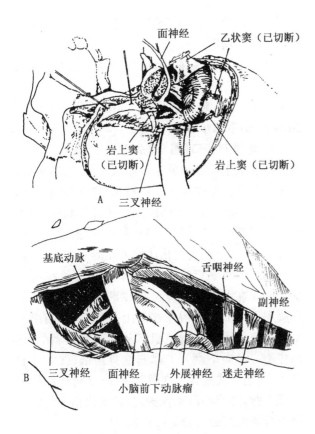

图 9-8-27 基底-小脑前下动脉瘤的暴露

A:向上牵开颞枕叶,向后牵开横窦、乙状窦和小脑,暴露小脑幕上下神经血管结构(小脑幕已切开);B:经联合入路暴露小脑前下动脉瘤(仿 Spetzler)

1. 体位与切口

先行腰穿并留针,患者仰卧,头转向对侧90°,头架固定。作额颞皮瓣,向前翻开。锯断颧弓。作4cm×4cm直角骨窗,使其2/3位于外耳道前方,1/3位于外耳道后方。咬除颅中窝底骨质,接近棘孔和卵圆孔。

2. 硬膜外操作

手术显微镜下沿岩骨嵴抬起硬膜,找到弓状隆突,然后向前内侧剥离硬膜,找到岩浅大神经和鼓室盖。对颅中窝底骨性隆起如影响暴露可予磨平。在棘孔处电凝切断硬膜中动脉,向后外侧剥离和抬起硬膜达V3和岩骨嵴。进一步剥离硬膜与V3的粘连,硬膜向内上方进一步抬起。此时须确定下列定位标志:(1)岩浅大神经与三叉神经的交点;(2)三叉神经穿越小脑幕孔;(3)弓状隆突与岩骨嵴交点;(4)岩浅大神经延线与弓状隆突的交点。

3. 岩尖磨除

用金刚钻沿岩浅大神经走行方向,磨除骨质,暴露膝状神经节及其内方的内听道。磨除内听道表面骨质,暴露其内硬膜。磨除内听道硬膜与弓状隆突(其内部结构为上半规管)之间的骨质,即内听道后三角,暴露内听道上、后方颅后窝硬膜。磨去内听道前方骨质达岩下窦,暴露颅后窝硬膜。耳蜗位于内听道前三角的外1/2处,即膝状神经节和内听道与岩浅大神经管裂孔所成角内。该处骨质致密,易与无结构的松质骨区别。切断岩浅大神经,与其平行磨除V3后外侧骨质(即(Glasscock 三角),暴露岩骨段颈内动脉(ICA)。磨除麦氏窝下面的骨质,达破裂孔,此时整个岩尖已被磨除,可见外展神经穿越岩骨嵴和小脑幕的Dorello 管。

4. 切开硬膜

在三叉神经孔内侧方切断岩上窦,剪开颞叶后方表面的硬膜,抬起颞叶,剪开小脑幕直达幕切迹缘。沿硬膜切口向下剪开颅后窝硬膜,可充分暴露基底动脉主干、小脑前下动脉和外展神经。按常规分离并处理动脉瘤。

5. 关颅

完成硬膜内操作后,硬膜只能部分缝合,其缺损可用带蒂骨膜或筋膜修补。外加自体脂肪和生物胶加固,以防术后发生脑脊液漏。按常规关颅。

(五)岩骨后入路(Retro-petrosal apporaches)

根据岩骨切除的多少,岩骨后入路可分为迷路后入路(保留听力)、经迷路入路和经耳蜗入路(最大限度切除岩骨)。

患者侧卧,头架固定。沿耳朵做一个"L"形皮肤切口,切口前端沿对耳屏前下下降达颧弓根,切口后肢沿乳突后下降达乳突后1cm,乳突尖下方1cm。皮瓣翻开后,小心游离和保留骨膜和颞筋膜,供术毕修补硬膜之用。做"L"形游离骨瓣,暴露颞叶和后颅窝硬膜。切除乳突和根据暴露需要磨除迷路、耳蜗,暴露横窦、乙状窦全长、岩上窦、中颅窝和乙状窦前硬膜。

在颞叶下部切开硬膜,沿乙状窦前扩大硬膜切口,结扎岩上窦,再向上达颈静脉孔附近。切口小脑幕。此时幕上下均被显露。用脑压板把乙状窦向后牵开,颞叶向上牵开,充分从侧方暴露基底动脉干上部、小脑前下动脉（Ⅴ、Ⅶ、Ⅷ）颅神经。必要时可沿乙状窦后切开硬膜，可把乙状窦向前牵开，增加对后组颅神经和椎动脉的显露。按常规分离并处理动脉瘤。

关颅：夹闭动脉瘤后，缝合硬膜，取骨膜和颞筋膜（带蒂）加强硬膜切口关闭。外加自体脂肪加固，复位骨瓣，缝合头皮切口。

专家点评：

（1）小脑前下动脉瘤如位于小脑段，处理多无困难，经枕下乳突后入路可行动脉瘤颈夹闭、动脉瘤切除或孤立术。如动脉瘤位于桥脑段，可埋在桥脑表面，瘤的色泽与脑组织近似，需结合血管造影片，仔细识别，才不会遗漏。

（2）联合入路者术后易发生脑脊液漏，术后除常规脱水外，应做腰穿引流。

四、椎动脉瘤、椎动脉-小脑后下动脉瘤（Vertebral，Vertebral-Posteroinferior Cerebellar Artery Aneurysms）

椎动脉从环椎横突孔穿出后，经环枕膜入颅，沿延髓前内侧走行，在下斜坡与对侧同名动脉汇合形成基底动脉。

适应证与禁忌证，术前准备，麻醉见本章第二节。

枕下远外侧入路（Far Lateral Suboccipital Approach）手术步骤：

1. 体位与切口（图 9-8-28）

患者取坐位或侧卧位。如取坐位，头略旋转，使病变侧乳突偏向中线。用帆布带把同侧肩膀向下牵拉。侧卧位者，头略向后旋转，同侧肩也向下牵开。做瓣状皮肤切口，即从颈 4—5 沿后正中线切开皮肤，向上经枕大孔达枕外粗隆下方 2cm，转向外与上项线平行达乳突，再转向下至乳突尖下方少许。在上项线下 2cm 处横断枕下肌群，使其筋膜和肌肉部分残留在枕骨上，便于手术结束时对合肌肉。用骨膜橇把肌肉从枕骨鳞部剥下，连同皮瓣一起向下翻开。暴露枕骨鳞部、枕大孔和颈 1—2 后弓或椎板。在解剖颈 1—2 可先触摸定位椎动脉，并小心游离保护之，静脉出血多可用双极电凝镊电凝或明胶海绵止血。

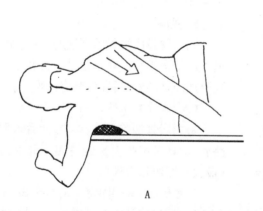
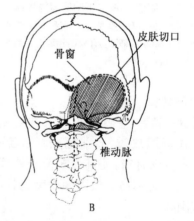

图 9-8-28 枕下远外侧入路
A：患者体位；B：皮肤切口和骨窗

2. 骨质切除

切除一侧枕下骨质，外侧达枕骨髁，后者不必切除。在骨膜下切除颈 1 半后弓（图 9-8-29）。

3. 动脉瘤的暴露和处理

（1）椎动脉瘤（Vertebral Artery Aneurysm）：好发于小脑后下动脉的始端附近，少数发生在脊前动脉的始端附近，也有从残留舌下动脉附近长出。由于椎动脉和小脑后下动脉的变异很大，所

以动脉瘤可位于枕大孔到斜坡中段之间的任何一处，从椎动脉入颅点到中线对侧。因此，应斜行切开硬脑膜，从骨窗上外侧至枕大孔中线，硬脑膜外侧部悬吊于骨窗缘软组织上，并尽量扩大外侧的显露，以减少对小脑的牵拉。安放好手术显微镜，首先打开后组颅神经表面的蛛网膜，切断第一根齿状韧带，使延髓松弛。用自动牵开器把小脑扁桃体向上和向内轻轻牵开，找到椎动脉，沿椎动脉

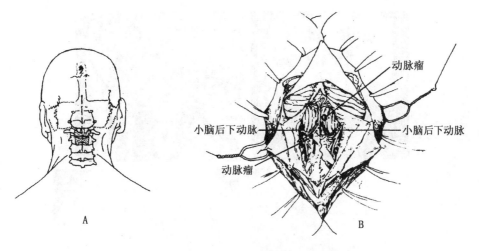

图 9-8-29　骨质切除

A:骨窗外下缘达枕骨髁,上外缘达横窦与乙状窦交汇点,颈 1 后弓部分切除,暴露右椎动脉颅外段;
B:暴露椎动脉颅内段、小脑后下动脉和动脉瘤,箭头方向示手术入路

找到动脉瘤。解剖出瘤颈并夹闭之。动脉瘤近中线和对侧时,需轻轻牵开延髓,在副神经与舌下神经之间分离和夹闭瘤颈。如无法夹闭瘤颈,可结扎动脉瘤近端的椎动脉或行动脉瘤孤立术。夹闭椎动脉的部位,应在小脑后下动脉起始点的远端。

（2）小脑后下动脉瘤（Posteroinferior Cerebellar Aneurysm）:小脑后下动脉可从椎动脉的不同部位发出,分布于延髓、小脑扁桃体、第四脑室顶的脉络丛、蚓部的后部、小脑半后部和后外部。按其与延髓的关系可分为:①延髓腹侧段;②延髓外侧段;③延髓背侧段。延髓外侧段和背侧段位于扁桃体与延髓之间,有小分支分出供应此两结构,同时在这两段之间有一段延长部分,伸出枕大孔,形成"颅外襻"。应小心游离动脉瘤,对延髓供血的小动脉由延髓外侧段和背侧分出,不要误当蛛网膜粘连,误伤它们,将引起严重神经症状。延髓段的动脉瘤只能作瘤颈夹闭或瘤体加固,不可做孤立术,以保证延髓的供血。延髓背侧段的动脉瘤可用孤立手术处理,手术入路依动脉瘤位置可用枕下正中或正中旁入路（图 9-8-30）。

（3）椎-基动脉汇合点动脉瘤（Vertebrobasilar Junction Aneurysm）:由于术野深在,需进一步向上抬起小脑下部。虽然此入路骨窗很靠前外侧,不必直接牵拉脑干即可获得良好的显露,但应注意过多牵拉小脑,牵拉力可间接作用于脑干。沿椎动脉向上游离,从后外方暴露汇合点。用左侧

还是右侧入路,取决于动脉瘤突出的方向,以能先处理动脉瘤颈为原则。由于舌咽、迷走神经与面神经所形成的上间隙较狭小,而副神经与舌咽、迷走神经所构成的下间隙较宽大,因此,可分别通过上述间隙游离动脉瘤。但夹闭动脉瘤颈时,宜从下间隙伸入动脉夹持钳,从上间隙观察钳夹情况。一般讲后组颅神经较面、听神经更能耐受手术操作的牵拉,术后虽发生神经功能障碍,但多是暂时性。

专家点评:

（1）暴露延髓腹侧椎动脉瘤常需牵拉延髓,此时应恢复患者自主呼吸,并以此监测脑压板牵拉脑干的力量是否适中。

（2）大多数动脉瘤向前突起,少数侧突或后突,可嵌入延髓内。术时应结合脑血管造影片仔细识别。

（3）小脑后下动脉瘤的瘤颈常被小脑后下动脉遮挡,因此在夹闭瘤颈前应充分游离,使其与四周的神经血管结构分离。双极电凝镊电凝缩小瘤颈有利夹闭。

（4）患者术前和（或）术后常有后组颅神经功能障碍或延髓麻痹症状如吞咽困难、呛咳和呼吸困难等,手术前后应注意,并给予相应处理。

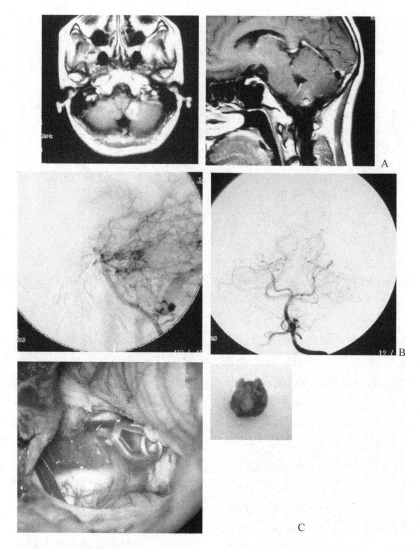

图9-8-30　左小脑后下动脉瘤:MRI水平和矢状位显示陈旧血肿和动脉瘤(A),DSA显示动脉瘤与载瘤动脉的关系(B),术中照片显示动脉瘤夹的位置切除下的动脉瘤(C)

五、椎-基动脉巨型动脉瘤(Giant Verte-brobasilar Artery Aneurysms)

指动脉瘤直径大于25mm。可由小动脉瘤演变来,也可以是椎-基动脉壁形成的夹层动脉瘤。由于此型动脉瘤除引起出血外,还可压迫神经血管结构,因此应酌情采用外科治疗。

(1)瘤颈夹闭(Neck Clipping):应为首选方法。虽然瘤体巨大,但令人惊奇的是,相当部分的瘤颈狭小或经处理后变成可夹闭者。暂时阻断载瘤动脉或孤立动脉后,进行动脉瘤游离、切开取血栓机化物,缩小瘤体和瘤颈,然后夹闭瘤颈。暂时

阻断动脉的注意事项参见本章第三节。

(2)载瘤动脉近端阻断(Proximal Parent Artery Occlusion):相当部分巨型椎-基动脉瘤不能夹闭或根本无瘤颈可夹闭。前者见于宽大或伴动脉粥样硬化斑或与重要穿通支或载瘤血管粘连严重,后者见于梭形动脉瘤。此时可选用载瘤动脉近端阻断法。阻断时应注意:①术前做Allcock法试验,即椎动脉造影时,分别压左和右颈动脉,了解后交通动脉功能。②如后交通动脉显影良好,可阻断基底动脉上半部来治疗不可夹闭的基底动脉瘤。③基底动脉主干动脉瘤可行孤立术,但由于小脑前下动脉不可避免也被阻断,如侧支

循环不良者将发生不良后果。④椎基汇合处或椎动脉瘤可阻断一侧或双侧椎动脉，应阻断在小脑后下动脉起点的远端，保留小脑后下动脉通畅。⑤阻断载瘤动脉应尽量靠近动脉瘤，选择无穿通血管处。

（3）瘤内致凝或致栓（Intra-Aneurysm Thrombosis）：如动脉瘤内插入铜丝，注入致凝或经血管置入可脱气囊或铂金圈。

（4）动脉瘤包囊加固（Aneurysm Wrapping）：此法疗效不可靠。

第10章

脑动静脉畸形
Arteriovenous Malformations of the Brain

孙 安　陈衔城

脑动静脉畸形(arteriovenous malformation，AVM)是一种先天性脑血管疾病。由一团相互直接交通、其间缺乏毛细血管的脑动脉和静脉组成。AVM破裂可引起蛛网膜下腔出血、脑内血肿、脑室内出血等，造成患者残疾，甚至危及生命。此外，可因"盗血"引起癫痫发作或进行性神经功能障碍。手术切除AVM，目的在于杜绝其出血，仍是目前首选的治疗方法。AVM由畸形血管团（又称血管巢）、供血动脉和引流静脉组成。手术切除的原则是首先结扎供血动脉，然后分离AVM团，最后阻断引流静脉，将病灶完整切除

第一节　大脑半球凸面脑动静脉畸形
(Cerebral Convexity AVM)

大脑半球凸面的AVM位于大脑皮质下，有的在皮质表面即可见到。以顶叶最常见，其次是颞叶、额叶和枕叶。额叶AVM以大脑中动脉和大脑前动脉供血为多，引流静脉以汇入上矢状窦和侧裂静脉常见。顶叶AVM以大脑中动脉供血为主，大脑前、后动脉分支亦可参与，引流静脉多汇入上矢状窦。颞叶AVM常以大脑中动脉的颞极支和颞前、后动脉分支供血，大脑后动脉分支亦可参与供应，引流静脉可汇入侧裂静脉、蝶顶窦或大脑中静脉、岩上窦等。枕叶AVM以大脑后动脉分支供血为主，引流静脉汇入横窦、上矢状窦等。巨大型AVM可涉及大脑半球深部，亦可由深静脉参与引流。

一、适应证

(1)有颅内出血病史，经DSA检查证实位于大脑半球凸面的、功能区或非功能区的AVM，均应考虑手术切除。

(2)无颅内出血史，经DSA检查证实为直径小于5cm，位于大脑半球凸面表浅的非功能区的AVM。

(3)无颅内出血史，但有顽固性癫痫或进行性神经功能缺失，经DSA检查证实的位于大脑半球凸面的AVM。

二、禁忌证

大型、高流量的AVM或功能区AVM的手术应极为慎重。

三、术前准备

(1)CT扫描。了解AVM出血及血肿吸收的状况。

(2)MRI检查。MRI可显示病灶的大小、范围及与毗邻结构的关系，明确病灶的位置，为手术

切口的设计提供依据。

（3）脑血管造影检查。是最重要的检查，可明确 AVM 的供应动脉的来源、引流静脉的去向、血管巢的流量和大小；如果是巨大型、高流量 AVM，可同时进行血管内栓塞治疗，尽可能多地阻断供应动脉和血管巢、减少 AVM 的流量和体积，然后了解残留 AVM 的供应动脉、残留血管巢的大小和流量，使手术更具安全性。

四、麻醉

气管内插管全身麻醉。对于高流量 AVM 采用人工降温或控制性低血压。

五、手术步骤

（1）体位。根据病灶所在的大脑半球的不同部位，采取不同的体位（仰、侧、俯卧位），使病灶的位置处于最高点、水平位。

（2）切口设计。根据病灶的位置，采用不同的合适的切口，手术切口应足够大，范围包括整个血管巢以及引流静脉的远端和供应动脉的近端。

（3）皮瓣和骨瓣的形成。皮瓣形成同常规。作骨瓣时应特别注意对硬脑膜的保护，以免铣开颅骨时误损硬脑膜和引流静脉，增加手术困难。

（4）切开硬脑膜。切开硬脑膜前，可用超声探头检测血管巢、供应动脉和引流静脉的位置，切开硬脑膜时应仔细地分离粘连于硬脑膜上的血管（图 10-1-1）。

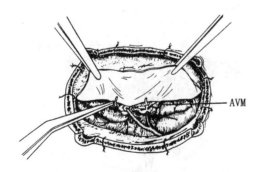

图 10-1-1　将硬脑膜与 AVM 粘连处分离

（5）供应动脉常在血管巢的深部。应在血管巢的边缘切开皮质，紧贴血管巢边缘小心深入，根据 DSA 的显示和术中超声提供的信息，寻及供应动脉，并尽量向其近端游离动脉，可暂时阻断此动

脉，观察血管巢的颜色是否由红变紫或暗，或用术中超声探查血管巢中血流量的减少，以确定此为供应动脉。在明确了供应动脉后，电凝阻断动脉后切断之。供应动脉常常不止一根，应反复比对 DSA 片和术中超声探测，将供应动脉逐一切断，深部的穿支动脉可用微动脉瘤夹予以夹闭，直至 AVM 血管巢萎陷、动脉搏动基本消失、颜色变紫，超声 Doppler 检查显示 AVM 血管巢中的血流明显减少（图 10-1-2）。

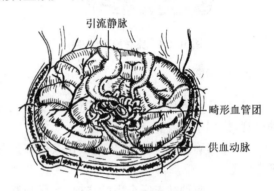

图 10-1-2　显露脑表面 AVM

（6）在供应动脉被完全离断后，沿病灶边缘分离 AVM，将整个血管巢游离（图 10-1-3）。

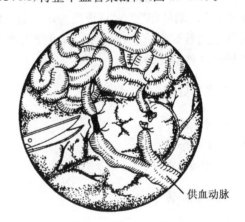

图 10-1-3　电凝切断供应动脉

（7）最后切断引流静脉，引流静脉一般在皮质的表面，屈曲粗大。此时整个 AVM 完整切除（图 10-1-4）。

（8）术野彻底止血。

（9）硬膜缝合，骨瓣复位固定，皮肤缝合。

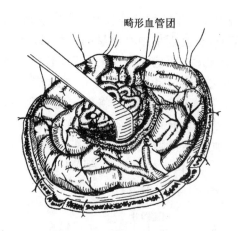

畸形血管团

图 10-1-4　完整摘除 AVM

六、关键要点

（1）切开硬脑膜时应注意不要损伤皮质表面的血管，特别是引流静脉。

（2）仔细确认供应动脉，不要误伤其他临近的正常血管。

（3）在供应动脉未完全阻断之前，切忌阻断引流静脉。

（4）应紧贴血管巢边缘分离 AVM，但不要贸然进入病灶，以免引起大出血。

（5）AVM 深部的最后 25%～30% 的分离最为困难，穿支动脉深在，对双极反应不灵敏，电凝后常导致血管破裂，止血难度很大，可使用微动脉瘤夹处理这些穿支动脉。

七、术后处理

（1）脱水治疗。

（2）预防感染。

（3）抗癫痫治疗。

八、专家点评

手术关键是严格遵循先处理主要供血动脉，再分离畸形血管团，最后切断主要引流静脉的手术步骤，术中耐心止血，循序渐进，不能急躁。

第二节　大脑半球内侧面
动静脉畸形
（Cerebral Medial Surface AVM）

大脑半球内侧面 AVM 位于大脑纵裂内，胼

周动脉上方，主要由同侧大脑前或大脑后动脉分支供血，引流静脉多汇入上矢状窦。

一、适应证

经 DSA 检查证实位于大脑半球内侧面，功能区或非功能区的 AVM，有颅内出血史、顽固性癫痫或进行性神经功能缺失者。

二、术前准备

同上节。

三、麻醉

同上节。

四、手术步骤

（1）体位：同上节。

（2）切口设计：大脑内侧面 AVM 的引流静脉常常至矢状窦，因此手术切口应过中线。

（3）皮、骨瓣的形成如常规。作骨瓣时应注意保护矢状窦。

（4）剪开硬脑膜，硬膜瓣向矢状窦翻开。

（5）以术中超声检测 AVM 的位置，沿纵裂牵开大脑半球，并以自动牵开器固定，在大脑半球的内侧面寻及病灶，沿 AVM 边缘分离。（图 10-2-1、图 10-2-2、图 10-2-3）。如果有桥静脉或引流静脉横跨在术野表面，妨碍大脑半球的牵开，可在 AVM 的大脑半球凸面的相应部位切开皮层，暴露 AVM。

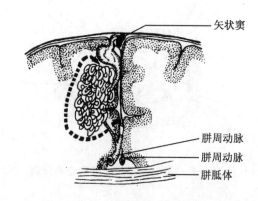

矢状窦

胼周动脉
胼周动脉
胼胝体

图 10-2-1　自下而上在皮质下分离 AVM

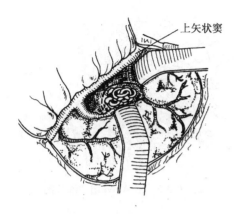

图 10-2-2 在大脑纵裂内分离 AVM

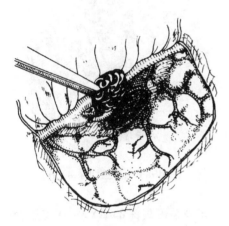

图 10-2-3 自 AVM 前缘，上缘，外侧缘，下缘后缘分离 AVM

五、关键要点

（1）要充分暴露 AVM 及其引流静脉，骨瓣宜跨过矢状窦。

（2）AVM 的引流静脉或桥静脉会妨碍大脑纵裂的牵开，此时不可勉强，宜避开这些静脉，从大脑凸面切开皮质进入。

六、术后处理

同上节。

七、专家点评

术中自始至终注意保护进入上矢状窦的静脉。

第三节　外侧裂区动静脉畸形
（Sylvian Fissure AVM）

外侧裂 AVM 的血管巢可偏于额叶或颞叶，其供血动脉与引流静脉也有所不同。前者主要由大脑中动脉的额顶升支参与供血，引流静脉引向上矢状窦和侧裂静脉；后者主要由大脑中动脉的颞支供血，引流静脉汇入侧裂静脉和大脑中静脉等。供血动脉往往有数支，自大脑中动脉发出后立即进入血管巢，行程短，而引流静脉常行走在外侧裂及邻近皮质的表面（图 10-3-1），使手术难度增大。

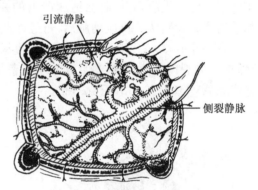

图 10-3-1 侧裂静脉和引流静脉

一、适应证

有颅内出血史伴有偏瘫、失语等症状或顽固性癫痫发作，经 DSA 检查证实为外侧裂区的 AVM。

二、术前准备

同第一节。

三、手术步骤

（1）体位：平卧位，头向健侧偏转 30°。

（2）切口设计：标准或改良翼点切口（图 10-3-2）。

（3）皮瓣、骨瓣形成同常规。

（4）外侧裂区 AVM 一般是由大脑中动脉供血，偶尔可由大脑后动脉或脉络膜前动脉供血。因此，切开硬脑膜后，如果是侧裂表浅的 AVM，牵开额、颞叶即可见病灶（图 10-3-3），应避开 AVM 血管巢和回流的侧裂静脉，切开皮质，在术中超声

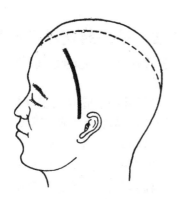

图 10-3-2　翼点切口

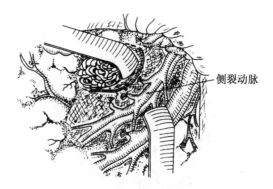

图 10-3-5　沿 AVM 团边缘分离

的引导下寻及供血的大脑中动脉分支,侧裂内动脉分支很多,应仔细辨认供应动脉,误伤大脑中动脉主干或其他非供应动脉,将会造成严重的并发症和后遗症。在确认了供应动脉后,可逐个将其电凝切断(图 10-3-4)。沿 AVM 血管巢边缘分离,保护好侧裂内其他动脉,最后切断引流静脉,完整切除 AVM(图 10-3-5,图 10-3-6)。

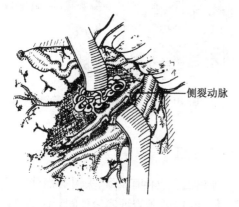

图 10-3-3　暴露侧裂区 AVM 团

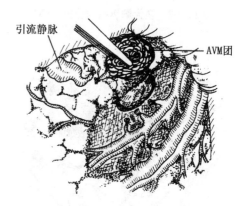

图 10-3-6　完整切除 AVM

(5)如果是侧裂深部 AVM,在皮层表面很难发现 AVM 血管巢,可沿动脉化的侧裂静脉或皮质静脉逆向切开皮质,由此寻及血管巢,而侧裂动脉常在血管巢的表面,供应动脉很难辨认,术中超声 Dopplar 的信息无疑是有帮助的。手术其他步骤同前。

四、术后处理

(1)术后预防血管痉挛:应用扩血管药,如尼膜通等。

(2)其他处理同前。

五、关键要点

(1)外侧裂区 AVM 常与侧裂动脉的主干和分支关系密切,供应动脉常混杂在其中很难辨别,术中应采用各种手段对供应动脉进行确认。

(2)在对供应动脉进行处理和分离 AVM 血管巢时,应注意对侧裂动脉主干和其他分支的保护,以确保不受损伤。切不可盲目电凝或切断这些血管。

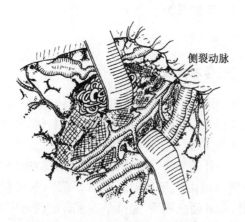

图 10-3-4　将 AVM 的供应动脉电凝切断

六、专家点评

紧贴着血管巢的边缘分离,阻断进入血管团的供血动脉,不损伤侧裂动脉的主干。

第四节　纹状体、丘脑、内囊区动静脉畸形
(Strio-Capsulo-Thalamic AVM)

此部位的 AVM 位于大脑半球深部,侧脑室体部的外侧,脑岛的内侧,涉及基底节、内囊或丘脑。主要供血动脉为豆纹动脉、脉络膜前动脉等,引流静脉为深静脉。

一、适应证

有过颅内出血病史,伴有偏瘫等神经功能缺失的中、小型纹状体、丘脑和内囊区动静脉畸形,不适合行 γ 刀治疗者。

二、禁忌证

体积大,流量高,无出血病史者。

三、术前准备

同第一节。

四、麻醉

同第一节。

五、手术步骤

(1)体位和切口:平卧位。头向对侧偏30°。采用翼点或改良翼点切口。

(2)常规翻开皮瓣和骨瓣。

(3)神经导航定位后,切开硬脑膜,分开侧裂,避开大脑中动脉主干,向侧裂深部分离,周围脑组织用脑棉妥善保护。暴露纹状体、丘脑和基底节区,寻及 AVM 血管巢。

(4)供应动脉常为豆纹动脉、脉络膜前动脉或室管膜动脉,处于血管巢的深部,沿血管巢的边缘分离之,仔细寻找和辨认供应动脉,在确认后逐根电凝切断(图 10-4-1)。

(5)从侧脑室壁由内向外分离 AVM 血管巢,

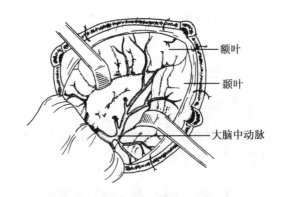

额叶

颞叶

大脑中动脉

图 10-4-1　确认供应动脉后逐根电凝切断

最后处理深部的引流静脉,静脉常向上向脑室引流,须反复试验确认后予以电凝切断(图 10-4-2)。

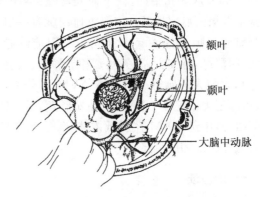

额叶

颞叶

大脑中动脉

图 10-4-2　电凝切断引流静脉

(6)严密止血,缝合硬脑膜,关颅。

六、关键要点

(1)纹状体、丘脑和内囊区 AVM 的供应动脉常来自豆纹动脉、脉络膜前动脉和室管膜血管。由于病灶深在,AVM 血管巢及供应动脉更难寻找,因此术前应制定严密的手术方案(包括手术入路、皮质切开的位置、分离脑组织的方向和深度、供应动脉的来源、手术入路上是先遭遇供应动脉还是引流静脉、病灶与脑室、内囊的关系等)。

(2)深部手术视野小,少量的出血即可造成术野模糊,因此,在供应动脉未处理之前,误伤引流静脉或血管巢导致的出血将是灾难性的。

(3)神经导航和术中超声实时检测对手术是有极大帮助的。

七、术后处理

(1)保持术后脑室外引流的通畅。

(2)其他处理同第一节。

八、专家点评

严格掌握此类 AVM 的手术指征,主张以采取血管内介入治疗或立体定向放射治疗为主。

第五节　胼胝体动静脉畸形
(Corpus Callousal AVM)

胼胝体 AVM 的主体位于胼胝体,向上可伸展到一侧或双侧扣带回,向下伸入穹隆、透明隔、侧脑室及第三脑室顶部。主要供血动脉有一侧或双侧胼周动脉、大脑后动脉的分支。引流静脉可有浅、深静脉,导向上、下矢状窦和隔静脉、大脑内静脉和大脑大静脉等。胼胝体 AVM 可分为前、中、后部三类。前部 AVM 位于胼胝体嘴部、膝部及前钳部,中部 AVM 在胼胝体体部,后部 AVM 在胼胝体压部和后钳部。

一、适应证

(1)有颅内出血史的胼胝体前部、后部 AVM 及中、小型体部 AVM。

(2)栓塞效果不理想。

(3)病灶直径>3cm 不能放射外科治疗者。

二、禁忌证

(1)无出血史。

(2)病灶大、流量高、引流静脉深在的病灶。

三、术前准备

同上节。

四、手术步骤

(1)体位和切口的选择:根据病灶在胼胝体的嘴、体(前、中、后)及压部等部位不同而采用不同的经纵裂的手术切口(前额冠状切口、马蹄形切口或后枕冠状切口等)及与之相应的手术体位。

(2)留置腰穿引流管。

(3)皮瓣与骨瓣形成无特殊。

(4)神经导航确认 AVM 的位置。

(5)马蹄形切开硬脑膜,向矢状窦方向翻开。

(6)可采用同侧镰旁或对侧镰旁入路。将纵裂皮质向外侧牵开,沿大脑镰向深部暴露胼胝体(图 10-5-1,图 10-5-2)。牵开纵裂时可能有桥静脉阻挡,若在矢状窦前 1/3 处,可将其切断,若在中后部,则应严格保护之,如果在不损失桥静脉的情况下无法牵开皮层,则应放弃,另辟蹊径。

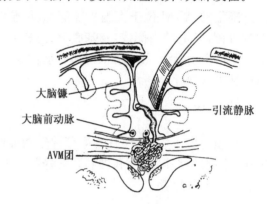

图 10-5-1　同侧镰旁入路

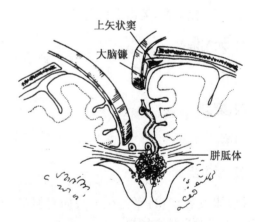

图 10-5-2　对侧镰旁入路

(7)在纵裂皮质无法牵开时,可将纵裂皮质沿矢状窦垂直方向切开 1~2cm,然后向胼胝体方向分离,暴露病灶,并保护桥静脉不受损伤。

(8)胼胝体 AVM 的血供常以一侧的大脑前动脉及其分支为主,有时亦有对侧穿支参与供血。双侧大脑前动脉和胼周动脉常平行行走且相距甚近。因此在寻及病灶后应仔细辨认供应动脉,绝不可损及对侧的大脑前动脉。术中超声可提供一定的帮助。

（9）在供应动脉完全处理后，可将回流至深部（大脑内静脉或大脑大静脉）和/或浅部（矢状窦）的引流静脉电凝切断。完全切除 AVM 血管巢（图 10-5-3）。

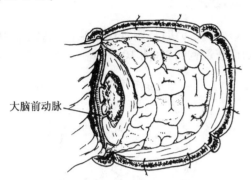

图 10-5-3　切除 AVM

（10）彻底止血。缝合硬脑膜。关颅。

五、关键要点

（1）开颅时骨瓣过中线，充分暴露矢状窦，硬脑膜翻开时应至矢状窦边缘，以利于纵裂的牵开。

（2）牵开纵裂时应注意对桥静脉的保护，不可勉强。如果无法牵开，可切开皮质。

（3）暴露胼胝体病灶后，应注意对供应动脉的辨认和确定，避免损伤对侧的正常血管。

六、术后处理

同第一节。

七、专家点评

务必要注意保护胼周动脉和桥静脉。

第六节　颞叶底面内侧区
动静脉畸形（Temporal
Basiler Medial Region AVM）

颞叶底面内侧区包括杏仁核、海马回、钩回等，此区 AVM 主要由脉络膜前动脉、大脑后动脉分支供血，引流静脉汇入深静脉。

一、适应证

有颅内出血病史或有顽固性癫痫发作的该区中、小型 AVM。

二、术前准备

同前。

三、手术步骤

（1）体位和切口：平卧位，头偏向对侧 30°，标准或改良翼点切口。

（2）皮瓣和肌瓣翻向前下方，颧弓用铣刀切下，骨瓣应尽量低，靠近中颅底，游离之。

（3）硬脑膜切开，将颞叶底面抬起，应用术中超声探测病灶，确定病灶的深度、范围、血管巢的流量和供应动脉。

（4）1）病灶是由大脑后动脉分支供血时，以脑压板抬起颞叶底面，暴露天幕游离缘，在环池内可发现由大脑后动脉发出的、穿入颞叶沟回的供应动脉，这段动脉的游离行程很短甚至隐匿，难以辨别，有时必须在切开颞叶沟回后才能明确，术中超声无疑是颇具参考价值的（图 10-6-1）。2）病灶是由脉络膜前动脉供血时，可在抬起颞叶底面后，沿颞下回纵行切开皮质，打开侧脑室颞角，可见其内侧壁或底壁上的 AVM 血管巢或黄染组织，切开脉络膜或脑室内侧壁，仔细寻找供应动脉，谨慎验证后切断。

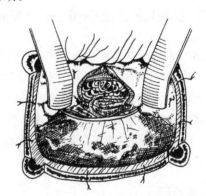

图 10-6-1　抬起颞叶底面，暴露天幕游离缘，在环池内可发现由大脑后动脉发出的、穿入颞叶沟回的供应动脉

（5）沿病灶周围分离 AVM 血管巢，直至完全游离。

（6）切断引流静脉，完整切除病灶。

（7）手术野彻底止血。

（8）放置脑室外引流管。

(9)常规关颅。

四、术后处理

同第一节。

五、关键要点

(1)骨窗的位置应平中颅底,便于颞叶底面的抬起。

(2)抬起颞叶时宜轻柔,切忌强行牵拉,以免病灶破裂出血。

(3)供应血管应予以反复的辨认确定,避免损伤其他正常的深部穿支。

(4)分离血管巢时宜仔细,耐心及时地止血,保持手术野的清晰,由于手术操作空间小,少量的出血即可妨碍手术的顺利进行。

(5)术中脑室开放,术后应放置脑室外引流管。

六、专家点评

注意要辨认供血的大脑后动脉,不能损伤其主干。

第七节 小脑半球动静脉畸形 (Cerebellar Hemisphere AVM)

小脑半球凸面以水平裂为界可分为小脑半球上面和小脑半球下面。小脑半球上面 AVM 主要由小脑上动脉供血,引流静脉汇入小脑中央静脉或岩静脉。小脑半球下面 AVM 常由小脑后下动脉供血,小脑前下动脉亦可参与,引流静脉汇入直窦或横窦,亦可经岩静脉入岩下窦或岩上窦。

一、适应证

(1)有出血病史的小脑半球 AVM。

(2)无出血病史,但经 DSA 证实的中、小型小脑半球 AVM。

(3)经 DSA 检查证实的、有急性出血危及生命的 AVM。

二、禁忌证

小脑半球巨大、高流量 AVM。

三、术前准备

同前。

四、手术步骤

(1)体位与切口:俯卧位或坐位。取患侧枕下直切口或倒钩切口(图 10-7-1)。

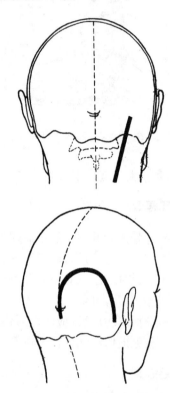

图 10-7-1 直切口或倒钩切口

(2)切开皮肤肌肉,或形成皮肌瓣,暴露颅骨。铣下骨瓣或咬开骨窗。

(3)硬脑膜瓣翻向横窦,暴露小脑半球。

(4)1)如果是表浅的 AVM,硬脑膜翻开后即可见 AVM 血管巢和粗大的引流静脉,注意保护引流静脉。供应动脉往往深在,仔细判断供应动脉的来源,沿血管巢边缘切开皮质,向深部分离,寻找来源于小脑上动脉、小脑前下动脉或小脑后下动脉的供应血管,确认为供应动脉后予以电凝切断,继续沿 AVM 血管巢边缘将其完全分离(图 10-7-2)。2)如果是小脑半球深部的 AVM,在小脑半球的表面不能见到,可切开小脑皮质并向深部分离,探及 AVM 血管巢后不可继续深入,而应沿血管巢表面分离之,其他步骤同上。

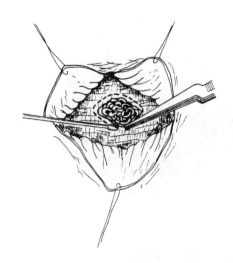

图 10-7-2　分离 AVM

（5）最后电凝切断回流至横窦、乙状窦、直窦或岩上窦的引流静脉。

（6）彻底止血，缝合硬脑膜，关颅。

五、术后处理

（1）术后应及时复查头颅 CT，预防急性脑积水的发生。

（2）其他处理同前。

六、关键要点

（1）小脑半球动静脉畸形的供应动脉常常来源于小脑上动脉、小脑前下动脉或小脑后下动脉，这些供应动脉的位置深，寻找困难，术前应仔细阅读 DSA 片，使 AVM 供应动脉的位置了然于心。术中可用超声辅助寻找供应动脉。

（2）误伤正常血管会引起严重的并发症，因此术中应仔细鉴别 AVM 供应动脉和其他的正常血管和穿支。

（3）小脑半球 AVM 的引流静脉较表浅，在分离 AVM 血管巢时应格外注意保护这些静脉，早期阻断这些静脉的后果将是灾难性的。

七、专家点评

仔细分辨小脑半球深部 AVM 的供血动脉，注意保护脑干及其周围血管。

第八节　小脑蚓部动静脉畸形
（Cerebellar Vermis AVM）

小脑蚓部 AVM 可分为上蚓部和下蚓部两类。上蚓部 AVM 由小脑上动脉供血，引流静脉主要汇入大脑大静脉和直窦，亦由经岩静脉回流者。下蚓部 AVM 由小脑后下动脉供血，引流静脉为小脑中央静脉。

一、适应证

（1）有出血病史的中、小型 AVM。

（2）有急性出血，经 DSA 检查证实，且病情危重，危及生命的 AVM。

二、术前准备

同前。

三、手术步骤

（1）体位和切口：俯卧位或坐位。枕下正中切口（图 10-8-1）。

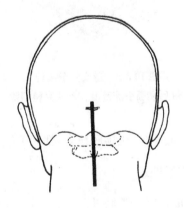

图 10-8-1　枕下正中切口

（2）皮肤和肌肉分层切开，铣开或咬开后颅窝骨窗，上方暴露横窦，下方打开枕大孔。

（3）硬脑膜瓣状切开，翻向横窦。

（4）翻开硬脑膜后即可见到 AVM（图 10-8-2），在 AVM 血管巢边缘寻找来源于小脑上动脉或小脑后下动脉的供应血管，确认后将其电凝切断，沿血管巢边缘将整个病灶游离下来，最后切断引流静脉，将整个病灶完整切除（图 10-8-3）。

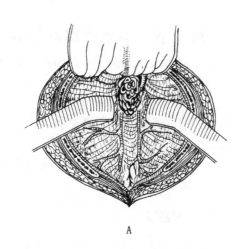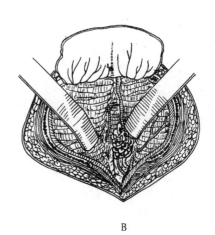

A   B

图 10-8-2　翻开硬脑膜后可见上蚓部 AVM(A)；下蚓部 AVM(B)

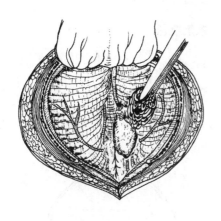

图 10-8-3　游离整个病灶，
最后切断引流静脉，AVM 完整切除

(5)彻底止血，硬脑膜缝合，常规关颅。

四、术后处理

同小脑半球动静脉畸形。

五、关键要点

(1)手术野暴露要充分，上方应暴露横窦，避免产生手术死角；下方应将枕大孔打开，减轻术后脑水肿引起脑疝的危险。

(2)有些小脑蚓部 AVM 突入第四脑室或与脑干有粘连，在分离病灶时应特别谨慎，既不可太远离病灶导致邻近的脑干损伤，也不可太靠近病灶，伤及血管巢，引起大出血。

(3)由于手术野狭小，引流静脉往往阻挡在分

离病灶的路径上，应绕开这些静脉，从侧方分离静脉后面的病灶。过早损伤或阻断这些静脉将给手术带来难度。

(4)第四脑室打开后，宜用脑棉保护之，在病灶切除后，应用生理盐水将第四脑室内的积血彻底冲洗干净。

六、专家点评

保护第四脑室底部的结构和血供非常重要。

第九节　小脑桥脑角动静脉畸形（Cerebello-pontine Angle AVM）

位于小脑桥脑角的 AVM 主要由小脑前下动脉供血，小脑上动脉和小脑后下动脉亦可参与供血，引流静脉汇入岩下窦、乙状窦或横窦。此部位的 AVM 因术野深在，空间狭窄，手术难度极大。供血动脉和引流静脉穿梭在Ⅴ、Ⅶ、Ⅷ颅神经之间，相互交织，错综复杂。AVM 的供血动脉和供应桥脑的正常动脉不易区别，而且 AVM 团有可能嵌入脑干。无经验者慎之。

一、适应证

有出血病史的中、小型小脑桥脑角 AVM。

二、术前准备

同前。

三、手术步骤

(1)体位和切口:侧卧位,患侧向上。枕下乙状窦后入路(图 10-9-1)。

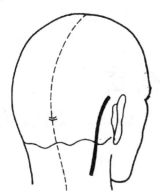

图 10-9-1 枕下乙状窦后入路

(2)皮肤与肌肉分层切开,铣开或咬开骨窗,外侧暴露乙状窦,上方暴露横窦。

(3)硬脑膜剪开翻向中线。用脑压板将小脑半球向内侧轻轻牵开,暴露小脑桥脑角,可见此处的 AVM,病灶与面神经、听神经、三叉神经、小脑和桥脑有密切的关联,小脑前下动脉、小脑后下动脉及小脑上动脉的分支与 AVM 血管巢交错,仔细剥离此处神经表面的蛛网膜,将神经从血管巢上游离下来,并尽可能地推向远处,用脑绵保护之。同样,将此处的小脑前下动脉和小脑后下动脉的主干游离后加以保护。仔细辨认 AVM 的供应动脉,确定供应动脉是从小脑桥脑角直接进入血管巢,还是穿过小脑后再进入之。如果是前者,可直接电凝后切断供应血管;如果是后者,则应在病灶的边缘切开小脑深入寻找供应动脉,在确认为供应动脉后予以电凝切断(图 10-9-2)。

(4)在供应动脉切断后,可从 AVM 的小脑部分开始分离血管巢的边缘,逐渐深入,直至达到桥脑后,可完全游离病灶。

(5)电凝切断引流静脉,将病灶完整切除。

(6)充分止血,缝合硬脑膜,常规关颅。

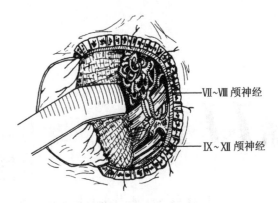

VII~VIII 颅神经

IX~XII 颅神经

图 10-9-2 小脑桥脑角 AVM 团

四、术后处理

(1)由于术中可能累及小脑前下动脉或小脑后下动脉的主干或分支以及桥脑,造成脑干功能的影响,术后应密切观察患者的生命体征,如果术后早期患者呼吸不稳,可用呼吸机辅助呼吸 1~2 天。

(2)其他处理同小脑半球动静脉畸形。

五、关键要点

(1)术中留置腰穿引流管,尽可能降低颅内压,使小脑半球可以充分牵开,给手术创造宽裕的空间。

(2)在暴露 CPA 后,应首先将此处的神经和血管从病灶表面游离后推开,并加以保护,避免误伤这些结构,从而引起严重的并发症。

(3)在 CPA 行走的血管多且重要,AVM 供应动脉常交错于其中,应仔细辨认供应动脉。

(4)AVM 血管巢与桥脑关系密切,应在严密的心电监护下进行分离,术中若有心率改变,应及时停止手术操作,待心率恢复正常后再作尝试,如若反复出现如此状况,则宜终止手术。

六、专家点评

保护脑干和与其有关的动、静脉是最为主要的。

第11章

其他脑血管病变
Other Cerebrovascular Diseases(other CVD)

第一节　颈动脉内膜剥脱术
(Carotid Endarterectomy)

一、适应证

1. 临床指征

(1)间歇性缺血性中风,一过性缺血发作(transient ischemic attack,TIA)和可逆性缺血性神经障碍(reversible ischemic neurologic deficit,RIND)。

(2)轻型或中型完全性中风,症状在稳定期。

(3)进展性卒中,症状在进行发展或波动阶段。

2. 血管造影发现适合手术的指征

(1)下颌角与乳突尖连线下方的颈动脉管腔狭窄≥70%。

(2)颈动脉完全梗阻<12～24h。

二、麻醉

局麻或全麻。由于患者多有高血压、动脉硬化和心脏病,手术时和术后要注意:(1)全身收缩压不可过高或过低,过低会引起脑供血不全,特别是发生在术中;过高则会诱发脑出血。一般收缩压维持在 18.7 ～ 26.6kPa(140 ～ 200mmHg)。(2)监测心电图(EKG),发现心律不齐及时处理。

三、手术步骤

患者仰卧,肩下垫小枕,颈过伸,头转向对侧。沿胸锁乳突肌前缘作纵向皮肤切口,上方自乳突尖开始,下方到达甲状软骨下缘(图 11-1-1)。沿皮切口切开颈阔肌。注意切口上部有耳大神经在颈阔肌深面交叉而过,予以保留,以免术后耳部麻木(图 11-1-2)。

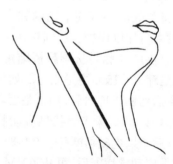

图 11-1-1　胸锁乳突肌前缘切口

(1)沿胸锁乳突肌前缘切开深筋膜,钝性游离胸锁乳突肌前缘,并向外牵开。分离时注意勿损伤位于切口上端的腮腺和切口下段的颈内静脉。游离和向外牵开颈内静脉,结扎进入内侧面的分支(包括面总静脉)(图 11-1-3)。在颈内静脉内侧可扪及颈总动脉,锐性打开颈动脉鞘,可见舌下神经降支位于颈动脉表面、颈内静脉的内侧,小心游

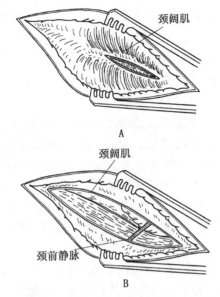

图 11-1-2　切开皮肤、皮下组织和颈阔肌
（颈阔肌、耳大神经在切口的上 1/3）

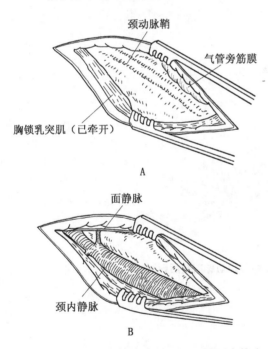

图 11-1-3　沿胸锁乳突肌前缘分离，显露颈内静脉
（胸锁乳突肌、颈内静脉和浅筋膜）
（仿 Barrow DL）

离和向内侧牵开（图 11-1-4）。由下向上游离颈总动脉、颈外动脉和颈内动脉。颈外动脉常发出肌支到胸锁乳突肌，与舌下神经降支交叉，结扎和切断此动脉，可进一步把舌下神经向上牵开，置于术野边缘。游离颈动脉下方时，注意不要伤及迷走神经。沿颈内动脉向上解剖 2～3cm，直至二腹肌下

后缘，如果硬化斑超过二腹肌与颈内动脉的交叉点，可将二腹肌切断。沿颈内动脉向下解剖，直至分叉点下方。颈动脉窦多位于颈 4 椎体水平（表 11-1-1），游离时应先用 1‰普鲁卡因溶液将其封闭，阻断神经反射。分别用 8 号橡皮管套上颈总、颈内和颈外动脉，作为阻断血流的控制带（图 11-1-5）。

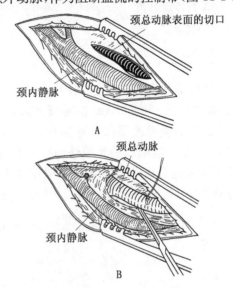

图 11-1-4　显露颈内动脉（颈内静脉、颈内动脉）
（仿 Barrow DL）

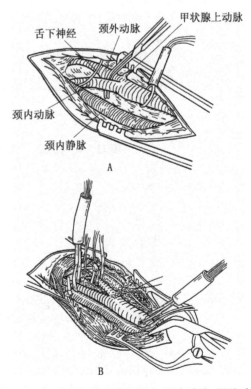

图 11-1-5　显露和控制颈总动脉、颈内动脉、颈外动脉
（仿 Barrow DL）

表 11-1-1　颈动脉窦与颈椎的关系

水平	%
C$_{2-3}$ 间隙	3
C$_3$ 椎体	10
C$_{3-4}$ 间隙	35
C$_4$ 椎体	30
C$_{4-5}$ 间隙	15
C$_5$ 椎体	7

（2）颈内动脉残端压测定。静脉注射 5000 单位肝素，硫喷妥钠 150～250mg 静脉缓慢推注或点滴（对有心脏病者可改用依托咪酯 0.2～0.4mg/kg），收紧控制带，阻断颈总和颈外动脉的血流，经 21 号穿刺针测定颈内动脉残端压，同时记录 EEG。如动脉残端压＞6.65kPa(50mmHg)，EEG 无变化，提示颅内侧支循环功能良好，手术时不必用颈动脉分流措施；否则需用一根颈动脉分流管插入动脉硬化斑近端的颈总动脉和远方的颈内动脉，保证切除动脉内膜期间脑部有持续的血流。

（3）血栓内膜切除（图 11-1-6，图 11-1-7，图 11-1-8）。收紧颈总、颈内和颈外动脉的控制带，切开颈总和颈内动脉。切口通常从颈动脉分叉下 3cm 的颈总动脉至分叉上 3cm 的颈内动脉，暴露动脉硬化斑。如需用分流管，则分流管一端先插入颈内动脉，收紧控制带，使血流从颈内动脉远端返流经导管流出，然后把分流管的另一端插入颈总动脉中，恢复颈内动脉中的血流。进行上述操作要迅速和轻柔，不可粗暴收紧控制带，损伤动脉壁。分流管中的冲洗管用于注入肝素盐水和验证分流管是否畅通。

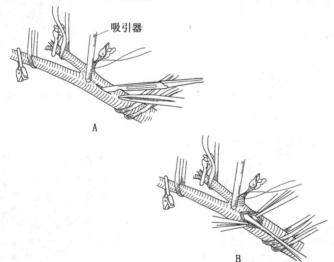

吸引器

A

B

图 11-1-6　在分叉处近端 2～3cm 处切开颈动脉前壁后延长
（仿 Barrow DL）

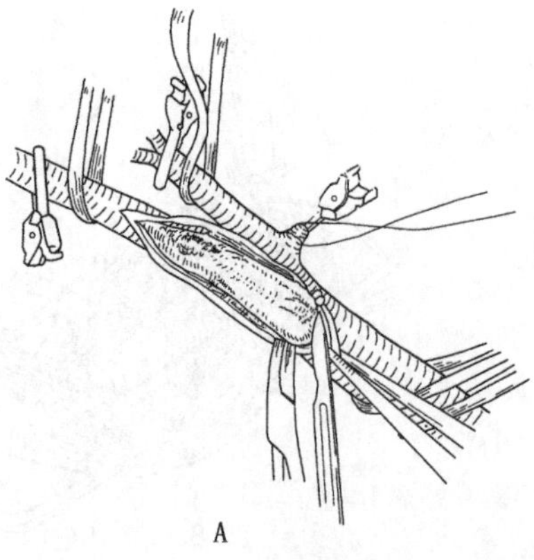

A

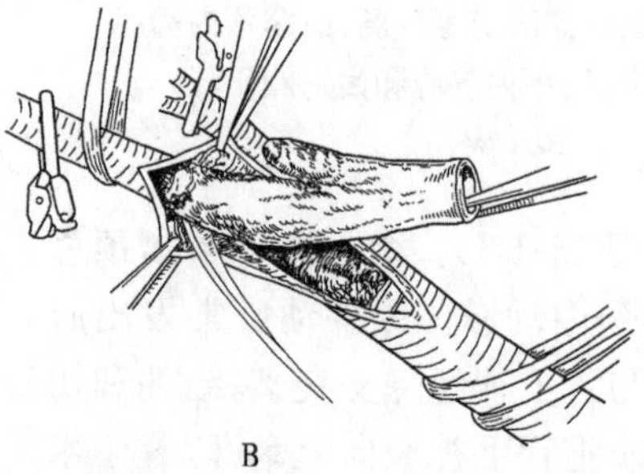

B

图 11-1-7　分离粥样硬化内膜并切除
（仿 Barrow DL）

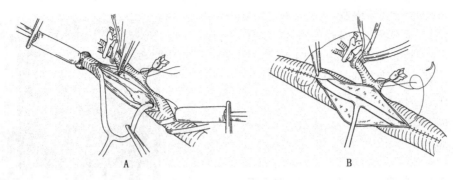

图 11-1-8　缝合动脉切口

（仿 Barrow DL）

安放好手术显微镜，进行显微手术操作。动脉血栓内膜切除从颈总动脉开始，在硬化斑下端找出动膜内膜与中层间的分界面，沿此平面将硬化斑用剥离子轻轻剥离，注意不要伤及肌层，以保持动脉壁在术后仍具有一定强度，不致形成动脉瘤。切断硬化斑的近心端，使其向上翻起。切除颈外动脉内的硬化斑。游离和切除颈内动脉的硬化斑。如需在手术期间保持颈内动脉血流，可把充满肝素盐水的分流管分别插入颈总和颈内动脉，收紧围绕动脉的控制带，使血流既不会流出动脉，又可经分流管向颅内供血。按上述方法切除血栓内膜。为防止术后内膜剥离和血栓再发生，内膜游离缘必须小心地修剪平整，并用缝线（7-0 尼龙线）固定，使其紧贴在动脉壁上。

（4）动脉切口缝合（图 11-1-9）。切除血栓内膜和硬化斑后，用生理盐水冲洗管腔，去除血凝块。用 6-0 号尼龙线缝合动脉切口。分两段进行，先从颈内动脉远端开始。第一针缝在动脉切口的稍上方，结扎之，然后在动脉切口上端作连续缝合，直至切口中段。同法缝合切口的下段，至切口中段。取出分流管，完成动脉壁缝合。在结扎最后一针缝线前，应用肝素盐水反复冲洗管腔，把空气和栓塞物冲洗出管腔。也可开放甲状腺上动脉，使最后缝线切口有血逆流，带出空气和栓塞物。松开颈总动脉（CCA）、颈内动脉（ICA）和颈外动脉（ECA）有一定次序，目的是使管腔内可能残留的空气和栓塞物被冲出管腔或只进入 ECA。依次松开颈内、颈外和颈总动脉控制带，或者先 ECA，再 CCA。即刻 CCA 再关闭，开放 ICA，最后 CCA 开放。让血流把管腔内空气和组织碎块

冲出，结扎缝线，完成缝合。检查缝合口无渗漏后，取下全部控制带，恢复颈动脉正常血流。如动脉切口直接缝合引起狭窄者，可取自体静脉片扩大缝合动脉壁切口。

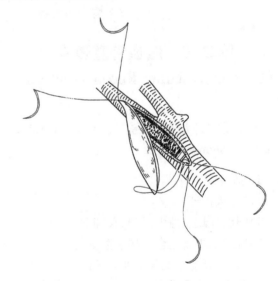

图 11-1-9　自体静脉片扩大缝合动脉壁

（5）切口关闭。间断缝合皮下组织和颈阔肌以及皮肤，皮下放置引流物 24 小时。

四、术后处理

（1）观察生命体征、神经症状和心血管功能。

（2）血压控制：一般收缩压维持在 13.3～20.0kPa（100～150mmHg），如血压过低，经适当补液或用升血压药多能迅速纠正。中心静脉压维持在 0.49～0.98kPa（5～10cmH$_2$O）。若血压过高，正常血压患者收缩压≥24.0kPa（180mmHg），高血压患者≥26.6（200mmHg）时，应即用降血压

药物,以防止发生高血压性脑出血。

(3)术后应用右旋糖酐 40 加丹参静滴,口服阿司匹林片(0.6g,bid)和双嘧达莫即潘生丁(50mg,bid)等。在下列情况应用肝素和双香豆素:1)血栓内膜切除后,术野粗糙易发生再堵塞。2)对侧颈动脉有严重狭窄。

五、专家点评

究竟是手术还是支架？Mas JL(2006)对 527 例患者进行了前瞻随机对照研究,中风的风险和死亡率手术和支架分别为 3.9% 和 9.6%(术后 1 月)、6.1% 和 11.7%(术后 6 月)。因研究结果已明确,中止继续研究。但是,支架对年迈、不能耐受手术者还是有其地位。

(宋冬雷　周良辅)

第二节　脑血管重建术
(Cerebrovascular Reconstruction)

一、颅内外动脉吻合术(Extra-intracranial Artery Anastomosis)

1. 适应证

(1)临床指证:

1)间歇性缺血性中风(TIA 和 RIND)。

2)轻型或中型完全型缺血性中风。

(2)脑血管造影发现下列病变:

1)颈部手术不可及的颈内动脉狭窄或闭塞,伴侧支供血不良。

2)大脑中动脉、大脑前动脉或椎动脉狭窄或闭塞,伴侧支供血不良。

3)脑底异常血管网症(烟雾病)。

(3)颈或脑部手术需阻断脑部主要供血动脉者。

2. 禁忌证

(1)有严重心、肝、肾、肺疾病或糖尿病者。

(2)重度完全中风。

(3)脑血量测定正常或广泛重度或中度缺血(图 11-2-1)。

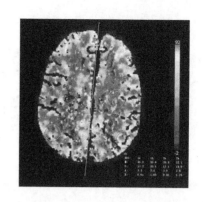

图 11-2-1　术前的 CT 灌注扫描,示右侧血流灌注较左侧差(后附彩图)

(4)脑栓塞患者。

3. 手术时机

在中风发作急性期内不宜手术,因可能加重脑水肿或诱发出血。对间歇性缺血发作者,在无症状期进行手术,完全性中风者应在发病 7 周后,病情稳定时手术。颈或脑部手术需配合颅内外动脉吻合者,两手术可分期或同期进行。

4. 手术方法的选择

自 Donaghy 和 Yasargil(1967)开创性工作以来,颅内外动脉吻合的方法不下 20 余种,包括颞浅动脉-大脑中动脉吻合、耳后动脉-大脑中动脉吻合、枕动脉-大脑中动脉吻合、脑膜中动脉-大脑中动脉吻合、枕动脉-小脑后下动脉吻合、枕动脉-小脑前下动脉吻合、枕动脉-小脑上动脉吻合、颞浅动脉-大脑后动脉吻合、颞浅动脉-小脑上动脉吻合以及应用移植血管(如自体静脉或动脉)分别与颅外动脉(如头皮动脉、颈外动脉及其分支、锁骨下动脉等)和颅内动脉(如大脑中、大脑前或小脑诸动脉等)吻合(表 11-2-1)。但是临床上应用最多的还是颞浅动脉-大脑中动脉吻合术,因为它简单、有效。应用血管移植法虽可提供较大血流量,但技术方法要求较高,吻合口通畅率不十分高。在缺血性脑血管病中,硬脑膜动脉多已参与颅内侧支循环供血,因此应用脑膜中动脉与颅内动脉吻合实无必要(表 11-2-2)。图 11-2-2 示出了各种颅内外动脉吻合术。

表 11-2-1a 颅内血管重建——(1)血管吻合

		颈动脉系统			椎基动脉系统				
		床突上 ICA	MCA 皮质支	M₂₋₃	ACA	PCA	SCA	AICA	PICA
直接吻合	头皮动脉		√			√	√	√	√
	硬膜中动脉		√						
	下颌动脉	√							
利用移植血管吻合	头皮动脉	√	√	√	√	√	√	√	√
	颈总动脉	√	√	√					
	锁骨下动脉		√	√					
	颈外动脉	√	√	√					
	岩骨段 ICA	√							
	椎动脉								

注：头皮动脉：包括颞浅动脉、耳后动脉、枕动脉
ICA：颈内动脉；MCA：大脑中动脉；ACA：大脑前动脉；PCA：大脑后动脉；SCA：小脑上动脉；AICA：小脑前下动脉；PICA：小脑后下动脉

表 11-2-1b 颅内血管重建——(2)粘连血管形成

	大脑皮质血管
大网膜	
带蒂	√
带血管	√
头皮动脉	√
硬膜动脉	√
颞肌	√

表 11-2-2 各部位脑动脉的直径（参考值）

动脉	直径(mm)	
	右	左
颈内动脉	3.70～4.55	3.70～4.51
大脑中动脉	1.87～3.10	1.94～3.16
大脑前动脉	1.17～2.34	1.33～2.44
脉络膜前动脉	0.17～0.60	0.13～0.62
脉络膜后动脉	0.30～1.58	0.28～1.54
椎动脉	0.92～4.09	1.60～3.60
基底动脉	2.70～4.28	
小脑后下动脉	0.70～1.76	0.65～1.78
小脑前动脉	0.38～1.26	0.36～1.21
小脑上动脉	0.73～1.50	0.72～1.49
小脑后动脉	1.49～2.40	1.44～2.27
皮质动脉	0.50～1.50	0.50～1.50

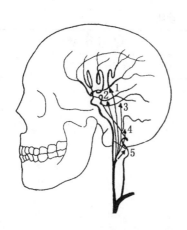

图 11-2-2　各种颅内外动脉吻合术

1：颈外动脉分支与大脑中动脉吻合；

2：颈外动脉分支与大脑后动脉吻合；

3：颈外动脉分支与小脑上动脉吻合；

4：颈外动脉分支与小脑后下动脉吻合；

5：颈外动脉分支与椎动脉吻合

（一）颞浅动脉-大脑中动脉吻合（superficial Temporal Artery-Middle Cerebral Artery Anastomosis）

1. 手术步骤

（1）体位与切口

患者仰卧，肩下垫小枕，头转向对侧。用甲紫溶液在头皮上画出切口。常用的头皮切口有弧形（或线形）和马蹄形切口两种（图 11-2-3）。作弧形或线形切口，可先用 1‰普鲁卡因溶液沿选用的颞浅动脉前支或后支做皮内浸润，然后小心地切开头皮，暴露头皮动脉。此切口形成快，皮肤切口坏死机会较小，但对脑皮层的显露范围较小。作马蹄形切口时，皮瓣基底要适当增宽，以减少皮瓣缺血坏死机会。笔者主张沿颞浅动脉前支或后支作弧形切口，再把此切口向耳后延长，形成宽底的倒 V 形皮瓣，这样既可减少皮瓣坏死，又可获得较大显露。

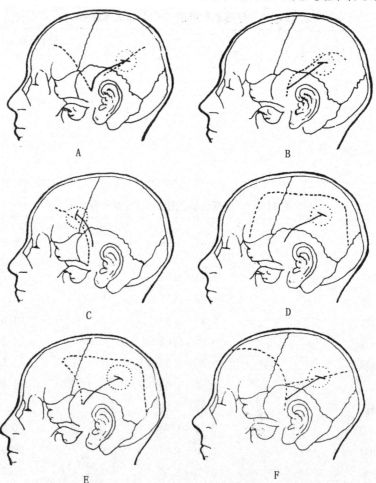

图 11-2-3　颞浅动脉-大脑中动脉吻合的不同皮肤切口和开颅部位

A：颞浅动脉前支与大脑中动脉角回支吻合；B：颞浅动脉后支与角回支吻合；C：颞浅动脉前支与额支吻合；

D、E：可引两根颅内外动脉吻合；F：动脉瘤手术与血管吻合结合的皮肤切口

（2）头皮动脉的游离

放好手术显微镜（物距 200mm），使用显微外科器械把颞浅动脉仔细从血管床上游离出来。血管四周应留少许软组织（2～3mm 宽），这样既可避免损伤动脉的滋养血管，又可留作牵引之用。所遇小分支用双极电凝镊电凝或 6-0 号尼龙线结扎后切断，注意勿使动脉干发生狭窄。要游离足够长度，使吻合时没有张力。但也不宜太长，以免发生扭折。游离好后，在动脉近端用动脉夹暂时夹闭，远端用丝线结扎后切断，用肝素盐水冲洗管腔，用 2%普鲁卡因或 3%罂粟碱棉片敷盖以防痉

挛（图 11-2-4）。

（3）皮质动脉的暴露

可经直径 3～4cm 骨窗暴露皮质动脉。通常选用三角区的皮质动脉，因此骨窗中心位于外耳道上方 6cm。硬脑膜按常规悬吊于骨窗缘的软组织，切开硬脑膜，选外径 1.2～1.5mm 的皮质动脉，在手术显微镜下用锐器剥去其表面的蛛网膜，分离一段约 5mm 长。将动脉的小穿支用双极电凝镊电凝后切断，使动脉能从皮质表面分开。在动脉与脑皮质间垫入一片橡皮片，以保护脑组织（图 11-2-5）。

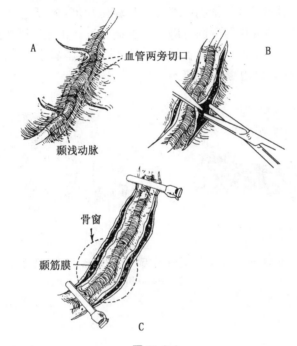

图 11-2-4

A：游离颞浅动脉；B：切开颞筋膜；C：切断颞浅动脉远端（仿 Ausman JM）

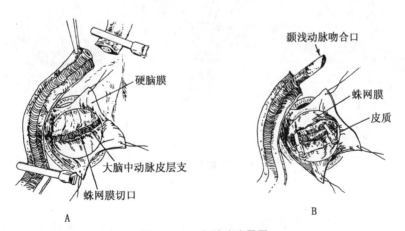

图 11-2-5　皮质动脉暴露

A：切开硬脑膜，暴露大脑中动脉皮质支；B：颞浅动脉吻合端已剥去外膜，并修剪成斜口，皮质动脉也准备好（仿 Ausman JM）

(4)动脉吻合

将游离的颞浅动脉吻合端用锐性切割法剥去动脉管壁四周的软组织(旁外膜),使动脉外膜裸露约2mm长一段,并将吻合口修剪成斜形或鱼口。将颞浅动脉通过颞肌切口引到皮质动脉附近。用两个无损伤微型动脉夹将皮质动脉游离段的两段夹住,暂时阻断血流。在其侧壁上用显微剪刀作纵形切口或开成一个卵圆窗,窗口长2~3mm。动脉腔用肝素盐水冲洗干净。将颞浅动脉的吻合端与皮质动脉切口行端侧血管吻合。吻合时颞浅动脉的指向,要使其血流冲向皮质动脉的近端。用9-0号或10-0号单股尼龙丝无损伤缝线进行吻合。先在皮质动脉切口两端作两个固定缝结,然后在两侧各间断缝合6~10针。先缝合后面,再缝合暴露面。缝线离吻合口边缘的距离不宜过远,大致与管壁的厚度相等,以免皱褶和内膜损伤,并可防止外膜卷入管腔,或误将对侧管壁缝住。最后3针缝线结扎之前,要将动脉管腔内的空气和血块洗净。在吻合过程中要经常用2%普鲁卡因冲洗动脉壁,用肝素盐水冲洗动脉腔。缝合完毕去除动脉夹的次序:先松开皮质动脉远端的夹子,以防止远端栓塞,这时常可见到来自侧支的倒流血液;再松皮质动脉近端的夹子,这时可见吻合口和颞浅动脉搏动,表明吻合口通畅;最后松开颞浅动脉上的夹子,这时可见皮质动脉搏动增强,管腔饱满,吻合口喷血。缝合口出血可用橡皮片轻压片刻,多可止之,如出血不止,可在出血处补缝一针。止血后用罂粟碱盐水棉片将手术动脉覆盖,以防痉挛(图11-2-6,图11-2-7)。

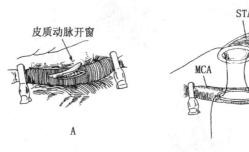

图11-2-6 颞浅动脉(STA)与大脑中动脉(MCA)吻合
(仿 Ausman JM)

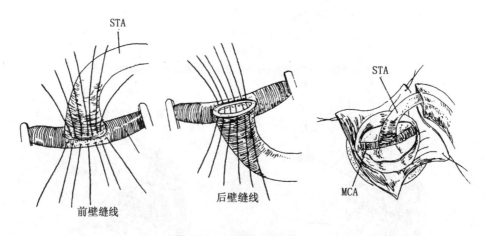

图11-2-7 端侧血管吻合法
(仿 Ausman JM)

在动脉吻合时,可静脉滴注右旋糖酐40(加丹参液16~24g)500ml。手术室室温最好保持在25℃左右,以减少动脉痉挛和血栓形成机会。

(5)皮质动脉的选择

可按下述 3 项选用合适的皮质动脉进行吻合：（1）皮质动脉的位置应邻近颞浅动脉或其他准备吻合的颅外动脉。（2）皮质动脉的直径应与颅外动脉相近，应大于 1mm，以 1.4～1.8mm 为佳，直径要均匀。（3）皮质动脉的穿透支要少。在主侧半球更要尽可能避免牺牲穿透支，减少小灶脑组织梗死机会。Chater（1976）在 50 例尸体上研究了额后、颞前、角回等 3 个最常用的皮质吻合区，发现角回区的颞前动脉或角回动脉最符合上述要求。在 35％ 的人体中，此处的动脉直径可达 2mm。该氏等指出，在下述三区作 4cm 的骨窗时能找到不同直径皮质动脉的发生频率（表 11-2-3）。

表 11-2-3　颞前区、额后区、角回区不同直径皮质动脉的发生频率

血管直径（mm）	颞前区	额后区	角回区
≥2.0	5	0	35
≥1.8	5	5	57
≥1.4	17	5	100
≥1.0	70	52	100

（6）吻合位置的选择

在选择吻合位置时，要考虑大脑中动脉的血流方向。（1）颈内动脉闭塞时，大脑中动脉由眼动脉和前、后交通动脉供血，其血流方向与正常相同。吻合口应作在脑部缺血区的近侧。（2）大脑中动脉狭窄，动脉血流减少但方向不变，吻合口应尽量靠近动脉狭窄区。（3）大脑中动脉近侧段闭塞，缺血区由大脑前、后动脉的侧支供血。这时大脑中动脉内血流方向常与正常时相反。吻合口应尽量选在大脑中动脉的远侧部分，以便吻合后的血流方向与吻合前的血流方向一致（Donaghy）。

2. 术后处理

与动脉内膜切除术相同。注意出入液量，维持良好的脑灌注区。为减少血栓形成，可口服肠溶阿司匹林 0.6g，1 日 3 次，双嘧达莫 25～50mg，1 日 3 次。在吻合后即刻或数周后行脑血管造影（最好作选择性颈外动脉造影），以了解吻合口通畅情况和脑部供血改善情况。

（二）枕动脉-小脑后下动脉吻合（Occipital Artery-Posterior Inferior Cerebellar Artery Anastomosis）

1. 手术步骤

（1）体位与切口

患者取坐位或侧卧位，头前屈用头架固定。作一侧马蹄形皮肤切口，从第三颈椎棘突开始，向上过枕外粗隆，在上项线上方弯向耳后乳突。将枕下肌从枕骨和寰椎后弓上分离后向下翻开，外侧直至乳突。枕下肌应在其附丽区后缘的下方切断，以留下部分肌肉组织，便于关颅时缝合。在近乳突时，应小心不要伤及位于肌层内的枕动脉（图 11-2-8）。

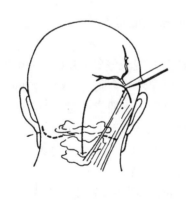

A　　　　　　　　　　B

图 11-2-8

A：马蹄形皮肤切口；B：在枕下肌附丽点下方切断肌肉，注意不要伤及位于肌层内的枕动脉（仿 Chater N）

（2）枕动脉的游离

在乳突后内方的乳突沟中用扪诊找出枕动脉，用小圆头剪将枕动脉与四周组织分离，小分支用双极电凝器电凝后切断。枕动脉与四周组织粘着较紧，且有薄壁静脉丛包围，在其远段还与枕大神经包裹在同一个筋膜鞘内，这些因素都增加了枕动脉分离的困难。枕动脉位于二腹肌、头夹肌和头最长肌的深部，位于头半棘肌的表面，沿枕动

脉向其近端解剖游离，一直至乳突沟内。在乳突沟内枕动脉的近端段应尽可能游离得长些，以便获得充分的长度。游离充分时，有可能将枕动脉远端较细部分切除1～2cm。吻合后枕动脉位于枕下，由乳突沟直接走行到后颅窝的吻合区。为使移植后枕动脉途径更直接，可将动脉深面的上斜肌切断（图11-2-9）。

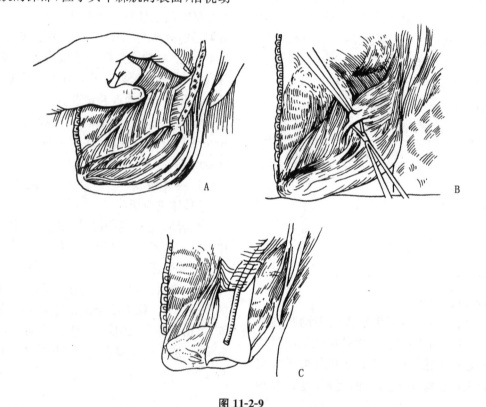

图 11-2-9

A:扪诊枕动脉；B:游离枕动脉；C:游离的枕动脉备用（仿 Chater N）

（3）小脑后下动脉的游离和血管吻合

做一侧枕下小骨窗。寰椎后弓也一并切除。纵向直线切开硬脑膜，其边缘向两旁悬吊。找出小脑后下动脉的延髓环，后者位于延髓旁，绕过延髓走行到小脑蚓部。在动脉下垫以硅胶薄片，将薄片的上下端分别缝合到骨窗边缘的硬脑膜或肌肉上，利用薄片的牵张将小脑后下动脉抬起。在小脑后下动脉上选定合适的吻合点后，将供血的枕动脉端进行吻合前准备，包括：切取适当的长度，修整吻合口四周的组织，把吻合口切成鱼口状。然后在小脑后下动脉吻合口远近两端用动脉夹暂时夹住，在其侧壁上形成卵圆窗。先在吻合

口腋部作定位缝结，用双针 9-0 号尼龙线从血管腔里面向外缝合固定。吻合口的其余部分用间断缝法缝合。一般宜先缝后壁，再缝前壁。由于枕动脉壁比颞浅动脉厚，用 9-0 号针线较合适，用 10-0 号或 11-0 号针线缝合时，缝针不易穿过枕动脉壁，容易弯折。

吻合满意后，先放开小脑后下动脉远端动脉夹，再松开近端夹，最后取下枕动脉的动脉夹。取出硅胶片，复位小脑后下动脉。在枕动脉入颅腔与硬脑膜切口边缘的交叉点处，将硬脑膜向外侧作放射状切开，使枕动脉在硬脑膜缝合后由此裂孔入颅腔。缝合枕动脉四周的硬脑膜时，不要太

紧密,以免挤压动脉。由于脑脊液可从枕动脉四周渗出硬脑膜外,肌肉层缝合应紧密。切口缝合

后枕动脉位于肌肉深部,沿水平方向进入颅腔(图 11-2-10,图 11-2-11)。

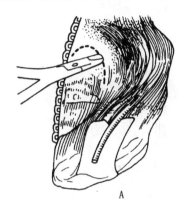
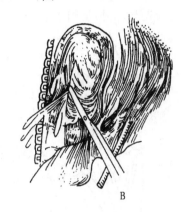

A B

图 11-2-10
A:形成枕下小骨窗;B:切开硬脑膜

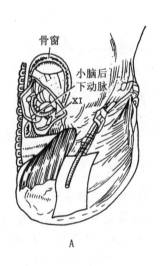
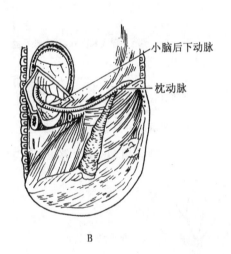

骨窗
小脑后
下动脉
Ⅺ

小脑后下动脉
枕动脉

A B

图 11-2-11
A:游离小脑后下动脉;B:端侧吻合枕动脉与小脑后下动脉(仿 Chater N)

2. 术后处理

同颞浅动脉-大脑中动脉吻合。

(三)应用移植血管进行颅内外动脉吻合(Extra-Intracranial Artery Anastomosis using Vascular Graft)

理想的自体移植血管必须符合下列条件:①血管管径均匀,与皮质动脉之比不应超过 2.5∶1。②管壁适中。③取材容易。临床多采用大隐静脉、桡动脉或头静脉。

手术步骤:

(1)大隐静脉的游离和准备

在内踝前一横指处,沿大隐静脉作皮肤切口,

向小腿近端延长。应围绕静脉两旁数毫米游离,保留大隐静脉外围的结缔组织,这样既可减少对血管的损伤,又可利用结缔组织作为夹持静脉之用。静脉的小分支用 5-0 号尼龙线结扎,大分支则用 3-0 号或 4-0 号丝线结扎。如分支撕破产生静脉壁上破口,可用 7-0 号尼龙线作褥式缝合。游离足够长度后,在取下移植大隐静脉前,应在静脉壁上用缝线做好定位点,便于取下后辨认移植静脉的远近端和前后壁,以及防止血管扭曲。

结扎大隐静脉远近端后,取下移植段大隐静脉,用肝素盐水冲洗管腔,并做扩张管腔试验,扩张压力不可超过 26.5kPa(200mmHg),以免损伤

管壁(图 11-2-12)。

(2)血管吻合

大隐静脉的远端先与颅外动脉吻合(端侧或

端端吻合),另端再与颅内动脉吻合,吻合方法同前(图 11-2-13,图 11-2-14)。

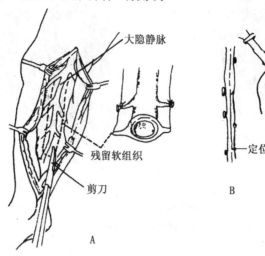

图 11-2-12

A:游离小腿大隐静脉,在静脉外围 0.5cm 解剖;B:移植静脉的扩张试验

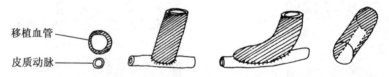

图 11-2-13 移植血管与皮质动脉端侧吻合的方法

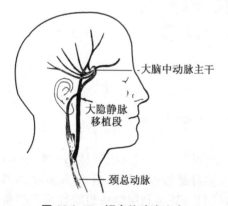

图 11-2-14 颅内外动脉吻合

二、大网膜颅内移植术(Intracranial Transplantation of the Omentum)

1. 适应证

同颅内外动脉吻合术。

2. 禁忌证

除同颅内外动脉吻合术外,如患者曾有腹部手术史或腹部感染史者,也应视为禁忌证。

与其他脑血管旁路手术比较

虽然大网膜组织对人体生命无直接关系的功能,切除大网膜对人体不带来不利影响,但剖腹手术可引起术后肠粘连等并发症。因此,应在其他脑血管旁路术无法应用时,才选用此手术。

大网膜的外科解剖:大网膜是与胃大弯相连的 4 层腹膜,下方附着于横结肠上,形似围裙,覆盖于小肠前面。根据 Alday、Upton 和宁夏医学院解剖教研组的共 246 例尸检的资料,大网膜动脉有下列 5 种类型:Ⅰ型:大网膜中动脉在大网膜下 1/3 处分为 2～3 支,占 77%～85%;Ⅱ型:大网膜中动脉在大网膜中 1/3 处分为 2～3 支,占 10%～13%;Ⅲ型:大网膜中动脉在大网膜上 1/3 处分为 2～3 支,占 3%～7%;Ⅳ型:大网膜中动脉缺如,由大网膜左右动脉的分支构成大网膜动脉弓,占 1%～3%;Ⅴ型:脾动脉的分支未参与胃网膜动脉弓的构成而单独形成大网膜左动脉,故胃网膜弓不完整,占 0%～4%(图 11-2-15)。

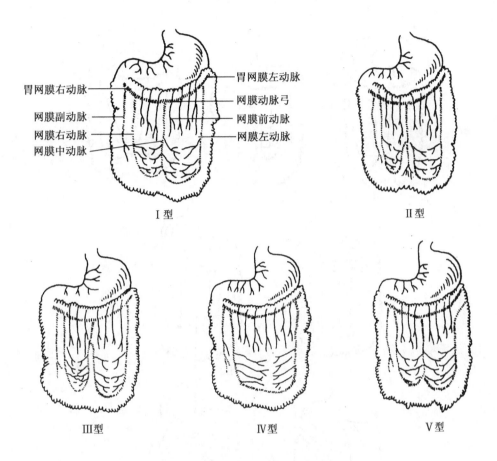

胃网膜右动脉　　　　　　胃网膜左动脉
　　　　　　　　　　　　网膜动脉弓
网膜副动脉　　　　　　　网膜前动脉
网膜右动脉　　　　　　　网膜左动脉
网膜中动脉

Ⅰ型　　　　　　　　　　Ⅱ型

Ⅲ型　　　　Ⅳ型　　　　Ⅴ型

图 11-2-15　大网膜血管的几种类型

（一）带蒂大网膜颅内移植术（Intracranial Transplantation of Pedicled Omentum）

1. 手术步骤

（1）体位与切口

患者仰卧，头转向对侧，术侧肩下垫小枕。由两组医生分别做腹部和头部切口（图 11-2-16）。

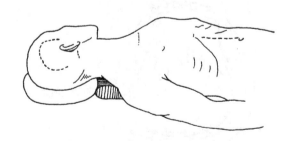

图 11-2-16　患者体位和皮肤切口

（2）大网膜的游离和剪裁

上腹部正中或正中旁切口，打开腹腔，检查大网膜有无缩短、粘连或纤维化后，把大网膜提出腹腔，平铺展开观察其血管分布，确定大网膜的血管类型。Ⅰ—Ⅳ型以大网膜右动脉为蒂，在无血管区将大网膜与横结肠分离，由左向右在胃大弯和胃网膜动脉弓之间将血管逐支结扎切断，使胃网膜动脉弓与胃大弯分开。Ⅴ型以网膜左动脉为蒂，结扎切断血管方法同Ⅰ—Ⅳ型，但方向相反，即沿胃大弯由右向左分离。按照 Alday 法裁剪延伸大网膜，即可得到足够长度的大网膜。将带蒂的大网膜由腹部切口上端引出腹腔，大网膜经过的腹直肌鞘、腹直肌和腹白线均应横切开 2～3cm，以防关腹后使大网膜受压，影响血液循环。在胸、颈和耳后，每隔 15～30cm，作 3～4cm 长横切口，用长血管钳分别在胸、颈和耳后作 3～4cm 宽的皮下隧道，使之分别与腹和头部切口相通。把大网膜经皮下隧道引到耳后切口，用温盐水纱布垫妥加保护。为防止大网膜在经皮下隧道时扭曲和损伤，可用橡皮薄膜套套在大网膜外面，并用丝线作长轴标志进行输送（图 11-2-17）。

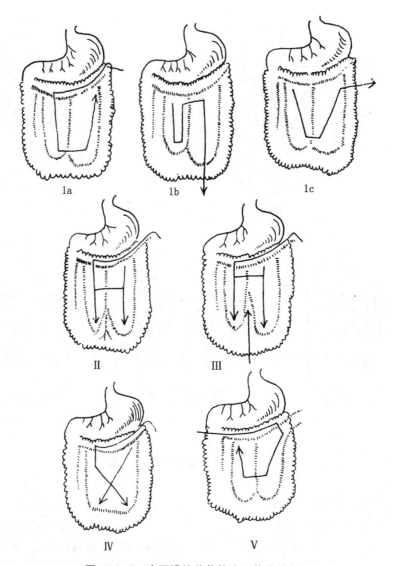

图 11-2-17　大网膜的剪裁箭头示裁剪的方向

（3）大网膜颅内移植

作额颞顶大皮骨瓣，翻向颞侧。剪开硬脑膜，翻向矢状窦。把大网膜由耳后切口引到颅内，平铺在大脑表面，并分别与蛛网膜和硬脑膜间断缝合数针，使其固定。缝合硬脑膜。切除骨瓣基底部分骨质，以防骨瓣复位时压迫大网膜。按常规关颅和缝合腹部、胸部、颈部切口（图 11-2-18）。

（二）带血管游离大网膜颅内移植术（Intracranial Transplantation of the Free Omentum with Vascular Pedicle）

1. 手术步骤

（1）体位和手术分组

同上。

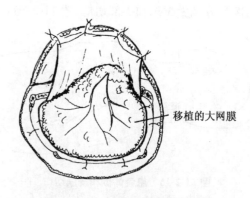

图 11-2-18　带蒂大网膜颅内移植

（2）带血管大网膜的裁取

按上法剖腹和检查大网膜。沿胃大弯游离

3～5cm 长的胃网膜动脉及伴行的静脉或大网膜动、静脉（外径应在 1.5mm 以上），将其外膜剥去（图 11-2-19，图 11-2-20）。再沿动静脉主干两侧血管网，游离 8cm×4cm 的大网膜。血管的分支应用细丝线分别结扎后切断，切忌大块结扎。用 2 枚血管夹分别阻断上述动、静脉主干，用锐剪横断之；不应用血管钳钳夹，以免损伤血管壁。此时，由 2 位助手关腹。术者把游离大网膜铺在盐水纱布垫上，用肝素盐水从主干动脉注入，直到静脉内流出无血液的清亮液为止。加压注射压力不可超过 11.76kPa（120cmH$_2$O），可边注液边轻柔按摩大网膜，加速其内残血流出。用 2 枚无损伤血管夹夹住灌满肝素盐水的动、静脉主干，将大网膜浸泡在 1‰普鲁卡因溶液中待用。

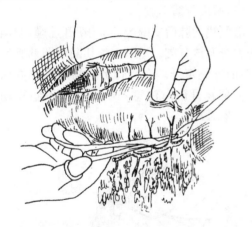

图 11-2-19　沿胃大弯游离胃网膜动、静脉

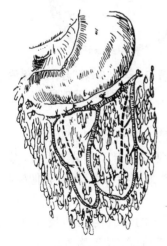

图 11-2-20　游离大网膜

（3）大网膜动、静脉主干与颞浅动、静脉吻合

在颧弓上缘对耳屏前方，颞浅动脉搏动明显处作 3cm 长的直切口，游离颞浅动脉和伴行的静脉各 1.5～2cm 长。用无损伤血管夹阻断血管近端，远端用细丝线结扎后切断。在手术显微镜下剥去颞浅动、静脉吻合口的旁外膜。用肝素盐水灌注血管腔后，用含 1‰普鲁卡因溶液的棉片敷盖颞浅动、静脉。作额颞顶皮骨瓣开颅，剪开硬脑膜。把游离大网膜平铺在脑表面，网膜动、静脉主干在骨窗基底部经皮下隧道引到颧弓上缘的切口。暂时用盐水大纱布垫覆盖头部切口。在手术显微镜下准备网膜动、静脉主干的吻合口后，用 9-0 号或 10-0 号无损伤单股尼龙针线缝合血管，作端端吻合。先吻合静脉，再吻合动脉；一般前者缝合 8～10 针，后者缝合 10～12 针。吻合满意后，取下血管夹，即可见动脉搏动良好，大网膜色泽变红润。大网膜的固定、关颅同带蒂大网膜颅内移植（图 11-2-21，图 11-2-22）。

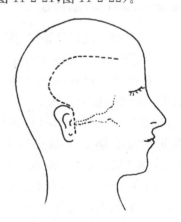

图 11-2-21　头皮切口

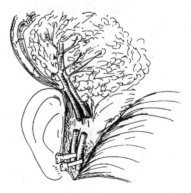

**图 11-2-22　大网膜动、静脉分别与
颞浅动、静脉吻合**

如无合适的颞浅动、静脉,可选用下颌动脉、下颌静脉或颈外动静脉,此时大网膜的动、静脉主干则要求游离相应的长度。带蒂大网膜与带血管大网膜颅内移植术的比较带蒂者操作简单,不需特殊器械,但有下列缺点:①大网膜必须有足够长度。若大网膜较短或脂肪太肥厚则裁剪和转移均困难。②由于网膜血管较细小,在到达延长的大网膜末端的血量有限,虽然大网膜可与其路径的部位发生粘连,形成吻合血管网,但在术后短期内不可能对脑提供足够的血液。③网膜蒂经过很长的皮下隧道,不仅不美观,而且易发生扭曲和狭窄,导致手术失败。

带血管者虽然在技术操作和器械要求较高,但具下列优点:①供血动脉较大,提供血量比带蒂者多。②不必动用大片大网膜组织和作皮下隧道。③发生大网膜缺血和坏死少。

三、脑-硬脑膜-动脉-肌肉血管融合术(Encephaloduromyoarteriosynangiosis)

颅脑手术后,颞肌、硬脑膜等常与脑皮质发生粘连,并有小血管沟通。因此,人们提出各种脑、肌、硬脑膜粘连血管成形术,以增加脑皮质的侧支,改善脑组织的血液供应。如 Henschen(1950)把颞肌缝在脑皮质上,Khodadad(1976)把带有软组织的颞浅动脉断端置于脑皮质上,Spetzler(1980)把颞浅动脉吻合端结扎后缝到脑皮质蛛网膜上等。但是,在上述手术中以 Kinugata(1993)的脑-硬脑膜-动脉-肌肉血管融合术(EDAMS)较理想。Dauser(1997)报告把硬脑膜动脉连同硬脑膜翻转缝合,保持硬脑膜动脉畅通,可增加其与脑皮质粘连和血管形成。近来,Sainte-Rose(2006)把骨膜置于硬脑膜开放(蛛网膜也开放)的多个小骨孔内,用于治疗小儿烟雾病,不仅手术创伤小、简便,而且经 DSA 和 MRI 灌注证实疗效确切。

1. 适应证

同颅内外动脉吻合术,但主要用于不能行颅内外动脉直接吻合者,特别是小儿烟雾病。

2. 手术步骤

(1)体位与切口

患者仰卧,头转向对侧,患侧肩下垫小枕。用手扪诊和(或)Doppler 超声探头定出颞浅动脉主干及其分支的位置,并用龙胆紫画出。在颧弓上缘,对耳屏前做向前的弧形皮肤切口。切口位于颞浅动脉后支的后方,而且必须保留该分支的完整。在帽状腱膜与颞筋膜间翻起皮瓣(图 11-2-23)。

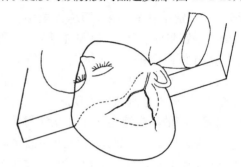

图 11-2-23　体位与头皮切口

(2)游离骨瓣形成

沿颞浅动脉后支两旁 5mm 切开筋膜,游离并向侧方牵开该分支。沿颞上线切断颞肌筋膜和颞肌,向前外侧牵开。在颅骨上钻洞后形成游离骨瓣。在翻起骨瓣时注意不要伤及其下脑膜动脉(图 11-2-24)。

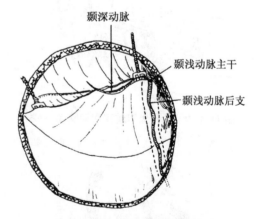

颞深动脉

颞浅动脉主干

颞浅动脉后支

图 11-2-24　皮瓣翻起,注意保留颞浅动脉后支的完整

(3)脑膜-动脉-肌肉血管融合

与硬脑膜中动脉及其分支平行,做 2～3 个硬脑膜切口,并加横行小切口,使其像树叶状垂下与脑表面接触。把颞浅动脉后支移到脑表面,用丝线把动脉两旁的筋膜与硬脑膜等软组织间断缝合。最后把颞肌覆盖在脑表面,间断缝合固定。在与硬脑膜、动脉和肌肉接触的脑,应小心剥开其表面蛛网膜,利于粘连发生(图 11-2-25)。

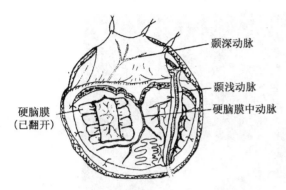

图 11-2-25　脑-硬脑膜-动脉-肌肉血管融合

（4）关颅

在颞肌下放置引流管，骨瓣复位，用 1 号线固定。分 2 层缝合头皮切口（图 11-2-26）。

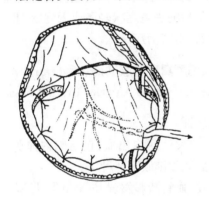

图 11-2-26　在颞肌下放置引流管

3. 术后处理

同一般开颅术。由于靠粘连形成脑侧支循环一般需 3 个月（血管造影证实），因此在这段时间应避免哭叫和过度活动，以免加重脑缺血。

四、多个钻孔骨膜敷贴术（Multiple Bur Holes）

1. 适应证

主要用于小儿烟雾病的治疗。

2. 手术步骤

（1）体位与切口

患者仰卧，单侧者头转向对侧，患侧肩下垫小枕；双侧手术者头部抬起，暴露整个颅顶部。切口采用冠状缝后的大冠状切口，在中线处向后切开，为大"T"形切口。单侧者仅翻开一侧皮瓣，双侧者全部翻开。颅顶部，在帽状腱膜与骨膜间小心

翻开皮瓣。在颞肌附着处，皮瓣在颞浅筋膜浅层与深层间分开。特别注意保留骨膜的完整性（图 11-2-27）。

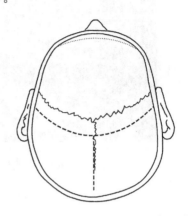

图 11-2-27　头皮切口

（2）骨膜瓣形成和颅骨钻孔

为防止损伤矢状窦和大的引流静脉，应据矢状窦 3cm 以外，在需要贴敷的范围内，每间隔 3cm 在骨膜上作多个"Λ"形切口，尖头朝向矢状窦方向。骨膜瓣向外侧分开，暴露骨质。以颅钻在三角形暴露的颅骨上钻孔（图 11-2-28）。

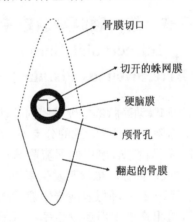

图 11-2-28　骨膜瓣形成，向外侧分开，暴露骨质，钻孔

（3）骨膜贴敷

将暴露的硬膜切开，注意避免损伤硬膜血管。显微镜下切开蛛网膜，将骨膜瓣的尖塞入硬膜切口贴敷于脑表面，并固定（图 11-2-29）。

（4）关颅

分层缝合帽状腱膜和头皮。头皮加压包扎 4～5 天。

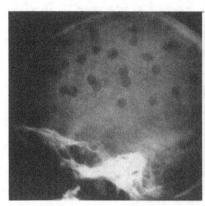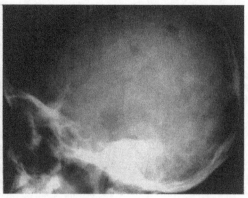

图 11-2-29　X 线下颅骨钻孔示意图

左图为术前；右图为术后

3. 专家点评

(1)应根据患者具体情况选用上述各种血管重建方法。

(2)采用敷贴方法者,软脑膜-蛛网膜应作适当的解剖分离,以便敷贴物与其粘连,但不宜强行分离,造成脑皮层或血管的损伤。

(徐　斌　周良辅)

第三节　颅内硬脑膜动静脉瘘
(Intracranial Dural
Arteriovenous Fistulas)

颅内硬脑膜动静脉瘘指硬脑膜内的动静脉直接沟通,供血除来自颈外动脉的分支外,还可来自颈内动脉的硬脑膜支,瘘口的回流静脉至静脉窦或动脉化的皮层静脉。虽然其发生率约占颅内血管畸形的 5%～20%,但是,随着影像学技术的发展和普及,检出率增加而使发生率有所增高。此病确切病因不明,有获得性、先天性和原发性(即原因不明)三种。此病可无临床症状,偶尔发现,也可引起颅内高压、出血和相应神经功能障碍,甚至危及患者生命。Borden(1995)按静脉引流方式,将此病分为 3 型:Ⅰ型:向硬膜静脉窦引流,无皮层返流静脉;Ⅱ型:Ⅰ型加上皮层静脉反流;Ⅲ型:仅皮层静脉反流,无静脉窦引流。Ⅲ型又可分为以下 4 种情况:①瘘口位于静脉窦壁,但不与其窦腔沟通;②直接在脑膜供血动脉和桥静脉间形成瘘口;③硬膜动脉与静脉窦沟通,但该静脉窦已

闭塞;④在②的基础上,只通过桥静脉引流。一般 Borden Ⅰ型的患者症状轻微或无症状,Ⅱ、Ⅲ型者多有症状,常需治疗。

一、前颅窝硬脑膜动静脉瘘(Dural Arteriovenous Fistulae of the Anterior Cranial Fossa)

适应证:

(1)自发性颅内出血,包括脑内血肿、蛛网膜下腔出血和硬脑膜下血肿等。

(2)脑血管造影发现 Borden Ⅱ、Ⅲ型。

手术方法的选择:血管内介入治疗虽然是治疗动静脉瘘特别是海绵窦动静脉瘘的主要方法,但是经眼动脉栓塞筛动脉不仅在技术上困难,而且易引起失明等严重并发症,因此不宜采用(图 11-3-1)。立体定向放射外科作为一种新的治疗方法,其长期疗效还有待观察。因此,宜选用开颅手术切除病灶。

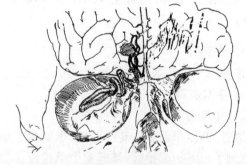

图 11-3-1　前颅窝硬脑膜动静脉瘘,供应动脉来自眼动脉分支——前筛动脉,经额叶皮质静脉回流到上矢状窦,回流静脉呈动脉瘤样扩张

（一）额下硬脑膜内入路（Subfrontal Intradual Approach）

手术步骤：

（1）体位与切口

患者仰卧，头转向对侧。额叶前部皮肤切口。骨瓣翻向颞侧，骨窗要尽量靠近前颅底，中线和骨窗前缘内板磨除，增大显露。额窦开放按常规处理（图 11-3-2）。

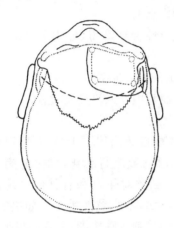

图 11-3-2　皮瓣和骨窗

（2）动静脉瘘切除

剪开硬脑膜并翻向中线。用脑压板小心地抬起额极内侧部，注意不要拉断筛板与额极皮质之间的桥静脉；后者常异常增粗和屈曲，或呈动脉瘤样扩大（图 11-3-3）。可用双极电凝镊电凝这些异常血管，并切除之。筛板及其附近硬脑膜也应用电凝，这里硬脑膜血管出血常汹涌，但多能电凝止住。如果大脑镰前部也参加供血，应电凝后切除之。同时清除额叶内血肿或硬脑膜下血肿。止血满意后，按常规关颅。

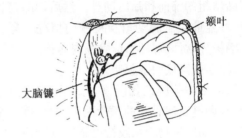

图 11-3-3　抬起额叶，暴露位于筛板和嗅神经沟的动静脉瘘

（二）额下硬脑膜外入路（Subfrontal Extradual Approach）

1. 手术步骤

（1）体位与切口

同额下硬脑膜入路，但做双侧前额带眶嵴的游离骨瓣：用小骨凿打开眶上孔，游离眶上神经，然后依次锯开洞 1—3、洞 2—4、洞 3—5、洞 4—5 的颅骨，在锯洞 1—6 和洞 2—6 之前，用小 Kerrison 钳咬去洞 1、洞 2 和洞 6 的内板，使锯洞 1—6 和洞 2—6 时，把眶嵴也与额骨一起锯下。锯时应用脑压板保护眼球（图 11-3-4）。

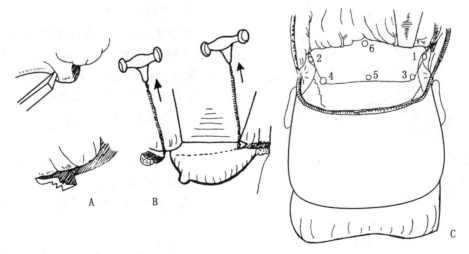

图 11-3-4　冠状皮肤切口，皮瓣和骨膜瓣均向前翻；用骨凿打开眶上孔，游离眶上神经和血管；做双额带眶嵴的骨瓣

（2）动静脉瘘切除

由于骨窗低，额窦常开放，可清除额窦内黏膜，并用骨蜡封填。用脑压板和吸引器剥离前颅窝硬脑膜。由于硬脑膜在筛板处粘连很紧，可围绕筛板和鸡冠游离硬脑膜，并用双极电凝镊电凝后切断增粗的筛前和筛后动脉。然后切除筛板硬脑膜，并经此硬脑膜切口检视颅内情况。电凝后切除额极异常回流静脉，清除颅内血肿。

（3）前颅窝底硬脑膜修补

可取自体筋膜或骨膜修补。用后者时，应翻转缝合，即缝合时骨膜的颅骨面应朝上，使其朝向颅底。再加用生物胶水或特可靠（TachoComb）加固。最后把带蒂额部骨膜覆盖在硬脑膜与颅底骨之间，复位骨瓣，粗线固定（图11-3-5，图11-3-6）。

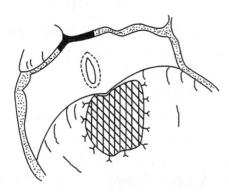

图 11-3-5　筛板和鸡冠处硬脑膜游离后，取自体骨膜修补硬脑膜破口

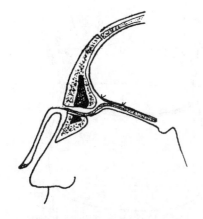

图 11-3-6　硬脑膜修补重建后和骨瓣复位示意图

2. 术后处理

同一般开颅术。

3. 专家点评

额下硬脑膜外入路现已少用，多用硬膜下入路，因后者简捷、创伤小。

二、后颅窝硬脑膜动静脉瘘（Dural Arteriovenous Fistulae of Posterior-Cranial Fossa）

1. 适应证

（1）颅内压增高。

（2）颅内出血。

（3）进行性神经障碍（如视力减退、共济失调等）。

（4）Borden Ⅱ、Ⅲ型

（5）经血管内介入治疗失败者。

2. 注意点

由于此病自然病程不十分清楚，可长期无症状或症状轻微；或进行恶化，加之此病手术难度大，出血多，因此对年老和有其他系统器质病变者，宜定期随访，不宜贸然手术。如决定手术，术前应：①做详尽脑血管造影，了解动静脉瘘的供血和回流情况。通常供血来自枕动脉、血管化岩骨、硬脑膜动脉（位于小脑、颞叶和枕叶表面的硬脑膜）和脑膜垂体动脉（位于小脑幕）等。回流静脉：对侧横窦、岩上窦、桥静脉和颅骨板障静脉等。②术前栓塞可显著减少术时出血，应在手术前2天进行。

3. 手术步骤

（1）体位与切口

患者仰卧或半卧位，头转向对侧。腰穿留针，以便术时引流脑脊液。枕下U形皮瓣，向下翻开，暴露枕骨鳞部和乳突。皮瓣形成时，出血常多（尤其术前未栓塞者）。双重结扎和切断增粗的枕动脉和耳后动脉（图11-3-7）。

（2）开颅

由于枕骨鳞部与其下硬脑膜和静脉窦粘连，因此在形成骨瓣时要特别小心，千万不要撕裂硬脑膜或静脉窦，以免引起大出血。用气或电磨钻（禁用铣刀！）沿骨瓣四周打槽，钻头与颅骨面呈30°，由浅至深，逐步深入，达内板为止（通过半透明内板可见其下硬脑膜）（图11-3-8）。翻开骨瓣前的准备工作：由于枕骨鳞部的板障静脉参与动静脉瘘的回流，因此在翻开骨瓣时可引起大出血，在短时间内可达 300ml/min（Sundt，1990）。因此除做好输血准备外，应配合降压。从一个方向略抬起骨瓣，用剥离子分离其内侧面与硬脑膜和静脉窦的粘连，然后迅速翻开骨瓣，用大块明胶海绵覆盖在暴露的硬脑膜上，用手指稍加压迫止血。然后从明胶海绵边缘向中心逐步暴露出血点，用双极电凝镊逐一电凝止血，最后取下明胶海绵片（图 11-3-9）。

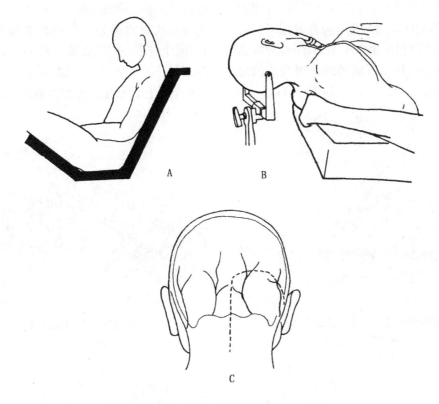

图 11-3-7　体位与皮肤切口
A、B：体位；C：U 形皮瓣

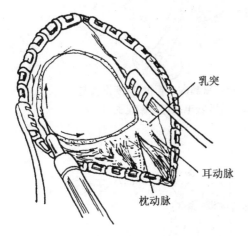

乳突

耳动脉

枕动脉

图 11-3-8　用快速钻在骨瓣四周打槽，达内板
（仿 Sundt TM）

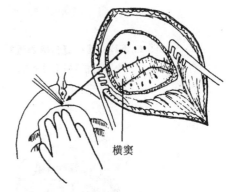

横窦

图 11-3-9　骨瓣翻起，暴露横窦和乙状窦始段，用双极电凝镊止血
（仿 Sundt TM）

(3)硬脑膜切开和横窦结扎

由于硬脑膜外腔容易出血,应沿骨窗四周、2cm间隔悬吊硬脑膜于周围软组织上。在横窦上下各做"T"形硬脑膜切口。此时经腰穿针放脑脊液,有利于牵开枕叶和小脑,暴露桥静脉,并用双极电凝镊电凝后切断。用两把全齿血管钳平行夹闭横窦头端,血管钳相距至少1.5cm,用剪刀在血管钳之间剪断横窦,近中线横窦断端用线连续缝合,然后取下血管钳(图11-3-10,图11-3-11)。

(4)横窦切除

提起夹住横窦的血管钳,在脑压板牵拉枕叶和小脑的帮助下,用剪刀一点一点地把横窦从小脑幕上游离下来。小出血点双极电凝镊电凝,大出血点需用银夹控制(图11-3-12)。此时解剖达横窦与乙状窦交界处。由于有来自岩骨的供血动脉,因此应用金刚钻磨除岩骨,暴露乙状窦上1/3前表面。出血点可用骨蜡、电凝或填塞明胶海绵等控制。在乙状窦起始部切断横窦(图11-3-13)。

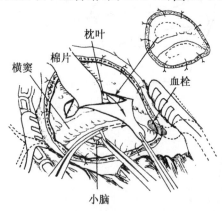

图 11-3-10　硬脑膜悬吊于骨窗缘软组织上,
分别在横窦上下方剪开硬脑膜
(仿 Sundt TM)

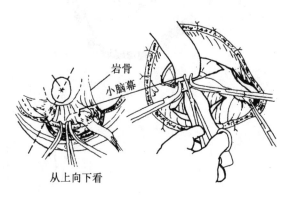

从上向下看

图 11-3-11　剪断横窦
(仿 Sundt TM)

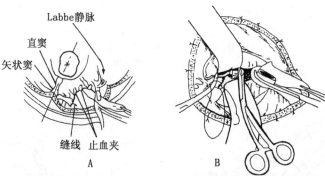

图 11-3-12　连续缝合横窦近端开口,牵引夹住横窦的血管钳,剪断横窦与
小脑幕的粘连,小脑幕上出血用银夹或双极电凝镊电凝止血
(仿 Sundt TM)

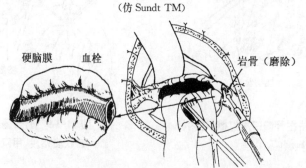

图 11-3-13　用金刚钻磨去岩骨,暴露上1/3乙状窦,在其前面切断横窦
(仿 Sundt TM)

（5）关闭切口

取出乙状窦内的血栓，并向窦内填塞明胶海绵，然后连续缝合乙状窦断端。取自体筋膜修补

硬脑膜缺损。骨瓣复位，用尼龙线固定。分两层缝合头皮切口（图 11-3-14）。

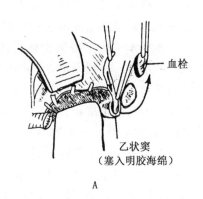

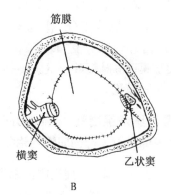

图 11-3-14

A:取出乙状窦内血栓,并填入明胶海绵,连续缝合乙状窦断端;B:取自体筋膜修补硬脑膜缺损(仿 Sundt TM)

4. 术后处理

同一般开颅术。

5. 专家点评

（1）横窦-乙状窦内部分血栓形成而闭塞，静脉窦已失常态，致使难以辨认其走向。加之静脉窦表面常有粗大动脉化的静脉或供血动脉，更增加辨认难度。因此，在沿静脉窦切开硬膜时，应结合术前 DSA 判断静脉窦可能的走向，并宁愿牺牲硬膜，而尽量从正常硬膜切开，再由外向可疑静脉窦处剪开硬膜。先找到横窦的近端，再向乙状窦方向扩大。应用两把全齿的血管钳配合剪开硬膜，可减少出血。

（2）切段瘘口的引流静脉（常多发！）比切除闭塞的静脉窦更重要。

三、上矢状窦硬脑膜动静脉瘘（Dural Arteriovenous Fistulae of the Superior Sagittal Sinus）

1. 适应证

（1）Borden Ⅱ、Ⅲ型。

（2）颅内高压、颅内出血。

（3）继发于颅内高压的视力减退、癫痫等。

2. 手术步骤

（1）体位与切口

患者仰卧，头中间位（双侧供血）或侧向对侧（同侧供血）。根据瘘口位置做相应皮肤切口和骨窗。

（2）瘘口回流静脉电凝和切断

沿上矢状窦剪开硬脑膜。向矢状窦翻开。用脑压板小心地牵开脑皮层，寻找脑皮层与上矢状窦之间的动脉化静脉。其常呈鲜红色、搏动，易与正常的皮层静脉区分。用一枚暂时阻断夹阻断之，可见其颜色由鲜红色变为暗紫色，确认为瘘口的引流静脉后，用双极电凝凝固后，剪断后再补充电凝，以确认不出血。

（3）缝合硬脑膜。

（4）关颅。

3. 术后处理

同一般开颅术。

4. 专家点评

注意存在多发瘘口，有些瘘口的引流静脉在脑血管造影中不显影。未发现和遗留瘘口和引流静脉是构成术后复发的主要原因。

（徐　斌　周良辅）

第四节　颈动脉海绵窦瘘
（Carotid Cavernous Fistula，CCF）

颈动脉海绵窦瘘是颈动脉/或及其分支与海绵窦之间形成异常的动静脉交通而产生的一组临床征候群。按病因分：（1）外伤性：占 80% 以上；（2）自发性：约 20%。按血流动力学分：（1）直接

型:高流量瘘,是海绵窦内的颈内动脉直接破损所致,Barrow分型的A型,颈内动脉血液直接流入海绵窦,为高血流量瘘,多由于外伤造成,颈内动脉海绵窦段动脉瘤破裂造成很少;(2)间接型:低或较低流量型,由颈内动脉分支(B型)或颈外动脉分支(C型)或颈内外动脉分支(D型)参与供血,它们均属于硬脑膜动静脉瘘(Dural Arteriovenous Fistulae,DAVF)范围。

一、外伤性颈动脉海绵窦瘘(Traumatic Carotid Cavernous Fistulae,TCCF)的血管内治疗

目的是保护视力,消除杂音,使突眼回缩和防止脑缺血。治疗原则是关闭瘘口,同时保持动脉的通畅。当出现下列情况时要按照急症处理:(1)严重鼻衄;(2)进行性视力下降;(3)出现神经功能障碍;(4)颅内出血(血肿或蛛网膜下腔出血(SAH))(图11-4-1,图11-4-2)。

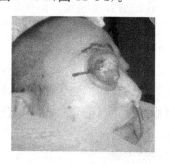

图11-4-1　TCCF的严重突眼伴球结膜水肿,长期角膜暴露伴感染和表面破溃

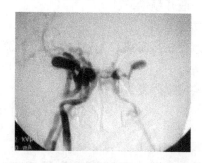

图11-4-2　右侧颈内动脉造影正位像,显示TCCF

1. 适应证

各种类型的TCCF均应治疗。由于TCCF引起大量鼻出血、急性视力下降或失明、颅内水肿或蛛网膜下腔出血及严重脑缺血者,应按急诊治疗。

2. 禁忌证

无。

3. 术前准备

同一般手术前准备。血管内治疗前1天静脉应用尼莫同4ml/h,24h维持至术后3d,用于防止术中或术后可能出现的血管痉挛。

如果术中使用带膜支架时,需要做严格的术前药物准备。一般术前3d使用波立维75mg+拜阿司匹林300mg/d;术中按5000U/kg体重/h肝素化。术后药物维持:术后前3周波立维75mg+拜阿司匹林300mg/d;术后第4周~3个月:拜阿司匹林300mg/d;术后3月~终生:拜阿司匹林100mg/日。上述药物为推荐使用,可以根据患者情况或医生经验适当增加使用时间。

麻醉:一般情况下采用局部麻醉;如果患者不能配合或手术方法复杂时可以采用静脉复合麻醉或气管插管全麻。

4. 手术步骤

治疗方法的选择取决于瘘口的流速、流量、动脉供血的迂曲程度及静脉引流方向和途径。目前临床较为常用的方法有:

(1)压颈治疗

极少数症状轻微、发展缓慢、血流量低、供血动脉细小的患者可考虑压病变侧颈动脉的方法。时间和频度:每次压迫时间应大于20min,每天至少4次,持续1个月。压迫颈动脉时同时触摸压迫侧颞浅动脉,无搏动方为有效,否则为无效,应调整位置重新选择压迫点直到压迫颈动脉时颞浅动脉无搏动。

方法1(自我法):患者本人用病变对侧手压迫病变侧颈动脉;

方法2(他人协助法):由他人协助压迫病变侧颈动脉。注意:患者应保持对侧前臂于自主状态。

(2)动脉途径血管内治疗

是临床上常用的途径,成功率高。依据使用的栓塞材料不同分为动脉途径球囊技术、动脉途径带膜支架技术和动脉途径弹簧圈技术。

1)动脉途径球囊技术:常用股动脉插管,导引导管进入病变侧颈内动脉,使用可脱式漂浮性球囊导管(MagicTE,Balt公司,法国),携带可脱球囊,在血流引导下进入瘘口,在瘘口内充盈球囊,

复查造影，如果显示瘘口消失且颈内动脉通畅，轻轻牵拉导管解脱释放球囊，治疗目的达到，手术结束。如果一枚球囊不能完全阻塞瘘口，可以使用多枚球囊直至瘘口消失（图11-4-3）。

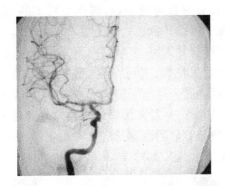

图 11-4-3　右侧颈动脉正位像显示球囊
治疗 TCCF 后，瘘口消失，血管通畅

2）动脉途径带膜支架（CoverStent）技术：带膜支架重建血管是一种较为理想的治疗 TCCF 的方法，可以保持血管通畅，恢复血管解剖形态，彻底改变病变区血管的病变基础和血流动力学因素，防止复发与再狭窄。但过度迂曲的血管内不适合使用带膜支架。由于带膜支架还处于临床试用阶段，使用经验还需要不断积累，材料的选择也有待于进一步改进（图11-4-4，图11-4-5）。

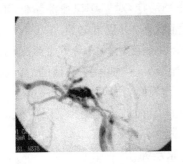

图 11-4-4　血管造影，颈内动脉
侧位像显示 TCCF

3）瘘口及其颈内动脉闭塞技术：有时瘘口过大甚至颈内动脉断裂时，单纯球囊技术和带膜支架技术不能达到治愈目的，可以采取瘘口与颈内动脉一起闭塞的方法。首先行气球闭塞试验（balloon occlusion test，BOT），双侧股动脉植鞘建立通道，送不可脱球囊导管（MagicB1，Balt 公司，法国）进入病变血管并将其实验性闭塞，同时

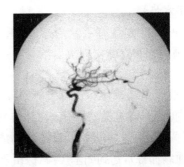

图 11-4-5　颈内动脉侧位像显示带膜支架
治疗 TCCF 后瘘口消失，颈内动脉通畅

行对侧颈内动脉、椎动脉造影，观察其前、后交通动脉的代偿情况。如果阴性，则可以将瘘口与颈内动脉一起闭塞；反之则不行。

4）动脉途径弹簧圈技术：临床少用，不仅价格昂贵而且易出现不可逆的海绵窦内神经压迫症状。如颈动脉已结扎闭塞或颈内动脉过度迂曲带膜支架不能使用，同时瘘口过小球囊无法进入时，可以采用此技术。

（3）静脉途径血管内治疗：动脉途径治疗失败后可以采用静脉途径进行治疗。可以选用的静脉入路有眼上静脉、岩下窦、面静脉等。栓塞材料：弹簧圈（纤毛弹簧圈、游离弹簧圈等）。

（4）手术辅助治疗：外伤性颈动脉海绵窦瘘首选血管内介入治疗，手术辅助治疗仅适用于 BOT 试验阴性和颈内动脉已被闭塞但仍然有前、后交通动脉"倒灌"者。开颅暴露病变颈内动脉，使用动脉瘤夹将颈内动脉后交通近段夹闭，消除前、后交通动脉的"倒灌"。保留后交通的代偿功能十分重要。

二、自发性海绵窦区硬脑膜动静脉瘘（Spontaneous Dural Arteriovenous Fistular）的血管内治疗

1. 适应证
各种类型的海绵窦区 DAVF 均应治疗。

2. 禁忌证
无特殊。

3. 术前准备
同一般血管内治疗。

4. 麻醉
血管内（介入）治疗采用全麻。

5. 手术步骤

目前的治疗方法有手术治疗、血管内(介入)治疗、压颈治疗和立体定向放射治疗。

(1)手术治疗

手术要点是堵塞瘘口。可经翼点切口开颅硬脑膜外、内入路(详见第二章第八、九节)暴露病侧海绵窦各间隙,经这些间隙填塞致凝物质(如明胶海绵、止血纱布等),达到闭塞瘘口,保留颈内动脉。

(2)血管内(介入)治疗

血管内治疗的优点是直观、实时观察、操作方法较简单、临床效果肯定且损伤小,缺点是价格较昂贵。

1)经动脉入路:目的是通过动脉途径将瘘口的动脉端、瘘口、瘘口静脉端闭塞。选择栓塞材料多为液体胶,如 NBCA、Onyx 等。将微导管进入相对直接的供血动脉内,缓慢注射胶水入瘘口的静脉端、瘘口、瘘口的动脉端。由于胶水的自凝性,往往不能很好地弥散入瘘口或瘘口的静脉端,在注射 Onyx 时,可以在供血动脉导管附近辅助于特殊球囊。注射 NBCA 时却不能采用此方法。动脉途径内使用弹簧圈极少(图 11-4-6,图 11-4-7)。

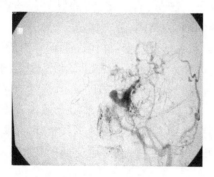

**图 11-4-6　颈外动脉正位像
显示海绵窦区 DAVF**

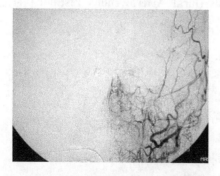

**图 11-4-7　颈外动脉侧位像显示经颈外动脉
途径注射 Onyx 治疗后异常静脉引流消失**

在选择动脉途径注射液体胶水治疗海绵窦区 DAVF 时,一定要防止胶水通过颅内、外"危险"吻合将正常血管栓塞。颅内、外"危险"吻合是指颈外动脉与颈内动脉或椎、基底动脉之间潜在的吻合通道;有时是可见的,有时是不可见的,但在一定情况下可以开放。

2)经静脉入路:多数情况下采用静脉途径,一旦成功效果良好。包括经岩下窦入路、经眼静脉入路、面静脉入路等。缺点是受 DAVF 静脉回流方式的影响。一般采用海绵窦内填塞弹簧圈的方法,将微导管从回流静脉进入海绵窦内,将海绵窦致密填塞。(图 11-4-8)

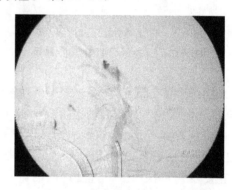

**图 11-4-8　微导管经岩下窦进入海绵窦,
微导管造影显示海绵窦、岩下窦、颈静脉**

(3)压颈治疗:对于瘘口血流量低和仅有轻度眼部充血症状者,可以通过此方法治疗。压迫病变侧颈动脉使病变侧颈内动脉血流减低以促进瘘口内的血栓形成,达到治疗的目的。方法、时间和频度参见"TCCF 的血管内治疗"。

(4)立体定向放射治疗:仅限于低流量、范围局限的自发性 DAVF。

6. 专家点评

颈动脉海绵窦瘘的分型,目前大多数临床医生采用病因分型即外伤性和自发性二种。虽然二种疾病的临床表现都有突眼、颅内杂音、球结膜充血等相同之处,但二者临床表现的程度往往有很大区别,其病变的血管构筑、治疗方法也不相同。

(1)外伤性颈动脉海绵窦瘘(TCCF)的治疗:首选血管内治疗方法,由于科技进步、栓塞材料完善和医生技术的不断提高,TCCF 的治愈率显著提高。

漂浮球囊技术目前仍然是治疗 TCCF 的主要

方法,操作简单、效果切实。但此方法有时受到瘘口位置、大小和血流量的限制,无法达到一次性治愈,特别是选择不同容量的可脱球囊有偏差时,会出现一个球囊没有完全闭塞瘘口,而另一个球囊不能进入瘘口的现象,此时可以选择瘘口内球囊自然泄掉后再次治疗,一般球囊自然泄掉时间为2周。如果海绵窦内容量过大,可以选择多个球囊填塞的方法,将绝大部分海绵窦填塞,再选择一枚容量、大小合适的球囊将瘘口封闭。对于部分复杂性 TCCF 闭塞瘘口同时保留颈内动脉非常困难的患者,可施行 BOT,对于试验阴性者,可以闭塞瘘口的同时闭塞颈内动脉。阳性患者可以采用颈内外动脉搭桥术（EC-IC Bypass）后,将颈内动脉海绵窦段孤立。

带膜支架的临床应用是保留颈内动脉同时闭塞瘘口的较为理想的方法之一。但由于目前带膜支架的柔顺性还不理想,因此不能适用于所有 TCCF 的患者。终生服药也是其不足之处。

（2）自发性海绵窦区 DAVF 的治疗:由于自发性海绵窦区 DAVF 的血管构筑特点,漂浮球囊技术一般多不适用。

1）动脉途径血管内介入治疗,对于供血动脉多而细小、瘘口弥散、引流静脉分散的 DAVF 是较好的方法之一,特别是采用 Onyx 胶技术,往往效果很好。但当有颈内动脉脑膜支供血如脑膜垂体干,使用 Onyx 胶技术时一定要注意防止通过颈内动脉脑膜支反流入颈内动脉造成严重并发症。

2）静脉途径血管内介入治疗,有些学者认为 DAVF 是一种静脉性血管疾病,治疗 DAVF 静脉端是治愈此病的关键。因此,如果 DAVF 的血管构筑中静脉较为发达,应该首选静脉途径进行治疗,其优点是安全、效果好,缺点是价格昂贵和有时导管到位困难。如果填塞海绵窦压力过高,可造成动眼神经不全麻痹或麻痹的并发症。静脉途径多采用岩下窦和面静脉入路,二者均能达到治愈的目的,采取哪条入路取决于静脉的发育情况和到达的顺利程度。

3）压颈治疗和立体定向放射治疗,多适用于瘘口局限、血流量低、症状轻微的患者。立体定向放射治疗还可以用于动脉途径治疗后残余部分的补充治疗。

（3）显微外科手术仅用于血管内介入失败者。

（冷　冰　周良辅）

第五节　自发性脑出血 （Spontaneous Intracerebral Hemorrhage）

自发性脑出血是指原发于脑实质内的非创伤性出血。常形成大小不等的脑内血肿,有时可穿破脑实质形成继发性脑室内或蛛网膜下腔出血。

引起自发性脑出血的病因很多,大多数是由于高血压病伴发的脑小动脉病变在血压骤升时破裂所致,又称为高血压脑出血。典型的壳核或丘脑出血基本可以确定为高血压脑出血,脑叶皮质下出血多提示血管畸形破裂,蛛网膜下腔出血提示动脉瘤性出血的可能。

1. 适应证

自发性脑出血的手术适应证目前存在许多争议,尚未形成统一意见。一般认为幕上血肿量大于 30ml,幕下血肿量大于 10ml 就可采用手术治疗。笔者认为应根据患者的全身情况、血肿的局部情况以及病情的演变情况制定个体化的治疗方案。

2. 禁忌证

（1）GCS 评分小于 6 分,全身情况不能耐受麻醉和手术创伤。

（2）大于 75 岁相对禁忌,治疗效果较差。

3. 手术方式

自发性脑出血的手术方式主要分为开颅血肿清除术和穿刺血肿抽吸术两大类。开颅血肿清除术根据开颅方式分为骨瓣开颅术和锁孔开颅术,根据脑内手术方式又可分为经皮质血肿清除术和经外侧裂血肿清除术;穿刺血肿抽吸术分为立体定向血肿抽吸术和徒手血肿抽吸术。不论何种手术方式,手术的目的是在微创的前提下清除大部分血肿,迅速降低颅内压,减轻局部缺血,防止脑水肿发展,以利脑神经功能恢复。残余血肿可通过局部应用尿激酶、链激酶等纤溶药物逐步溶化引流。骨瓣开颅术和立体定向术在有关章节中有详述,本节重点描述锁孔开颅经外侧裂血肿清除术。

一、锁孔开颅经外侧裂血肿清除术(Key-hole Craniotomy and Translateral Fissure Approach)

1. 术前准备

(1)心电图、出凝血时间、肝肾功能检查。

(2)头颅CT检查。

(3)控制高血压,防止呕吐物误吸。

(4)预防性抗生素应用。

2. 麻醉

气管插管全身麻醉。

3. 手术步骤

(1)体位与切口

患者仰卧位,术侧肩下垫小枕,头转向对侧30°。在头皮上标出血肿投影及外侧裂走向,在耳屏前做小弧形皮肤切口,梳状拉钩撑开,用气钻铣成直径约3cm的小骨瓣(图11-5-1)。

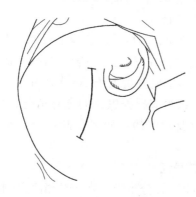

图 11-5-1 头皮切口

(2)分离外侧裂

"十"字形切开硬脑膜,在手术显微镜下挑开外侧裂蛛网膜,向两侧及深部分离外侧裂。影响分离的细小静脉可电凝后剪断,皮质微小出血不必反复电凝,用明胶压迫即可有效止血。再用脑棉保护好皮质,向深部暴露岛叶。岛叶表面有大脑中动脉主要分支通过,可用窄的脑压板拉开保护好,固定蛇皮自动拉钩(图11-5-2)。

(3)血肿清除

基底节血肿向外推移岛叶皮质,如果定位准确,切开岛叶皮质深部约1~2cm即可发现血肿,也可以先用脑针穿刺,抽出血肿后扩大穿刺道暴

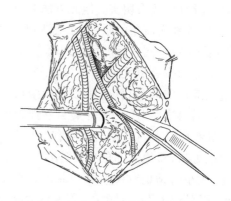

图 11-5-2 分离外侧裂

露血肿。调整脑压板,扩大并向两侧钩起血肿边的岛叶切口。局部压力较高的血肿可自行涌出,此时吸引器吸力应柔和,耐心地吸住血块,柔和地牵拉,可以配合冲洗或用取瘤镊夹碎血肿取出血块。通过调整手术显微镜照明角度,逐步伸入脑压板拉开深部血肿壁,大部分血肿也可以较顺利地清除。深部部分血肿较硬,与脑组织粘连紧密,多为最初出血形成凝血块的部位,绝不可强力吸引和牵拉,以免撕裂深部的豆纹动脉,引起难以控制的出血。如果脑压已明显降低可以残留小部分血肿,对预后不会产生不良影响。血肿清除成功的标志是脑压明显降低,血肿大部分被清除,脑皮质塌陷,脑搏动恢复,脑脊液流出,无活动性出血。至此,血肿腔内留置引流管(图11-5-3,图11-5-4)。

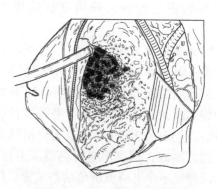

图 11-5-3 切开岛叶,吸除血肿

(4)关颅

缝合硬脑膜,骨瓣可不予回纳,缝合切口(图11-5-5)。

4. 关键要点

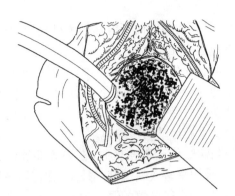

图 11-5-4 清除大部分血肿

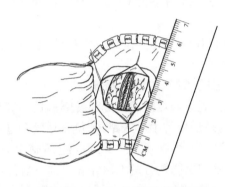

图 11-5-5 术毕，脑压低，缝合切口

此手术入路基于对外侧裂、岛叶的解剖认识和娴熟的显微手术操作技术的基础上，强调在微创的前提下清除血肿，这是脑出血手术治疗的关键。

5. 术后处理

（1）除按开颅术后处理外，控制血压对防止术后再出血至关重要。

（2）术后及时复查头颅 CT 可了解血肿清除情况。

6. 专家点评

高血压脑出血应掌握好手术适应证，权衡手术风险与预后。在手术方式的选择上，应根据患者病情、术者手术技巧及所在医院的手术条件而定。大骨瓣开颅减压效果好，易控制活动性出血，但创伤大；穿刺性手术对深部血肿效果较好。笔者推荐锁孔开颅经外侧裂血肿清除术，在手术显微镜下，可以做到在微创的前提下清除血肿，促进术后神经功能的恢复。

（张 义 陈衔城）

第六节 海绵状血管瘤
（Cavernous Malformations，CMs）

颅内海绵状血管瘤（CMs）在人群中的实际发生率高达 0.4%～0.8%。其典型的病理形态表现为缺乏肌层和弹性纤维的、大小不等的海绵状血管窦，其间不含有脑组织。临床上常表现为脑内出血和癫痫发作，进而引起神经功能缺失，甚至危及生命。手术切除是目前 CMs 最佳的根治方法。由于病灶可分布于颅内任何部位，最常见于大脑和小脑半球，亦可见于某些颅内特殊部位，如脑干、脑室、海绵窦、眶内和颅神经上，术者需根据病灶所在部位的不同，采取不同的手术治疗策略。

1. 适应证

（1）有症状病灶：引发出血、癫痫发作或神经功能障碍。

（2）无症状病灶：邻近有症状病灶，手术可及，同时不在功能区或脑深部。

2. 禁忌证

严重心、肝、肾、肺等病变者为相对禁忌证，经治疗能纠正者可以考虑手术。

3. 术前准备

（1）详见第一章第六节

（2）头颅 MRI 检查和有条件者可用神经导航术前计划（用于病灶的术中精确定位）。

（3）如需清醒麻醉手术，需要配备专科麻醉医生；如需要监测皮层电图和诱发电位，需要配备专科的神经电生理医生。

4. 麻醉

气管内插管全身麻醉。部分病灶位于运动或语言功能区的合作患者可采用清醒麻醉。

5. 手术步骤（大脑和小脑半球 CMs）

（1）体位与皮肤切口

按病灶所在部位可采用仰、侧或俯卧位。

建议有条件者使用神经导航系统进行病灶的精确定位（定位误差＜1mm），尤适用于微小病灶、脑深部和功能区病灶，以及多发 CMs 病灶。通常采用"锁孔（Key-Hole）"开颅手术，即采用 3～4cm 的皮肤直切口或 S 形切口，所用骨窗和硬膜切开范围均远小于常规手术，有利于减少手术损伤。

（2）病灶的暴露和切除

所有操作均需在显微镜下进行。大多数CMs病灶位于脑皮层下，其表面的脑组织常有黄染，有时伴有陈旧性出血。应尽量沿其周边的脑沟做切口，避免直接切开皮层，以减少损伤。

为防止残留病灶的再出血，原则上要求全切除病灶，可沿病灶周边的胶质增生带，将病灶逐步完整分离。当病灶过于巨大时，可先电凝瘤体，使其皱缩，待体积缩小后，再行整块切除。

由于病灶通常无粗大的供血动脉和引流静脉，但与周围正常脑组织间可有细小血管相连，须电凝后逐一离断，不可强行撕断。瘤床渗血，可脑棉压迫止血或双极电凝止之。

（3）癫痫灶的处理

应将病灶及其周边的含铁血黄素和胶质增生带一并切除，有条件者可辅以术中脑皮层脑电图监测。

（4）功能区CMs的处理

1）可采用功能影像检查，如显示皮层运动区或者语言区的功能磁共振成像（functional MRI，fMRI），显示传导束的弥散张量成像技术（DTI），与神经导航融合技术，可准确定位病灶与功能区的关系，术中可在神经导航辅助下避开这些区域，减少脑能损伤。此时不一定选择最短路径切除病灶，为了避开功能区而可能选择远处皮质切口，经皮质下到达病灶。

2）当病灶位于运动区时，术中可采取在不使用肌松药的全身麻醉状态下，利用直流电皮层刺激验证功能影像检查的准确性，提高手术的安全性和减少术后运动功能障碍。

3）当病灶位于语言区时，在患者能够配合的前提下，采用清醒或唤醒麻醉技术，在切除病灶的时候，对患者进行简单的语言功能检查，可实时监测语言区是否受损。

（5）脑深部和多发CMs病灶定位和脑移位的纠正方法

可采用"简易术中微导管定位法"。（图11-6-1，图11-6-2）

6. 脑干CMs的手术入路

根据到达病灶距离最短和暴露病灶最满意的原则，选择最佳的手术入路：①位于桥脑和延髓背侧的CMs，采用枕下正中切口，经四脑室入路。位于桥脑和延髓侧方的CMs，采用枕下后外侧入路。②中脑CMs经枕下天幕入路或幕下小脑上入路（病灶主要位于中脑后侧方者）或一侧颞下入路（病灶主要位于中脑前侧方者）。（图11-6-3至图11-6-6）

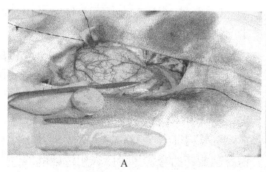
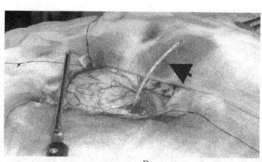

A   B

图11-6-1　脑深部CMs的术中准确定位

A：切开硬脑膜后，先将一根微硅胶管放入神经导航活检针鞘内，在导航仪的指引下，将导航活检针送达脑深部病灶处；B：退出活检针，将微硅胶管（箭头所指）留于病灶处，手术时，当脑移位发生后，留置的微硅胶管也随病灶移动。因此可循该管准确地找到深部CCM病灶

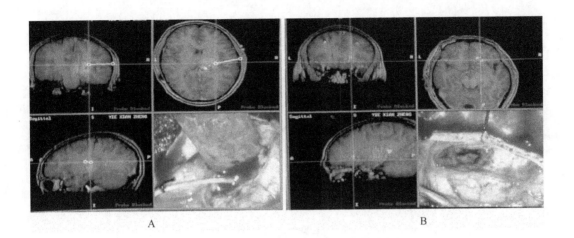

图 11-6-2　左侧丘脑和额叶深部 CM 的切除（后附彩图）

A. 在导航指导下,将微导管放在丘脑 CM 表面,然后在导航帮助下切除额叶 CM;

B. 切除丘脑 CM 时,脑移位发生,但可循微导管找到和切除丘脑 CM

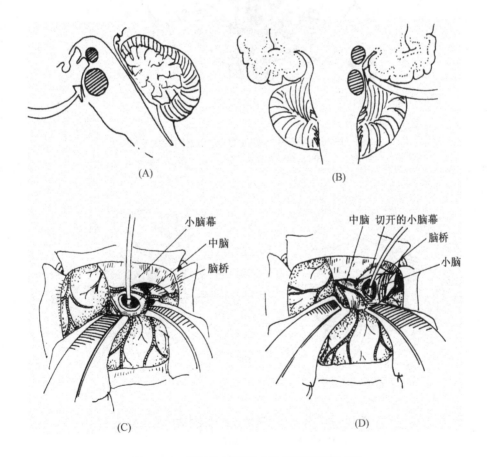

图 11-6-3　颞下入路切除中脑及脑桥腹侧 CMs

（A）:矢状位观;（B）:冠状位观;（C）:牵拉颞叶切除中脑肿瘤;（D）:剪开小脑幕,切除脑桥肿瘤

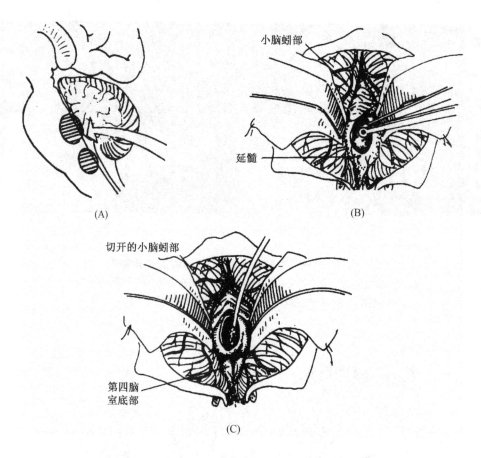

图 11-6-4　后正中入路切除脑桥、延髓背侧 CMs
(A)：矢状位观；(B)：延髓背侧肿瘤切除术；(C)：脑桥背侧肿瘤切除术

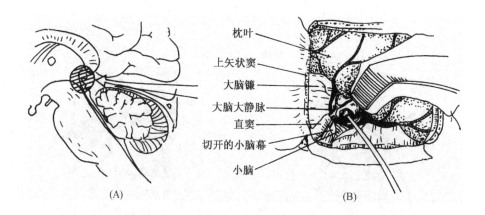

图 11-6-5　枕下经小脑幕入路切除中脑背侧 CMs
(A)：矢状位观；(B)：中脑背侧肿瘤切除术

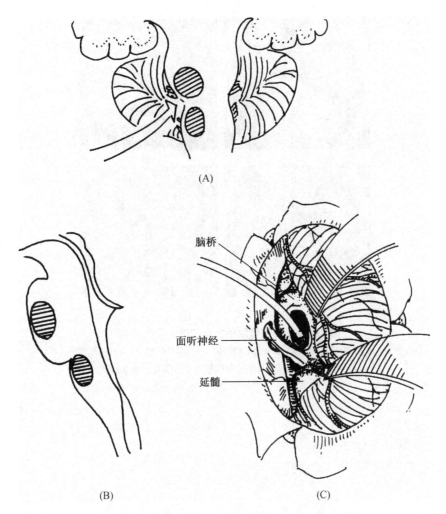

(A)

脑桥

面听神经

延髓

(B)　　　　　　(C)

图 11-6-6　颅后窝侧方入路切除脑桥、延髓侧方 CMs

(A)：冠状位观；(B)：矢状位观；(C)：脑桥侧方肿瘤切除术

(1)术中病灶的精确定位

采用神经导航技术，有助于在术中行实时病灶精确定位，选择距离病灶最近和安全的路径进行病灶切除。尤其适用于病灶完全位于脑干内部、脑干表面不能发现者，可避免切开过多的正常脑干组织，减少手术创伤。

(2)病灶的处理

有临床症状的脑干 CMs 可考虑手术治疗，手术一般在出血后病情平稳期进行，如出血较多危及生命时亦可急诊手术，但预后较差。位于脑干表面者最宜手术切除。为避免对病灶周边正常脑干组织的损伤，可采用"棉片原位牵拉技术"（图11-6-7，图 11-6-8）：在脑干切口缘放置湿棉片，轻柔地把脑干切口牵开，暴露病灶。瘤床内出血可压迫止血或滴水双极电凝止之；在切除过程中，应紧贴血管瘤壁进行分离，尽量保持瘤外含铁血黄素环完整，防止影响周边脑干组织；如病灶体积过大，可分块切除，以减少对正常脑干的牵拉。

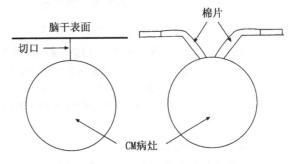

脑干表面

切口

棉片

CM病灶

图 11-6-7　棉片原位牵拉技术

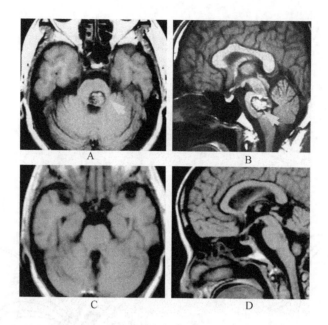

图 11-6-8　采用显微手术全切除左侧桥脑 CM
A、B:术前头颅 MRI 显示脑干(桥脑)一大型 CMs 病灶伴出血,周围
脑干明显受压;C、D:采用经四脑室手术入路显微手术切除,
术后 MRI 显示 CMs 全切除,受压脑干恢复正常

(3)体位和手术入路

海绵窦内 CMs 患者腰穿后留针,仰卧位,转向对侧 60°,颈略过伸,头架固定。首选经中颅底

硬膜外手术入路(图 11-6-9),可参阅第六章第八节。

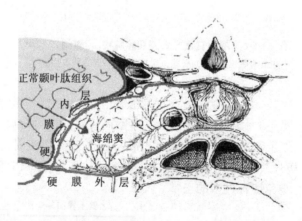

图 11-6-9　海绵窦的解剖学位置(冠状位)和硬膜外手术入路示意图
海绵窦外侧壁主要有硬膜外层(蓝色)和硬膜内层(红色)构成,采用硬膜外手术入路(箭头),不仅
能够充分暴露海绵窦内神经血管结构和 CMs 病灶,并且能够借助硬膜外层的阻隔保护作用,
防止术中损伤正常颞叶脑组织(黄色区域),故可以明显减少术后并发症。

(4)肿瘤分离和切除

在圆孔或卵圆孔处切开硬膜夹层的外层,并且充分翻开,暴露 CMs 病灶,切忌打开肿瘤的假包膜。小心游离和保护位于病灶表面的Ⅲ、Ⅳ和

Ⅴ颅神经以及病灶腹侧的Ⅵ神经和颈内动脉;应先找到病灶的供血动脉—脑膜垂体干的分支(常在肿瘤后内侧或前内侧间隙),电凝后切断,可显著减少病灶的张力和出血,利于进一步游离;海绵

窦内静脉出血可用小块明胶海绵填塞和抬高患者头部得到控制,切忌大块明胶海绵盲目填塞,这不仅容易损伤颅神经,更不利于肿瘤游离。应整块游离和切除病灶,切忌分块切除,以免引起难以控制的大出血。当病灶体积巨大时,可全身降压或用双极电凝假包膜,使瘤体皱缩,以利游离。(图11-6-10)

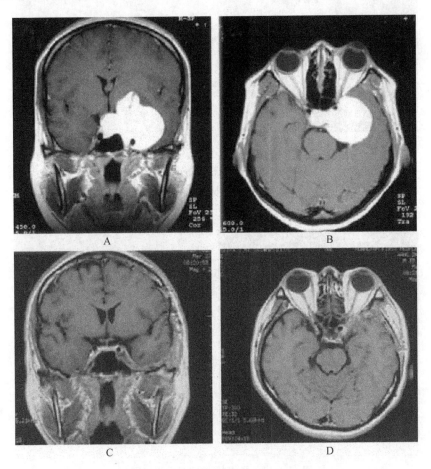

图 11-6-10　采用显微手术全切除左侧海绵窦 CM

A、B:术前头颅 MRI 显示左侧海绵窦一巨大 CM 病灶,周围脑组织明显受压;C、D:
采用经硬膜外手术入路,术后 MRI 显示 CM 全切除,受压脑组织恢复正常

(5)利用"新分型"指导手术

综合术前增强 MRI 表现和术后病理特征,海绵窦 CMs 可分为截然不同的"海绵状"和"桑椹状"两种类型(图 11-6-11,图 11-6-12)。控制性降血压技术对前者有显效,可防止术中大出血的发生,利于病灶切除。后者血供不丰富,则不必行控制性降压。

其他部位的 CMs 亦可发生于脑室、眶内和颅神经,但较少见。手术方法同其他肿瘤。原则上均要求全切除病灶。

7. 关键要点

(1)对于脑内 CMs,尤其是多发、微小和脑深部病灶,术中病灶的精确定位是减少神经功能损伤的关键,因此,常规使用神经导航有助于达到这个目的。如无神经导航设备,亦可采用术中 B 超辅助定位。

(2)脑干手术,应用脑干诱发电位监测及观察自主呼吸节律、血压和脉搏的变化,对指导手术的顺利进行和减少重要神经结构的损伤有重要作用。

(3)应尽可能地整块游离和切除病灶,这是减少海绵窦 CMs 手术中出血的关键。

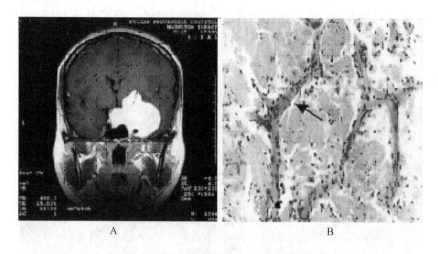

图 11-6-11 海绵状型 CM（后附彩图）
A. MRI 显示肿瘤均匀增强。B. 病理切片见血窦背靠背，血管壁薄、未含平滑肌

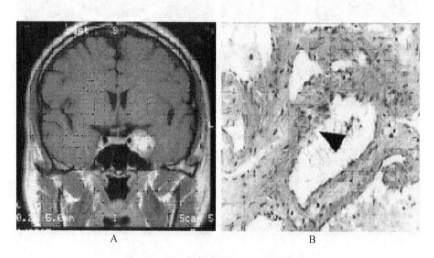

图 11-6-12 桑椹状型 CM（后附彩图）
A. MRI 显示肿瘤不均匀强化。B. 病理切片见血管壁平滑肌少，结缔组织多

8. 术后处理

（1）详见第一章。

（2）术前无癫痫病史者，术后预防性使用抗癫痫药物 7 天；术前或术后有癫痫发作者，术后应按正规抗癫痫药物治疗。

（3）幕下 CMs 术后要严密观察生命体征，特别是呼吸道要保持通畅，必要时行辅助呼吸。

（4）海绵窦 CMs 术后有肿瘤残留者，可行 γ 刀或者常规放疗。

9. 专家点评

（1）使用高质量 MRI 扫描的神经导航以及使用显微镜是手术成功的保证。

（2）CMs 的切除通常无困难，关键是既要全切除病灶，又能最大程度地保护脑功能。因此要正确地选择手术方式和方法，妥善控制肿瘤血供，对脑功能区和病灶周边重要血管要妥加保护。

（赵　曜　周良辅）

第12章

脑积水
Hydrocephalus

杨伯捷　鲍伟民

由各种原因引起的脑脊液分泌过多、吸收障碍或循环通路阻塞而导致脑脊液在脑室系统或(和)蛛网膜下腔积聚过多,使脑室扩大,称为脑积水。

脑积水有多种分类方法,临床上常按病因分为:①梗阻性脑积水:由脑脊液循环通路上的某一处发生狭窄或阻塞,致脑脊液全部或部分不能流到脑池和蛛网膜下腔,使得梗阻以上脑室系统扩大;②交通性脑积水:阻塞部位位于脑室系统以外的蛛网膜下腔或脑脊液吸收的终点,其特点是脑室普遍扩大,且与蛛网膜下腔交通。按压力可分为①高压性脑积水:由于脑脊液循环通路中的脑室系统和蛛网膜下腔阻塞,引起脑室内压力增高,导致脑室扩大无法代偿;②正常压力脑积水:脑室扩大但脑室内压力在正常范围,发病机理尚不清楚,有经典的临床三联征,痴呆、步态紊乱和尿失禁。

第一节　脑室-腹腔分流术
(Ventriculo-peritoneal Shunting)

1. 适应证

(1)各种类型的脑积水,包括梗阻性脑积水,交通性脑积水和正常压力脑积水。

(2)其他分流手术失败者。

2. 禁忌证

(1)颅内感染或新鲜出血。

(2)腹腔内感染、粘连或腹水者。

(3)头、颈、胸腹部皮肤感染者。

(4)一般情况差,难以耐受手术者。

3. 术前准备

(1)头皮和胸腹皮肤备皮。心电图、出凝血时间、肝肾功能检查。

(2)头颅CT检查。

(3)根据压力选择分流管,脑室明显扩大者宜用可调压管。

(4)预防性抗生素应用。

4. 麻醉

基础麻醉加局部麻醉。小儿或某些特殊患者(如呼吸系统疾患)可气管插管全身麻醉。

5. 手术步骤

(1)仰卧位,头向手术对侧倾斜,术侧肩下置一小垫。从头部、颈、胸到腹部皮肤消毒铺巾。(图12-1-1)

(2)腹正中剑突下做3cm长直切口,根据患者肥胖程度可适当延长。逐层切开皮肤、皮下组织达腹膜,提起腹膜切开0.5cm,即可见腹腔内肝脏等内脏,绕切口作荷包待用。

(3)右额发际内做2cm长的横切口,切开至皮下,经此切口用金属通条经耳前、颈部、胸、腹皮下打通一隧道至剑突下端切口处。成功后皮下以丝

线将分流管导入。(图 12-1-2)

(4)头位回正,脑室穿刺同"侧脑室前角穿刺术"。

(5)脑室穿刺管经头部皮下在额颞交界切口引出,将分流阀门(箭头朝腹腔端)接脑室穿刺管

和腹腔分流管,按压阀门排出空气,证实脑脊液在全程分流管中通畅,将腹腔段分流管置于腹腔内,长度约 30cm 左右。(图 12-1-3)

(6)缝合所有切口。

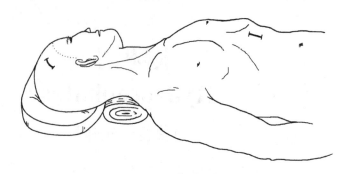

图 12-1-1　脑室-腹腔分流术患者体位

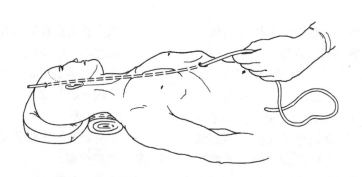

图 12-1-2　用金属通条经耳前、颈部、胸、腹皮下打通一隧道至剑突下端

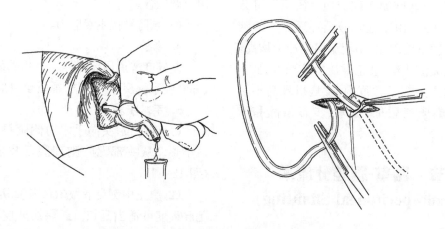

图 12-1-3　按压阀门排出空气,将分流管放入腹腔

6. 关键要点

(1)穿刺后脑脊液不能放出过多,以免脑组织过度塌陷而出血。腹腔导管有空气,易发生分流管堵塞。

(2)通条经过锁骨上时,为防止误入胸腔,可将通条末端 2~3cm 折成向上 10 度角,在经过锁

骨时将尖端向上避免此风险。

（3）分流装置拆封后应置于庆大霉素溶液中，使用时尽量少用手触摸，减少感染机会。

（4）皮下腹端分流管导出后，头端回拉一下，以免术后皮下分流管过紧造成不适。

（5）腹膜切开前需遵循外科"三提三放"原则，以免误伤肠腔。

（6）对于侧脑室或三脑室肿瘤引起的脑积水患者，为防止穿刺导致肿瘤出血，穿刺导管应缓慢置入，遇突破感后即拔出导芯，再小心置入引流管，对困难病例可应用神经导航定位穿刺侧脑室前角，能准确地控制穿刺部位和深度。

7. 术后处理

（1）抗生素防治感染。

（2）严密观察患者生命体征和腹部体征，一旦出现脑室少量出血，及时穿刺阀门行外引流，直至脑脊液正常。如出现血肿危及生命应及时开颅清除。一旦出现感染，在加强抗生素同时，拔除分流管并做培养。

（3）如使用可调压分流管，术后3天复查头CT，根据脑室大小和患者情况，调整阀门压力。婴幼儿脑积水者，术后初压不可过低，以免因过度引流，脑室过快塌陷导致颅内出血。应根据术后脑室大小和病儿情况调整分流管的压力，以求获得较理想的状况。

8. 专家点评

（1）脑室腹腔分流术适用于各种类型的脑积水患者，尤其是儿童脑积水首选腹腔分流，是目前应用最为广泛的分流术；术中所用分流装置应尽量简单，尽可能避免使用"Y"形连接。术后感染和分流管堵塞是腹腔分流的主要并发症，因此，术中应限制手术室人流量。

（2）可调压分流管无疑比常规不可调压分流管好，应根据患者具体情况选用，使用时须注意：①应经几次调压，以求达到每个患者的理想压力。②注意磁场和与带磁物体的距离。暴露于强磁场的情况较少见，一般家电（除了可移动电话、头载对讲机）不会产生足够强大场强而影响可调分流装置，但与带磁家电应保持一定距离。场强与距离成反比。多数家电场强不大，要直接接触或仅数厘米距离才会影响分流装置。因此，对成人患者应告戒之，对儿童要采取预防措施。作磁共振检查后应注意阀门压力改变。

图 12-1-4 为脑积水脑室腹腔分流前（A）后（B）的 MRI，图 12-1-5 为脑积水脑室腹腔分流前（A）后（B）的 CT，图 12-1-6 展示可调压分流管阀门的原理，图 12-1-7 为可调压分流管阀门的示意图。

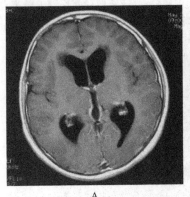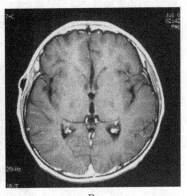

A　　　　　　　　　　　B

图 12-1-4　MRI 示脑积水脑室腹腔分流前（A）后（B）

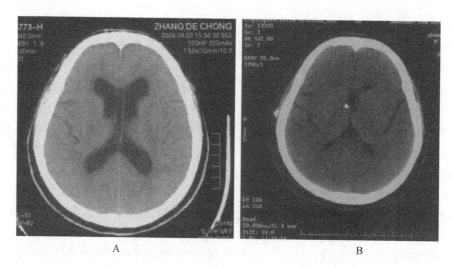

图 12-1-5　CT 示脑积水脑室腹腔分流前(A)后(B)

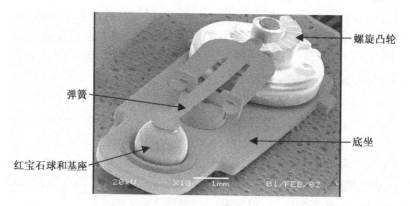

螺旋凸轮

弹簧

底坐

红宝石球和基座

图 12-1-6　可调压分流管阀门原理：利用脑脊液压力将红宝石球浮起，使脑脊液
进入阀门；利用磁场体外调节螺旋凸轮底部磁针，旋转螺旋凸轮以调节其上方弹
簧片高度，使另一端弹簧片在红宝石球上施以不同的压力，达到控制流量的目的

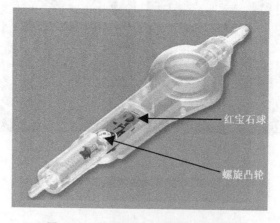

红宝石球

螺旋凸轮

图 12-1-7　可调压分流管阀门示意图

第二节　脑室-心房分流术
（Ventriculo-atrial Shunting）

1. 适应证

适用于各种类型的脑积水，包括梗阻性、交通性和常压性脑积水。

2. 禁忌证

（1）颅内感染或新鲜出血为绝对禁忌。

（2）脑脊液中蛋白含量大于 250mg/L 为相对禁忌。

（3）头、颈、胸部皮肤感染者。

（4）有心脏疾病者，以及一般情况差，难以耐受手术者。

3. 术前准备

同"脑室-腹腔分流术"。

4. 麻醉

同"脑室-腹腔分流术"。

5. 手术步骤

（1）体位和头部（右侧）切口同脑室-腹腔分流术。从头部、颈、胸部皮肤消毒铺巾。颈部切口起于乳突尖，沿右侧胸锁乳突肌前缘，长约 3cm，中点正对舌骨。在胸骨与左侧第二和第三肋骨之间标出右心房体表位置，以便术中估算分流管长度。（图 12-2-1）

（2）头位回正，脑室穿刺同"侧脑室前角穿刺术"。

（3）皮下隧道在头、颈两个切口之间，帽状腱膜和深筋膜下，置入引流管，上端接阀门后按压数次证实导管通畅，远端待用。颈部引流管放置要有一定弧度，以利颈部活动。

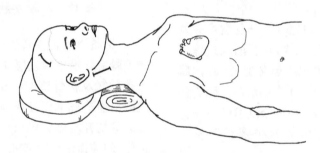

图 12-2-1　脑室心房分流手术切口

（4）切开颈部切口，逐层分离皮下，颈阔肌和深筋膜，在胸锁乳突肌前缘深部，舌骨水平，颈总动脉外侧找到面总静脉和颈内静脉，面总静脉在面动脉后方至下颌角下方跨过颈内、外动脉表面，下行至舌骨大角处注入颈内静脉。游离面总静脉，结扎远心端。在该静脉进入颈内静脉之前一段，用丝线穿过静脉下方，以便控制静脉切开后出血和不使空气进入颈内静脉。在面总静脉壁上切一小口，经此切口向面总静脉腔内插入分流管。导管经颈内静脉、上腔静脉进入右心房。将面总静脉壁结扎在分流管上（图 12-2-2）。

（5）缝合切口。

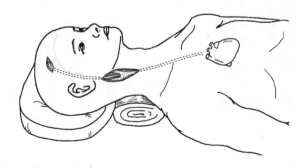

图 12-2-2　分流管导入面总静脉，经颈内静脉，上腔静脉入右心房

6. 关键要点

(1)术中严格无菌操作,分流管放在庆大霉素溶液中,不要用手接触脑室管和进入循环系统的心房管,暂时暴露的导管要用纱布包好。

(2)穿刺后脑脊液不能放出过多,以免脑组织过度塌陷而出血。导管内不能有空气。

(3)放入心房内的导管宁短勿长,以防损伤心房。

7. 术后处理

(1)抗生素防治感染。

(2)如使用可调压分流管,术后 3 天复查头CT,结合患者情况调整压力。

(3)严密观察患者生命体征和呼吸系统症状,如出现颅内血肿危及生命应及时开颅清除。一旦出现感染,在加强抗生素的同时,拔除分流管并做培养。

8. 专家点评

脑室-心房分流术疗效明显,但一旦发生并发症,后果严重。术中易发生气栓,导管插入过深可致心跳停止。术后可能出现腔静脉血栓、心内膜炎、败血症、脑室炎等并发症,死亡率较高。随着脑室-腹腔分流术的发展,脑室-心房分流术已不作为首选,仅作为其他分流术禁忌或失败的替代手术。

第三节　侧脑室-枕大池分流术
(Ventriculo-Foramen Magnum Cistern Shunting;Torkildsen Shunting)

1. 适应证

只适用于阻塞性脑积水(室间孔至四脑室出口堵塞),多在后颅探查时同时实施。

2. 禁忌证

(1)颅内感染或感染愈后,新鲜出血者。

(2)一般情况差,难以耐受手术者。

(3)小脑扁桃体下疝者为相对禁忌。

3. 术前准备

同"脑室-腹腔分流术",无需胸腹备皮。

4. 麻醉

气管插管全身麻醉。

5. 手术步骤

(1)坐位或俯卧位。

(2)右顶枕部枕外隆突上 6cm,中线旁开 3cm作一直切口,长约 3cm。钻孔后行右侧脑室枕角穿刺。穿刺成功后导管缓缓退出直至脑脊液消失,再根据脑室大小将导管推进 2cm 或更长,夹管待用。同时,将导管固定在硬脑膜上。(图 12-3-1)

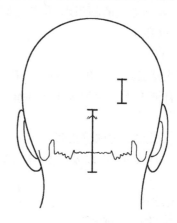

图 12-3-1　脑室-枕大池分流术切口

(3)枕下后正中直切口,自枕外隆突下 1cm 至颈 3 棘突。沿中线逐层切开,向右侧分离,咬除枕大孔后缘及枕骨磷部 3cm×3cm。为避免枕窦处硬膜出血造成术后发热、脑脊液蛋白升高,避开中线纵形切开右侧硬膜(硬膜出血可用血管钳夹闭止住,勿使血流入蛛网膜下腔),将导管从顶枕部帽状腱膜下穿过。按导管直径大小剪开枕大池蛛网膜,并将两侧硬膜和蛛网膜贯穿缝线。确认导管放入枕大池蛛网膜下 2cm。同时缝合硬膜和蛛网膜,并将导管固定在硬膜上。(图 12-3-2)

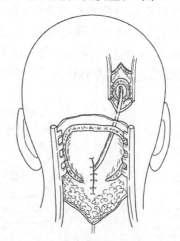

**图 12-3-2　导管经枕部帽状腱膜下穿过,
放入枕大池蛛网膜下 2cm,缝合硬脑膜**

（4）缝合右顶枕部和枕下切口。

6. 关键要点

（1）术中严防骨屑、出血流入蛛网膜下腔，以防术后高热或脑脊液蛋白升高堵塞导管。

（2）术中确保导管下端放在蛛网膜下腔。

（3）颅骨钻孔处用筋膜、生物胶和骨蜡两层封闭。严防脑脊液漏。

7. 术后处理

（1）严密观察患者生命体征，一旦出现脑室出血堵塞导管，患者情况加重，应及时行外引流。如出现血肿危及生命应急诊开颅清除。如出现感染，在加强抗生素的同时，拔除分流管并做培养。

（2）术后伤口加压包扎。

8. 专家点评

Torkildsen 分流术疗效肯定，且避免在胸腹部作皮下隧道，但后颅窝切口创伤较大。由于没有调压阀门，无法控制流量。术后短时间内可能发生大量脑脊液流入蛛网膜下腔造成枕部脑脊液积聚和渗漏以及颅高压无法立即解除。目前，该术式应用较少。

第四节 第三脑室造瘘术
（The 3th ventriculotomy）

详见第十九章第三节。

第13章

先天性疾病
Congenital Diseases

第一节　脑膜脑膨出
（Meningoencephalocystocele）

脑膜脑膨出可分为两大类，即颅盖部脑膜脑膨出和颅底部脑膜脑膨出。前者多发生于额顶枕部中线，以枕部和枕下中线部位最为常见；颅底部脑膜脑膨出以前颅窝底部鼻根部最多见，常伴有鼻部肿块、鼻腔阻塞、脑脊液鼻漏或反复发作的脑膜炎。膨出的脑组织可以正常，也可有皮质萎缩。手术治疗的目的是切除膨出肿块和防止颅内感染，脑膜膨出而不伴有脑膨出者手术效果较好。除病变皮肤有破溃可能或影响平卧等应及早手术外，一般可在1岁后手术整复。本节以枕部和鼻部脑膜膨出为例介绍手术方法。

1. 适应证
颅顶或颅底各部位的脑膜膨出。

2. 禁忌证
（1）局部皮肤有感染，应先处理控制感染后，再进行修补手术。

（2）脑膜膨出伴有大块脑组织疝出或有明显脑功能缺损者，可视为相对禁忌证。

3. 术前准备
（1）剃发，皮肤备皮。心电图、出凝血时间、肝肾功能检查等。

（2）头颅CT或/和MRI检查，必要时磁共振血管成像（MRA）。

4. 麻醉
气管插管全身麻醉。

5. 手术步骤
Ⅰ. 枕部脑膜脑膨出

（1）体位与切口

根据病变的位置，患者可取坐位、侧卧位或俯卧位，俯卧时应注意应用软垫保护好眼眶。环绕膨出肿块作梭形皮肤切口。切口长轴的方向为矢状，尽量保留皮肤以便缝合（图 13-1-1）。

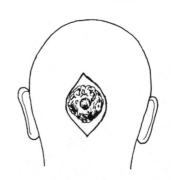

图 13-1-1　围绕膨出物作
梭形皮肤切口

（2）脑膜脑膨出的游离和处理

沿皮肤切口，切开皮下组织、帽状腱膜和骨膜，向膨出囊根部分离，暴露出颅骨缺损孔（图 13-1-2）。切开囊壁，分离囊内与硬膜或皮肤粘连的脑组织，囊内的正常神经组织应保留和尽量推入颅腔。如无法送回，应仔细分离疝出物蒂部，保护蒂部重要血管,切除多余的内容物和囊壁(图13-1-3)。如为单纯的脑膜膨出,囊内仅有脑脊液,则将囊壁切除,注意保留足够硬脑膜以便折叠缝合修补缺损。

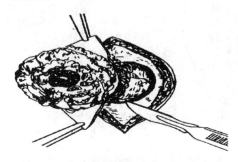

图 13-1-2　沿皮肤切口分离脑膜膨出囊根部

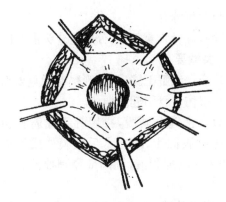

图 13-1-3　保留足够硬脑膜,切除囊壁和内容物

(3)修补硬膜

将用作修补的硬膜折叠缝合。可先由右折向左,缝在对侧的硬膜上,然后把左侧半片硬膜翻向右缝合(图 13-1-4,图 13-1-5)。再取一小片骨膜或筋膜,覆盖在颅骨缺损孔上,与周围骨膜缝合(图 13-1-6)。

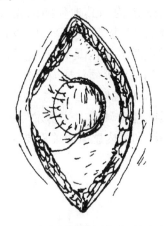

图 13-1-4　将右侧硬膜折向左,缝合硬脑膜

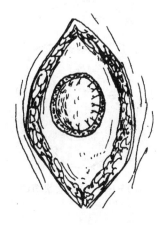

图 13-1-5　左半片硬脑膜翻向右缝合

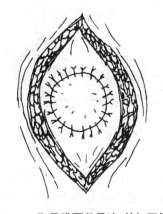

图 13-1-6　取骨膜覆盖骨孔,并加固缝合

(4)缝合切口

颅骨缺损,一般不予修补,过大时可用厚的移植骨片或钛网覆盖修复。修剪多余皮肤,帽状腱膜和皮肤严密缝合,不置引流,加压包扎。

Ⅱ. 颅底部脑膜脑膨出

鼻根部、眶部、鼻咽部脑膜脑膨出修补,多分二期手术。第一期开颅手术,切除蒂部并修补缺损硬膜,第二期手术主要为整容术,将鼻根部萎缩的多余囊壁切除并整容。下面以鼻部脑膜膨出为例介绍手术方法。

(1)体位与切口

患者仰卧位,作皮肤冠状切口,分别形成皮瓣和带蒂骨膜瓣翻向前下。双侧骨瓣成形,翻向一侧(图 13-1-7,图 13-1-8)。

(2)脑膜脑膨出的游离和处理

从硬膜外暴露前颅底,分离至硬膜膨出部。切开囊壁,将膨出囊中的组织从硬膜壁上分离下

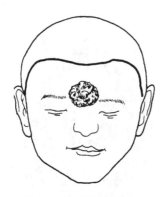

图 13-1-7　额部冠状切口

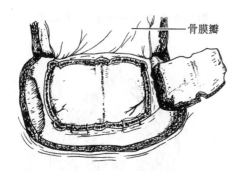

图 13-1-8　双侧额骨骨瓣成形,翻向一侧

来,如囊内组织外观正常,则尽量推入硬脑膜内;如组织不正常或不易分离和推入硬脑膜内,切除膨出物(图 13-1-9)。

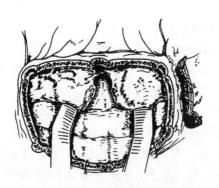

图 13-1-9　硬膜外入路,显露前颅凹底
向外突出的膨出物蒂部

(3)硬膜修补

硬脑膜上的缺损,多可用线缝合,再取颞肌筋膜或骨膜翻转缝合修补。最后把带蒂的骨膜向下平铺在硬脑膜与颅底骨之间,用生物胶加固(图 13-1-10)。

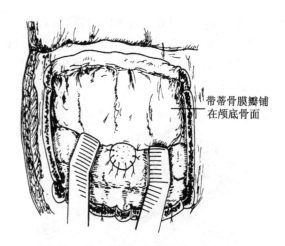

带蒂骨膜瓣铺在颅底骨面

图 13-1-10　修补硬脑膜缺损和前颅凹底

(4)关颅缝合

关颅,额骨骨瓣复位,分层缝合头皮切口。

6. 关键要点

(1)应仔细解剖膨出物,观察有无重要血管通过,防止损伤血管引起脑梗死。

(2)紧密缝合硬膜,再用骨膜或筋膜加固缝合,用生物胶固定,防止术后硬膜外或头皮下积液。如术后出现积液,则局部穿刺抽液后稍加压包扎。

7. 术后处理

(1)同一般开颅术后观察。

(2)应用抗生素防治感染。

(3)如合并脑积水,术后可作囟门穿刺或脑室引流,降低脑脊液压力,防止脑脊液漏,必要时做脑脊液分流术。

8. 专家点评

(1)术前必须行 MRI 扫描,观察脑内结构,包括脑膨出内部结构和其他伴随的先天性发育异常,如胼胝体发育不全、Dandy-Walker 畸型。MRA 可分辨膨出囊内是否有重要血管。三维CT 扫描,可用来评价颅骨缺损情况。

(2)术中应仔细解剖膨出物,观察有无重要血管通过。紧密缝合硬膜对预防术后脑脊液漏、帽状腱膜下积液和颅内感染至关重要。

(秦智勇　陈衔城)

第二节 脊膜脊髓膨出
（Myelomeningocele）

因先天性因素致椎板闭合不全，同时存在脊膜、脊髓和神经向椎板缺损处膨出。多发生于脊柱背侧中线部位，以腰骶段最常见，少数发生在颈段或胸段，多为单发。有时向椎管侧面突出，或膨出囊向胸腔、腹腔及盆腔内突出。脊膜膨出有时合并先天性脑积水。

1. 适应证

（1）单纯的脊膜膨出，宜在出生 3 个月后修补。膨出囊壁菲薄即将穿破或有脑脊液漏者，应急诊手术。

（2）伴脊髓膨出者，手术应尽早进行，最佳手术时机在出生后 24～48h，如患儿一般情况极差，可待情况好转后手术。

2. 禁忌证

（1）囊壁感染，应积极控制感染，待创面清洁或愈合后再行修补术。

（2）脊膜膨出合并严重脑积水者，应先处理脑积水，再行修补术。

（3）脊髓脊膜膨出伴严重神经功能障碍，原有功能障碍难以通过手术得到改善，甚至加重。

3. 术前准备

（1）同"脑膜脑膨出"术，除颈部膨出外，头部不需备皮。

（2）脊髓 MRI 检查，观察膨出囊内脊髓或神经膨出情况和膨出囊中有无空腔。

4. 麻醉

气管插管全身麻醉。

5. 手术步骤

（1）体位与皮肤切口

患者取俯卧位，使腹部悬空，防止外生殖器压伤，同时注意膨出部高于头部，以免切开囊壁后脑脊液流失过多。围绕膨出囊表面的正常皮肤与无皮肤覆盖的神经上皮之间做皮肤切口，深达皮下组织。采用直切口或横切口，视包块大小、形态而定，直切口较有利于上、下扩大椎板切开探查。

（2）囊颈的游离

在游离囊颈前应先游离皮肤切口内侧的上皮

组织，使之与其内侧膨出的神经板分离。如膨出囊过大，可先用穿刺针排出囊内液体，缩小体积后较易分离。在显微镜下仔细分离，注意有无神经根穿行或血管走行，避免上皮组织残留导致日后形成皮样或上皮样囊肿。再沿皮肤切口外侧游离囊壁，通常距皮肤切口不远即可见硬脊膜。在硬脊膜与皮肤之间游离达中线（图 13-2-1，图 13-2-2），将囊内的神经组织与囊壁分离，推入椎管，切除多余的囊壁。如遇粗大终丝，可电凝后切除5～8mm 长，防止终丝断端相互粘连。特殊类型的脊膜膨出，如突向胸、腹、盆腔者，需联合其他科室手术，处理原则相同。

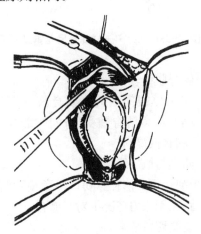

图 13-2-1　硬脊膜可在皮肤切口不远处与皮肤相连，用剪刀游离。切口下端显露增粗的终丝

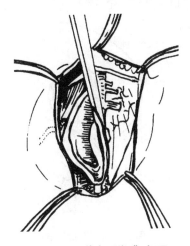

图 13-2-2　游离硬脊膜，便于无张力缝合

（3）脊髓重建

用 8-0 或 11-0 号缝线重建成神经管。从头端开始做间断缝合软脊膜-蛛网膜层，而不是缝合神经组织（图 13-2-3）。

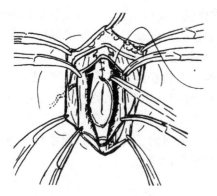

图 13-2-3　用 8-0—11-0 号尼龙重建脊髓

（4）硬脊膜缝合

用 4-0 号缝线间断缝合硬脊膜，应在无张力下对合硬脊膜，以防脊髓受压；同时缝合要严密，防止术后脑脊液漏。

（5）筋膜与肌层缝合

椎板缺孔不必修补。切口两旁腰背筋膜和肌肉游离后，在无张力情况下对合缝合。

（6）皮肤切口缝合

筋膜外钝性或锐性分离，范围尽可能宽一些，使皮肤可移动。修剪多余的皮肤或上皮，尤其是切口另一端的皮肤皱褶；沿中线无张力纵行缝合皮下组织和皮肤（图 13-2-4）。

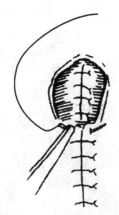

图 13-2-4　缝合皮肤

6. 术后处理

（1）同一般脊髓术后处理。

（2）俯卧或侧卧 5～7 天，腹部用枕垫高，使切口位于最高点，减少污染和脑脊液漏。

（3）注意大小便护理，防止切口被排泄物污染。

（4）观察有无脑积水，注意有无神经系统体征，前囟有无凸出，腰骶部有无皮下脑脊液积聚。

7. 关键要点

（1）仔细游离解剖膨出物，防止术中损伤神经组织导致术后症状加重。

（2）术中神经电生理监护可提高手术安全性。

8. 专家点评

（1）如果仅在膨出囊基底一侧发现神经根，必须探查另一侧，并松解神经根。

（2）如发现有脊髓分离，应先切除分割脊髓的骨嵴，再打开脊膜腔，切断约束脊髓的纤维束带。切除双脊髓之间的硬膜隔，在中线修补和重建硬脊膜腔，使双脊髓位于同一脊膜腔内。

（3）如有明显脑积水，建议行引流术，防止术后脑脊液漏。

（4）术中神经电生理监测可提高手术的安全性。常用的有腓神经感觉诱发电位（L_5—S_1）、阴部感觉神经诱发电位（S_{2-4}）监测和肛门外括约肌压力和肌电图监测等。

（秦智勇　陈衔城）

第三节　颅底内陷和扁平颅底
（Basilar Impression and Platybasia）

颅底内陷是一种颅颈交界处的畸形，表现为枕骨大孔边缘的颅底骨质向后颅窝内翻，上段颈髓向上移位靠近颅底。原发性颅底内陷是先天性病变，继发性颅底内陷与颅底骨质软化有关。颅底内陷可引起后组颅神经及颈神经症状、延颈髓症状和小脑症状，表现为颈枕部疼痛、声音嘶哑、舌肌萎缩、吞咽困难、肌肉萎缩、肢体麻木、无力、行走不稳等，严重病例还可出现颅高压症状，甚至出现枕大孔疝。

扁平颅底也是枕大孔区的骨畸形，可发生于多种先天性疾病，如颅面部畸形、骨发育缺陷、Chiari 畸形等，和一些获得性疾病，如 Paget 病、骨软化、佝偻病、创伤等,临床表现与颅底内陷类似。

X 线和 MRI 是诊断颅底内陷和扁平颅底的重要依据。正常情况齿状突低于 Chamberlain 线(硬腭后缘至枕大孔后上缘连线),超出此线 5mm 可诊断颅底内陷;齿状突超出 McGregor 线(硬腭后缘至枕骨最低点的连线)4.5mm,亦可诊断。诊断扁平颅底可通过测量颅底角(鼻根向蝶鞍中心点的连线与该点与枕大孔前缘连线之间的夹角称为颅底角),该角大于 145°可诊断。

1. 适应证

(1)影像学检查证实颅底内陷和扁平颅底。

(2)临床症状进行性发展,出现小脑、延髓、颅神经和上颈部功能障碍,颅内压增高等症状。

2. 禁忌证

(1)年老体弱,无法耐受手术者。

(2)无症状或症状轻微,对手术有顾虑或不愿手术者,可摄片和随访神经系统体征。

3. 术前准备

(1)仔细阅读颅颈 X 线和 MRI,了解颅底凹陷平面。阅读头颅 CT,了解有无脑积水。

(2)同第一章第六节。

4. 麻醉

气管插管全身麻醉。插管时应避免颈部过伸而加重延颈髓症状。

5. 手术步骤

手术内容是后颅减压术,参见本章第四节 Chiari 畸形(图 13-4-1,图 13-4-2)。

6. 关键要点

参见 Chiari 畸形节。

7. 术后处理

参见 Chiari 畸形节。

8. 专家点评

参见 Chiari 畸形。

（王知秋 陈衔城）

第四节 Arnold-Chiari 畸形
（Arnold-Chiari Anomaly）

Chiari 畸形,或称小脑扁桃体下疝畸形,也是常见的颅颈交界畸形,当小脑扁桃体及小脑下叶

的中间部分随着延髓疝入颈椎椎管时称为 Chiari 畸形Ⅰ型,而当小脑扁桃体、小脑蚓部及部分四脑室疝入颈椎椎管时称做 Chiari 畸形Ⅱ型(图 13-4-1)。

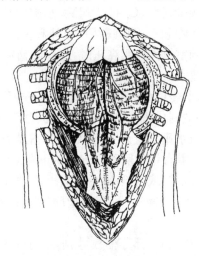

图 13-4-1 小脑扁桃体呈楔形填充枕大池,疝出枕大孔

Chiari 畸形可能是由于胎儿在宫内颅骨结构发育不全导致的后颅窝过度拥挤,使后脑的生长与异常狭小的后颅窝之间比例不相称,某些患者还可因颈静脉孔的狭窄引起颅内静脉高压,导致颅内压升高和脑积水。Chiari 畸形可伴随扁平颅底、颅底内陷、颅缝早闭和脊柱侧弯等其他畸形。约 70% 的 Chiari 畸形患者可因血流和脑脊液动力学的异常引起延髓和颈髓的空洞病变,或称延颈髓积水。临床上可表现为头颈部疼痛、声嘶、舌肌萎缩、吞咽困难、共济失调等,如伴有脊髓空洞则出现肢体麻木无力、肌肉萎缩、感觉分离等表现。

1. 适应证

同本章第三节。

2. 禁忌证

同本章第三节。

3. 术前准备

同本章第三节。

4. 麻醉

气管插管全身麻醉。插管时应避免颈部过伸而加重延颈髓症状。

5. 手术步骤

后颅减压术适用于颅底内陷、扁平颅底和

Chiari 畸形等颅颈交界畸形，但手术的具体方法，如枕骨切除范围、硬膜的切开、小脑扁桃体的切除等许多方面尚有争论。标准的后颅颈椎减压术包括枕下颅骨切除、C_1 椎板切除、小脑扁桃体的显微手术切除和应用脑膜补片修补和关闭硬脑膜。如存在脑室扩大伴颅高压时，应行侧脑室-腹腔脑脊液分流术。

(1)取坐位或俯卧位，后枕颈部正中纵行皮肤切口，上端到或超过枕外隆突，下方至 C_4 水平，也可视减压水平而定。分开肌层，暴露枕骨鳞部和 C_1 后弓，用磨钻切除约 3cm×3cm 枕骨，可发现枕大孔缘增厚或内陷；除后方减压外，枕大孔缘两侧要充分打开减压，可用微型磨钻小心磨除（图13-4-2，图 13-4-3）。

(2)切除 C_1 部分椎板，如小脑扁桃体位于更低的位置，应继续向下打开下方的椎板。可见寰枕筋膜增厚形成半环形硬膜束带，小脑后间隙和脑脊液搏动消失。仔细切除增厚的寰枕筋膜。剪开硬膜，保持蛛网膜不破，用诸如自体筋膜、动物包膜或合成材料等脑膜补片严密修补，关闭硬膜，防止小脑下垂及脑脊液漏。

(3)对于小脑扁桃体下疝严重，伴有脊髓积水的患者，有必要打开蛛网膜，切断可见的蛛网膜束带，松解两侧小脑扁桃体及其与脑干的粘连，切除小脑扁桃体。

(4)如存在较大的脊髓空洞，伴有明显的脊髓变薄及脊髓蛛网膜下腔的阻塞，特别是伴随空洞相关的症状，可行脊髓空洞-蛛网膜下腔分流术。打开硬脊膜，选择脊髓最薄的部位垂直切开，将空洞引流管向下插入空洞中并固定于软脊膜上，另一端向上埋置于蛛网膜下腔（图 13-4-4）。

6. 关键要点

(1)咬除枕大孔和 C_1 后弓时要轻柔小心，如硬膜外间隙太小，可使用气钻磨除，千万不可暴力损伤颈髓。

(2)枕骨两侧减压需达椎管口水平面，使枕骨与硬膜间出现空隙。

(3)剪开硬膜前要彻底止血，冲洗创面；剪开硬膜时应尽量保持蛛网膜完整，不使血液和骨屑流入蛛网膜下腔及脑脊液外渗，造成术后高热等并发症。

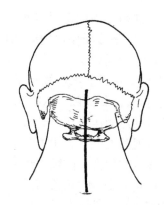

图 13-4-2　示后颅减压手术切口

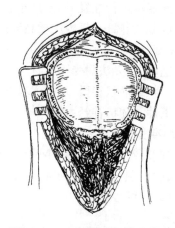

图 13-4-3　示后颅减压骨窗范围

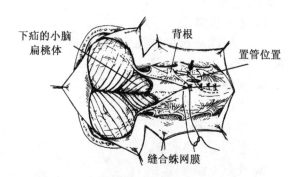

下疝的小脑扁桃体　　背根　　置管位置　　缝合蛛网膜

图 13-4-4　Chiari 畸形伴脊髓行空洞引流置管术

7. 术后处理

术后如发热，需行腰穿。

8. 专家点评

(1)Chiari 畸形的后颅颈椎的减压程度可有不同（见前述），大多数主张可先仅做骨性广泛减压，枕大孔区硬脑膜外层"十"字形切开，硬膜内层不切开，即可达到有效后颅窝减压。术后大多数患者可获得较好疗效,术前伴随空洞可缩小或消失。硬脑膜减张缝合、切除下疝的小脑扁桃体以及空洞引流,仅用于骨性减压无效者。

(2)此病的疗效不仅取决于手术质量,还取决于患者的术前病情严重程度。如术前已有严重肌肉萎缩、呼吸困难等状况,手术仅寄希望解除生命威胁,进一步疗效难以预见。此点应向家属说明。

(3)伴脑积水者(CT 或 MRI 证实),可先做脑室腹腔分流术,以观疗效。无效者方做后颅窝减压术。

(王知秋　陈衔城)

第五节　颅缝早闭症
(Craniosynostosis)

颅骨分为颅顶和颅底两个部分,颅顶骨由额骨、颞骨、顶骨和枕骨组成,骨间的连结分别构成额缝、冠状缝、矢状缝和人字缝。

颅缝早闭是一个或多个颅缝在生理性闭合前过早融合,颅缝过早融合不但使颅骨及颅面部变形,也直接影响了脑组织发育,引起智力发育迟滞、癫痫及颅内高压;颅骨的变形也会导致颅神经受压,引起失明、失聪、复视等神经功能障碍。矢状缝早闭最多见,矢状缝早闭引起头颅前后向增长,沿着矢状缝有一条隆起的骨嵴,犹如船底,称为"舟状头"。双侧冠状缝早闭引起颅骨前后向缩短,导致双颞区增宽,额头平,眼眶浅,称为短头畸形;单侧冠状缝早闭导致一侧额部内陷及对侧前额隆起,形成斜头。额缝早闭引起前颅部分横向狭窄,其特征是额骨正中有一突出的骨嵴,两颞狭窄,眶外侧缘后移,眶间距缩短,冠状缝前移,顶视时头颅呈三角形。人字缝早闭十分罕见,引起后颅窝前后径缩小,顶枕扁平;单侧人字缝早闭表现为同侧顶枕扁平,乳突部隆起,而对侧顶枕部膨出。

头颅平片是诊断颅缝早闭的一个初步检查,可见到骨缝是否明显,CT 是确定骨缝是否显著或已经融合的决定性标准,二维视图可直接见到每条骨缝,三维 CT 图像可完整地显示头颅形态及畸形程度,通过特殊视角,如额位、枕位、左侧或右侧位、顶位及颅内视图,可更好地进行术前计划、术中指导和术后访视。磁共振可描述融合的骨缝下皮质的沟回结构。

1. 适应证

手术的目的是在出生后早期终止颅骨对脑发育的限制,矫正畸变的颅骨和颅颌面外形,重塑一个具有发育潜力的颅骨。手术应在婴儿早期进行,一旦确诊,应手术矫形,最佳手术年龄是 3～9 个月,有颅高压表现则应紧急减压。

2. 禁忌证

营养不良或全身脏器功能异常而无法耐受手术者。

3. 手术准备

(1)仔细阅读头颅 X 线和头颅 CT,确定颅缝早闭的位置和范围。

(2)测量头围,进行手术前后比较。

(3)同第一章第六节。

4. 麻醉

气管插管全身麻醉。

5. 手术步骤

传统手术方法仅切除融合的骨缝或骨缝旁颅骨,嵌入各种植入物以避免骨缝再闭合,依靠脑发育的力量矫正继发性的畸形。近年来,颅面部手术发展很快,倾向于骨缝切除结合颅顶矫形。还可在颅骨切除后的骨缝中安置牵张器,逐步牵开颅骨,增加骨缝间距离,增加头颅容积。

Ⅰ. 单纯颅骨缝切除术

(1)矢状缝切除

沿中线作发际内切口,头皮和帽状腱膜一并翻开,切除暴露区域的骨膜,切除矢状缝,做一条宽约 1.5cm 的骨沟,前方超过冠状缝,后方超过人字缝;也可在中线两侧各切开一条人工骨缝,宽约 1～1.5cm,保留矢状窦表面颅骨,以避免不易控制的出血(图 13-5-1)。

(2)冠状缝切除

沿冠状缝头皮切口,广泛切除骨膜,将颅骨沿冠状缝切开,两侧至颞骨鳞部,并切除鳞部作颞肌下减压(图 13-5-2)。

(3)人字缝切除

作顶枕部冠状切口,切除骨膜,颅骨钻孔后按原骨缝切除人字缝,亦作颞肌下减压。

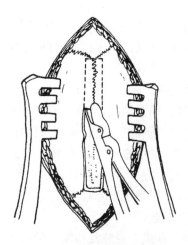

图 13-5-1   示单纯矢状缝切除

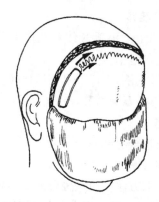

图 13-5-2   示单纯冠状缝切除

（4）全颅缝再造术

适用于所有颅缝闭合过早的患者，手术分两期进行，第一期广泛切除冠状缝和前段矢状缝（或切除矢状缝两侧的颅骨，保留矢状窦表面颅骨），两侧至颞骨鳞部，前方超过冠状缝；第二期向后继续切除后段矢状缝（或切除矢状缝两侧的颅骨），超过人字缝，再切除人字缝达颞后部（图 13-5-3）。

为防止颅缝闭合的复发，可在脑膜表面涂上腐蚀性药物，或作脑膜外层切除，用聚乙烯、聚四

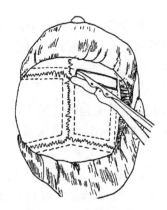

图 13-5-3   示全颅缝再造手术

氟乙烯膜或其他材料包裹骨缘，或填入骨缝中，以延迟骨缝的闭合。

（5）颅骨牵张法

由计算机模型确定最合适的骨切除区，条形切除颅骨，按头颅畸形的不同类型在骨缝中置入 3～6 枚牵张夹，术后 1 周开始启动皮肤外的调节装置，逐步牵张颅缝，通过每周的 X 线片调整牵张速度和方向，通过夹子的牵张力和颅脑发育的内应力作用于成骨细胞和破骨细胞，动态地重塑颅顶，使颅骨外形得以恢复。

Ⅱ. 颅骨切开矫形术

对小于 1 岁的低龄婴幼儿和大于 3 岁的儿童方法各有不同。

（1）额缝早闭

对婴幼儿，取仰卧，冠状切口，暴露额部和眶部，切除冠状缝前至眶嵴上 1cm 的双侧额骨，磨除隆起之额骨骨嵴，将游离额骨的边缘花瓣样切开并塑形；再切除双侧的眶嵴，两边至额骨颞突线，并塑形减小其屈度；带蒂颞骨瓣，内板作木桶板样切骨；向后暴露顶骨，平行切开顶骨，以利于进一步扩张；分别固定眶嵴和游离额骨（图 13-5-4）。

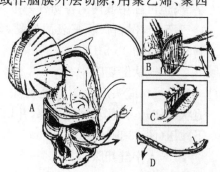

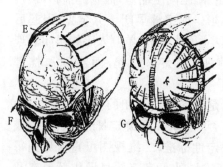

图 13-5-4   额缝早闭手术示意图（婴幼儿）

如变形程度较轻,也可单纯截下额骨作矫形。而对大儿童,同样作双额骨切除和眶嵴切除,将额骨条形切开,内板开槽,使已成熟的颅骨可弯曲塑形;将已塑形的眶嵴、条形额骨固定,顶部的骨质缺损可取顶盖骨劈开分层覆盖(图 13-5-5)。

(2)单侧冠状缝早闭

对婴幼儿,取仰卧,冠状切口,双额骨切除,作花瓣样切开,不带颞肌,双侧眶嵴切除至额颧线。平衡眶嵴高度以达对称,同侧翼区切除至额骨蝶骨线,带蒂颞骨瓣向前移位,分别固定眶嵴和游离额骨,力求前额和眼眶对称(图 13-5-6)。而对大儿童,须切除双侧额骨,条形切开,内板开槽;眶嵴切除,有时需达颧弓体部,呈 C 形,平衡两侧眼眶高度,带蒂颞骨瓣前移填充缺损区。

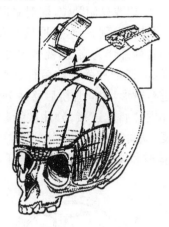

图 13-5-5　额缝早闭手术示意图(大儿童)

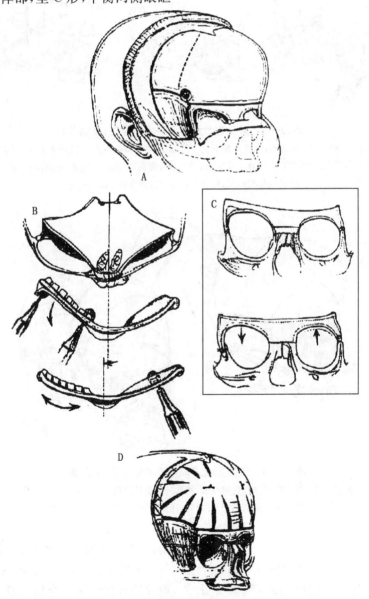

图 13-5-6　单侧冠状缝早闭手术示意图

（3）双侧冠状缝早闭

对婴幼儿，取改良俯卧位，同时暴露前颅和后颅，额部和顶枕部分别开颅，留取顶盖和两边条形骨桥连向颞骨鳞部作为支柱，枕骨木桶板样锯开，向后形成隆起，以增加颅腔前后径。眶上嵴和颧骨按前述进行矫形，中间骨桥后移并下降，其下端与颞骨鳞部用金属丝连接，分几次绞起以逐渐降低颅顶高度，期间需监测颅内压，通常可减低 1～1.5cm；额骨瓣和顶枕骨瓣花瓣样锯开，制作合适

的弧度，额瓣与眶上嵴相连，后方游离，顶枕骨瓣固定于硬膜上，四周均游离（图 13-5-7）。而对大儿童，方法与低龄幼儿基本相同，颅骨须条形切开，内板开槽，但为颅内压的适应，单位时间内颅顶的下降高度要更少，所需时间应更长。眶上嵴的截骨术可做成两侧的 C 形，调整眼眶高度，较大的颅骨缺损需植骨（图 13-5-8）。对双侧冠状缝早闭施行扩大整形术后由于需降低颅顶高度，应密切监视颅内压。

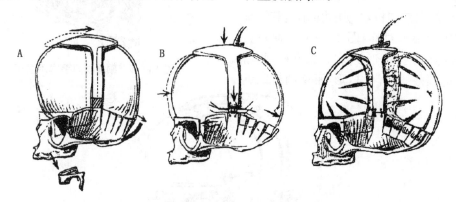

图 13-5-7 双侧冠状缝早闭手术示意图（婴幼儿）

A：截骨术：双额和双顶枕开颅，颅盖部留下支柱部分，后移并降低高度，眶上嵴截骨术，枕骨木桶板样切开；B：降低颅顶高度：双侧眶上嵴前移，带蒂颞骨瓣前移，颅内压监护，逐渐降低颅顶高度，枕部突起的形成，枕骨花瓣样切开固定；C：最终成型

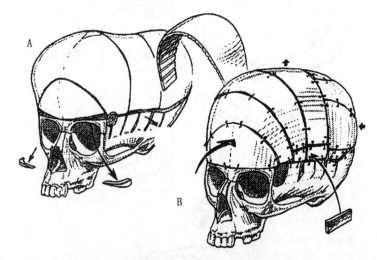

图 13-5-8 双侧冠状缝早闭手术示意图（大儿童）

多组条形骨瓣，内开骨槽，重塑颅形，枕顶区缺损处分别补以移植骨片，双额骨后倾，两侧眶额外侧楔形截骨以利于额骨后倾，两侧颞骨木桶板样锯开

（4）矢状缝早闭

对婴幼儿，取改良俯卧位，冠状切口暴露整个颅顶，分别做双额骨瓣、双枕骨瓣和两侧顶骨骨

瓣，中线之顶盖也游离，颞部做木桶板状切开并向外骨折以扩大宽度，双额和双枕骨瓣做花瓣样（放射线形）切开，塑成合适弧度，顶盖骨前后缩短约

1.5cm,用金属丝与双额、双枕骨相连;额骨以一定的后倾角与眶相连,两侧的顶骨弯曲塑形,固定于硬膜上(图13-5-9)。较大的儿童大骨瓣整形比较困难,需将畸形的颅盖分别裁锯成额、额顶、顶、枕等数条连续骨瓣,骨瓣下开槽以利于外形重塑,额骨要后倾以改善额部的隆起,如隆起严重,可取额顶或顶部条形骨瓣代替,颅盖之前后径应缩短1.5～2cm。颞骨则同样作木桶板样锯开并外折成型。

(5)人字缝早闭

对婴幼儿,取俯卧位,后冠状切口,双顶枕骨瓣,顶枕骨瓣和枕骨骨缘均作花瓣样锯开,向外折骨。如为单侧人字缝早闭,应注意使枕部对称;如双侧早闭,要注意增大枕部隆起的屈度(图13-5-10)。大儿童的整形方法基本与低龄患儿类似,但还要再作双顶条形骨瓣,形成枕部的弧度外形。

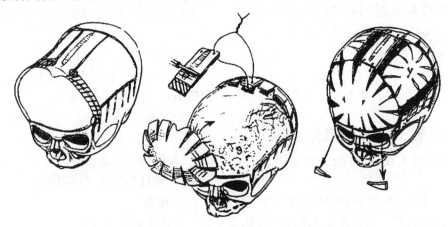

图 13-5-9　矢状缝早闭手术示意图

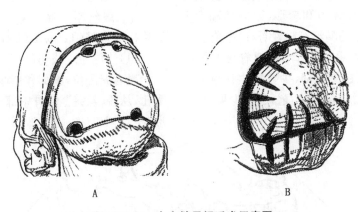

A　　　　　　　　　　B

图 13-5-10　人字缝早闭手术示意图
双顶枕开颅,花瓣样锯开骨缘,向外折骨,枕骨作木桶板样锯开,外折塑形

6. 关键要点

(1)术中需防止静脉窦或大的皮质静脉撕裂而大量失血引起休克。做骨瓣时骨瓣内的静脉出血也会相当汹涌,须迅速控制。

(2)脑膜撕裂可导致脑脊液漏,并有可能引起感染。脑膜破裂缺损还会使脑膜生骨发生障碍,可能导致颅骨骨质缺损,因此手术中要及时修补硬膜。

(3)1岁以上儿童颅骨再生能力要比1岁以内的儿童弱,因此1岁以上儿童如颅骨缺损大于2cm时建议移植骨片,以防术后缺损不愈。

7. 术后处理

(1)术后需密切观察生命体征,及时发现并控制迟发性出血。

(2)术后需加强抗感染。

8. 专家点评

对颅缝早闭症的治疗集中于两点:一是打开早闭的颅缝,使颅骨松解,保证脑发育;二是矫正变形的颅骨,改善面貌。对于6个月以内的婴儿而言,几乎各种方法都可使畸形的颅骨恢复正常外形;而对较大的儿童,单纯骨缝切除并不能即刻改变头颅外形,须行扩大的矫形手术。畸形越严重,整形步骤也越多,手术时间越长,失血也越多。

近年来对儿童游离骨片的联结固定多采用可吸收板材,钛钉钛板系统会出现颅骨内板吸收导致螺钉移位,进而进入硬膜乃至直接接触脑组织。可吸收板材由聚左旋乳酸合成,吸收期约12～36个月,主要通过水解吸收,不会引发炎症反应,连接强度与钛钉相仿。

(王知秋　陈衔城)

第六节　脊髓栓系症
(Tethered Cord Syndrome)

脊髓拴拉症指先天性脊髓和脊柱畸形使脊髓受牵拉而引起的症状群。典型患者在腰骶部皮肤有异常色素沉着、多毛、血管痣、皮下窦道和皮下脂肪瘤,下肢不对称性无力和畸形,尿失禁和会阴、下肢疼痛等。常见的畸形有隐性脊柱裂、脊膜脊髓膨出、脊髓脂肪瘤和分裂脊髓(双脊髓)等。病变发生部位大多数在腰骶部,少数发生在颈和上胸部。此病多见于新生儿和儿童,成人少见,女性多于男性。

1. 适应证

(1)有脊髓拴拉症。

(2)MRI或CT椎管造影发现低位脊髓(圆锥末端低于腰$_1$锥体下缘)、脊髓脂肪瘤、终丝脂肪瘤(又称终丝增粗,直径>3mm)、脊膜脊髓膨出、分裂脊髓和脊柱裂等。

(3)伴有脑积水者,应先控制脑积水(如做脑脊液分流术),再处理此病。无症状隐性脊柱裂者可暂时不必手术,定期随访,一旦出现症状,即应手术。

2. 禁忌证

只要患者一般情况和病变部位条件(无破溃和感染)许可,无明确禁忌征。

3. 术前准备

(1)见第一章第六节。

(2)腰骶部皮肤备皮。

(3)备血和常规术前用药。

4. 麻醉

气管插管全身麻醉。

5. 手术步骤

Ⅰ. 终丝脂肪瘤(Terminal Thread Lipoma)又称拴拉脊髓(Tethered Cord Syndrome)

(1)体位与皮肤切口

患者俯卧位,胸部和髂嵴下垫枕,使腹部避免受压,从腰$_5$棘突至骶骨中部作正中皮肤切口或横形"S"状切口(图13-6-1,图13-6-2)。

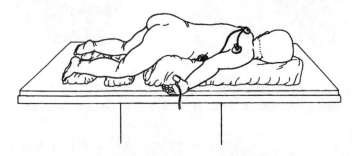

图13-6-1　病儿俯卧位,略头低脚高,以减少术中脑脊液流失,同时注意腹部和四肢受压

(2)椎板切除:按常规暴露和切除骶$_{1-2}$椎板。

(3)终丝的游离与切断

沿中线切开硬脊膜,再略偏中线剪开蛛网膜,用丝线把蛛网膜和硬脊膜切口悬吊,向外侧缝于软组织上。终丝脂肪瘤的辨认:①终丝异常增粗(直径>3mm);②位于椎管中央,上方与圆锥相连,下方附着于骶管背侧;③电刺激试验,会阴部感觉神经诱发电位监测和肛门外括约肌压力、肌电图监测。一旦确认终丝后,用神经钩把它抬起,用微型剥离子把周围的马尾神经分离,特别要注

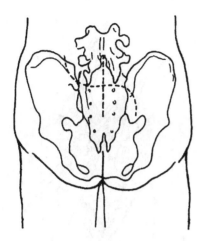

图 13-6-2　皮肤切口可取直线或
S形(虚线所示)

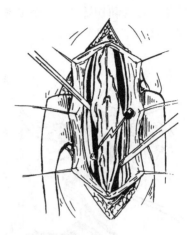

图 13-6-3　电刺激粗大的终丝,以排除
支配尿道和直肠的骶神经被误伤
(仿 Comette L)

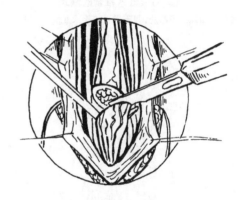

图 13-6-4　用刀割断增粗的终丝,
显露其内的脂肪组织
(仿 Cornette L)

意把终丝腹侧的马尾神经游离开。再次经电刺激
确认为终丝后,用双极电凝镊电凝后切除 5～
8mm 长一段终丝,可送病理检验,又可防止终丝
断端相互粘连。终丝断面可见其中央脂肪组织
(图 13-6-3,图 13-6-4)。

(4)切口关闭

严密缝合硬脊膜,分层缝合肌层、皮下组织和
皮肤。

Ⅱ.脊髓脂肪瘤(Spinal Lipoma)

(1)体位与皮肤切口

同终丝脂肪瘤,膨出部位置于术野最高点,以
减少术时脑脊液流失。皮肤切口上下端必须超过
皮下脂肪瘤。(图 13-6-5)

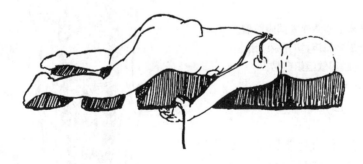

图 13-6-5　患者俯卧位,腰骶部高于头,以减少术时脑脊液流失

(2)皮下脂肪瘤切除

皮下脂肪瘤多呈扁平状,可小可大,大者如脂
肪垫。小的皮下脂肪瘤容易与皮下组织和腰背筋
膜分离和切除,巨大的皮下脂肪瘤可做大部分切

除。位于腰背筋膜缺损中央的脂肪瘤暂不切除
(图 13-6-6)。

(3)椎板切除

寻找筋膜缺损区上方的腰椎棘突,把其表面

的软组织剥离,暴露和切除1～2个棘突和椎板。暴露正常的硬脊膜。(图13-6-7)

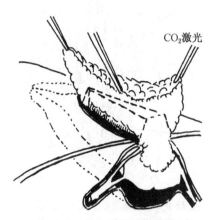

图13-6-6　暴露皮下脂肪瘤和经深筋膜进入椎管的瘤颈
虚线显示切除皮下脂肪,利于进一步手术暴露(仿 Sharif S)

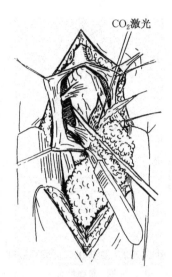

图13-6-8　用剥离子轻轻旋转脊髓,便于看清楚神经根,同时用尖头刀切开硬脊膜
图上方示意用CO_2激光切开脂肪瘤(仿 Sharif S)

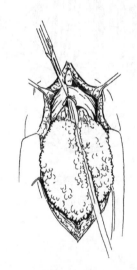

图13-6-7　切除皮下和髓外大部脂肪瘤后,剥离正常椎板外肌肉,切开脂肪瘤颈附近的骨膜等软组织束带
(仿 Sharif S)

(4)硬脊膜切开

从上往下剪开硬脊膜,直达脂肪瘤。沿硬脊膜腔四周游离,松解对脊髓的各种牵拉。由于从畸形脊髓腹外侧发出的感觉根可粘连在脊膜腔内表面,因此在剪开时要特别小心,不要误伤神经。可以硬脊膜与脂肪瘤颈粘连处为标志,小心辨别神经根。(图13-6-8)

(5)脊髓脂肪瘤切除

切除脊髓脂肪瘤的目的是缩小脂肪瘤的体积,以求达到脊髓重建和使重建的脊髓能较好地悬浮于蛛网膜下腔内。由于脂肪瘤与正常脊髓之间没有明确边界,不要企图全切除脂肪瘤。可用超声吸引器、CO_2激光等切除髓内脂肪瘤。遇到增粗的终丝,按上述方法切断。

(6)脊髓重建

髓内脂肪瘤次全或大部分切除后,用可吸收缝线把脊髓的创面对合(即残留的脂肪瘤创面),缝线结打在残腔内(图13-6-9)。

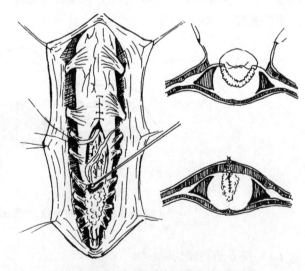

图13-6-9　髓内脂肪瘤大部切除后重建脊髓
注意重建后的脊髓四周有蛛网膜下腔,减少术后粘连发生(仿 Sharif S)

（7）硬脊膜腔重建

受脂肪瘤浸润的或内表面不光滑的硬脊膜应切除。大多数情况下硬脊膜宽松，允许无张力对合缝合。如硬脊膜缺损较大，无法直接缝合，可取自体筋膜或人工硬脊膜修补。硬脊膜缝合时注意不使脊髓受到任何的压迫或缩窄。

（8）切口关闭

按层次缝合硬脊膜外软组织、皮下组织和皮肤。缝合硬脊膜外软组织时，注意不要使硬脊膜腔狭窄或受压。

Ⅲ．脊膜脊髓膨出（Myelomeningocele）

（1）体位与皮肤切口

患者取俯卧位，同脊髓脂肪瘤。围绕膨出囊表面的正常皮肤与无皮肤覆盖的神经上皮之间做皮肤切口，深达皮下组织（图 13-6-10）。

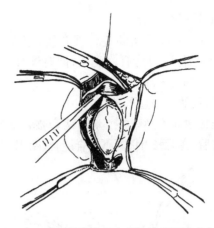

图 13-6-11　注意硬脊膜可在皮肤切口不远处与皮肤相连，用剪刀把其游离，切口下端显露增粗的终丝

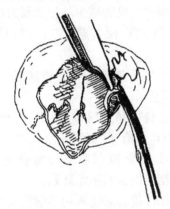

图 13-6-10　皮肤切口

在囊壁皮肤与无皮肤的神经
上皮构成的组织之间切开

（2）囊颈的游离

在游离囊颈前应先分离皮肤切口内侧的上皮组织，使其与其内侧膨出的神经板分离。由于这里可能有神经根穿出或有血管行走，因此为了避免神经血管结构损伤，防止上皮组织残留而导致以后形成上皮样肿瘤，应在手术显微镜下小心地进行游离。将神经根游离并保护好，上皮组织切除完毕，则开始沿皮肤切口外侧游离囊壁。通常距皮肤切口不远即可见硬脊膜。在硬脊膜与皮肤之间分离达中线（图 13-6-11，图 13-6-12）；在中线处硬脊膜常很薄，并有神经根的脊膜鞘。切除多余的囊壁，将囊内的神经组织与囊壁分离，推入椎管内。把见到的粗大终丝按前述方法切断。

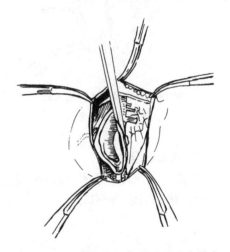

图 13-6-12　游离硬脊膜，便于无张力缝合

（3）脊髓重建

用 8-0 号或 11-0 号缝线重建神经管。从头端开始做间断缝合软脊膜-蛛网膜层（图 13-6-13）。

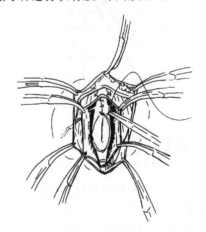

图 13-6-13　用 8-0—11-0 号尼龙线重建脊髓

（4）硬脊膜缝合

用4-0号缝线间断缝合硬脊膜，应在无张力下对合硬脊膜，以防脊髓受压；同时缝合要严密，防止术后脑脊液漏。

（5）筋膜与肌层的缝合

椎板缺如不必修补。切口两旁腰背筋膜和肌肉游离后，在无张力情况下对合缝合（图13-6-14）。

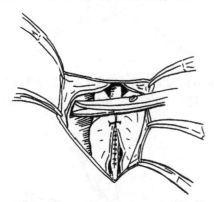

图13-6-14　游离椎旁肌肉和筋膜，便于缝合

（6）皮肤切口缝合

为便于日后施行矫形手术，应沿中线纵行缝合皮下组织和皮肤（图13-6-15）。

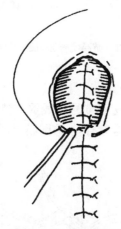

图13-6-15　缝合皮肤

6. 关键要点

（1）导致脊髓栓系症的不同病理类型的手术方法有所不同，但手术的共同目的是解除脊髓受牵拉，尽量恢复正常或接近正常的脊髓蛛网膜下腔和硬脊膜腔，以防神经功能进一步恶化和脊髓再被栓拉，促进神经功能的恢复。其中，神经管重建对术后神经功能恢复至关重要。

（2）伴有分裂脊髓（如 Diastematomyelia、Hemicords 或 Diplomyelia），手术应先切除分割脊髓的骨嵴，再打开脊膜腔，切断约束脊髓的纤维带。位于中线的神经根多无功能，在电刺激证实后，可切断。切除双脊膜腔之间的硬膜隔，在中线修补和重建硬脊膜腔，使双脊髓位于同一脊髓腔内。

（3）术时神经电生理监测可提高手术的安全性。常用的有腓神经感觉诱发电位（L_5-S_1）、阴部感觉神经诱发电位（S_{2-4}）监测以及肛门括约肌压力和肌电图监测等。

7. 术后处理

同一般脊髓手术术后处理外，尚需：

（1）俯卧5～7天，腹部用枕垫高，使切口位于最高点，以减少污染和减少脑脊液漏的机会。

（2）注意大小便护理，防止切口被排泄物污染。

（3）术后尽早功能锻炼，促进恢复。

8. 专家点评

（1）结合脊柱和头颅CT、MRI等检查往往能发现合并的异常情况（如脑积水），对婴幼儿应做脑脊髓MRI，因腰骶部脂肪瘤常合并 Chiari 畸形，有助于制定周密的手术计划。

（2）仔细体检和必要的功能学检查（如膀胱功能和胫后神经 SSEPs）不仅有助于诊断和评价术前神经功能状态，还可作为术后神经功能恢复的比较。

（3）正常位置的脊髓圆锥（不低于L_{1-2}椎间盘水平），也可能出现脊髓栓拉症。这些患者常有终丝增粗或脂肪瘤。

（4）术中应用神经电生理监测和手术显微镜可提高手术的安全性。

（5）近来，Sharma 等（2006）发现患者术前脑脊液质子相磁波谱图显示的乳酸、丙氨酸、醋酸盐和甘油磷酸胆碱等较常人异常增高。术后2月疗效好者上述指标均转正常，如仍高者，提示又栓系或复发。

（刘正言　周良辅）

第七节　蛛网膜囊肿
(Arachnoid Membrane Cysts)

蛛网膜囊肿分为先天性和继发性两类。前者为胚胎发育异常所致,后者多因外伤、炎症、出血等引起蛛网膜下腔广泛粘连的结果。先天性蛛网膜囊肿是脑脊液被包围在蛛网膜内所形成的袋状结构,与蛛网膜下腔和脑池密切相关。继发性者由于蛛网膜粘连,在蛛网膜下腔形成囊肿,内含脑脊液。蛛网膜囊肿好发于侧裂区,也见于枕大池、四迭体周围脑池和鞍上池等处。

1. 适应证

并非所有的颅内蛛网膜囊肿都需外科手术,无症状者、无颅内压增高和局部神经功能缺损者可暂不做手术,仅行定期随访观察。

目前较统一的手术适应证:

(1)定期检查发现囊肿进行性扩大,合并脑积水或伴硬膜下血肿引起的颅内压增高症状。

(2)囊肿压迫脑组织,产生相关的局灶神经症或癫痫。

2. 禁忌证

有严重器质性病变者。

3. 术前准备

同常规术前准备。

4. 麻醉

视术式不同和患者具体情况可选择全麻或基础麻醉下辅以局麻。

5. 手术步骤

分为直接、间接手术和二者并用的联合手术。

直接手术:根据囊肿部位选择适当体位和皮肤切口,通过开颅或内镜手术将囊壁切除或囊壁开窗使囊肿与蛛网膜下腔、脑室交通。

间接手术:根据囊肿部位选择适当体位和皮肤切口,以距囊肿最近点作为颅骨钻孔处和囊肿穿刺点,使用分流装置将囊液引流至腹腔。分流手术的优点是技术简单,并发症少及死亡率低。虽然囊肿体积的减少是逐步的,但临床症状多能缓解。缺点是感染和分流管堵塞等并发症。

联合手术:即通过开颅将囊壁切除并结合不同的分流手术。

不同部位蛛网膜囊肿的治疗方法略有不同,具体如下:

(1)外侧裂区囊肿(中颅窝囊肿)

为最好发部位,占 33%(小儿)~50%(成人)。Galassi 根据此病的 CT 表现提出下列分型(图 13-7-1):①小型,囊肿较小,呈纺锤形或半圆形,局限于颞窝的前部,颞极受压后移,无明显占位效应;②中型,囊肿呈三角形或四边型,占据颞窝前中部,向上扩展到外侧裂,有占位效应;③大型,囊肿巨大,呈卵圆形或圆形,占据整个颞窝,颞叶明显萎缩,额叶顶叶受压,伴中线结构移位,脑室受压。对大、中型外侧裂囊肿,如伴中线结构移位,手术治疗已不容质疑,但是对小型或对大中型不伴中线结构移位者的处理则有争议。囊肿开窗/囊壁切除手术或囊肿-腹腔分流术或脑室-囊肿-囊腔分流术是目前广泛使用的方法。

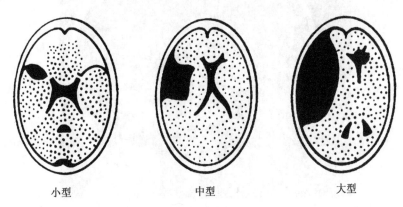

小型　　　　　　中型　　　　　　大型

图 13-7-1　外侧裂蛛网膜囊肿的分类

小型呈纺锤型,无占位效应;中型呈三角形或四边形,占位效应较轻;大型呈卵圆型,占位效应明显

（2）鞍上囊肿

好发于儿童患者。主要表现有脑积水症状、视力视野损害、内分泌功能障碍三联症。应注意与空蝶鞍鉴别，后者因鞍隔孔异常扩大，导致视交叉池扩展到鞍内。脑池CT造影可鉴别之。手术治疗可根据不同情况选择脑积水分流术、囊肿分流术、囊肿脑积水分流术、开颅囊肿切除手术和内

镜脑室囊肿造瘘术等。

（3）鞍内蛛网膜囊肿

仅见于成人，主要临床表现为头痛、垂体功能下降和视力视野障碍。治疗可选择经蝶窦入路手术切除囊肿，鞍内填塞脂肪或肌肉，以防止囊肿复发。术后头痛和视力视野均可改善，但内分泌功能障碍却难以恢复。（图13-7-2）

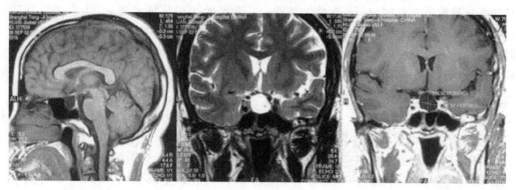

图 13-7-2　鞍内型蛛网膜囊肿的 MRI 表现

（4）大脑凸面蛛网膜囊肿

位于大脑半球的表面，大小差异很大，小者直径仅数厘米，大者覆盖全大脑半球。治疗可选择开颅切除囊肿外侧壁，但无须剥除囊肿内侧壁，为利于脑组织复位和防止囊肿复发，在囊壁切除的同时，可加做囊肿-腹腔分流术。

（5）四叠体区蛛网膜囊肿

位于第三脑室后部及天幕切迹区。此病可早期引起症状，如眼球向上凝视不能、肢体无力、共济失调，癫痫等。选择囊壁切除辅以分流术疗效相对较好。手术可采用经枕叶小脑幕上入路或经小脑幕下入路，尽可能在切除囊壁的同时，力求经松果体上隐窝后壁把囊腔与第三脑室沟通，或经前髓帆与第四脑室沟通（图13-7-3）。

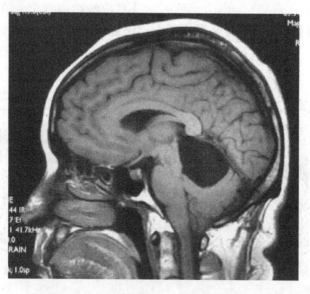

图 13-7-3　四叠体蛛网膜囊肿的 MRI 表现

（6）后颅窝蛛网膜囊肿

包括后颅窝中线蛛网膜囊肿、后颅窝侧方蛛网膜囊肿、桥小脑角蛛网膜囊肿、第四脑室蛛网膜囊肿等。应与扩大枕大池鉴别，后者常伴小脑蚓部发育不良，但无占位征象和脑积水。囊肿增大可达小脑上蚓部和穿过小脑幕切迹，向侧方可达桥小脑角。婴幼儿患者表现巨颅、发育迟缓，成人患者则表现颅内压增高症状、小脑症。对有症状者可行开颅囊肿切除或囊肿-腹腔分流或两者联合使用，如脑积水未获缓解，可辅以脑室腹腔分流。

（7）椎管内蛛网膜囊肿

起源于脊髓蛛网膜组织，较为少见。分为硬膜下蛛网膜囊肿和硬膜外蛛网膜囊肿。表现为根痛、感觉减退或感觉异常、肢体无力、膀胱括约肌功能障碍等，体位改变可引发症状加重。MRI 及 CT 脊髓造影是理想的检查手段。治疗为手术切除囊肿，并仔细分离与神经根粘连的囊肿壁，突入至椎间孔的囊肿壁也要尽可能切除。

6. 关键要点

（1）确认症状和病变部位是否吻合。

（2）确认囊肿与蛛网膜下腔是否相通，可通过 CT 脑池造影和特殊序列 MRI 检查，如弥散加权 MRI(dMRI)、脑脊液动态 MRI。

（3）开颅手术要悬吊硬膜，并注意要缓慢释放脑脊液，防止因快速减压而导致颅内出血。

7. 术后处理

（1）密切观察生命体征、神志和瞳孔等改变，警惕并发颅内血肿。

（2）有分流装置者应于术后 1 周内按压阀门上的冲洗球囊，每日 2～3 次，每次按压 20 下左右，以促使脑脊液流畅和防止引流管阻塞，同时可了解分流装置是否有阻塞现象。

（3）术后短期避免剧烈活动，以防止硬膜下血肿。

（4）随访症状的变化，并定期复查 CT 或 MRI，观察蛛网膜囊肿的改变。

8. 专家点评

（1）严格掌握手术适应证，只有症状性蛛网膜囊肿才考虑手术。

（2）虽然显微手术将囊肿全部切除是最为理想的手术方法，但有时因囊肿位置深在，囊壁与正常的神经结构严密粘连，很少能全切。故强调囊壁开窗的重要性，即将囊肿与蛛网膜下腔或脑室沟通，或仅做囊肿-腹腔分流术。

（3）有时因囊壁切除太少而出现复发，症状复出，需重新考虑手术。

（刘正言　周良辅）

第 14 章

感染和寄生虫病
Infection and Parasitic Diseases

于 佶 陈衔城

第一节 脑脓肿 (Brain Abscess)

化脓性细菌入侵颅内,引起化脓性炎症并形成局限性脓腔,称为脑脓肿。脑脓肿的形成可分为两个阶段:第一阶段是脑组织的局限性化脓性炎症;第二阶段炎症区内出现脓液,其周围形成脓肿壁。通常在感染后两周开始,肉芽组织、纤维组织和神经胶质构成脓肿壁,到第六周时可有完整的包膜。在第一阶段即化脓性脑炎阶段,应采用非手术方法治疗,待脓肿形成后才用手术治疗。手术方法有脓肿穿刺术和脓肿切除术。

一、穿刺引流术 (Puncture of Brain Abscess)

1. 适应证

(1)脓肿位于脑深部或重要功能区。

(2)年老体弱患者、小儿脑脓肿或先天性(紫绀式)心脏病者,不能耐受开颅切除术。

(3)脓肿壁薄,切除手术容易破裂者。

(4)不愿意开颅手术者。

(5)CT 或 MRI 显示为单房脑脓肿。

2. 麻醉

局部麻醉或基础麻醉。

3. 禁忌证

(1)多房性脑脓肿。

(2)开放伤后有异物存在的脑脓肿。

(3)脑脓肿已出现脑疝者。

4. 手术步骤

(1)切口

根据 CT、MRI 图像,选择非功能区、脓肿距皮质最近处做 3～4cm 长头皮切口,切开皮肤,用乳突牵开器撑开切口。

(2)颅骨钻孔

颅骨钻孔并暴露硬脑膜,骨蜡止血;也可以用高速钻直接钻小孔。

(3)硬脑膜切开

电凝硬脑膜后,切开硬脑膜,电凝无血管处皮质,用棉片保护创面。

(4)脓肿穿刺和引流

用金属脑针向脓肿方向穿刺,缓慢进入,先有弹性感后有落空感提示进入脓腔,拔出针芯,可见脓液流出(图 14-1-1)。然后根据脓腔大小,尽量把脑针的头端缓慢送入脓肿中心部,不能用力过大,以免穿出对侧脓壁。缓慢抽出脓液,送细菌培养(包括需氧和厌氧)加药敏和染色涂片。待脓液抽尽后,用生理盐水(500ml,含庆大霉素 16 万单位)反复冲洗。注入量根据抽出的脓液量决定,防止外溢。冲洗时应将穿刺针固定,不得移动,缓慢向脓腔注入清洗液,再缓慢回抽含脓汁液体。待脓腔冲洗干净后,可向脓腔注入庆大霉素 4 万～

8万单位。拔出穿刺针,用棉片轻压穿刺孔片刻,防止抗生素外溢刺激脑皮层。(图 14-1-2)。

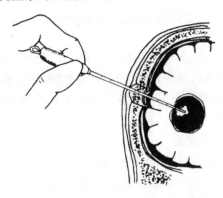

图 14-1-1　经颅骨钻孔,穿刺脑脓肿

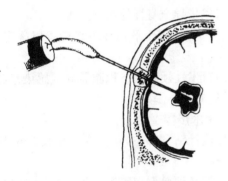

图 14-1-2　用注射器将脓液吸出

(5)缝合切口。术毕即复查 CT 观察脓肿大小。

二、脓肿切除术(Rescetion of Brain Abscess)

1. 适应证

(1)大脑半球非功能区浅表脓肿,脓肿壁厚,特别是多房性脓肿。

(2)小脑脓肿。

(3)反复穿刺抽脓或引流不能治愈者。

(4)外伤性脓肿并有异物残留或碎骨片。

2. 麻醉

气管内插管全身麻醉。

3. 禁忌证

(1)脓肿位于脑深部或重要功能区。

(2)年老体弱患者、小儿或心源性脑脓肿,不能耐受手术者。

4. 手术步骤

(1)手术切口

根据脓肿的位置、大小选择切口。

(2)骨瓣开颅

按暴露需要钻孔和形成骨瓣。

(3)切开硬膜

硬脑膜切开至骨窗边缘,有利于手术暴露。

(4)脓肿暴露

根据 CT、MRI 显示的脓肿位置,在非功能区电凝皮质,用脑针试探,进一步确定脓肿位置,并可以了解脓肿壁厚薄。分开皮质,暴露部分脓肿后,周围正常脑组织用明胶海绵和脑棉保护(图 14-1-3),若脓肿张力大,壁又不很厚,估计术中分离容易破溃,应首先穿刺抽脓,脓液送涂片和培养加药敏(同穿刺术),并尽量把脓液抽尽,以免拔针后脓液外溢。若仍有较多脓液流出,则继续用脑针注射器吸除脓液,直至无脓液流出。对于功能区附近和深部脓肿,为保证术后功能状态,应使用立体定向或神经导航技术定位。

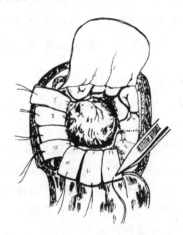

图 14-1-3　暴露脓肿,周围正常脑组织用明胶海绵和脑棉保护

(5)脓肿切除

暴露部分脓肿后,严格保护周围血管和神经组织,防止污染。沿脓肿包膜分离边界,逐步由浅入深,并垫入脑棉,直至完全游离脓肿,整个摘除(图 14-1-4)。若脓肿与颅底或重要结构粘连,应提起脓肿壁,仔细分离摘除;若粘连严重,难以分离或分离可能造成严重并发症时,可以作大部切除,电凝残留脓肿壁。

术中若脓肿已破入脑室,除切除脓壁外,应吸除被污染的脑脊液,用含抗生素生理盐水反复冲

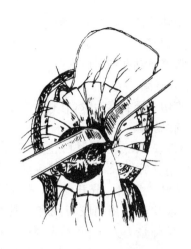

图 14-1-4　脓肿完整取出

洗,术后作脑室外引流,全身使用有效抗生素,每日或隔日作腰穿引流脑脊液,必要时经脑室和/或鞘内注入抗生素。

(6)关颅

脑脓肿术后颅压不高,脑搏动好,按常规骨瓣复位关颅。若术毕脑压高,或者术前已脑疝者,应去骨瓣。

5. 术后处理

(1)按培养结果指导应用抗生素,感染科会诊有助于治疗。

(2)脓肿穿刺者术后应定期复查头 CT,开始每周 1 次。如脓肿增大,应再穿刺;如缩小,可继续随访。如经 2～3 次穿刺,脓肿仍增大,需手术切除。脓肿缩小为 1cm、脓腔壁皱褶者,可认为趋于愈合,改每月或数月复查头 CT。

6. 并发症

(1)术中可有出血及癫痫。

(2)术后切口感染。

7. 专家点评

(1)对于临床症状稳定或好转,脓肿小于 2cm 或多发小脓肿者,可试用药物治疗并密切随访头 CT 或 MRI。

(2)手术时应立即送细菌培养,特别是术前已采用抗生素治疗者。

(3)术中 B 超有助于定位。

第二节　硬脑膜下积脓
(Subdural embyema)

硬脑膜下积脓又称为硬脑膜下脓肿,是一种少见的颅内脓肿,常继发于化脓性脑膜炎、颅骨骨髓炎、副鼻窦炎等。脓液积聚在大脑凸面,沿硬脑膜下腔扩散。

1. 适应证

(1)自发性硬脑膜下积脓。

(2)手术后感染性硬脑膜下积脓。

2. 术前准备

(1)若有创口引流,则行分泌物培养和药物敏感试验,以指导全身性使用抗生素。

(2)CT 或 MRI 平扫加增强检查以确定病灶范围。

(3)自发性硬脑膜下积脓需寻找感染来源,如脓毒血症或副鼻窦感染。

3. 手术步骤

(1)设计钻洞部位,在头皮上作长 3cm 切口,颅骨钻孔。

(2)切开硬脑膜,用吸引器头伸入脓腔内,待脓液吸除,脓腔可用庆大霉素和生理盐水大量冲洗,然后置管引流,引流管保持通畅(图 14-2-1)。

(3)头皮全层缝合。

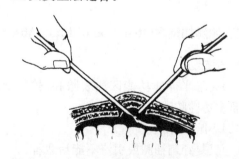

图 14-2-1　经颅骨钻孔,切开硬脑膜,吸除脓液

4. 术后处理

(1)静脉使用抗生素,一般 6～12 周,可置静脉留置针。

(2)应用脱水剂降低颅内压。

(3)至少 10～14 天后拆线,若反复多次手术或以前曾行放射治疗,拆线时间则更长。

(4)必须重复影像学检查,特别是患者症状无改善者。

5. 并发症

(1)颅内出血(脓腔下脑组织较脆,出血危险大)。

(2)癫痫。

(3)脓肿复发。

6. 专家点评

(1)关键是治疗感染源(如乳突感染或心内膜炎)以减少脓肿复发。

(2)曾行放射治疗的感染患者钻孔引流无效时,可考虑开颅手术并弃骨瓣。

(3)颅骨成形术应在感染治愈后 1 年以上施行。

第三节　脑囊虫病
(Cerebral Cysticercosis)

1. 适应证

(1)经影像学检查及寄生虫抗体试验,仍不能明确诊断者。

(2)伴有广泛的脑水肿者。

(3)内科抗寄生虫药、降颅压等药物治疗过程中神经系统症状进行性加重(如颅内压增加、癫痫、病灶占位效应所至局灶功能缺失)。

(4)囊肿阻塞脑室系统导致脑积水。

2. 手术决策

(1)对药物治疗的反应:若药物治疗后病灶变小,临床症状改善者最好不行手术治疗。

(2)诊断不确定:若对药物治疗无反应和/或影像学检查不确定,则应手术以明确诊断。

(3)疾病的分期:①囊肿期,更倾向于手术;②钙化(退行性)期,通常只须抗癫痫治疗。

3. 手术方法选择

(1)开颅减压和/或囊虫摘除术:用于广泛脑水肿、药物治疗无效者。

(2)钻孔脑室镜下囊虫摘除术:用于药物治疗无效、虫体堵塞脑室通道者。

(3)根据囊肿的部位(常需导航术):①浅表:钻孔囊肿摘除术;②脑实质内:常需开颅术;③深在部位:开颅术或立体定向抽吸术;④脑室内:开颅术或内窥镜摘除术。

(4)根据囊肿的数目:若为多发性,分布广泛,囊肿大小不等和存在脑积水,先行开颅减压和脑脊液引流术。

(5)手术要求

1)尽可能完整摘除残留囊壁,但囊肿破裂亦难以避免。

2)如果囊壁残留,将囊壁袋式缝合于蛛网膜下腔。

3)脑室内囊中,力求手术完整切除。

4)大多数手术治疗是姑息性的,起缓解症状作用,复发常见。

4. 各种手术的注意点

Ⅰ. 立体定向囊肿抽吸和虫体摘除术

(1)优点

1)比开颅术损伤小。

2)适用于年老患者伴严重内科疾患。

(2)缺点

1)囊肿壁仍存在。

2)与开颅囊肿全切除相比更易播散。

(3)可选择最大、症状最明显并位于安全区的囊肿作为靶点。

(4)靶点设于囊肿中心。

(5)尽可能避免穿刺针经过功能区皮质和脑室。

(6)超声或术中成像检查有助于抽吸。

Ⅱ. 开颅囊虫摘除术

(1)优点

1)可试图完整摘除囊虫。

2)常可摘除较集中的多发囊虫。

(2)缺点:与立体定向抽吸术相比,手术时间较长,损伤较大。

(3)神经导航和术中超声有助于定位深部病灶。

(4)对于小病灶可单用扩大钻孔摘除术。

(5)开颅术入路

1)脑实质内囊虫:定位后选择相应开颅方式。

2)侧脑室或三脑室囊虫:经额叶皮质或胼胝体入路,透明隔开窗。

3)四脑室囊虫:枕下开颅术。

(6)内窥镜手术可适用于部分脑室内囊虫。

Ⅲ. 脑脊液引流术

(1)脑积水可为阻塞性(囊肿占位效应)和交通性(脑脊液蛋白含量增高)或蛛网膜颗粒阻塞所致。因分流管常易阻塞,可考虑帽状腱膜下埋置储液囊以备抽吸。

(2)即使囊虫已行开颅全切除,大约半数脑室内囊虫伴脑积水患者需行分流术。

5. 术后处理

(1)继续抗寄生虫药物治疗。

(2)激素有助于减轻炎性反应,术后酌情减量。

(3)注意分流管阻塞的可能。

6. 并发症

(1)术中囊虫破裂可使神经缺失加重,并可使囊虫病接种。

(2)颅内出血。

(3)癫痫。

(4)脑积水。

(5)分流失败或感染。

7. 专家点评

(1)脑囊虫呈圆形或椭圆形乳白色透明囊泡,内含黄色囊液和头节。寄生在脑实质内者常单发、较小,寄生在脑室或蛛网膜下腔者则常成串、较大。

(2)术后影像学检查对于评价预后甚为重要。

(3)伴癫痫病史患者需长期抗癫痫治疗。

第四节　脑包虫病
(Cerebral Hydatidosis)

1. 适应证

脑包虫病诊断明确者,手术仍为根治的唯一疗法。

2. 术前准备

(1)手术目标为完整摘除包囊,严防囊液外溢。

(2)根据CT和MRI精确定位。

3. 手术步骤

(1)切口及骨窗:切口及骨窗要足够大。

(2)包囊暴露:根据CT和MRI显示包囊的位置,小心分开皮质,暴露包囊。周围正常脑组织用明胶海绵和脑棉保护。

(3)包囊摘除:

1)分离包囊时应十分小心,必要时可用漂浮法切除,即将患者头放低,在囊壁四周灌注大量生理盐水,将包囊漂浮起来完整摘除(图14-4-1)。

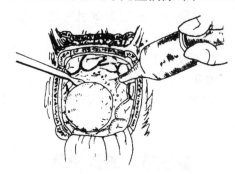

图14-4-1　用生理盐水将包虫囊漂浮起来

2)也可用细针头穿刺抽出囊液后,注入10%甲醛溶液,杀死囊内头节,然后摘除之。

(4)万一术中囊液污染伤口,则应用过氧化氢冲洗术野。手术残腔过大时,腔内可留置一硅胶管,在关闭硬膜前,注满生理盐水,防止术后脑移位及颅内积气引起感染。

(5)关颅:按常规骨瓣复位关颅。

4. 术后处理

(1)对广泛播散难以手术全切除的患者采用药物(阿苯哒唑)治疗可缓解症状,延长存活期。

(2)手术前后采用药物辅助治疗可减少复发率,提高疗效。

5. 并发症

(1)癫痫。

(2)包虫病复发。

6. 专家点评

(1)手术中可将包虫连同周围胶质增生一并切除。

(2)手术时切勿将囊壁撕破,以免囊液外溢,头节种植,日后引起复发。

第15章

脊柱疾病
Spine Diseases

车晓明　　徐启武　　陈衔城

第一节　椎板切除与脊髓探查
(Laminectomy and Spinal Cord Exploration)

1. 适应证

(1)脊髓压迫症:脊髓内的肿瘤和其他占位性病变、脊柱骨折椎间盘疝出或其他损伤所引起的脊髓压迫、脊髓损伤或椎管内炎症后的粘连、椎管内异物等。

(2)椎管狭窄、脊柱肥大性关节病。

(3)脊髓或脊神经的破坏性手术。

(4)先天性畸形整修术。

2. 术前准备

(1)术前一般准备:根据病情与检查估计患者的一般情况和对手术的耐受性,给予各种必要的补充和纠正,术前实验室检查同一般术前准备。

(2)术前手术野定位:用体表标志结构确定脊髓的位置是比较简便的方法,但是由于个别体形的差异以及在点数棘突时可能发生错误,所以常有1~2个棘突的误差。采用下述比较精确的定位方法:

1)在X线透视下确定部位。如病变的位置可在透视下看出(例如碘油造影所示的阻塞、椎管内的金属异物等),可在透视之下看出病变的上方或

下方边缘,然后在皮肤上做出记号,作为切口范围的标记。

2)先将病变的大致位置在皮肤上画出,在这个记号上用胶布粘着一个铅质的小标记物(例如X线摄片时用的铅字),然后摄X线相片。从相片可以确定铅字的位置(譬如说,正对某一椎体)。这一位置如与原先估计的位置不符,即可加以修正。

3. 麻醉

施行脊髓手术时,一般以全身麻醉为宜。对全身麻醉有禁忌者可用局部麻醉。用0.25%普鲁卡因作局部浸润。麻醉药物除应注入皮下组织和肌肉外,还应将椎板和棘突的骨衣麻醉。注射时先沿切口作皮下注射,然后用长针自椎旁(离中线4~5cm处)刺入肌肉中,直至接触椎板。先在椎板表面注入上述麻醉剂5~10ml,再在肌肉中注入同量。经这样麻醉后,剥离和牵引肌肉时不再引起疼痛。

4. 手术步骤

(1)胸椎椎板切除和脊髓探查术

沿背部中线棘突作直线切口(图15-1-1),其位置以病变为中心,范围视病变的大小、定位的准确程度和患者的肥胖程度而定,通常至少应包括损害上下各一个椎体。皮肤和皮下脂肪切开,直至棘上韧带(图15-1-2)。由于在椎旁肌肉与脊椎

骨骼之间有静脉丛,损伤后止血麻烦,故分离肌肉时应紧贴骨骼施行(图 15-1-3,图 15-1-4)。

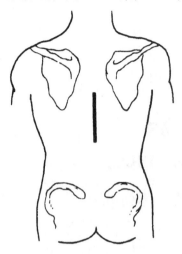

图 15-1-1 后正中直切口

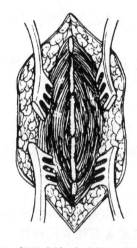

图 15-1-2 切开皮肤,直达棘突,暴露椎旁肌

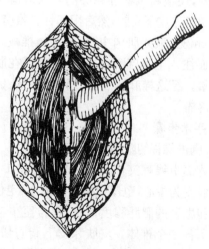

图 15-1-3 分离椎旁肌

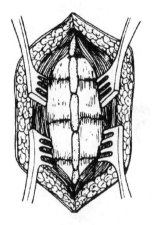

图 15-1-4 切除棘突

下一步是切除棘突。由于胸椎棘突向下倾斜,所以棘突的上端切除范围应比椎板多一个。切除过程自手术野下端开始,先将最下端的一个棘突下方的棘间韧带用刀切断,然后用骨剪或大型咬骨钳将棘突咬去,直至椎板。

棘突切除后,位于相邻椎板间的黄韧带暴露。后者的附着点是:从上方一个椎板的腹面的中点,向下跨过椎板间隙,到达下方一个椎板的上缘。椎板切除自黄韧带开始。由于胸椎椎板呈鳞片样排列,上方一个椎板的下缘覆盖着下方一个椎板的上缘,故椎板切除自下方向上施行。先用刀将黄韧带横向切开,直至硬脊膜外脂肪。然后用小型咬骨钳伸入韧带切口,将黄韧带和椎板分小块咬去。先用小咬骨钳(双动式最为合用)切除椎板的中央部分,宽 1cm。再用咬骨钳向两旁将椎板切除范围扩大,直至关节突的内侧边缘(图 15-1-5)。通常不必超过后关节突就能获得良好的手术显露,这样不致影响脊柱的稳定性。

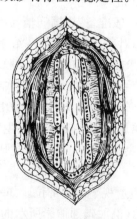

图 15-1-5 咬除椎板

下一步手术是:如果硬膜外脂肪存在,则沿中线将之分开,推向两旁,将硬脊膜暴露。硬脊膜沿中线纵向切开。硬膜切开后,沿切口用细号针线作牵引缝结。脊膜切开后暴露脊髓(图 15-1-6),于是进行硬脊膜内探查。先检查硬脊膜内表面的颜色光泽、硬脊膜的厚度和有无肿物形成。再检查蛛网膜的厚度、颜色、光泽与硬脊膜和脊髓有无粘连、蛛网膜下腔有无肿物、出血或囊肿形成。然后检查脊髓的大小、颜色、光泽、质地、表面的血管分布是否正常等。

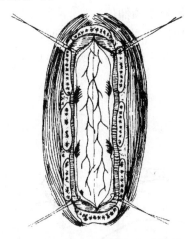

图 15-1-6 剪开硬脊膜,探查脊髓

手术操作结束后,须用温盐水将硬脊膜下腔和蛛网膜下腔冲洗干净,直至无血液或血块残留。缝合伤口时,蛛网膜不作处理。如需做脊髓减压,硬脊膜可不予缝合。如不做脊髓减压,可将硬脊膜用丝线连续或间断缝结缝合(图 15-1-7)。

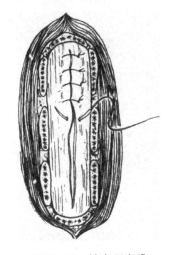

图 15-1-7 缝合硬脊膜

肌肉应缝合 2～3 层,这些缝合还兼有止血作用。然后将深筋膜、皮下脂肪组织和皮肤分层缝合。

(2)颈椎椎板切除和脊髓探查术

作枕下及颈部正中切口。颈椎椎体较为扁小,因此切口的范围应超过病变范围上下各两个脊椎的长度。上颈椎手术的切口,由于枕下肌肉较厚,上端应达到枕外粗隆下方,才能获得较好的手术显露。

皮下组织同向切开,直至项韧带。切开时应严格沿正中线进行,椎旁肌向两侧旁牵开后,暴露棘突。颈椎诸棘突的形态不尽相同,寰椎棘突缺如,自枢椎至颈 6 均呈分叉形,颈 7 则成结节状、不分叉。将椎旁肌自棘突和椎板上分离。分离肌肉的外侧范围达横突。高颈位手术(特别是寰椎附近)时常需将枕大孔的后缘打开,其方法与后颅窝手术相同。外侧关节突不可损伤,否则有发生脱位危险,故椎板切除范围应以关节突为限,不可再向外侧扩大。

(3)腰骶椎椎板切除和脊髓探查术

由于腰椎有前凸弯曲,所以用俯卧位时常在腹部放一垫枕,或将手术台中段向上抬起,以减少前突程度,从而使脊椎的位置较为表浅,便利手术显露。

作正中线皮肤切口。切口范围超过病变上下各一个脊椎。腰椎棘突较短,向下倾斜较少,故棘突与椎体大致在同一平面中。按胸椎手术的同样方法将骶棘肌和多裂肌自棘突和椎板剥离,然后向两旁牵开,暴露棘突和椎板,椎板外侧的关节突亦可略为暴露。椎板切除的外侧范围应以关节突为限,避免损伤。硬脊膜外脂肪与硬脊膜的处理与胸椎手术相同。硬脊膜囊的最下端终于第 1、2 骶椎,其下即为骶神经。腰椎椎管内的脊髓为其圆锥部分,后者终于第 1 腰椎或第 2 腰椎椎体的上部。

伤口缝合和引流原则与胸椎手术相同。

5. 术后处理

(1)术后 48h 内严密观察:

1)感觉水平有否上升,如有上升,表明脊髓功能有进一步的损坏,可能有脊髓水肿或血肿形成。

2)颈髓手术后应注意呼吸情况。

3)注意伤口引流处是否有脑脊液流出。如有脑脊液流出,应保持伤口干燥和避免污染。引流条一般在24h后拔除，如引流物中主要为脑脊液，血液很少，则可提前拔除引流。拔除引流后应继续观察是否仍有脑脊液流出，如继续流出不止，应将伤口缝合。

4）定期测量血压脉搏，及时发现休克。

（2）一般处理

1）侧卧或平卧。

2）流质饮食一天，以后按需改为半流质或正常饮食。

3）抗生素应用与一般大手术相同。

4）缝线于7～10天后拆除。

6. 关键要点

（1）相邻棘突间的椎旁肌切开时，不宜超过相邻两椎板平面的深度，避免损伤神经根。

（2）椎板切除两侧方以不超过椎板外侧缘为宜，尽量保持关节突的完整。否则会破坏椎体稳定性，导致椎体滑脱等异常情况。

（3）切除椎板时咬骨钳不能伸入椎管过深，用力应向远离脊髓的方向，以避免压迫脊髓或不慎脱手造成脊髓敲击。特别是当患者存在椎管狭窄的情况时，对脊髓轻微的压迫，可能导致严重的功能障碍。

（4）术前手术野定位比较重要，最好使用X线透视以达到精确的定位，避免不必要的医源性损伤。

7. 专家点评

（1）椎板切除是椎管内占位病变切除、功能病变的破坏性手术、脊柱畸形修复、脊髓探查手术和减压手术的必要步骤。是神经外科医生必须掌握的技术。

（2）脊髓探查是针对病因不明的脊髓病变，采取的暴露椎管、脊髓，从而查明病因的手术。随着目前CT、CT脊髓造影、MRI技术的出现和成熟，脊髓病变的定性和定位问题已经基本解决，只有极少数病例定性困难，才会采用脊髓探查、活检手术。

第二节　颈前入路
（Anterior Cervical Approach）

1. 适应证

（1）创伤：颈椎骨折伴神经压迫或脊髓损伤。

（2）椎间盘突出。

（3）感染：活检、清创术和前路植骨。

（4）退行性变：神经根型和脊髓型颈椎病。

（5）肿瘤：原发性椎体肿瘤、硬膜外转移瘤。

2. 术前准备

同本章第一节。

3. 麻醉

气管内插管全身麻醉。

4. 手术步骤

（1）体位与切口

仰卧伴轻度颈伸位。

皮肤切口根据病变部位平面，取位于胸锁乳突肌前缘与颈中线之间的横切口（图15-2-1）。

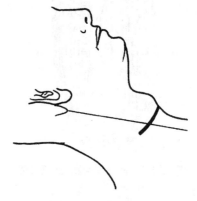

图 15-2-1　颈部切口

（2）颈阔肌分离

沿肌纤维方向分开颈阔肌，并钝性分离，外侧至胸锁乳突肌前缘，内侧至颈中线（图15-2-2）。

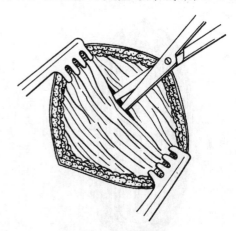

图 15-2-2　分离颈阔肌

（3）颈椎显露

先分离并切开颈中部筋膜，向外牵开胸锁乳突肌和颈动脉鞘，向内牵开食管、咽、喉和气管，至颈椎前缘。操作时，勿损伤上述结构。如右侧切口，还应注意勿损伤走行于食管和气管间的喉反神经。在颈下区，需将肩胛舌骨肌牵向内下方，一般不必切断，但颈内静脉的一些属支需电凝，切断，再沿中线纵向切开椎前筋膜，分离并向两侧牵拉颈长肌，以清楚地显露颈椎椎体和椎间盘（图15-2-3）。此操作应注意勿损伤颈交感神经链和椎动脉。

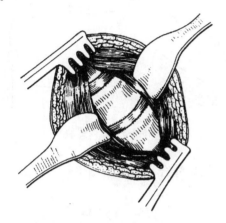

图 15-2-3　暴露颈椎椎体和椎间盘

5. 常见并发症

（1）喉返神经或喉上神经损伤：颈前入路时，这两支神经有时被牵拉或切断损伤。上颈椎易损伤喉上神经，术后会出现饮水、进食呛咳。下颈椎易损伤喉返神经，术后出现声音嘶哑。

（2）血管损伤：手术从胸锁乳突肌内侧进入，不易损伤颈内静脉。最容易损伤的主要是甲状腺下动脉，如误伤、结扎不牢靠。其次是侧前路减压损伤了根动脉。

（3）Horner 综合征：颈部交感神经节位于颈长肌的两侧下行，手术范围扩大易损伤或刺激交感神经节，发生率约 2%～4%，大都可以自愈。

（4）感染：感染是术后早期并发症，多为局部出血引起。因此，如果术后早期出现颈部疼痛，活动受限伴发热应引起重视，应及早应用大量抗生素并局部引流，否则会导致严重的感染。

6. 术后处理

（1）48h 内需密切观察患者的呼吸和吞咽情况。

（2）依颈前入路所施手术和植骨或植入物不同，确定颈部的制动方法和时间。

7. 专家点评

（1）此入路最早由 Robinson 和 Smith 用于颈椎病的治疗，之后逐渐流行，目前已广泛应用于上颈椎的暴露、融合和固定等手术。

（2）由于左侧喉返神经位置比较固定，所以有些医生采用左侧切口，但病变位置较低时（C7 或以下）就会碰到胸导管，所以切口的选择应依病变的位置作出调整，同时兼顾术者操作方便和习惯。

（3）术中对颈长肌外侧不宜分离和操作过多，以免损伤交感神经干，从而引起 Hornor 综合征。

（4）病变位于 C7 水平以下时，注意防止胸膜损伤。

第三节　颈椎间盘突出手术
（Operation of Cervical intervertebral disc protrusion）

1. 适应证

（1）颈椎间盘突出或退行性变，有椎体后缘骨赘形成，发生神经根或脊髓受压症状经非手术治疗无效者。

（2）三个节段以下颈椎病，非手术治疗无效，反复发作者。

2. 禁忌证

全身情况差，或合并有重要脏器疾患，不能承受手术创伤者。病程长，合并四肢肌肉萎缩，关节僵硬，说明脊髓损伤严重，即使行减压术，脊髓功能亦难恢复。

3. 术前准备

同一般脊柱手术准备外，应详细记录神经系统症状和体征，以备术后比较。

4. 麻醉

颈神经浅丛阻滞麻醉或气管插管全身麻醉。全身麻醉较易控制麻醉的深度和时程，麻醉效果好，患者术中较安静，可减少许多干扰因素，有利于操作。对病情严重者，应选择气管插管全身麻醉。

一、颈前入路(Anterior cervical approach)

1. 手术方法

(1)体位:患者取仰卧位,肩部垫枕,使颈部呈后伸位,头偏向手术对侧。

(2)切口:可作横切口或斜切口 横切口于锁骨上三横指处,胸锁乳突肌浅表,从颈中线向外延伸 10cm。纵切口沿胸锁乳突肌前内缘切开(参看颈椎入路)。

(3)显露椎体前缘,并摄片定位(图 15-3-1)。

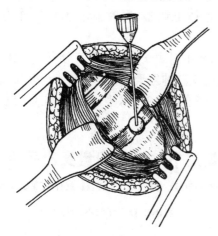

图 15-3-1 椎间盘中插入腰穿针,摄 X 线片定位

(4)摘除椎间盘及减压。于病变椎间隙作一长方形切口,切开前纵韧带和外纤维环。用髓核钳钳取大部分变性的髓核后,置入小号椎体牵开器,使用髓核钳和垂体刮匙切除剩余的髓核及软骨终极。

(5)后纵韧带切除(图 15-3-2)。直视下看清后纵韧带。若后纵韧带完整则不必切开;若后纵裂破裂,则用 1mm 的 kerrison 钳将其切除。椎体后方的骨赘不必常规切除。

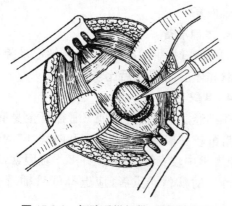

图 15-3-2 切除后纵韧带,显露硬脊膜

(6)植骨融合。测量出盘间隙的高度和深度。取带皮质的髂骨植入椎间隙(图 15-3-3)。也可采用椎间融合器 Cage 植入,它具备明显的撑开效应,能维持椎间隙的宽度,减轻神经根的压迫和维持正常颈椎生理弧度和稳定性等优点。在相邻上、下椎体前方植钛板并用螺钉固定。

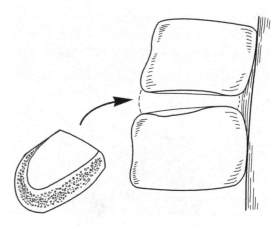

图 15-3-3 植入骨块

(7)切口缝合。见图 15-3-4。

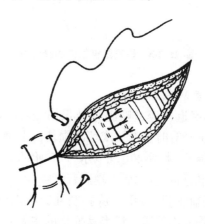

图 15-3-4 缝合切口

2. 术后处理

术后次日拔除引流管。颌颈石膏或硬颌颈托固定 12 周。酌情应用激素地塞米松和速尿 5~7 天。

3. 主要并发症

(1)显露过程中,可能损伤喉返神经、喉上神经、血管、气管、食管、颈交感干及胸膜等,主要原因是解剖不熟悉或操作粗暴所致,细致操作可以避免。

(2)脊髓和神经损伤。这是颈前路手术极其严重的并发症。

(3)植骨块脱落、不愈合或塌陷。

(4)颈椎邻近节段退行性变。

(5)供骨区并发症：自体骨移植者在供骨区出现术后疼痛，麻木，以及血肿等，称为供骨区并发症。

4. 专家点评

(1)患者有严重脊髓压迫症表现时，应清醒气管插管和摆体位。

(2)切除椎间盘时，可采用下法：①在椎间盘间隙内转动直的刮匙，利用刮匙的锋利边缘刮除上软骨终极。②用髓核钳切除松动的椎间盘组织。③用向上成角的刮匙刮除椎间盘间隙的角落，用 Kerrison 咬骨钳切除侧方的椎间盘。

(3)植入的骨块应用磨钻处理。使前部的高度稍高于后部约 2mm 左右。

(4)植骨前，应将椎间隙的上、下椎体终极皮质刮除。

二、颈后入路(Posterior Cervical Approach)

1. 手术步骤

(1)体位与切口(图 15-3-5)

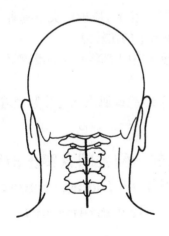

图 15-3-5　颈后正中直切口

坐位或俯卧位。取后正中直切口，范围包括病变椎间盘上下各两个棘突。

(2)椎板显露

切开皮肤、皮下组织和项韧带，显露棘突。准确定位，再将病侧椎旁肌自棘突和椎板上分离后

向外侧牵开，显露该侧的半椎板至小关节突。(图 15-3-6)。

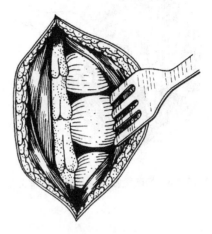

图 15-3-6　显露椎板

(3)部分椎板切除

用磨钻或咬骨钳去除小部分相邻的上下椎板边缘和小关节面的内侧缘，成为大小约 1.3cm×1.3cm 的骨窗(图 15-3-7)。

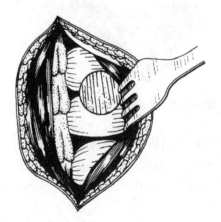

图 15-3-7　切除部分椎板

(4)神经根显露

分离、切除黄韧带，显露受压之神经根(图 15-3-8)。

(5)髓核显露

突出的髓核常在神经根下方，偶尔也在神经根上方，故根据突出髓核的不同方位，向上或向下牵开神经根，便可显露突出的髓核(图 15-3-9)。

(6)髓核切除

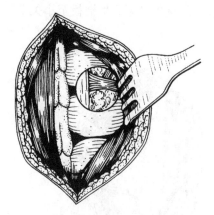

图 15-3-8　切除黄韧带后显露受压神经根

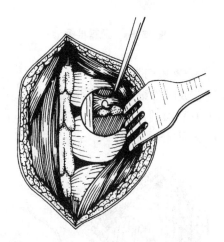

图 15-3-9　牵开神经根可显露突出的髓核

　　十字切开后纵韧带,摘除髓核和其余椎间盘碎片使神经根彻底减压。如果神经根仍紧张,应切除更多的椎间周围骨质,至神经完全松动(图15-3-10)。

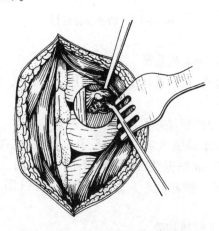

图 15-3-10　切开后纵韧带摘除髓核

　　(7)切口缝合
　　分层间断缝合肌肉、韧带、皮下组织和皮肤(图 15-3-11)。

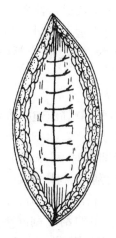

图 15-3-11　缝合切口

2．术后处理
　　(1)参见本章第一节。
　　(2)颈前入路者,术后需戴颈托,防止颈部过伸。
3．专家点评
　　(1)有明显椎管狭窄者,术时要密切监控血压,避免脊髓缺血。
　　(2)摆放体位时,应确保头架垂直于地面,以减少旋转关节上的扭转力。
　　(3)避免在中线部将咬骨钳嘴部插入椎管,因为此处脊髓受压最重。
　　(4)深部组织或肌肉的过分紧密缝合可导致脊髓受压。

第四节　胸椎间盘突出的手术
(Operation of Thoracic Intervertebral Disc Protrusion)

1．适应证
　　(1)非手术治疗无效者。
　　(2)神经根痛严重者。
　　(3)出现脊髓压迫症者。
2．手术入路
　　椎板切除背侧入路适用于游离或移位髓核的切除和需作椎管探查的患者;肋骨横突切除后外

侧入路适用于外侧型胸椎间盘突出；经胸入路适用于中央型胸椎间盘突出。本节以经胸入路为例介绍有关事项与手术方法。

3. 术前准备

见本章第一节。

4. 麻醉

气管内插管全身麻醉。

5. 手术步骤

(1)体位与切口

右侧开胸位或左侧开胸位。上、中胸段病变以右侧入路为好，对心脏、大血管和神经根、动脉影响小。下胸段病变以左侧入路为好，因为下腔静脉在右，主动脉在左，而主动脉对外力的抵抗作用较下腔静脉为大，且术中移动也较方便，故手术比较安全(图 15-4-1)。

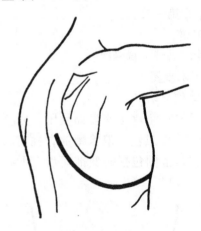

图 15-4-1 皮肤切口

取与病变椎间盘相应的肋间隙，自腋前线向后上至脊柱与肩胛骨之间的皮肤切口，常规开胸。

(2)病变椎间隙定位

在病变椎间隙处，打开壁层胸膜，显露肋骨头及其辐射韧带，并刺入一针。摄 X 线胸椎前后位片和(或)侧位片，以证实定位准确(图 15-4-2)。

(3)肋骨头切除

先切除一些外侧位的椎间盘组织，再用气动钻或电钻磨除与椎体相连的肋骨头，然后切除肋骨附着于椎体的纤维软骨和稍内侧的椎间盘组织。骨切除范围延伸至病变椎间隙尾端的椎弓根，而不需延至头端椎弓根(图 15-4-3)。

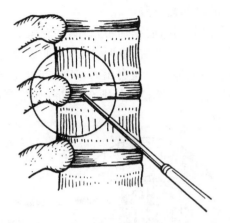

图 15-4-2 病变椎间隙定位

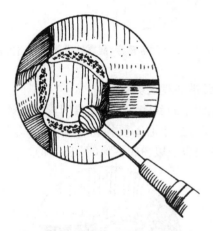

图 15-4-3 切除肋骨头和邻近骨质

(4)后纵韧带暴露

当肋骨头和邻近椎体之间的纤维软骨被切除后，即显露后纵韧带覆盖于硬脊膜间隙上(图 15-4-4)。

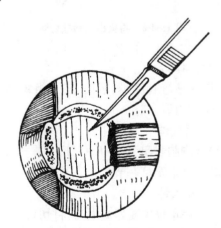

图 15-4-4 后纵韧带覆盖于硬脊膜间隙上

（5）椎间盘显露

分离并切除后纵韧带,显露硬脊膜和突出的椎间盘。遇硬膜外出血时,电凝或明胶海绵压迫止血。中央型椎间盘突出时,其侧方可完全被硬脊膜覆盖,不能牵拉此处硬脊膜和受压的脊髓(图15-4-5)。

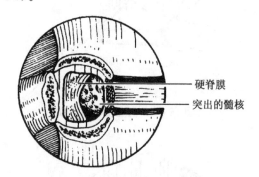

——硬脊膜
——突出的髓核

图15-4-5　切除后纵韧带,显露硬脊膜和突出的椎间盘

（6）椎间盘组织切除

用成角的刮匙将突出之椎间盘拉离硬脊膜表面并切除之,小心不要损伤脊髓。椎体对侧后表面的骨赘也予以粉碎去除(图15-4-6)。

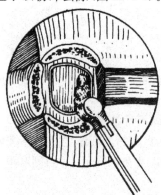

图15-4-6　将突出的髓核切除

（7）切口闭合

分层间断缝合胸膜、肌肉、皮下组织和皮肤,置胸腔闭式引流。

6. 术后处理

（1）行胸腔封闭引流48～72h。

（2）参见本章第一节。

7. 专家点评

（1）使用单极电凝器或电刀,将切口下方的肌肉(斜方肌、背阔肌、菱形肌等)与皮肤切口方向一致游离和切开。

（2）早期认为神经根可帮助识别硬脊膜外侧缘,有利于避免损伤脊髓。

第五节　腰椎间盘突出的手术
（Operation of Lumbar Intervertebral Disc Protrusion）

1. 适应证

（1）疼痛严重、非手术治疗无效,或迅速复发,或屡次复发者。

（2）有明显的神经功能丧失,如肌肉萎缩或垂足等。

（3）中央型突出、压迫马尾神经,有括约肌功能障碍者。

2. 术前准备

见本章第一节。

3. 麻醉

气管内插管全身麻醉。

4. 手术步骤

（1）体位与切口

取俯卧位,注意勿使腹部受压。另应使手术床中部抬高,以减轻或消除腰部脊柱前凸。取后正中直切口,范围包括病变椎间盘上下各两个棘突(图15-5-1)。

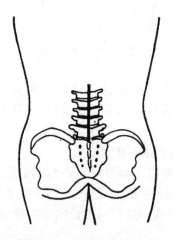

图15-5-1　腰后正中直切口

（2）椎板显露

切开皮肤、皮下组织和棘上韧带,分离患侧骶棘肌并向外侧牵开,显露该侧的椎板。术中定位核实后,作椎板切除(图15-5-2)。

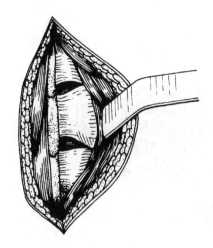

图 15-5-2　显露椎板

(3)切除部分椎板

用磨钻或咬骨钳去除病变椎间隙两相邻椎板的各一部分,至小关节面的内侧。尽量不伤及关节。必要时可切除下关节突或下、上两关节突(图15-5-3)。

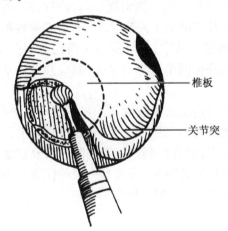

图 15-5-3　切除部分椎板

(4)神经根显露

分离、切除黄韧带,显露受压之神经根(图15-5-4)。

(5)髓核显露

突出的髓核常在神经根的前外方,故将神经根略作分离并向内牵拉,便可显露。有时突出的髓核位于神经根与脊膜囊的夹角之间,故暴露髓核须将神经根牵向外侧。如发现病变部位未正对椎板切除孔,可将椎板切除范围向外侧或下方适当扩大(图15-5-5)。

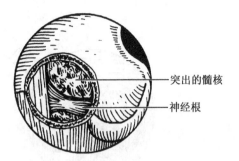

图 15-5-4　切除黄韧带,显露受压神经根

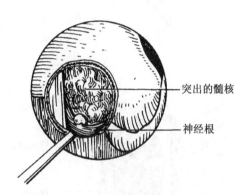

图 15-5-5　牵开神经根后显露突出的髓核

(6)髓核切除

牵开神经根后,见游离的突出物,即予清除。若术中清除的突出物与术前检查表明的突出髓核体积不符时,需扩大椎板切除范围。探查常可发现移位的突出髓核,清除之。如椎间盘的环状韧带未破裂,用尖刀十字切开环状韧带,再用息肉钳和刮匙清除破碎断裂之纤维环和髓核组织。不应使任何小片退化组织遗留在椎间盘内或椎管内。并注意,清除椎间盘组织时,不宜用力牵拉或搔刮过深,以免损伤椎体前方的大血管(图15-5-6)。

(7)中央型突出髓核的切除

作相应部位的全椎板切除(见第一节)。切开背侧硬脊膜,向两侧牵开马尾神经根,暴露腹侧硬脊膜相当于椎间盘部位的结节样隆起。在该部再切开腹侧硬脊膜,即可显露突出的髓核。切除方法同步骤6(图15-5-7)。

(8)切口缝合

分层间断缝合肌肉、韧带、皮下组织和皮肤(参见本章第一节)。

5. 术后处理

参见本章第一节。

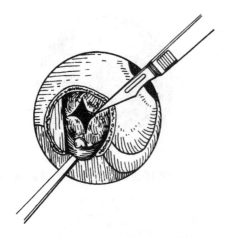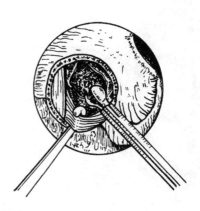

图 15-5-6 髓核切除

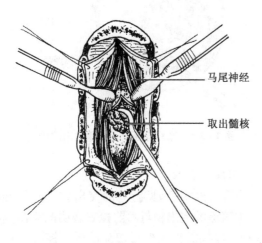

马尾神经

取出髓核

图 15-5-7 摘除中央型突出的髓核

6. 专家点评

传统的椎间盘切除术主要采用后方入路,椎板开窗、半椎板切除,这样软组织切除少、骨质切除局限,对脊柱的稳定性影响不大。大多数腰椎间盘突出症可以采用此种手术解决。中央型的腰椎间盘突出,部分也可以使用传统方法,尝试从侧方切除突出的椎间盘。但当局部合并明显的骨质增生或椎间盘与硬脊膜粘连明显时,则需要从硬脊膜下切除。极外侧型腰椎间盘突出症,需切除椎间孔后方的上下关节突。如果合并神经根管狭窄或侧隐窝狭窄,需将关节突前内侧部分切除。如果切除了两个以上关节突,则应同时作融合或固定术。

由于传统的椎间盘切除术尚有不足之处,不少学者又先后发展了化学髓核溶解术、前路椎间盘切除术、经皮穿刺椎间盘切除以及经皮激光椎间盘减压术,这些方法都有一定的优点和不足之处,还应掌握其特殊指征,方可应用。

第**16**章

脊髓疾病
Spinal Cord Diseases

第一节　脊髓肿瘤手术
(Tumors Of the Spinal Cord)

脊髓肿瘤按脊椎的位置可以分为颈段、胸段、腰段和骶段；按水平面与硬膜的关系可分为硬膜外、硬膜下；按水平面肿瘤生长与脊髓的部位关系可分为脊髓外腹侧、外侧与背侧和髓内。脊髓肿瘤可有恶性和良性。

一、髓内肿瘤(Intramedullary Tumors)

1. 适应证

(1)髓内良性肿瘤：血管母细胞瘤和神经鞘瘤等应争取作肿瘤全切除。

(2)髓内胶质瘤：如边界清晰尽可能做肿瘤全切，但边界不清可做部分切除甚至活检，不可盲目追求全切，术后依肿瘤切除情况及病理酌情放疗和(或)化疗。

(3)髓内脂肪瘤：做肿瘤次全切除或大部切除，目的为减压改善症状，不可盲目追求全切。

2. 术前准备

(1)常规心、肺检查，肝、肾功能，血常规、凝血功能等检查。

(2)常规备皮、备血、术前用药等。

(3)高颈段以下手术，可术前作 X 线定位片，或备 X 线 C 臂机术中定位，用以确定切口的部位及长短。

3. 麻醉

气管内插管全身麻醉。

4. 手术步骤

(1)体位与切口

患者俯卧位，胸、髂部垫小枕，腹部免压。颈段手术，颈略屈曲，使肿瘤区处于最高点，以易于术野的显露；同样，胸及腰段手术，将胸背及腰部略屈曲。

后正中直切口。

(2)显露椎旁肌

切开皮肤、皮下组织，直至棘上韧带。紧贴棘突外缘切开棘上韧带，显露椎旁肌。

(3)椎旁肌分离

用骨膜剥离器紧贴棘突和椎板向两侧钝性分离椎旁肌，于椎板间隙电凝并切断椎旁肌的附着及血供。

(4)椎板显露及切除

两侧椎旁肌完全游离后，置入梳式拉钩或椎板牵开器，拉开椎旁肌，显露椎板。

切断棘间韧带，剪除棘突，咬除椎板。咬除椎板时可将黄韧带与椎板骨一并分块咬除。按肿瘤的大小，决定去除椎板窗的大小。椎板比影像学上肿瘤的上下界各多切除半个节段，以易于显露肿瘤。

(5)硬脊膜显露

分离硬脊膜外脂肪，游离至侧方，出血可电凝，但注意尽量不电凝硬膜。硬脊膜外静脉丛出血可电凝或明胶海绵、止血绵压迫。硬脊膜显露，周围组织充分止血后，切开硬脊膜。

（6）硬脊膜切开

一般于后正中打开硬膜，如有必要，可偏一侧。硬膜悬吊以扩大显露及减少出血。可见肿瘤段的脊髓呈梭形膨大，有实体感，继发空洞者则呈囊性感。

（7）肿瘤显露

沿肿瘤全长，于后正中沟切开软脊膜，如遇脊髓后正中静脉，可用低功率双极电凝，沿后正中沟向两侧作分离至显露肿瘤。

（8）肿瘤背侧分离

稍向两侧分离后，用 6/-0 或 7/0 无损伤缝针缝吊软脊膜于硬膜上，以利牵开两侧后索和充分显露肿瘤。分离肿瘤时，如遇来自脊髓实质的细小供应动脉，予以电凝、切断。当肿瘤偏大，可先做肿瘤内切除，待瘤内掏空，瘤壁塌陷时，再作肿瘤分离（图 16-1-1）。

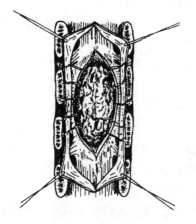

图 16-1-1　背侧肿瘤分离

（9）肿瘤腹侧分离

可先游离出肿瘤的一极，尤其在肿瘤与脊髓空洞交界处，自上向下或自下向上，分离肿瘤腹侧界面，直至肿瘤全部切除。如遇腹侧供血动脉，也予以电凝、切断。电凝时，注意勿损伤脊髓前动脉。

（10）切口关闭

肿瘤切除，止血完毕后，用细丝线间断缝合硬脊膜，如张力较高或硬脊膜有缺失，可用筋膜或补片修补缝合。彻底止血，分层缝合肌肉、皮下组织和皮肤。

5. 术后处理

（1）密切观察脊髓手术相关阶段的感觉水平、肢体活动、血压脉搏等情况，尤其是本体感觉的变化。

（2）密切观察排便情况。若有尿潴留则留置导尿管，膀胱冲洗，定期尿培养和药敏试验，防治尿路感染。保持大便通畅，必要时给予润肠药物或灌肠。

（3）颈段手术。密切观察呼吸情况，保持呼吸道通畅，必要时气管切开。

（4）定时翻身。翻身时头、颈、胸、腰沿中轴一起转，防止脊髓扭曲加重损伤。

（5）胸段脊髓手术如有腹胀可延长禁食时间。

（6）必要时使用颈托、腰托保护。

（7）胸腰椎术后卧硬板床 8～10 周。

6. 并发症

（1）截瘫、深浅感觉障碍、大小便障碍。

（2）颈髓手术后呼吸障碍。

（3）胸髓手术后腹胀。

（4）手术累及节段多时，术后出现脊柱不稳定。

（5）脑脊液漏、伤口感染等。

7. 关键要点

仔细找出肿瘤与脊髓的边界，确无边界，不可勉强。

8. 专家点评

髓内肿瘤的手术入路基本相同，但各类不同性质肿瘤的手术各有特点：

（1）室管膜瘤：多位于脊髓中央，往往肿瘤的上下端伴有脊髓空洞。一般肿瘤与正常脊髓组织边界较清楚，可先沿肿瘤边界作背侧分离，再在肿瘤与脊髓空洞交界处先游离出肿瘤的一极，自上向下或自下向上，分离肿瘤腹侧界面，直至肿瘤全部切除。

（2）星形细胞瘤：可位于脊髓中央，但也有偏一侧的，少部分肿瘤的一端或上下两端伴有脊髓空洞。肿瘤与正常脊髓组织边界较清者，可先沿肿瘤边界做背侧分离，再在肿瘤与脊髓空洞交界处或边界较清的一端先游离出肿瘤的一极，自上向下或自下向上，分离肿瘤腹侧界面，直至肿瘤全部切除；难以分清瘤髓边界者，可在肿瘤的中部分离、切除,至发现理想的肿瘤界面后,再向上下端分离腹侧肿瘤;如遇瘤髓边界十分不清病例,仅做部分切除或活检,不可强求全切。

(3)血管母细胞瘤:多位于脊髓的背外侧,肿瘤的上下端往往伴有脊髓空洞。切瘤时需先电凝切断背外侧的供血动脉,选择远离主要引流静脉的一端进入空洞腔,电凝、皱缩肿瘤包膜,再处理更靠腹侧的供血动脉,再电凝、皱缩肿瘤包膜,如此循环,整个肿瘤的供血动脉全部断离,电凝、切断回流静脉,整块取下肿瘤。手术禁忌在断离主要供血动脉前电凝引流静脉或进入瘤内做分块切除,以免引起难以控制的出血或肿瘤体急性扩大,从而影响切除肿瘤和误伤脊髓组织。

(4)髓内脂肪瘤:多位于脊髓背外侧,虽在磁共振上可见与脊髓的边界较清,但实际上与脊髓很难分清,很难分离。用手术刀剪刀切除很慢、很难,而且因牵拉及振动可能会损伤脊髓。可用超声刀或激光刀切除肿瘤,做肿瘤大部切除。

(5)神经鞘瘤:可完全位于脊髓内,或部分在外部分在内。手术于最表浅的部位切开肿瘤,或沿髓外肿瘤向内侧分离。断离来自根动脉的血供后,先瘤内切除,再分离周边,切除全部肿瘤。

(6)髓内海绵状血管瘤:手术切开胶质增生带,显露肿瘤,电凝肿瘤包膜使其皱缩,游离全切肿瘤。

(7)髓内表皮样囊肿或皮样囊肿:于肿瘤最表浅处切开软脊膜和肿瘤包膜,去除瘤内容物。一般不做瘤壁的剥离,敞开瘤腔与蛛网膜下腔相通。

二、髓外肿瘤(Extramedullary Tumors)

包括硬膜下和硬膜外肿瘤。硬膜下肿瘤主要为神经鞘瘤和脊膜瘤,少数为先天性肿瘤;硬膜外肿瘤主要为恶性肿瘤,如肉瘤和转移瘤等。

1. 适应证

(1)髓外良性肿瘤,神经鞘瘤和脊膜瘤等都应做肿瘤全切除。

(2)硬膜外转移瘤等恶性肿瘤,常较广泛侵犯椎体、椎板等骨质,手术切除肿瘤后应注意脊柱的稳定性,必要时做固定术。

(3)硬膜下由脑转移来的肿瘤,尽可能做肿瘤切除,但在脊髓、神经粘连紧、边界不清处,可做大部分切除或次全切除,术后酌情放疗和(或)化疗。

2. 术前准备

(1)常规心、肺检查,肝、肾功能,血常规、凝血功能检查等。

(2)常规备皮、备血、术前用药准备等。

(3)高颈段以下手术,可术前作 X 线定位片,或备 X 线 C 臂机术中定位,用以确定切口的部位及长短。

3. 麻醉

气管内插管全身麻醉。

4. 手术步骤

(1)体位与切口

患者俯卧位,胸、髂部垫小枕,腹部免压。颈段手术,颈略屈曲,使肿瘤区处于最高点,以易于术野的显露;同样,胸及腰段手术,将胸背及腰部略屈曲。

后正中直切口。

(2)显露椎旁肌

切开皮肤、皮下组织,直至棘上韧带。紧贴棘突外缘切开棘上韧带,显露椎旁肌。

(3)椎旁肌分离

用骨膜剥离器紧贴棘突和椎板向两侧钝性分离椎旁肌,于椎板间隙电凝并切断椎旁肌的附着及血供。

(4)椎板显露及切除

两侧椎旁肌完全游离后,置入梳式拉钩或椎板牵开器,拉开椎旁肌,显露椎板。

切断棘间韧带,剪除棘突,咬除椎板。咬除椎板时可将黄韧带与椎板骨一并分块咬除。按肿瘤的大小,决定去除椎板窗的大小。椎板比影像学上肿瘤的上下界各多切除半个节段,以易于显露肿瘤。

(5)硬脊膜显露

椎板切除后,可见硬脊膜局部隆起或局部硬脊膜张力变大,轻轻触及硬脊膜常常可扪及硬膜下的肿瘤。硬膜外的肿瘤往往在椎板切除时就可见,甚至肿瘤有时会破坏椎板。

(6)硬脊膜切开

切开硬脊膜、蛛网膜,悬吊,探查肿瘤。脊髓背侧或较大的肿瘤打开硬脊膜即可发现,位于脊髓背外侧或脊髓腹侧的肿瘤,脊髓受压移位,肿瘤两极的蛛网膜下腔增宽(图 16-1-2)。

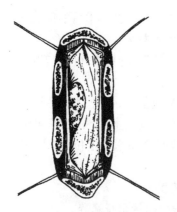

图 16-1-2　硬脊膜切开

（7）肿瘤分离与切除

肿瘤与脊髓一般无粘连，做肿瘤分离，分块切除或完整取下。

（8）切口关闭

肿瘤切除后，止血彻底，用细丝线间断缝合硬脊膜，如张力较高或硬脊膜有缺失，可用筋膜或补片修补缝合。彻底止血，分层缝合肌肉、皮下组织和皮肤。

5. 术后处理

（1）密切观察脊髓手术相关阶段的感觉水平、肢体活动、血压脉搏等情况。

（2）若有尿潴留则留置导尿管，膀胱冲洗，定期尿培养和药敏试验，防止尿路感染。保持大便通畅，必要时给予润肠药物或灌肠。

（3）颈段手术，密切观察呼吸情况，保持呼吸道通畅，必要时气管切开。

（4）定时翻身，翻身时头、颈、胸、腰沿中轴一起转，防止脊髓扭曲加重损伤。

（5）胸段脊髓手术如有腹胀可延长禁食时间。

（6）适当使用颈托、腰托保护。

6. 并发症

同髓内肿瘤。

7. 专家点评

脊髓外肿瘤的手术入路方法基本相同，但各类不同性质肿瘤的手术各有特点：

（1）神经鞘瘤：

原则上肿瘤与载瘤神经一并切除，但重要功能的载瘤神经应尽可能保全。如肿瘤很小，可考虑将肿瘤从载瘤神经上游离下来切除，保留载瘤神经。神经鞘瘤一般与周围组织不粘，仅有载瘤

神经及供血动脉伸入处，手术电凝断离载瘤神经及供血动脉，轻轻牵拉肿瘤可完整取出（图 16-1-3）。如肿瘤较大难以直接从蛛网膜下腔中游离出来，可以先做瘤内切除，待体积缩小后再全部切除肿瘤。

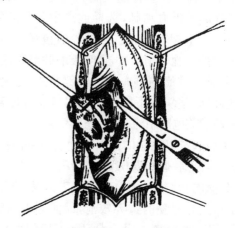

图 16-1-3　分离肿瘤、电凝供应血管后切断之

哑铃型肿瘤可分为椎管内部分、椎管外部分，椎间孔段为狭窄部。手术先切开狭窄部，按硬膜下肿瘤切除方法作椎管内切除，再处理椎管外的肿瘤，这样能减轻切除椎管外肿瘤时对脊髓的挤压。处理椎管外肿瘤时，也应沿肿瘤界面分离，直至分离载瘤神经至正常粗细为止，以免肿瘤残留（图 16-1-4）。

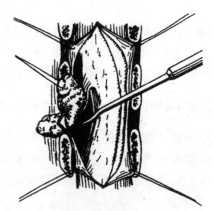

图 16-1-4　哑铃状肿瘤应同时切断椎管
内外的肿瘤

切除哑铃型肿瘤椎管外部分时，颈段应注意避免前方的椎动脉，胸段注意勿损伤胸膜，腰段注意勿损伤腹膜后脏器和大血管。

马尾神经肿瘤，小的可连受累神经一并切除；

较大的肿瘤可先做瘤内切除或分块切除,待仔细分离神经后再切除肿瘤,以免损伤马尾神经。

(2)脊膜瘤:

位于脊髓背侧或外侧的肿瘤,可围绕基底部将硬脊膜剪开(离肿瘤 5mm),基底部游离并断去主要血供后,分离肿瘤与脊髓的边界,连肿瘤及基底一同去除。脊髓腹侧的肿瘤,可先铲除肿瘤基底血供,再分块切除肿瘤,直至全部切除肿瘤,最后切除基底部硬脊膜。硬脊膜缺损用筋膜或人工硬膜修补。

(3)脊索瘤:

肿瘤在椎骨内呈浸润性生长,与椎骨边界不清,手术仅能部分切除,将肿瘤的纤维包膜切开,用吸引器和息肉钳将肿瘤摘除,包膜保留,术后放疗。

(4)转移瘤:

手术原则为做充分的椎板切除减压,尽可能切除肿瘤,解除肿瘤对脊髓的压迫,明确肿瘤来源及性质后进行化疗及放疗。

(毛仁玲　徐启武)

第二节　颈前外侧经椎间孔入路切除哑铃状颈神经鞘瘤（Anteriolateral Transforamial Approach for Resection of Dumbbell-shaped Cervical Neurinomas）

大多数神经鞘瘤为良性肿瘤,发源于神经鞘,可位硬脊膜内或外。它们可经侧方椎间孔长到椎管外,呈哑铃状生长。哑铃状神经鞘瘤约占脊髓肿瘤的 6%,近半数在颈段。根据它们生长的方向和累及的结构,可分下列 5 型(图 16-2-1):Ⅰ型:肿瘤全位于椎管内,硬脊膜把肿瘤分成硬脊膜内与外两部分;Ⅱ型:肿瘤位于硬脊膜内和外,伴部分肿瘤长出椎间孔。此型又根据椎间孔外肿瘤大小分为Ⅱa-d 型;Ⅲ型:肿瘤位于椎间孔和椎旁;Ⅳ型:肿瘤位硬脊膜外和椎体内;Ⅴ型:肿瘤向多个方向生长,椎体及其附件多处受侵袭。

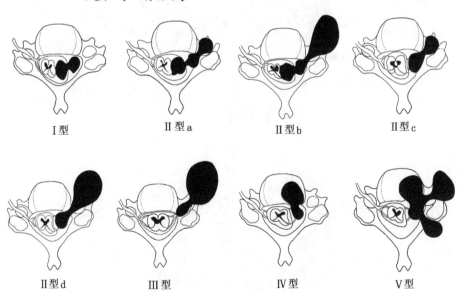

Ⅰ型　　Ⅱ型a　　Ⅱ型b　　Ⅱ型c

Ⅱ型d　　Ⅲ型　　Ⅳ型　　Ⅴ型

图 16-2-1　哑铃状神经鞘瘤的分型
Ⅰ型:肿瘤全位于椎管内,硬脊膜把肿瘤分成硬脊膜内与外两部分;Ⅱ型:肿瘤位硬脊膜内和外,伴部分肿瘤长出椎间孔;Ⅲ型:肿瘤位于椎间孔和椎旁;Ⅳ型:肿瘤位硬脊膜外和椎体内;Ⅴ型:肿瘤向多个方向生长,椎体及其附件多处受侵袭

1. 适应证

哑铃状肿瘤的椎管外部分大于椎管内部分,如Ⅱb、Ⅱd 型和Ⅲ型。

2. 术前准备

见本章第一节。

3. 麻醉和监护

气管内插管全身麻醉。肿瘤位 C_{1-2} 者,为减少经口腔插管下颌移位而影响显露,可改经鼻气管插管。电生理监测(体感或运动诱发电位监测)。

4. 体位

仰卧,头转对侧,同侧肩下垫小枕。

5. 手术步骤

(1)肿瘤的显露

1)颈$_{1-2}$哑铃状神经鞘瘤。(图 16-2-2A,图 16-2-2B,图 16-2-2C)

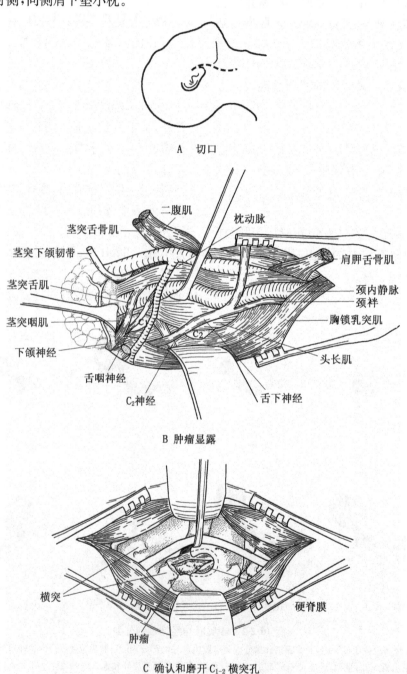

A 切口

B 肿瘤显露

（标注：二腹肌、茎突舌骨肌、茎突下颌韧带、茎突舌肌、茎突咽肌、下颌神经、舌咽神经、C_2神经、枕动脉、肩胛舌骨肌、颈内静脉、颈袢、胸锁乳突肌、头长肌、舌下神经）

C 确认和磨开C_{1-2}横突孔

（标注：横突、肿瘤、硬脊膜）

图 16-2-2 颈 1-2 哑铃状神经鞘瘤

①皮肤切口:从耳前颧弓下缘开始,沿下颌与乳孔突间隙向下,走行在胸锁乳突肌前沿,达颈中部。

②切开皮下脂肪,颈阔肌和腮腺后下部分(切

口上部分）。

③游离和向上牵开腮腺，注意保护面神经主干和分支。

④游离和切断二腹肌后腹和茎突舌骨肌，向中线牵开。

⑤切断枕动脉和/或舌下神经颈襻，以利颈外动脉和舌下神经移位。

⑥切断茎突下颌骨韧带，使下颌骨能前移。

⑦确认 C_1，C_2 横突（图 16-2-2B）。在茎突处

切断茎突后肌和茎突咽肌附着，以利更好显露横突孔内的椎动脉。

⑧在上述操作中注意不要损伤舌咽神经、迷走神经和下齿状神经。

⑨磨开 C_1、C_2 椎间孔，移位椎动脉，以利显露椎间孔（图 16-2-2C）。

2）C_3-C_5 哑铃状神经鞘瘤（图 16-2-3A，图 16-2-3B）

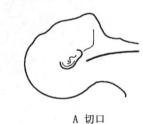

A 切口

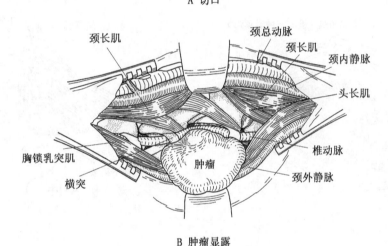

B 肿瘤显露

图 16-2-3 C_3-C_5 哑铃状神经鞘瘤

①皮肤切口：沿胸锁乳突肌前沿做斜行皮肤切口。

②切开皮下脂肪，颈阔肌。游离和向外侧移位胸锁孔突肌和颈外静脉。

③钝性分离和向中线牵开颈动脉和颈内静脉。

④钝性分离和显露颈椎椎体外侧部和横突，此时常可见肿瘤椎管外侧部和颈神经。

3）C_6-C_8 哑铃状神经鞘瘤（图 16-2-4A，图 16-2-4B，图 16-2-4C，图 16-2-4D）

①皮肤切口：在锁骨上窝，做与锁骨平行的皮肤切口。

②切开皮下脂肪、颈阔肌。

③游离和向中线牵开胸锁乳突肌和椎动脉，向外侧牵开颈外静脉，向下方牵开肩胛舌骨肌。

④此时可见肿瘤或前斜角肌，用手指向椎体方向触摸可察觉前斜角肌下方的肿瘤。

⑤根据肿瘤生长方向，可向中线或外侧牵开前斜角肌或切断该肌显露肿瘤。

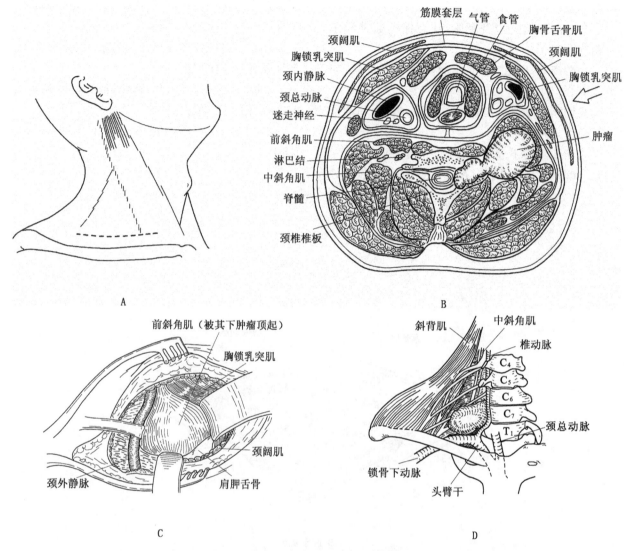

A

B

前斜角肌（被其下肿瘤顶起）
胸锁乳突肌
颈外静脉
颈阔肌
肩胛舌骨

C

斜背肌
中斜角肌
椎动脉
C₄
C₅
C₆
C₇
T₁
锁骨下动脉
头臂干
颈总动脉

D

图 16-2-4　C₆-C₈ 哑铃状神经鞘瘤

（2）肿瘤切除

1）椎管外肿瘤的切除

①瘤内切除（图 16-2-5）：由于椎管外部分的肿瘤常巨大，影响肿瘤的游离，可先做包膜内肿瘤分块切除。神经鞘瘤血供多不丰富，质地多脆软可以吸除；少数较坚韧，需锐性切割成用超声刀吸除。注意不要企图一次瘤内切除干净，以免因瘤包膜破损而误伤周边重要神经血管结构。

②辨认和切断载瘤神经远端：在肿瘤体积缩小后，较容易在肿瘤下外部发现载瘤神经的远端，可锐性切断之。

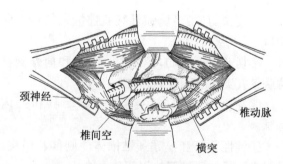

颈神经
椎间空
椎动脉
横突

图 16-2-5　肿瘤切除

③辨认或游离椎动脉(图 16-2-6A,图 16-2-6B):大多数情况下,左右两侧椎动脉在 C_6 水平进入椎体横突孔。少数情况下,左椎动脉不从锁骨下动脉发出,而直接从主动脉弓发出,此时它在颈部走行较长路径,达 C_4 水平才进入横突孔。走行在横突孔内的左右两侧椎动脉在 C_1 水平穿出横突孔。沿横突沟向中线行走,在枕大孔穿寰枕筋脱和硬脊膜入颅。因此,在不同椎体水平手术时,应注意辨认和保护椎动脉,游离和切断附着于横突前结节的小肌群,如头长肌、颈长肌、前斜角肌,可有利显露椎动脉。有时为了更好显露,可打开横突孔,移位椎动脉,扩大椎间孔,以利椎管内肿瘤的显露和切除。但是,多数情况是因椎间孔受肿瘤影响,已经扩大,可满足手术需要。颈部椎动脉发生的肌肉支,如影响手术显露,可双极电凝后切断。有时肿瘤包膜与椎动脉粘连,应在高倍镜下仔细分离,只有充分游离,才能移位和保护椎动脉及利于全切除肿瘤。

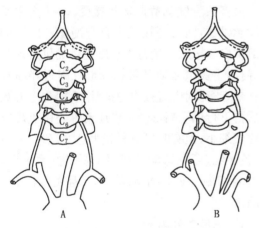

图 16-2-6 两侧椎动脉走向
A:后面观;B:前面观

④椎管内肿瘤的切除:同切除椎管外肿瘤一样,宜先做瘤内分块切除,待瘤体缩小后,再游离瘤包膜,辨认和切断载瘤神经的近端。椎管内的肿瘤可位硬脊膜外或内,对于后者,需切开硬脊膜才能全切除肿瘤。切忌盲目牵拉肿瘤,或企图把肿瘤从扩大的椎间孔拉出,如此操作将因过度牵拉脊髓而使其受损。应在直视下游离和切除肿瘤,肿瘤本身出血不多,易用滴水双极电凝止之。但是,瘤周硬脊膜外静脉丛出血可汹涌,特别是在椎间孔背外侧的静脉丛,遇到时不要惊慌,因出血多能用明胶海绵压迫止之。

(3)关闭切口
1)仔细和妥善止血。
2)确认无出血和清点棉片对数后,分层缝合硬脊膜、肌层、颈阔肌和皮肤切口,颈阔肌下可放置闭式引流,术后酌情 24h 拔除。

6. 术后处理
同本章第一节。

7. 并发症
(1)血管损伤:在手术入路、肿瘤游离切除过程中,颈部血管,包括锁骨动脉、颈总动脉、颈内动脉、颈外动脉以及它们的同名静脉、椎动脉均有受损伤的可能,应注意在颈部不同切口中这些颈部血管的走行及与肿瘤的关系。小心游离和牵拉颈部血管,并妥加保护。颈部大血管损伤可发生严重神经系统缺血并发症,甚可危及生命。

(2)神经损伤:由于颈前外侧区有诸多神经走行,如面神经、舌咽神经、迷走神经、舌下神经、副神经、颈交感神经干、隔神经等,术者应熟悉这些解剖结构,术中注意辨认和避免误伤或过度牵拉。

不当牵拉腮腺可伤及面神经。术后发声嘶哑除与咽喉插管致水肿外,喉返神经(迷走神经分支)受损是常见原因,在 C_6 右侧手术时特别注意保护它。在处理枕动脉供应胸锁乳突肌支时,注意不要伤及舌下神经。隔神经从 C_4 发出直行在前斜角肌腹表面,肩胛舌骨肌下腹和颈横动脉肩胛上动脉与其交叉,它向下走行在锁骨下动脉与静脉之间或进入胸腔。在解剖前斜角肌时应注意保护它。副神经走行在寰椎横突处与枕动脉交叉,向下与胸锁孔突肌交汇,这两处手术时易伤及该神经。颈交感神经干位头长肌表面,减少对该肌的牵拉或在骨膜下游离该肌可防 Horner 征发生。

(3)胸导管:左侧颈胸交界处手术易伤及胸导管。一旦误伤,应妥善结扎。

(4)硬脊膜:由于颈前外侧入路,硬脊膜切口难严密缝合,术后易发生脑脊液漏并积聚于手术切口。所幸是经卧床、腰穿持续脑脊液引流、预防抗生素应用脑脊液漏多能自愈。

8. 专家点评
(1)对颈部哑铃状神经鞘瘤的外科手术入路,

有下列几种供选择。后入路可提供良好的椎管内暴露，切除位于椎管内硬脊膜内外的肿瘤和长入椎间孔内的肿瘤适用于Ⅰ、Ⅱa、c型和Ⅳ型。如果椎间孔外的肿瘤较大，经后入路切除将很困难，且易损伤脊髓、椎动脉。为了扩大暴露，过多的椎体及其附件的磨除必将引发椎体不稳定而需内固定术。前、后联合入路，即经后入路切除椎管内肿瘤，再经前入路切除椎管外肿瘤，虽可达到全切肿瘤，但需2个切口或二期手术，有诸多不利。只适用于Ⅴ型肿瘤。前外侧经椎间孔入路可一期切除椎管内外肿瘤是该入路的优点，适用于Ⅲ型、Ⅱb、Ⅱd型。

(2)神经、血管、胸导管和硬脊膜等损伤多发生在不正确操作或手术操作粗糙，因此，术前对颈部解剖结构的熟悉，良好的显微外科技术、准确定位和精心个体化手术入路选择，可避免或减少各种并发症的发生。

（周良辅）

第三节 脊髓动静脉畸形手术
(Operation of Spinal Cord Arteriovenous Malformations)

一、脊髓动静脉畸形灶切除术(Resection of Anomaly)

1. 适应证

(1)脊髓动静脉畸形位于髓外或从髓外嵌入髓内者；

(2)脊髓背内侧或背外侧动静脉畸形，成团块状生长者。

2. 禁忌证

(1)髓内动静脉畸形位于腹侧者。

(2)动静脉畸形呈弥漫型生长者。

3. 术前常规

参见本章第一节。

4. 麻醉

气管内插管全身麻醉。

5. 手术步骤

(1)体位与切口

参见本章第一节。

(2)椎板显露及切除

切开皮肤、皮下组织，直至棘上韧带。紧贴棘突外缘切开棘上韧带，显露并游离椎旁肌。两侧椎旁肌完全游离后，置入梳式拉钩或椎板牵开器，拉开椎旁肌，显露椎板。

切断棘间韧带，剪除棘突，咬除椎板。咬除椎板时可将黄韧带与椎板一并分块咬除。椎板切除范围以显露畸形灶为度，不需暴露畸形引流静脉全长。

(3)畸形灶显露

切开硬脊膜和蛛网膜，显露畸形血管，一般位于脊髓的背侧或背外侧。注意勿损伤蛛网膜下扩张的、薄壁的畸形血管。硬脊膜和蛛网膜一并悬吊，如遇蛛网膜粘连，应细心分离，如蛛网膜与畸形血管粘连较多而且很严重，则留于畸形血管上与畸形灶一并切除。

(4)切断主要供血动脉

大多数脊髓动静脉畸形接受2~3支主要供血动脉供血，同时还接受来自脊髓正常血管交通支的供血。按照脊髓血管造影提供的供血动脉位置寻找，主要供血动脉常在畸形灶附近伴随脊神经背根走行，向内直接供应病灶，有时先上升数厘米后再下行供应畸形灶。供应动脉与引流静脉相比比较细小，但有时可直径粗大达2毫米，一般壁厚，色泽红，可见搏动。判明主要供血动脉后，予以电凝切断。如供血动脉过于粗大，可结扎后切断。

(5)畸形灶分离

在畸形灶分离出来之前，尽量保护引流静脉，先从远离主要引流静脉的那端开始分离畸形灶，由于主要引流静脉常引向头端，故分离畸形常常从下端开始。分离畸形血管时，应紧贴畸形血管，有时电凝皱缩畸形血管有助于分离。如遇来自脊髓正常循环的细小交通支供血时，应细心电凝后切断。但注意勿损伤脊髓的正常供血动脉。如遇到非主要引流静脉，也可电凝切断(图16-3-1)。

(6)畸形灶切除

游离畸形灶，直至最后电凝切断主要引流静脉后，病灶可全切除。

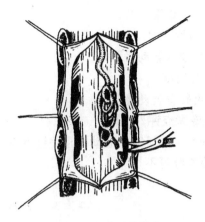

图 16-3-1　畸形灶分离

(7)切口关闭

参见本章第一节。

6. 术后处理

(1)参见本章第一节。

(2)术后适当扩容,防止血栓形成。

7. 并发症

(1)见本章第一节。

(2)脊髓梗死。

8. 专家点评

手术关键在于:先判明及切断所有的供血动脉,再分离畸形灶,最后再断离引流静脉。对于单纯迂曲扩张的引流静脉,不必全长切除。对于髓内呈弥漫型生长的畸形血管,不可跟踪切除,否则会引起脊髓损伤而症状加重。

二、硬脊膜动静脉瘘(Spinal dura A-V fistula)

1. 适应证

(1)脊髓硬膜动静脉瘘明确诊断者;

(2)介入治疗禁忌者;

(3)介入治疗失败者。

2. 术前常规

参见本章第一节。

神经系统有明显损害者,提示有进行性的缺血,术前常需用地塞米松治疗。

3. 麻醉

气管内插管全身麻醉。

4. 手术步骤

(1)体位与切口

参见本章第一节。

(2)椎板显露及切除

切开皮肤、皮下组织,直至棘上韧带。紧贴棘突外缘切开棘上韧带,显露并游离椎旁肌。两侧椎旁肌完全游离后,置入梳式拉钩或椎板牵开器,拉开椎旁肌,显露椎板。

为暴露血管瘘,可作整个椎板切除、半个椎板切除或仅作椎间孔扩大。

(3)瘘口显露

按照脊髓血管造影中瘘口的位置,在硬脊膜袖的神经根附近寻找根动脉,可见其在硬脊膜外或硬脊膜内与粗大的髓静脉相接,后者携带动脉血逆流入到冠状静脉丛。由于硬脊膜内静脉无瓣膜,冠状静脉丛的高压传到辐射静脉和脊髓,导致脊髓病变。

(4)血管瘘切除

在神经根的硬脊膜袖水平电凝动脉化的瘘口引流静脉,并切断之,此时原来鲜红色、搏动的冠状静脉丛顿变成暗蓝色。

(5)切口关闭

参见本章第一节。

5. 术后处理

(1)参见脊髓动静脉畸形灶切除术。

(2)手术后可能出现血栓形成,引起短暂的术后恶化,可给予低剂量的肝素治疗。

6. 并发症

参见脊髓动静脉畸形灶切除术。

7. 专家点评

脊髓硬膜动静脉瘘必须判明瘘口的位置,准确切除。如果远离瘘口作回流静脉的切除而遗留病灶在原处,可能会产生分流而瘘口再通,要注意多发瘘口的可能。不必要也不应该分离整个粘在软脊膜、蛛网膜上动脉化的髓周静脉及阻断回流静脉,这样会引起神经系统症状加重。

三、髓周动静脉瘘(Perimedullary arteriovenous fistula)

该畸形是位于脊髓背侧或腹侧的动静脉短路,通常位于胸腰段。是脊髓动脉与脊髓静脉的单一分流而无病灶。

1. 适应证

(1)A 型畸形,即小的动静脉瘘,由一根细长的前脊髓动脉或后侧动脉供应,只有很轻微的血管扩张。

(2)位于背侧的 B 型髓周动静脉畸形,即中等大小的动静脉瘘,由 1～2 条已有明显扩张的动脉供应。

2. 禁忌证

(1)C 型髓周动静脉畸形,即大的动静脉瘘,有多条大直径动脉供应,血流速度快,有大的分流量,并有多根扩张的弯曲的静脉。

(2)位于腹、外侧的 B 型髓周动静脉畸形。

3. 术前常规

参见本章第一节。

4. 麻醉

气管内插管全身麻醉。

5. 手术步骤

(1)体位与切口

参见本章第一节。

(2)椎板显露及切除

切开皮肤、皮下组织,直至棘上韧带。紧贴棘突外缘切开棘上韧带,显露并游离椎旁肌。两侧椎旁肌完全游离后,置入梳式拉钩或椎板牵开器,拉开椎旁肌,显露椎板。

切断棘间韧带,剪除棘突,咬除椎板。椎板切除范围以显露血管瘘口为度,不需暴露畸形引流静脉全长。

(3)畸形灶显露

按照脊髓血管造影中畸形灶的位置,打开硬脊膜,硬脊膜和蛛网膜一并悬吊,在硬膜下、脊髓的背、外侧附近寻找,可能会显示粗大的引流静脉。

(4)切断主要供血动脉

供血动脉可来自于脊髓前动脉或脊髓后动脉,可能有 1～2 支供血动脉供血。按照脊髓血管造影提供的供血动脉位置寻找,主要供血动脉在硬膜下,判明供血动脉后,予以电凝切断。如供血动脉过于粗大,可结扎后切断。

(5)血管瘘切除

切断供血动脉后,可切除血管瘘,切除血管瘘后大概数秒钟,血管的颜色即从红色变成暗蓝色。如仍未见血管变颜色,则要考虑是否还有其他供血动脉。

(6)切口关闭

参见本章第一节。

6. 术后处理

参见硬脊膜动静脉瘘。

7. 并发症

参见硬脊膜动静脉瘘。

8. 专家点评

正确、全部显露供血动脉是关键点,瘘口切除后,回流静脉可不切除。

(毛仁玲 徐启武)

第四节 脊髓外伤手术
(Operation of Spinal Cord Injury)

1. 适应证

(1)开放性脊髓损伤患者。

(2)闭合性脊髓损伤患者的神经体征进行性加重。

(3)X 线或 CT 示椎管内有碎骨片陷入者。

(4)蛛网膜下腔阻塞。

(5)椎骨骨折、严重脱位、椎管内血肿,压迫脊髓,但非脊髓横断性损害者。

(6)骨片、椎间盘等压迫神经根引起疼痛者。

2. 禁忌证

(1)完全性神经功能丧失而蛛网膜下腔通畅的。

(2)急性颈脊髓中央损伤综合征。

(3)悬吊性骨折。

(4)延-颈髓分离综合征。

3. 术前准备

(1)参见第一节。

(2)手术前可应预防使用抗生素及类皮质激素。

(3)骨折脱位严重者,需在牵引下搬动和施行手术。

4. 麻醉

(1)气管内插管全身麻醉。

(2)颈椎损伤的患者在清醒状态下作纤维镜引导下的经鼻气管插管。

(3)使用一氧化氮及麻醉药的平衡麻醉以达到理想的神经生理监护,并只用短效的肌松药。

假如使用吸入麻醉,应保持在最低浓度来达到安全麻醉而不影响监护。

一、后路减压术(Posterior Decompression)

1. 适应证

用于解除脊髓后方的压迫因素和需要对脊髓进行充分探查、减压和修复脑脊液瘘者。

2. 手术步骤

(1)体位与切口

参见第一节。

切口范围宜超过骨折区上下各1~2个椎体。

(2)显露椎旁肌

参见第一节。

(3)椎旁肌分离

参见第一节。

分离椎旁肌应从正常区开始,自上而下及自下而上向中间的损伤区汇合。宜用锐性分离,不可用力过度,以免骨折碎片或椎骨移动,加重神经组织损伤。

(4)椎板显露及切除

两侧椎旁肌完全游离后,置入梳式拉钩或椎板牵开器,拉开椎旁肌,显露椎板。

切断棘间韧带,剪除棘突,咬除椎板。咬除椎板时可将黄韧带与椎板骨一并分块咬除。椎板切除范围宜超过骨折区上下各1~2个椎体。

椎板切除也应以正常部位开始,咬除椎板时不能转动咬骨钳,也不能牵拉未游离的骨片,以免连带活动的椎板损伤脊髓。去除游离骨片应在直视下进行,如果骨片刺破硬脊膜,宜切开硬脊膜,扩大创口,以便直视检查。

(5)硬脊膜显露

分离硬脊膜外脂肪,游离至侧方,出血可电凝。硬脊膜外静脉丛出血可电凝或明胶海绵、止血绵压迫。硬脊膜显露,周围组织充分止血后,切开硬脊膜。

(6)硬脊膜切开

硬脊膜囊压力高,硬脊膜切开应超过脊髓肿胀范围,探察脊髓的色泽,有无挫伤、肿胀和出血等。如遇血块,应予清除,脊髓挫伤需用生理盐水冲洗,吸除浮起的碎屑,不能用吸引器直接吸脊髓组织。脊髓中央出血性坏死的患者,通过脊髓背侧正中部切开,清洗血块及排除儿茶酚胺类物质,并反复冲洗。可切断损伤两侧的齿状韧带以增大脊髓的游离度。

(7)切口关闭

止血彻底,硬膜可敞开不缝合或取筋膜或补片用细丝线间断行减张缝合。分层缝合肌肉、皮下组织和皮肤。

开放性脊髓损伤,应先作伤口清创术,再按闭合性损伤处理。

二、侧前方减压术(Anterior Lateral Decompression)

1. 适应证

(1)影像学检查证实椎管前方有骨性或椎间盘压迫,而MRI显示脊髓无变性者。

(2)用于胸腰椎不稳定型骨折或骨折-脱位患者后路减压后,脊髓前方仍受压者。

(3)病灶位于椎体后方,后路清除有困难。

(4)椎体后凸畸形严重,形成锐角的椎体后缘压迫脊髓者。

2. 术前常规

(1)参见第一节。

(2)术前必须精确定位,根据截瘫平面及破坏最重的椎体确定应切除的肋骨、横突及椎弓根。

3. 麻醉

气管内插管全身麻醉。

4. 手术步骤

(1)体位

一般选择椎体破坏比较严重、截瘫较重的一侧作为术侧。取侧卧位,术侧在上(图16-4-1)。

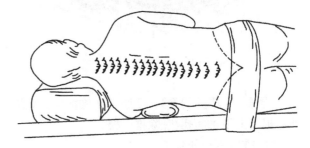

图16-4-1　侧卧位术侧在上

(2)切口

旁后正中线作纵行切口,或以伤椎棘突为中

心,经椎旁向前作弧形切口。

（3）显露锥体

（胸段）切开皮肤、皮下组织,再切除后段肋骨与横突,在肋骨下缘分离出肋间神经,将其结扎、切断,并将近心端翻向对侧。推开胸膜,显露椎体的侧面、前面（图16-4-2）。

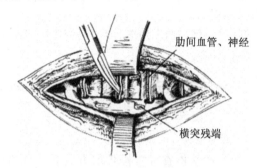

图 16-4-2　椎体显露

（腰段）切开皮肤、皮下组织,沿第12肋下移,切开三层腹肌,将腹膜推向前方,达椎体侧面、前面。

（4）切除椎弓

（胸段）沿肋间神经近心端向中线分离,找到椎间孔,先切除伤椎邻近的1～2个椎弓根。由于椎体破坏范围不一,有时需要切除上、下其他椎弓根以扩大显露。切除椎弓根时,可用椎板咬骨钳伸入逐渐咬除（图16-4-3）。

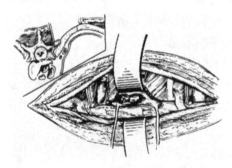

图 16-4-3　椎弓切除

（腰段）显露并切除第12肋及伤椎横突,认清椎弓根及上下椎间孔,咬除椎弓根。

（5）椎管探查和减压

切除椎弓根后,去除脊髓前的压迫物。注意保留1～2mm厚的椎管前壁以防损伤脊髓,切除凸向椎管的骨性致压物,再将残留骨壁的硬膜面用神经剥离子轻轻分离,解除粘连,然后将残留骨

壁向前挤压以解除脊髓压迫。如同时有椎间盘突出应一并切除之。探查椎管。在直视下予以彻底清除压迫物,观察硬脊膜是否恢复搏动。

（6）植骨、固定

在椎管侧壁切除后,作椎体间植骨。将切下的肋骨或另取髂骨片植入预先凿好的骨槽内。一般作二节椎体间融合,如椎体上缘压缩,和上位椎体作椎间融合,如椎体下缘压缩,和下位椎体作椎间融合,若上下缘均压缩,作上下椎体三节间融合。对扩大椎管侧壁切除而不稳者应加用内固定。

5. 术后处理

术后卧硬板床8～10周。

三、颈前入路(Anterior Cervical Approach)

1. 适应证

（1）切除颈髓前方的椎间盘、碎骨片和异物等压迫物。

（2）颈椎体骨折突入椎管压迫脊髓者。

（3）颈3以下骨折不能颅骨牵引复位,需要切开复位者。

（4）颈椎开放性损伤需探查和处理颈部组织与大血管者。

2. 术前常规

参见第一节。

3. 麻醉

气管内插管全身麻醉。

4. 手术步骤

（1）体位

仰卧位伴轻度颈伸位。

（2）切口

颈前横切口或斜切口。

（3）颈椎显露

切开皮肤、皮下,气管食管内侧牵拉,右胸锁乳突肌颈血管鞘外侧牵拉,两者之间隙分离达颈椎前方。

（4）锥体钻孔减压

根据损伤情况,用Cloward型圆钻或磨钻在病变椎间隙做成圆形骨窗,或用Cloward型圆钻及磨钻切除病变椎体中部,保留椎体外侧部分,做成宽约1.0cm、长及数个椎体（取决于病变范围的

大小)的长方形骨窗。

(5)清除压迫物

切除突出的骨折碎片、椎间盘组织等压迫物。压迫物较多者,可用刮匙在椎体后方小心刮除。有神经根受压症状者,可利用磨钻向双侧磨除椎体后缘,以使神经根充分减压。

(6)后纵韧带切除

分开后纵韧带并切除,显露硬脊膜,去除脊髓前的压迫物。探查椎管,在直视下予以彻底清除韧带、突出的椎间盘组织及碎骨,使硬脊膜囊得到充分减压。观察硬脊硬是否恢复搏动。

(7)植骨、固定

由髂嵴处取一长度合适的髂骨块,两端各修成一突出部,颈椎长方形骨窗两端的椎体面各钻一小骨槽,使之与髂骨块的突出部相吻合。将髂骨块嵌入骨窗内,行骨融合。

5. 术后处理

(1)参见第一节。

(2)加强抗感染,尤其是开放伤。

(3)必要时,牵引、石膏背心等。

6. 并发症

参见第一节。

7. 专家点评

遇开放性脊髓伤应先作伤口清创、闭合,再按闭合性损伤处理。手术切口要超过骨折区,椎板切除要超过骨折区,硬脊膜切开要超过脊髓损伤区,以利于探查,而且从正常组织开始。分离组织时,尽量用锐性,以免组织移动加重损伤。有脊髓中央出血性坏死,应脊髓背面正中切开,反复用低温盐水冲洗。

(毛仁玲　徐启武)

第17章

颅神经疾病
Disorders of Cranial Nerves

高　翔　周良辅

第一节　原发性三叉神经痛
（Primary Trigeminal Neuralgia）

三叉神经痛指面部三叉神经分布区内反复发作的、短暂的阵发性剧痛，又称痛性抽搐。三叉神经痛可分为原发性和继发性两种。后者指有明确原因，如肿瘤、动脉瘤、动静脉畸形、多发性硬化、脑膜炎和脑干梗死等。前者指一般所称的三叉神经痛，多无明确病因。虽然早在1934年Dandy就指出后颅窝血管压迫会引起原发性三叉神经痛，但是一直未引起大家重视。1966年，Jannetta采用显微外科技术解除微血管对三叉神经根的压迫，不仅使患者面部疼痛消失，而且保留面部感觉和运动功能。此后，微血管减压术不仅广泛用于三叉神经痛，而且用于治疗面肌抽搐、顽固性眩晕和舌咽神经痛。

1. 适应证

原发性三叉神经痛者经药物、周围支封闭或射频等治疗无效；

年龄小于70岁，无器质性心血管等疾病者。

2. 术前准备

应做头CT和（或）MRI，以除外继发性三叉神经痛。

做后颅窝三维TOFMRA或SPGR（干扰GRASS）技术，了解三叉神经与微血管的关系。

有高血压者，应控制血压后手术。

3. 麻醉

气管内插管全麻。虽有用局麻或针麻的报道，但由于患者因疼痛发作，术时难以控制和配合，因此不宜提倡。

4. 手术步骤

（1）体位、切口、骨窗

侧卧位，患侧朝上。为利于暴露，可静脉点滴甘露醇250ml和地塞米松5mg。耳后发际内线形切口，暴露枕骨鳞部外侧部和乳突后部，确认星点。在星点下方钻洞扩大成直径3cm骨窗，骨窗外上缘应暴露横窦和乙状窦始部。开放的乳突气房用骨蜡封闭（图17-1-1，图17-1-2）。

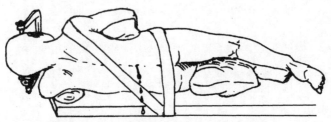

图17-1-1　手术体位，侧卧，头平行于地面

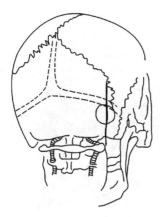

图 17-1-2　骨窗接近横窦与
乙状窦起始部

（2）三叉神经根的暴露

在横窦下方剪开硬脑膜，向外下方延伸，然后折向内侧，将硬脑膜瓣翻向中线，并在外上缘的硬脑膜上做附加小切口。悬吊外侧硬脑膜，使横窦尽量向外上方牵开。用明胶海绵保护小脑，用宽1cm的脑压板伸入由小脑、小脑幕和岩骨嵴构成的三角内，并轻柔地翻起小脑外上部。在手术显微镜下，锐性剪开岩静脉上的蛛网膜，尽量保留岩静脉，如影响手术显露，可用双极电凝静脉后，用显微剪剪断。进一步翻起小脑，即可暴露面神经和位于其上方深部的三叉神经根和桥脑。宜先隔着蛛网膜观察三叉神经与血管的解剖关系，常见患者的蛛网膜增厚，丧失正常时的透明度。（图17-1-3，图17-1-4）

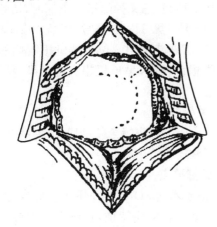

图 17-1-3　硬膜瓣翻向中线，加小切口

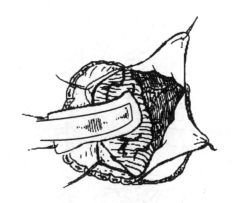

图 17-1-4　蛛网膜增厚，不透明

（3）三叉神经根受压的判断

由于侧卧位可引起小脑动脉移动，因此距三叉神经根 1～2mm 的血管均视为与神经有接触，特别是神经上有压迹或神经被推移和扭曲者更是可靠证据。下面部疼痛者，常见三叉神经根上前或后部受小脑上动脉等压迫；上面部疼痛者则为神经根下外部受小脑前下动脉压迫。要注意多根血管压迫的可能（图 17-1-5）。

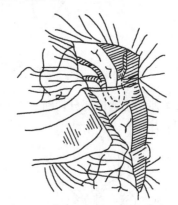

图 17-1-5　显示血管压迫神经

（4）微血管减压

确认血管压迫三叉神经后，用长柄微型剥离子把血管从神经上分开，在三叉神经前垫入小块明胶海绵。取 1×0.5cm 涤纶片或特氟隆片，两端用剪刀修成锐角，在明胶海绵和三叉神经之间插入，并向后环绕神经，用生物胶使其黏合，即与周围血管隔离，又不会因脑脊液或体位发生移动。最后用小块明胶海绵覆盖在神经上的蛛网膜破口上。也可用涤纶片或止血纱衬垫在血管和神经之间，用生物胶固定之（图 17-1-6，图 17-1-7，图 17-1-8）。

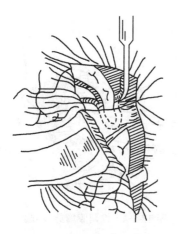

图 17-1-6 将压迫血管从
神经下方游离

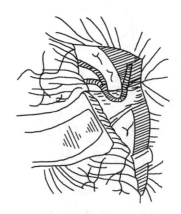

图 17-1-7 血管仍对神经产生压迫

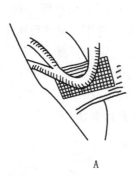 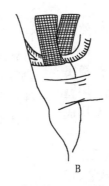 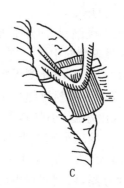

A   B   C

图 17-1-8 涤纶片不同的衬垫方式

(5)三叉神经感觉根部分切断
见图 17-1-9。

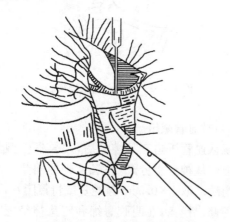

图 17-1-9 显示正在切断神经

适应证:①多发性硬化斑压迫;②血管与神经
根粘连太紧;③必须牺牲供应桥脑的动脉分支才
能游离动脉;④桥脑固有静脉压迫;⑤未找到肯定

的压迫原因。

方法:用45°微型神经钩或微剪割断桥脑旁感
觉根的下外侧部。多发性硬化者,应在硬化斑的
近心端切断神经;三叉神经第3支痛时,切断感觉
根下外侧50%;第2、3支痛时,切断80%;3支全
痛时,全部切断感觉根。位于感觉根腹侧的运动
支比感觉根色较白,呈单根粗大的纤维,易识别,
应保护之。

(6)关颅

仔细止血。严密缝合硬脑膜,分层缝合肌层、
皮下组织和皮肤。

5. 关键要点

(1)由于术前 3D TOF MRA 仅做参考,还需
要术者根据患者面痛特征,仔细在术中寻找责任
血管。

(2)在游离三叉神经根和责任血管时,应请麻
醉师把心脏监测声音放大,便于术者听到。一旦
心音变慢,即应停止操作。

6. 术后处理

（1）同一般开颅术。

（2）面部疼痛和高血压（如果患者伴有）在手术后可显著减轻或消失。术前治疗三叉神经痛的药物和降压药继续服用一段时间，以后逐步减量至停服。

（3）术后少数患者可发生暂时性听力减退或面瘫（手术操作所致）、无菌性脑膜炎等，可对症处理。

（4）术后应卧床 2～3 天，之后才逐渐坐起和下床活动。

7. 专家点评

（1）鉴于大量病例长期随访发现特氟隆衬垫可引发肉芽肿，是构成 13％～50％ 三叉神经痛复发的原因，以及近来发现它可引起脑干囊肿或瘤样占位，应该用其他衬垫物取代特氟隆。

（2）在安放衬垫物后，可用镊子轻轻梳理三叉神经，既可检查安放衬垫物，又可提高术后止痛效果。

第二节 面肌痉挛
（Hemifacial Spasm）

1. 适应证

（1）药物治疗（如卡马西平）、针灸、理疗等无效的面肌痉挛。

（2）CT 或 MRI 除外继发性面肌痉挛，询问病史排除 Bell 面肌麻痹或面神经外伤后面肌痉挛。

（3）3D TOF MRA 了解压迫神经责任血管。

2. 麻醉

同三叉神经微血管减压术。

3. 手术步骤

（1）体位

同三叉神经微血管减压术。

（2）切口与骨窗

基本同三叉神经微血管减压术，但骨窗偏下和偏大。除显露乙状窦始段外，还应接近颅后窝底，不必显露横窦。（图 17-2-1）

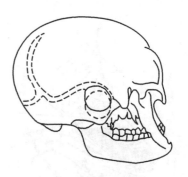

图 17-2-1　骨窗偏下和偏大，显露乙状窦始段

（3）面神经显露

25％甘露醇脱水后，剪开硬脑膜。应从小脑外下侧入路暴露面神经根部，不应该从小脑外上侧入路（即三叉神经微血管减压入路）。因为后者仅暴露面听神经桥小脑角段，而且易牵拉损伤听神经。用脑压板把小脑外下部轻轻抬起，用双极电凝镊电凝后切断 1～2 支桥静脉。打开小脑延髓池侧角，吸去脑脊液，探查桥小脑角有无异常。然后辨认副神经、迷走神经和舌咽神经，进一步抬起小脑，将小脑与后组颅神经之间的蛛网膜束带用双极电凝镊电凝后切断。显露第四脑室侧隐窝脉络丛，抬起小脑绒球，即可见脑干和面听神经。安放自动牵开器（图 17-2-2，图 17-2-3，图 17-2-4）。

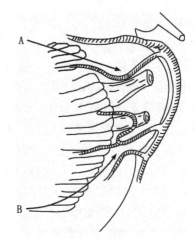

图 17-2-2

A：三叉神经微血管减压入路；B：面神经减压入路

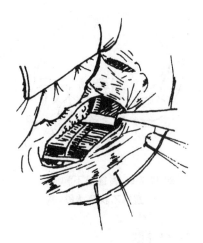

图 17-2-3　面神经显露

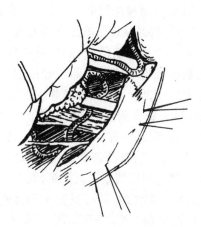

图 17-2-4　面神经显露

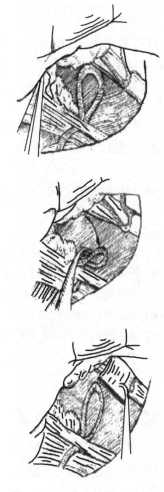

图 17-2-5　将小脑后下动脉从面神经根部游离，垫入涤纶片

（4）面神经减压

通常面神经位前内侧，听神经为后外侧，前者呈灰色，后者为淡黄色。几乎所有动脉压迫发生在面神经出脑干 5mm 之内，大多为椎动脉、小脑前下动脉、小脑后下动脉或其分支，少数为静脉。多为单根血管压迫，少数为多根血管压迫。由于侧卧位可使脑干和血管的关系发生变化，因此距面神经根 1～2mm 的血管均视为对神经压迫。典型面肌痉挛者常为面神经的前下面压迫，非典型者则为后或上面受压。用微型剥离子把血管与神经分开，并用明胶海绵嵌于血管和神经之间，用涤纶片将面神经出脑干段包绕，用生物胶固定。如静脉压迫难以分离，可用双极电凝镊电凝后切断。应小心不要损伤进入脑干的血管穿透支（图 17-2-5）。

（5）关颅

妥善止血，严密缝合硬脑膜，分层缝合肌层、皮下组织和皮肤。

4. 关键要点

（1）注意脑压板牵拉方向（见前述），术后发生听力减退或丧失，大多与脑压板牵拉不当有关。

（2）应注意多发血管或多发压迫点存在，特别注意主要责任血管隔离后，是否存在其他的分支因受牵拉而压迫神经根部。

（3）衬垫物应放在面神经根部，而不是脑池段。

5. 专家点评

（1）对特氟隆的评论见"三叉神经后颅窝减压术"。

（2）少数患者发生术后暂时性面瘫，多在术后 3～6 个月内恢复。

第三节　面神经瘫痪
（Facial Paralysis）

面神经可分为以下 4 段：

（1）颅内段：从桥脑下缘至内听道口之间，长 12～14mm；

（2）内听道段：长 8～10mm；

（3）颞内段：自内听道孔至茎乳孔，长 26～28mm；

（4）颅外段：从茎乳孔至腮腺，长 15～20mm。

以后面神经分成颞面和颈面两主分支，它们进一步分叉至颞、颧、颊、下颌和颈等区的分支。高位面神经修复可得到相当满意的功能恢复，但由于面神经在颅内、内听道和颞内段难以定位，手术难度和创伤大，因此除在特定情况如颅内手术时采用外，一般采用颅外段面神经重建术。颅外面神经重建包括：

（1）骨骼肌移植：采用肌肉游离移植，做瘫痪肌肉的动力再造；

（2）面神经修复：①离断面神经吻合；②神经移植或神经肌肉内植入；③跨面神经移植；④神经替代。一般如果面瘫时久（超过 18 个月），肌肉因失神经已发生不可逆性萎缩者，只好选用骨骼肌移植术。离断面神经（周围支）直接吻合，不在此述；神经或神经肌肉内植入，以及跨面神经移植属整形外科范畴。因此这里介绍面神经替代几种方法。面神经走行见图 17-3-1。

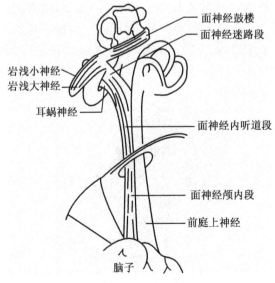

岩浅小神经
岩浅大神经
耳蜗神经

面神经鼓楼
面神经迷路段

面神经内听道段

面神经颅内段

前庭上神经

脑子

图 17-3-1　面神经走行

1. 适应证

（1）手术中证实面神经完全损伤；

（2）外科手术后完全性面瘫，神经电图（ENOG）变性值＞90％，最小兴奋值大于健侧 3.5mA，经 3～6 个月随访。

（3）外伤性面瘫，伤后 6 天内 ENOG 值 90％；6 天后 ENOG 值 100％，肌电图无再生电位，经 6 个月随访。

2. 术前准备

除一般术前准备外，应告知患者：用其他神经替代面神经，替代神经原有功能即丧失。如副神经被利用后将造成一侧胸锁乳突肌、斜方肌瘫痪和萎缩；舌下神经被利用后将引起一侧舌肌同样的改变；膈神经作吻合后，一侧膈肌发生暂时瘫痪，以后被对侧膈神经代偿，膈肌运动再行恢复。

一、面-副神经吻合术

1. 麻醉

局部麻醉或全身麻醉。

2. 手术步骤

（1）体位

患者仰卧位，头转向对侧，患侧肩下垫小枕。

（2）皮肤切口

自耳后乳突基部与下颌骨升支之间开始，平行下颌升支后缘，向下至下颌角，然后垂直向下，终于胸锁乳突肌前缘中点的后方 1cm 处。沿皮肤切口切开皮下组织和颈阔肌。切口上段颈阔肌下有颈丛皮支，可保留（图 17-3-2，图 17-3-3）。

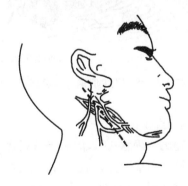

图 17-3-2　切口自耳后乳突基部与下颌骨升支

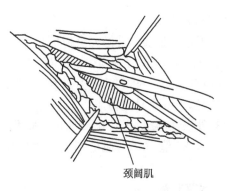

图 17-3-3　切开皮下组织和颈阔肌

（3）面神经游离

　　沿胸锁乳突肌前缘将深筋膜切开，由下往上，至胸锁乳突肌的乳突附着点，这样就将腮腺与胸锁乳突肌前缘分离（图 17-3-4）。把腮腺向前方牵开，分离其下方的脂肪，找到二腹肌的后腹（图 17-3-5）。在以胸锁乳突肌、二腹肌和下颌升支构成的三角的上角，近茎突处的疏松结缔组织中解剖，可找到面神经主干（图 17-3-6）。用神经钩将其钩起，在齐茎突孔处把神经切断。面神经远端自二腹肌上方牵出，备用。

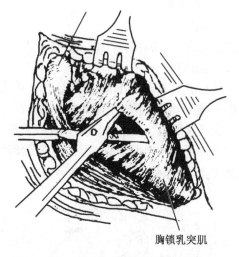

图 17-3-4　胸锁乳突肌前缘将深筋膜切开

（4）副神经游离

　　副神经出颈静脉孔后，向后下方行进，经二腹肌后腹的深面分成两支，到达胸锁乳突肌深面，在该肌中点、接近后缘处进入肌纤维中。支配胸锁乳突肌的分支即穿入该肌后终止；支配斜方肌的分支再向后从胸锁乳突肌后缘穿出。因此，寻找副神经的方法如下：把胸锁乳突肌向外侧提起，用

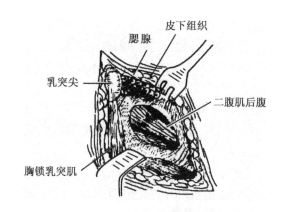

图 17-3-5　暴露二腹肌后腹

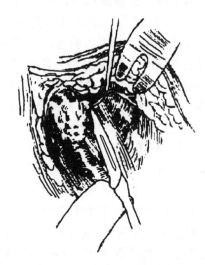

图 17-3-6　寻找面神经主干

　　手指在其深面近中点后缘处按摩，有条索状结构即为神经，在其两旁解剖之。如神经粗大，仅取其胸锁乳突肌分支做吻合；如神经较细，可取其全部。在神经入胸锁乳突肌处切断，再沿神经近端向上游离，使神经向上翻转，在无张力下与面神经吻合（图 13-3-7）。

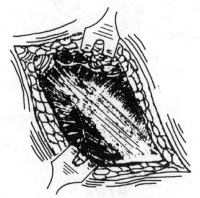

图 17-3-7　副神经游离

(5)神经吻合

用无损伤 9～0 号尼龙线作神经外膜缝合，行副神经近端与面神经远端吻合，共缝合 4～6 针（图 17-3-8）。

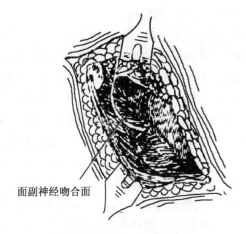

图 17-3-8　面—副神经吻合

(6)切口关闭

依层次缝合颈阔肌、皮下和皮肤。

二、面-舌下神经吻合术

1. 麻醉

同面-副神经吻合术。

2. 手术步骤

(1)体位

同面-副神经吻合术。

(2)皮肤切口

上端同面-副神经吻合术，但在下颌角以下稍向前弯曲，离下颌角下缘 1.5cm 平行向前，终于下颌角前方 2～3cm 处。皮下组织和颈阔肌沿皮肤切口切开。

(3)面神经游离

同面-副神经吻合术。

(4)舌下神经游离

舌下神经出前髁管，在颈内动脉和静脉内侧向前下方进行，在颈总动脉分叉上，相当舌动脉水平，向前上至口底区。用牵开器将胸锁乳突肌向后牵开，平舌骨水平可见面静脉横跨至颈内静脉。舌下神经在面静脉深面，颈内动脉和颈外动脉的表面。小心游离出舌下神经，在其第一个运动支（支配甲状舌骨肌）的近端切断。

(5)神经吻合

把舌下神经断端向上绕过二腹肌下缘，在该肌的表面与面神经远端吻合（图 17-3-9）。

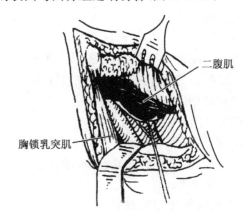

图 17-3-9　面-舌下神经吻合

(6)切口关闭

颈阔肌和皮肤缝合如常。

三、面-膈神经吻合术

1. 麻醉

同上述两种手术。

2. 手术步骤

(1)体位

同上述两种手术。

(2)切口

暴露面神经的切口和手术方法同上述两种手术。暴露膈神经的切口：平行锁骨，在锁骨上 3～4cm 以胸锁乳突肌后缘为中心做 4～5cm 皮肤切口（图 17-3-10）。同皮肤切口切开皮下和颈阔肌。

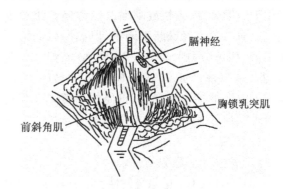

图 17-3-10　暴露膈神经

(3)膈神经游离

游离胸锁乳突肌后缘，将之向前牵开。用钝器分开深筋膜，暴露前斜角肌。在其筋膜下有膈神经自后上方至前下斜向越过。沿神经将筋膜切开,用神经钩把膈神经钩起,向下尽量多游离,并在最低点切断神经。

(4)神经吻合

将膈神经断端向上通过深筋膜下层的疏松组织引入面神经的切口,按前述方法进行神经吻合。

(5)切口关闭

同上述两法。

3. 术后处理

(1)神经营养药物如地巴唑,维生素 B,尼莫通,GM1 等应用。

(2)颜面肌肉按摩、理疗。

4. 专家点评

目前没有循证医学证据对比上述三种手术方法和疗效的优劣,可根据患者情况和术者经验选用。

第四节　舌咽神经痛
(Glossopharyngeal Neuralgia)

舌咽神经痛的性质似三叉神经痛,但具有下列特点:(1)疼痛局限于舌咽神经及迷走神经耳支、咽支支配区,即咽后壁、扁桃体窝、舌根和外耳道深部等,可向耳朵、齿龈放射;(2)疼痛性质如刀割、针刺、触电样骤发,程度剧烈,历时数秒至 1 分钟不等,每日发作从几次至几十次;可有间隙期;(3)诱发因素有说话、饮食、咳嗽、伸舌、呵欠、喷嚏、吸气等;(4)发作时少数患者有心动过缓,甚至心脏停搏、晕厥、抽搐;(5)少有"扳机点",如有,一般位于扁桃体窝、舌根或咽喉;(6)神经系统检查阴性。典型的患者诊断不困难,但如疼痛局限于颧弓根、耳根时,则难与三叉神经痛鉴别。一般讲,舌咽神经痛少见,与三叉神经痛之比为 1:70,用丁卡因溶液喷涂咽喉部,可使疼痛缓解。少数患者舌咽神经痛和三叉神经痛可同时存在。

1. 适应证

(1)药物治疗无效的患者。

(2)MRI 或 CT 排除继发性舌咽神经痛,如肿瘤、动脉瘤、茎突过长等。

2. 麻醉

同三叉神经痛微血管减压。

3. 手术步骤

(1)体位

同三叉神经痛微血管减压。

(2)切口和骨窗

同面肌痉挛微血管减压术,但皮肤切口与骨窗均偏下,接近后颅窝底。

(3)舌咽神经的暴露

剪开硬脑膜后,用脑压板抬起小脑外下部,打开小脑延髓池侧角,从下向上依次辨认副神经、迷走神经和舌咽神经。在颈静脉孔处舌咽神经位最上面,其外形较细,为 2 条或几条小的神经纤维组成,其下方为迷走神经,两者间有一狭窄的间隙或硬脑膜间隔。迷走神经比舌咽神经更细小,由多支纤维组成。再下方为副神经。在延髓上端、面神经根下方、橄榄核背侧(2.7+1.2)mm 处,舌咽神经进入脑干。舌咽神经的感觉根较粗大,位于运动根的背侧(图 17-4-1,图 17-4-2)。

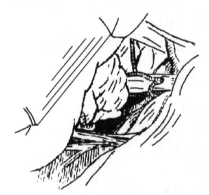

图 17-4-1　舌咽神经暴露

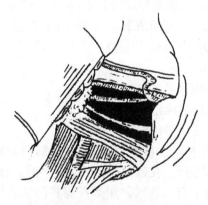

图 17-4-2　舌咽神经暴露

(4)舌咽神经减压

压迫神经的血管多为小脑后下动脉及其分支、椎动脉等,采用"领套"法(见三叉神经微血管减压)将舌咽神经入脑干段与周围血管隔离。

舌咽神经和迷走神经第一支切断:用于找不到血管或微血管减压术无效者。用剥离子把颈静脉孔处的舌咽和迷走神经头端 1～2 根分支分别挑起,剪断。单纯切断迷走神经止痛效果不佳(图 17-4-3)。

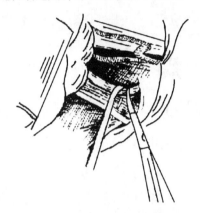

图 17-4-3　舌咽神经和迷走神经第一支切断

(5)关颅

同三叉神经微血管减压。

4. 术后处理

同三叉神经和面神经微血管减压术。

5. 专家点评

切断舌咽神经时少数患者可有血压增高,切断迷走神经分支可引起心脏期外收缩和血压下降,要准备应对措施。

第五节　痉挛性斜颈
(Spasmodic Torticollis)

表现头部不同肌群不自主阵挛性收缩,产生头颈异常的姿势:头转向对侧,颈向同侧屈曲(一侧胸锁乳突肌痉挛);头转向对侧,颈不屈曲(一侧胸锁乳突肌与对侧斜方肌、头夹肌痉挛);头前屈(双侧胸锁乳突肌痉挛);头后仰(双侧斜方肌、头夹肌痉挛)。情绪紧张、疲劳可诱发或加重,睡眠可使其缓解。病变后期可并发颈椎关节强硬和颈痛。

1. 适应证

药物治疗无效者,并排除颈椎脱位、癔症性斜颈。

2. 麻醉

气管内插管全身麻醉。

3. 手术步骤

(1)体位

患者取坐位,头前屈,头架固定(图 17-5-1)。

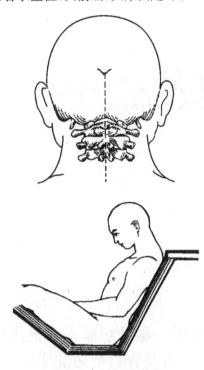

图 17-5-1　切口与体位

(2)切口和骨窗

从枕外隆突到颈 3 作正中皮肤切口。向两旁牵开颈部肌群,切除颈 1－3 棘突和椎板,咬开枕大孔,使枕下形成直径 4cm 骨窗。

(3)"Y"形剪开硬脑膜,把小脑略向头端牵开,找到颈静脉孔,舌咽和迷走神经下方即为副神经。副神经及其分支多横跨椎动脉上。切断覆盖在椎动脉上的齿状韧带,可见位于椎动脉进入硬脊膜点与脊髓前外侧之间的颈 1 运动根。

(4)副神经和颈神经定位

见图 17-5-2。

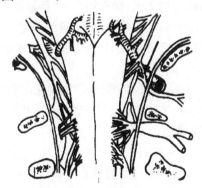

图 17-5-2　副神经和颈神经定位

第18章

癫　痫
Epilepsy

高　翔　江澄川

第一节　颞叶切除术和选择性海马杏仁核切除术

(Resection of Temporallobe and Selective Amygdalo-hippocampectomy)

一、颞叶切除术

颞叶切除术和选择性海马杏仁核切除术是治疗顽固性颞叶癫痫的手术方式,治疗效果良好。大约有80%～90%的病例术后癫痫发作得到满意控制,甚至治愈,临床上接受手术治疗的病例越来越多。

1. 适应证

(1)单侧颞叶癫痫,表现为复杂部分性(精神运动性)癫痫或继发性全身性(大发作类型的)癫痫,抗癫痫药物无效,病程达3～4年以上者。

(2)多次脑电图检查,包括睡眠脑电图或长程视频脑电图、蝶骨电极等,深部脑电图记录确认癫痫灶位于一侧颞叶者。

(3)CT或MRI有局限的阳性发现,PET示一侧FDG低代谢,并与临床表现和脑电图结果相一致者。

2. 禁忌证

患者有明显的智力及精神异常,全身情况不适合手术,两侧颞叶各有独立癫痫灶患者,禁忌作两侧颞叶切除。

3. 术前准备

术前1周减少抗癫痫药物用量,手术前一天晚停用抗癫痫药,但癫痫发作频繁而严重者可不停用抗癫痫药,术前30min肌注巴比妥钠。

4. 麻醉

气管内插管全身麻醉。

切除颞叶范围:在左侧颞叶允许切除颞极后5cm,右侧颞叶切除颞极后6cm的颞叶前范围,一般向后切除不得超过Labbé静脉。但也有人主张切除的范围更小,从颞极沿大脑外侧裂向后4.5cm,不超过中央前沟。若为非主侧半球可各延长0.5cm,以扩大切除范围,避免术后失语和偏盲。(图18-1-1)

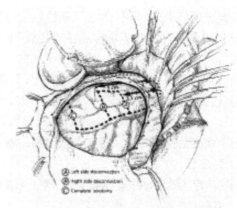

图 18-1-1　显示颞叶的不同切除范围

A为左侧语言优势半球区;B为右侧非优势半球切除范围;C为全颞叶切除

体位：患者取仰卧位，头转向对侧，采用翼点切口。（图 18-1-2）

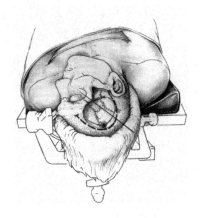

图 18-1-2　手术体位和切口

5. 手术步骤

手术时，先打开大脑外侧裂的蛛网膜，暴露大脑中动脉及其分支，切断由大脑中动脉发出供应颞叶前部的颞极动脉和颞前动脉；在 Labbè 静脉之前，从颞尖沿颞中回向后 6cm，优势半球为 4.5cm 的平面，从颞下外侧缘向上横断切开颞叶皮质至颞叶的上、中、下回，暴露侧脑室下角。此时可见脉络膜丛，并有脑脊液流出。继续切开梭状回达侧副沟为止。分开颞叶岛盖显露岛叶，切断颞干达脑室壁，直达颞角尖为止，完全暴露侧脑室颞角及位于颞角内下方的海马。颞角尖上方为圆形的杏仁核，经杏仁核中央将其切开分成基底外侧部和与钩回紧邻的皮质内侧部。牵开颞尖，显露脉络膜丛。解剖暴露海马上内方的脉络膜沟，脉络膜前动脉沿此沟进入颞角脉络膜。此沟内侧是脑干，其内有大脑后动脉走行。沿脉络膜丛外侧从后向前切开海马，暴露出海马旁回上表面，在海马和海马旁回的后部，于冠状位将海马脚尖端之后 3.0～3.5cm 的海马横行切断，由后向前将海马头端、海马旁回、钩回、杏仁核一起切除，切除时应保护颞叶内侧与环池之间的蛛网膜完整。在切除海马旁回时会遭遇来自大脑后动脉的颞底前、中动脉，应切断。此外，来自大脑后动脉和脉络膜前动脉经脉络膜沟供应海马表面的海马动脉，也应电凝切断（图 18-1-3 至图 18-1-5）。

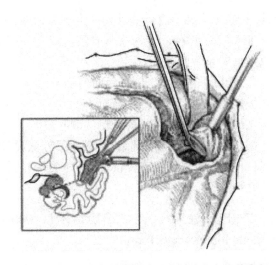

图 18-1-3　示正在左侧颞叶颞上回后上方将其离断

插图显示冠状位正在切开颞上回，虚线表示横行切开颞干白质的位置，将杏仁核和钩回前部与颞叶内侧部一起切除

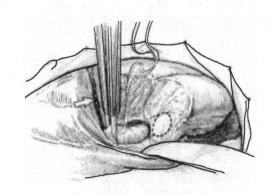

图 18-1-4　示双极正在横断海马后部与梭状回

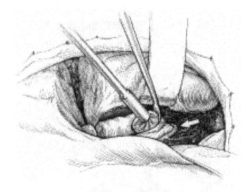

图 18-1-5　示软脑膜下切除杏仁核，随后暴露并切除钩回前部，将颞极一起切除

6. 关键要点

（1）寻找侧脑室颞角：在确定颞叶切除的后切

除线后,经颞中回垂直向深处切开皮质及白质3~4cm进入侧脑室颞角,此时有脑脊液流出,可见脑室壁发白的室管膜,或可见到脉络丛。

(2)切除颞叶新皮质:从后向前切开颞上沟,直至颞极为止,保留颞上回;继而在后切口线上向下直至颅底直达侧副沟切除外侧的颞叶皮质。

(3)切除颞叶内侧底部结构:在切除外侧颞叶后,良好的解剖暴露能使杏仁核、海马结构显露,完成其切除。

二、选择性海马、杏仁核切除术(selective amggdalo-hippocampecTomy)

多年来,经验和研究表明,颞叶内侧结构,尤其是海马杏仁核在颞叶癫痫的发生中起着重要的作用,选择性切除海马、杏仁核达到颞叶癫痫目的。主要有经侧裂、经颞底、经海马旁治疗回入路几种(图18-1-6至图18-1-16)。

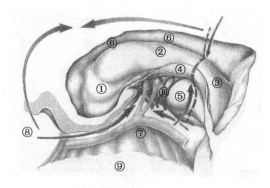

图 18-1-8　图中箭头所指为手术切除海马的顺序

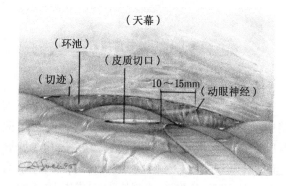

图 18-1-9　颞底皮层切开的位置

位于动眼神经穿天幕处后方 1~1.5cm 处,以动眼神经为标志,在其穿越天幕游离缘处后方 1~1.5cm 处切开钩回皮质,切开枕颞沟,切除海马旁回后打开侧脑室颞角,暴露海马

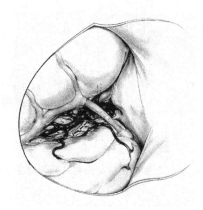

图 18-1-6　上回内侧底部岛叶水平
作一长 15~20mm 的切口

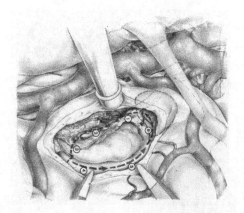

图 18-1-7　示海马头部及拟切除范围(虚线)

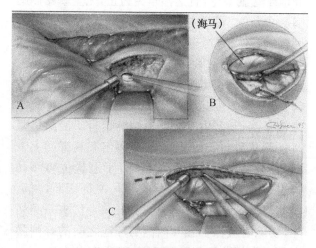

图 18-1-10

A:在吸除钩回白质后暴露颞角;B:继续扩大皮层吸除范围,暴露海马和杏仁核;C:继续吸除海马旁回,为切除海马提供足够的操作空间

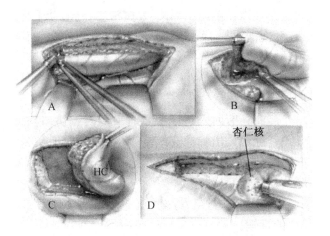

图 18-1-11 显示 A:沿天幕横行切开海马底部 2～3cm;
B、C:在软脑膜下将海马游离;D:最后将杏仁核吸除

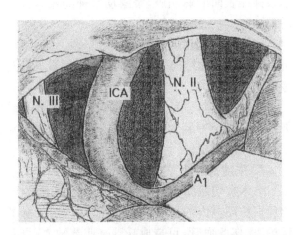

图 18-1-12 显示打开基底池牵开颞极后暴露前交通动脉
(A₁)、动眼神经(N.Ⅲ)、颈内动脉(ICA)、视神经(N.Ⅱ)

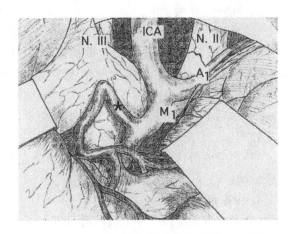

图 18-1-13 打开侧裂后暴露颈内动脉(ICA)及
其大脑中动脉(M₁),大脑前动脉(A₁),
动眼神经(N.Ⅲ)、视神经(N.Ⅱ)

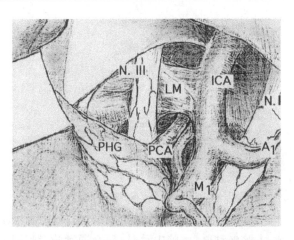

图 18-1-14 打开脚间池的 Liliequist 蛛网膜后,暴露脚
间池段的动眼神经(N.Ⅲ)及其进入海绵窦的位置。牵开
颞叶内侧部后暴露海马旁回(PHG),大脑后动脉(PCA),
颈内动脉(ICA),脚间池蛛网膜(LM),大脑中动脉(M₁),
大脑前动脉(A₁)

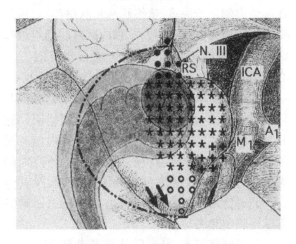

图 18-1-15 显示颞叶内侧结构
实心代表旁嗅皮层,星号代表嗅皮层,加号代表钩回及表面的大
脑中动脉,空心代表海马旁回,绿色为杏仁核,红色为海马、蓝
色为颞角,虚线为海马切除范围,后界为中脑大脑脚

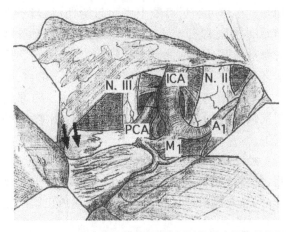

图 18-1-16 显示在整块切除颞叶内侧结构后中颅窝的解剖

1. 手术步骤

(1)体位

同颞叶切除术。

(2)切口

同颞叶切除术。

(3)骨瓣形成

同颞叶切除术。

(4)暴露

沿蝶骨嵴弧形切开硬膜,翻向颅底,打开颈动脉池和侧裂池的蛛网膜,放出脑脊液,暴露颈内动脉、大脑前动脉、大脑中动脉、后交通动脉、脉络膜前动脉、颞极动脉和钩回动脉,然后在大脑中动脉外侧的颞极动脉和前颞动脉之间,颞上回内侧底部岛叶水平作一长 15～20mm 的切口。

沿颞角尖端,将入口向枕部方向切开达 2cm,在颞角内侧认清海马、脉络膜丛和脉络膜沟,用显微活检钳取杏仁核上、外、前和内侧基底部组织作组织学和组织化学检查,在切除杏仁核时应当心位于其内侧的视束,再将钩回作软脑膜下切除。

此时在前下方见透明的软脑膜和颈动脉池和环池的蛛网膜,打开软脑膜后就可见到钩回动脉和脉络膜前动脉进入脉络膜裂,在血管内侧有视束和 Rosenthal 静脉,并且可显露位于环池内的大脑脚、动眼神经和大脑后动脉的 P_2 段及其分支。此时已将颞角的开口扩大至 3～4cm,清楚显露脉络膜裂和海马。

切开脉络膜沟,见到脉络膜前动脉(AchA)、海马静脉及基底静脉的侧脑室分支,牵开脉络膜丛,保护好 AchA 及其视束分支;外侧切口沿海马脚,从颞角前底部到达后部侧副三角水平作弧形切开。在尽可能远离颞中底面起始处,相当于大脑后动脉 P_3 段开始处,电凝切断起自颞后动脉供应海马和海马旁回的颞支。最后,在外侧膝状体水平和海马伞伸向压部形成穹隆脚的部位,切断已大部分游离的海马,将其整块切除。局部用罂粟碱浸泡的棉片保护动脉,预防动脉痉挛的发生。

经颞底入路　由 Hori 提出,手术取翼点入路,骨窗尽可能接近中颅底,切开硬膜后抬起颞叶,剪开天幕及脚间池的蛛网膜,尽量放出脚间池

的脑脊液以使脑组织塌陷,暴露滑车神经、动眼神经、后交通动脉、颈内动脉、脉络膜后动脉和大脑后动脉。

完整切除海马,继续切除钩回和海马旁回,最后切除杏仁核。

经海马旁回入路　手术时采用翼点切口,打开颈动脉池放出脑脊液,牵开颞叶暴露脚间池,暴露大脑前动脉 A_1 段、颈内动脉、后交通动脉、脉络膜前动脉、动眼神经。

继续打开侧裂暴露大脑中动脉的 M_1 段和 M_2 的近端。

辨认来自大脑中动脉的颞极动脉、颞前动脉和钩回动脉,将这些血管从颞叶皮质分开。分离动眼神经表面的蛛网膜,暴露动眼神经及其大脑后动脉。

打开环池,显露大脑后动脉 P_1 段。至此,已可牵开颞叶内侧结构。调整显微镜即可看见海马旁回和齿状回。

此时可将海马旁回、齿状回、杏仁核及海马前部整块切除至中脑大脑脚水平。手术中,避免对动眼神经的牵拉。

2. 关键要点

手术在切除海马时应严格按软脑膜下操作,避免损伤环池内的血管,注意对脉络膜前动脉的保护,损伤此血管,可造成丘脑基底节缺血,导致偏瘫。

3. 术后处理

(1)同一般开颅手术。

(2)术后可能有癫痫发作,这不能作为判断手术失败的依据;术前服用的抗癫痫药物,术后继续服用 1～2 年,视癫痫控制情况决定是否停药。

(3)术后少数患者可发生无菌性脑膜炎等,可对症处理。

(4)术后应卧床 2～3 天,之后才逐渐坐起和下床活动。

4. 专家点评

(1)术前准确定位是手术成功的保证。

(2)软脑膜下切除可减少手术后并发症发生。

第二节 胼胝体切开术
（Corpus Callosotomy）

1. 适应证

胼胝体切开术是通过切断癫痫的传导途径而减轻癫痫发作的一种手术方式。其适应证主要包括：（1）药物治疗癫痫发作控制不佳患者，病程2年以上；（2）全身性发作，以运动性和失张力性发作为主；（3）癫痫灶弥散或癫痫以额叶为主；（4）脑电图为弥散性癫痫放电，无局限性病灶改变；（5）无严重智力和精神障碍患者。常用于 Lennox-Gastaut 综合征、Sturge-Weber 综合征、脑皮质发育不全、Rasmussen 综合征、单侧半巨脑症。

2. 手术方式

目前，胼胝体切开有四种方式：全胼胝体切开、胼胝体前部切开、胼胝体后部切开和选择性胼胝体切开。不同方式选择依据病变范围（图18-2-1）、患者认知功能等情况决定。病变范围位于额叶者，选择前部切开；病变范围位于顶枕者，选择后部切开；范围弥散者，先选择前3/4切开，二期行后部切开；手术采用全麻，术中无需常规脑电图监护。

胼胝体前部切开术取仰卧位，取右额皮瓣（图18-2-2），右额骨瓣。骨瓣达矢状窦。弧形剪开硬膜，翻向矢状窦。切断回流矢状窦的桥静脉，牵开额叶，沿大脑镰进入大脑纵裂，分离扣带回之间的粘连，暴露胼胝体。手术在显微镜下进行，分离胼胝体表面的胼周动脉（图18-2-3），电凝切开胼胝体，用吸引器或显微剥离子切开胼胝体。胼胝体前部切开时，暴露和切开胼胝体膝部的最后端或胼胝体体部的前部最为容易，尽可能切开膝部和胼胝体嘴。切开胼胝体时按中线进行，可以减少进入侧脑室机会，术中可见发蓝的室管膜，提示接近侧脑室。手术切开长度为全长3/4，可采用神经导航系统。

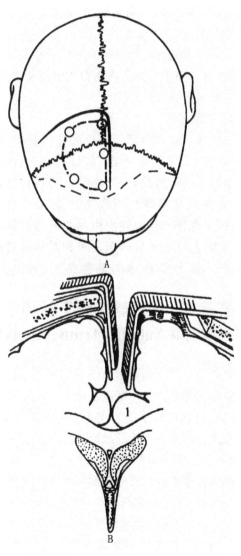

图18-2-2 A图显示胼胝体前部切开时的骨瓣范围，B图牵开纵裂

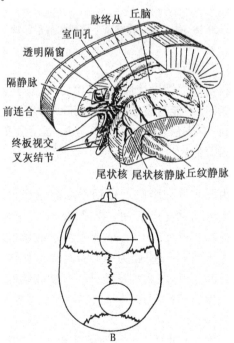

图18-2-1 A图为胼胝体及其周边相邻结构；B图为胼胝体前部或后部切开时的手术切口

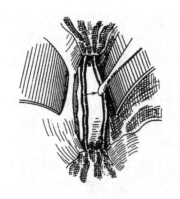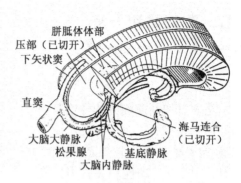

图 18-2-3　左图暴露胼胝体,双侧大脑前动脉;右图显示胼胝后部结构及其周边结构

3. 术后主要并发症

(1)急性失连接综合征:表现为缄默、左侧失用、左侧肢体乏力、失命名现象,常并发于全部胼胝体切开后,症状突然而持久。

(2)裂脑综合征:两半球的感觉联系及运动功能丧失连接,患者日常生活能力几乎完全丧失,多数随着时间推移逐步好转。

4. 专家点评

胼胝体切开术全部切开较部分切开疗效好,胼胝体的前 3/4 较前半切疗效好;失张力性发作或跌倒发作的疗效最好,其次为全身强直性癫痫发作、全身强直-阵挛性癫痫发作、复杂部分性癫痫发作;单纯部分性癫痫发作和非典型失神癫痫发作疗效差;脑电图有两侧同步和对称棘波放电疗效好;大脑半球有一侧性病变或改变者疗效好。

第三节　多处软脑膜下横切术 (Multiple Subpial Transections)

多处软脑膜下横切术是一种主要用于治疗功能区癫痫的手术方式。理论基础:(1)脑皮质内的主要功能信息传导是排列在垂直柱内的,如果只切断皮质内的水平连接纤维而不损伤垂直柱状结构,则不会产生任何严重的功能障碍;(2)癫痫同步化的放电就是经皮质细胞间互相连接的细胞水平树突传导,若将其切断,即可阻断神经元间的同步化放电,控制癫痫放电的扩散;(3)切断大脑皮质浅层内细胞树突水平纤维连接,就能阻断细胞放电的同步化,至少可阻止癫痫灶放电的扩散。皮质横纤维切断的深度不应超过 4mm,中央后回不超过 2mm。切断分子层及外颗粒层的细胞水平走行的树突纤维,又能较好地保护皮质细胞垂直走行的轴突纤维免遭损伤,以达到阻断癫痫灶细胞放电的同步化扩散,同时又保护了大脑皮质主要信息传导单位垂直柱的目的(图 18-3-1)。

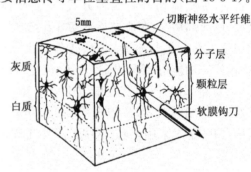

图 18-3-1　多处软脑膜下横切术解剖原理

1. 适应证

药物难治性局灶性癫痫。癫痫灶位于主要皮质功能区,不能行皮质癫痫灶切除术时,如位于中央前回、中央后回、Broca 区、Wernick 区、角回和缘上回等的病灶。

2. 手术方法

由于多处软脑膜下横切手术范围广,又需要皮质脑电图反复检查,手术时间长,多选用全麻。

手术切口依据 CT、MRI 上显示的病变区,或 EEG 所确定的癫痫灶为中心做马蹄形切口;有广泛性棘波灶者,取大型皮瓣开颅。硬膜切开后,对大脑表面局部蛛网膜增厚、粘连或囊肿者先行松解,并送病理。

取皮质脑电图,进行地毯式检查。将棘波部位加以标记。

手术需要特制的钩刀（图 18-3-2），刀头厚度为 0.5mm，与钩刀柄成 105°，长度为 4mm。刀柄的两侧扁平，与刀头相一致。在切割灰质时必须保持垂直切割。钩刀有一定的弹性，当刀头沿软脑膜拉动时，可稍微挑起软脑膜而又不会撕破软脑膜。在确定需要横切的癫痫样放电脑回后，在脑回尽可能低的位置，用针在软脑膜上刺一个孔。将钩刀从针眼插入，伸向脑回对侧缘，钩刀顶端朝上，在脑回下向前弧行切割。钩刀保持与脑回垂直，以免在皮质内部斜行切割，刀头不要刺破软脑膜图 18-3-3。将钩刀沿原来的平面轻柔地往回拉动，将皮质神经元的横向纤维切断。横切深度为 4mm，横切间距为 5mm，为完全阻止癫痫灶放电，切割次数可由几道到 80～100 道不等。横切应包括所有异常放电区，有时会涉及多个脑回。切割完毕后，用皮质脑电图检测横切区及其附近区域，如还有残留的棘波，再行软脑膜下横切，直到术区脑电图正常为止（图 18-3-4）。切割时会造成毛细血管出血留下一道红线，为下一道横切部位的定位提供参照。切割时避免损伤软脑膜上的微小血管。切割道上有少量出血时，可用小棉片压迫止血，切忌用电凝止血。

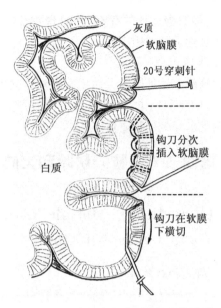

图 18-3-3 手术中先用穿刺针挑开软脑膜，将钩刀伸入软脑膜下，垂直脑膜切开皮质

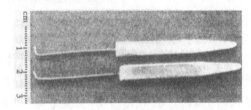

图 18-3-2 特制多处软脑膜下横切钩刀

3. 术后处理

（1）手术后患者应该清醒，术后可以行腰穿放出血性脑脊液，清除蛛网膜下腔积血，防止纤维素性粘连。

（2）术后适量用脱水剂。

（3）手术后继续服用抗癫痫药物。

4. 手术要点

（1）横切道与脑回保持垂直位，间距 5mm，深度不超过 4mm；

（2）保护皮质血管，软脑膜上的任何小血管均需要避免损伤；

（3）预防软脑膜-脑疤痕形成。为防止成纤维

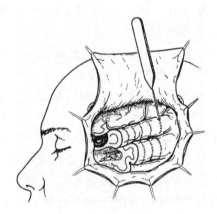

图 18-3-4 依据脑电图结果行多处横切

细胞对脑组织的入侵，软脑膜表面上的任何破口都要减少到最低限度。

5. 影响手术疗效的原因

（1）软脑膜下横切道间隔过宽，横切道过浅，未能有效地切断水平纤维。

（2）软脑膜下横切部位有器质性病变，如肿瘤、灰质移位；

（3）癫痫灶位于额叶或顶叶近中线部位，由于视野较小或桥静脉的存在，操作时较困难，不能进行彻底的软脑膜下横切；

（4）大脑皮质的大部分埋藏于脑沟深部，软脑膜下横切只能处理表面的癫痫皮质，约占 1/3，因此不能完全做到纤维横断；

（5）多发癫痫灶的存在，在处理主要病区后，其他病区形成新的癫痫灶。

6. 专家点评

软脑膜下多处横切大多用于脑功能区的癫痫灶，手术中反复脑电图检查，确保癫痫灶无遗漏，是影响手术疗效的重要环节。

第四节 多脑叶切除和大脑半球切除术

（Resection of Mutiple lobes and Hemispherectomy）

1. 目的和对象

用于治疗继发于严重的单侧半球病变引起的顽固性癫痫，药物治疗无效，病变严重或呈进展性，已出现病变半球对侧的神经功能障碍。手术对象分为两组：一组由稳定的脑内病变（如围产期、婴幼儿期脑损伤、脑外伤血管梗阻等）引起，半球损害已发展到极致，存在严重偏身麻痹和偏盲；另一组是由活动性或进展性病变引起，功能损害虽不严重但已经开始出现，病情发展必将发展成严重功能损害的患者，如继发于单侧半球病变引起的顽固性癫痫 Rasmussen 慢性脑炎、Sturge-Weber 病、伴有顽固性癫痫的婴儿偏瘫症。这部分患者在决定做手术时比较困难，从长期的整体结果看，应争取在出现严重功能障碍之前早期手术。

半球切除术的手术目的在于切除致痫性区域，如痫灶多位于一侧，约 80% 的患者术后可治愈癫痫；如痫灶为双侧病变，以一侧为主，手术后癫痫发作有望明显好转。同时，患者在癫痫治愈或得到控制之后，社会心理能力将有较大改善，生活质量有一定提高，这也是手术的最终目的之一。

2. 术前准备

手术原则和指征：患者有频繁发作的癫痫病史，药物治疗无效，已存在有病变半球对侧半身麻痹和手部活动障碍；脑电图显示半球内弥散性癫痫性电活动，影像学检查发现整个半球广泛的结构性病变；PET 提示病侧半球弥散性低代谢，而正常半球代谢正常；体感诱发电位检查中，病变侧皮质波峰缺如或延迟，而对侧正常。

3. 手术步骤

（1）体位与切口

仰卧位，头转向对侧。行额、顶、颞皮肤切口。

（2）骨瓣

行额、颞、顶骨瓣，咬去蝶骨嵴达眶上裂。硬膜常规切开。

（3）大脑前动脉处理

大脑前动脉经大脑纵裂结扎。将前额部进入矢状窦的皮质静脉电灼切断。牵开额叶，暴露大脑镰至胼胝体膝部。在视神经交叉上方终板部位见大脑前动脉主干。在前交通动脉远端，将主干切断。

（4）大脑中动脉处理

在蝶骨嵴附近切开外侧裂，并向深部解剖，直至暴露大脑中动脉主干，在离开动脉起始端 2～3cm 处，在大脑中动脉发出的供应内囊基底节的分支远端，将大脑中动脉切断。

（5）大脑后动脉处理

切断颞叶回流颅底的静脉，抬起颞叶底部，暴露天幕裂孔，在大脑后动脉发出后交通动脉的远端切断，至此，分布于大脑皮质的动脉供应已经切断，颅底动脉环和分布于丘脑基底节的动脉仍保留。

（6）大脑半球切除

沿大脑半球纵裂将半球牵开，暴露胼胝体，从胼胝体嘴和膝部向后切开至压部。进入侧脑室，在尾状核上，切开脑中央白质，直至下角，将颞叶内侧面的海马及钩回切除，保留基底节和丘脑，整块切除一侧半球。将侧脑室脉络丛切除，严密缝合硬脑膜。复位骨瓣，关颅。

（7）功能性大脑半球切除术

是指功能上完全切除，而在解剖上为次全半球切除而言。

在矢状线内缘作一大的"U"形皮瓣，骨窗前方额叶可暴露胼胝体嘴部，后方顶叶可暴露胼胝体压部，下方接近中颅底，便于切除颞叶打开外侧裂，切断供应额、顶部的血管，直至暴露岛叶。将切口向上延伸到额叶和顶叶，电凝切开软脑膜。进入脑室，切口的两缘向下延伸到半球内侧的扣带回和额、顶叶内侧面。

皮质切口的两缘在扣带回上方相连。保留

扣带回在原位。整块切除额叶后部、中央区和顶叶前部的脑组织。软脑膜下吸除扣带回和胼胝体下回,暴露大脑前动脉。

将额叶白质在胼胝体嘴部的前方切除,顶叶白质在胼胝体压部之后切除,向下延伸到大脑镰和小脑幕。残留的额叶前部和顶枕部从上脑干和胼胝体切开,使其失去连接,并切除颞叶。将颞叶切除,切除范围包括海马、杏仁核。

4. 专家点评

严格掌握手术适应证是手术成功的关键。

第五节　癫痫的立体定向治疗
(Stereotactic Therapy for Epilepsy)

手术机制:目前认为癫痫放电的途径是锥体系统和锥体外系统,环绕丘脑、纹状体、苍白球、边缘系统、额叶基底及皮质等传导。立体定向手术治疗癫痫的机制是:(1)消灭癫痫灶。通过立体定向手术,确定脑内皮质下癫痫灶,实施破坏和损坏术,从而消除产生癫痫的来源。(2)阻断癫痫放电的扩散途径。(3)通过毁损脑内的特定结构,可以降低大脑半球皮质的兴奋性,或者增加对其他结构的抑制。如颞叶癫痫中的杏仁核和海马,既可是癫痫灶又是边缘系统的重要组成部分。通过立体定向手术毁损杏仁核和海马,不仅使癫痫灶的强化结构兴奋性降低,又破坏了癫痫放电的传导途径,同时还调整了边缘系统的功能失调,从而实现控制癫痫发作的目的。

1. 适应证

(1)多发性癫痫灶或两侧半球呈广泛而无局限性癫痫活动者;

(2)癫痫灶局限于一侧半球而无局限性脑器质性损害者;

(3)癫痫灶位于重要功能区而不宜行切除术者;

(4)精神障碍症状为主,伴有智能障碍而禁止行经典切除术者。

2. 手术靶点

(1)杏仁核毁损术

杏仁核是边缘系统的组成部分,与情绪、行为有关。毁损后对治疗冲动、攻击等狂暴行为有效,对改善癫痫发作和脑电图异常也有效果。颞叶癫痫伴有精神运动性发作的患者可选用杏仁核毁损术;双侧颞叶有癫痫灶的患者可选用双侧杏仁核毁损术;一侧颞叶切除后又有对侧颞叶内侧结构引起的复发性癫痫患者也可采用杏仁核毁损术。其三维空间坐标值为: $x = 21mm$, $y = 8mm$, $z = -13.5mm$ 。

(2)海马毁损术

毁损或切除海马,阻断嗅皮质至海马和齿状核的重要传入途径,可提高癫痫发放阈值。海马的毁损点有: $x = 22mm$, $y = 20mm$, $z = 3.3mm$;手术时若同时毁损杏仁核,有望提高手术疗效。

(3)Forel-H 毁损术

从豆状核到黑质的苍白球传出纤维是癫痫传导路径中的重要组成部分,而 Horel-H 区是该传导路径的必经之路,也是癫痫发放传导纤维集中的部位。Horel-H 作为阻断癫痫冲动传导路径的手术方法,适用于原发性局灶性或全身性癫痫影响生活、智能和行为者,癫痫灶位于重要部位不能直接切除者。

(4)由于 Horel-H 区解剖范围狭小,且临近重要结构,术中应特别注意准确定位,毁损灶应控制在 5mm 以下,射频温度不宜超过 65℃ 。

(5)穹隆毁损术

穹隆毁损术可阻断颞叶,来自海马的癫痫冲动扩散。此手术可适用于精神运动性发作的颞叶癫痫。手术一般在局麻下进行,借助电刺激验证电极位置的准确性,刺激采用低电流,可引起意识改变、幻觉及自主神经反应,表明电极导入位置准确。

第19章

脑立体定向手术
Stereotactic Operations

王　晨　江澄川

脑立体定向手术指利用各种定向工具,把手术器械(如脑针、电极等)或生物活性物质(细胞、生物载体等)经颅骨孔道,置入到脑内特定的靶点,以达到疾病的诊断和治疗的目的。脑立体定向工具有经典的有框架立体定向仪和无框架立体定向仪两种。本章主要介绍前一种。

第一节　脑定向仪结构
(Stereotactic Apparatus)

立体定向神经外科的立体定向 stereotaxy, stereotaxis 或者 stereotactic 的词语来源于希腊语,stereo 意思是立体的,taxis 意思是安排、到达等。立体定向是指通过三维参数系统,从神经系统的表面到达其深部结构的过程。在立体定向放射外科和立体定向激光外科出现前,几乎所有的立体定向手术都是通过机械性导入仪器或探针等来实现的。现在立体定向的概念已经扩展,包括机械性器械和聚焦的外源能量应用,还包括运用探针和无框架系统的神经导航技术。

1. 基本原理

立体定向技术的原理依赖于以下 3 个前提:(1)皮质下结构在位置上的变动是有限的;(2)在位置变动和病理过程的有限性前提下,皮质下结构与其他组织有相对固定的联系;(3)相对固定的靶点通过直接或间接的图像获得的三维空间参数可以被参照值所确定。这第 3 个前提就是立体定向器械设计的基础。不论采用放射平片还是断层图像,立体定向技术必须有毫米级精确确定靶点的能力。不论采用何种图像,必须要考虑图像平行、放大、伪影等产生的误差。

在 CT 和 MR 出现前,皮质下结构在影像学上是不可见的靶点,只能通过在脑脊液中注射对比物确定某些特定参考物来相对确定,如前后联合、基底池、导水管开口、三脑室底等结构。在 20 世纪 70 年代后,随着 CT 的广泛应用,非直接参照系统变为直接参照系统,靶点的测量可以直接在图像上实施。断层图像克服了由脑积水和其他脑部疾病造成的参数移位误差。

2. 立体定向的器械

所有的立体定向系统是建立在参数系统上,通过固定钉控制头部活动,确定平面。目前定向系统有 4 种主要类型,即极性参数系统、半径弧系统、局部点系统、模型靶点系统(表 19-1-1)。典型的极性参数系统是建立在两个垂直平面上确定探针的轨道、角度和长度。Cooper 发明的带有刻度量角器的极性参数系统,通过探针和量角器可描记脑室图,从进入点到靶点的连线可以确定,设计的穿刺道与实际位置进行角度校正。半径弧系统是确定探针长度,并以此为弧半径,与进入点的颅

表 19-1-1　立体定向仪器的设计

类型	原理	代表仪器
极性参数系统	建立在两个垂直平面上确定探针的轨道、角度和长度	Cooper
半径弧系统	确定探针长度,并以此为弧半径,与进入点的颅骨平面垂直;半弧的支点可直线活动,可将脑内任意点设为弧的中点	Leksell
局部点系统	确定探针长度,并以此为弧半径,与进入点的颅骨平面垂直;半弧的支点可直线活动,可将脑内任意点设为弧的中点	Todd Wells
模型点系统	Reichert-Mudinger,改良 Gillingham Guiot,Brown-Roberts-Well	Reichert-Mudinger Brown-Roberts-Well

骨平面垂直。半弧的支点可直线活动,可将脑内任意点设为弧的中点。Leksell 器械就是半径弧系统(图 19-1-1)。在局部点系统中,移动的是头,而不是半弧。模型点系统(图 19-1-2),主要有 Reichert-Mudinger,改良 Gillingham Guiot,CRW(图 19-1-3)。在此系统中,模型点用来核对靶点数据、图谱参数和定向框架的设置。其他的定向系统有转孔为基础的器械,如 Greenblatt,Levy 和 Patil 等。

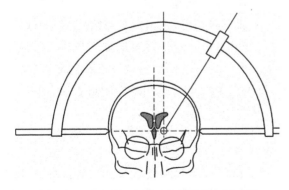

图 19-1-1　Leksell 立体定向仪的半径弧系统

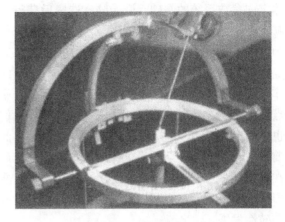

图 19-1-2　模型靶点系统

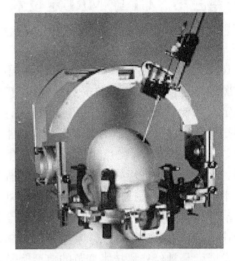

图 19-1-3　CRW 定位系统模型图

第二节　脑普通定位
(Brain Locatization)

在断层图像出现前,X 线定位方法是主要的方法,在 20 世纪初期开始应用。在第一次世界大战中,X 线平片用于取出身体中深部异物,在脑部应用于取出枪弹碎片。在 20 世纪 30 年代,Kirschner 用 X 线平片立体定向定位三叉神经。进入三叉神经节的卵圆孔,容易在片子上找到。在无增强剂的情况下,仅依赖骨性结构来定位。1918 年 Dandy 首先引入脑室造影技术。当时死亡率达 8%～9%。Spiegel 和 Wycis 开始仅依赖颅内的骨性标记来定位。但对于深部结构的定位误差则较大。他们逐渐应用脑室造影技术作为立体定向参数系统的基础。开始脑室造影后获得的脑室标记还不能解决定位问题,之后用后联合作为参考结构,但他们还是主要用刺激的方法来确定探针的位置。Talairach 采用前后联合的连线作为参考水平。其他的定位器械采用前后联合中点作为坐标中点,像 Spiegel 和 Wycis 一样,他们也采用电刺激作为主要的定位依据。1954 年起前后联合的连线逐渐成为了标准的参考物。之后在断层图像出现前,X 线定位方法研究主要在造影剂的选择、伪影的消除和坐标的选择上,而没有突破性发展。

第三节 CT 或 MRI 定位术
(Localization using CT or MRI)

1972 年 CT 运用和 1983 年 MR 的出现,断层扫描图像可直接看到脑部的解剖结构,并扩大了立体定向活检的指征。不论放射学的诊断如何,断层扫描图像可以将脑部的病理组织和正常组织区分。在 CT 图像中,靶点坐标可通过简单计算得到。这一领域的进步导致无框架系统和神经导航技术的出现。断层扫描技术对于脑部病灶的活检和治疗、功能神经外科的复兴,特别是帕金森病的治疗,有着重要的贡献。影像介导的立体定向技术发展就是神经外科技术变革的典型例子。

CT 介导的立体定向技术运用中最大的问题是如何避免伪影,包括为了定位和坐标计算的头架坐标点的伪影等。CT 可在图像上直接地将断层扫描的坐标转换成框架坐标,这个过程可以通过程序化的计算器和电脑来完成,目前已经广泛应用于小型工作站从 CT 或 MR 机器中直接下载图像的数码信息,进行计算坐标。

1980 年 Leksell 首先发明可应用的 CT 头架(图 19-3-1)。原坐标系没有改变,但材料改进了。将 N 型的定位框引入定位系统,这些定位标记在 CT 上可直接看见,通过特别的方法将不依靠扫描床的定位,在图像上定出坐标中心、框架位置和病灶的深度。1985 年起在 MR 中也同样运用。Reichert-Mundinger 定位仪、Brown-Roberts-Wells(BRW)系统也同样进行改进,以适应 CT 和 MR 定位的需要。

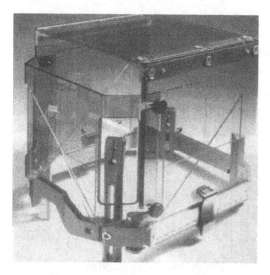

图 19-3-1 Leksell CT 定位坐标框架

CT 定位不能清晰显示脑深部结构,也不能提供直接的冠状或多维图像。在过去的 10 年间,断层扫描图像的数码处理技术的进步直接导致无框架系统、手术机器人和人工视觉等新技术的发展。现在的"注册"技术就是将解剖靶点的空间坐标从一个空间到另一空间的相互对应技术,这就是神经导航系统建立的基础。目前如何降低注册过程中图像造成的系统误差,并将其降低到可接受的水平是我们努力的方向。

第四节 脑导向术
(Image-guided Navigation)

手术过程:以丘脑底核为功能手术的不可见靶点为例,步骤如下。

1. 靶点定位

(1)Leksell 头架固定

局部皮肤准备,画出双侧听眦线,一般取 10°夹角,画出 AC—PC 平行线的体表投影。头架基座平行于 AC—PC 投影线,1% 利多卡因局部麻醉下,将 4 枚螺丝钉,牢固可靠地固定于颅骨上。

(2)MRI 扫描

在头架上安置坐标架和 MRI 适配器,先行 T_1W 矢状位定位扫描,取 T_2W,层厚 2mm,无间隔。扫描水平、冠状和矢状位。水平位扫描应平行于 AC—PC 连线,在 AC—PC 平面上下包括足够的层面。冠状位扫描应包括前后联合在内的足够层面。矢状位扫描应在冠状位上平行于中线，通过 AC—PC 的平面。

（3）靶点计算

2. 反转 T$_2$W 像行靶点定位

（1）水平位定位步骤：找出通过 ACPC 平面的图像，测 AC—PC 连线长度和 ACPC 两点的 MRI 矩阵坐标。测 ACPC 中点的位置，M 点的 MRI 矩阵坐标。中点（M）后 2～4mm，旁开 12mm 的位置。用 * 点标出该点的矩阵坐标。该点向下 2 个层面，即向下 4mm。保持 * 点的矩阵坐标 A，P 不变，I 向下 4mm。靶点确定后，建立坐标系，在图像上直接量出靶点的 X＝，Y＝，并计算出 Z＝（Z$_1$＋Z$_2$）/2＋40。注意 X 坐标的左右位置，Y 坐标的前后位置。

（2）冠状位定位步骤：找到通过 AC 平面的图像，根据水平位计算的 ACPC 连线的长度的一半，找到中点平面，向后 1～2 个层面，即靶点平面。中线旁开 12mm，找出靶点的位置。建立坐标系，直接量出靶点的 X＝，Z＝，计算出 Y＝（Y$_1$＋Y$_2$）/2＋40。注意 X 坐标的左右，Z 坐标的上下位置。

3. 专家点评

（1）头架基座平行于 AC-PC 投影线，或者头架的基环与眼下缘与外耳孔中点连线平行，避免倾斜与旋转。靶点的位置宜位于定位坐标线的上部（即头架安置宜稍深些），这样靶点区图像较清晰。1% 利多卡因局部麻醉下，将 4 枚螺丝钉牢固可靠地固定于颅骨上，螺丝钉的尾部要尽可能短，否则可能阻挡 MRI 线圈。

（2）检查：①扫描平面与坐标轴是否平行。②检查 AC-PC 的连线是否与扫描平面平行，这是由头架安置来保证。

（3）从冠状位和矢状位计算出进针的角度和进针深度，尽量避免进入脑室。

（4）MR 定位可以直接提供三维和高清晰度的图像，但是在如何选择头架材料适应高磁场，如何建立麻醉设备，如何观察患者，如何减少扫描时间都是非常重要的方面。降低 MR 磁场中产生的空间扭曲的现象则更加重要，在一些情况中，图像扭曲已经造成解剖定位的误差。CT 和 MR 定位很快成为肿瘤的立体定向活检和手术的标准方法，而对于功能定位来说，MR 图像是否足可信赖，目前还存在不同的看法。虽然很多报道单纯 MR 定位取得非常好的疗效，但生理性定位方法还是推荐作为补充。

第五节　立体定向活检手术
（Sterectactic Surgery for Biopsy）

1. 适应证

（1）脑深部病灶，需明确病理性质，特别是位于丘脑、基底节区的病例。

（2）脑深部囊性病灶需吸取囊液或植入引流管，分析化验囊液的病例。

（3）脑内血肿需碎吸清除的病例。

（4）在脑深部结构中定向植入生物活性物质的病例。

2. 禁忌证

（1）有凝血功能障碍的病例。

（2）脑部血管性疾病，如脑动静脉畸形造成的血肿。

（3）穿刺道有感染灶。

（4）影像学表现病灶血供丰富，并显示有血管"流空"影的病灶。

（5）难以准确定位的病例，如大片颅骨缺损等。

3. 术前准备

按神经外科手术常规进行。

4. 麻醉

以局部加静脉镇静麻醉为常选，对幼儿、年长以及呼吸在术中需严密监护的患者，用全身插管麻醉。

5. 手术步骤

（1）头架安装：以利多卡因局部浸润麻醉，固定头架。

（2）定位：根据患者的病灶影像学表现，选择合适的定位方法，一般选择 MR 定位，以 T$_1$W 增强扫描和 T$_2$W 最常用（图 19-5-1）。根据病灶的形态和影像的改变，取肿瘤细胞成分多的部位作为取样点（图 19-5-2 至图 19-5-5）。

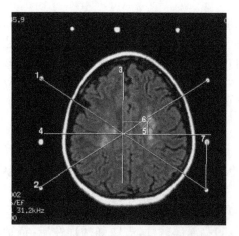

图 19-5-1　选择最清晰显示病灶位置的 MRI 图像

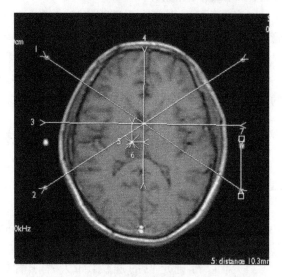

图 19-5-2　右侧丘脑肿瘤的病例,在磁共振图像中
选择水平位计算出病灶穿刺进入点的靶点坐标

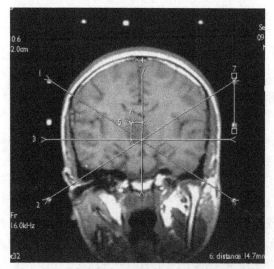

图 19-5-3　该病例水平位计算的靶点坐标,在冠状
位上验证穿刺点的位置

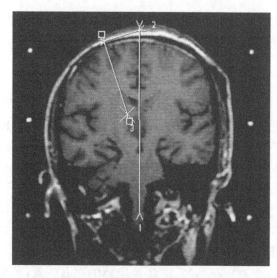

图 19-5-4　在 MRI 再扫描时,选择头皮穿刺点和靶点
的连线做扫描平面,选择合适的穿刺点位置,选择合
适的穿刺路径,避开重要结构

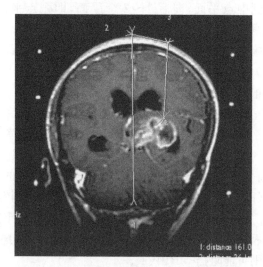

图 19-5-5　病灶呈囊性或中心出现坏死的情况,
往往在肿瘤的边缘采样,活检阳性率较高

(3)穿刺:患者取半卧位。穿刺点:一般根据病灶的位置,可采取额入法、侧入法、枕入法等,以穿刺道不加重病情症状,手术方便,为主要选择依据。额入法进针点为中线旁开 3cm,冠状缝前后1cm。纵行切口长约 3cm。

6. 关键要点

在影像图像中,已经设计了穿刺通路,避开侧脑室等重要结构。钻孔切开硬膜,棉片保护,防止脑脊液丢失。根据病灶可能的软硬程度,可选用不同直径,不同开口的穿刺针。一般选用侧方开口的系列穿刺针。调整进针角度,避开皮质血管,在取样点的上方到下方 2mm,分层以次取样,送术中病理,待病理证实病理性质后,停止取样。

7. 术后处理

术后复查头颅 CT,无并发出血等,常规预防感染、预防癫痫药物治疗。

8. 专家点评

(1)头架安装很重要,必须避免钉子可能的伪影对取样点的干扰。

(2)全麻插管的病例必须做好床旁、转运过程和磁共振舱的监护。应用非磁性的气管插管,注意静脉穿刺针和监护仪在磁场环境下适用情况。

(3)进针点处于高位,以免脑脊液的丢失和气颅产生。取样点可采用多点,病灶的边缘到中心,能同时取到带有脑组织和肿瘤组织的样本,更有利于病理医生的诊断,提高活检的阳性率。

第20章

神经放射外科
Neuro-Radiosurgery

王恩敏　潘　力

立体定向放射外科是指利用外部电离辐射束（γ射线、X射线或荷电粒子束）和立体定向系统的精确定位，将高能量放射线聚焦于某一局部靶区内，摧毁该区域内的所有组织，或引起所需要的生物学效应，达到类似外科手术的效果，而靶区外组织因放射剂量呈梯度锐减，免受损伤或呈轻微的可逆性损伤。目前立体定向放射外科技术主要由伽玛刀放射外科（简称γ刀）、直线加速器放射外科（包括X刀和赛博刀或射波刀）和荷电粒子束放射外科（简称质子刀）组成。

立体定向放射外科与常规放疗不同。常规放疗利用肿瘤组织与正常组织之间不同的放射敏感性治疗肿瘤，而立体定向放射外科利用照射靶点内与靶点外辐射剂量的梯度差异来治疗肿瘤。立体定向放射外科与普通神经外科也有显著差异。首先，立体定向放射外科治疗过程创伤小，无手术切口、无出血、无感染、无麻醉意外；其次，治疗过程中患者痛苦小，术后并发症少，在一定程度上提高患者的生存质量。

20世纪90年代，立体定向放射外科技术飞速发展，从早期应用于神经外科领域的头部伽玛刀和X刀，发展到可应用于全身治疗的赛博刀或射波刀（Cyberknife）和我国研制的体部伽玛刀。下面简要介绍应用于神经外科领域的放射外科。

第一节　放射外科简介
(Introduction of the Radiosurgery)

一、伽玛刀的发展史

1967年，瑞典神经外科医生 Lars Leksell 和他的同事研制出世界上第一代伽玛刀（Gamma knife）。它是由呈半球形排列的179个钴^{60}源和两个准直器（collimator）组成。1975年第二代伽玛刀（由201个钴^{60}放射源和3个不同直径准直器组成）问世，1984年第三代伽玛刀问世，1999年第四代伽玛刀（C型伽玛刀）问世。C型伽玛刀是在第三代B型伽玛刀准直器头盔上安装计算机控制的三维坐标自动摆位系统（APS）。APS可拆卸，当去掉APS，仍可进行人工调整照射靶点坐标。在C型伽玛刀的使用过程中，医科达公司对APS系统进行不断的完善，计算机剂量计划软件进一步升级，从而出现了4C伽玛刀（第五代伽玛刀）。C型伽玛刀的出现，避免了人工调整三维坐标时的误差，减少了伽玛刀医护人员进出伽玛刀治疗室的时间，使整个治疗过程明显缩短。

2006年5月，瑞典医科达公司宣布了具有革命性创新意义的第六代伽玛刀——Leksell Gamma Knife Perfexion™（如图20-1-1）。它的体积比

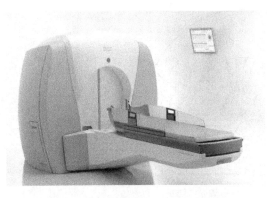

图 20-1-1 伽玛刀 Perfexion 的外形

目前使用的伽玛刀大,准直器系统由原来的半球形改良为圆柱锥形状(如图 20-1-2),圆柱内的空间增大近 3 倍,可以将头部及颈部置于准直器内,治疗范围从脑部扩大到颅底、颅外的头颈部、颈椎、颈部脊髓和鼻咽部。但是,患者体部接受的放射剂量是 C 型伽玛刀的 1%,伽玛刀治疗室内的放射剂量很低,可以在治疗室墙壁上安装玻璃窗,用于直接观察患者的情况。

Leksell Gamma Knife Perfexion 使用 192 个钴60放射源,其治疗床在计算机的控制下也可进行上、下、左、右移动以及前进和后退。伽玛刀的准直器全部安装在伽玛刀的内部,无需人工更换准直器头盔。Gamma Knife Perfexion 治疗过程中的自动化程度进一步提高,精确度和安全性也得到了进一步提升。医生只需要在 Leksell GammaPlan(计算机)上设计好治疗计划,并将治疗计划传输到控制伽玛刀的计算机,然后将患者安放在治疗床上,头架固定在治疗床的卡坐上,最后按动治疗按钮,治疗的全过程自动完成。

20 世纪 90 年代中期,我国奥沃公司设计制造出旋转式伽玛刀,这里不作介绍。

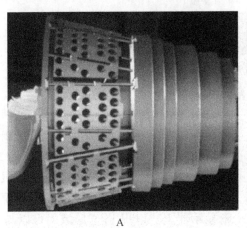
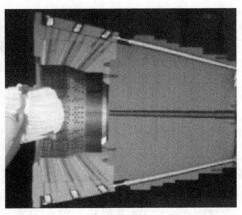

图 20-1-2 伽玛刀 Perfexion 准直器的外形(A)和剖面图(B)

二、伽玛刀设备简介和治疗过程

1. Leksell 伽玛刀的组成

Leksell 伽玛刀由钴60放射源、准直器、移动式治疗床、控制系统、剂量计划系统、Leksell G 型立体定向架和三维坐标定位盒组成。

(1)放射源:Leksell 伽玛刀使用 201 个钴60源,它们被安装于半球形金属屏蔽体内,如图 20-1-3 和图 20-1-4 所示。初装时每个放射源的放射活度为 30 居里,伽玛刀的总放射活度约为 6000 居里。C 型伽玛刀的放射源排列成 5 个圆圈,中央线束平行于治疗床,水平通过焦点。201 束钴60射线经过准直器后,聚焦在半球体的球心(聚焦点)上。

(2)准直器:准直器由固定准直器和准直器头盔(可调换的二级准直器头盔)组成。固定准直器与放射源连为一体,准直器头盔按照准直器孔直径分为 4 种型号,即 4mm,8mm,14mm,18mm。

(3)移动式治疗床:它与伽玛刀的主体结构相连,移动式治疗床的头部是准直器头盔支架,通过螺栓可将准直器头盔固定在治疗床的头部。

(4)控制系统:伽玛刀的治疗过程是在计算机

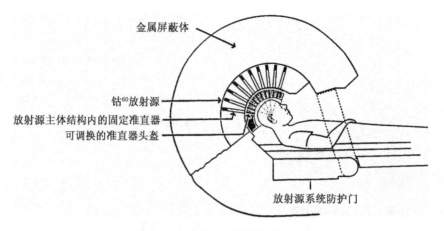

图 20-1-3　第三代 U 型伽玛刀示意图

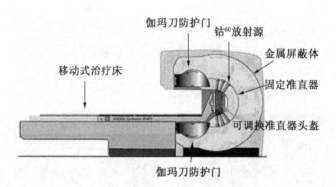

图 20-1-4　B、C 型伽玛刀结构示意图

控制下进行,控制系统自动开启伽玛刀主体结构的防护门,移动式治疗床将患者自动送入放射源主体内实施治疗。治疗结束,控制系统将移动式治疗床返回原位,关闭防护门。

(5)自动摆位系统(APS 系统):APS 由计算机精确控制,能在三维空间中按照治疗计划所设定的靶点自动移动患者头位和摆放靶点坐标。此装置被安装在 C 型伽玛刀治疗床头部支架与准直器头盔之间(如图 20-1-5 所示)。

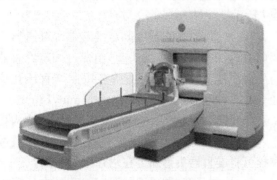

图 20-1-5　Leksell C 型伽玛刀

(6)剂量计划系统:剂量计划系统由计算机工作站和剂量计划软件组成。目前使用 LGP 剂量计划系统,它使图像处理、图像显示、照射靶点设计、放射剂量计算、等剂量曲线分布都显示在高清晰显示器上。LGP 通过局域网可以与 C 型伽玛刀的控制系统和自动摆位系统(APS)相连,将设计的治疗计划书(治疗方案)直接传输到智能化 C 型伽玛刀的 APS 系统,实现了照射靶点坐标的自动调整。

(7)Leksell 立体定向架:它是由底部的矩形框架和 4 根立柱以及固定头架的螺钉组成。与 Leksell G 型定向头架相配套的三维坐标定位盒包括 CT 定位盒、MRI 定位盒、DSA 定位盒。在定位盒左右及前面 3 块垂直板上有定位标志线或定位标志符,定位扫描时定位影像上不仅显示病灶,而且还有定位标志点。LGP 根据定位标志点能自动计算出靶点的三维坐标。

2. 伽玛刀治疗过程

（1）安装立体定向头架

在局麻下用金属螺钉将立体定向架固定在患者的颅骨上，并尽可能将病灶置于头架的中间，然后测量头皮到有机玻璃头罩的距离，根据测得头皮距，LGP 自动勾画出患者头型轮廓。

（2）定位扫描

根据病变的性质和部位可选择 CT、磁共振（MRI）或 DSA 作为伽玛刀术前定位方式。肿瘤病灶多选用 MRI 定位，AVM 患者多选用 CT＋DSA 或 MRI/MRA＋DSA 联合定位。

（3）剂量计划

通过网络、磁光盘或扫描仪将定位片（CT、MRI 或 DSA 片）输入到 LGP 计算机内。在 LGP 上设定剂量矩阵范围、照射时的角度、等剂量曲线。然后选择不同直径准直器设计剂量计划。根据病灶大小可使用一个等中心点（照射点）或多个等中心点，通常选用 50％的等剂量曲线覆盖病灶的周边。设计的照射范围直接叠加在定位图像内的病灶上，应尽可能使伽玛刀照射范围与颅内病灶的形态吻合一致。根据病变性质、病灶大小以及病灶周围结构制订中心剂量和周边剂量。剂量计划设计完毕，计算机将打印出一份包括照射剂量、每一照射等中心点所使用的准直器、三维坐标、照射时间等内容的治疗计划书。

（4）治疗

治疗时患者平卧于治疗床上，通过立体定向架将患者的头部固定在准直器头盔上。在治疗操作控制台设定照射时间，启动治疗开关，伽玛刀自动开启防护门，移动式治疗床和准直器进入伽玛刀放射源内。当准直器头盔与放射源内的固定准直器精确吻合时，治疗即开始。第一个等中心点照射结束，治疗床返回原位，防护门关闭。医生调换下一个等中心点的三维坐标，进行第二等中心点的照射，如此往返这一过程，直至完成所有靶点的治疗。在 C 型伽玛刀治疗时，医师手控 APS 按键，先将 APS 的坐标调整在泊位坐标，然后通过立体定向架将患者的头部固定在 APS 上并验证治疗时的伽玛角。通过 APS 手控键，让 APS 预先运行到每一个靶点的坐标，并确认；之后开启控制台的开关，伽玛刀开始治疗。一个靶点照射完毕，治疗床向外移出 25cm，与此同时 APS 已开始自动调整并验证三维坐标，当到达下一个等中心点坐标，治疗床再次进到治疗位置开始第二等中心点的照射，如此往返这一过程，直至完成所有靶点的治疗。

（5）术后处理

治疗结束拆除立体定向架，螺钉安装部位局部包扎，绝大多数患者无不适，常规给予 20％甘露醇 250ml 和地塞米松 5mg 静脉滴注，以减轻急性放射反应，同时给予抗生素预防感染。多数患者观察一晚，次日出院。

三、直线加速器放射外科

直线加速器放射外科开始于 20 世纪 80 年代，但是发展迅速。使用直线加速器为放射源的放射外科包括 X 刀、赛博刀或射波刀（Cyberknife）、诺力刀（Novalis Shaped Beam Surgery）等。下面简介 X 刀和赛博刀。

1. X 刀

X 刀由改良的直线加速器、可旋转治疗床、剂量计划系统、计算机控制系统以及与 X 刀配套使用的立体定位架（BRW 或 CRW 头架）组成。直线加速器是应用光子（photon）和电子束治疗肿瘤的常规放疗设备。X 刀治疗过程中，使用 6MV 或 10MV X 射线。X 射线经过直线加速器的一级准直器和二级准直器后才进入 X 刀的准直器（第三级准直器）。X 刀准直器直径为 5～50mm。机架内的准直器可以沿机架轴旋转，准直器的中心射线（准直器轴）与机架轴相垂直。治疗床沿治疗床轴在水平面上旋转。直线加速器准直器轴（即 X 射线中心束）、机架轴和治疗床轴交汇于一点，此点称为等中心点。如图 20-1-6 所示。机架沿机架轴作非共面旋转时，X 射线通过等中心点。无论机架和治疗床如何旋转，X 射线总是通过等中心点，这样在等中心点范围内聚集了高剂量放射线，从而达到了立体定向放射外科的治疗作用。

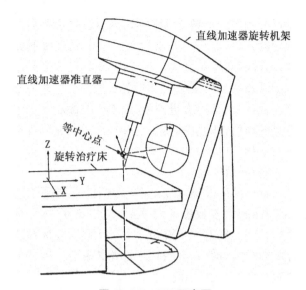

图 20-1-6　X刀示意图

直线加速器机架轴、X射线束轴与治疗床轴交汇于一点，
此点称为等中心点

X刀治疗过程与伽玛刀治疗过程基本相同。首先安装立体定位架，然后进行CT或MRI定位扫描，或DSA定位。通过网络将定位片输入到计算机剂量计划系统，然后进行病灶的勾画和剂量设计，制定X刀治疗计划。治疗计划制订完毕，计算机打印出X刀治疗数据。按照治疗计划单将患者固定在治疗床上。正式治疗之前，按照计划单，需空转机架，模拟治疗过程中机架的运动轨迹，检查患者是否安全，最后实施治疗，如图20-1-7。X刀治疗的适应证同伽玛刀一样，但是其机械精度略逊色于伽玛刀。

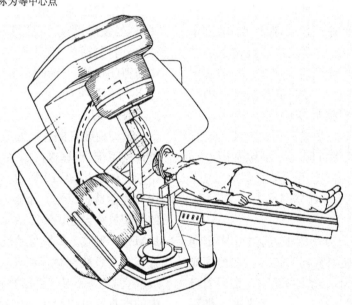

图 20-1-7　X刀治疗示意图

X刀治疗时，机架沿机架轴作非共面旋转，治疗床沿治疗床轴在水平面旋转，X射线始终
通过等中心点，在等中心点上聚集了极高的放射剂量，从而达到放射外科的治疗作用

2. 赛博刀(Cyberknife，也称为"射波刀")

(1)赛博刀的发展史

1988年，从事放射外科治疗与研究的John Adler Jr博士提出了影像引导无框架立体定向放射外科的概念(iamge-guided frameless stereotactic radiosurgery)，1992年Adler及其同事研制出最原始的无框架立体定向放射外科治疗设备，即赛博刀的雏形，1994年赛博刀开始治疗脑转移瘤患者。之后赛博刀得到了不断的改进和完善，1999年美国FDA正式批准赛博刀放射外科治疗系统(Iamge-guided Cyberknife Radiosurgery/Radiotherapy System)用于治疗头部疾病，2001年美国FDA批准赛博刀用于治疗全身肿瘤。赛博刀利用神经导航技术和实时追踪技术来精确定位颅内和体内病灶，然后实施多点聚焦放射治疗。赛博刀的治疗计划软件也不断更新改进，最近推出不需要在脊柱上埋置金属标记的定位软件 Xsight Spine 以及肺部定位软件 Xsight Lung。

（2）赛博刀的组成

赛博刀由直线加速器、电脑控制的机械臂（机器人机械臂）、治疗床、治疗计划系统和影像导航（X射线追踪）系统组成（如图 20-1-8）。它可以使用等中心照射和非等中心照射，使放射剂量在病变部位达到最大的均匀分布和适形。它不仅可以治疗颅内肿瘤，还可以治疗颅底肿瘤、头颈部肿瘤、脊髓肿瘤、肺部肿瘤、胰腺肿瘤、肝脏肿瘤、肾脏肿瘤、脊柱肿瘤、前列腺肿瘤、妇科肿瘤、骨科肿瘤。赛博刀的出现使放射外科治疗范围从脑部扩展到全身。

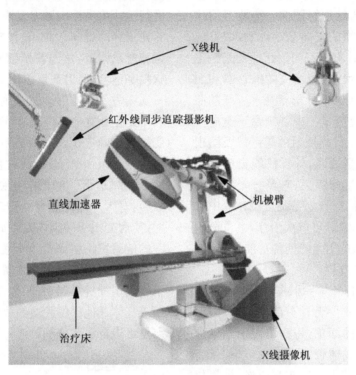

图 20-1-8 赛博刀

1）直线加速器：赛博刀使用一个紧凑型的能产生 6 MeV X 射线的轻型直线加速器，直线加速器被安装在由电脑控制的机械臂上。该直线加速器配有 12 个准直器，准直器直径为 5～60mm。

2）电脑控制的机械臂（机器人机械臂）：电脑控制的机械臂可以围绕患者在前、后、左、右、上、下六度空间自由转动，按照计算机预设的路线，机械臂可将直线加速器调整到 101 个特殊位置或节点，在每个节点上可以有 12 个照射角度，由此提供多达 1212 个方位发出射线。每到一预设治疗点，机械臂停止运动，直线加速器将对靶区投照相应的放射剂量。

3）治疗床：电动控制的治疗床可以在五度空间自由移动（即 X 轴、Y 轴、Z 轴方向移动、头部倾斜和治疗床左右倾斜）。

4）影像导航追踪系统（X 线实时跟踪系统）：伽玛刀放射外科使用立体定向架固定患者头部，使脑组织与定向架之间产生相对应的三维坐标关系，在治疗中立体定向架确保了射线的精确投照。赛博刀使用人体骨骼结构作为参考框架，颅内病灶与颅骨之间产生固定的对应关系。影像导航追踪系统是利用天花板上安装的两组诊断 X 射线球管和安装于患者两侧地面上的非晶体硅影像摄像机组成。两组 X 射线球管发出的低能 X 射线相互垂直，交叉穿过头颅（或患者肿瘤的治疗部位），摄像机获得颅骨的数字图像，并将影像资料传输到数据处理系统（image processing system，IPS），计算机与事先 CT 扫描获得的颅骨数字重建图像（DDR）相比较，确定靶目标（病灶）与骨骼结构的关系，得出治疗靶目标（病灶）的坐标。

5）剂量计划系统：剂量计划系统由计算机工作站和治疗计划软件组成，目前使用的治疗计划软件包括 Cyris Inview、Cyris Multiplan 以及新近开发用于脊柱定位的 Xsight Spine 和用于肺部肿瘤定位的 Xsight Lung。赛博刀使用 CT 扫描图像进行治疗计划设计，虽然剂量计划系统只能在 CT 图像上进行，但是 CT 影像能够与 MRI 影像融合，用于获得精细的软组织图像。赛博刀治疗计划系统不仅具有常规的正向治疗计划，而且还有任意形状逆向治疗计划。正向治疗计划是医生根据病灶的大小和形状，选择相应的准直器和照射方式逐步设计出一个和病灶形状几乎一样的照射形状，然后给出周边剂量和中心剂量。逆向治疗计划是医生先勾画出计划照射的靶区以及给出靶区和重要器官的剂量要求，计算机能自动设计一个满足设定条件的适形满意、剂量分布均匀的治疗计划。赛博刀的治疗计划系统可设计等中心照射、非等中心照射。它既可单次治疗，也可分次治疗，兼容放射外科和放射治疗两种功能。

（3）赛博刀的治疗过程

患者平卧在治疗床上，平卧的姿势与 CT 扫描时保持一致。为了减少患者头部过多的移动，通常使用事先已制作的面罩，将面罩固定在治疗床上。天花板上的 X 线球管发射 X 射线，位于患者两侧的 X 线摄影机获得一对头颅影像，计算机获得了患者和病灶的初步方位（坐标），并将此坐标转换成机器人机械臂坐标系坐标。机械臂将直线加速器旋转到初始坐标位，然后按照程序将加速器围绕着患者旋转到预定节点。直线加速器每到一个节点，机械臂停止运动，此时导航追踪系统立刻获得新的头颅影像，计算机确认目前的头颅影像与治疗开始时影像完全一致。如果头颅有轻微的移动，影像导航系统立刻计算出移动造成的偏差，并将此偏差传输到电脑控制的机械臂，机械臂微调加速器的方位或射线的入射角度，最后加速器对准病灶将所需的放射剂量射入目标。加速器每到一个预定节点，将重复上述影像实时验证步骤。在治疗过程中，X 射线球管每 10 秒钟发射一次，影像导航追踪系统获取一次影像信息。从摄像到调整数据只需要几秒钟，赛博刀基本上做到了在治疗过程中实时跟踪治疗靶区。根据病情

需要，赛博刀可进行单次治疗或多次分割治疗。

3. 诺力刀

诺力刀（Novalis shaped beam surgery）是 BrainLAB 公司生产的立体定向放射外科治疗设备。它利用医用直线加速器产生的 X 射线和电子束（4～24MeV），用特制的面罩进行治疗前的定位，使用由 BrainLAB 开发的 iPlan 治疗计划系统进行治疗前设计。诺力刀通过全自动内置式微多叶光栅和动态楔形板，在治疗中进行动态射束造型和能量调节，从而使照射野形状与病灶几何形状精确适合，照射剂量按计划合理分布。

诺力刀为适形调强放射治疗系统，其原理是利用无创伤立体定位技术（面罩固定）将人体内病变组织精确定位，利用高能医用直线加速器所产生的光子束和电子束，通过自动控制射线出束形状（通称“适形”）和调节射线强度分布（通称“调强”），对人体内的病变组织进行高精度聚焦式照射，使病变组织短期内发生放射性坏死，而病灶周围的健康组织得到最大程度的保护，从而达到无须开刀即可精确“切除”肿瘤的治疗目的。诺力刀不仅用于神经外科肿瘤或 AVM 的治疗，还可应用于身体其他部位肿瘤的放射外科治疗。它的优点是可进行多次分割放射外科治疗。

四、专家点评

伽玛刀优点：（1）伽玛刀是放射外科的金标准，临床应用时间长，累计治疗 40 万病例，技术非常成熟。（2）机器操作简便，故障率低。（3）治疗靶区以外的放射剂量呈梯度锐减，周围正常组织接受的照射剂量非常低。（4）伽玛刀的放射源处于静止状态，质量验证测试简单。

赛博刀的优点：（1）计算机控制的机械臂可以接近传统放射外科所无法达到的病变部位。（2）先进的影像引导技术可以在治疗过程中实时追踪患者和治疗靶目标。（3）非等中心照射可使放射剂量在病变部位达到最大的均匀分布和适形性，完全消除剂量分布上的冷点和热点。（4）既可提供正向治疗计划，也可提供逆向治疗计划。（5）既可单次治疗，也可分次治疗。不足之处：赛博刀每天治疗前需要实施质量验证，以确保直线加速器剂量输出准确，影像追踪系统准确无误。

X 刀和诺力刀治疗精度略略逊色于伽玛刀，但是他们兼容放射外科和放射治疗两种功能。

第二节　治疗适应证
(Indications of Gamma knife)

截至 2006 年 12 月，全世界拥有 249 个 Leksell 伽玛刀治疗中心，其中 202 个伽玛刀中心累计治疗患者约 39.7 万例，其中血管性病变占 14%，颅内良性肿瘤占 35%，恶性肿瘤占 42%，功能性疾病占 8%，眼科疾病占 1%。随着伽玛刀治疗经验的不断积累，其治疗的适应证有所扩大。伽玛刀主要用于治疗小型或中等大小脑动静脉畸形（AVM）、听神经瘤、三叉神经鞘瘤、中等大小的颅底脑膜瘤、小型垂体瘤、颅内单发或多发转移瘤、其他小型边界清楚的颅内肿瘤以及术后残留的颅内良性肿瘤（肿瘤直径＜3cm）。对于肿瘤位于深部和重要功能区、常规外科手术难以切除或创伤较大、并发症较高的患者以及高龄或有系统性疾病不能耐受外科手术的患者，可实施分次伽玛刀治疗方式，来达到控制肿瘤生长提高患者生活质量的目的。在功能神经外科方面，伽玛刀主要用于治疗三叉神经痛、癫痫、帕金森病等。

根据国际放射外科 40 余年的治疗经验以及我院应用 Leksell 伽玛刀 14 年的治疗经验，现将神经放射外科治疗的适应证分为最佳适应证、良好适应证、选择性适应证、姑息性治疗适应证和探索性治疗适应证。

1. 最佳适应证

最佳适应证是指伽玛刀治疗效果优良，对肿瘤达到长期控制，临床症状有所改善或保持在治疗前的状态；对血管畸形达到完全闭合或几乎闭合；伽玛刀治疗后无明显的不良反应。伽玛刀治疗的最佳适应证包括：

（1）中小型 AVM：直径小于 2.5cm 的 AVM，AVM 由一根或两根供应动脉、致密的蜂巢状的畸形血管团以及有一到两根引流静脉组成。AVM 的体积为 6cm³ 左右（大小：2.5cm×2cm×1.2cm）。

（2）小型听神经瘤：肿瘤最大直径小于等于 2.5cm，肿瘤体积小于 8cm³。

（3）中小型脑膜瘤：岩尖、斜坡、海绵窦、大脑镰深部、后颅窝桥小脑角、肿瘤直径小于 2.5cm。

（4）偏侧生长的垂体微腺瘤或小型垂体瘤（肿瘤直径小于 15mm，离开视神经 5mm 以上），肿瘤位于垂体的左侧或右侧，正常垂体组织轻度受压。

（5）术后残留的垂体瘤，特别是残留在海绵窦部位的垂体瘤。

（6）中小型三叉神经鞘瘤：肿瘤直径小于等于 2.5cm。

（7）海绵窦部位的中小型肿瘤，肿瘤离开视神经 5mm 以上。

（8）多发实质性血管母细胞瘤：手术已切除大的肿瘤，小型未治疗的实质性肿瘤（肿瘤直径小于 2cm）。

2. 良好适应证

伽玛刀治疗能够对肿瘤起到中长期控制作用，临床症状保持在治疗前的状态，或治疗后出现暂时性症状加重；对脑动静脉畸形达到闭合或缩小 80% 以上，治疗后无明显并发症或不良反应。对于手术后残留肿瘤，肿瘤直径小于 3cm。伽玛刀治疗的良好适应证包括：

（1）颅内 AVM，直径 2.5～3.0cm。

（2）大型 AVM 血管内栓塞治疗后残留者。

（3）颅内良性肿瘤手术后残留者，肿瘤直径小于等于 3cm。

（4）听神经瘤：肿瘤最大直径 3cm，部分肿瘤最大直径可放宽到 3.5cm。

（5）颅底脑膜瘤：肿瘤直径 2～3.5cm。

（6）三叉神经鞘瘤：肿瘤直径 2.5～3.5cm。

（7）实质性血管母细胞瘤：肿瘤直径小于 2.5cm 或术后残留者。

（8）侧脑室内小的胶质瘤（侧脑室旁的小型室管膜瘤，室管膜下巨细胞瘤）：肿瘤直径小于 2cm。

（9）鼻咽部纤维血管瘤：肿瘤直径小于 3.5cm。

（10）无功能垂体瘤术后残留。

（11）颈静脉孔区肿瘤：肿瘤直径小于 3.0cm。

（12）中央神经细胞瘤残留或复发者。

（13）中小型脊索瘤，直径小于 2.5cm。

（14）松果体区肿瘤：直径小于 2.5cm。

（15）原发性三叉神经痛。

（16）以震颤为主的帕金森病。

3. 选择性适应证

对于选择性病例，虽然肿瘤较大（肿瘤最大直径小于4.0cm),但是对脑部重要结构的压迫不明显或无明显的受压症状,由于患者不能耐受手术,伽玛刀治疗也可达到较为良好效果。伽玛刀治疗的选择性适应证包括:

(1)高龄大型听神经瘤患者,肿瘤最大径小于等于4.0cm,肿瘤对脑干的压迫不明显,或无脑干受压症状,无颅内高压症状。

(2)高龄患者或有手术禁忌证的颅底大型脑膜瘤,或术后残留的颅底脑膜瘤肿瘤直径4.0cm左右。

(3)有严重高血压或糖尿病的生长激素型垂体瘤,肿瘤已经紧贴或轻微压迫视神经,但是视力未受影响,患者不能耐受手术治疗者。

(4)颈静脉孔区肿瘤,肿瘤直径小于4.0cm,肿瘤向颅外生长至颈1水平。

(5)高龄大型三叉神经鞘瘤患者,肿瘤最大径小于4.0cm。

(6)术后复发的鼻咽部纤维血管瘤,肿瘤直径小于或等于4.0cm。

(7)实质性颅咽管瘤手术后复发或残留,肿瘤与视神经之间的界限不清。

(8)视网膜黑色素瘤。

4. 姑息性治疗适应证

伽玛刀治疗的主要作用是改善症状,提高生存质量,延长生命。姑息性治疗适应证包括:

(1)颅内单发转移瘤,肿瘤直径小于3.5cm。后颅窝转移瘤直径小于2.5cm,脑干受压不明显。

(2)颅内多发转移瘤,肿瘤数少于或等于5个,肿瘤直径小于2.5cm。少数情况下,肿瘤数可以在10个以内。

(3)胶质瘤术后加放疗后,肿瘤少量残留或早期肿瘤复发。

(4)髓母细胞瘤手术加放疗后颅内转移者。

(5)鼻咽癌颅底转移患者。

5. 探索性治疗适应证

应用伽玛刀做一些治疗效果不明确或部分病例有疗效的治疗,但是对患者产生的不良反应可以接受。探索性治疗适应证:

(1)癫痫的伽玛刀治疗。

(2)戒毒的伽玛刀治疗。

(3)有手术禁忌证的巨大颅底脑膜瘤,对脑膜瘤附着点进行高剂量照射。

(4)青光眼的伽玛刀治疗以及老年黄斑变性的伽玛刀治疗。

(5)顽固性疼痛的伽玛刀治疗。

(6)肥胖的伽玛刀治疗。

6. 专家点评

随着伽玛刀治疗经验的积累,原来认为不适合伽玛刀治疗的适应证或伽玛刀疗效不十分理想的恶性肿瘤,通过分两次或多次伽玛刀治疗,获得较为满意的疗效。从国际伽玛刀协会统计的病例数量来看,治疗恶性肿瘤的比例有逐年增多的趋势。2006年12月的统计结果显示恶性肿瘤占42%,位居第一;良性肿瘤占35%,位居第二;血管性疾病占14%,位居第三。华山医院伽玛刀中心对治疗的13000例患者进行了统计分析,恶性肿瘤(包括转移瘤、胶质瘤和其他恶性肿瘤)占28%,良性肿瘤占40%,血管性疾病占15%。

第三节　脑肿瘤的放射外科治疗
(Radiosurgery for brain tumors)

一、听神经瘤

听神经瘤分为神经鞘瘤和神经纤维瘤,绝大多数听神经瘤为神经鞘瘤。伽玛刀治疗神经鞘瘤的效果明显优于神经纤维瘤。伽玛刀治疗听神经瘤的最大优点是安全,患者痛苦少,面神经受损率低。尽管显微外科手术使面神经功能保留程度明显提高,但是对中小型听神经瘤,伽玛刀治疗的优越性仍比较明显。

1. 适应证

中小型听神经瘤(直径<2.5cm)是伽玛刀治疗的最佳适应证;最大直经为2.5~3cm的听神经瘤为伽玛刀治疗的良好适应证;手术后残留或术后复发听神经瘤(肿瘤直径≤3cm)也是伽玛刀治疗的良好适应证;术后残留者治疗的最佳时机为术后3~6个月。高龄患者或有手术禁忌证的患者,肿瘤对脑干压迫不明显或无明显脑干受压症状,并且无颅内高压症状,肿瘤的最大径可放宽到4.0cm(选择性适应证)。当患者伴有严重三叉神经痛时,建议显微外科手术治疗,因为伽玛刀治疗

很难迅速缓解三叉神经痛。

2. 治疗剂量及疗效

目前照射中小型听神经瘤的周边剂量为12~14Gy,长期随访结果表明,肿瘤的长期控制率为92%~96%,甚至有报道5年控制率达100%。伽玛刀治疗后大约70%的肿瘤缩小(如图20-3-1),15%的肿瘤保持在伽玛刀治疗前的大小,约12%~16%的肿瘤在伽玛刀治疗后增大(如图20-3-2)。在增大的肿瘤中,仅有极少肿瘤需要外科手术治疗,随着随访时间的延长,1/3的肿瘤再次缩小,其余肿瘤长期保持在治疗后早期增大的状态。大约70%患者的听力保持在术前状态,面神经受损率降低到1%左右,三叉神经受损率为

1%~2%。如果患者高龄或有手术禁忌证,肿瘤符合选择性适应证,经伽玛刀治疗后肿瘤仍能得到良好控制,患者不良反应轻,但是肿瘤缩小缓慢。国内一些神经外科医师将大型听神经大部切除,完全保留面神经功能,然后进行伽玛刀治疗,这种联合治疗不仅使肿瘤得到控制,同时能保留面神经和后组颅神经功能,提高患者的生存质量。伽玛刀治疗后半年到一年,听神经瘤中心强化减弱(中心坏死),部分肿瘤有暂时性肿胀,体积可增大。这是正常的病理变化过程,只要患者症状没有明显加重、不伴有颅内压增高,不必视为"肿瘤增大、治疗无效而行外科手术治疗",可继续随访,一般判断治疗是否有效的时间为伽玛刀治疗后2~3年。

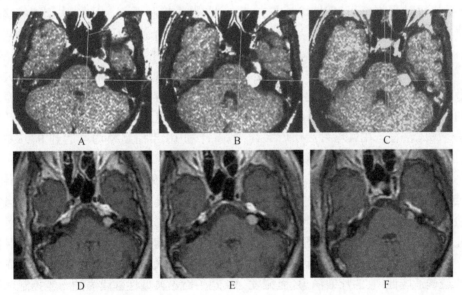

图 20-3-1　左侧小型听神经瘤(大小:16mm×14mm×11mm)伽玛刀治疗后的长期变化

A、B、C:伽玛刀治疗前薄层增强MRI扫描;D、E、F:伽玛刀治疗后13年,肿瘤保持在缩小状态,患者无面瘫和不良反应

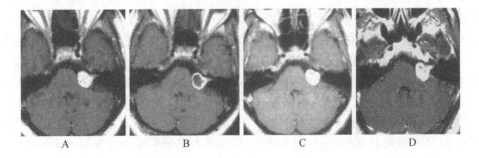

图 20-3-2　左侧听神经瘤伽玛刀治疗后肿瘤缩小后再增大的 MRI 表现

A:伽玛刀治疗前增强MRI;B:伽玛刀治疗后1年,肿瘤中心出现不强化区(肿瘤中心坏死的表现);
C:伽玛刀治疗后2年,肿瘤中心再次强化,肿瘤大小无变化;D:伽玛刀治疗后4年肿瘤增大,
但是患者症状无变化,继续观察;伽玛刀治疗6年肿瘤仍保持在4年时的大小

3. 并发症

(1)面神经受损：由于面神经与听神经一起进入内听道，伽玛刀治疗时，面神经不可避免地受到照射。面神经的受损与照射剂量、面神经受照射的长度成正相关，但是随着照射剂量的降低，治疗计划的更加适形，面神经受损率从早期的15%左右降低到目前的1%左右。此外，面瘫的发生还与肿瘤的生长形态有关，如果肿瘤向内听道扩大生长，形状似哑铃时，伽玛刀治这类肿瘤容易引起轻度面瘫，伽玛刀治疗后4～18个月，面神经的暂时性轻度受损率约为6%～10%，多数患者恢复正常，而永久受损率为1%左右。

(2)三叉神经损伤：中小型听神经瘤伽玛刀治疗后，三叉神经的暂时受损率可高达10%左右，而永久受损率为1%～2%。

(3)耳鸣：伽玛刀治疗后大约5%患者出现新的耳鸣症状。

(4)脑积水：由于听神经瘤本身引起脑脊液内碱性髓鞘蛋白升高，中小型听神经瘤引起脑积水的比例为5%～10%左右。在伽玛刀治疗后大约5%的患者新出现交通性脑积水，需要脑室腹腔分流手术。

4. 专家点评

伽玛刀治疗听神经瘤已经有近40年的历史，通过对听神经瘤患者MRI影像学长期随访，积累了丰富的治疗经验。目前认为中小型听神经瘤是伽玛刀治疗的最佳适应证，它的疗效满意，面瘫发生率低。

二、脑膜瘤

1. 适应证

岩尖、斜坡、海绵窦等部位的中小型脑膜瘤（肿瘤直径＜2.5cm）是伽玛刀治疗的最佳适应证；颅底及手术后残留的颅底脑膜瘤（肿瘤最大径可放宽到3.5cm）是伽玛刀治疗的良好适应证；高龄或有手术禁忌证的患者，当无颅内压增高症状时，颅底脑膜瘤的最大径可放宽到4.0cm。术后残留脑膜瘤的最佳治疗时机为术后3～6个月，此时手术引起的疤痕增强效应已接近消失，肿瘤组织强化时出现清晰的边界。

2. 治疗剂量和疗效

截止到2006年底，全世界应用Leksell伽玛刀治疗脑膜瘤超过4.9万例。脑膜瘤组织内纤维成分较多，对放射线有抗拒作用，因此伽玛刀治疗中小型脑膜瘤的剂量高于听神经瘤，通常实施肿瘤周边剂量为14～15Gy。海绵窦脑膜瘤手术全切除风险大，术后常出现一定程度的颅神经损伤。伽玛刀对小型海绵窦脑膜瘤或术后残留的海绵窦脑膜瘤有良好的控制作用，当肿瘤的周边剂量为14Gy时，伽玛刀对海绵窦脑膜瘤的5年控制率约92%，10年控制率为82%（如图20-3-3）。当肿瘤较大，靠近视神经、视束或视交叉时，由于视神经的耐受剂量为9～10Gy，照射肿瘤的放射剂量不足，肿瘤控制不良。因此，大型海绵窦脑膜瘤应采取手术联合伽玛刀的综合治疗。伽玛刀对脑膜瘤的控制作用与肿瘤所在的部位有一定的相关性，肿瘤比邻血管如海绵窦、上矢状窦、横窦和窦汇，由于肿瘤容易得到血供和营养，肿瘤的长期控制率有所降低。其他部位的脑膜瘤伽玛刀治疗后的5年和10年控制率均可达到93%左右。颅底脑膜瘤位置深，常常毗邻颅神经和颅底的骨组织或肌肉，肿瘤周围比邻的脑组织较少，伽玛刀治疗颅底中小型脑膜瘤具有明显的优势，当实施的治疗剂量在14Gy时，肿瘤的10年控制率高达94%，33%的肿瘤持续缩小，64%的肿瘤保持稳定，6%的肿瘤增大；44%患者的神经受损症状改善。伽玛刀对不典型性脑膜瘤的5年控制率约83%±7%。对高龄或有手术禁忌证患者，华山医院采用间隔3～6个月分两次伽玛刀治疗这些较大脑膜瘤，随访3～8年未见肿瘤增大。伽玛刀治疗后大约50%的肿瘤缩小，35%患者的神经功能有改善。在伽玛刀治疗早期，华山医院伽玛刀中心曾经治疗20余例较大的脑膜瘤，肿瘤中心剂量为40Gy，周边剂量12Gy，30%的等剂量曲线覆盖肿瘤，经过近10年的随访，肿瘤控制良好。伽玛刀对脑膜瘤的杀死除了与肿瘤的周边剂量相关外，还与照射肿瘤的中心剂量密切相关。作者对斜坡岩尖脑膜瘤实施高中心剂量照射（30～32Gy），周边剂量维持在12.5～13Gy，伽玛刀治疗后患者副反应轻微，而肿瘤缩小明显，对脑干的压迫减轻。

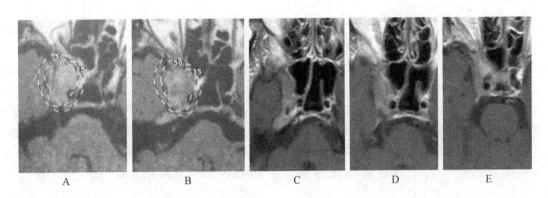

图 20-3-3　右侧海绵窦部位脑膜瘤伽玛刀治疗后的长期疗效

A、B:伽玛刀治疗时增强 MRI;C、D、E:伽玛刀治疗后 10 年增强 MRI,肿瘤明显缩小,患者早期有面部不适,5 年后症状消失

3. 不良反应

脑水肿:伽玛刀治疗后脑水肿发生与肿瘤的部位以及是否经历过开颅手术有关。一般来讲,肿瘤位于顶叶近功能区、上矢状窦、颞叶外侧裂附近,靠近血管或回流静脉时,容易出现脑水肿。手术后残留脑膜瘤由于周围脑组织已经受到不同程度损伤,伽玛刀治疗后发生脑水肿的比例低。

颅神经损伤:肿瘤位于海绵窦时,照射剂量过高时可出现暂时性的动眼神经损伤和三叉神经受损症状,发生比例为 $1\%\sim5\%$。

4. 专家点评

伽玛刀治疗小型脑膜瘤、手术后残留或复发脑膜瘤以及海绵窦、颅底等部位的中小型脑膜瘤疗效肯定,副反应轻。当肿瘤位于矢状窦旁、大脑镰、大脑凸面等浅表部位时,手术切除是最佳选择。

三、垂体瘤

1. 适应证

小型垂体瘤离开视神经、视交叉、视束的距离大于 3mm 均可伽玛刀治疗。手术后残留垂体瘤,特别是肿瘤位于海绵窦也是伽玛刀的良好适应证(如图 20-3-4)。伽玛刀对垂体瘤的治疗目的是:(1)缩小或控制肿瘤生长;(2)控制激素水平异常,改善临床症状;(3)保护正常垂体组织。一些高龄患者或有手术禁忌证者,特别是 GH 型垂体瘤,尽管肿瘤较大,且靠近视神经,但是仍可伽玛刀治疗或分次伽玛刀治疗。术后残留垂体瘤的最佳治疗时机为手术后 3 个月以后,肿瘤已经皱缩,肿瘤与视神经关系更加清晰,有利于治疗计划的设计。

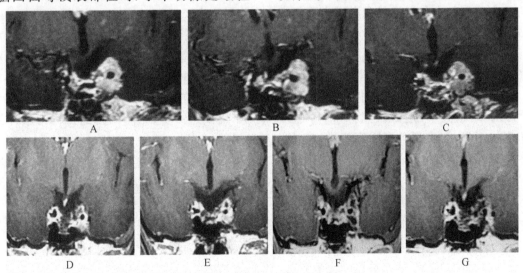

图 20-3-4　垂体瘤术后海绵窦残留伽玛刀治疗

A、B、C:手术后 5 个月时的增强 MRI。D、E:伽玛刀治疗后 1 年半,肿瘤缩小。F、G:伽玛刀治疗后 3 年,肿瘤几乎消失

2. 治疗剂量和疗效

垂体瘤可分为有内分泌功能腺瘤和无功能肿瘤,伽玛刀治疗内分泌功能腺瘤所需的放射剂量高,肿瘤周边剂量25～30Gy,促肾上腺皮质激素(ACTH)型垂体瘤的周边剂量甚至大于30Gy;而无功能腺瘤所需剂量低,肿瘤周边剂量15～20Gy。在有分泌功能的腺瘤中,伽玛刀对生长激素型垂体瘤的治疗获得了满意的临床效果,ATCH型垂体瘤的治疗效果次之。华山医院曾对伽玛刀治疗的79例生长激素垂体腺瘤患者进行了中长期随访。79例患者中,21例伴有血糖增高,11例伴有高血压。肿瘤最大直径5～25mm(平均13mm),肿瘤边缘治疗剂量为18～35Gy(平均31.3Gy)。随访结果表明:所有病例均于伽

玛刀治疗后6个月即可出现生长激素的明显下降以及肢端肥大症状的改善。在随访时间>24个月的病例中,90%的患者血液中生长激素的水平已降至正常范围以内,且血糖增高以及高血压症状也得到明显控制。肿瘤缩小的比例在12个月、24个月和36个月时分别为52%、87%和92%,其余病例均未见肿瘤继续生长,如图20-3-5所示。Kobayashi等人应用伽玛刀治疗67例GH型垂体瘤,平均周边剂量为18.9Gy,随访1～12年(平均5年以上),肿瘤的控制率为100%。40%病例的GH降至5ng/ml,21%病例的GH下降50%以上,9例患者的GH无降低,7例的GH升高。生长激素恢复正常的患者,肢端肥大症状改善,其伴随的高血压、糖尿病也得到控制。

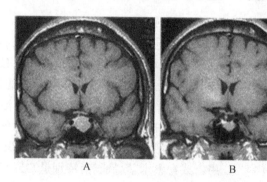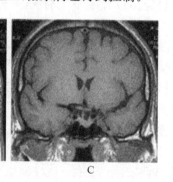

图20-3-5 生长激素性垂体瘤伽玛刀治疗前后MRI比较
A:伽玛刀治疗前;B:伽玛刀治疗后1年半肿瘤缩小;C:伽玛刀治疗后4年肿瘤进一步缩小

伽玛刀虽然能很好控制PRL型垂体瘤的生长,大约60%患者的内分泌症状和激素水平能恢复到正常,但少数患者仍需要配合小剂量的溴隐亭治疗。当肿瘤偏侧生长时,伽玛刀治疗容易取得理想的疗效。华山医院曾对伽玛刀治疗的128例PRL型垂体瘤患者随访6个月至6年(平均33.2个月)。结果显示,达到治愈标准(肿瘤缩小、临床症状消失、血清泌乳素降至正常)67例,占53%;好转(肿瘤缩小或不变、临床症状改善、血清泌乳素降低或正常)36例,占28%;不变(肿瘤体积、临床症状和血清泌乳素均无变化)12例,占9%;复发(肿瘤增大、临床症状重新出现、血清泌乳素持续增高)13例,占10%。总的有效率为90%。

伽玛刀治疗无功能的术后残留垂体瘤具有

控制效果好、副反应轻的优点,通常实施的周边剂量为15～20Gy。Picozzi报道一组术后残留无功能垂体瘤的伽玛刀治疗,他将肿瘤分为术后随访观察组(55例)和伽玛刀治疗组(48例),伽玛刀组实施肿瘤周边平均剂量为16.7Gy。在5年以上的随访中,41%的随访观察组肿瘤明显增大,需要进一步治疗;90%的伽玛刀治疗组肿瘤未增大。

紧贴视神经的大型GH垂体瘤的伽玛刀治疗:此类垂体瘤应首选手术治疗,但是由于部分患者伴有严重的高血压或糖尿病,不能耐受外科手术。华山医院伽玛刀中心对这类患者实施分次伽玛刀治疗,取得了良好的疗效(如图20-3-6)。

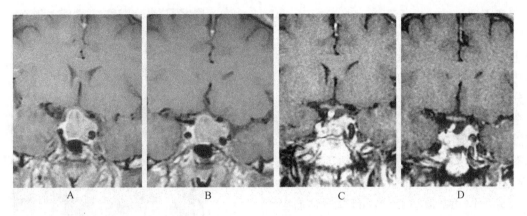

图 20-3-6 GH 型垂体瘤

患者有严重的高血压和糖尿病,无法耐受手术治疗;虽然肿瘤紧贴视神经,但是患者视力未受影响;按照可选择适应
证给予伽玛刀治疗;A、B:伽玛刀治疗前增强 MRI;C、D:伽玛刀治疗后 1 年,肿瘤缩小,对视神经的压迫减轻

3. 不良反应

垂体功能低下:伽玛刀治疗 5 年以后,大约
10%～15%的患者出现不同程度的垂体功能低
下,其症状包括性功能减退,继发闭经等。垂体功
能减退与肿瘤对垂体组织的破坏程度以及实施的
放射剂量有关。偏侧生长的小垂体瘤或微腺瘤,
正常垂体组织受压较轻,伽玛刀治疗对垂体功能
影响较小。近几年对垂体瘤实施精准照射(mi-
croradiosurgery),最大程度地保护正常垂体组

织,使垂体功能低下的发生率进一步降低。

(1)垂体瘤卒中:垂体瘤接受高剂量照射后6～
12 个月内,极个别垂体瘤可发生卒中,但是一般较
轻,给予甘露醇加激素治疗后,患者症状缓解。

(2)空蝶鞍:当照射垂体瘤的剂量较高时,伽
玛刀治疗后 5 年,大约 5%～10%的患者的 MRI
影像上有空蝶鞍表现,多数患者无症状(如图 20-
3-7)。如果空蝶鞍明显同时伴有垂体功能低下,
可对症补充少量的激素。

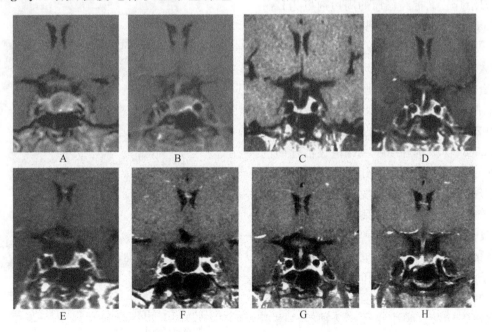

图 20-3-7 垂体瘤伽玛刀治疗后出现部分空蝶鞍

A、B:伽玛刀治疗前;C:伽玛刀治疗后 2 年,肿瘤缩小;D、E:伽玛刀治疗后 5 年,肿瘤消失,出现部分空
蝶鞍;F、G、H:伽玛刀治疗后 10 年,出现明显的空蝶鞍,患者伴有轻微垂体功能减低

4. 专家点评

术后残留垂体瘤伽玛刀治疗效果良好,特别是无功能垂体瘤,照射剂量低,副反应轻。对于有内分泌功能的垂体瘤,伽玛刀能够控制肿瘤生长,改善内分泌功能,但是将所有患者异常的内分泌功能完全恢复到正常,仍有一些难度。高泌乳素垂体瘤需要配合溴隐停治疗,当患者不愿意药物治疗或不能耐受药物的副反应时,伽玛刀治疗仍是较为理想的治疗。当生长激素较高时(作者认为 GH>25μg/L(正常值小于5),GH 型垂体瘤应手术治疗,虽然高的照射剂量能使 GH 控制在正常范围内,但是长期随访结果提示发生垂体功能低下的比例有所增加。ACTH 型垂体瘤通常较小,而患者症状非常明显,要获得长期稳定的疗效,伽玛刀照射的周边剂量可选择 35Gy 左右。

四、三叉神经鞘瘤

1. 适应证

中小型三叉神经鞘瘤(直径<3.0cm)、部分大型三叉神经鞘瘤(直径<4.0cm)及术后残留的三叉神经鞘瘤。

2. 治疗剂量和疗效

伽玛刀治疗三叉神经鞘瘤的周边剂量为12～14Gy。Huang 等人报道了伽玛刀治疗 16 例三叉神经鞘瘤,平均随访 44 个月,9 个肿瘤缩小,7 个肿瘤未增大,肿瘤控制率为 100%。华山医院应用伽玛刀治疗 65 例三叉神经鞘瘤,平均随访 6 年以上,6 例肿瘤在伽玛刀术后 18～48 个月内几乎消失(如图 20-3-8),24 例肿瘤的体积缩小了1/3～2/3(如图 20-3-9),2 例肿瘤一直保持在治疗前的大小,未进一步增大,3 例肿瘤分别因肿瘤肿胀增大、肿瘤病理为恶性或肿瘤复发而控制不佳。肿瘤的长期控制率为 91%。在保留神经功能方面伽玛刀更具优势,34%的患者症状消失,31%症状好转,25%的患者仍有面部感觉减退或症状轻微加重。由于 MRI 的不断普及和对三叉神经鞘瘤诊断水平的提高,使症状轻肿瘤小的患者获得早期诊断,伽玛刀治疗这类中小型三叉神经鞘瘤不仅使肿瘤缩小达到中长期控制作用,还能改善临床症状。目前的临床经验提示伽玛刀治疗中小型三叉神经鞘瘤的效果超过伽玛刀对中小型听神经

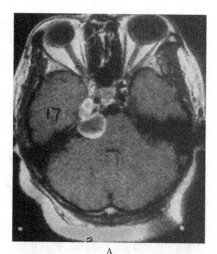

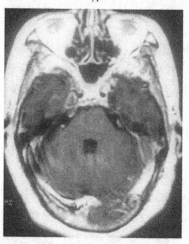

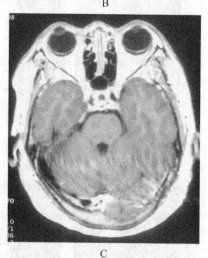

图 20-3-8　右侧三叉神经鞘瘤伽玛刀治疗后的变化
A:伽玛刀治疗前增强 MRI;B:伽玛刀治疗后 2 年增强 MRI,肿瘤明显缩小;C:伽玛刀治疗后 5 年,肿瘤几乎消失

瘤的疗效,伽玛刀可作为治疗中小型三叉神经鞘瘤的首选治疗手段。

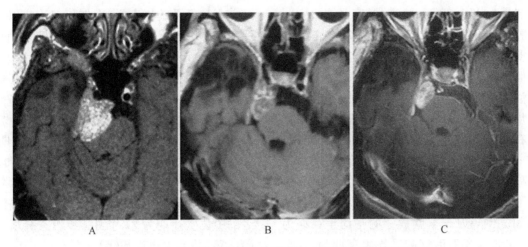

图 20-3-9 右侧三叉神经鞘瘤术后复发,伽玛刀治疗前后的变化
A:伽玛刀治疗前;B:伽玛刀治疗后 5 年肿瘤明显缩小;
C:伽玛刀治疗后 9 年肿瘤进一步缩小

3. 专家点评

伽玛刀的聚焦照射对神经鞘瘤有良好控制作用,三叉神经鞘瘤同样如此。

五、血管母细胞瘤

1. 适应证

中小型实质性血管母细胞瘤(直径<2.5cm)、术后残留的实质性肿瘤。伴有囊性变或囊性血管母细胞瘤应首选手术治疗。

2. 治疗剂量和疗效

伽玛刀治疗这类血供丰富的肿瘤所需的放射剂量较高,通常实施肿瘤周边剂量为 16~20Gy。伽玛刀可使肿瘤内的血管壁玻璃样变,血管闭合,肿瘤内的间质细胞变性坏死,达到控制肿瘤生长或使肿瘤缩小的作用,如图 20-3-10 所示。伽玛刀对实质性血管母细胞瘤的 5 年控制率约为 85%,肿瘤的控制与照射剂量相关,肿瘤周边剂量大于18Gy,肿瘤的长期控制率高。对于多发血管母细胞瘤,伽玛刀具有一次治疗多个肿瘤的优势。

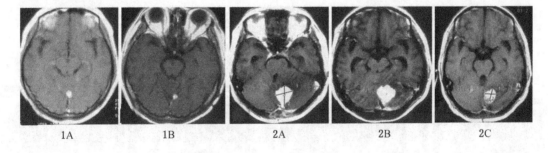

图 20-3-10 伽玛刀治疗效果
1A:小脑内有 2 个血管母细胞瘤,手术切除小脑半球肿瘤,但小脑上蚓部肿瘤未能治疗,
然后行伽玛刀治疗(伽玛刀术前 MRI 图像);1B:伽玛刀术后 7 年,肿瘤缩小,未见肿瘤复发;
2A 和 2B:小脑血管母细胞瘤手术后残留;2C:伽玛刀术后 2 年肿瘤明显缩小

六、转移瘤

1. 适应证

颅内单发(肿瘤直径<3.5cm)或数个中小型

多发转移灶,颅内压增高症状不严重时,均可行伽玛刀治疗。

2. 照射剂量和疗效

根据肿瘤的大小和部位,伽玛刀治疗转移瘤

的周边剂量为 15～25Gy,肿瘤小(直径在 2.5cm 左右),肿瘤位于非功能区,肿瘤周边剂量在 20Gy 以上。多发转移瘤或肿瘤较大,治疗剂量在 18Gy 左右。如果是肾癌脑内转移,治疗剂量适度增加。伽玛刀治疗的目的是局部控制肿瘤,解除症状,改善生存质量。伽玛刀对转移瘤的局部控制率为 93%左右,肿瘤原位复发后,伽玛刀治疗仍有效,如图 20-3-11 和图 20-3-12 所示。伽玛刀治疗后随着转移瘤的缩小,脑水肿也随之消退。Pan 等人分析了 281 例肺癌脑转移患者伽玛刀治疗后的生存时间。伽玛刀+全脑放疗的平均生存期为 14 个月,单独伽玛刀治疗的平均生存期为 15 个月,两者无统计学差异。小细胞肺癌的平均生存期(16 个月)与非小细胞肺癌的平均生存期(14 个月)之间同样无统计学差异。经多元分析提示:伽玛刀治疗肺癌脑转移瘤的生存期与患者年龄(<65岁)、卡诺斯基评分(KPS>70 分)、伽玛刀治

疗前无神经系统损害、多次伽玛刀治疗以及开颅手术切除大的有明显占位效应转移瘤有明显的相关性。Franzin 分析了单独伽玛刀治疗 185 例脑转移瘤的生存期和预后,所有病例脑转移瘤数小于或等于 4 个。原发肿瘤分别来自肺(57%)、乳腺(11%)、黑色素瘤(5%)、肾(9%)、结肠(7%)和其他(11%)。伽玛刀治疗后的中位生存期为 12 个月,1 年和 2 年的生存率分别为 50%和 30%。RPA Ⅰ级(卡诺斯基评分 KPS>或＝70,年龄<65 岁,原发肿瘤得到控制,没有其他部位转移)患者的中位生存期为 21 个月。单因素分析发现年龄(<65 岁)、卡诺斯基(KPS)评分(≥70)、单发转移瘤、没有幕下转移瘤、RPA 分级与患者的预后有关;而多因素分析发现只有 KPS 评分与患者的生存期有关。伽玛刀治疗后 44 例再次出现新的脑转移瘤,新转移瘤出现的平均时间为伽玛刀治疗后 6 个月。

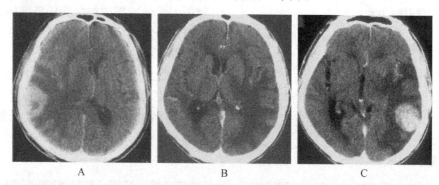

图 20-3-11　肺癌脑内单发转移瘤伽玛刀治疗前后的 CT 比较
A:伽玛刀前;B、C:伽玛刀治疗后 10 个月,伽玛刀治疗的肿瘤消失,但是对侧脑内出现新的转移瘤

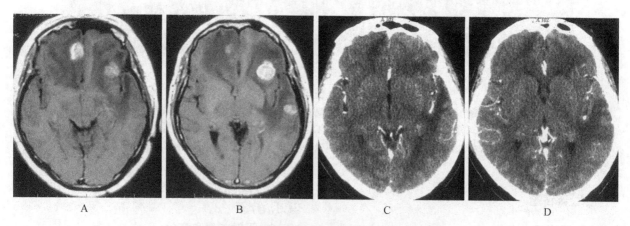

图 20-3-12　肺癌脑内多转移瘤伽玛刀治疗前后比较
A、B:伽玛刀治疗前;C、D:伽玛刀治疗后 4 个月肿瘤基本消失,但是脑水肿未完全消退

3. 专家点评

由于伽玛刀只能对影像学可见病灶进行治疗，对已经转移而影像学不能显示的亚临床病灶没有治疗作用，也不能预防新转移灶的出现。因此有学者建议，多发性脑转移瘤在放射外科治疗后还应辅以 30Gy 全脑放疗。虽然伽玛刀治疗颅内多发转移瘤有不足之处（不能治疗脑内潜在转移病灶），但是在国际上，有学者使用伽玛刀分次治疗脑内 20 个甚至多达 40 个小的转移瘤，治疗后患者生存质量明显提高，但生存期没有明显延长。华山医院也曾经对 10 余例脑内多发小转移瘤实施分次伽玛刀治疗，伽玛刀治疗后肿瘤消失（如图 20-3-13 所示），患者生活质量未受影响。

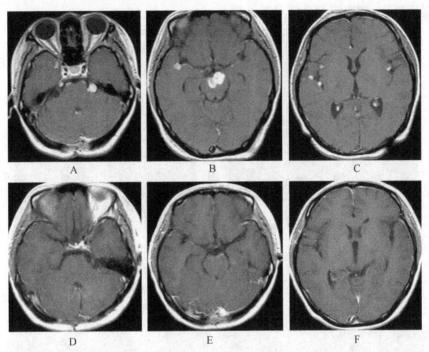

图 20-3-13　小脑髓母细胞瘤手术后实施了肿瘤局部和全脊髓放疗，之后脑内多发转移
A、B、C:伽玛刀治疗前,脑内有 10 多个转移瘤;D、E、F:2 次伽玛刀治疗后 2 个月,肿瘤消失,未见新的肿瘤出现

七、胶质瘤

胶质瘤呈浸润性生长，肿瘤细胞与正常脑组织之间无明显的边界，肿瘤边界外几毫米甚至 2cm 以内都有肿瘤细胞浸润。因此，通常情况下，并不主张伽玛刀作为恶性胶质瘤的首选治疗方法。但是伽玛刀可作为胶质瘤手术后的一种辅助治疗措施，起到巩固疗效，延长患者生存期的作用。

1. 恶性胶质瘤手术后放疗联合伽玛刀治疗

胶质瘤术后残留或单纯活检明确诊断后，可首先进行常规放疗，放疗结束后 2 周内作伽玛刀治疗。也有学者先采用放射外科对肿瘤局部治疗（boosting therapy）然后再补充常规放疗。伽玛刀治疗的周边剂量为 12~18Gy。经统计学分析，这种联合治疗方式比手术加常规放疗的生存时间延长。

2. 复发胶质瘤的伽玛刀治疗

胶质瘤患者手术、放疗和化疗后复发者，伽玛刀仍是延长患者生存时间有效治疗方式。Alexander 治疗了 58 例复发胶质瘤，患者的卡诺斯基（KPS）平分为 80，X 刀治疗后多形性胶质母细胞瘤的中位生存时间为 10 个月。华山医院系统随访了 48 例复发胶质瘤的伽玛刀治疗效果。26 例肿瘤直径小于 35mm，22 例大于 35mm。患者的平均 KPS 评分为 80。伽玛刀治疗后患者平均生存时间为 11 个月。其中肿瘤体积小的患者生存时间长；而肿瘤体积大，伽玛刀治疗后脑水肿出现早，症状无明显缓解趋势，最终病情恶化死亡。

3. 低度恶性胶质瘤或偏良性胶质瘤的伽玛刀治疗

小的低度恶性胶质瘤如星形细胞瘤 I 级、室管膜下室管膜瘤或偏良性胶质瘤如毛细胞型星形细胞瘤、室管膜下巨细胞型星形细胞瘤、中央神经细胞瘤以及脑干内边界清楚小的胶质瘤均可尝试首选伽玛刀治疗（如图 20-3-14，图 20-3-15 所示）。由于疗效肯定副反映轻，伽玛刀治疗低度恶性胶

质瘤病例数逐年增多。与此同时一些学者也在尝试分次伽玛刀治疗低度恶性胶质瘤，Gabriela 应用分次伽玛刀治疗 68 例低度恶性胶质瘤（I 或 II 级），患者 3 年生存率为 92％，5 年生存率为 88％。

总之，对于偏良性或低度恶性位于脑深部小的胶质瘤，放射外科具有微创、低致残的特点，已经显示出良好的近期效果。

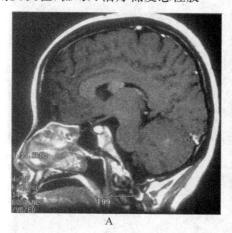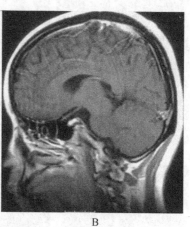

图 20-3-14　侧脑室内小的低度恶性胶质瘤伽玛刀治疗前后的比较
A：伽玛刀治疗前；B：伽玛刀治疗后 4 年未见肿瘤复发

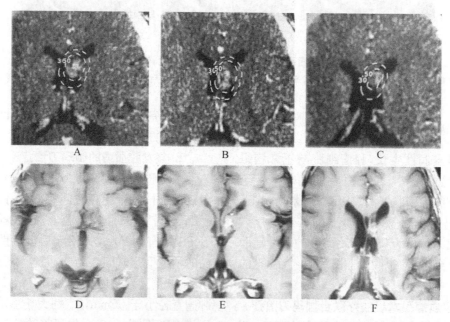

图 20-3-15　左侧脑室前角处肿瘤，影像学诊断为胶质瘤，然后伽玛刀治疗和化疗，由于肿瘤较小，治疗的范围适当扩大
A，B，C：伽玛刀治疗时增强 CT，伽玛刀治疗后肿瘤缩小；D、E、F：伽玛刀治疗后 10 年肿瘤仍处在缩小状态，患者正常，无不适

八、其他肿瘤的伽玛刀治疗

1. 海绵窦部位的海绵状血管瘤(CHCS)

海绵窦海绵状血管瘤极其少见,采用伽玛刀治疗这类脑实质外海绵状血管瘤有意想不到的良好效果。华山医院应用伽玛刀治疗 15 例这类肿瘤,长期随访结果显示:13 例肿瘤明显缩小,2 例肿瘤缩小不明显,但是其中 1 例患者症状改善(图20-3-16,图 20-3-17)。

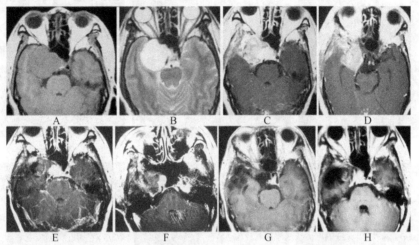

图 20-3-16　CHCS 的 MRI 特点及伽玛刀治疗前后的增强 MRI 比较

A:右侧 CHCS 的 MRI T$_1$W 影像,肿瘤呈低信号;B:MRI T$_2$W 影像,肿瘤呈均匀的高信号;C、D:手术后肿瘤残留,伽玛刀治疗前;E、F:伽玛刀术后 1 年肿瘤明显缩小;G、H:伽玛刀术后 3 年肿瘤几乎消失

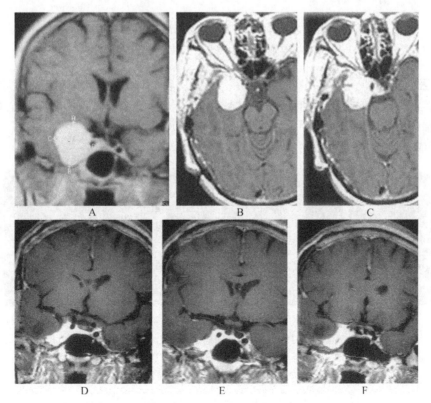

图 20-3-17　右侧 CHCS 伽玛刀治疗前后的增强 MRI 比较

A:手术前,术中发现为 CHCS 仅作活检;B、C:伽玛刀治疗前;D、E、F:伽玛刀术后1 年肿瘤明显缩小,之后 2 年复查 MRI,未见肿瘤增大

2. 鼻咽部纤维血管瘤

鼻咽部纤维血管瘤是好发于青少年的良性肿瘤,但是肿瘤血供丰富,手术切除时出血凶猛,切除不完全肿瘤易复发。由于肿瘤内血管组织成分较多,是放射外科治疗的良好适应证。根据华山医院伽玛刀治疗 16 例肿瘤的经验,近一半的肿瘤消失,其余肿瘤均缩小(图 20-3-18)。

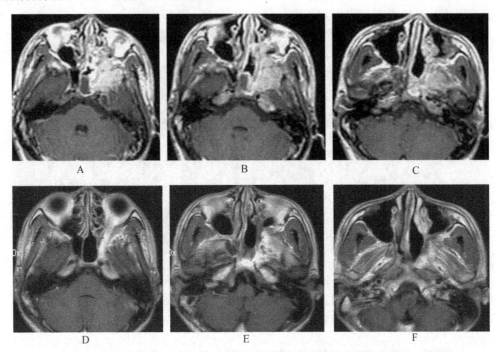

图 20-3-18　左侧鼻咽部纤维血管瘤术后复发的伽玛刀治疗

A、B、C:伽玛刀治疗前;D、E、F:伽玛刀治疗后 1 年半,肿瘤明显缩小

3. 松果体区肿瘤

小的松果体区肿瘤,如果患者伴有脑积水,伽玛刀治疗前或治疗后需要实施分流手术。伽玛刀治疗后,如果肿瘤在 1 到 2 个月内消失,特别是儿童患者,要拟诊为生殖细胞瘤,建议患者在适当时候(4 个月到半年之间),做全脑全脊髓放疗,剂量为 30Gy(图 20-3-19)。

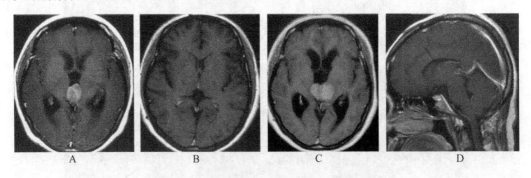

图 20-3-19　松果体区肿瘤伽玛刀治疗前后比较

A:伽玛刀治疗前;B:伽玛刀治疗后半年肿瘤消失;C:伽玛刀治疗后 2 年半,肿瘤复发,再次伽玛刀治疗;

D:伽玛刀治疗后 5 年,未见肿瘤复发

4. 颈静脉孔区肿瘤(包括颈静脉球瘤和神经鞘瘤)

由于肿瘤位置深,伽玛刀治疗前立体定位头架的安装极为重要。如果头架安装不当往往不能

完整治疗肿瘤。目前伽玛刀可治疗颅底肿瘤的深度达颈 1 水平,如果患者头部较小,可治疗到颈 2 水平。如果肿瘤治疗完全,伽玛刀疗效良好,如图 20-3-20,图 20-3-21 所示。如果肿瘤位置较深,照

射剂量较高,部分患者出现暂时性轻度的后组颅神经受损,表现为声音嘶哑、饮水有呛咳,给予甘露醇加激素治疗,症状会逐渐改善。

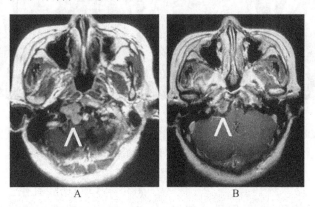

图 20-3-20　患者右侧舌肌萎缩,影像学诊断为右侧舌下神经鞘瘤
A:伽玛刀治疗前;B:伽玛刀治疗后 4 年肿瘤明显缩小

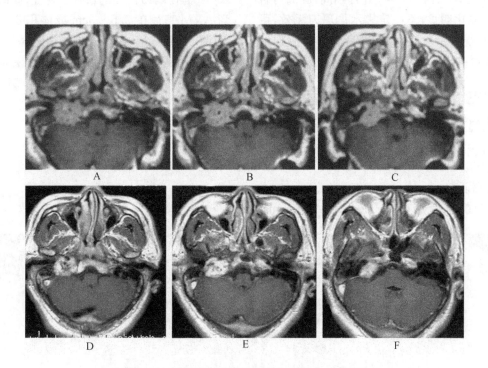

图 20-3-21　右侧颈静脉孔区肿瘤伽玛刀治疗前后比较
A、B、C:伽玛刀治疗时增强 MRI;D、E、F:伽玛刀治疗后 3 年,肿瘤明显缩小,患者原有症状有所改善,无新的症状出现

5. 其他

伽玛刀除了治疗上述肿瘤外,还可用于治疗小型颅咽管瘤、脊索瘤、鼻咽癌颅底转移等。颅咽管瘤由于其位置特殊,外科手术全切除仍有一定难度,对手术后残留或复发者,伽玛刀不失为一种

有效的辅助治疗手段。根据文献报道肿瘤的平均控制率为 85%,约有 15% 的病例出现与视力有关的并发症。由于颅咽管瘤靠近视神经,伽玛刀治疗剂量受到一定的限制,但是通过分两次或三次伽玛刀治疗,达到了既控制肿瘤又保护视神经的

良好效果。华山医院探索性分次治疗了 10 余例术后残留颅咽管瘤,随访 4 年以上,肿瘤缩小,未

见肿瘤复发,如图 20-3-22 所示。

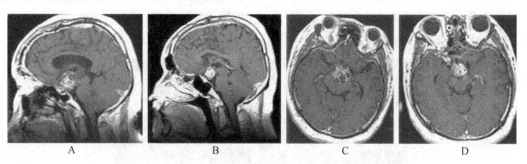

图 20-3-22　两次手术后残留颅咽管瘤经分次伽玛刀治疗的 MRI 比较
A、C:伽玛刀治疗前;B、D:两次伽玛刀治疗后 3 年,肿瘤明显缩小

6. 专家点评

肿瘤经伽玛刀治疗后体积缩小,但是注射增强剂时仍会有强化者,应密切随访 CT 或 MRI 以防复发。对伽玛刀治疗后 4~8 月期间,肿瘤可暂时性增大,强化明显,不一定表示伽玛刀无效,可对症治疗和观察一段时间,有效者大多数肿瘤缩小,无效者再决定下一步治疗。

第四节　脑动静脉畸形的放射外科治疗(Radiosurgery for Brain Arteriovenous Malformation)

1. 适应证

当脑动静脉畸形(arteriovenous malforma-

tion,AVM)病灶直径<2.5cm 或体积在 6~8cm³时,病灶为典型的蜂巢状,有一根或两根供应动脉,畸形血管巢之后是为数不多的引流静脉,这类 AVM 为伽玛刀治疗的最佳适应证(如图 20-4-1)。当 AVM 直径在 2.5~3cm 或体积 8~15cm³,尤其是位于脑深部、中线及重要功能区时,也是伽玛刀治疗的良好适应证。当 AVM 表现为粗大的血管团,畸形血管巢较少时,或 AVM 病灶较大时,需要配合显微手术或血管内栓塞治疗,以减少 AVM 容积,降低并发症。

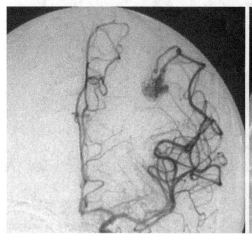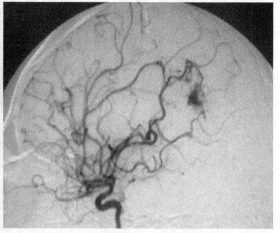

图 20-4-1　蜂巢型小型 AVM,有 2 根供应动脉,AVM 血管巢的形态呈蜂巢状

2. 治疗时机

AVM 一旦被检出应尽早选择适当的治疗。无出血的患者,在确诊后应尽早实施伽玛刀治疗,以期早日闭塞畸形血管巢,减少出血机会。但值得注意的是,以出血作为首发症状的患者占所有 AVM 病例的 60%以上。一般并不主张在 AVM 急性出血期内实施伽玛刀治疗。脑内血肿或蛛网膜下腔出血后常引起血管痉挛或使畸形血管团受压变形、移位,甚至不显影或显影不完全,若在此时期实施伽玛刀治疗,有可能造成对 AVM 血管巢的治疗不完全,以致影响治疗效果。对于 AVM 出血的患者,伽玛刀治疗应推迟到出血后 3 个月,此时出血或血肿完全吸收,AVM 血管巢已经恢复到原来的形态,便于伽玛刀治疗时的影像学定位。对于手术后残留或仅行血肿清除术后的 AVM 患者,通常需待脑水肿完全消失、正常结构复位、全身状态稳定后再考虑伽玛刀治疗。已行栓塞治疗而未完全闭塞的 AVM 病例,若需联合使用伽玛刀治疗,应尽可能安排在栓塞治疗后的 3 个月内进行,以避免潜在畸形血管再通的发生。

3. 治疗靶区的选择

伽玛刀治疗 AVM 时,对靶区范围的选定曾进行过不同的尝试。早期,曾将畸形血管巢以及供血动脉和引流静脉一起作为靶区进行照射。之后,对于较大型的 AVM,由于无法将整个畸形血管巢囊括在靶区内,有人将靶区仅局限在供血动脉上。前者产生并发症的机会明显增加,而后一种方法虽然降低了并发症的出现,但 AVM 的完全闭塞率也明显降低。目前公认,伽玛刀治疗 AVM 的靶区应局限在畸形血管巢本身,而增粗的供血动脉和引流静脉无需包括在治疗范围内。将治疗靶区确定在畸形血管巢本身,一方面减小了治疗靶区的容积,有利于提高 AVM 的治疗剂量,加快 AVM 血管巢的闭塞;另一方面,由于供血动脉和引流静脉未完全包含在高剂量照射范围内,降低了并发症的发生率。随着畸形血管巢的闭塞,增粗的血管将逐渐恢复至正常形态。

4. 治疗剂量

通常治疗中小型 AVM(直径小于 2.5cm)的中心剂量为 40~50Gy,周边剂量为 20~25Gy。当 AVM 比较大时,为减少伽玛刀术后不良反应,治疗剂量相应降低,因此实施的周边剂量为 16~20Gy。在对 AVM 闭塞率的多因素回顾性研究中发现,平均治疗剂量和 AVM 周边剂量与治疗后 AVM 是否闭塞直接相关,且使用的平均治疗剂量和平均周边剂量越高,AVM 闭塞的比例也越高。但随着治疗剂量增高,并发症的发生比率也会增高。

5. 疗效

截至 2005 年 12 月,Leksell 伽玛刀已经治疗了 4.4 万多例 AVM。小型或中等大小(直径<2.5mm)AVM,伽玛刀治疗后 1 年的闭塞率为 50%~62.5%,2 年的完全闭塞率约为 80%~85%,3 年闭塞率为 92%~94%(如图 20-4-2)。伽玛刀治疗后 AVM 的闭塞率与病灶大小、AVM 的形态、照射剂量、治疗前有无出血史相关。病灶小、照射剂量高或以前有出血史,伽玛刀治疗后 AVM 的闭塞率高,影像学上 AVM 消失快。此外,青少年患者 AVM 的闭塞率高于成年患者。Inoue 等根据神经影像学表现,把 AVM 分为云雾型、直通型及混合型。在血管造影图像上,云雾型 AVM 由细小动脉供血,畸形血管巢呈均一的细小颗粒状,引流静脉在早期血管造影片上不显影。直通型 AVM 由粗大的动脉供血,通过较粗大的直通畸形血管而进入引流静脉,故在血管造影图像上可见早期引流静脉出现。混合型 AVM 通常体积较大,同时兼有云雾型和直通型 AVM 的特点。对不同类型 AVM 伽玛刀治疗后的疗效进行对比,发现云雾型 AVM 疗效较好,而直通型 AVM 和混合型 AVM 完全闭塞率较低。

华山医院伽玛刀中心通过增强 CT 或 MRI 或 3-D TOF 增强 MRA 扫描,将 AVM 分为蜂巢型和粗大血管型。蜂巢型 AVM 通常较小,AVM 中包含较少脑组织或不含脑组织,伽玛刀治疗后 AVM 闭合率高,产生的放射性脑水肿轻(如图 20-4-3,图 20-4-4 所示),而粗大血管型 AVM 中包含有较多的脑组织,AVM 通常较大,伽玛刀治疗后容易出现脑水肿,AVM 的闭塞率相对较低。

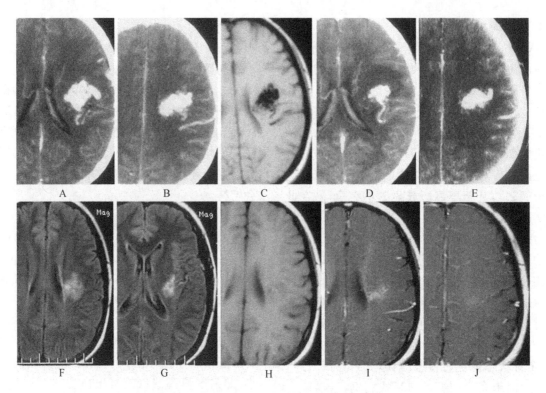

图 20-4-2　左额后部 AVM 伽玛刀治疗前后影像学变化

A、B、C:伽玛刀治疗前的增强 CT 和 MRI 平扫描,此 AVM 为蜂巢型,AVM 内不包含或包含少量脑组织;
D、E:伽玛刀治疗后 1 年,AVM 已开始缩小,病灶周围有较轻的脑水肿;F、G、H、I、J:伽玛刀治疗后 3 年的
MRI,AVM 完全消失,但是仍有轻微脑水肿(F、G 为 Flair 扫描),H 为 MRI 平扫,I 和 J 为 MRI 增强

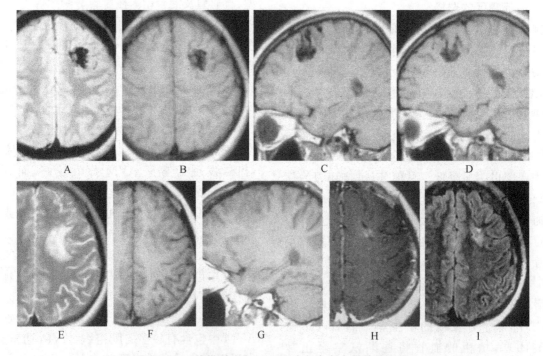

图 20-4-3　蜂巢型 AVM,AVM 中包含有少量的脑组织

A、B、C、D:伽玛刀治疗前 MRI 平扫;E、F、G:伽玛刀治疗后 2 年,AVM 几乎消失,但是有轻微的脑水肿;
H、I:伽玛刀治疗后 3 年增强 MRI 和 MRI flair 扫描,AVM 消失,但仍有轻微脑水肿

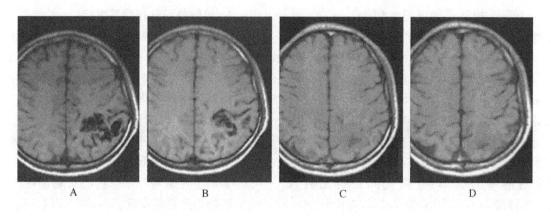

图 20-4-4 左顶叶小的 AVM 伽玛刀治疗前后的 MRI 比较

A、B:伽玛刀治疗前;C、D:伽玛刀治疗后 3 年,MRI 显示 AVM 闭塞消失

瑞典 Karlsson 通过对已闭塞的 AVM 病例的研究发现,AVM 的容积和治疗 AVM 的周边剂量直接影响着闭塞率的高低。他提出的 K 系数与周边剂量的关系式为 K 系数＝周边剂量×(AVM 容积)$^{1/3}$。当 K 系数≥27 时,AVM 的闭塞率可达 80%;而 K 系数<27 时,K 值愈小,闭塞率愈低。因此,在治疗前可根据 AVM 的容积,选择恰当的周边剂量,以期获得满意的治疗结果。

当 AVM 较大时,照射 AVM 的剂量较低。伽玛刀治疗较大 AVM 的 3 年内的闭塞率仅为 60%～70%。因此,直径较大的 AVM 需要配合其他治疗。

有癫痫症状的 AVM 患者,伽玛刀治疗后,癫痫缓解和控制的比率在 19% 到 85% 不等。

6. 并发症

伽玛刀治疗后 2 年内 AVM 的破裂出血率约 1.8%。伽玛刀术后神经影像上脑水肿的发生率约 20%～30%,但是多患者无临床症状,随着时间的推移,多数脑水肿在 1 年内消退。少数有症状的患者需要行脱水和/或激素治疗,极少数患者出现脑坏死。AVM 闭塞后约 5%～9% 的患者在原 AVM 病灶周围出现新的 AVM 或出现 AVM 再通。伽玛刀治疗后病灶处的囊变率为 1.9%～3.6%,而永久致残率约 4%。

7. 专家点评

目前所实施的处方剂量有所降低,AVM 位于非功能区伽玛刀的周边剂量为 20～23Gy,若 AVM 位于功能区,周边剂量为 16～20Gy。中小型 AVM 伽玛刀治疗后的闭塞率高,副反应轻。

大型或巨大型 AVM 虽然国内外采取了分次治疗或病灶分割治疗,总体疗效不甚满意。

第五节 三叉神经痛的放射外科治疗(Radiosurgery for Trigeminal Neuralgia)

1. 适应证

由于伽玛刀治疗无死亡率以及发生面部感觉障碍的危险性低,因此可作为治疗三叉神经痛的首选方法或第二次外科治疗的方法。经过其他外科治疗措施后疼痛复发者,伽玛刀仍是可以接受的治疗方法。

2. 治疗剂量和疗效

治疗三叉神经痛时建议用 4mm 准直器,实施 75～90Gy 的剂量照射三叉神经根部。多数治疗中心喜欢用 80Gy 中心剂量照射离开脑干约几毫米的三叉神经根部。然而一些治疗中心用 90Gy 照射靠近三叉神经节的三叉神经根部。

将疼痛缓解情况分为 4 类(优、良、中等和差)。在不需要止痛药物的情况下疼痛完全缓解称为"优";在小剂量药物的辅助治疗下疼痛完全缓解称为"良";疼痛部分缓解(>50% 以上的缓解)称为"中等";疼痛没有缓解或缓解小于 50% 称为"差"。

伽玛刀治疗后仍需要继续口服同剂量药物来控制三叉神经痛的发作,直到疼痛缓解,如果疼痛持续缓解可逐渐减少药物剂量。

在 2001 年国际立体定向放射外科协会年会

上,Young 等人报道了伽玛刀治疗 441 例三叉神经痛,治疗后 87% 的患者疼痛完全缓解或在药物的辅助治疗下疼痛完全缓解(随访的中位时间是 4.8 年,包括再次伽玛刀治疗)。

Fukuoka 等人报告了日本多家伽玛刀中心治疗 1145 例三叉神经痛的长期随访结果(1～10 年)。治疗的中心剂量为 70～90Gy,5 年或 5 年以上的疼痛完全缓解率为 44%,药物辅助治疗下疼痛完全缓解率为 30%(疗效优和良的比例为 74%),疼痛缓解 50% 以上为 7.1%,疼痛控制不佳或疼痛复发者为 18%。12% 的患者面部感觉受影响,2% 出现较严重的面部感觉异常;伽玛刀治疗使患者的生活质量明显提高,同时降低了药物治疗剂量。Murata 报告了伽玛刀治疗 110 例三叉神经痛的长期疗效,同时分析了与疗效相关的因素。三叉神经痛的初期缓解率为 93.4%,真正复发需要其他治疗的比例为 14.2%。经多元分析发现疗效佳的病例伽玛刀治疗前无多发硬化病史、无非典型三叉神经痛、无手术治疗三叉神经痛病史,女性患者容易获得三叉神经痛缓解。

3. 放射外科治疗后的复发

同其他外科治疗措施一样,尽管一些患者早期对伽玛刀治疗反应良好,但仍有疼痛复发。

4. 放射外科治疗后并发症

主要的并发症源自三叉神经受损引起的面部感觉症状。7.7% 的患者出现加重的面部感觉异常和/或麻木,持续 6 个月以上。其他颅神经受损少见。其他作者报道的并发症有:出现新的面部感觉症状,使用高剂量(90Gy)增加了三叉神经功能异常的危险性,包括颅神经运动支肌力弱。

5. 再次放射外科治疗

如果患者伽玛刀治疗后经历初期疼痛缓解,经长期随访疼痛复发者仍可再次伽玛刀治疗。第二次治疗时照射的靶点和剂量与第一次略有不同。靶点比第一次靶点靠前,使第二次照射部位覆盖第一次靶点的 50%。剂量的选择仍有争论。我们建议使用较低的剂量(50～70Gy),较高的联合剂量将增加面部出现新感觉症状的危险。

6. 恶痛的伽玛刀治疗

癌症晚期的恶痛、中风后的中枢性疼痛以及外伤后偏瘫患者出现的慢性中枢性疼痛是一种持久的疼痛,患者难以忍受,常常引起机体功能和情绪紊乱,有时药物治疗效果不理想。伽玛刀通过高剂量照射丘脑内的核团(核团毁损术)或垂体去势,来解除患者的痛苦。

第21章

神经内镜手术
Endoscopic Neurosurgery

王镛斐　周良辅

第一节　内镜及附件
(Endoscope and Its Accessories)

神经内镜手术包括内镜神经外科手术和内镜辅助显微外科手术、内镜监视显微外科手术和内镜观察手术等。

一、内镜组成

目前的神经内镜可分为 3 种：硬质内镜、纤维内镜和电子内镜。硬质内镜按用途可分脑室镜和成角内镜，脑室镜应用于以脑室内操作为主的手术，而成角内镜则适用于内镜辅助的显微神经外科手术。纤维内镜可分颅脑内和椎管内两种。

1. 硬质内镜及工作套管

硬质内镜通过一组柱状镜片来传导影像（Hopkins 系统），成像清晰。镜体长 100～300mm，直径 1.5～12mm，物镜视角（view angle）有 0°（前方直视）、30°（前侧视）、45°（前侧视）、70°（侧视）和 110°（后视）等，0°和 30°视角内镜较常用。内镜物镜具备广角性能，形成所谓"鱼眼"3-D 视功能，使其术野角范围达 80°。

硬质内镜有相应的工作套管（Trocar，又称工作橇），后者可备置 1 个、3 个或 4 个通道（channel），以作不同用途。脑室镜工作套管有内镜、工作、冲洗和引流等 4 个通道。内镜通道又称光学通道（optic channel），放置内镜。工作通道（work channel）内径为 2.2mm，可允许激光光导纤维和内镜配套的单极、双极、微型剪和微型钳等工作器械等通过。左右两个较细小的通道分别为冲洗（irrigation channel）和引流（overflow channel）生理盐水之用。成角内镜多配置 1 个或 3 个通道的工作套管，起到保护内镜和冲洗内镜物镜镜面的作用（图 21-1-1）。

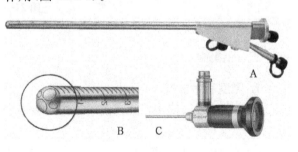

图 21-1-1　硬质内镜和工作套管

A：工作套管；B：四通道工作套管的头端；C：硬质内镜目镜端

2. 纤维内镜

根据其头端屈伸活动可分为可控与不可控两种，部分纤维内镜有冲洗或工作通道。内镜图像分辨率与光纤数量有关，光纤数目愈多，分辨率愈大，反之则分辨率愈低。一般直径＜4mm 纤维内镜由 1000～10 000 根光纤组成；内镜直径 15mm

者光纤＞100 000 根。纤维内镜一般长 400～2500mm,直径 0.5～20mm。物镜视角分前视、侧视和斜视等几种,通常使用前视角度。为弥补硬质内镜不能弯曲操作的缺点,有些术者将纤维软镜置入硬镜工作套管的冲洗通道,通过两套监视设备,分别传送硬镜和软镜的图像(图 21-1-2)。

3. 电子内镜或立体内镜

为第三代内镜,通过安装在内镜头端的 2 个微型光敏感集成电路块,把图像以电子信号方式,经内镜传至图像处理器,并呈现在监视屏上。图像分辨率优于纤维内镜,且可弯曲操作(图 21-1-3)。

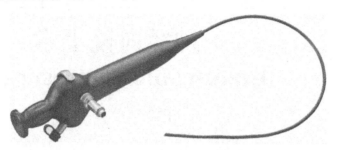

图 21-1-2　纤维软镜,头端可控

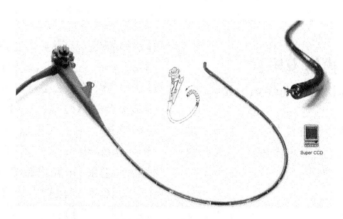

图 21-1-3　电子内镜

二、内镜附件

1. 微型手术器械

与脑室镜配套使用。脑室镜的工作通道内径小,相应的手术器械也十分细长。目前常用的手术器械有:

(1)微型钳(microforceps)(图 21-1-4)

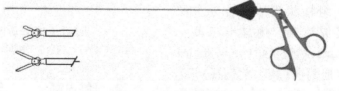

图 21-1-4　微型钳

微型钳主要可分活检钳和抓取钳。活检钳用于肿瘤活检或固定目标;抓取钳用来钳取囊肿壁或异物。因肿瘤表面活检有导致肿瘤播散之虞,故而在上述两种常规微型钳的基础上,又有活检螺旋针(biopsy spiral needle)和侧窗吸引针(side-window aspiration needle),目的是从肿瘤深部作活检,后者还可用作吸除囊液。

(2)微型剪(microscissors)(图 21-1-5)

微型剪有钝头和尖头两种,常用于剪开囊壁或隔膜。钝头剪较尖头剪更容易剪开膜壁,而尖头剪则同时具备穿透和剪开膜壁的作用。

(3)电凝器(coagulation instruments)(图 21-1-6)

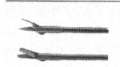 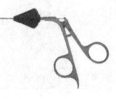

图 21-1-5　微型剪(分钝头和尖头两种)

包括双极(bipolar)和单极(monopolar)电凝两种。双极电凝常用,杆部绝缘,头端金属裸露,对细小的血管电凝效果好,而且对周围的结构影响小。适用于锐性切开前血管电凝以及血管破裂出血后电凝止血。

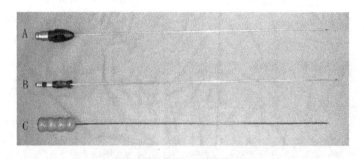

图 21-1-6　电凝器

A. ERBE 双极电切;B. ERBE 双极电凝钳;C. AUESCULAP 双极电凝

(4)球囊导管(图 21-1-7)

常用的是 3F、4F 和 6F 等规格的 Forgarty 球囊导管,其球囊最大直径可分别扩张到 5mm、7mm 和 11mm。

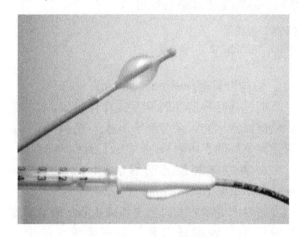

图 21-1-7　Forgarty 球囊导管

(5)激光

激光(laser application)手术激光分为 CO_2 激光、氩气(argon)激光和 Nd-YAG 激光。通过脑

室镜的工作通道置入,改变其工作模式(contact mode 和 non-contact mode)、能量和操作距离,来对组织进行切割、电凝、气化和热疗。对周围结构的影响较之双极电凝为大。

2. 成像系统

内镜成像系统主要包括:冷光源、摄像机和监视器。

(1)冷光源

冷光源有卤素光源、水银蒸气光源和氙光源,通过与窥镜连接的纤维导光束的传导给术野提供足够的照明。常用的是 150~300W 氙灯。

(2)摄像机

摄像机已由单芯片(1CCD)发展到三芯片(3CCD),后者可以提供分辨率大于 800 线的清晰而逼真的影像,使成像色彩和对比显著提高。

(3)监视器(图 21-1-8)

监视器一般采用屏幕显示器,内镜监视屏置于手术显微镜前方,外科医生稍转头即可看到内镜图像。为了便于外科医生同时看到手术显微镜和内镜所显示的图像,目前还有:①"画中画"系统

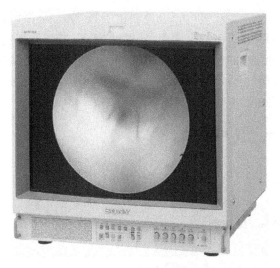

图 21-1-8　内镜手术监视器

（twin-video system），内镜和手术显微镜图像同时显示在液晶屏幕（LCD）上。LCD 安装在手术显微镜目镜边上或戴在外科医生头部（head-mounted）。②把内镜图像转录到手术显微镜目镜上。

3. 数据处理系统

记录、储存和输出数据的设备有：数码录像机、计算机和打印机。图像处理目前多采用热升华打印机，亦可通过计算机将图像进行储存和处理。

4. 内镜固定支架和微调器（图 21-1-9）

内镜固定支架有：机械臂 Leyla、Greenberg 或气动软轴固定装置。微调器接驳于内镜和固定支架之间，可以三维六轴方向精细移动内镜。

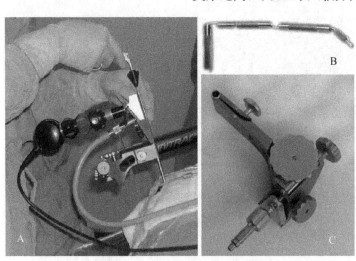

图 21-1-9　内镜固定支架和微调器
A. 内镜固定支架和微调器在术中的应用；B. 气动固定臂；C. 微调器

三、辅助设备

1. 立体定向（stereotaxis）

立体定向通过立体定向设计最理想的轨道和切口位置，利用计算机软件制定内镜轨道，并从三维影像学角度实时监测内镜头端的位置，控制其方向，减少因左右移动造成对皮层和白质的牵拉损伤。同时，术者通过监视器随时调整镜体头端位置，以避免损伤路径上可能遇到的重要神经血管组织，并在直视下利用一些重要解剖标记如室间孔等调整手术方向。内镜确认立体定向预先设立的靶点和最终手术效果。

2. 神经导航（neuronavigation）

通过神经导航实时交互式操作模式，术中提供精确而详尽的影像解剖学信息。辅助内镜手术可达到更好的手术效果，并缩短了手术时间。

3. 数字减影脑室造影（digital substraction ventriculography，DSV）

帮助术者术中实时监测和确认脑室镜下脑室内蛛网膜囊肿切开术和三脑室造瘘术的手术效果。

4. 机器人辅助导航（robot-assisted naviga-tion）

工作原理是采用导航设备对三维六轴的影像

学解剖进行图像融合,制定手术入路和手术轨迹。然后通过摄像机定位功能监视机器人操作,原来的人机操作模式改变为机器人-导航工作站交互操作模式。机器人内镜操作程式受导航信息制约,一旦导航发现术者控制的机器人内镜操作路径偏离导航预设路径所允许的范围,机器人操作立即停止,避免神经及血管损伤。优点是结构牢固,移动幅度精确程度达微米计,而且通过计算机巨大的运算能力,忽略术者操作时随时出现的、常见的人为抖动,从而使手术过程显得更为稳定、顺畅和精确。

第二节　一般手术方法
(General Operative Procedure)

一、神经内镜手术适应征

神经内镜在神经外科手术领域的应用可分为颅脑和脊柱两大类。

1. 颅脑

(1)脑室系统

神经内镜在脑室系统中的应用包括脑室内囊肿切开术(如蛛网膜囊肿切开术)、膜开窗术(如三脑室造瘘术)、肿瘤切除术(如胶样囊肿切除术)和活检术、脑室内置管手术、分流管拔除术、分流管脑室端阻塞后再通术等。

(2)脑实质

神经内镜需要一定的操作腔隙,后者包括生理性或病理性腔隙。所以脑实质内应用仍局限于脑内血肿、脑脓肿和囊性肿瘤。

(3)脑外

颅腔内的脑外间隙包括蛛网膜下腔和颅底腔隙。蛛网膜下腔应用包括肿瘤切除术和蛛网膜囊肿切开术、微血管减压术和动脉瘤夹闭术。颅底手术包括经蝶窦鞍区肿瘤切除、经鼻脑脊液鼻漏修补和经筛窦视神经减压等。

2. 脊柱

脊柱系统可分为硬脊膜外和硬脊膜下两部分,硬脊膜下可进一步分为脊髓内和脊髓外。

(1)硬脊膜下

髓内神经内镜最多应用于脊髓积水,通过内镜可发现和打通中央管内引起积水的隔膜。内窥镜也可适用于中央管内及其周围的髓内肿瘤的活检,但是全切肿瘤则非常困难。髓外硬膜下存在的蛛网膜下腔间隙同样适合于细径的纤维内窥镜操作,故可应用于髓外蛛网膜囊肿或脊髓手术粘连导致的蛛网膜下腔囊肿。

(2)硬脊膜外

硬脊膜外包括椎管内和椎管外,后者是神经内窥镜脊柱内应用最有发展潜力的部分,因为目前国外已有许多神经外科医生采用经皮胸腔内窥镜和腹腔内窥镜进行胸椎和腰骶椎(L4-5 和 L5-S1)椎间盘切除手术。脊柱旁肿瘤也可应用胸腔和腹腔内窥镜操作技术切除。

二、术前准备

见第一章第六节。

三、麻醉

一般采用全麻。

内镜基本手术方式

按内镜按用途分类,大体可分为 4 种:(1)单纯内镜神经外科手术(pure endoscopic neurosurgery,PEN),手术全部在内镜下完成,需要特殊的内镜操作器械,通常只需颅骨钻孔,如三脑室造瘘术;(2)内镜辅助显微神经外科手术(endosope-assisted microneurosurgery,EAM),是指手术在显微镜和内镜同时协作操作下完成;(3)内镜监视显微神经外科手术(endoscope-controlled microneutosurgery,ECM),是指使用常规显微外科手术操作器械,通过内镜监视器完成手术(如内镜下经鼻蝶垂体瘤切除手术);(4)内镜观察手术(endoscopic inspection),可用于所有神经外科手术,仅作术中观察之用。

四、内镜基本操作方法

1. 硬性和软性内镜的选择和使用

硬性内镜具有定位方便、工作通道多和成像清晰等优点,软性内镜的优势在于镜体较细、头端或镜体可以弯曲。大多数情况下术者要求镜体能够直线行进,这样对白质损伤最小,靶点定位容易,而且操作器械种类相对较多,能够满足深部病变操作的需要。所以颅内手术多使用硬性内镜。在一些复杂脑室内手术,需要多个角度操作,或硬镜直线路径无法到达靶点时,可以选用软性内镜。常用操作方法是:将软性内镜通过硬镜操作通道置入脑室,然后在硬镜视野中移动软性内镜至靶点或硬镜的手术盲区。该方法的优点是,既避免单纯使用软性内镜因定向困难所导致的白质和脑室内结构损伤,又弥补了硬镜直线操作带来的术野局陷。椎管内手术因椎管内结构解剖特点,多使用软性脊髓内镜。

在硬性内镜视角的选择方面,因 0°硬镜的术野更符合术者视觉习惯,最常使用。脑室内手术中,在某些情况下内镜物镜端与靶点距离接近,器械操作位置往往超出 0°硬镜的术野范围,此时需要改用 30°硬镜。内镜辅助显微外科操作方式下,0°硬镜的 80°术野角度多能满足手术需要,必要时可改用 30°硬镜。

根据具体情况,在解剖腔隙允许的情况之下,尽可能选择杆体较粗的硬性内镜,这样得到的图像质量也愈高。

2. 冲洗

内镜使用过程中常需要冲洗,目的有 3:保持内镜物镜镜面清洁、保持术野清晰和止血。在使用脑室镜的过程中这个步骤尤其重要。

冲洗液常用的有 0.9%生理盐水和林格氏液,保存于 37℃恒温箱内,随用随取。将冲洗液的流出管与内镜工作套管的冲洗引入通道相连,引出通道无需连接任何吸引装置,保持自然引流,避免脑室内负压形成,否则会因虹吸作用使脑室迅速塌陷,导致皮层表面的桥静脉断裂而形成急性硬膜下血肿,即使脑室仅仅部分塌陷或脑室的容积减小,都会改变脑室内的靶点位置,而使手术失败。如果通道上有阀门装置,应确认首先打开引出通道阀门。为保持恒定冲洗,可同时悬挂放置两个冲洗液袋,用"Y"形管连接,便于即时更换。

冲洗方法:脑室镜穿刺脑白质进入腔隙前,切忌打开冲洗装置,避免出现严重的白质水肿和神经损伤。术中随时调整冲洗速度,以保持术野清晰为度。术中常见小血管出血,冲洗止血方法简单有效。

3. 内镜操作方法

神经内镜通常设计为枪式握持方法,大拇指紧贴内镜尾端,用来指引内镜操作方向。脑室内操作时,穿刺白质进入脑室前,内镜术野常有淡黄至淡蓝的色泽变化,深蓝色预示即将穿透室管膜,稍许前进即进入脑室。工作套管表面有穿刺刻度显示,如果穿刺深度超过 6cm 仍然未进入脑室,应抽回内镜重新穿刺。内镜操作可采用手持操作和机械式操作两种方式。手持式操作维持时间短,术者仅能单手操作手术器械,常与第一助手协同进行操作,技术难度相对较高,配合要求熟练。一般适用于脑室穿刺时需要不断改变内镜位置、术野观察或手术时间短操作步骤简单等情况。机械式操作是指利用机械式固定或气动式固定方法将内镜固定在支架上,这样可以方便术者用双手操作手术器械。在立体定向内镜操作中,亦可将内镜固定于立体定向框架之上。通常将微型器械经过工作通道进行单器械操作,如果需要同时使用两种器械完成操作,可以采用更精细的软性器械(如小儿内镜微型器械)经由引流通道置入脑室,称为"Mother-baby"操作。

4. 内镜器械主要操作方法
(1)切开操作

切开操作是内镜下常见操作方式,用于内镜下膜开窗术或造瘘术。在操作上需注意以下几点:①囊壁表面有较多细小血管,切开膜壁前先双极电凝囊壁。较薄的囊壁可以采用开大电凝功率的方法而直接打开。②大多囊壁质地较致密,电凝只能使囊壁皱缩,切开需要微型剪。尖头剪破膜较好,但切开范围有限,钝头剪可以具有固定囊壁的作用,切割效果好,可用于扩大开口。③如果有与冲洗通道相匹配的软性器械,那么,就可以同时通过工作通道和冲洗通道,以微型钳固定囊壁,并用微型剪剪开囊壁,这样效果会更好。④常规操作需要电凝和切开并行,以避免不必要的出血。这无疑会增加手术操作时间。ERBE 微型双极电切,可同时起到电凝和切开的双重作用,操作简便,安全性高,但费用较昂贵。⑤球囊导管可以快速有效地使开窗直径达到预期值,对周围结构无损伤,尤其适合三脑室造瘘手术。囊肿膜开窗术通常采用 6F 球囊导管,其最大扩张直径可达

11mm。⑥采用 Nd-YAG 激光,以非接触模式进行烧灼和环形切开囊壁,具有操作简便有效、应用范围广等优点。⑦盐水灌流火炬(saling torch)以盐作为导电介质,其陶瓷管表面接触囊壁时,后者立即气化形成一个孔洞。

(2)活检

活检前应慎重考虑肿瘤血供和止血的难度。杯状取瘤钳凹槽深,钳嘴边缘比较锐利,可以尽可能大的切取肿瘤,对周边肿瘤和正常结构牵拉损伤最小。钳取肿瘤后,不要放松取瘤钳,直至将取瘤钳抽出工作通道。

(3)病变切除

脑室内病变包括囊肿、肿瘤和寄生虫等。囊肿切除采用方法是穿刺抽吸,将带有侧孔的活检针穿刺囊肿,然后抽吸囊液,直至囊肿缩小。肿瘤切除方法有:①电凝肿瘤,然后分块钳取切除,类似传统显微外科操作。操作繁复,耗时太长,一般适于切除较小的脑室内肿瘤、分离粘连和摘除寄生虫。②激光切割。激光可以起到肿瘤热凝和切割的作用。肿瘤组织对激光能量的吸收取决于肿瘤色泽,肿瘤颜色愈深,使用的激光能量愈大。肿瘤切割时激光能量的穿透厚度达 6~7mm,应避免损伤正常组织。③超声吸引器(CUSA)操作简便。目前有计算机和电凝器械结合 CUSA 使用,使定位和止血更容易。④内镜鞘外操作,适合切除脑室内较大肿瘤。

(4)止血

内镜下操作常见直径 1mm 以下细小血管出血,此时可加快冲洗速度,靠近出血点进行冲洗止血,持续冲洗数分钟后出血多能够自然凝住。双极电凝对于直径 1~2mm 血管出血的止血效果较好。激光可电凝直径达 3mm 的血管。

第三节　第三脑室造瘘
(Third Ventriculostomy)

1. 适应征

三脑室造瘘术成功有两个前提:患者的脑脊液吸收能力正常;蛛网膜下腔脑脊液循环通畅,所以主要适应征为各种原因引起的中脑导水管狭窄和部分交通性脑积水。

2. 麻醉

气管插管,全身麻醉。

3. 术前准备

(1)神经内镜系统。由脑室镜、光源、摄像机和监视器组成。脑室镜由工作套管和硬质内镜组成。工作套管由内镜、工作、冲洗和引流通道四部分组成。脑室镜工作鞘的外径一般小于 8mm,否则会造成脑组织和小血管的损伤,以 4.5mm(13.5F) 和 6mm(18F) 多见,儿童患者多采用 3.2mm(9.5F)。内镜视角有 0°、15°、30°、45°、60°、90°和 110°,实际操作过程中多应用 0°和 30°内镜。硬质内镜具有成像清晰、色彩还原逼真、景深大和耐高温高压灭菌等优点,视角广,但同时应注意视野中物体变形。

(2)操作器械。包括 Fogarty 球囊导管、激光、单极或双极电凝、水切割、微型钳和微型剪。Fogarty 球囊导管操作简单、安全和有效,多作为首选。激光、双极电凝等热毁损器械或锐性器械可能误伤脚间池内的基底动脉,不建议作为造瘘工具。

4. 手术方法

复习 CT 和 MRI:(1)确诊非交通性脑积水;(2)判断手术可行性。第三脑室必须足够宽,大于 7mm。无大的中间块阻挡手术入路。三脑室底面积不能太小,脚间池无闭塞。

5. 手术步骤

(1)体位:仰卧位。

(2)通过 MRI 矢状位和冠状位片,室间孔和靶点(造瘘口)的连线向皮肤表面延伸,交点即钻孔位置。通常取右侧冠状缝前 1cm(儿童位于冠状缝上),中线旁开 3cm。如同时需要行松果体肿瘤活检,则应根据具体病例仔细选择合理手术切口,详细制定手术轨迹,神经导航有帮助作用。

(3)穿刺脑室:取右侧脑室前角入路,方法见本章第二节。

(4)确认靶点:进入侧脑室后,沿脉络丛、丘纹静脉和隔静脉的汇聚点找到室间孔。室间孔因脑积水而扩大,脉络丛、丘纹静脉和隔静脉在室间孔后方汇合至沿三脑室顶壁走行的大脑内静脉,前界是穹隆柱。内镜由室间孔进入三脑室后,即见三脑室底部的左右两侧乳头体,其前方有漏斗隐窝和视交叉等结构。造瘘口选择在鞍背和乳头体之间,半透明、略显蓝色的无血管薄膜是比较理想的穿刺部位。一般认为造瘘口位置宜偏左,且尽量靠近左侧后床突,使操作远离中线处的基底动脉,防止损伤基底动脉及其分支。

(5)造瘘:建议采用球囊扩张导管行穿孔造瘘,因为导管质地较软,头端钝圆,在穿刺过程中若遇到血管则会自动滑开,导管头端穿通后,在球囊缓慢充水扩张时,亦会将邻近的血管轻轻推开,可避免血管的意外损伤。无论用何种方法,前提是既能形成足够大的瘘口,又尽量避免损伤基底动脉。以 Fogarty 球囊造瘘为例,常用 3F 和 4F 球囊导管钝性头端穿刺三脑室底靶点。如膜壁较厚,缓慢旋转导管通常有效。穿刺成功后,将球囊停留于瘘口水平,向球囊内缓慢注入生理盐水,通过扩张球囊达到扩大瘘口直径的目的。然后抽空球囊,观察造瘘效果,如不满意可以反复进行球囊扩张,直至瘘口直径达到 5mm 以上。如果三脑室底膜很韧无法穿破,可用电凝、弯头探针和微型钳进行锐性造瘘,但操作需十分小心。造瘘成功后,须将内镜通过瘘口观察基底池和桥前池,确保三脑室与脑池相通,当 Liliequist 膜阻隔三脑室与脑池交通时,可能使造瘘失败,应予打开。术中可采用数字动力学减影脑室造影(DDSV),以证实脑脊液循环通路的恢复情况。

(6)辅助技术:

1)立体定向和神经导航

立体定向和神经导航有助于引导内镜以合适的角度进入侧脑室及三脑室。颅内占位而导致解剖变异,颅内出血、感染导致脑脊液浑浊,或者需要同时完成三脑室造瘘和脑室内肿瘤活检,立体定向或神经导航辅助技术就显得十分重要。运用立体定向或神经导航辅助技术,可以设计最理想切口和手术轨道,术中精确定位至靶点,避免损伤路径和靶点周围重要的神经血管。

2)超声多普勒

术中利用微血管 Doppler 探头,对基底动脉和大脑后动脉进行术中实时定位,从而避免造瘘时损伤血管。这在血管走行变异,尤其在术中直视下无法清晰辨认三脑室底部以下的解剖结构时显得尤其重要。

3)虚拟内镜技术

为更加全面细致的了解三脑室底的各个结构(基底动脉顶端、大脑后动脉、后交通动脉、斜坡与乳头体)的毗邻关系,防止解剖变异增加并发症发生的几率,可采用虚拟内镜技术。虚拟内镜技术利用相关软件,可以对三脑室底进行 MRI 三维重建来虚拟真实的内镜画面,通常用于术前指导手术计划。

6. 术后处理

(1)术后常规给予止血、预防感染治疗。

(2)留置脑室外引流者,置管时间尽量不超过 48h,以保证瘘口有充足的脑脊液流量,避免瘘口闭塞。

(3)如术后仍存在颅高压症状、切口脑脊液漏或外引流压力始终高于正常者,提示患者同时合并交通性脑积水,应尽早行分流手术。

7. 并发症

总体来说三脑室造瘘术的并发症发生率为 5%~7%,多数为术中静脉出血、术后颅内出血、感染、短暂意识丧失、动眼神经麻痹或下丘脑功能紊乱,神经功能障碍多为一过性。最危险的并发症就是基底动脉及其分支破裂引起大出血。为避免动脉破裂大出血,必须根据三脑室底的实际情况而选用合适的造瘘方法。

8. 专家点评

(1)内镜在颅内时应始终注视监视器,如视野模糊应停止前进,或抽回内镜。

(2)当三脑室底膜较紧张、不易被推动时,钝性造瘘(如球囊导管等)是容易成功的。激光、电凝等具有致热效应,对三脑室底下面的"Willis环"威胁较大。一旦造瘘过程中出现颅底血管大出血,应立即在直视下持续灌冲,待出血稳定后行血管造影以明确出血灶,再行开颅手术。术前进行全面的影像学检查和辅助技术的运用对某些病例显得尤其重要。

第四节　复杂性脑积水的处理
(Treatment for Complicated Hydrocephalus)

1. 适应征

复杂性脑积水主要包括不对称性脑积水和感

染性脑积水。

2. 术前准备、麻醉

见前述。

3. 手术步骤

(1)体位:见前述。

(2)侧脑室的进入:多经右侧脑室或扩大侧脑室进入。多房囊肿者,经病侧进入。

(3)室间孔粘连:室间孔粘连闭塞可行室间孔再通术和/或透明隔造瘘术,重建脑脊液循环通路。

(4)脑炎后多房性囊肿:脑室内感染后,脑室壁表面室管膜粘连,使脑室被分割成多个孤立的腔隙。每个含有脉络丛的腔隙因脑脊液分泌,可形成脑室内多发巨大囊肿,并向各个方向延伸。在非功能区设计一个手术切口,采用一个或多个手术路径,通过囊壁造瘘,使所有囊腔互相连通。最后确认各个囊腔与正常脑室相连。如果合并交通性脑积水,也只需放置一根分流管解决脑积水。

(5)脑室感染性脑积水内镜治疗:先拔除 VP 分流管。明确病因后,根据脑脊液培养药敏的结果,正规应用抗生素治疗。病情仍然难以控制者可采用内镜治疗。

手术使用硬质内镜,经右侧脑室额角入路。由于严重的颅内感染,脑脊液浑浊,可见较多的絮状物及炎性粘连带,脑室解剖层次不清,甚至变异,为手术带来相当的难度。每 500ml 冲洗液中加入庆大霉素 4 万单位反复冲洗手术野和脑室腔。将脑室壁附着的脓苔剥离并清除。对脑室内已形成多房炎性分隔者,内镜下小心将炎性分隔组织剥离。

(6)对合并交通性脑积水患者,术中行脉络丛凝固术,并在内镜引导下放置脑室外引流管,用于术后行脑室冲洗及外引流。对于单侧室间孔堵塞的患者行透明隔造瘘术,使双侧脑室相通而达到内引流的目的。导水管狭窄致非交通性脑积水者同时行三脑室造瘘术,采用球囊导管在三脑室底乳头体前方作直径大于 5mm 的瘘口,同时小心分离感染后大量的蛛网膜粘连带,使三脑室与脚间池循环通畅。

4. 术后处理

术后根据脑脊液监测情况,采用全身抗感染结合腰穿鞘内注射抗生素综合治疗。部分交通性脑积水控制感染后再行内镜引导下 VP 分流术。

5. 专家点评

(1)内镜治疗复杂性脑积水创伤小、效果好,也有利于提高术后的分流手术效果。

(2)应尽量在术前明确病因和控制感染,减少复发机会。

第五节 粘连导管的拔除
(Removal of Adherent Catheters)

1. 适应证

分流管脑室端粘连堵塞,或颅内感染考虑分流管脑室端为感染源。

2. 术前准备、麻醉

见前述。

3. 手术步骤

(1)体位和切口

手术路径与原分流手术入路相似,钻孔位置与分流钻孔相邻,头架固定头部,体位应使切口位于头部最高点。

(2)内镜操作

分流管脑室端粘连情况可分以下几种:①与侧脑室脉络丛粘连,多由于分流管脑室端与脉络丛邻近平行放置所致。②分流管完全包埋于脑室壁,表面被覆室管膜和静脉,见于分流管放置偏差或脑室感染后。③脑室内感染后分流管与脑室内结构之间借炎性束带粘连。操作前应仔细观察导管与脑室内结构的关系,慎重考虑手术安全性及可行性,适合粘连导管拔除的有:①分流管脑室端与脉络丛粘连、炎性束带粘连。②药物治疗颅内感染无效,分流管为感染源。用双极电凝粘连的脉络丛或炎性组织,或激光非接触模式切割粘连。术后应仔细止血,必要时可在内镜直视下重新放置分流管。

4. 专家点评

(1)拔管前应在内镜下仔细观察分流管与周边组织的粘连程度,慎重评价操作难度和由此带来的风险。

(2)保证在内镜下能够直视全段脑室端分流管,分离粘连和拔管操作尽量轻柔。

第六节 脑室肿瘤
（Ventricular Tumors）

一、适应证

包括胶样囊肿、室管膜瘤、脉络丛乳头状瘤、脑膜瘤、胆脂瘤、颅咽管瘤、松果体肿瘤和丘脑星型细胞瘤及随脑脊液播撒的髓母细胞瘤等，可酌情做肿瘤或囊肿切除、活检。

二、术前准备

（1）准备无菌套管，常用的有胸腔镜穿刺管，外径 11.5mm，前端圆钝，穿刺管体部装有塑质套管，外径 12mm，长 5～6cm。（2）导航活检针，外径约 2.1mm。（3）三通道的工作鞘和窥镜（0°和30°）。（4）改良的显微外科器械，多由枪式经鼻器械改进而来。（5）内镜固定支臂和微调器。（6）神经导航。

三、麻醉

气管插管，全身麻醉。

四、手术步骤

1. 脑室镜手术

（1）手术入路选择依据肿瘤的部位、性质和手术目的而定。通常采用采用侧脑室穿刺引流术的手术入路，其中以侧脑室前角入路应用最多。位于侧脑室额角和体部的肿瘤，切口中心点位于冠状缝前 2.5cm，中线旁开 2.5cm。位于侧脑室室间孔、三脑室和松果体区突入三脑室后部的肿瘤，切口中心点位于冠状缝上或前 1cm，中线旁开3cm。立体定向或神经导航可以帮助术者设计精确的手术切口和手术路径。

（2）骨窗：同一般脑室外引流术，以颅骨钻孔为主。如果术前预计手术可能改为开颅显微镜手术，可以将钻孔预设在开颅骨窗线上。

（3）内镜手术有切除和活检两种。丘脑星型细胞瘤、松果体肿瘤和室管膜瘤等内镜下切除困难，手术风险大，适合于活检手术。活检操作比较简单，常用器械有杯状取瘤钳，术中应尽量注意避免牵拉损伤和出血。三脑室胶样囊肿和颅咽管瘤囊腔突入脑室均会堵塞室间孔，引起阻塞性脑积水，可采用囊肿穿刺抽吸术。如胶样囊肿囊液黏稠，与室间孔血管粘连不紧，可以在内镜下分离和切除囊肿。内镜下切除实质性肿瘤的技术要求较高，手术的关键点在于靶点的定位准确性、术野的清晰程度、肿瘤切除和止血的难易度。手术中需注意以下几点：①切除肿瘤前先仔细辨认肿瘤供血动脉及肿瘤与脑室正常解剖结构间的关系，然后用激光或双极电凝离断肿瘤的供血动脉，脉络丛乳头状瘤的供血动脉来自于脉络丛。切除肿瘤时先囊内分块切除，然后分离肿瘤与脑室壁之间的粘连。②保持脑室内持续恒定冲洗和引流，防止脑室塌陷，避免解剖参考标记和靶点的移位，保证术野和镜头的清晰，减少术后无菌性脑膜炎的发生。③脑室肿瘤内镜手术的另一关键步骤是止血，微小血管出血可以冲洗止血，较大血管出血可以用单双极电凝和激光。④常需要结合立体定向及激光等其他技术，又称内镜激光立体定向技术（endoscopic laser stereotaxis，ELS）。运用激光的烧灼、止血、气化等功能快速而有效地切除肿瘤。立体定向便于术者设计手术切口及相应的轨道，术中反复比对立体定向设立的靶点与内镜直视术野，提高手术全切率和安全性。⑤"解剖先于手术"，熟练掌握局部解剖知识是内镜手术成功的前提。⑥手术难以保证脑脊液通路恢复通畅者，或术后肿瘤容易复发堵塞脑脊液通路者，可同时行透明膈造瘘术和三脑室造瘘术。

2. 内镜监视显微外科手术

单纯脑室镜手术属于鞘内操作（Intra-endoscopy），切除脑室肿瘤受制于工作通道内径、内镜操作器械、肿瘤体积、质地、血供及与周围解剖组织的关系。文献报道的肿瘤切除直径多不超过2cm。目前有作者开始采用鞘外操作（Extra-endoscopy）方法，即内镜监视显微外科手术（ECM）切除脑室内肿瘤，不受内镜操作器械和内镜工作通道内径的限制。

根据肿瘤生长部位选取相应手术入路，然后应用神经导航制定精确的手术入路，手术切口长约 5～6cm，直线或弧形，骨窗直径 2.5cm。

五、手术方法

在塑质穿刺管的头尾部各有一预留小孔,将活检针穿过小孔,使穿刺管的纵轴运动轨迹显示在导航监视器上。在导航引导下,带有活检针的穿刺管沿预设手术路径穿刺脑室。当导航显示穿刺管头端突破室管膜进入脑室时,即抽出活检针,此时可见脑脊液流出。然后拔除穿刺管,而将外周的一个套管留在白质穿刺道内,该套管相比传统皮质牵开器具有牵开张力均匀、组织损伤小的优点。通过套管将内镜置入脑室,确认靶点后多把内镜固定于套管内 12 点钟位置,便于留出空间进行操作。因肿瘤操作引起的血性脑脊液会严重影响内镜视野,所以开放脑室后即将术野内的脑脊液吸除,整个手术过程在脑室内的空气环境中进行。由于是鞘外开放式操作,术者可以运用传统显微外科技巧完成吸引、切除肿瘤和止血等操作,内镜的开阔术野为术者提供了更多的解剖信息。术中随时可以使用导航活检针或用导航适配器接驳内镜工作鞘的方法监视操作,提高手术全切率,避免脑室内血管和丘脑等重要结构的损伤。

六、术后处理

(1)常规止血和预防感染处理。

(2)术后留置脑室外引流管,密切观察脑室内压力变化。

(3)如血性脑脊液较多,可适当增加脑室外引流量和延长外引流管时间(不超过 7 天)。

七、专家点评

(1)内镜的开阔术野为脑室内肿瘤的微创治疗提供了更多选择,鞘外操作模式扩大了脑室内肿瘤的手术适应证。

(2)术前应综合评估肿瘤的性质、体积、位置、质地和血供对内镜操作的影响。在保证手术效果的前提下,结合术者手术经验,选取合理的手术方案和手术入路。

第七节　脑室囊肿
(Ventricular Cysts)

一、侧脑室蛛网膜囊肿

1. 适应证

囊肿伴有以头痛、恶心呕吐、癫痫和偏瘫等症状。

2. 手术步骤

(1)侧脑室体部囊肿通常采用前角入路,三角区囊肿采用三角区入路,偏于枕角的囊肿,鉴于囊肿与三角区脉络丛的特殊关系,同样采用三角区入路。根据入路采用相应体位并头架固定,使切口位于最高点。入路、切口和颅骨钻孔与侧脑室穿刺外引流相同,详见相关章节。

(2)在内镜下暴露囊肿壁后,仔细观察了解囊壁的形态、底部与脉络丛的关系、顶壁与室管膜粘连程度和侧脑室脑脊液循环通畅程度等重要情况。囊肿顶壁与室管膜粘连,完全孤立脑室前后腔隙时应作囊肿前后壁开窗,避免囊肿复发,恢复侧脑室脑脊液循环通路。囊肿顶壁与室管膜粘连不明显时,可先电凝囊肿顶壁,使其皱缩,然后打开囊肿壁。开窗方法是:从工作通道置入单极或双极,电凝囊肿壁及其表面的小血管,然后换尖头剪锐性剪开膜壁,钝头剪和微型钳可用作继续扩大开口。应尽量扩大开窗面积,直径至少达 10mm。切除的囊壁难以通过内镜工作通道时,可钳住囊壁与工作套管一起沿白质隧道取出。术中评估囊肿与脉络丛、血管及室管膜的粘连程度,作为进一步手术切除囊肿的依据。切除过程中仍应反复权衡,避免大出血的发生,必要时应保留与脉络丛相连的囊肿基底部分。手术后可酌情留置脑室外引流管。由于囊肿与脑室内结构的复杂性,目前许多术者多倾向于采纳神经导航辅助内镜技术,以保证手术的精确性和安全性。

二、鞍上池蛛网膜囊肿

采用囊肿开窗术,即脑室-囊肿-基底池造瘘术。

1. 适应证

囊肿伴有视神经功能障碍、内分泌障碍、丘脑和四叠体压迫和脑积水颅高压症状。

2. 手术步骤

(1)右侧脑室前角入路,方法与三脑室造瘘术相同,切口中心点位于右侧冠状缝前1cm(儿童位于冠状缝上)、中线旁开3cm。

(2)进入侧脑室后,于扩大的室间孔处见到膨胀的囊肿壁和囊肿表面薄层的室管膜(三脑室底)。与室间孔周边的血管和穹隆柱保持距离,用双极电凝烧灼囊肿壁,使囊肿壁皱缩离开室间孔,退入三脑室。继续扩大囊肿壁烧灼面积,然后切开囊肿壁,使其开窗直径在10mm以上。内镜探查囊腔底部,顺着基底动脉走行,可以发现组成囊肿底部的liliequest膜上有一活瓣,随动脉搏动不断单向开启。如活瓣开口较大,可以用剪刀沿开口扩大,使活瓣效应消失。如活瓣开口较小,剪刀可能锐性误伤基底动脉,可在相邻处作一开窗,达到同样目的。完成囊肿底壁开窗后,检视囊肿与桥前池是否连通,以确认手术效果。

三、透明隔囊肿

采用囊肿-两侧侧脑室造瘘术。

1. 适应证

囊肿伴有头痛、癫痫、锥体束压迫和阻塞室间孔引起脑积水颅高压症状。

2. 手术步骤

(1)手术入路分为经胼胝体入路和经皮质—侧脑室入路,后者常用。为达到囊肿与两侧侧脑室造瘘目的,需要入路与囊肿壁成一定的角度,便于手术操作。患者取平卧位,头部抬高20°,向左旋转20°,使切口位于头部最高点,头架固定。切口长3cm,中心点位于冠状缝前1cm,中线旁开4cm。

(2)透明隔表面有隔静脉走行,囊肿较大时伴有静脉移位。因此囊肿开窗时应避开隔静脉。同侧开窗相对简单,瘘口直径至少5mm以上。对侧囊肿壁开窗应选取透明隔后半部分,注意开窗部位不能偏低,避免损伤隔静脉、侧脑室底部脉络丛和三脑室顶壁静脉。囊壁菲薄、随脑室搏动、表面血管稀少处为理想的开窗位置。双极电凝切开时

勿使囊壁过多受力移位,否则可能致对侧丘脑受到热损伤。瘘口直径同样为5mm以上,如不理想,可以重新选点,多处开窗。

四、松果体囊肿

采用囊肿开窗术,即囊肿-脑室造瘘术。

1. 适应证

囊肿压迫四叠体和导水管,引发颅高压症状。

2. 手术步骤

(1)采取右侧侧脑室前角入路。为了能够显露位于三脑室后部的囊肿,通常切口应尽量靠近发际边缘,必要时采用神经导航辅助设计手术切口和相应手术入路。患者取平卧位,头部抬高10°,向左旋转5°,使切口位于头部最高点,头架固定。切口长3cm,中心点位于发际后1cm,中线旁开3cm。

(2)经过扩大的侧脑室和室间孔,进入三脑室,在丘脑联合上下显露囊肿。双极电凝囊肿前壁。切开囊肿放出囊液后,可以见到中脑导水管重新开放,脑脊液循环恢复正常。有些导水管因长期压迫粘连,需要同时加做三脑室造瘘术。因此,一个切口有时需兼顾两条不同的手术路径,且受限于室间孔的前后径。室间孔较小情况下,解决方法有:①神经导航设计合理的手术切口,使其兼顾囊壁开窗和三脑室造瘘两条路径,且不会损伤室间孔。②采用软性可弯曲器械,通过调整器械头端角度完成手术。③电子镜头端可以弯曲,成像清晰,配套的软性器械同样可以达到手术目的。

五、寄生虫性囊肿

脑室内囊尾蚴形成囊肿时可阻塞脑脊液循环通路引起脑积水,并随脑脊液流动不断变化脑室内的位置,症状也可随之加重或减轻。囊尾蚴引起脉络丛和室管膜炎性反应,粘连导致脑脊液通道狭窄和闭塞,也可发生阻塞性脑积水。囊虫的头节是影像学上与脑室内其他囊肿鉴别诊断的主要依据。手术目的是摘除囊虫,去除粘连,恢复脑脊液循环。根据囊虫所在脑室内部位不同,采用相应的手术入路。进入脑室后,冲洗液缓慢冲洗脑室,加快脑脊液流动,多数囊虫能自动漂移到内

镜术野中来,用取瘤钳钳夹取出。然后用地塞米松生理盐水冲洗脑室,减轻脑室内炎症反应。最后探查脑室内脑脊液通路,如室间孔、中脑导水管等部位存在炎性粘连,应同时行透明隔造瘘或三脑室造瘘术。

专家点评:

(1)内镜下脑室内囊肿手术效果明确,优势明显。

(2)应尽可能行囊肿前后壁开窗,即脑室-囊肿-脑室造瘘术。手术路径的选取与正常脑脊液流动路径保持一致,囊肿开窗的同时,保证脑脊液通路也恢复通畅。

第八节　内镜辅助显微外科手术
(Endoscope-assisted Microsurgery)

由于手术显微镜提供的直视视野存有死角,因此为了获得满意的暴露,常常需要牵拉脑组织,结果可能引起脑组织挫伤或脑缺血梗死,导致神经功能损害。而神经内镜具有各种视角,不用牵拉脑组织即可显示显微镜无法暴露的区域,如动脉瘤的术野背侧面及其邻近血管走行等,同时可以增加局部照明,对近距离物体的细节显示尤为清晰,因此将内镜与显微外科技术结合,可以相辅相成,提高手术的疗效。

锁孔(Keyhole)手术是目前内镜辅助显微外科技术应用的典型代表。它并非仅指小骨窗手术,它应包括术前精心诊断,个体化设计手术方案,以求以微创来获得起码与标准显微外科手术一样的疗效。锁孔手术的优点在于:(1)利用自然生理性或病理性腔隙,可以减少对脑组织的牵拉;(2)切口合理和美观,切口多设计在毛发内,且不影响皮肤的血供和神经营养,到达靶点路径最短;(3)开颅损伤小,内镜辅助显微外科技术的应用减少了神经和血管的牵拉损伤,所以创伤微小;(4)内镜技术弥补了显微镜直视术野盲区的缺陷,提高了肿瘤全切率。

1. 内镜设备

多使用 0°和 30°硬质内镜,直径 2～6mm,其 80°广角术野为术者提供更丰富的解剖信息。为适合颅底蛛网膜下腔的狭小间隙,也可采用头端可操控的软镜,如 Auesculap 公司的 Perneczky 镜,但图像质量不如硬质内镜。

2. 手术入路

锁孔手术常用锁孔入路有:眶上锁孔入路、颞下锁孔入路、经前纵裂锁孔入路、经皮质—侧脑室锁孔入路、枕下乳突后乙状窦后入路、枕下正中锁孔入路和经蝶入路等。

3. 内镜技术

采用内镜辅助显微外科技术(EAM)和内镜观察技术(EI)。显微镜下完成大部分操作后,肿瘤仍有残留,或需要确认手术效果,显微镜直视术野下无法进行,或考虑到进一步暴露会加重颅神经、脑叶和血管的牵拉损伤时,可以采用内镜辅助完成手术。

常见内镜辅助显微外科手术有经鼻蝶手术、枕下乳头后乙状窦后入路胆脂瘤切除手术、蛛网膜囊肿切除手术和动脉瘤夹闭手术。

4. 专家点评

(1)内镜辅助显微外科技术适用于大多数微创神经外科手术,应用前景非常乐观。

(2)因颅脑显微操作间隙狭小,应严格遵守内镜操作规程,避免损伤重要的神经血管组织。

第22章

血管内神经介入治疗
Endovascular Neurosurgery

张法永 冷 冰 宋冬雷

第一节 血管内神经介入治疗的常用器械(Materials for Endovascular Neurosurgery)

血管内神经介入治疗是指在X线的监视下,通过动脉或静脉途径,对中枢神经系统的某些疾病进行治疗。近20年来该技术发展迅速,影像学、栓塞材料和栓塞技术不断改进,治疗效果亦不断提高。本节主要介绍有关的器械和材料。

1. 血管造影基本材料

(1)穿刺针:由聚乙烯外套管和不锈钢斜面针的内套管组成。

(2)导管鞘:由内(血管扩张器)、外套管(血管留置鞘)及导引导丝组成。外套管侧壁带有连接管,用于连接加压滴注容器,预防导管鞘内血栓形成(见图22-1-1)。

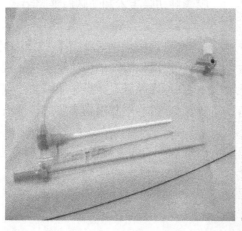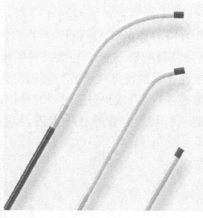

图 22-1-1 导管鞘和导引导管

(3)高流量造影管:4—6F为宜,主要用于血管造影,有时也可用做导引导管。

(4)普通导丝:与造影导管配合使用,便于进入迂曲血管,用于选择性血管造影。

(5)辅助材料:三通、加压袋和Y形止血阀等。

（6）止血鞘：用于手术结束后动脉穿刺点的止血，可替代人工压迫止血。

2. 超选择导管导丝

（1）导引导管（见图 22-1-1）：主要用于选择性导入微导管，临床常用的有 5-8F 多种类型，根据治疗用途而选用不同型号的导引导管（Envoy，Cordis Corp；FasGUIDE，Target Therapeutics；Lumax，Cook Inc 等），其中 Envoy 导管腔大壁薄，支撑力较好，神经介入中最为常用。

（2）交换导丝：与造影导管相交换，用于血管迂曲时导引导管选择性到位。

（3）微导管：主要分为二种：①血流导向微导管：这种导管的驱动力是血液的流动，特点是微导管的头端柔软而极具漂浮性，如 Magic 系列导管（Balt 公司），Marathon 和 Ultraflow 微导管（EV3 公司），主要用于治疗高血流的病变如脑动静脉畸形等，后两种微导管还具备较好的导丝导向性，最为常用。②导丝导向微导管：这种导管的驱动力是机械力，利用导丝进行导引，精确到达病变部位如动脉瘤腔内。头端多由可以塑性的材料制成，如 Excelsior 导管（Boston 公司）、Prowler 系列导管（Crodis 公司）、Echelon、Rebar 系列导管（EV3 公司）等。

（4）微导丝：与微导管配合使用，引导微导管精确到达需要治疗的病变部位，如 Excelsior（Boston 公司）、Essence（Crodis 公司）、X-pedion、Mirage（EV3 公司）等。

3. 介入治疗材料

（1）栓塞微粒：包括干燥硬脑膜、聚乙烯泡沫醇微粒（PVA）、明胶海绵、真丝线段等临时栓塞物质。Embosphere 被认为是相对永久性栓塞微粒。这些微粒主要用于姑息性栓塞（如颈外动脉供血的栓塞）或术前（如肿瘤）栓塞。

（2）液体栓塞剂：①N-丁基-氰基丙烯酸酯（n-butyl 2-cyanoacrylate，NBCA），使用时必须配以碘苯酯，用于稀释和透视下显影，如果必须用纯的 NBCA，则需要混合钽粉，才能在透视下显影。注射前必须用纯的糖水来冲洗微导管。②Onyx（EV3 公司），是一种新型的液态栓塞剂，可用于脑动脉瘤、脑动静脉畸形和硬脑膜动静脉瘘的栓塞。注射前必须用二甲基亚砜（dimethyl sulfoxide，DMSO）来冲洗微导管。Onyx 是美国 MTI 公司（Micro Therapeutics，Inc.）研发生产的一种全新的液态栓塞剂。它是次乙烯醇异分子聚合物（ethylene vinyl alcohol copolymer，EVOH）溶解于二甲基亚砜（Dimethyl Sulfoxide，DMSO）形成的简单混合体，其中加入了微粒化钽粉，使之在 X 线下可视。它不是胶水，没有粘连特性。当它和血液或任何水溶剂接触时，溶剂 DMSO 迅速挥发，EVOH 聚合物就结晶析出，像熔岩一样自内及外逐渐固化突变，最终成为一团包含有钽粉的海绵状固体物。在彻底固化完成之前，其液态中心仍可继续流动。

（3）微弹簧圈：①按弹簧圈解脱方式分为：游离弹簧圈（如 Boston 公司的 liquid coil、EV3 公司的 Topaz）、电解可脱式弹簧圈（Boston 公司的 GDC、EV3 公司的 Sapphire）、水压式解脱弹簧圈（Cordis 公司的 Orbit，Microvention 公司的 MicroPlex）等。②按弹簧圈物理性状分为：标准型（图 22-1-2A）、2D 型（图 22-1-2-B）、3D 型（图 22-1-2-C）、复杂型（后几种用于不规则动脉瘤和宽颈动脉瘤的成篮）；柔软型（用于动脉瘤腔的填充）（图 22-1-2-D）、抗解旋型（用于动脉瘤颈的封闭）。③按弹簧圈生物性能分为：裸弹簧圈（GDC，Sapphire，Orbit）、生物活性物质涂层弹簧圈（Boston 公司的 Matrix、Microvention 公司的 HydroCoil、Micrus 公司的 Cerecyte 等）、带纤毛弹簧圈（EV3 司的带纤毛 Sapphire）等（见图 22-1-2）。

（4）支架：按使用原理分为自膨式支架（柔软，顺应性好，但支撑力弱）和球囊扩张式支架（支撑力好，但偏硬，顺应性差）；按使用部位分为颅外血管支架和颅内血管支架；按生物学性能分为药物涂层支架、普通裸支架和带膜支架等。①颈动脉支架：为自膨式支架，常用的有 Precise（Cordis 公司）、protege（EV3 公司）和 Wallstent（Boston 公司）。在治疗颈动脉狭窄时，为防止术中的脑栓塞，还可使用远端保护装置，如 Cordis 公司的 Angioguard、EV3 公司的 Spider。②颅内支架：自膨式支架有 Boston 公司的 Neuroform，用于宽颈动脉瘤的治疗（封堵瘤颈口）；Wingspan 则用于脑动脉狭窄的治疗；球囊扩张式支架有 Cordis 公司的 BX 支架，上海微创公司的 firebird、Apollo 等，主

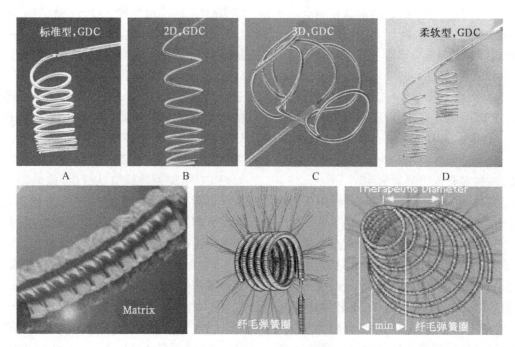

图 22-1-2　各种类型的弹簧圈

要用于颅内动脉狭窄的治疗,有时也可用于颅内夹层动脉瘤的治疗。③带膜支架:如 Jomed 公司的 Jostent GraftMaster,上海微创公司正在研制的 Willis,可用于宽颈动脉瘤和外伤性颈动脉海绵窦瘘的治疗。④药物涂层支架,如 Cordis 公司的 Cypher,可能有助于预防血管的再狭窄。

(5)球囊:根据用途分为三种。①堵塞球囊:分为不可脱式球囊和可脱式球囊,前者用于血管暂时阻断试验(BOT),后者用于堵塞外伤性颈动脉海绵窦瘘、脑动静脉瘘和永久性闭塞动脉和静脉血管。Magic 可脱式球囊的安装需要特制的球囊镊。②塑型球囊(见图 22-1-3):用于栓塞宽颈动脉瘤时保护载瘤动脉及其分支,防止弹簧圈突入载瘤动脉,也用于液态栓塞剂栓塞动脉瘤时封闭瘤颈。目前最好的是 EV3 公司的 Hyperglide 和 Hyperform,后者为高顺应性球囊,可用于血管分叉处的动脉瘤栓塞。③压力扩张球囊:为非顺应性球囊,在一定压力下,扩张狭窄或痉挛的血管。多用于血管内支架成形术中。

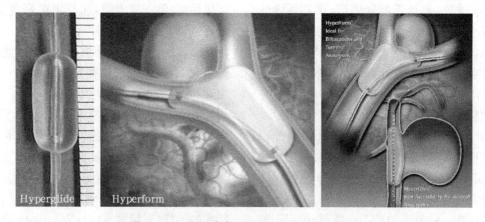

图 22-1-3　塑型球囊 Hyperglide 和 Hyperform

第二节　一般操作方法
(General Operation Procedure)

1. 适应证

见本章相关节。

2. 禁忌证

(1)有严重出血倾向者;(2)严重的动脉硬化及严重高血压患者;(3)有严重肝、肾、心、肺功能障碍者;(4)穿刺部位有感染者;(5)对造影剂和麻醉剂过敏者;(6)患者一般情况极差,处于生命体征不稳定、休克或濒死状态。

3. 术前准备常规

(1)血常规、出凝血时间和凝血功能(PT,KPTT)、心电图(EKG)、胸片;(2)双侧腹股沟区备皮,检查股动脉搏动情况;(3)家属谈话、签字;(4)术前禁食 6h;(5)术前 30min 用药:鲁米那0.1,肌注。

4. 麻醉

对于术中要求随时观察意识和神经功能状态改变患者,采用局麻,如球囊阻塞试验(BOT)、部分脊髓血管畸形患者的栓塞。一般栓塞治疗以全麻为好:(1)对于介入操作时间较长者,采用全麻,可提高患者的耐受性,使手术者从容操作,易于成功;(2)对于不合作的患者,如儿童、急诊患者意识不清,必须采用全麻;(3)动脉瘤腔栓塞和脑动静脉畸形的栓塞,也应采用全麻,术中可提供清晰的影像,保证精细操作的成功。

5. 脑血管造影技术操作步骤

(1)应按无菌手术操作,包括手术者戴帽子和口罩,刷手消毒后穿无菌手术衣。

(2)Seldinger 动脉插管技术:常规消毒、铺巾后,局麻下行股动脉穿刺(穿刺点在腹股沟韧带下方 1.5～2cm 股动脉搏动最明显处),拔出针芯后见血喷出,轻柔地将穿刺针沿动脉腔推入 1～2cm,引入导引钢丝后退出穿刺针,通过导引钢丝送入导管鞘(内含扩张管),导管鞘固定后将导引钢丝和扩张管一起拔出。

(3)经导管鞘插入造影导管(导管内肝素盐水充盈),在透视下将导管分别送入左、右颈内、外动脉和椎动脉(亦可根据具体要求选择插入动脉),

注入少量造影剂证实导管头端所在位置。

(4)将导管连接到高压注射器,进行造影和摄片。

6. 注意事项

(1)整个造影导管系统必须密闭(注意排空气泡),并连接生理盐水加压冲洗装置行持续冲洗,以防导管内外壁附壁血栓形成。

(2)每隔 10～15min,用 1：25 的肝素液冲洗导管腔。对于动脉硬化严重、操作时间较长和使用同轴导管系统的患者,应进行全身肝素化(手术开始时,50IU/kg),一次性静脉推注;后每小时25IU/kg 静脉推注),以防血栓形成。必要时每隔1h 测量凝血情况,以调整肝素的用量。新生儿、手术后患者不用全身肝素化。

(3)选择性造影时,操作导管手法应轻柔、快慢有度,遇有阻力或不明情况时,应在透视下注射少量造影剂来明确判断,对动脉硬化严重或先天、后天异常者,应作主动脉弓造影,了解颈动脉、椎动脉开口及可能存在的异常情况,切忌盲目强行用力,造成血管内膜撕裂、粥样斑块脱落等并发症。

7. 检查要求

(1)注射造影剂后,常规摄正、侧位片,必要时可加左、右斜位等特殊角度摄片。

(2)蛛网膜下腔出血患者,需行四血管造影(双侧颈内动脉、双侧椎动脉),如阴性,应加做双侧颈外动脉造影(六血管),如高度怀疑脊髓血管病变,应加作脊髓血管造影。

(3)压颈试验:压迫患侧颈动脉,行对侧颈内动脉和椎动脉造影,以了解前、后交通动脉的功能。用于评估术中暂时性闭塞患侧颈内动脉患者的脑侧支循环情况。

8. 术后处理

(1)手术结束后穿刺部位充分压迫止血(通常10～15min),肝素化的患者按鱼精蛋白与肝素1mg：100U 的比例中和,血止后局部加压包扎12h;或应用止血鞘止血。

(2)穿刺侧下肢制动 12h。

(3)监测血压、下肢足背动脉搏动和腹股沟穿刺部位情况。

(4)酌情使用地塞米松、抗菌素、低分子右旋糖酐等药物。

(5)术后仍需肝素化的患者,应定时监测出凝血功能,通常将 KPTT 值控制在基础值的 2～3 倍。

9. 并发症与处理

(1)穿刺和插管所致的并发症

1)穿刺部位血肿:因反复穿刺、压迫止血不当或凝血功能障碍等所致。小的血肿可自行吸收。大的血肿 24h 内应冷敷,以后湿热敷,若引起血液循环障碍,如肢体远端静脉回流受阻或动脉搏动消失时,应立即行血肿清除和止血手术。

2)穿刺部位动脉和静脉痉挛:见于多次穿刺和插管时间过长,特别是儿童患者。表现为局部疼痛、水肿,不及时处理可导致血栓形成。轻者可局部热敷、用普鲁卡因局封,重者可用盐酸罂粟碱 30～60mg 静脉注射,每 4～6h 1 次,也可用 15mg 溶于 30ml 生理盐水中,缓慢动脉内推注。无效者应在 1h 内给予肝素化,且应连续用药 1 周。

3)颅内血管痉挛:以椎动脉痉挛最危险,可完全阻塞椎动脉血运,引起椎基底动脉急性供血不足,患者意识不清,甚至突发死亡。重在预防,如颈内动脉造影导管头不应超过 C_2 水平,椎动脉造影导管头不应超过 C_6 水平,且尽量缩短导管在椎动脉内的停留时间。一旦发生,应迅速拔管,动脉内注射罂粟碱,静脉持续滴注尼莫地平,同时进行全身肝素化,以防继发血栓形成。

4)假性动脉瘤和动静脉瘘:前者表现为穿刺部位有局限性搏动性肿块,后者除可扪及搏动性肿块外,还可闻及血管杂音。应及早手术切除假性动脉瘤,动静脉瘘者应修补缝合动、静脉壁。

5)导管折断于动脉内、动脉粥样硬化斑脱落栓塞、血栓形成等。若引起循环障碍,应及时处理,如动脉内溶栓或行手术切开取出异物、血栓等。

(2)造影剂所致的并发症

1)造影剂过敏:轻者无需处理,重者出现休克、惊厥、喉头水肿、支气管痉挛、肺水肿等。应着重于预防,对有过敏史者,应更换造影剂或不做造影。对无此病史却发生过敏反应者,应立即中止检查,静脉注射地塞米松 5～10mg,并配备抢救器械和药品,以备急救。

2)造影剂过量或浓度过高可导致癫痫发作、脑水肿和急性肾功能衰竭等。因此,每次造影剂总量不超过 3.5ml/kg,即便是非离子型水溶性造影剂,也应小于 5.0ml/kg。一旦发生,应立即抢救,如生理盐水血管内冲洗,静脉注射地塞米松和速尿,有颅高压者降低颅内压,吸氧及抗癫痫治疗等。

(3)神经系统并发症

1)癫痫:常为大发作,应立即停止造影,给予抗癫痫治疗。对于术前有癫痫者或高危患者,术前和术中应用抗癫痫药物有助于预防发作。

2)暂时性运动、感觉障碍,角弓反张,意识不清,一侧动眼神经麻痹和对侧偏瘫,一过性黑矇和视野缺损等。多数为一过性脑缺血发作,一旦出现上述症状,应立即拔管,给予吸氧、脱水、静脉滴注低分子右旋糖酐和丹参溶液等。如有脑梗死发生,应由神经内外科作相应处理。

3)颅内动脉瘤或血管畸形破裂出血,应立即行气管插管、吸氧、止血剂和降颅压处理,有条件者行血管内止血(见本章第三节)必要时行急诊开颅手术。术后头颅 CT 有助于早期发现和排除颅内出血,可以视为常规。

10. 专家点评

血管内治疗,虽然创伤小,但风险很大,一旦出现并发症,后果非常严重,因此术前诊断和术中、术后的处理至关重要。不仅要对病灶本身的血管构筑有全面的认识,而且要对整个大脑的血液循环有全面的评估。选择恰当的材料和治疗方法,最大程度地降低手术风险。

第三节 脑动脉瘤的血管内治疗
(Endovascular Treatment for Cerebral Aneurysm)

1. 适应证

血管内治疗最初应用于不可手术的或手术难以处理的病例(主要为后循环动脉瘤)。但目前随着新材料的不断出现及经验的积累,已经大大地拓宽了适应证,使血管内治疗成为外科手术的补充,甚至替代治疗。颅内动脉瘤治疗的目的是达到永久闭塞动脉瘤囊,因此血管内栓塞主要考虑的因素是动脉瘤的大小、动脉瘤体与颈的比例

(ratio-sac-neck,RSN),而对动脉瘤的位置则要求不高,这也是血管内治疗的优越性之一。在小型囊型动脉瘤和具有恰当RSN(≥1.5)的较大动脉瘤均有望用微弹簧圈致密填塞。而中等程度的RSN(>1.2或<1.5)或不理想的RSN(≤1.2),则较难获得紧密的填塞和稳定弹簧圈形态。动脉瘤颈再塑型技术及血管内支架的应用,可在一定程度上解决上述RSN不理想的问题。巨大型动脉瘤不是弹簧圈栓塞最好适应证,因为它带来高复发率的风险。这种动脉瘤的治疗建议用球囊闭塞载瘤动脉。行球囊闭塞之前,需要做闭塞试验。如果不能耐受,在闭塞载瘤动脉之前,必须先做颅内外动脉吻合手术。随着技术的不断发展,近年来认为破裂出血的动脉瘤应早期治疗,以减少再出血的危险,并通过术后引流蛛网膜下腔或脑室内的血性脑脊液及药物的使用来防治血管痉挛,减少由于缺血造成的不良后果。但对于临床情况较差的患者(WFNS、Hunt-Hess分级Ⅳ—Ⅴ级),因预后较差,应酌情考虑。

2. 禁忌证

理论上讲,影响颅内动脉瘤血管内治疗的因素有动脉瘤的大小及动脉瘤的瘤颈-瘤体直径的比。血管内栓塞治疗的真正禁忌证为不可纠正的出血性疾病或出血倾向。由于导管操作的技术原因,很多因素可引起插管困难等情况而使治疗失败影响血管内治疗的成功与否。

(1)血管迂曲及动脉硬化。

(2)各种原因造成的动脉管腔过分狭窄。

(3)动脉瘤太小,导管无法进入。

(4)动脉瘤颈过宽,再塑形技术也不能使微弹簧圈停留在动脉瘤腔内,而血管内支架置入又存在一定的困难。

(5)动脉瘤位于大脑前动脉或中动脉的远侧段,导管进入有困难,而此类动脉瘤外科手术夹闭相对较容易。

(6)巨大动脉瘤微弹簧圈栓塞无法使动脉瘤腔完全闭塞,或致密栓塞后可能导致占位效应或使原有占位效应加重。

(7)穿刺点皮肤或软组织感染。

3. 围手术期处理

(1)术前准备:见第二节。

(2)麻醉:所有患者最好在全麻下进行治疗。因为血管内治疗是一个耗时的过程,病人处于清醒状态下,在整个治疗过程中完全合作不太可能。为了患者在治疗过程中的安全,以及血管内治疗准确和重复地进行获得优质的图像必须全麻。

(3)抗凝:有人认为,在急性出血的动脉瘤栓塞治疗时应相应延迟肝素的应用,直到第一枚或第二枚弹簧圈放置入动脉瘤囊以后才进行,这样可以减少术中出血的危险。各医院肝素化时间与方法并不完全相同。我们的经验是在股动脉穿刺后即查活化凝血时间(activated clotting time,ACT)作为基础值,之后根据患者的体重静脉给予50IU/kg肝素,接着每小时给与上述半量,使ACT达到正常的2～3倍。手术后根据情况决定是否抗凝,必要时肝素化维持1～2天,大约700～1000U/h,或低分子肝素皮下注射。

4. 微弹簧圈栓塞脑动脉瘤操作步骤

(1)导引导管到位后,根据造影结果选择最佳的工作角度,使瘤颈和瘤体均显示清楚。

(2)根据动脉瘤的位置及形态进行微导管塑形。

(3)微导管插入及位置调整:微导管在微导丝的导引下小心进入动脉瘤内。微导管在动脉瘤内时,应确保导管内的张力消除。必须在透视下撤出导丝。微导管的最佳位置取决于动脉瘤的直径。一般使导管尖端放在瘤囊的中央。当动脉瘤较小时,应将微导管放在动脉瘤颈处放置弹簧圈,这样阻力较小,利于弹簧圈缠绕。在填塞弹簧圈的整个过程中,微导管的张力在不断地改变,当微导管顶端位置出现变化时,应重新确认微导管与动脉瘤的关系,以免微导管移出动脉瘤。

(4)弹簧圈的选择和放置技术(见图22-3-1和图22-3-2):第一个弹簧圈的放置是为下面弹簧圈的充填创造一个支撑结构(编织一个网篮)以及在瘤颈架桥阻止后续弹簧圈的脱出。第一个弹簧圈的螺旋大小、长度必须根据动脉瘤的结构来选,它的螺旋直径和长度须与动脉瘤囊的直径相适应,并且不应该小于瘤颈的宽度。然后将逐渐减小直径与长度的弹簧圈逐步填塞整个动脉瘤腔。为了达到弹簧圈的致密填塞,联合使用标准型与柔软型弹簧圈有助于填塞。最后一个弹簧圈须予以特别的注意，由于其与动脉瘤口距离很近，这个弹簧圈螺旋直径的选择必须基于以前的弹簧圈的排放

情况，如果可能的话，其直径应超出瘤颈。弹簧圈选择不恰当会引起术后的移位。

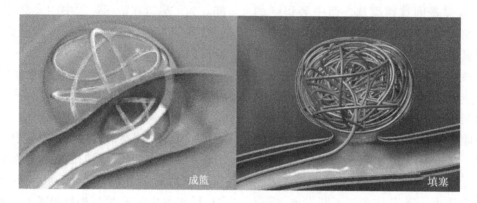

成篮   填塞

图 22-3-1　模拟动脉瘤栓塞过程

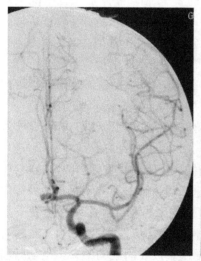 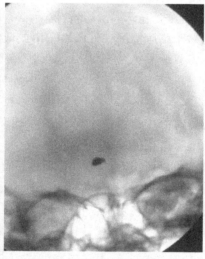 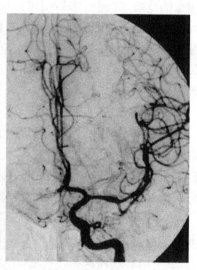

A. 前交通动脉瘤   B. 动脉瘤致密栓塞   C. 栓塞的动脉瘤不显影，A_1 和 A_2 完整

图 22-3-2　前交通动脉瘤栓塞前后

（5）在解脱每一个弹簧圈的前后，应该进行血管造影，观察动脉瘤腔的填塞情况及载瘤动脉和远端的血管情况。弹簧圈的填塞要尽可能致密。

5. 瘤颈球囊辅助塑型（Remodeling）技术

球囊再塑形栓塞术：球囊保护技术或再塑形技术是 J. Moret 教授首先提出的。它是用来克服在宽颈动脉瘤血管内治疗的困难与限制。宽颈动脉瘤要形成稳定的弹簧圈网，保持弹簧圈在瘤囊内，并得到致密的弹簧圈填塞而不牺牲载瘤动脉

有时是有困难的。球囊保护技术的有利之处在于它提供了瘤囊获得稳定的弹簧圈成形及致密的弹簧圈填塞的可能，并同时保留载瘤动脉。

操作步骤（见图 22-3-3 和图 22-3-4）：可采用双侧股动脉穿刺插管，其中一侧用于放置微导管系统，另一侧用于放置球囊系统。也可采用一侧股动脉插管，一根导引导管内（一般用 6—7F 导引管）同时放置微导管和保护球囊。首先将微导管放入动脉瘤腔，保护球囊放置在动脉瘤颈并充盈。球囊成形为载瘤动脉的轮廓，覆盖了瘤颈，也可以

看作动脉瘤的假壁,当填塞弹簧圈进动脉瘤囊时,施加反作用力。球囊充盈后开始填塞微弹簧圈。球囊闭塞不应超过5min。当弹簧圈置入后,一边慢慢地泄球囊,一边观察弹簧圈是否移动。球囊完全泄漏后进行动脉造影,确认微弹簧圈的位置,然后解脱之。充盈球囊后继续填塞,重复上述步骤,直至填塞满意为止。

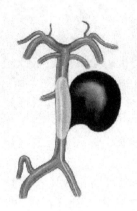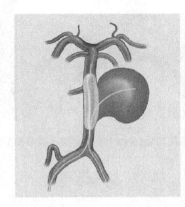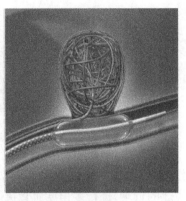

图 22-3-3　HyperGlide 球囊辅助塑型(Remodeling)技术模拟栓塞动脉瘤过程

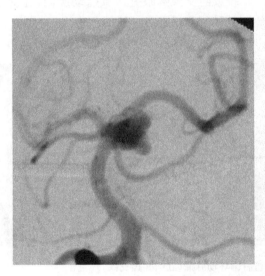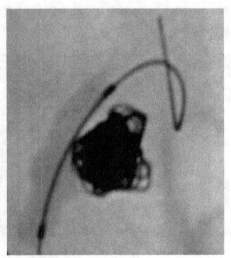

图 22-3-4　球囊辅助栓塞动脉瘤

6. 瘤颈支架辅助(Stent)技术

血管内支架以其微创治疗、相对更广的适应证和良好的疗效,为颅内动脉瘤的治疗提供了又一种可供选择的方法,尤其对于手术夹闭困难和不适于弹簧圈直接栓塞的动脉瘤,有了治疗的可行性。将微导管经支架网眼超选择插入宽颈或梭形动脉瘤内行弹簧圈填塞,支架作为腔内隔绝物,防止弹簧圈疝入载瘤血管。对于宽颈、梭形或夹层动脉瘤,支架与微弹簧圈合用可以提高弹簧圈填塞密度,促进瘤内血栓形成(见图 22-3-5)。由于瘤内血流动力学的改变,可以有效的预防或减少弹簧圈紧缩。近来,该技术已在颈内动脉、大脑中动脉和前动脉的动脉瘤及颅内椎动脉、基底动脉瘤的治疗中应用。

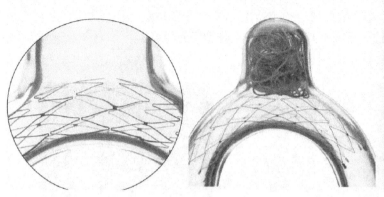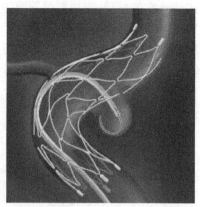

图 22-3-5　支架辅助(Stent)技术栓塞动脉瘤模拟过程

操作过程(见图 22-3-6 和图 22-3-7)：导引导管置于病灶的近端，进行多角度血管造影，测定载瘤血管的直径以选择合适的支架，导丝通过病灶，支架顺导丝到达瘤颈处，在准确定位后高压扩张支架 10～15s；对于自膨胀型支架，直接回撤导管就可将支架释放。要求支架覆盖在动脉瘤两端足够长度，达到支撑的目的。微导管在微导丝导引下通过支架网眼超选进入动脉瘤内，然后填塞弹簧圈达到致密程度。应注意避免弹簧圈和支架缠绕或经支架网眼突入载瘤动脉内，还应避免支架的移位和塌陷。

术前术后给予抗血小板聚集的药物。

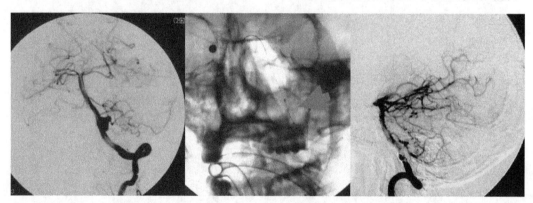

图 22-3-6　支架辅助技术栓塞后循环动脉瘤(红箭头指支架)

7. 液态栓塞剂 Onyx 技术

Onyx 在彻底固化完成之前，其液态中心仍可继续流动。高黏度配方(Onyx HD-500，浓度为20%)具有很高的黏滞度，适用于动脉瘤的栓塞(见图 22-3-8 和图 22-3-9)。

(1)适应证和禁忌证

目前文献中认为 Onyx 治疗脑动脉瘤的适应证为：①宽颈的大型和巨大型动脉瘤；②应用弹簧圈栓塞后复发的动脉瘤；③弹簧圈栓塞不易成功的动脉瘤；④动脉瘤形状不适合弹簧圈栓塞者。Onyx 不适合用于下列情况的脑动脉瘤栓塞：①动脉瘤囊上有重要的血管分支发出；②无法用球囊封闭动脉瘤颈者；③没有高质量的透视设备。

(2)围手术期处理

术前准备：术前 2～3 天口服肠溶阿司匹林300mg 和抵克立得(ticlopidine)250mg。术中采用气管插管全身麻醉。术后处理：继续全身肝素化 24h，然后皮下注射低分子肝素(速避凝，0.4ml，Bid)两天，同时开始每天口服肠溶阿司匹林 300mg 和抵克立得 250mg，1 个月后改为每天口服肠溶阿司匹林 300mg，直到 6 个月时复查脑血管造影(DSA)。

(3)操作步骤

1)双侧股动脉穿刺置鞘，将两根导引导管分

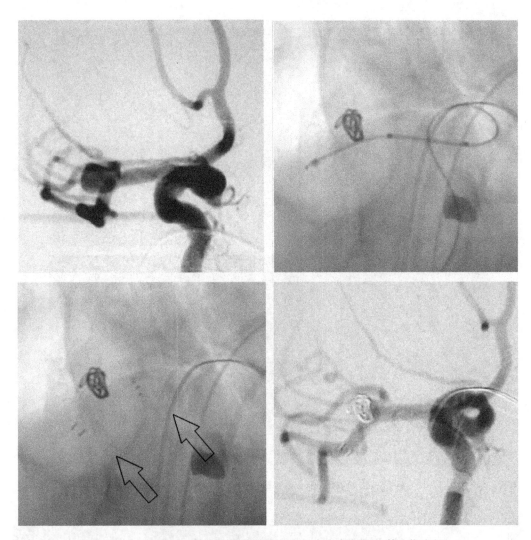

图 22-3-7　支架辅助技术栓塞前循环大脑中动脉动脉瘤(红箭头指支架)

别置入载瘤动脉,通过一根导引导管(5F)将二甲基亚砜相容性封堵球囊放置在动脉瘤颈口附近的载瘤动脉内,通过另一根导引导管(6F)将 DMSO 相容性微导管(Rebar 14,MTI Corp.)放置在动脉瘤内瘤腔的近端 1/3 处,靠近动脉瘤壁。

2)注射稀释 50%浓度的造影剂 0.2~0.3ml 充盈球囊完全封闭瘤颈,用 1ml 注射器经微导管轻轻推注少量造影剂进行动脉瘤内造影,确认无造影剂从动脉瘤内泄漏至载瘤动脉内,此为封堵试验(seal test)。

3)用两种专用注射器分别抽取 DMSO 和 Onyx(HD 500,MTI Corp,U. S. A)并将微导管用 0.3ml 的 DMSO 冲洗(时间大于 90s)。

4)充盈球囊封闭瘤颈后,在路径图(roadmapping)下经微导管向动脉瘤内以 0.1~0.2ml/min

的速度注射 Onyx,可见 Onyx 积聚在微导管头端,逐渐扩大形成一个核团;持续注射 2min 后,停止并等待 3min,使 Onyx 固化,然后泄去球囊,使血流恢复 2min。

重复上述注射过程,每次 Onyx 将填充动脉瘤的不同部位。当 Onyx 填充至瘤颈附近时,应减慢注射速度以减少 Onyx 漏出球囊突入载瘤动脉的危险。

5)最终 Onyx 填满整个瘤腔和瘤颈,复查造影确认动脉瘤完全栓塞后,将 Onyx 注射器回抽 0.2ml,再等待 10min,使 Onyx 进一步固化,最后使球囊部分充盈(原容量的 2/3),轻轻拉直微导管后,快速拔出微导管,结束手术。

8. 载瘤动脉闭塞术

载瘤动脉闭塞是颅内动脉瘤的重要治疗方法

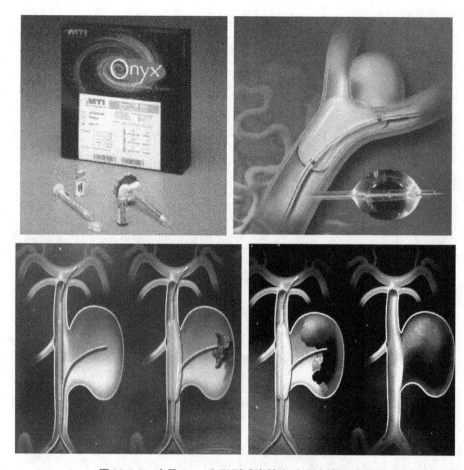

图 22-3-8 应用 Onyx 和塑型球囊栓塞动脉瘤模拟过程

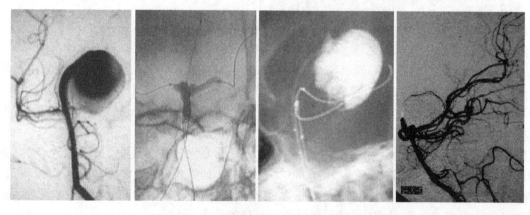

图 22-3-9 Onyx 栓塞基底动脉分叉巨大动脉瘤

之一。对适当病例,载瘤动脉闭塞可获得非常满意的效果。随着血管内治疗技术和术前闭塞试验的完善,用血管内治疗技术闭塞载瘤动脉是治疗颈内动脉、椎动脉巨大梭形动脉瘤的重要方法之一。

颈内动脉球囊闭塞试验
(1)方法

双侧股动脉穿刺放置导管鞘,经导管鞘给予5000～10000 单位的肝素。在闭塞试验前,先行标准的全脑血管造影,仔细观察所要闭塞的颈内动脉的侧支循环情况。在导丝的导引下,将不可脱球囊导管输送入所要闭塞的颈内动脉。球囊的位置不要放在颈动脉球处,以免刺激颈动脉球引起神经血管反应。当球囊导管放置到合适的位置后,注射造影剂确定球囊的具体位置。球囊的充盈要缓慢,注意球囊的形态,防止球囊过度充盈造成血管内膜的损伤。闭塞过程中,要经常观察球囊的形态变化,防止球囊泄漏充盈不足,影响闭塞试验的结果。闭塞试验结束后,泄去球囊,再行所试验血管的造影观察有无远端血管的闭塞。然后,将球囊管撤至颈总动脉观察原球囊处颈内动脉有无损伤(见图 22-3-10 和图 22-3-11)。

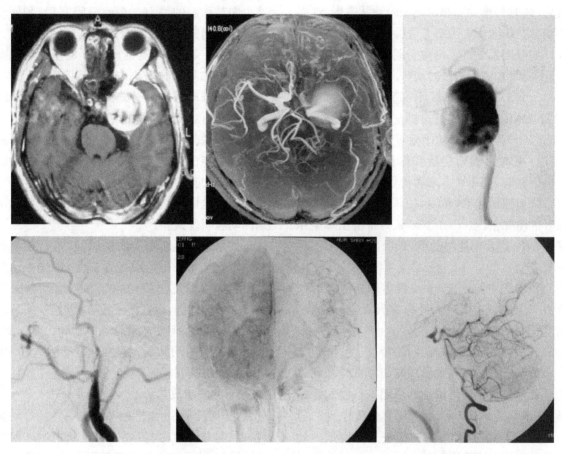

图 22-3-10　左 ICA 巨大动脉瘤,球囊闭塞左 ICA 后,经前交通动脉有代偿,但毛细血管期,左侧 ACA 和 MCA 显影时间较右侧显影时间慢(＞1.0s),后交通动脉仅有少部分代偿。BOT 为阳性

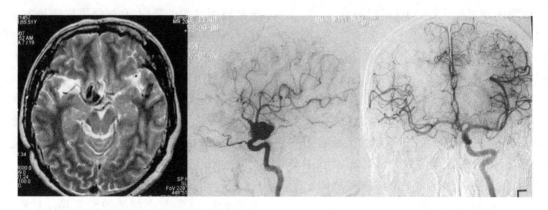

图 22-3-11　右 ICA 巨大动脉瘤,球囊闭塞右 ICA 后,经前交通动脉代偿良好,毛细血管期,右侧 ACA 和 MCA 显影时间较左侧显影时间　1.0s。BOT 为阴性

（2）评价手段

1）临床评价：球囊充盈后，要与患者进行谈话交流，仔细检查患者的意识情况，肢体活动和感觉，语言功能的变化以及颅神经的功能。

2）对侧脑血管造影的血液动力学分析：球囊充盈后，同时行椎动脉和对侧颈内动脉造影，观察这些动脉系统向所要闭塞血管供应区的侧支供血情况。如果闭塞侧的毛细血管期较对侧晚1秒以上，则不能闭塞该侧的颈内动脉。

3）SPECT扫描：球囊闭塞后注射放射性核素^{99m}Tc HMPAO，再进行扫描。Ryu等报道球囊闭塞后，SPECT扫描显示闭塞侧脑灌注在95%～100%时，患者无临床症状和体征。而脑灌注在77%～85%时，则出现临床症状和体征。

4）降血压试验：球囊闭塞的同时降低血压，观察患者的耐受情况。Standard认为将血压降至原水平的2/3，患者仍能耐受低，颈内动脉的闭塞将比较安全。

5）残端压力测定：Kurata报道球囊闭塞后残端压力仍保持在闭塞前水平的60%以上，患者将能耐受颈内动脉的永久闭塞。

6）其他：PCT（CT灌注成像）等。

多数学者只行颈内动脉球囊闭塞试验和临床评价。其他评价手段可增加球囊闭塞试验的敏感性，进一步判定颈内动脉永久闭塞的安全性。但是，目前尚无一种完全可靠的检查来评价颈内动脉永久性闭塞是否安全。

（3）评价标准

如果患者能全部符合下列标准，则认为患者能耐受球囊闭塞试验，颈内动脉可以闭塞。

1）球囊闭塞30min，无临床症状。

2）脑灌注时间和静脉期出现时间与对侧相比不超过1s。

3）降血压后，无临床症状和脑灌注的变化。

如果有上述任何一条不能达到，则认为患者不能耐受球囊闭塞试验。对于不能耐受球囊闭塞试验的患者，可考虑行同侧颈外动脉和大脑中动脉吻合术，然后再次行球囊闭塞试验或颈内动脉慢性阻断术（见图22-3-10）。

椎动脉闭塞试验

闭塞试验部位的选择与动脉瘤的部位有关。

①小脑后下动脉（PICA）起始点的远端，适用于PICA起始点远端的椎动脉动脉瘤，动脉瘤距PICA的起始点大于5mm，或者是基底动脉动脉瘤。闭塞试验部位也是以后椎动脉永久性闭塞的部位。②椎动脉的C_1水平。椎动脉闭塞的目的是减少向动脉瘤的供血。在此段闭塞后，颈外动脉系统如枕动脉可通过吻合支向基底动脉供血。大多数情况下，闭塞一侧椎动脉可足以使动脉瘤血栓形成。如果动脉瘤仍未闭塞，可于3～4周后，再行对侧椎动脉的闭塞试验，闭塞对侧的椎动脉，基底动脉由后交通动脉供应。

闭塞试验持续30min，在此过程中要不断观察神经功能情况，行对侧椎动脉，双侧颈内动脉和同侧颈外动脉的造影以了解这些动脉向基底动脉系统的供血情况。患者耐受椎动脉闭塞的标准同颈内动脉闭塞试验。

如果患者能够耐受闭塞试验，可行椎动脉永久性闭塞。如果用可脱性弹簧圈，可先在动脉瘤内放置弹簧圈直至将动脉瘤和载瘤动脉一并闭塞。如果用球囊，可在第一枚球囊以下1～2cm放置第二枚球囊，但要注意脊髓前动脉。对于PICA起始点远端的动脉瘤，则必须在动脉瘤和PICA之间放置弹簧圈。

9. 并发症及其防治

（1）血栓栓塞：血栓栓塞是血管内治疗动脉瘤最常见的并发症，大多数血栓栓塞发生在前循环的动脉瘤（常见在大脑中动脉及分支）。当发生血栓栓塞并发症时，必须重新行双侧血管造影，目的是为了评估血流量，以了解侧支的血液供应。对于曾破裂过的动脉瘤，在弹簧圈致密栓塞成功前，禁忌溶栓治疗。如果血栓形成仅仅是减少了血流量，而无任何加重的趋势，暂时不行溶栓治疗。如果仅仅是阻塞了末梢小血管，没有重要神经功能受损，侧支循环良好，也不需溶栓治疗。然而，如果出现一个大的血栓或持续性血栓阻塞血管，特别是重要的功能区时，在动脉瘤栓塞后，可立即进行溶栓治疗。

（2）动脉瘤破裂：在动脉瘤治疗过程中，破裂是常见并发症，与之相关的因素除动脉瘤本身有自发破裂的倾向外，还可能有微导管自身的不稳定性，弹簧圈使用不当，或使用球囊技术的反作用力等。在用微弹簧圈栓塞颅内动脉瘤的过程中，密切监测患者的血压是察觉破裂的最好方法，任何明显的血压升高，都应该提高警惕。一旦发现有出血，应立即中和肝素，给予止血药物，降低血压以减少出血。如果在导管进入动脉瘤腔后发现破裂，不可将导管拔除，应尽快利用微弹簧圈填塞动脉瘤腔以止血。术后常规 CT 扫描，必要时开颅手术治疗。

10. 专家点评

由于血管内栓塞治疗颅内动脉瘤是近些年发展起来的新技术，其远期疗效仍需进一步观察，因此定期造影复查必不可少。国外条件较好的医疗中心在栓塞 24 小时后即行第一次复查，之后每 2～3 个月复查 1 次。根据具体情况，我们认为栓塞后半年内做造影复查是非常有必要的。在此期间动脉瘤已经趋于稳定，若有复发也可及时进行进一步的处理。

第四节　颅内动静脉畸形的介入治疗
（Endovascular Treatment for Cerebral AVMs）

1. 介入治疗目的

（1）对于巨大型颅内动静脉畸形（arteriovenous malformation，AVM），缩小其体积，降低其血流，为进一步手术治疗或立体定向放射外科治疗创造条件。

（2）去除 AVM 伴发动脉瘤和直接的动静脉瘘等容易引起出血的因素。

（3）对中小型 AVM，单一动脉供血的 BAVM 栓塞治愈率可达 90%，而多支血管供血者仅

5%～10%不等。因此介入栓塞治疗仅作为综合治疗的一部分。新型液态栓塞剂如 Onyx 的使用，有望显著提高栓塞治疗的效果。

2. 适应证

（1）颅内 AVM 有蛛网膜下腔出血或脑出血、癫痫、神经功能障碍等。

（2）脑深部 AVM（位于基底节区、内囊、间脑、脑干等处），功能区 AVM（语言区、运动区等）。

（3）直径大于 3cm 者；高血流量的 AVM；AVM 伴发动脉瘤易致出血者；准备立体定向放射外科和/或显微外科手术。

（4）患者一般条件较差，不能耐受开颅手术者。

（5）不愿接受手术者。

禁忌证

（1）脑出血后脑内血肿未吸收者。

（2）严重心、肺、肝、肾功能不全者。

（3）出凝血功能障碍者。

（4）供血动脉太细，微导管不能到达者。

（5）弥散型脑 AVM，无明确的畸形团结构者。

3. 术前准备

见本章第二节。

4. 特殊材料准备

（1）4—6F 导引导管。

（2）微导管：常用血流导向的飘浮导管如 Magic-1.5F、—1.8F、—1.2F（注射 NBCA）；兼有血流导向和导丝导向的 Ultraflow 微导管（可注射 NBCA 和 Onyx）。也有使用 Rebar 等导丝导向的微导管（见图 22-4-1；可放置微弹簧圈、注射 NBCA 和 Onyx）。

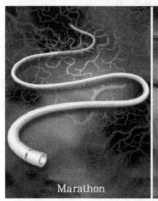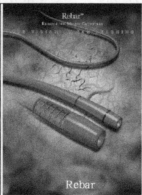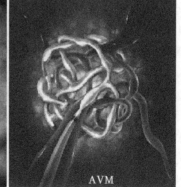

图 22-4-1　栓塞 AVM 所使用的微导管

（3）NBCA 胶、碘苯酯。

（4）微弹簧圈。

（5）术中降血压药物：佩尔地平、硝普钠等。

5. 麻醉

多主张采用全麻。少数为便于术中观察采用局麻或神经安定麻醉。术中注意血压的控制。

6. NBCA 栓塞方法

（1）常规全脑 DSA：详细了解血管畸形的位置、大小、供血动脉、引流静脉情况及血管团构筑情况。

（2）全身肝素化。

（3）将导引导管送入颈内动脉或椎动脉。

（4）超选择微导管插入动静脉畸形团内，如微导管无法到达畸形团，可以借助微导丝引导；超选择性造影，显示供血和引流情况，并确认微导管达畸形团内；调整导管位置使导管头正对畸形团。

（5）根据超选择性造影结果、A-V 循环时间、所使用的导管等参数调制一定浓度的 NBCA，同时微导管内用 5%的葡萄糖溶液反复冲洗。

（6）在 Roadmap 下缓慢注射 NBCA，直至畸形团内形成良好铸形；当有少量 NBCA 返流入供血动脉内时，快速拔除微导管。

（7）根据造影复查情况，继续或停止治疗。

7. Onyx 栓塞方法（图 22-4-2）

（1）手术前准备、导引导管的插入和微导管的超选择同 NBCA 栓塞。

（2）0.3ml DMSO 缓慢冲洗（大于 90s）微导管后，即可以注射 ONYX-18（MTI Corp.，U.S.A）。应缓慢注射（0.10～0.15ml/min），使 Onyx 充分弥散入畸形团中。如有返流，应停止注射，等待 30s～2min 后，再次注射。

（3）如果畸形团注射完毕或返流超过 1.5cm时，应该拔管。首先将微导管拉直，然后将微导管缓慢拉出。

（4）一次注射完成后，可选择另外的供血动脉再次栓塞畸形团。

8. 注意事项

（1）首先应栓塞 AVM 中的动脉瘤和高流量动静脉瘘（NBCA 或微弹簧圈），消除出血因素，然后再栓塞畸形团。

（2）仔细分析微导管超选择造影，判断有否"过路型"供血，必要时清醒患者可行供血动脉脑功能预试验（如阿米妥试验：根据血流量，配制成 50mg/ml 左右的浓度，微导管内一次注射 25～75mg），观察患者有无失语、肢体感觉或运动异常等血管供血区脑组织缺血表现。应避免误栓正常动脉。

（3）术中降压：高流量的 AVM 患者，将血压降低至基础血压的 20%～30%，有利于防止正常脑灌注压突破（NPPB）。

（4）大型 AVM，应分次栓塞，以免发生 NPPB。

（5）采用 Onyx 栓塞，如果有高流量动静脉瘘存在，可先用高浓度 NBCA 栓塞消除瘘，然后才能用 Onyx 栓塞剩余的畸形团，或改用 Onyx-34 来栓塞瘘。允许有少量的返流，等待 30s～2min，导管头端完全封堵"block"血流后，再继续注射，Onyx 可以继续在畸形团内弥散。返流不能多于 1.5cm，否则微导管被 Onyx 包埋过多，当血管较为迂曲时，拔除会有困难。如果长时间注射，返流又较多，可以留置微导管，不必强行拔除。强行拔除微导管会引起严重的颅内出血，导致严重后遗症或危及患者生命。

9. 术后处理

（1）一般处理原则见本章第二节；术后通常不需肝素化和抗血小板治疗。

（2）禁食 12～24h。

（3）密切观察生命体征 24～48h。

（4）高流量 AVM 栓塞术后，控制性低血压持续 1～2 天以预防脑肿胀和脑出血。

（5）如患者术后出现异常情况，立即行 CT 检查，根据情况及时处理。

10. 术后随访

（1）分次栓塞患者，出院后 2～3 月再行第二次栓塞。

（2）治疗已达到控制血流、缩小畸形团的目的者，可进一步手术切除（1～3 周后）或放射外科治疗（2 月后）。

（3）随访时间以 3 个月、6 个月、12 个月和 24 个月为时限；随访方法行 MRI、DSA 检查。

11. 专家点评

由于 NBCA 栓塞有许多缺点，尤其是聚合性

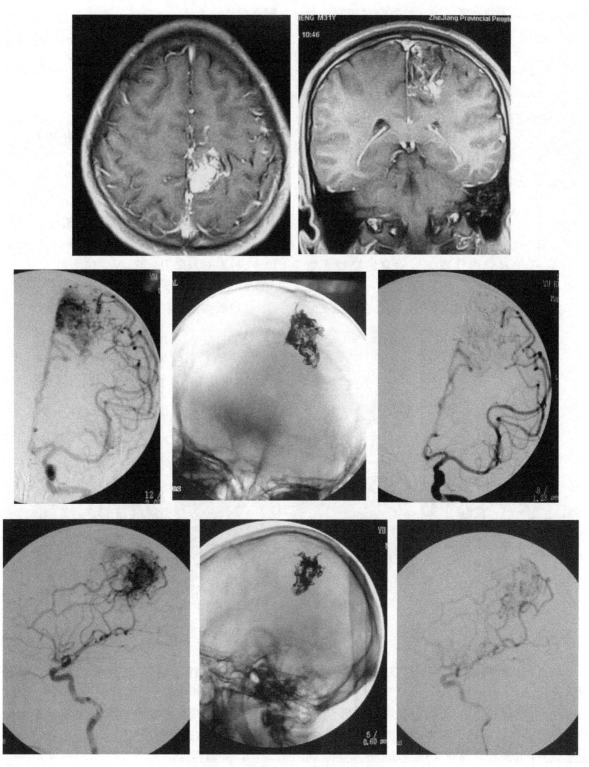

图 22-4-2　应用 Onyx-18 栓塞顶叶 AVM

差、易堵塞引流静脉、粘连微导管而要在很短时间注射、闭塞血管再通等，影响了脑动静脉畸形的栓塞疗效。Onyx 由于不粘导管，可以缓慢注射，栓塞后不易再通，有可能取得较好的栓塞效果。虽然 Onyx 栓塞脑动静脉畸形并无绝对禁忌证，但笔者认为对于有较粗大而直的供血动脉，畸形团又比较集中呈团块状者,Onyx 栓塞会比较安全且效果比较明显。供血动脉细小扭曲的深部脑AVM 栓塞使用 Onyx 应慎重。就目前的栓塞技术,采用栓塞治疗脑 AVM 的疗效仍不能肯定,常常作为综合治疗的一部分,最近有日本学者提出Onyx 有致癌作用。

第五节　脊髓血管畸形的血管内治疗（Endovascular Treatment for Spinal Vascular Malformations）

1. 适应证

(1)通过血管内栓塞可以治愈的脊髓血管畸形。

(2)栓塞后有利于外科手术切除的脊髓血管

畸形。

(3)目前无法治愈,但栓塞可以缓解症状,降低出血和阻止脊髓功能障碍继续加重。

2. 禁忌证

(1)患者和家属拒绝。

(2)血管条件差,微导管不能到位者。

(3)全身情况差,不能耐受介入治疗者。

3. 术前准备

同脑 AVM 栓塞。

4. 麻醉

局麻,利于随时观察患者耐受情况。

对于不合作患者和需要精细操作者(如使用Onyx 栓塞时),采用全麻。

5. 操作步骤(见图 22-5-1)

(1)股动脉穿刺、置导管鞘。

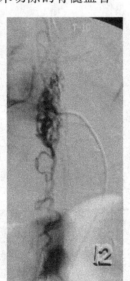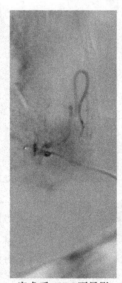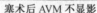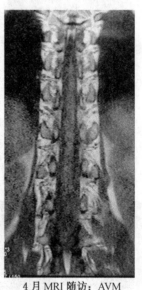

MRI:T$_9$～T$_1$ 的 AVM 不显影　　DSA:T$_{10}$ 供血的 AVM　　塞术后 AVM 不显影　　4 月 MRI 随访:AVM

图 22-5-1　胸段脊髓 AVM 的栓塞

(2)行脊髓血管造影,明确病变情况及微导管进入途径。

(3)全身肝素化后,将微导管送入畸形血管,作微导管造影以了解该供血动脉的供血范围、血流量、静脉引流及其与正常供血动脉的关系。可以直接用液体栓塞剂进行病灶内栓塞;如病变血流量大,液体栓塞剂较难控制,可用弹簧圈进行栓塞。如微导管不能到达畸形病灶内部,也可小心使用颗粒栓塞剂随血流导向进行栓塞,但风险较大且栓塞不彻底。

(4)每次栓塞后,复查血管造影明确栓塞情况,决定下一步操作。

(5)密切观察患者的生命体征,局麻患者可观察肢体活动和感觉等。

6. 关键要点

(1)脊髓动静脉畸形:

1)首先选择脊髓后动脉、根软膜动脉进行栓塞。

2)经脊髓前动脉栓塞时,导管一定要进入畸形团内,微导管造影显示无返流时,方可用液体栓塞剂栓塞。

3）如果畸形团内有动脉瘤或大的动静脉瘘，应首先栓塞。

4）以颗粒栓塞时，应遵循缓慢、少量、多次、勤观察的原则，一旦发现循环变慢，应立即停止栓塞。颗粒直径应大于 150μm。

（2）髓周动静脉瘘：Ⅰ型，一般栓塞较困难，如果微导管能到位，可使用少量液体栓塞剂或小弹簧圈将瘘口封闭。Ⅱ型，瘘口较大，可以在微导管到位后，使用液体栓塞剂或微弹簧圈进行栓塞；若瘘口很大，可以使用可脱性球囊闭塞瘘口。Ⅲ型，一般使用弹簧圈或可脱性球囊。

（3）硬脊膜动静脉瘘：首先选择外科手术，如有手术禁忌证才考虑栓塞治疗。应将微导管头端尽量靠近瘘口处，使用液体栓塞剂，必须将栓塞剂弥散到引流静脉起始端 2mm 处。

（4）其他（椎体、椎旁血管瘤、Cobb 综合征）：动静脉瘘可以使用液体栓塞剂、弹簧圈和球囊进行栓塞；血管畸形团最好用液体栓塞剂进行栓塞；椎体和椎旁的血管畸形，可以经皮穿刺栓塞和（或）行椎体成形术。

7. 术后（并发症）处理

（1）栓塞后脊髓静脉引流不畅者，给于抗凝、激素等药物，以控制脊髓水肿。必要时进行手术减压和切除残余的畸形血管。

（2）有误栓导致脊髓功能障碍的，可以使用抗凝、扩容、神经营养药等治疗。

（3）有出血者，给予止血药，并密切观察病情变化。必要时手术治疗。

（4）抗血管痉挛治疗。

8. 专家点评

脊髓血管畸形的血管内治疗的治愈率仍很低，主要目的是减轻患者的症状。

第六节 颈动脉海绵窦瘘的血管内治疗（Endovascular Treatment for Cavernous Carotid Fistula）

外伤性颈动脉海绵窦瘘（traumatic cavernous carotid fistula，TCCF）是指由外伤导致的颈动脉，包括颈内动脉主干或其分支和（或）颈外动脉分支破裂与海绵窦直接交通形成异常动静脉瘘，从而产生颅内杂音、搏动性突眼、球结膜充血水肿，以及因盗血导致的神经功能障碍等。根据破裂血管的供血情况，可以分为三型。Ⅰ型，仅有颈内动脉系统供血，而无颈外动脉系统供血；Ⅱ型，除上述的颈内动脉及其分支有供血外，还有同侧或对侧颈外动脉的分支供血，如脑膜中动脉、脑膜副动脉、圆孔动脉、咽升动脉等；Ⅲ型，为双侧独立的 TCCF。

1. 适应证

血管内介入治疗是此病的主要治疗方法。

下列情况应作急诊治疗：大量鼻出血、急性视力下降或失明、颅内血肿或蛛网膜下腔出血及严重脑缺血者，蝶窦内有假性动脉瘤。

2. 术前准备

（1）见本章第二节。

（2）详细的脑血管造影（六血管）：双侧颈内动脉、颈外动脉和椎动脉造影为确诊的根据。通过血管造影可以明确：①瘘口位置、大小，单瘘口或多瘘口；②颈内外动脉供血情况；③盗血现象：瘘口远端颈内动脉分支是否正常显影；④引流静脉的走向、扩张情况；⑤压颈试验，了解 Willis 环侧支循环状况。

（3）拟行带膜支架治疗的，术前 3～5 天应口服阿司匹林 300mg/d，波立维 75mg/d。

3. 治疗要求

闭塞瘘口或海绵窦，尽可能保持颈内动脉的通畅。

4. 麻醉

局麻或神经安定麻醉。使用带膜支架时，采用全麻较好。

5. 介入治疗方法

（1）Ⅰ型患者瘘口多数在颈内动脉海绵窦内的主干上，流量较高；少数瘘口在颈内动脉海绵窦段的分支上，如脑膜垂体干、海绵窦下动脉、垂体被膜动脉等，流量稍低。可分别采用下述方法进行治疗（见图 22-6-1）。

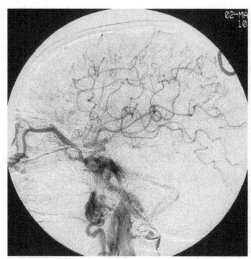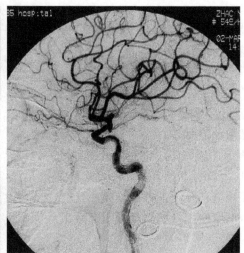

图 22-6-1　Ⅰ型 TCCF 用可脱性球囊闭塞瘘口术前后

1) 可脱性球囊闭塞瘘口：适用于颈内动脉主干破裂，瘘口中至大者。此方法操作简单，疗效确切且费用不高，应视为治疗 TCCF 的首选方法。其技术要点是：认清瘘口位置和大小，选择型号合适的球囊；待球囊进入瘘口后，耐心调整球囊位置和充盈球囊大小，以完全闭塞瘘口而保证颈内动脉通畅。只要瘘口适中，球囊充盈位置和形态良好，通常一枚球囊就可以完全封闭瘘口。对于瘘口较大者，可用 2 枚或更多枚球囊封闭，此时应事先估计好瘘口处所留空间的大小，以保证最后一枚球囊的顺利放置和解脱。万一所剩空间过小导致最后一枚球囊无法放置，可加用微弹簧圈闭塞瘘口或等待 1～3 周球囊泄漏后再次治疗，而不轻易将患者侧颈内动脉闭塞。

2) 微弹簧圈瘘口闭塞术：适用于颈内动脉分支破裂，瘘口很小时（最小型号球囊也无法进入）。通常选用 2～4 枚微弹簧圈即可将瘘口完全封闭。如果微弹簧圈易突向颈内动脉，导致栓塞困难时，可采用球囊保护技术（Remodling 技术）很好地解决这一问题。此技术较之支架辅助技术，方法简便，容易成功，并发症少。

3) 经动、静脉入路海绵窦填塞术：适用于颈内动脉主干破裂、瘘口较小球囊无法通过时。首先应试行经颈内动脉入路，当瘘口不明确等原因致使微导管无法进入瘘口时，可试行经静脉入路。填塞海绵窦的要点为：填塞之前应先行微导管造影，证实微导管所在的部位确实是最靠近瘘口的

静脉丛，否则栓塞无效；动脉入路时应尽量靠近瘘口填塞，可较快封闭瘘口，节约微弹簧圈的用量；静脉入路时应根据引流静脉的情况分别予以栓塞，并不需要填塞整个海绵窦；选用栓塞材料应兼顾安全和价廉。有时在放置数枚微弹簧圈明显减慢海绵窦瘘血流之后，使用稍高浓度 NBCA（40％左右）海绵窦内注射，彻底封闭海绵窦，可取得较好疗效。但对无足够操作经验者，此技术风险较大，不值得推荐。

4) 带膜支架植入术：如果瘘口处的颈内动脉比较直，可以尝试使用带膜支架治疗。将微导丝送入颈内动脉，顺导丝送入合适大小的带膜支架，在瘘口处造影确认位置合适，扩张球囊释放支架；复查造影如果支架贴壁不够，可以再次扩张，直至满意为止。

5) 颈内动脉闭塞术：仅适用于上述方法治疗均失败的患者。在永久闭塞颈内动脉之前，除必须进行球囊闭塞试验外，还应确认已同时阻止侧支循环（前交通动脉或后交通动脉）对瘘口的供血。

6) 难治性 TCCF：已行球囊颈内动脉闭塞术，但复查造影显示前交通动脉和后交通动脉仍对瘘口供血，为闭塞颈内动脉的球囊位置不正确所致。治疗方法一：将微导管通过对侧颈内动脉经前交通动脉至患侧颈内动脉，用微弹簧圈闭塞瘘口处的颈内动脉，阻断来自前、后交通动脉的供血。治疗方法二：开颅手术，直视下夹闭后交通动脉开口以前的颈内动脉。治疗方法三：经静脉入路填塞

海绵窦。

（2）Ⅱ型患者由于有颈外动脉的供血，因此不能采用颈内动脉闭塞术，否则不仅不能治疗，反而白白牺牲了患者的一侧颈内动脉。我们认为应首选经岩静脉入路海绵窦填塞术（见图22-6-2），此术成功率较高，其次为经面静脉入路，最后才考虑经眼静脉入路，后者不仅难度较大，而且一旦失败，容易造成眼静脉高压导致急性视力丧失。对于颈外动脉供血为主、颈内动脉瘘口细小且流量

很低的特殊 TCCF，微导管可以经颈外动脉插入海绵窦瘘口内，直接注射 45% 的 NBCA 治疗，关键在于仔细分析微导管造影，掌握特殊的血流动力学和血管构筑学，控制好 NBCA 的弥散，绝不能进入引流静脉。对于瘘口流量不高的 TCCF，采用压颈治疗，有时也可使症状好转，说明对于此型患者，如无危险因素（如严重的颅内静脉引流）存在，保守治疗也是可取的。

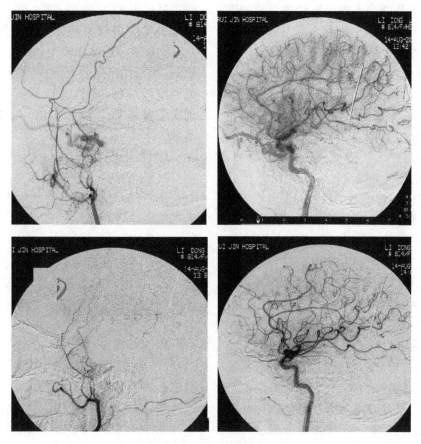

图 22-6-2　Ⅱ型 CCF 栓塞前后

（3）Ⅲ型患者均为颈内动脉主干的较大瘘口，均采用球囊瘘口栓塞术获得成功。对于此型患者，应注意采取正确的治疗步骤，一般不考虑首先行一侧颈内动脉闭塞术，以免造成另一侧治疗上的被动。

6. 术后处理

（1）行颈内动脉闭塞术的患者，应酌情抗凝、扩容治疗，以防脑缺血。

（2）海绵窦血栓形成后，部分患者头痛剧烈，

可服用肠溶阿司匹林和止痛片。

（3）使用带膜支架者，术后口服阿司匹林300mg/d，共 6 个月；波立维 75mg/d，共 6 周。

7. 常见并发症及处理

（1）经动脉栓塞的并发症：

1）颅神经麻痹：因海绵窦内血栓形成或球囊机械压迫窦壁中的颅神经，尤其是外展神经常受累。通常术后 1～3 个月可好转。

2）假性动脉瘤：在海绵窦内血栓基本形成后，

球囊内造影剂过早泄漏,则在海绵窦内形成一个与球囊大小相同、与颈内动脉相通的空腔,即假性动脉瘤。无症状者毋需处理,一般不会增大或再次形成瘘道,而且大都可自行闭合;有症状者可用弹簧圈栓塞。

3)脑梗死:球囊过早脱落或导管上血栓的脱落或栓塞剂的漂移均可造成局部甚至大脑半球脑梗死,出现失语、肢体麻痹等神经功能障碍,严重者可致死。一旦发生,应行溶栓治疗或抗凝扩容治疗;也可行急诊开颅手术取出血管内易位栓塞物;对急性大面积脑梗死患者,可考虑行去骨瓣减压术,以挽救患者生命。

4)脑过度灌注:长期严重盗血的患者一旦瘘口关闭而颈内动脉保持通畅,患侧半球血流骤然增加,可出现头痛、眼胀等不适,严重时还可发生脑肿胀和颅内出血。应降颅压、止血等治疗,必要时手术清除颅内血肿。

(2)经静脉栓塞的并发症:

部分患者 TCCF 栓塞后一段时间内可能出现急性视力下降,多数可在短期内自愈。避免单纯眼上静脉急性阻塞,此时有发生血液转流至皮质静脉可能;可通过经岩下窦到海绵窦进行栓塞,闭塞到皮质静脉的瘘口。其他并发症有操作所致静脉破裂出血、颅神经麻痹以及栓塞剂逆流到颈内动脉系统引起脑和视网膜梗死。

8. 专家点评

手术前要清楚瘘口的位置和大小,对参与的动脉和脑循环代偿有全面的评估,导管进出海绵窦时应小心操作,防止球囊意外脱落到颈内动脉及颅内血管导致脑栓塞。行颈内动脉球囊闭塞术时,应选用解脱力小的可脱性球囊导管。当无法一次将瘘口完全闭塞时,可选择再次治疗,闭塞颈内动脉是不得已而为之。此时,应注意首先堵住向皮质静脉的引流,以防诱发颅内出血的可能。部分患者因球囊破裂、移位、早泄等原因,术后 1～3 周瘘口重新开放,TCCF 复发,需再次治疗。

第七节　硬脑膜动静脉瘘的介入治疗 (Endovascular Treatment for Dural Arteriovenous Fistula)

硬脑膜动静脉瘘(dural arteriovenous fistula,DAVF)是指硬脑膜动、静脉直接交通在硬脑膜及其附属物如大脑镰、小脑幕、静脉窦等的一类血管性病变。可发生于硬脑膜的任何部位,占颅内动静脉畸形的 10%～15%。Borden 和 Djindjian 根据 DAVF 静脉引流方式的不同分五型:Ⅰ型,引流到硬脑膜静脉窦或硬脑膜静脉;Ⅱ型,引流到硬脑膜静脉窦,逆行充盈皮质静脉;Ⅲ型,直接引流到皮质静脉,或伴有静脉瘤;Ⅳ型,直接引流到皮质静脉伴有静脉扩张;Ⅴ型,引流到脊髓动脉。

1. 适应证

(1)Ⅱ型以上或Ⅰ型有明显症状者。

(2)有脑出血、神经功能损害、颅内压增高和局部压迫症状者。

2. 禁忌证

DAVF 的供血动脉与颅内动脉存在危险吻合,微导管超选择不能避开,或颈内动脉、椎动脉供血微导管超选择不能避开其正常供血动脉,不宜血管内治疗。

3. 术前准备

(1)头颅 CT 和 MRI,明确颅内出血、脑水肿、脑积水等情况。

(2)全脑六血管造影,明确供血动脉、瘘口、引流静脉、静脉窦闭塞等详细情况。

(3)复杂病例应会同外科手术医生共同讨论治疗方案。

4. 介入治疗方法

(1)经动脉入路(见图 22-7-1 和图 22-7-2):

1)在 Onyx 使用之前,主要适于瘘口较简单的患者。

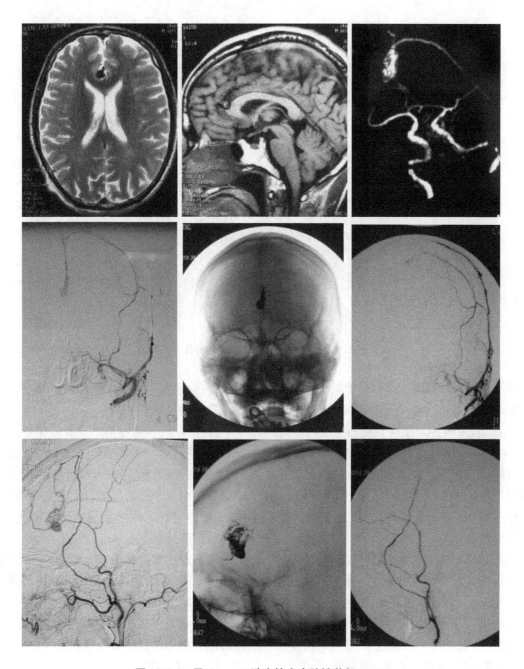

图 22-7-1　用 Onyx-18 致密栓塞大脑镰前部 DAVF

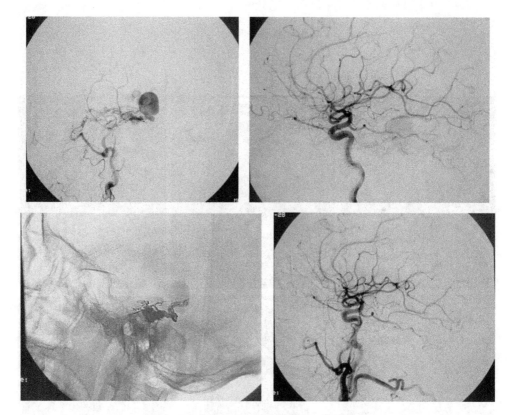

图 22-7-2 用 Onyx-18 致密栓塞天幕 DAVF

操作步骤:全身肝素化,导引导管插入颈外动脉、颈内动脉或椎动脉;微导管经导引导管进入供血动脉,进入瘘口,采用 NBCA、弹簧圈栓塞;如果无法进入瘘口,可采用颗粒栓塞,但这种栓塞复发率较高。

2)目前可以采用 Onyx 栓塞,以治疗瘘口较为复杂的患者。

操作步骤:通过颈外动脉的分支进行栓塞。首先将微导管(Marathon 或 Rebar10,ev3)通过颈外动脉分支超选到瘘口或接近瘘口,通过微导管缓慢向瘘口处注射 Onyx-18 或 34,发生返流时停止注射 1～2min,再重新开始。直至瘘口完全被栓塞或无法进一步栓塞,再拔除微导管。

注意事项:通过另一根放置在同侧颈内动脉内(或椎动脉)的导管进行造影,观察来自颈内动脉(或椎动脉)的血供被栓塞的情况。可以在颈内动脉(或椎动脉)的"路径图(Roadmapping)"下注射 Onyx,动态观察到 Onyx 的流动,有效防止误栓颈内动脉主干(或椎动脉)。

(2)经静脉入路:

用于动脉入路插管困难或单纯动脉入路治疗效果差的病例。如要闭塞静脉窦,必须是无正常引流功能的静脉窦。

操作步骤:同侧股动脉和股静脉穿刺,分别置导管鞘;将造影导管留置在供血动脉内以备栓塞时做"路图"或造影复查;导引导管放置在静脉内,微导管经引流静脉进入瘘口或需要闭塞的静脉窦内;通过微导管采用弹簧圈或液体栓塞剂闭塞引流静脉或静脉窦。

进入海绵窦的途径:①微导管经颈内静脉-岩下窦进入海绵窦;②面静脉切开或眼静脉切开,微导管通过眼上静脉进入海绵窦。

上矢状窦和横窦除了通过颈内静脉途径外,还可以采用局部直接钻孔穿刺技术。

5. 专家点评

颅内、外"危险"吻合是动脉入路治疗 DAVF 必须重点注意的方面。双侧股动脉插管,术中多血管同时造影观察,可以及时发现和避免误栓。静脉入路时,由于静脉迂曲,导管到位比较困难,需做血管造影做全面的评估以选择较好的插管路径。静脉窦闭塞前必须要判断是否安全。

第八节　缺血性脑血管疾病的血管内治疗（Endovascular Treatment for Ischemic Cerebral Diseases）

一、颈动脉狭窄支架植入术

1. 适应证

目前尚无统一的标准。

(1)症状性狭窄超过 60%，或无症状但狭窄严重者(超过 75%)。

(2)对于有明显颈动脉夹层或严重活动性溃疡斑的患者，上述指证可适当放宽。

(3)病变侧脑血流检查明显低于健侧者。

(4)不适合行颈动脉内膜剥脱术者：高位颈动脉狭窄；患者一般情况差，不能耐受手术；外伤性或医源性颈动脉狭窄，伴有颈动脉夹层动脉瘤；颈动脉内膜纤维组织形成不良；肿瘤压迫性颈动脉狭窄。

(5)颈动脉内膜切除术后再狭窄者。

2. 禁忌证

(1)除严重心、肺功能衰竭的患者外，支架治疗无绝对禁忌证。

(2)颈内动脉已完全闭塞者。

(3)颈动脉狭窄钙化斑明显呈半圆形者，应慎重。

(4)不适于行脑血管造影者。

3. 术前准备

(1)患者手术前诊断和手术前评价

1)颈动脉超声波检查：无创伤，对动脉狭窄的程度及血流的测定有较高的准确性，可作为 DSA 术前筛选。

2)CTA 和 MRA 也经常作为 DSA 术前的筛选。

3)全脑血管造影：明确颈动脉狭窄的部位、程度和血管迂曲情况，判断是否适于作支架血管成型术；评估其他脑供血动脉的血流及其相互代偿情况。

4)脑血流评价：SPECT、CT 灌注成像、MRI 灌注成像等。

5)患者心、肺和其他重要系统、器官功能评价，确定患者无介入治疗的禁忌证。

(2)术前用药

1)术前 3 天口服 Aspirin 0.325 Qd；Ticlodine 0.25 Bid 或波立维 0.75 Qd。

2)术前 1 天静脉持续滴注 Nimodipine。

3)术前应用低分子右旋糖酐扩容。

4)术前肌注阿托品 0.5mg，预防术中血管迷走神经反射。

5)脑血管造影术前准备常规，如需全身麻醉，行全麻手术前准备。

4. 操作方法

(1)股动脉穿刺置鞘后，将 7～9French 导引导管(或 7Fr 长鞘)送至颈总动脉。对于动脉迂曲患者，应采用交换导丝导引的方法。行血管造影确定病灶的确切部位及导管头的位置。

(2)在颈内动脉狭窄远端放置保护装置(见图 22-8-1 右图)。

(3)预扩张：对于狭窄严重(血管腔直径小于 2mm)，支架直接通过有困难者，可选用直径为 3.5～4.5mm 的球囊进行预扩张。

(4)支架的选择：测定狭窄两端正常颈动脉的直径，决定采用支架的型号和大小。通常选择比拟成型血管最宽处直径大 1～2mm 的支架；或以病灶近端血管内径为标准，支架径与管径的比值为 1.0～1.1∶1；一般 ICA 在 5～6mm，CCA 在 8～10mm。支架的长度以能将病灶完全覆盖为宜。对于颈动脉狭窄治疗通常采用自膨式支架。

(5)放置支架：

1)沿保护装置的微导丝输送支架，到达狭窄血管段适当位置。

2)释放自膨式支架。

3)行血管造影，检查支架放置的位置、解除狭窄的程度以及血管狭窄段和远侧段的血流情况。

4)后扩张：如未行预扩张，支架放置后狭窄血管扩张程度低于 60%，可用球囊再次扩张狭窄部位。

5)造影证实支架放置满意后，撤出扩张球囊、收回保护装置。

6)经导引导管造影，观察颅内脑血供情况，排除脑栓塞事件。

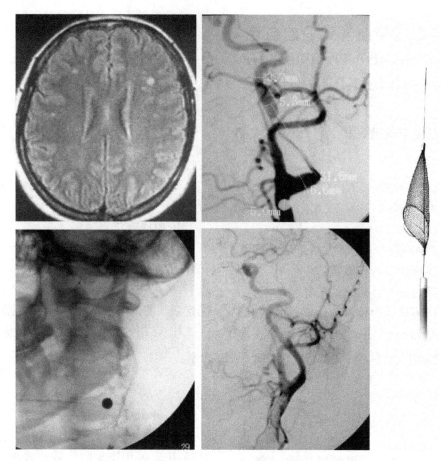

图 22-8-1 ICA 重度狭窄支架置入前后

5. 并发症及其处理

(1)支架移位:在展开支架前要反复观察,直到支架处于最理想位置后展开;要选择适当大小和型号的支架。

(2)脑动脉远端栓塞:在置入支架时,脱落的碎屑造成动脉远端栓塞。MRI 显示发生率接近 30%,中风发生率为 3%。过去曾采用置入支架时远端球囊暂时闭塞颈动脉以减少脱落碎屑引起脑梗死的方法,现多采用伞状滤过装置保护,是较为理想的预防措施。万一发生血栓形成,可行血管内溶栓治疗。

(3)血管破裂:选择适当直径的支架,一般不超过狭窄段近端的 1.5 倍。一旦出现破裂,立即采用球囊将破裂处动脉闭塞,有条件作外科治疗。

(4)心动过缓和低血压:由于操作时对颈动脉窦(球)刺激或损伤所致。在手术前应用阿托品。在手术中或手术后出现,可应用升压和加快心率

等对症治疗。

(5)脑再灌注出血:一侧颈动脉严重狭窄且脑侧支循环不佳的患者,在颈动脉支架成型术后,有可能发生再灌注出血。术中、术后控制血压为主要的预防措施。

(6)血管再狭窄:抗凝治疗防止血栓形成,局部放射抑制内膜增生,尽可能减轻对血管的损伤等。药物涂层支架是值得研究的方向。

6. 术后处理和随访

(1)术后肝素化 24h,但目前无证据显示其有益或者有害。

(2)术后应用 Aspirin(长期)和 Ticlodine(或波立维,4~12 周)。

(3)术后继续应用 Nimodipine,防止血管痉挛。

(4)手术后 1~2 个月行颈动脉超声检查,6 个月时复查 DSA。以后定期随访。

7. 专家点评

随着支架技术的发展,该技术已成熟,效果显著,并发症少,已成为治疗颈内动脉狭窄的主要手段,但再狭窄或长期疗效仍有待观察,目前多主张预扩张时一步到位,避免支架放置后再扩张。在球囊扩张之前,给予阿托品 0.5～1.0mg 肌注,以防止发生副交感神经过度兴奋所致心动过缓。整个放置支架的操作过程中,需严密监测患者的神经功能状况及心率、血压,必要时给予升压药或者硝酸甘油以保持血压的平稳。

二、症状性颅内动脉狭窄支架血管内成形术

对于症状性颅内动脉狭窄治疗的目标是重建狭窄血管,用支架血管内成形技术在狭窄血管没有完全闭塞之前恢复正常血流。

1. 适应证

(1)无症状或轻微症状患者:

1)TCD/超声/MRA 发现狭窄超过 70%。

2)TCD 显示远段低波动性(PI 指数小于 0.4)。

3)供血区域可有小梗死灶。

4)由 SPECT/PWMRI/PET 其中之一证实局部相关脑组织缺血。

(2)有明显症状的患者:

1)TCD/超声/MRA 发现狭窄超过 50%。

2)TCD 显示远段低波动性(PI 指数小于 0.4)。

3)无大面积梗死灶。

4)由 SPECT/PWMRI/PET 其中之一证实局部相关脑组织缺血。

5)侧枝循环不良或不充分。

6)某些动脉夹层或不明原因的动脉狭窄。

2. 禁忌证

(1)狭窄小于 50%,无症状或轻微症状,药物控制有效。

(2)急性期,严重神经功能障碍。

(3)远端狭窄(A_2、M_2、P_2 以远),狭窄血管过长(后循环大于 20mm、前循环大于 15mm)。

(4)血管已完全闭塞者。

(5)狭窄段血管成角明显,不适于支架成形。

(6)某些非动脉粥样硬化性狭窄(动脉炎早期、烟雾病)。

(7)严重全身性疾病(心、肺、肝、肾等功能衰竭)。

3. 术前准备

(1)患者手术前诊断和手术前评价

1)TCD 技术、CTA 和 MRA 评价脑血流动力学,作为 DSA 术前的筛选。

2)全脑血管造影:明确动脉狭窄的部位、程度和血管迂曲情况,判断是否适于作支架血管成型术;评估其他脑供血动脉的血流及其相互代偿情况。

3)评价脑血流灌注:SPECT、CT 灌注成像、MRI 灌注成像、PET 等。

4)患者心、肺和其他重要系统、器官功能评价,确定患者无介入治疗的禁忌证。

(2)术前准备和用药

1)术前 7 天口服 Aspirin 0.3 Qd;Ticlodine 0.25 Bid 或波立维 0.75 Qd。

2)术前 1 天静脉持续滴注 Nimodipine,血压控制于 110～120/70～80mmHg。

3)脑血管造影术前准备常规,行全麻手术前准备。

4. 操作方法(图 22-8-2)

1)股动脉穿刺置鞘后,置入 6 鞘。

2)使用 6F ENVOY 导引导管(或 r 长)颈内动脉或椎动脉颈段。

3)多个角度放大造影,计算最大狭窄率。

4)塑型 0.014' 微导丝头端,导丝通过 M_3/M_4 或 P_3 段,必要时可利用微导管或微导丝交换技术。

5)行双向 DSA 检查,证实导丝位于血管腔内,沿导丝将支架跨狭窄段放置和释放。

6)即刻 DSA 检查了解成形是否满意,留置导丝 10～30min 并行 TCD 检查。

7)一切良好后撤出导丝,留置动脉鞘。

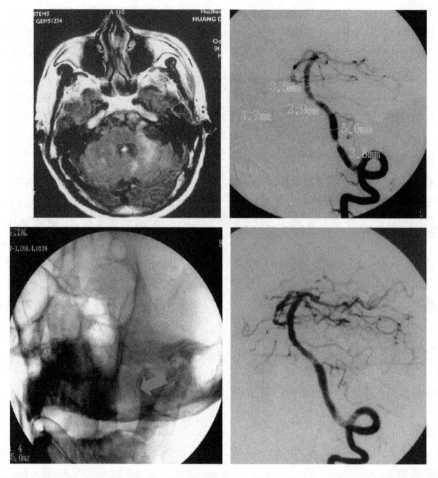

图 22-8-2　椎基动脉(BA 和 VA)多发重度狭窄,(二枚)支架置入术前后(红箭头指支架)

5. 并发症及其处理

(1)血管破裂:为最严重的并发症。应选择适当直径的支架,扩张球囊遵循小量、多次、缓慢的原则,动脉发育不良的血管狭窄不适于作支架成形术。

(2)血栓再形成:多由于血小板在支架上和被损伤的内膜上沉积所致,可予抗凝与抗血小板药物预防。万一发生血栓形成,可行血管内溶栓治疗。

(3)穿支动脉闭塞:可能与支架置入后覆盖穿支动脉有关,术前需充分评价。

(4)心动过缓和低血压:由于操作时对颈动脉窦(球)刺激或损伤所致。在手术前应用阿托品。在手术中或手术后出现,可应用升压和加快心率等对症治疗。

(5)脑过度灌注出血:术中、术后控制血压为主要的预防措施,并可适当予脑保护剂。

(6)血管再狭窄:抗凝治疗防止血栓形成,尽可能减轻对血管的损伤等。药物涂层支架是值得研究的方向。

6. 专家点评

尽管支架技术发展迅速,但脑内支架治疗风险仍高,主要是狭窄区有重要血管分支,支架置入可能影响这些血管的血流。此外,也容易引起血管破裂。

三、急性缺血性中风动脉内溶栓治疗

1. 适应证

(1)年龄<75 岁;

(2)CT 已排除脑出血,也未见与症状一致的明显脑梗死灶;

(3)脑血管造影显示的血管闭塞区域与临床症状相符合;

(4)颈内动脉系统阻塞在发病后 6h 内,但颈

内动脉"T"形梗阻者(无任何侧支循环)或 MCA 梗阻累及豆纹动脉者,应争取在 3h 之内;

(5)对于基底动脉血栓形成患者,由于预后极差,即使发病时间较长(72h 之内),排除深度昏迷,也可尝试;

(6)视网膜中央动脉闭塞,应积极治疗。

2. 禁忌证

(1)症状较轻或已明显改善;

(2)有活动性内出血,包括脑出血;

(3)存在凝血功能障碍;

(4)有颅内动脉瘤、动静脉畸形、肿瘤或 SAH 表现;

(5)近 6 个月有大面积脑梗死史,近 1 月内有较大手术史、外伤史、颅内出血史,近日行动脉或静脉穿刺术;

(6)明显脑水肿或颅内压增高表现;

(7)治疗前血压很高(收缩压>200mmHg 或舒张压>120mmHg);

(8)心、肺、肝、肾等重要器官功能严重衰竭。

3. 术前准备

(1)常规头颅 CT 扫描,有无脑出血或明显脑梗死灶;有条件者行 MRI 检查,特别是灌注加权成像(PWI)和弥散加权成像(DWI),有助于判断局灶脑血流和脑缺血情况,指导溶栓病例的选择;如同时行 MRA 检查,可初步判断脑动脉闭塞的部位。

(2)脑血管造影术前准备,但必须争分夺秒。

(3)常用溶栓剂:

1)尿激酶(urokinase):常用,过敏反应少,2h 内血管再通。常用剂量 50 万~150 万 U。

2)组织型纤维蛋白溶解酶原激活物(tPA):溶栓效能高,用量少,血管再通时间短,出血并发症少。常用剂量 20~100mg。但价格较昂贵。

3)链激酶(streptokinase):抗原性高,容易发生过敏反应,较少使用。

4. 动脉内溶栓方法

(1)全脑血管造影。

(2)确定血栓形成部位和动脉闭塞程度,将微导管送到栓塞部位,缓慢持续注射溶栓剂进行局部溶栓。

(3)通常给药时间为 30min~2h,如发现血管已再通,即可停止。

(4)血管再通后仍有明显的狭窄,应同时行支架成形术,可预防术后再次血栓形成导致血管再闭塞。

(5)对于药物溶栓效果不明显的病例,可以考虑采用机械性的方法如碎栓术、抽吸术等以再通血管。

5. 注意事项

(1)手术后立即行头颅 CT,排除脑出血和了解脑梗死、脑水肿等情况。

(2)溶栓术后并发脑出血的处理:

1)停止使用溶栓剂、中和抗凝药物;

2)急查 PT、APTT、血小板、纤维蛋白原等,密切观察其变化,必要时作补充治疗;

3)患者应在重症监护室内严密观察,定时复查头颅 CT 扫描,如颅内血肿较大应及时手术治疗。

(3)如无脑出血,手术后维持全身肝素化 1~2 天。同时口服抗血小板凝聚的药物(阿司匹林、波立维或抵克力得)。

6. 术后随访

病情有反复时,及时复查 DSA,继续处理。

7. 其他治疗

(1)高血压的处理:高血压可增加溶栓后出血。一般使患者收缩压在 180mmHg 以下,舒张压在 105mmHg 以下。但应避免血压迅速下降(>15%~25%)加重脑缺血。MAP 在 120~130mmHg,不需要治疗。

(2)血糖的处理:高血糖和低血糖均可加重缺血性脑损伤,应予以纠正。

(3)防止进一步血栓形成:高凝状态、心源性脑梗死、严重颈内动脉或椎动脉狭窄、持续性神经损伤表现、静脉血栓形成时,在排除脑出血后,可采用肝素治疗。非急性期患者长期口服抗血小板聚集药物(阿司匹林,100mg/d)。积极预防和处理高脂血症。

(4)神经保护性药物的使用:如钙离子拮抗剂、兴奋性氨基酸抑制剂、自由基清除剂和糖皮质激素等。

8. 专家点评

综合近年溶栓治疗结果,动脉溶栓的血管再通率为 50%~90%。不同部位的血管再通率有差别,MCA 分支闭塞再通率高于 MCA 主干和颈内动脉闭塞,一般溶栓药物对颈内动脉颅内段栓子疗效不明显,再通率较低,仅11%。椎基动脉急性闭塞性疾病的溶栓治疗效果较好,其血管再通率为40%～100%,存活率为25%～70%。椎基动脉急性闭塞性疾病的溶栓治疗效果也与病变部位有关,基底动脉顶端闭塞血管再通率最高,可能是此处栓子多来自心脏的缘故。需要指出的是,溶栓治疗后的临床效果与血管再通是不等同的,虽然多数情况下血管再通和脑缺血症状改善密切相关,但血管再通并不总是意味着改善病情,病情改善尚取决于缺血程度、范围和缺血持续时间(治疗时间窗)以及有无并发症等。

第**23**章

影像辅助手术
Image-guided Surgery

现代神经外科虽然有先进的影像诊断手段（如 CT、MRI）、手术显微镜和显微外科技术，但外科手术方案的设计和皮肤切口、骨窗位置、皮层切口、颅内肿瘤的定位和切除范围仍仅依靠手术医生的经验和主观判断。上世纪 80 年代起，神经导航技术将立体定向外科和计算机技术有机结合起来，相继发明了利用超声、关节臂、磁场等原理进行定位的导航系统。目前，使用最广泛，也最准确、可靠的是红外线导航系统。

第一节　运用神经导航技术的手术
(Neuronavigation-based Surgery)

一、组成部分

1. 导航工作站

由于需快速处理大量数据图像资料，神经导航系统一般采用 UNIX 操作系统（图 23-1-1），也有采用 Windows 操作系统。

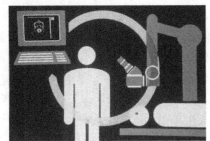

图 23-1-1　Medtronic Treon 神经导航系统

2. 术中定位装置

包括三维数字转换器（3-diamentional digitizer）和定位工具（如定位探针）。神经导航要求术中能随时跟踪显示定位工具如探针尖的三维位置和投射轨迹（trajectory）。各种运用不同原理的三维数字转换器均要求能提供连续、实时的定位信息。在影像资料扫描层厚为 3mm 的情况下，其更新率不少于 30 次/秒，67% 测量中的准确性达到 0.25mm，95% 测量中小于 1mm。目前最常用的是主动和被动光学定位装置，其他也包括关节臂、电磁、摄像等多种技术。

3. 坐标（fiducial）

是一类标志物，当患者做完 CT 或 MRI 后，这些标志物可同时从患者身上和影像图像上看到，把两者准确地联系起来。目前有三种坐标：皮肤坐标、固定坐标和解剖坐标。皮肤坐标是一种圆形含氯化镁海绵的塑料制品，可根据病灶部位粘贴在皮肤上。使用方便、经济、无创伤，缺点是皮肤有一定活动性，患者行 CT 或 MRI 时对皮肤的压迫牵拉，俯卧位手术时皮肤的松弛下垂均可能影响注册误差。固定坐标也是一种塑料制品，固定于颅骨或上颌下（后者称上颌托板坐标，用于颅底手术），固定坐标有创，患者有不适感，虽然无皮肤坐标会移动的缺点，但临床应用发现两者在注册准确性上并无明显差别。所以，现在使用最多的是皮肤坐标。解剖坐标为对耳屏、鼻根、眼外眦等头部固有标志，由于在影像图像上难以确定这些结构的确切位置,故其准确性不如前两者。

4. 软件功能

每种导航系统都有特有的软件,但其基本功能相似。以 Medtronic Treon 为例,软件可有以下功能:用于将图像资料通过光盘或电缆输入工作站,并重建三维图像;将多种影像图像进行融合;将患者术野解剖结构与影像图像进行注册;用于术前设计手术方案,观察手术入路;术中实时导航,探针尖在术野移动时,显示器上同步连续显示探针尖在相应 CT 或 MRI 上的三维位置,并可根据需要显示投射观察(trajectory view)、向前看(look ahead)、探针眼睛(probe's eye)等多种视角。三维图像可进行图像任意旋转,表面结构变成透明或半透明而显示内部感兴趣结构。图像可静止或连续活动,并配有标尺,可准确测量任何两点之间的距离。除图像质量与影像资料的质量有关外,还取决于工作站的性能。

5. 影像资料

随着影像技术的提高,除了 CT 和 MRI 等解剖学资料应用于神经导航以外,功能性影像技术包括正电子发射断层扫描(PET)、单光子发射 CT(SPECT)、功能 MR(fMR)、弥散张量成像(DTI)显示传导束,以及脑磁图等资料也开始与神经导航结合起来。

二、术前准备

术前 1 天或手术当天早晨,头部粘贴皮肤坐标(6～10 个),然后行 CT 或 MRI 水平、连续、无间隙扫描。为了清楚显示病灶,均为增强扫描。对于术前诊断性 MRI T_1 加权增强后不强化的病例(低级别胶质瘤),术前导航 MRI 行 T_2 加权扫描,其余行 T_1 加权扫描。影像资料通过光盘输入导航系统,进行三维重建。

三、神经导航手术操作步骤

1. 注册

在手术室,根据病灶位置安置体位,Mayfield 头架固定,安装参考架,注册。所谓注册是利用导航探针将患者头皮上的皮肤坐标与术前影像资料上显示的皮肤坐标联系起来,其中的误差即注册误差,后者由导航系统自动计算出。Treon 提供

两种注册方法:坐标注册(PointMerge)和激光表面轮廓注册(SurfaceMerge)。

(1)坐标注册(图 23-1-2):选择术野与影像资料上 4 个以上相应的坐标点(皮肤坐标、固定坐标或解剖坐标)进行点对点吻合的注册方法。在手术室使用未消毒的探针轻触坐标中心,从而与影像图像中相应的坐标进行吻合。如平均坐标误差(MFE)>4mm,需根据系统提示修正"不准确"的坐标再次注册。虽然 MFE 必须<4mm,但为了提高术中定位准确性,应尽量减小 MFE,以及预期准确性(PA)。

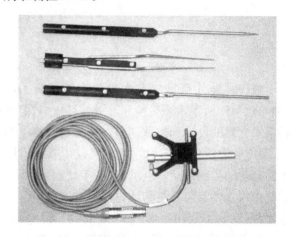

图 23-1-2　坐标注册系统

(2)激光表面轮廓注册:我们使用 Fazer 激光轮廓注册技术,在患者头面部随机选取 300 个点,运用形态匹配方法将手术床上患者头部外形与重建的三维图像进行吻合的注册方法。

2. 设计手术入路

注册成功后,根据导航显示器上的水平面、矢状面、冠状面,以及投射轨迹确定病灶的三维位置,选择设计皮肤切口。同时根据需要,导航指引下确定中线、冠状缝、中央沟、外侧裂、乙状窦等结构的皮肤投影。

3. 术中持续准确性

为防止手术操作引起患者头部与参考架间发生难以察觉的移动,在形成骨瓣前须使用高速气钻在骨窗周围钻 4 个小穴,即建立 4 个再注册点(divot),分别于制成骨瓣后以及切除病灶后复核,以监测术中导航的持续准确性,即动态跟踪(dynamic referencing)。

多种神经导航系统发现随着手术的进行，导航准确性也随之下降。相比关节臂导航系统，基于红外线跟踪定位的神经导航系统稳定性较高，只要参考架与患者头部相对位置保持固定，患者呼吸、手术床移动或红外线接收系统位置移动均不影响定位的正确性。

4. 术中实时导航

术中实时导航，探针尖在术野移动时，显示器上同步连续显示探针尖在相应 CT 或 MRI 上的三维位置，并可根据需要显示多种视角。应用神经导航，手术医生可明确：(1)准确定出手术实时的三维位置(现在到了什么地方)；(2)显示术野周围的结构(周围有什么结构)；(3)指出目前手术位置与靶灶的空间关系(应向什么方向前进)；(4)术中实时调整手术入路(应如何达到靶灶)；(5)显示手术入路可能遇到的结构(沿途有什么)；(6)显示重要结构(应回避的结构)；(7)显示病灶切除范围。并随时应用导航工具定位，通过定位固定结构(如内听道等)或病灶本身，然后在显示器上使用鼠标测量该点与图像上相应位置之间的距离，即靶点准确性(TA)。

四、临床应用价值

对不同性质及不同部位的病灶，神经导航系统能发挥不同的优越性：

1. 术前准确和合理设计手术方案

包括皮肤切口、骨窗位置、脑皮层切口和手术入路等(图 23-1-3)。对大脑半球胶质瘤、矢旁和镰旁脑膜瘤及海绵状血管瘤、转移瘤等皮质下肿瘤，可在术前及导航注册成功后根据病灶体表投影(包括病灶的三维位置、距离皮层的最短路径、

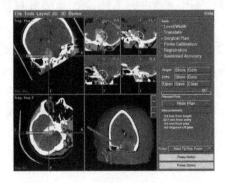

图 23-1-3　术前准确和合理设计手术方案

与相邻的脑沟脑回等重要解剖结构的关系)设计最佳手术入路。这样不但避免不必要地扩大骨窗范围及过度牵拉损伤脑组织，而且又可防止由于术前定位不准确所造成的肿瘤位于骨窗边缘，从而再扩大骨窗等窘境。

2. 术中指导手术操作

(1)定位病灶：适用于靶灶或手术入路处于无解剖标志或复杂结构的区域，或靶灶或手术入路与重要神经血管结构毗邻。对海绵状血管瘤等其他皮质下肿瘤，缺乏明显的解剖标志，病灶又常常位于功能区，导航系统提供实时精确定位，有助于病灶切除及减小正常组织损伤(图 23-1-4)。

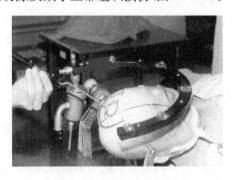

图 23-1-4　神经导航定位病灶

(2)术中定位解剖位置：对于颅底肿瘤，导航在听神经瘤手术中有助于定位内听道、半规管等重要结构，岩斜脑膜瘤、三叉神经鞘瘤手术中神经导航可用于定位包括基底动脉在内的颅底结构。在经蝶入路中，术中保持中线方向非常重要。在矢状位上前后方向偏离会误入前颅底或斜坡，向侧方偏离易损伤颈内动脉、海绵窦、视神经等。对于有些定位困难的病例，为了确定蝶窦前壁及鞍底，以往需要术中暂停手术操作，进行 X 线摄片来帮助定位，不但耗时长(大约 20～30min)，而且只能提供矢状位的二维信息。对于蝶窦发育不良者，由于解剖标志不清、定位困难，过去曾认为是经蝶入路的禁忌证。使用导航技术不仅准确定位中线、蝶窦前壁和鞍底，而且非常迅速，每次仅需数秒钟，还可随时定位以了解手术当时的三维位置，因此可以很好地解决上述难题。适用于靶灶或手术入路区域的正常解剖标志被病变或过去手术所破坏或干扰，无法识别。如在经蝶术后肿瘤复发病例，由于前次手术造成的蝶窦前壁和鞍底结构

不清,再次经蝶手术时常会"迷路",不但延长手术时间,而且可能误入前颅底、斜坡等处,造成脑脊液漏等并发症。导航提供给医生足够的信心,手术医生根据术中导航可准确、顺利到达鞍区。

(3)判断病灶切除程度:颅底肿瘤如大型岩斜脑膜瘤、三叉神经鞘瘤等位置较深,即使有经验的外科医生也常常会"迷路",神经导航可随时告诉术者"我已到了哪里、周围有什么结构、病灶还剩多少"等重要信息。

(4)确定肿瘤边界:适用于靶灶边界在影像图上清晰,但在术野与正常组织分界不清的情况。胶质瘤往往在影像图像上有边界,但在术野与正常脑组织分界不清。以往仅凭手术医生的经验决定切除范围,神经导航将医生的经验与三维影像资料联系起来确定肿瘤边界。

五、关键要点

(1)对于扫描方法(CT/MRI)与准确性的关系,CT通过 X 射线获取信息,图像不会发生扭曲变形,相反 MRI 扫描由于磁场不稳定及气-水、气-脂伪影的影响,图像易产生扭曲,有报道两者偏差可达 3~5mm。我们的经临床研究结论是:①CT和 MRI 的 MFE 无显著差别,而 CT 的 PA 较 MRI为高;②提高注册技术可提高 CT 和 MRI 的 MFE,但对 PA 影响不大;③MRI 图像存在扭曲,但通过提高注册技术可纠正图像扭曲产生的误差。

(2)在临床应用中由于扫描的层厚、扫描时头部移动、扫描与手术时间间隔、头钉对头皮的牵拉等影响以及手术时间的关系,误差常大于实验误差。我们发现这些"不准确"的皮肤坐标通常位于枕部、后颅窝(扫描时患者仰卧皮肤压迫移位部位及肌肉较厚处)及相对于病灶对侧(安置体位后,此处坐标靠近地面,注册准确性不高)。在颅底肿瘤尤其是后颅肿瘤手术中,皮肤坐标多需粘贴在枕颈部肌肉较厚处。患者平卧位行 CT 或 MRI扫描,扫描机的头托会压迫、牵拉枕颈部肌肉以及皮肤坐标。在手术室安装 Mayfield 头架时,头钉往往也会牵拉皮肤坐标,加上该处肌肉较厚,注册时探针接触皮肤坐标时更可能压迫之。因此,相对于幕上手术,后颅手术中导航注册准确性可能会稍差。除了常规注册方法以外,我们认为以下方法有助于提高注册准确性:

1)术前粘贴皮肤坐标不要过少,虽然 4 个坐标即可完成注册,但有时需去除不准确的坐标,故建议最少使用 6 个坐标,并分散排列。如果定位对精度要求较高,特别是应用 MRI 时,最好使用10 个注册坐标。

2)粘贴皮肤坐标时避开平卧位时头部的着力点。

3)安装 Mayfield 头架时尽量防止牵拉皮肤坐标。

4)注册时导航系统会自动告诉医生相对不准确的坐标,此时,如多次选择坐标中心点注册准确性仍不满意,可使用注册探针在此坐标附近如四周及深、浅位置进行注册,尝试是否能提高注册准确性,从而选择最佳注册。

5)可选用解剖标志作为注册点。

(3)虽然理论上只要患者头部与参考架的相对位置保持固定就不影响导航准确性,但由于手术时间较长,手术中患者头部与 Mayfield 头架之间、Mayfield 头架与参考架之间难免发生难以察觉的位移,而且拱形参考架的支撑点位于一侧而非中央,手术医生不经意的压迫、手术铺巾的牵拉都可能使参考架与患者头部发生位移从而影响准确性。因此,一方面医生要避免压迫参考架,另外,术中每次导航定位前要复核持续准确点,以保证导航的准确性。如误差过大,则应放弃导航。

(4)脑移位是影响导航准确性的重要因素(详见相关章节)。

六、专家点评

(1)神经导航是神经外科医生的好助手,但充其量只是个手术工具,不能取代神经外科医生的"脑"和"手"。

(2)MRI 对软组织的分辨率高于 CT,对后颅窝结构显示优于 CT,因此对于功能区、后颅窝和小型、不强化的病灶应采用 MRI。由于 CT 对骨性结构分辨好于 MRI,因此它适用于颅底病变、伴有钙化肿瘤病变(如海绵状血管瘤)等。也可以同时用 MRI 和 CT,并进行图像融合以指导手术。

(杜固宏　周良辅)

第二节　术中磁共振影像导航手术（Intraoperative MRI-guided Surgery）

术中磁共振影像（intraoperative magnetic resonance imaging，iMRI）是目前纠正神经导航术中脑移位最精确可靠的解决方法，它可以在手术进程中动态扫描，实时更新导航影像，纠正脑移位误差，精确引导手术轨迹和切除范围，从而实现脑肿瘤的根治性切除和邻近正常脑组织和功能保留。1996 年 Alexander E 首次提出 iMRI 概念，1997 年 Black PM 率先将其应用于神经外科临床手术。短短十年间 iMRI 技术受到临床神经外科界的高度重视，并得以迅猛发展。

迄今，iMR 系统的设计理念分为三类：(1)在常规手术室内安装可移动的开放式 iMR（例如，0.12/0.15-T Odin）；(2)将 MR 检查室改造为手术场所（0.2-T Siemens，0.3-T Hitachi，1.5-T Siemens，or 1.5-T Philips）；(3)建造多功能 iMR 手术单元，iMR 设备或患者在手术室和检查室之间移动（例如，0.5-T General Electric，1.5-T Brain SUITE 和 1.5-T IMRIS）。华山医院神经外科自 2006 年 3 月起，在国内率先采用 0.15-T 可移动开放式 iMR——Odin PoleStar® N-20。这是同时兼备 MRI 诊断与手术导航一体化的 iMR 系统。本节以其为例，介绍 iMRI 导航手术步骤。

1. PoleStar® N-20 iMR 系统的性能特点

(1)手术室兼容性优。PoleStar® N-20 是目前唯一可以安装于常规手术室的 iMR 系统。5 高斯线区半径最小（2.2m），因此无需对手术室进行整体磁场屏蔽改建（仅需可折叠式射频屏障帐篷）。采用恒温控制技术，抑制了温度对磁场的影响，所以对环境无特殊要求，采用循环空气即可。

(2)手术器械及相关设施兼容性优。可以使用大多数常规手术器械，包括气钻、显微镜。5 高斯线外可安置常规手术设施，包括各类供气管道、吸引器。仅 5 高斯线内需采用 MR 兼容设备，包括手术床、头架、麻醉机和生理监护仪等。

(3)磁场对周围环境干扰小。采用 0.15-T 开放型永磁体，磁场空间限定于两磁极及周围极小的范围。

(4)体积精巧，可移动性强。这是目前体积最小巧的开放式 iMR 扫描机，可自由推移进出手术室，不用时也可放置于手术室内或附近的磁体储存柜内。

(5)对手术进程干扰小。双磁极可遥控垂直升降。与其他同类产品不同，PoleStar® N-20 iMR 操作时不需移动手术床，对手术进程干扰小。手术时，双磁极沉降于手术床下（或移出手术区域），影像采集时升起至工作位置，从而保证对手术人员站位、手术习惯及手术体位没有任何干扰。导航设施更可依据手术室空间随意安置。

(6)适用于各类神经外科手术体位。两磁极间距为 27cm，能满足各种颅脑手术体位的摆放要求。

(7)成像较清晰。虽然 PoleStar® N-20 iMR 的磁体场强较低，但其采用了提高梯度场强的设计，使其达 25MT/m，并采用防涡流设计，这样得到的图像质量与 0.5T 系统相当。可以完成 T_1W、T_2W、质子密度像、FLAIR 以及注射瞬间造影剂钆喷酸二甲葡胺（Dimeglumine Gadopentetate，Gd-DTPA）后扫描成像，成像视野为 16cm×20cm，足以覆盖各种临床颅脑手术野。

(8)实时影像导航功能。PoleStar® N-20 iMR 系统配置了神经导航系统，可以通过 iMRI 的动态采集更新，实时校正术中脑移位，确保神经导航手术的精确性。

(9)操作便捷。可由单人独立完成整个设备操作流程，无需配备包括 MR 操作技术员、放射学医师以及工程维护人员在内的专门工作小组。

(10)运行成本较低。该产品是同类产品中设备保有成本最低的。其安装对手术室的改造要求很小，安装工期短，相关手术设施多数仍能采用常规器材，因此医院投资小。由于采用永磁体，对于温控、磁场屏蔽以及电能消耗的要求低，因此设备运行费用也是同类产品中最低廉的。

综上所述，PoleStar® N-20 iMR 系统具有优越的性能/价格比，比较适合神经外科临床手术的大多数需求。

2. PoleStar® N-20 iMR 系统组成

PoleStar® N-20 iMR 系统分为手术室内组件（图 23-2-1）和设备间内组件（图 23-2-2）。

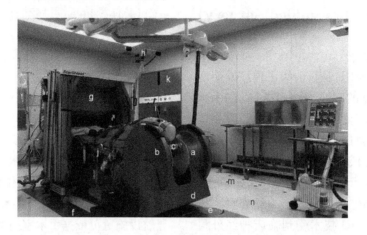

图 23-2-1　PoleStar® iMR 系统的手术室内组件

a—永磁体；b—梯度线圈；c—钛制头架；d—C-型臂；e—底座；f—射频屏蔽地板；g—射频屏蔽帐篷；
h—导航数字化仪（红外线定位仪）；i—导航参考架；j—MR 兼容手术床；k—iMR 磁体存储柜
（正面观）；l—系统监视器；m—地面灰点线圈指示 5 高斯线区域；n—环氧树脂地坪

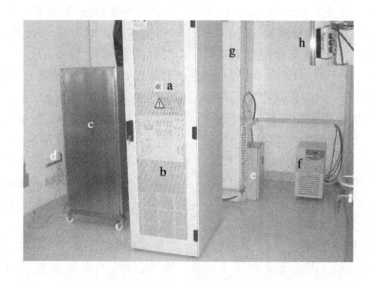

图 23-2-2　PoleStar® N-20 iMR 系统的设备间内组件

a—紧急电源开关；b—主机柜；c—射频传导板箱；d—地线排；e—液压蓄能器；
f—冷却机；g—iMR 磁体储存柜（背面观）；h—主开关

3. PoleStar® N-20 iMR 手术室布局

将一间 6.3m×9.6m 千级层流神经外科手术室稍作改建。手术室原有的总体房屋结构以及配电、电气管线、空调、层流、照明以及通讯等相关设施基本不变。未对该手术室做整体屏蔽，而采用活动式射频屏蔽帐篷。同时将与其紧邻的一间 3.08m×4.3m 储物间改建成设备间，内建一 1.9m×2.22m 的磁体储存柜（图 23-2-3）。

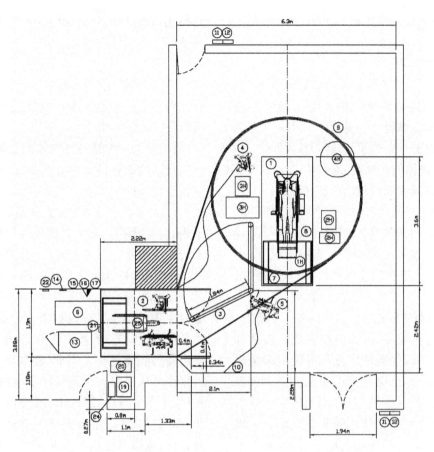

图 23-2-3　华山医院 PoleStar® N-20 iMR 手术室总体布局图

图例说明：

1：iMR 扫描机　　　　　　　　　　14：地线排　　　　　　　　　　1H：MR 兼容手术床

2：磁体存储柜（MSC）　　　　　　　15：医院网络连接器　　　　　　2H：麻醉机和生理监护仪

3：扫描器电缆和活动臂　　　　　　16：电话线　　　　　　　　　　3H：器械护士台

4：系统监视器　　　　　　　　　　17：插头　　　　　　　　　　　4H：手术显微镜

5：导航数字化仪（红外线定位仪）　　18：插座

6：射频传导板箱　　　　　　　　　19：隔离变压器

7：射频屏蔽帐篷（StarShield）　　　20：水冷器

8：射频屏蔽地板　　　　　　　　　21：警告灯控制盒

9：5 高斯线区（绿色线圈环绕）　　　22：总开关

10：导航数字化仪连接盒　　　　　　23：线槽

11：磁体在使用中的指示灯　　　　　24：液压蓄能器

12：图像在获取中的指示灯　　　　　25：磁体储存柜引导轨

13：主机柜（包括 iMR 扫描机和导航两套主机）

4. 适应证

（1）大脑半球肿瘤。

（2）小脑半球肿瘤。

（3）垂体瘤，特别是巨大型垂体瘤或侵袭性垂体瘤。

（4）脑内病灶穿刺活检。

（5）其他脑内单发或多发病变切除术。

5. 禁忌证

所有病例术前均排除以下禁忌证：（1）带有心脏起搏器；（2）体内植入性心脏除颤器；（3）颅内动脉瘤夹；（4）带有各种类型的生物/神经刺激器；（5）各种类型的生物电极；（6）植入性胰岛素泵；（7）非钛金属的动脉支架、脊柱内固定、人工关节或骨科植入材料；（8）电子耳蜗；（9）其他体内金属异物,如金属碎片或弹片;(10)磁起动的人工阀门。

6. 可能的副作用

(1)由于植入电子器件而导致的危险:

体内带有起搏器或其他植入电子器件的患者,不得用该 iMR 系统进行成像。而且,所有这些患者都必须位于 5 高斯线区域外面(2.2m)。

(2)铁磁性物体的更换及/或产热:

iMR 系统在其磁场区域内的铁磁性物体上所产生的磁力,可能引起植入或植埋物体(如手术夹、动脉瘤夹、支架或弹片)发生移位。这可能导致患者受到严重或致命的损伤。有些情况下,由磁场诱发的涡电流可引起金属植入物产热导致组织灼伤。

(3)射频能量的吸收:

患者吸收射频能量,可能引起系统热过载和局部热损伤。另外,射频功率分布可能引起金属植入物、纹身和永久性眼线周围发热。使用还没有特别进行试验并且批准用于 MRI 环境的辅助设备,可能导致患者被烧伤或受到其他伤害。即使可以与 MR 设备一起使用的那些器械,如果不是按照制造商使用说明进行操作,也可能使患者受伤。

(4)金属碎片:

在机械工具周围工作的患者,其眼睛内可能会有很小的金属碎片。暴露于磁场中时,这些碎片可能会在眼睛内运动,引起损伤,甚至失明。所以,尤其重要的是,需确定患者的工作史。如果怀疑有金属碎片,那只有对她或他的眼睛进行了彻底的检查以后,才能进行治疗。

(5)永久性眼线和化妆:

有些类型的眼部化妆品可能含有铁磁性材料,在暴露于磁场中时可能会引起眼睛发炎。指导患者和工作人员在进行检查以前除去所有化妆。警告有永久性化妆的患者,MR 扫描时可能使他感到不舒服,并且指导他们在感觉不适的情况下向医师咨询。

(6)胎儿和婴儿暴露的危险:

胎儿和婴儿对热过载特别敏感,在扫描过程中要求非常小心地进行监控,确认是否存在心脏循环和呼吸窘迫。怀孕妇女和年龄在两周岁以下的婴儿,只能由医师特别授权才能进行 MR 扫描。怀孕的医务人员在扫描过程中应位于 5 高斯线区域外。

(7)心搏停止与癫痫的危险:

对于心脏功能异常或可能发生癫痫的患者,进行扫描时应非常小心。

(8)强力吸引铁磁性物体的危险:

松动的铁磁性物体如果位于磁场附近,就可能会变成危险的子弹。人们应该脱离这些物体。进入扫描室的所有人员,都应先取下戒指、硬币、手表、珠宝、钥匙、发夹和信用卡等物品。在 iMR 系统周围建立一个安全区,防止带入铁磁性物体。

(9)MR 兼容的手术与麻醉设备:

iMR 可能会受到周围手术与麻醉设备(包括患者生理监护仪、麻醉机、双极电凝器、显微镜和紧急护理设备等)的影响或干扰,也可能会干扰上述设备的正常运作。因此,建议在 5 高斯线区域内采用经认证的 MR 兼容设备(如麻醉机、生理监护仪、手术显微镜、组织牵开器和显微手术器械)。非 MR 兼容设备宜安置于 5 高斯线区域外。另外,有报道指出使用非 MR 兼容的辅助设备(如:生理监护探头和射频接收线圈),可能引起患者局部灼伤,或对其造成其他伤害。

7. iMR 系统准备

(1)在患者被推入手术室或接受麻醉之前执行 iMR 系统准备工作。

(2)由获得授权的技术人员或医护人员操作。

(3)从磁体存储柜内推出 iMR 系统各组件,启动系统,执行日常的设备性能测试,进入系统待用状态。

(4)此时的 iMR 系统通常被放置在存储间和手术床之间的位置,这个位置不会影响麻醉师的操作。

(5)对患者的情况进行核查,排除上述禁忌证,取出患者随身物品,如环、发夹、眼镜和助听器。检查幼儿的衣服上是否有安全别针和金属扣。

8. 麻醉

(1)制定相应的麻醉计划,包括:麻醉技术和药物的选择、监测指标的选择、围术期可能发生事件的预测(如大出血、血流动力学的波动、颅内压突然升高、特殊部位操作可能引起的心血管反应和术后呼吸功能障碍等)和对策(有创监测、血管活性药物的准备和术后保留气管导管等)。

(2)考虑到各种设备和产品与 MR 的兼容性。麻醉机和监护仪必须是 MR 兼容的,连接于患者的监护探头应该是防磁的。监护仪的心电图在磁场环境下不能监测 ST 段变化,因此本组不包括心肌缺血高危的患者(如冠心病)。同时使用碳纤维心电电极取代普通的心电电极,防止磁场下产热灼伤患者皮肤的可能。脉搏血氧探头放置在远离头部扫描的肢体末端,避免导线与患者直接接触而可能产热灼伤。由于其脉搏血氧探头使用光纤技术,其与手指或脚趾的形状并不十分匹配,有时会出现信号脱落而无法提供患者确切的脉率。

全麻插管中常用的加强型气管导管内部因含有金属螺纹支架也无法在核磁环境下使用,而普通的气管导管因为麻醉机、磁体、射频屏蔽帐篷之间固定的位置会向患者的尾端过分弯曲造成气管导管扭折影响通气,因此可使用 MR 安全(MR SAFE)的口插异型气管导管。连接气管导管的螺纹管以及输液和监测的各种静脉和动脉管线必须足够长(是一般线路长度的 2 倍,螺纹管的长度大约为 10m),以免在 iMR 扫描时由于牵拉和缠绕引起管线的脱落,造成严重的不良后果。在手术开始前应该仔细检查上述设备和管线的长度、固定以及组合情况,并从射频屏蔽帐篷尾端引出(图 23-2-4)。

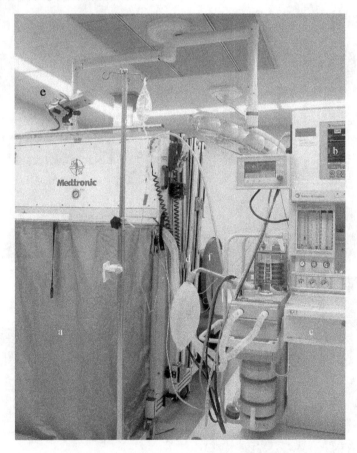

图 23-2-4　PoleStar® N-20 iMR 与麻醉系统
a—射频屏蔽帐篷;b—MR 兼容的生理监护仪;c—MR 兼容的麻醉机;
d—麻醉机和生理监护仪的各种管线;e—导航数字化仪;f—iMR 扫描机

(3)手术室内各种电器设备工作时均可能产生射频干扰。因此在进行 iMR 扫描时,应关闭手术室内照明,将麻醉机和监护仪的交流供电切换为蓄电池供电。

（4）密切关注 MRI 造影剂可能引发的机体过敏反应。术前静脉给予地塞米松 10mg。

（5）由于在 iMR 扫描过程中不能完全接近屏蔽帐篷内的患者，因此在 iMR 扫描前，须确认麻醉和肌松状态，检查各种管道的连续性，保证麻醉设备储备电源充足，以备扫描时仍然可以实时给予患者生命的保障和多项生理指标的实时监测。监测项目可以根据手术的需要选用，包括心率、有创或无创血压、氧饱和度、呼末二氧化碳分压、中心静脉压、肌松深度以及体温等。至少开放一路

外周静脉，应选用大号的静脉留置导管以便进行造影剂团注和快速输液。

9. iMR 术前扫描

（1）放置 StarShield 射频屏蔽罩于手术床尾部（图 23-2-1）。

（2）根据手术的需要摆放体位（仰卧位、侧卧位或俯卧位）（图 23-2-5），安装钛合金手术头架，环绕病灶安置射频接收线圈，固定导航参考架（图 23-2-6）。

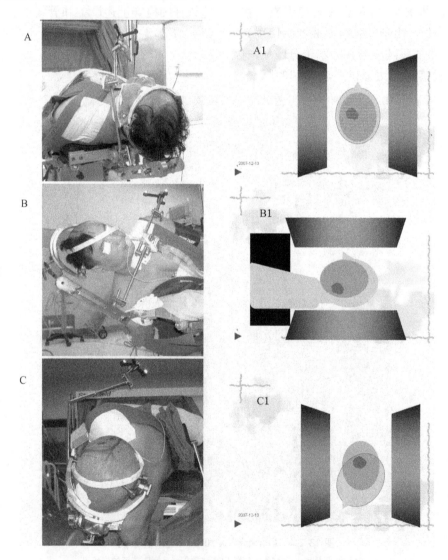

图 23-2-5 iMRI 导航手术的不同体位

A 和 A1：仰卧位；B 和 B1：侧卧位；C 和 C1：俯卧位

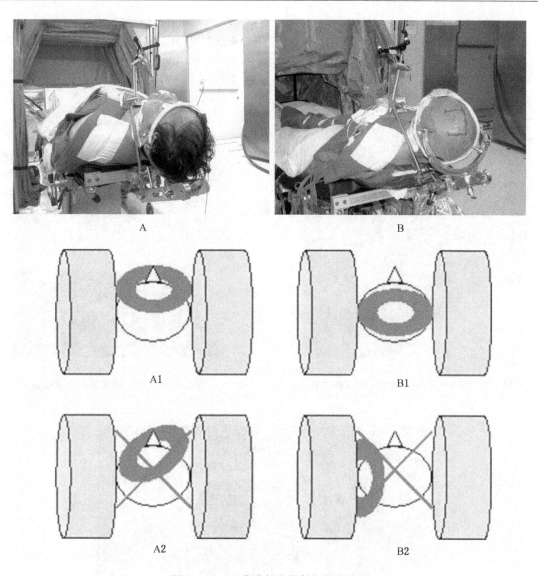

图 23-2-6 环绕病灶安置射频接收线圈
A 和 A1：垂体瘤经蝶手术；B 和 B1：大脑半球肿瘤开颅手术；A2 和 B2：错误的线圈安放位置

（3）把 iMR 扫描机推到扫描位置，一般安放于手术床头（图 23-2-7）。

（4）摆放导航红外线定位仪的位置。

（5）设定 iMRI 扫描机磁体位置，定义扫描位置（可选）。

（6）输入患者头部扫描体位及起始角度。

（7）定位像扫描，调整患者或磁体的位置。

（8）MRI 各种序列的图像扫描，升起 iMR 扫描磁体，注意尽量将病灶置于两侧磁体中央（图 23-2-8）。导航红外线定位仪追踪患者头部、导航参考架和磁体三者间相对空间位置。准备完毕后将射频屏蔽帐篷张开，遮盖整个手术床及 MRI 扫描机（图 23-2-9）。对于术前 MRI 影像证实有强化的病灶（如高级别胶质瘤或巨大垂体瘤），通常选择 T_1W 增强序列（时间/层厚＝7min/4mm，扫描包绕范围＝192mm）。静脉注射造影剂钆喷酸二甲葡胺（Dimeglumine Gadopentetate，Gd-DT-PA）4mg/kg 体重（双倍于常规剂量）（图 23-2-10），延迟 3～4min 后扫描（图 23-2-11）。对于术前 MRI 影像显示无强化的病灶（如低级别胶质瘤），采用 T_2W（时间/层厚＝13min/5mm，扫描包绕范围＝192mm）或 FLAIR（时间/层厚＝8.5min/5mm，扫描包绕范围＝120mm）（图 23-2-12）。术前影像采集后，收拢射频屏蔽帐篷，将 iMR 扫描磁体沉降于手术床头下或移出手术区域。

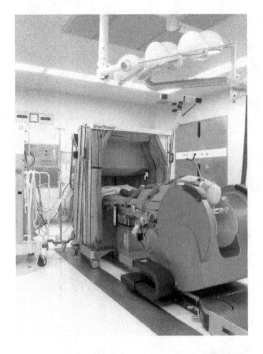

图 23-2-7　iMR 扫描机安放于手术床头位置

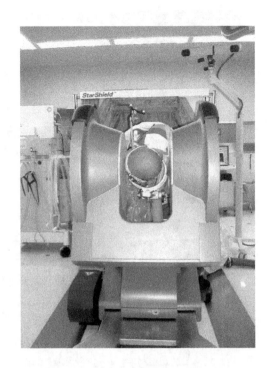

图 23-2-8　iMR 磁体升至扫描位置

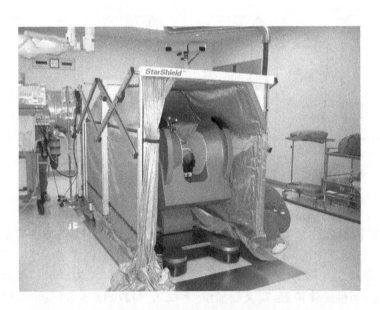

图 23-2-9　展开射频屏蔽帐篷遮盖整个手术床及 MRI 扫描机

注意：将射频屏蔽帐篷的围裙下摆与射频屏蔽地板间良好接触，
此图中射频屏蔽帐篷的门尚未关闭

（9）术前导航定位肿瘤的体表投影，设计手术切口（图 23-2-13）。

（10）给磁体罩上无菌保护套。

（11）手术区域消毒、铺巾。铺巾时需用特制的无菌透明塑料薄膜覆盖 iMRI 扫描磁体（图 23-2-14）。

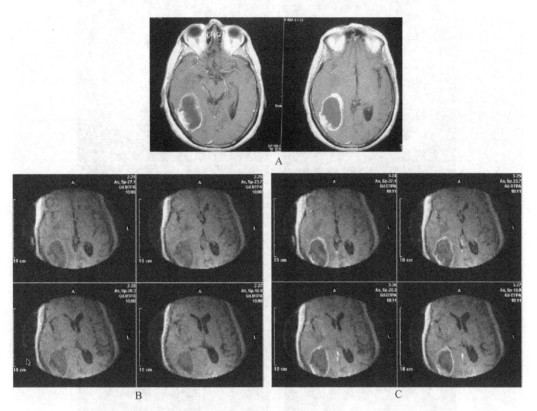

图 23-2-10 左枕叶胶质母细胞瘤(WHO 4 级)术前高场强 MRI 和术中低场强 iMRI 的对比图像

A:1.5-T MR T₁W 增强影像;B:0.15-T iMR T₁W 常规剂量(Gd-DTPA 0.2mL/kg)造影剂注射后的增强影像;
C:0.15-T iMR T₁W 双倍剂量(Gd-DTPA 0.4mL/kg)造影剂注射后的增强影像,病灶显示效果与图 A 相似

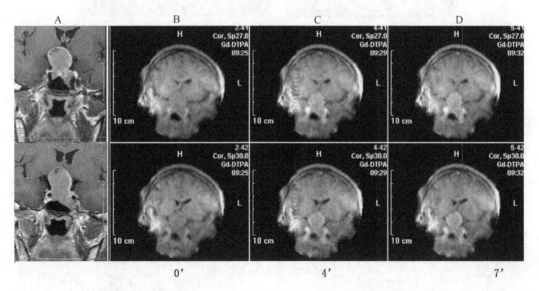

图 23-2-11 巨大垂体腺瘤病例接受双倍剂量(Gd-DTPA 0.4mL/kg)造影剂注射后不同时相的增强影像

A:1.5-T MR T₁W 增强影像;B:0.15-T iMR T₁W 双倍剂量(Gd-DTPA 0.4mL/kg)造影剂注射后即刻的增强影像,
病灶尚无明显强化;C:0.15-T iMR T₁W 双倍剂量(Gd-DTPA 0.4mL/kg)造影剂注射后 4min 的增强影像;
D:0.15-T iMR T₁W 双倍剂量(Gd-DTPA 0.4mL/kg)造影剂注射后 7min 的增强影像,病灶显示效果与图 A、C 相似

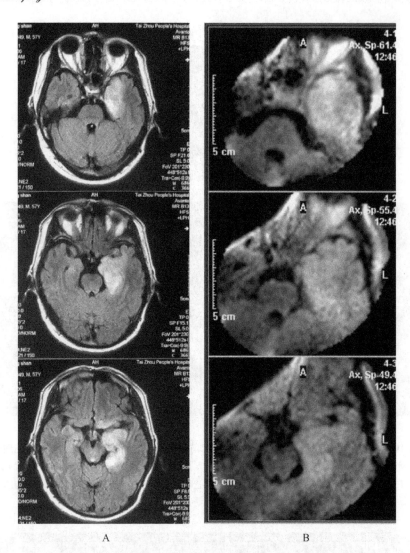

图 23-2-12　左颞叶少枝胶质瘤(WHO 2 级)的 FLAIR 影像

A:1.5-T MR FLAIR 影像;B:0.15-T iMR FLAIR 影像

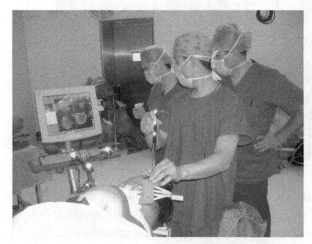

图 23-2-13　术前导航定位肿瘤的体表投影

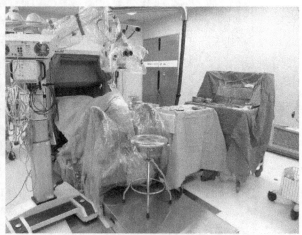

图 23-2-14　iMRI 导航手术前消毒、铺巾和护理器械台布局

10. PoleStar® N-20 iMR 影像扫描及神经导航手术流程

（1）护理器械台布局参见图 23-2-14。手术时医生和护士的位置参见图 23-2-15。

（2）手术操作流程与常规神经导航手术基本相同。

（3）脑胶质瘤术中影像采集可依据术者的需求随时实施。一般在手术医生初步完成肿瘤切除

并适当止血后，重复 iMRI 扫描，评估肿瘤切除范围。iMRI 扫描前需先撤除手术野内一切非磁兼容的手术器械和材料。不同时序的 iMRI 影像可同屏显示以作对比。导航系统自动实时更新导航参考影像。如术中扫描发现仍有肿瘤残余（图 23-2-16），则在导航指导下进一步切除。适时重复扫描，直至 iMRI 影像证实肿瘤全切或达到术前计划的切除范围（图 23-2-17，图 23-2-18）。

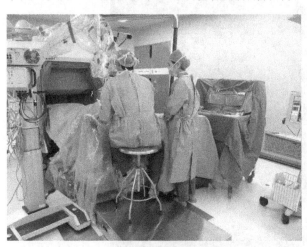

图 23-2-15　iMRI 导航手术时医生和护士的位置

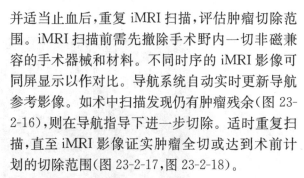

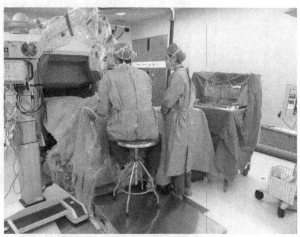

图 23-2-15A　将 iMR 扫描磁体沉降于手术床头下

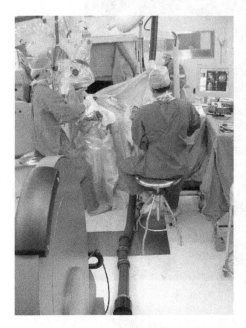

图 23-2-15B　将 iMR 扫描磁
体移出手术区域

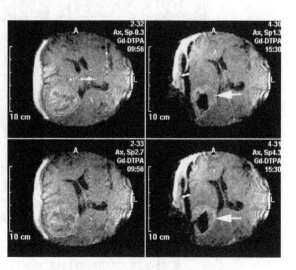

图 23-2-16　脑胶质瘤神经导航手术中
因脑移位导致肿瘤残余

在一例右侧颞叶胶质母细胞瘤的手术中，iMRI 发现手术侧发生较大幅度的脑移位（黄色双箭头），导致手术计划切除范围（绿色线圈）的前方和深面残余部分肿瘤（黄色单箭头）

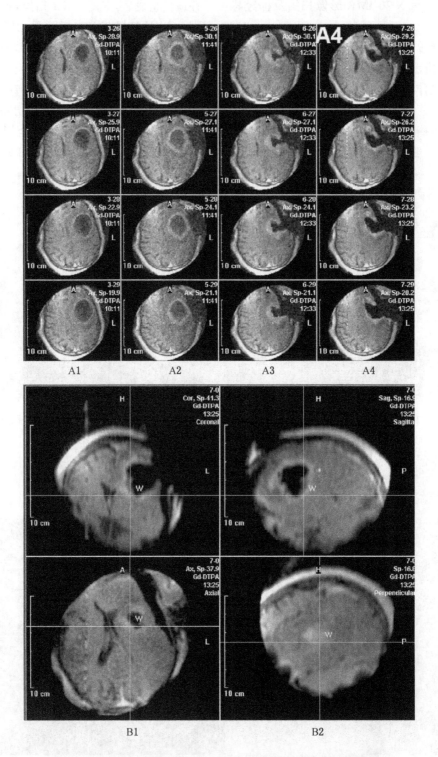

图 23-2-17　iMRI 神经导航手术切除左额多形性胶质母细胞瘤病例

A1：开颅前的 iMRI 影像（T$_1$W 增强序列）；A2：术中剪开硬脑膜后的 iMRI 影像；A3：术中肿瘤
基本切除后的 iMRI 影像，可以看到手术残腔周围仍有肿瘤残余；A4：进一步切除肿瘤后，复查 iMRI，
证实肿瘤完全切除；B1 和 B2：iMRI 影像下导航定位手术残腔周围残余的肿瘤（十字靶心处）

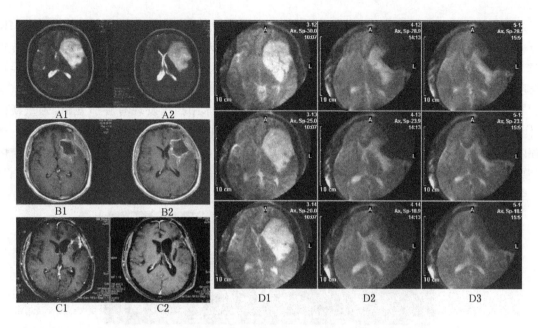

图 23-2-18　iMRI 神经导航手术切除左侧岛叶少枝胶质瘤病例

A1 和 A2：术前的高场强 MRI 影像(FLAIR 序列)显示左侧岛叶高信号病灶

B1 和 B2：术后 3d 的高场强 MRI 影像(T_1W 增强序列)显示左侧岛叶手术后残腔，未见明显肿瘤残余

C1 和 C2：术后 3m 的高场强 MRI 影像(T_1W 增强序列)显示左侧岛叶手术后改变：未见肿瘤残余或复发

D1 系列：开颅前的 iMRI 影像(FLAIR 序列)显示左侧岛叶高信号病灶

D2 系列：术中肿瘤基本切除后的 iMRI 影像，可以看到手术残腔周围仍有部分肿瘤残余

D3 系列：进一步切除肿瘤后，复查 iMRI，可以看到肿瘤次全切除，仅手术野深部紧邻内囊后肢处残余极其菲薄的一层肿瘤。胶质瘤切除范围达到术前计划

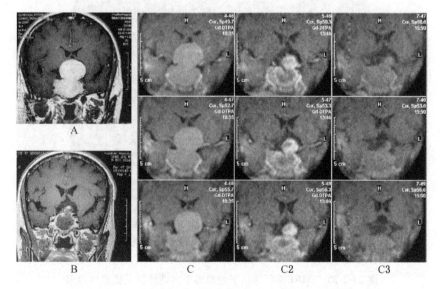

图 23-2-19　iMRI 神经导航下经鼻蝶手术切除巨大型垂体腺瘤

A：术前的高场强 MRI(T_1W 增强序列)显示巨大垂体腺瘤

B：术后 3d 的高场强 MRI(T_1W 增强序列)显示鞍区手术后残腔，未见明显肿瘤残余

C：术前低场强 iMRI(T_1W 增强序列)显示巨大垂体腺瘤，病灶显示效果与图 A 相似

C2：术中低场强 iMRI(T_1W 增强序列)显示鞍上垂体腺瘤组织部分残留

C3：术中低场强 iMRI(T_1W 增强序列)证实垂体腺瘤完全切除，图像显示效果与图 B 相似

（4）垂体瘤的 iMRI 导航手术操作流程与常规经鼻-蝶手术基本相同。至术者估计已初步完成肿瘤切除并适当止血后，撤去术野内各种非MR 兼容的手术器械，留存钛金属鼻窥镜（作者自行研制器械）。并以大小与瘤腔相近的钛金属指示棒（作者自行研制器械）置入手术残腔内，以防止残腔内积血干扰对肿瘤切除情况的判断。将扫描磁体重新升起（本系统具有记忆功能，扫描器可自动升至最近一次的扫描位置）。然后以无菌手术单覆盖手术区域及扫描器，重复上述 MR 扫描步骤，以了解肿瘤切除程度。由于扫描位置及扫描序列相同，不同时像采集的影像可同屏显示以做对比，同时导航系统自动实时更新导航参考影像。如术中扫描发现有肿瘤残留，则重新检查手术野，并在导航引导下进一步切除肿瘤。然后根据需要重复扫描，直至 iMRI 证实肿瘤全切或达到术前计划的切除范围（图 23-2-19，图 23-2-20）。

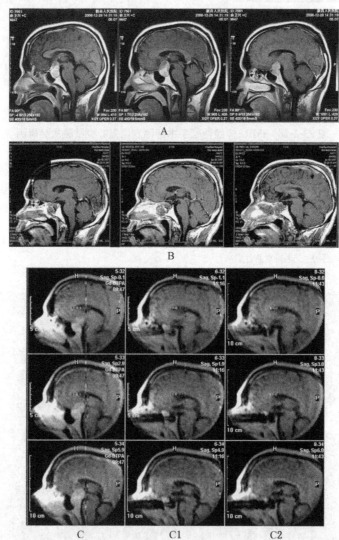

图 23-2-20　iMRI 神经导航下经鼻蝶手术切除巨大型垂体腺瘤

A：术前的高场强 MRI(T_1W 增强序列)显示巨大垂体腺瘤

B：术后 3d 的高场强 MRI(T_1W 增强序列)显示鞍区手术后残腔，未见明显肿瘤残余

C：术前低场强 iMRI(T_1W 增强序列)显示巨大垂体腺瘤，病灶显示效果与图 A 相似

C1：术中低场强 iMRI(T_1W 增强序列)显示鞍结节方向垂体腺瘤组织部分残留

C2：术中低场强 iMRI(T_1W 增强序列)证实垂体腺瘤完全切除，图像显示效果与图 B 相似

图 C～C2 中鼻道和蝶鞍内黑色低信号结构为作者自制的 MR 兼容钛金属鼻窥镜和钛金属指示棒

（5）低场强 iMR 系统无法用于 fMRI 的
BOLD 和 DTI 成像。但是，可利用基于脑组织变
性数学或物理模型的非刚体配准技术实现术中脑
移位补偿，把术前高场强 MR 采集的 BOLD 或
DTI 成像与术中 MRI 图像融合，以达到指导手术
的目的（图 23-2-21，图 23-2-22）。

11. iMR 术后流程

iMR 导航手术结束后，将扫描机推移出术野，
表面清洁后与射频屏蔽帐篷、系统监视器以及导
航数字化仪一并归位磁体存储柜内。患者撤除头
架。所有 iMR 系统组件清洗后妥善保存。患者
系列 iMRI 影像数据备份存档，打印报告。

12. 术后处理

与常规导航手术相同。

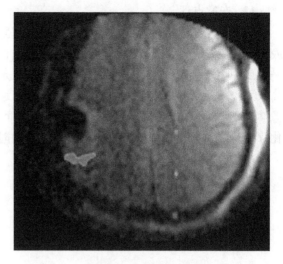

图 23-2-21 术前高场强 MR 采集的 BOLD 与
术中低场强 MRI 图像融合

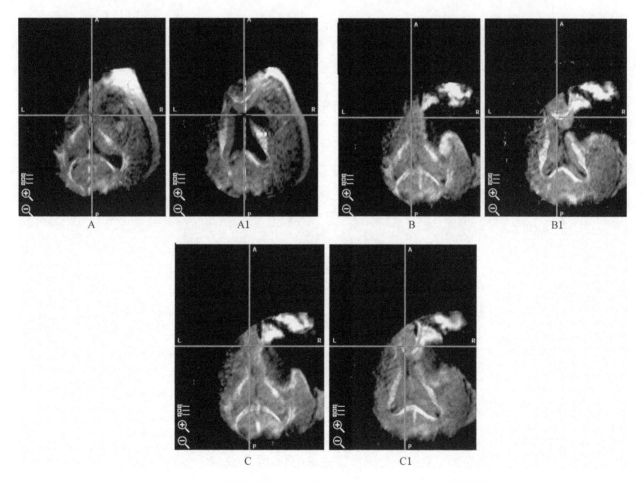

| A | A1 | B | B1 |
| C | C1 | | |

图 23-2-22 术前高场强 MR 采集的 DTI 成像与术中 MRI 图像融合

A 和 A1：开颅前 iMRI 图像与 DTI 影像融合后，显示同侧锥体束受压向内推移并有部分破坏；B 和 B1：肿瘤切除后复查 iMRI 图像
再与 DTI 融合，提示肿瘤残余且距离锥体束尚有距离，可在导航指引下进一步切除肿瘤；C 和 C1：在导航指引下进一步切除肿瘤后，
再次行 iMRI 扫描，证实肿瘤全部切除，锥体束未受影响，中止手术

13. 专家点评

（1）近年来，循证医学研究证实，虽然影响脑胶质瘤患者的生存期的因素有多种，但肿瘤残留是主要原因之一。无论是对于低级别胶质瘤还是高级别胶质瘤，采用根治性手术以达到病灶的影像学全切除，不仅可利于其他综合治疗，如放疗、化疗或免疫治疗，而且可以有效延长肿瘤复发时间和患者的生存期。

（2）iMRI 导航手术适用于巨大型垂体瘤。iMR 的应用使传统的经蝶垂体瘤切除手术发生了革命性的变化，它为神经外科医生提供了手术进程的实时引导和手术结果的实时、客观的评价，从而提高了肿瘤的切除率。

（吴劲松　周良辅）

图书在版编目（CIP）数据

神经外科手术步骤点评/周良辅主编.—北京：科学技术文献出版社，2011.6（2021.11重印）
ISBN 978-7-5023-6727-5

Ⅰ.①神…　Ⅱ.①周…　Ⅲ.①神经外科手术　Ⅳ.① R651

中国版本图书馆 CIP 数据核字（2010）第 159933 号

神经外科手术步骤点评

策划编辑：薛士滨　　责任编辑：张述庆　　责任校对：唐　炜　　责任出版：张志平

出　版　者	科学技术文献出版社
地　　　址	北京市复兴路15号　　邮编　100038
编　务　部	（010）58882938，58882087（传真）
发　行　部	（010）58882868，58882870（传真）
邮　购　部	（010）58882873
官 方 网 址	www.stdp.com.cn
发　行　者	科学技术文献出版社发行　全国各地新华书店经销
印　刷　者	北京虎彩文化传播有限公司
版　　　次	2011 年 6 月第 1 版　2021 年 11 月第 17 次印刷
开　　　本	889×1194　1/16
字　　　数	1009千
印　　　张	37.5　彩插2面
书　　　号	ISBN 978-7-5023-6727-5
定　　　价	138.00元

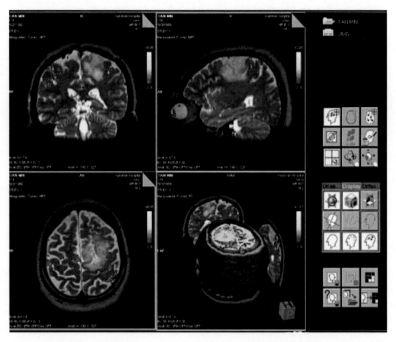

图 1-5-9　利用 IMRIS(3.0T) 术中 MRI 与 BOLD 融合

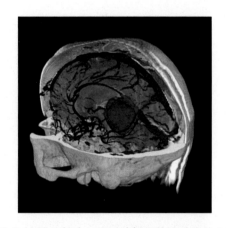

图 2-18-1　VR 环境中三维重建松果体区肿瘤的立体 VR 模型

图中红色为动脉系统，蓝色为静脉系统，绿色为肿瘤，象牙色为颅骨，灰色为头皮和脑组织；可见大脑后动脉、基底静脉被肿瘤推压向下，大脑内静脉在肿瘤的前方深面，直窦在肿瘤的后方，下矢状窦在肿瘤的上方；此病例适宜采用枕下经小脑幕入路手术

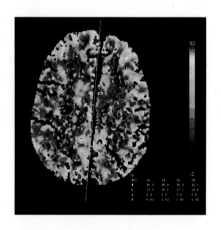

图 11-2-1　术前的 CT 灌注扫描，示右侧血流灌注较左侧差

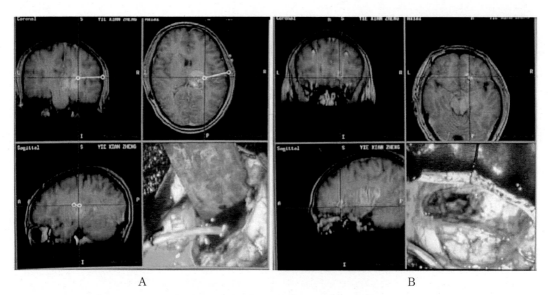

图 11-6-2　左侧丘脑和额叶深部 CM 的切除

A.在导航指导下，将微导管放在丘脑 CM 表面，然后在导航帮助下切除额叶 CM；B.切除丘脑 CM 时，脑移位发生，但可循微导管找到和切除丘脑 CM

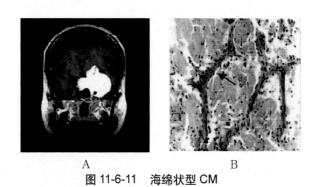

图 11-6-11　海绵状型 CM

A.MRI 显示肿瘤均匀增强；B.病理切片见血窦背靠背，血管壁薄、未含平滑肌

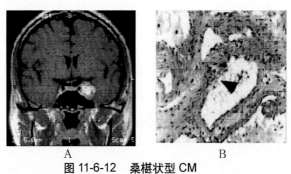

图 11-6-12　桑椹状型 CM

A.MRI 显示肿瘤不均匀强化；B.病理切片见血管壁平滑肌少，结缔组织多